T0225183

Deutsche Ophthalmologische Gesellschaft

Bericht über die 74. Zusammenkunft in Essen 1975

Periphere Retina

Redigiert von W. Jaeger, Heidelberg

Mit 714 Abbildungen und 78 Tabellen im Text

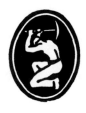

Springer-Verlag Berlin Heidelberg GmbH 1977

Professor Dr. W. Jaeger, Universitäts-Augenklinik
Bergheimer Str. 20, D-6900 Heidelberg

ISBN 978-3-8070-0297-2   ISBN 978-3-642-80489-2 (eBook)
DOI 10.1007/978-3-642-80489-2

Library of Congress Catalog Card Number 72-95315

Satzherstellung: R. u. J. Blank, München
Verantwortlich für den Anzeigenteil: B.J. Völker, Kurfürstendamm 237, D-1000 Berlin 15

Inhaltsverzeichnis

Eröffnung des Kongresses

Periphere Retina

Physiologische Besonderheiten der retinalen Peripherie; Funktionsproben und klinische Untersuchungsmethoden

Morphologie und Klinik des Fundus extremus und der retinociliaren Grenzzone

Für die Fundusperipherie typische Gefäßerkrankungen

Traumatologie der Fundusperipherie

Fundusperipherie und Ablatio retinae
Äquatoriale und gittrige Degenerationen

Operative Ablatioprobleme

Lichtkoagulation und Laserprobleme

Entzündliche, degenerative und metabolische Erkrankungen der Fundusperipherie

Freie Vorträge

Retina und Glaskörper

Tränenwege

Hornhaut- und Cataractprobleme

Glaukom

Demonstrationssitzung

Consilium diagnosticum

Filmvorführungen

Wissenschaftliche Ausstellungen

Eröffnung des Kongresses

Eröffnungsansprache

G. Meyer-Schwickerath (Essen)

Meine sehr verehrten Damen und Herren!
Im Namen des Vorstandes der Deutschen Ophthalmologischen Gesellschaft heiße ich Sie in Essen herzlich willkommen.

Ich begrüße zunächst den Rektor unserer Universität, Herrn Professor Kröll, der gleich einige Worte an uns richten wird. Das gleiche gilt für den Dekan der Abteilung für praktische Medizin, Herrn Professor Lehmann, der ebenso wie unser Dekan für theoretische Medizin, Herr Professor Linzenmeier, unter uns weilt. Eingeladen war der Präsident der Ärztekammer Nordrhein, Herr Dr. Koch aus Essen, der mit einem Glückwunschtelegramm unserer Gesellschaft einen guten Start für diese Tagung gewünscht hat. In seinem Auftrage wird der Vorsitzende der Ärztekammer Essen, Herr Dr. Norpoth, einige Worte der Begrüßung an uns richten.

Ich begrüße ferner die Damen und Herren der Presse, mit denen uns eine langjährige gute Zusammenarbeit verbindet.

Zahlreiche Telegramme und Briefe haben uns von Mitgliedern unserer Gesellschaft erreicht, die leider verhindert waren, an dieser Tagung teilzunehmen. Das gilt insbesondere für unsere Ehrenmitglieder, die ich besonders erwähnen möchte: Teilnehmen werden und anwesend sind die Herren Bietti (Rom), Böck (Wien), Custodis (Düsseldorf), Francois (Gent), Müller (Bonn), Rosengreen (Uppsala); nicht teilnehmen können die Herren Jess (den wir irrtümlich auf unserer Liste vergaßen), Herr Casanovas, Herr Nordmann, Herr Goldmann und Herr Pillat. Die letzteren vier haben in Briefen ihre Abwesenheit bedauert und wünschen dem Kongreß einen glücklichen Verlauf, indem sie ihre Grüße übermitteln.

Ich darf jetzt das Wort an den Rektor der Universität Essen geben, der einige Worte der Begrüßung an uns richten wird.

Der Rektor der Gesamthochschule Universität Essen spricht über allgemeine Probleme im tertiären Bildungsbereich, die in der Gesamthochschule experimentellen Charakter tragen.

Der Dekan der Abteilung für praktische Medizin beleuchtet rückblickend die Geschichte der Deutschen Ophthalmologischen Gesellschaft und die Bedeutung der jetzigen Tagung in Essen.

Der Vorsitzende der Ärztekammer Essen, Herr Dr. Norpoth, begrüßt die Teilnehmer in der Ruhrmetropole und wünscht der Tagung ein herzliches Glückauf.

Der Vorsitzende des Vorstandes Herr G. Meyer-Schwickerath fährt in seiner Begrüßungsansprache wie folgt fort:

Am 15. September 1875, also vor 100 Jahren und 6 Tagen, eröffnete der niederländische Ophthalmologe Donders die 9. Tagung der Ophthalmologischen Gesellschaft in Heidelberg mit folgenden Worten:

„Meine Herren und liebe Collegen! Es gewährt mir eine große Freude, Sie hier in diesem Lieblingsort des Gründers unserer Gesellschaft zu begrüßen. Die Freude ist um so größer, als ich zugleich dabei den blühenden Zustand unserer Gesellschaft konstatieren kann. Die Gesellschaft ist zwar per excellentiam eine deutsche, aber sie zählt doch auch viele ausländische Mitglieder. Nicht nur aus dem großen Deutschland und aus Österreich, sondern auch aus Rußland, aus Frankreich, aus Italien, aus Holland, sogar aus Portugal — obgleich ich dessen

Vertreter hier noch nicht sehe — sind Fachgenossen zusammengekommen, um sich hier der Ophthalmologie zu widmen.

Wenn aber die Gesellschaft eine blühende ist, so ist das nur ein Spiegel des blühenden Zustandes unserer Wissenschaft."

Ich möchte die Gelegenheit ergreifen und an den Schluß der Begrüßungsansprache anknüpfen, die mein Vorgänger und Freund Klaus *Ullerich* im Heidelberger Schloß gehalten hat. Hier war von der Pflege der Freundschaften der deutschen Ophthalmologie über die Grenzen hinweg die Rede. Zwei Weltkriege, vor allem aber die Zeit vor und während des 2. Weltkrieges, haben die deutsche Ophthalmologie in eine enorme Isolierung gebracht. Meine Generation, die bei Kriegsende etwa 25 Jahre alt war, hat dies besonders gespürt. Die großen Lükken in unseren Bibliotheken führten uns das ebenso vor Augen wie Unterschiede in der Terminologie. Wenn wir jetzt in zunehmendem Maße wieder freundschaftliche Bande zu anderen Ländern haben, so verdanken wir das in erster Linie jenen ausländischen Freunden, die *ihre* Freundschaft zu deutschen Ophthalmologen über verständliche Ressentiments und Boykottbestrebungen stellten. Wir können mit Freude feststellen, daß ein Teil dieser Freunde hier anwesend ist, der dazu beigetragen hat, den traditionellen internationalen Charakter unserer Gesellschaft wieder zu erlangen. Einige von ihnen werde ich nachher aus besonderem Anlaß noch erwähnen.

Man kann das Thema der Rehabilitation der deutschen Ophthalmologie nicht abschließen, ohne meinen Lehrer und väterlichen Freund H. K. *Müller* zu erwähnen. Was Axenfeld nach dem ersten Weltkrieg in dieser Hinsicht getan hat, war H. K. Müller's Werk nach dem letzten. Wir alle profitieren heute davon!

Eine neuartige Kontaktaufnahme wurde von unseren britischen und irischen Nachbarn inauguriert: wissenschaftlich-gesellige Besuchsreisen in Gruppen mit Autobus. Diese außerordentlich dankbare und für beide Teile ersprießliche Kontaktaufnahme hat im vergangenen Jahr zu einem Gegenbesuch unsererseits nach England und Schottland geführt. Neben vielen neuen Freundschaften und wissenschaftlichen Anregungen sind Austausche von Assistenten und Kindern dabei herausgekommen.

Ich hoffe, daß noch viele solcher Gruppen den Ärmelkanal kreuzen, nach dem Motto „Blood is thicker than water". Mögen diese Kreuzfahrten dazu beitragen, die DOG-Besuchsfreudigkeit auch im britischen Raum wachzurufen, die zur Zeit leider noch schläft. Dies macht mich besonders traurig, wenn ich an die Mühen und Kosten der Simultanübersetzung denke.

Was unsere vielen Freunde aus den USA angeht, so hat der Besuch der DOG-Tagung seit vielen Jahren gelitten unter dem Zusammentreffen mit dem American Academy Meeting. Es ist auf beiden Seiten Vorsorge getroffen worden, daß diese Coincidenz in Zukunft vermieden wird. Das wird um so leichter sein, als eine Reorganisation — eine Trennung des augenärztlichen und halsnasenohrenärztlichen Teils dieser Gesellschaft — geplant ist.

Trotz dieses bisherigen Handicaps ist der wissenschaftliche Austausch zwischen den USA und unserem Land seit Jahren besonders aktiv. Das geht schon aus der großen Zahl von Publikationen hervor, die den Atlantik in beiden Richtungen überqueren. Auch die Statistiken der Deutschen Forschungsgemeinschaft, des Deutschen Akademischen Austauschdienstes und der Alexander-von-Humboldt-Stiftung beweisen es. Die Gründe für das gegenseitige Geben und Nehmen sind u.a. in den unterschiedlichen Schul- und Ausbildungssystemen zu suchen. Besonders gelobt werden in den USA die Erfolge der „alten" deutschen theoretisch-unpragmatischen Schulen, besonders im Bereich der Naturwissenschaften und der Philosophie.

Emigranten und Stipendiaten mit solchem theoretischen Grundlagenwissen haben für den Aufschwung der amerikanischen Wissenschaft eine wichtige Rolle gespielt. Ich sage das auch deshalb, weil man bei uns seit geraumer Zeit glaubt, solche Vorzüge unseres Ausbildungssystems partout reformieren zu müssen.

Was unsere unmittelbaren Nachbarn angeht, so werden gemeinsame Tagungen und Symposien in Nachbarländern wie auch bei uns zur Verbrüderung und zur Überwindung vieler Grenzen, besonders auch der Sprachgrenzen, beitragen. Erinnert sei an gemeinsame Tagungen in Wien und München, in Holland und Westfalen.

Der internationale Austausch von Wissenschaftlern zwischen Kliniken und Instituten sollte großzügig gefördert und gegebenenfalls von unserer Gesellschaft vermittelt werden. Hierbei sollte auf die Erlernung fremder Sprachen ebenso viel Wert gelegt werden wie auf die Lösung wissenschaftlicher Probleme.

Der internationale Rat und der europäische ophthalmologische Rat erfüllen wie die Europäische Vereinigung der Fachärzte (UEMS) wichtige Funktionen in der Internationalisierung der Ophthalmologie. Fragen der Standardisierung, der Eichung, der Weiterbildung und Fortbildung, der Facharztausbildung und -anerkennung sollten mehr und mehr im internationalen Rahmen und im Hinblick auf Vereinigte Staaten gesehen und angestrebt werden, die ohnehin viel zu lange auf sich warten lassen.

In der Geschichte unserer Gesellschaft war die Zahl ausländischer Mitglieder, namentlich in den früheren Jahren, recht beträchtlich. Bei der Jahrestagung 1864 (im Jahre der Gründung der zweitältesten, der amerikanischen ophthalmologischen Gesellschaft) waren von 81 Mitgliedern 16 Ausländer. Nach den Voranmeldungen für diese Tagung können wir von rund 580 Teilnehmern 114 Ausländer erwarten. In der Reihenfolge der vorgemeldeten Zahl sind es folgende Länder:

Holland, Österreich, Schweiz, Frankreich, Schweden, Dänemark, Belgien, USA, Griechenland, Spanien, Finnland, Italien, Türkei, Polen, Chile, Tschechoslowakei, Israel, Syrien, Bulgarien, Ungarn, Jordanien, Luxembourg, Rumänien und der Iran.

Möge unsere Gesellschaft fortfahren, als Katalysator übernationaler Freundschaften zu dienen. Ich zitiere von Hippel bei der Überreichung der Graefe-Medaille an Leber im Jahre 1896:

„Dem weitblickenden Geist ihres Gründers entsprechend kannte die Ophthalmologische Gesellschaft keine nationalen Schranken, jeder war und ist ihr als Mitglied willkommen, der es mit der Pflege und Förderung der Wissenschaft ernst meint."

Neben diesen äußeren Problemen haben wir aber auch einige innere, mit denen die DOG fertig werden muß:
Die zunehmende Abhängigkeit der augenärztlichen Tätigkeit von Geräten, Apparaten und Instrumenten kann zur Folge haben, daß industrielle und kommerzielle Erwägungen zuviel Einfluß auf unsere ärztlichen Entscheidungen gewinnen. Das kann dazu führen, daß ein Augenarzt ein bestimmtes Gerät nur deshalb kauft, weil es auch der Nachbar hat.

Einen ähnlichen Einfluß üben Presse und Fernsehen aus, die bestimmte neue Operationsmethoden so darstellen, als ob sie die endgültigen Lösungen des Problems brächten. Sicher stimmt das fast nie.

Die Deutsche Ophthalmologische Gesellschaft hat sich daher in ihrer gestrigen Vorstandssitzung zu der Entscheidung bekannt, daß sie derartigen Entwicklungen nicht schweigend zuschauen wird. Sie hat vielmehr beschlossen, durch Einsetzen von Kommissionen und Arbeitsgruppen ihren Mitgliedern bei solchen Entscheidungen zu helfen, damit nicht kommerzielle und Publicity-Einflüsse dabei eine entscheidende Rolle spielen.

3

Franz Donders beendete seine kurze Eröffnung vor 100 Jahren mit den köstlichen Worten: „Ich werde also auch die schöne Zeit nicht unnöthig verbrauchen."

Bevor ich dieses sagen darf, muß ich das Wort an unseren Schriftführer geben, der noch einige Regularien unseres Kongresses bekanntgeben muß.

Der Schriftführer, Herr Prof. Wolfgang Jaeger, berichtet über organisatorische Probleme, die den Ablauf des Kongresses betreffen.

Sodann fährt der erste Vorsitzende fort:

Der Tod hat in den vergangenen 2 Jahren besonders spürbare Lücken in unserer Gesellschaft hinterlassen. In der Mitgliederversammlung werden wir ihrer aller gedenken. Stellvertretend soll aber schon jetzt einiger Mitglieder gedacht werden.

Zum Gedenken an den *ersten* darf ich das Wort an seinen Nachfolger in Klinik und DOG geben, Herrn Jaeger.

Ernst Engelking 1886–1975

Professor Ernst Engelking war von 1934 bis 1958, also 24 Jahre, Schriftführer unserer Gesellschaft. Er war dadurch aufs engste mit unserer Gesellschaft verbunden. In den ersten Jahren seiner Schriftführertätigkeit hat er — wo immer er konnte — sich für Kollegen eingesetzt, die von der NS-Regierung entlassen und verfolgt wurden. Nach 1945 hat er aus den Ruinen des Zusammenbruches unsere Gesellschaft wieder aufgebaut.

Und ab 1950 hat er alles getan, um unserer Gesellschaft auf internationaler Ebene wieder Gewicht und Bedeutung zu verleihen.

Also Grund genug, heute seiner in Dankbarkeit zu gedenken. Engelking wurde 1886 in Bielefeld geboren und ist am 20. April 1975, kurz vor Vollendung seines 89. Lebensjahres gestorben.

Die Stationen seines Lebens sind:

Studium in Jena, als Schüler des Biologen Ernst Heckel, der als erster die Auswirkungen der Lehren Charles Darwins in ein großartiges System brachte.

Assistent bei von Kries in Freiburg und damit Enkelschüler von Hermann von Helmholtz. Erste Arbeiten über Farbensinn und Farbensinnstörungen.

Während des ersten Weltkrieges Truppenarzt in den Vogesen. Dann Assistent und später Oberarzt bei Axenfeld.

Erster Ruf 1930 nach Köln. 1934 übernahm er das Ordinariat in Heidelberg.

Sein Name wird stets verbunden bleiben mit seinen wichtigsten sinnesphysiologischen Entdeckungen: Der Tritanomalie und der Farbasthenopie.

Die Persönlichkeit Ernst Engelking's wäre aber nicht vollständig geschildert, würde man nicht noch seiner weitgespannten künstlerischen und kulturellen Interessen gedenken. Besonders bewundernswert war für alle seine Freunde, wie er sich nach seiner Emeritierung neue Interessengebiete erschloß.

Dieses Bild eines vielseitig interessierten und allen kulturellen Anregungen aufgeschlossenen Menschen, eines erfolgreichen Forschers und Arztes, eines universell gebildeten, stets anregenden Freundes wird in uns allen fortleben, die wir ihm begegnet sind und die wir die Ausstrahlungskraft seiner Persönlichkeit gespürt haben.

Arthur Brückner 1877–1975

Fast 98jährig starb am 29. März 1975 Arthur Brückner, der Nestor der deutschsprachigen Ophthalmologie. Er war sicher das älteste Mitglied der DOG, denn sein Eintritt geschah nachweislich im Jahre 1903.

Der süddeutsche Balte war ein universeller hochgebildeter Mensch und in seiner aktiven Zeit einer der bedeutendsten Ophthalmologen im deutschen Sprachraum. Seine Schüler: A. Franceschetti, H. K. Müller, F. Rintelen und sein Sohn Roland Brückner zeigen, was in dieser Atmosphäre wachsen konnte.

Brückner begann als Physiologe bei Ewald Hering. Seine klinischen Lehrer waren Carl von Hess und Emil Krückmann. Über den Jenaer Lehrstuhl (1921) fand er 1923 in Basel als Nachfolger von Vogt eine neue Heimat. Hier blühte unter seiner liberalen Obhut die Basler Schule auf, die von großer Anziehungskraft und Ausstrahlung war. Der „Grundriß der Augenheilkunde" zusammen mit Meissner und der „Schieck-Brückner" zeigen seine didaktische Begabung und seine universelle Bildung. Die Festschrift zu seinem 70. Geburtstag ist ein eindrucksvolles Zeugnis seiner weltweiten Wirksamkeit.

Professor Dr. phil. Dr. med. Dr. med. h.c. Herbert Schober 1905–1975

Am 15.6.75 verstarb in München 71jährig Herbert Schober. Mit ihm verliert die Deutsche Ophthalmologische Gesellschaft eine Persönlichkeit, die seit dem Ende des letzten Weltkrieges entscheidend für die Deutsche Ophthalmologische Gesellschaft und damit für den deutschen Augenarzt tätig war. Nach einer vielseitigen Ausbildung in Wien als Physiker mit Schwerpunkt auf dem Gebiete der physiologischen Optik und Beleuchtungstechnik traf ich ihn nach dem Ende des zweiten Weltkrieges an der Hamburger Augenklinik, wo er neben dem Abschluß eines Medizinstudiums sich in die Ophthalmologie einarbeitete. Ich durfte damals, obgleich 15 Jahre jünger, sein ophthalmologischer Lehrmeister sein. Ich habe aber zu dieser Zeit, als die Lichtkoagulation entwickelt wurde, sehr viel von seinen physiologisch-optischen Kenntnissen profitiert und sicher hätte die Entwicklung ohne seine Mithilfe länger gedauert.

1957 wurde Schober auf den Lehrstuhl für medizinische Optik an der Universität München berufen. Dieses neue Institut erfüllte er mit Leben und erwarb sich große Verdienste als Leiter der Sektion „Gutes Sehen" im „deutschen grünen Kreuz".

Obwohl Schober nicht Augenarzt im engeren Sinne war, fühlte er sich doch der Augenheilkunde eng verbunden. An fast allen augenärztlichen Kongressen und Fortbildungsveranstaltungen hat er aktiv teilgenommen. Hier in Essen auf den Fortbildungstagungen hat er mit seiner Mannschaft regelmäßig Refraktionskurse abgehalten. Die bekannten „Schoberkurse" an seinem Münchener Institut dienten einer intensiven Fortbildung auf dem Gebiete der Brillenbestimmung und -verordnung. Sie sind aus dem Fortbildungsprogramm des deutschen Augenarztes nicht mehr wegzudenken. Die DOG verliert mit ihm einen Forscher, der sich richtungsweisende Verdienste bei der Lösung medizinisch-optischer Probleme erworben hat.

Karl August Reiser 1908–1974

Allen Augenärzten des Rheinisch-Westfälischen Raumes ist Prof. Reiser als führende Persönlichkeit bekannt, war er doch von 1960–1972 der Präsident ihres augenärztlichen Vereins.

Mit vielen neuen Ideen hat er das Leben dieser größten regionalen augenärztlichen Vereinigung belebt.

Plötzlich und unerwartet starb er am 6. November 1974 mitten in der Arbeit.

Reiser, 1908 in Dortmund geboren, hat schon sehr früh Bonn zur Wahlheimat gemacht. Hier studierte er und erhielt unter Römer, Schmidt und Riehm seine augenärztliche Ausbildung. Nach seiner Habilitation 1938 folgte er seinem Lehrer Schmidt an die Straßburger Augenklinik als Oberarzt. 1947 ließ er sich in Bonn nieder und übernahm wenig später die Augenabteilungen des Johanniterkrankenhauses und des St. Josefs-Hospitals. Bis zu seinem Tode wirkte er als angesehener Arzt und begnadeter Operateur. Reiser, der seit 1938 Mitglied der DOG war, hat wissenschaftlich vorwiegend über normale und pathologische Histologie gearbeitet. Daneben entfaltete er eine rege Tätigkeit als Sammler moderner Graphik. Er hatte eine wirklich hervorragende Sammlung, die mehrfach ausgestellt wurde und die er selbst kommentierte!

Wir werden ihn vermissen!

Professor Dr. med. habil. Ernst Heinsius 1906–1975

Am 3.7.75 ist Professor Dr. Ernst Heinsius verstorben.

Heinsius wurde 1906 in Berlin geboren. Seine augenärztliche Fachausbildung erfolgte 1934 und 1937 an der Berliner Charité, zunächst unter Krückmann und später unter Löhlein. Schon 1928 bei der Marine eingetreten, habilitierte er sich 1939 als leitender Arzt der Augenabteilung des Marinelazaretts in Kiel für das Fach der Augenheilkunde. Schwere Schicksalsschläge während des letzten Weltkrieges haben seinen geistigen Standpunkt entscheidend beeinflußt.

1946 übernahm er die Augenabteilung des Allg. Krankenhauses in Hamburg-Heidberg. Es gelang ihm, hier nicht nur eine moderne Klinik einzurichten, sondern auch seine wissenschaftlichen Arbeiten fortzusetzen. Besonderes Ansehen erwarb er sich als Oberbahnaugenarzt durch seine ausgedehnte gutachterliche Tätigkeit. Seine wissenschaftliche Tätigkeit betrifft vor allen Dingen sinnesphysiologische Fragen und Untersuchungsmethoden.

Nach seiner Emeritierung als Chefarzt 1971 blieb er weiter wissenschaftlich und praktisch tätig und starb inmitten seiner Arbeit in voller Aktivität.

Professor Dr. Erich Zeiss 1894–1975

Am 30.3.75 verstarb im Alter von 81 Jahren Professor Dr. Erich Zeiss. 1894 als Enkel des Gründers der Carl Zeiss Werke geboren, erfuhr er seine ophthalmologische Ausbildung 1925 unter Clausen in Halle und Hertel in Leipzig. Später auch unter Schieck in Würzburg, bis er 1940 von Marchesani nach Münster als Oberarzt berufen wurde. Nach Kriegsdienst und Gefangenschaft übernahm er 1947 die Städt. Augenklinik in Dortmund als Nachfolger von Prof. Bartels.

Das wissenschaftliche Interesse von Erich Zeiss konzentrierte sich lange Zeit auf die Erforschung des Bergarbeiter-Nystagmus. Daneben entwickelte er in familiärer Tradition zahlreiche Instrumente, von denen vor allen Dingen das Projektionskoordimeter weite Verbreitung gefunden hat. Nach Zerstörung des Dortmunder Klinikum konnte Erich Zeiss 1957 eine moderne, von ihm geplante Augenklinik beziehen.

Er war ein außerordentlich liebenswürdiger, stiller Mensch, den ich als Nachbar von Essen aus noch sehr schätzen gelernt habe. Er war ein Homo ludens mit Liebe zu Modell-Eisenbahnen, zu Autos und zur Musik.

Seine Mentalität und sein manuelles Geschick machten ihn zu einem zuverlässigen und subtilen Operateur, der bei seiner Emeritierung 1960 zahlreiche gutausgebildete Schüler und dankbare Patienten hinterließ. Er verbrachte seinen Lebensabend zurückgezogen mit seiner Gattin am Bodensee, seinen musischen Studien und einer umfangreichen Biographie über seinen Großvater Carl Zeiss hingegeben.

Dr. med. Josef Damm 1911–1974

Am 10. Okt. 1974 verstarb im Alter von 62 Jahren der langjährige Vorsitzende des Berufsverbandes der deutschen Augenärzte Dr. Josef Damm, Augenarzt in Düsseldorf. Nach seiner Ausbildung im Virchow-Krankenhaus in Berlin bei Dr. Iven, ließ sich Dr. Damm nach dem Ende des 2. Weltkrieges als praktischer Augenarzt in seiner Heimatstadt Düsseldorf nieder.

Mit großer Dynamik setzte sich Damm 1955 als Nachfolger von Dr. Richter an der Spitze des Berufsverbandes für die Belange des niedergelassenen Augenarztes ein. Der hohe Stand des augenärztlichen Fortbildungswesens und die verbesserte Honorierung der augenärztlichen Tätigkeit in der Sozialversicherung sind nicht zuletzt ihm zu verdanken.

Für alle seine Leistungen zum Wohl der deutschen Augenärzteschaft sei ihm an dieser Stelle noch einmal Dank gesagt.

Dr. med. Adolf Schott 1890–1975

Am 13.8.75 verstarb 85jährig der in Frankfurt geborene Augenarzt Dr. Adolf Schott. Er erhielt seine ophthalmologische Ausbildung bei Heine in Kiel, wo er sich 1920 in eigener Praxis niederließ. Diese führte er bis zum Jahre 1971. Dr. Schott gehört zu den Gründungsmotoren des Berufsverbandes der Augenärzte und war von allem Anfang an aktiv im Vorstand dieses Verbandes tätig.

1968 wurde er unter großem Beifall in den Vorstand der DOG gewählt, den er 1972 auf eigenen Wunsch wieder verließ.

Die große Beliebtheit, deren sich Dr. Schott erfreute, hat er seinem gradlinigen und aufrechten Charakter zu verdanken. Mit großer Sachkenntnis vertrat er entschieden seine Meinung. Ich selbst bin ihm in langjähriger Zusammenarbeit im Vorstand des Berufsverbandes sehr nahe gekommen. Die Deutsche Ophthalmologische Gesellschaft verliert einen Grandseigneur alter Schule, der sich in gleicher Weise sowohl für die Belange des praktischen Augenarztes als auch für die der wissenschaftlichen Ophthalmologie eingesetzt hat. Das gute Einvernehmen, welches heute zwischen dem Berufsverband und der DOG herrscht, ist nicht zuletzt ihm zu verdanken.

Prof. Dr. Momcilo Vucicevic

Prof. Dr. Momcilo Vucicevic, emeritierter Leiter der Augenklinik in Sarajevo, verstarb im vergangenen Jahr.

Er war seit 1958 Mitglied der DOG und gehörte zu den treuesten und regelmäßigen Besuchern unserer Kongresse.

Wir werden ihn in Zukunft vermissen!

Ich darf bitten, sich zum Andenken an die Verstorbenen zu erheben. – Ich danke Ihnen.

Ernennung von Ehrenmitgliedern

Und nun habe ich die Freude, Ihnen die Wahl von 4 Ehrenmitgliedern bekannt zu geben. Die Mitglieder unserer Gesellschaft haben in einer geheimen Briefwahl zu ihren Ehrenmitgliedern gewählt die Herren

Gunnar von Bahr
Johann Fronimopoulos
Hugo Gasteiger
Friedrich Rintelen

Gunnar von Bahr

Gunnar *von Bahr* ist Schüler unseres verehrten Altmeisters und Nobel-Preisträgers Gullstrand. Als Gunnar von Bahr in den frühen dreißiger Jahren die Brückner'sche Klinik in Basel besuchte, war es für meinen Lehrer H. K. Müller verblüffend, wie dieser bescheidene und geistreiche Jüngling *ohne* die Gullstrand'sche Spaltlampe, aber mit fokaler Beleuchtung zu diagnostizieren verstand.

1936 war er erstmals auf einer Versammlung dieser Gesellschaft und wagte 2 Diskussionen zur tetanischen Cataract, über die er experimentell gearbeitet hatte.

Gunnar von Bahr gehört zu jenen Wissenschaftlern, die neben der wissenschaftlichen Arbeit noch Zeit für die Res Publica haben. Neben zahlreichen Verpflichtungen im eigenen Land war und ist er Vertreter im Internationalen und Europäischen Ophthalmologischen Rat. Er ist gewähltes Mitglied der Deutschen Akademie der Naturforscher LEOPOLDINA.

Trotz dieser und vieler anderer Ehrungen ist Gunnar von Bahr ein bescheidener und liebenswürdiger Klinikchef geblieben. Viele werden sich noch erinnern, wie er nach Weve auf der 100-Jahr-Feier unserer Gesellschaft für die skandinavischen Länder gesprochen hat. Die heute so guten Beziehungen zwischen der schwedischen und der deutschen Ophthalmologie sind im wesentlichen sein Verdienst. Möge er noch lange unser Freund und Ehrenmitglied sein!

Johann Fronimopoulos

Als Vorstand der Augenklinik im Rammacaristos-Spital in Athen ist er bereits seit 1938 Mitglied der DOG. Damals war er Assistent, später Oberarzt und Dozent bei Lindner in Wien. Er ist in seiner Heimat ein hochangesehener Kliniker und Wissenschaftler und aus unserer Sicht *der* treue Freund und *der* Vertreter der deutschsprachigen Ophthalmologie.

Eine rege Publikationstätigkeit, vorwiegend über klinisch-operativ-wissenschaftliche Probleme, hat seinen Namen überall bekannt gemacht. Noch jüngst haben seine zahlreichen Arbeiten über die Goniotrepanation weltweite Beachtung gefunden. Auf unserem letzten Symposium über die operative Therapie des Glaukoms in Tübingen konnten seine Überlegungen und Erfahrungen weitgehende Bestätigung erfahren.

Fronimopoulos, der aufrechte, dynamische, herzliche und treue Freund der DOG!

Lieber Johann, ich bin froh, daß ich Dir, meinem alten Freund, die Urkunde der Ehrenmitgliedschaft überreichen darf!

Hugo Gasteiger

Hugo Gasteiger begann seine ophthalmologische Ausbildung bei Seefelder in Innsbruck. Hier war er lange Konassistent von Oswald Marchesani, meinem so früh gestorbenen ersten Lehrer. Die Freundschaft zwischen den beiden hat dazu geführt, daß Gasteiger mein ophthalmologischer Onkel wurde, den ich oft in Berlin besuchen durfte. Im Nachruf auf Marchesani hat Gasteiger dieser Freundschaft ein schönes Denkmal gesetzt.

Seine Stationen sind: Seefelder, Birch-Hirschfeld, R. Thiel. Ab 1938 war er Chef in Dresden, 1951 an der Humboldt-Universität in Berlin, ab 1957 Chef der Augenklinik der Freien Universität Berlin-Westend.

Zahlreiche vielfältige klinische Arbeiten und Handbuchbeiträge weisen seine wissenschaftliche Aktivität aus. Sein Lehrbuch der Augenheilkunde erreichte die 3. Auflage.

Seit 1924 DOG-Mitglied hat er viele berufspolitische Aktivitäten entwickelt. 1955 wurde er in den DOG-Vorstand gewählt und leitete 1960 als ihr Präsident die 63. Versammlung in Berlin. Wenig später gründeten wir den Verband ophthalmologischer Lehrstuhlinhaber, deren erster Vorsitzender Herr Gasteiger war. Möge er als Emeritus noch oft auf unseren Kongressen sein!

Friedrich Rintelen

Friedrich Rintelen hat wie kaum ein anderer zur Wiederaufnahme unserer Beziehungen mit der Schweiz beigetragen.

Wie schwer dies nach dem letzten Weltkrieg war, wird ermessen können, wer die demokratische Tradition seiner Basler Heimat und des dortigen Lehrstuhles für Augenheilkunde kennt. Rintelen's tiefe geistesgeschichtliche Verwurzelung und sein ausgeprägter Gerechtigkeitssinn haben ihm stets den bequemen Weg der Vereinfachung verwehrt. Sie spüren dies in Deutlichkeit an seinem historischen Vortrag vor dem DOG-Fortbildungskongreß 1962 in Hamburg.

Rintelen kam als geschulter Histopathologe an die Brückner'sche Klinik. Wir verdanken ihm zahlreiche wichtige pathohistologische Beiträge, besonders in Korrelation zur Ophthalmoskopie. Sein Lehrbuch der Augenheilkunde ist nur *ein* Beispiel seines leidenschaftlichen Engagements als Hochschullehrer. Daß seine „Kliniksmannschaft" ihn auch als Fußballspieler und Bergführer kennt, rundet sein Bild ebenso ab wie der Emeritus als Lateinlehrer auf dem Steckenpferd.

Die DOG dankt Friedrich Rintelen für wertvolle Mitarbeit im Consilium diagnosticum. Wir wünschen uns, daß er noch viele unserer Zusammenkünfte durch seine kritische Mitarbeit bereichern möge.

Ich darf Sie im Namen unserer Gesellschaft und des Vorstandes herzlich beglückwünschen. Ich überreiche Ihnen die Ehrenurkunde, die das Siegel der Universität Heidelberg trägt.

Preisverleihungen

Ich komme jetzt zur Verkündigung der Vergabe unserer wissenschaftlichen Preise.

a) Graefe-Preis
b) Franceschetti-Liebrecht-Preis

Graefe-Preis

Die Kommission, bestehend aus den Herren Best, de Decker, Meyer (Osnabrück), Slezak (Wien) unter Federführung von Herrn Schlegel hat folgende Entscheidung getroffen:

Herr **Curt Cüppers** hat in der 1974 publizierten sogenannten Fadenoperation ein Verfahren gefunden, das durch seine technische Einfachheit wie durch seine Wirksamkeit besticht. Das Wesen des Eingriffes besteht in einer dosierten Verkürzung der Abrollstrecke eines Augenmuskels, die dadurch erreicht wird, daß man den intakt bleibenden und in situ belassenen Muskel mit zwei Knopfnähten dorsal des Äquators an der Sklera fixiert. Hierdurch wird seine für die Bulbuswendung verbleibende Zugwirkung vermindert, weil die funktionelle Verkürzung des Kraftarmes das Drehmoment des Systems reduziert, d.h. um einen bestimmten Schwenkwinkel des Bulbus zu erreichen, bedarf es eines größeren muskulären Kraftaufwandes, als dies unter physiologischen Bedingungen am unberührten Auge der Fall ist.

Diese künstlich geschaffene Konstellation einer gleitend veränderten muskulären Balance zielt auf vier generelle Einsatzmöglichkeiten:

Erstens auf jene Motilitätsstörungen, die infolge krankhaft gesteigerter Innervationsimpulse mit Kontraktionsüberschüssen eines oder mehrerer Muskeln einhergehen. Die dynamische Komponente der extremen Bulbusexkursion wird durch den Eingriff verkleinert oder beseitigt.

Zweitens auf jene Erkrankungsformen, die offenbar eines gesteigerten Innervationstonus bedürfen, um in bestimmten Augenstellungen einen Nystagmus blockieren zu können, dabei aber einen Strabismus oder eine Kopfzwangshaltung in Kauf nehmen müssen. In diesen Fällen kann der Eingriff die Auswirkung des pathologisch gesteigerten nervalen Tonus auf den Kontraktionseffekt der betroffenen Muskeln und damit auf die Fehlstellung der Augen beheben oder vermindern.

Drittens auf die Provokation verstärkter Innervationsimpulse zur Bahnung einer Fixationsverlagerung bei Augen mit exzentrischer Fixation.

Viertens auf die Behandlung von Augenmuskelparesen mit der Absicht, den Synergisten des paretischen Muskels am Partnerauge dosiert zu schwächen, um so einen hinreichend koordinierten Bewegungsablauf des Augenpaares wiederzugewinnen.

Die spezifischen Vorteile der Fadenoperation sind:

1. Die vergleichsweise geringfügige Traumatisierung des Muskels und seine Belassung an der anatomisch natürlichen Insertionsstelle.

2. Die Möglichkeit, im Falle einer Fehldosierung den Operationseffekt wieder rückgängig machen zu können, um anschließend einen geeigneteren Ort für die Muskelfixation an der Sklera zu wählen.

3. Die Möglichkeit, den Eingriff in einer Sitzung mit einer konventionellen Schieloperation, z.B. einer Vor-Rücklagerung, kombinieren zu können. Ziel hierbei ist, durch das konventionelle Verfahren die statische Komponente eines Schielwinkels zu korrigieren und mit Hilfe der Fadenoperation zusätzlich dessen nicht selten verbleibende dynamische Komponente abzufangen.

Insgesamt stellt sich die neue Operationsmethode und die Vielfalt ihrer Anwendbarkeit als ein subsummierendes Ergebnis der nahezu fünfundzwanzigjährigen Arbeit von Herrn Cüppers auf dem Gebiet der Strabologie dar, die er durch eine große Zahl von erstmaligen und wegbereitenden Gedanken bereichert hat.

Franceschetti-Liebrecht-Preis

Wir kommen jetzt zur Verleihung des **Franceschetti-Liebrecht-Preises** 1975

Das Preisrichterkollegium, bestehend aus den Herren Babel (Genf), Fanta (Wien), Heinc (Olmütz), Jaeger (Heidelberg) unter Federführung von Herrn Waubke (Essen) hat folgende Entscheidung getroffen.

Die Kommission hat beschlossen, den Franceschetti-Liebrecht-Preis 1975 an Herrn Prof. Dr. **Guntram Kommerell** aus Freiburg zu verleihen. Herr Kommerell hat sich in den vergangenen 14 Jahren intensiv mit neuro-ophthalmologischen Fragen befaßt und zahlreiche wesentliche Beiträge zur Kenntnis neuro-ophthalmologischer Probleme geleistet.

Besonders hervorzuheben – die Kommission hat beschlossen, ihm hierfür den Preis zu verleihen – sind seine Arbeiten über den Nystagmus. Fußend auf elektro-myographischen Untersuchungen hat er Probleme, vor allen Dingen des optokinetischen Nystagmus analysieren und klären können. Hervorzuheben ist auch seine Arbeit über den dissoziierten Nystagmus als Symptom des Naheinstellungsspasmus. Seine Arbeiten haben über ihre wissenschaftlichen Ergebnisse hinaus Auswirkungen auch in der Praxis für die Grundlagen der modernen Nystagmusoperationen gehabt. Die Kommission hat Herrn Kommerell, da er unser Wissen auf dem schwierigen Teilgebiet des Nystagmus wesentlich erweitert hat, einstimmig den Franceschetti-Liebrecht-Preis zuerkannt.

Meine sehr verehrten Damen und Herren, ich danke Ihnen, daß Sie unsere Ehrenmitglieder und Preisträger so herzlich gefeiert und damit beglückwünscht haben. Bevor ich Sie in die Mittagspause entlasse, wird der Herr Schriftführer noch einige organisatorische Probleme vorbringen. Er wird insbesondere die vom Vorstand ausgewählten Präsidenten der einzelnen Sitzungen bekanntgeben. Ich darf hiermit die 74. Tagung der Deutschen Ophthalmologischen Gesellschaft endgültig eröffnen.

Begrüßungsansprache des Rektors der Gesamthochschule Essen Prof. Dr. Walter Kröll zur Eröffnung der 74. Jahrestagung der Deutschen Ophthalmologischen Gesellschaft in Essen

Meine sehr verehrten Damen und Herren,

für den Gründungsrektor einer sehr jungen Universität ist es eine besondere Freude, die älteste fachärztliche Vereinigung der Welt in seiner Hochschulstadt begrüßen zu dürfen. Wir fühlen uns durch Ihren Besuch geehrt, wohl wissend, daß er das Verdienst nur weniger Angehöriger unserer Hochschule und vor allem dem glücklichen Umstand zu verdanken ist, daß der Präsident Ihrer Gesellschaft Direktor der Augenklinik unserer Universität, Ihr und unser verehrter Kollege Meyer-Schwickerath ist.

Daß die D.O.G. die älteste fachärztliche Vereinigung der Welt ist, habe ich respektvoll, aber doch ein wenig überrascht zur Kenntnis genommen.

Warum gerade die Ophthalmologen? fragt man sich unwillkürlich. Man könnte dies zunächst als historische, als Heidelberger Zufälligkeit betrachten. Erfährt man dann jedoch, daß auch die zweitälteste Gesellschaft der Welt eine ophthalmologische, nämlich die Amerikanische Ophthalmologische Gesellschaft, ist, so muß man diesen Daten wohl statistische Signifikanz zuerkennen. Ich habe daher nach einer Beschreibung und Erklärung dieses „Ophthalmologen-Phänomens" durch die einschlägige Verhaltensforschung gesucht. Bei einem – zugegebenermaßen etwas flüchtigen – Einblick in die aktuelle ethologische Literatur habe ich eingehende Studien der sozialen Verhaltensweisen von Gänsen, aber keinerlei Hinweis auf die Behandlung des auffälligen Verhaltens der Ophthalmologen gefunden. Freud nennt als Grund für die Entstehung von Gesellschaften die Angst, erschlagen zu werden, die Sorge, sich gegen eine feindliche Umwelt verteidigen zu müssen. Auch dies scheidet als Begründung, jedenfalls was die Jahre 1857 und 1864 angeht, aus. Es bleibt als Erklärung eigentlich nur die besondere Weitsicht der Ophthalmologen, die früher als andere die Bedeutung eines engen und regelmäßigen wissenschaftlichen Kontaktes vieler Fachkollegen und den Wert eingehender Diskussion der jeweils aktuellsten, noch nicht veröffentlichten Resultate erkannten.

Die großartige Entwicklung des Fachs, die augenfälligen Erfolge der Ophthalmologie haben der D.O.G. und ihren Mitgliedern hohe Anerkennung gebracht. Mit mikroskopischer Präzision entwickeln und praktizieren Sie komplizierte Methoden, die Funktionsfähigkeit des Auges zu erhalten und damit objektives Wahrnehmungsvermögen zu sichern. Trotzdem bleibt Subjektivität der letztlich entstehenden, durch das Auge vermittelten Bilder. Die Fähigkeit zu ungetrübtem, unverzerrtem Sehen bedeutet eben nicht ungetrübte, unverzerrte Sicht. Wie manches sogenannte Augenmaß möchte man umgehend einer ophthalmologischen Behandlung zuführen. Auch bei der Analyse des Blickfeldes, in das neuerlich die Medizin selbst gestellt ist, scheint manches Auge getrübt, manches andere durch eine ideologische Brille zu schauen.

Vielleicht kann die D.O.G., in hohem Ansehen innerhalb und außerhalb der Medizin, dazu beitragen, daß eine allzu einseitige Sicht der Situation und der Probleme der medizinischen Krankenversorgung vermieden, daß Sehfehler auf allen Seiten korrigiert und daß Splitter – von Balken nicht zu reden – in manchen Augen entfernt werden.

Medizin und Gesundheitswesen in unserem Lande haben in der Vergangenheit hohe Leistungsfähigkeit bewiesen. Die Freiheiten dieses Systems von Forschung, Lehre und Krankenversorgung müssen erhalten bleiben. Es müssen aber auch Ärzte, Patienten und Politiker in sozialer Verantwortung dazu beitragen, daß wir uns dieses leistungsfähige freie System auch zukünftig leisten können.

Dem Willkommensgruß Ihres Präsidenten haben Sie entnommen, daß das Klinikum Essen seit nunmehr 3 Jahren Bestandteil der Universität Essen-Gesamthochschule ist. Ich brauche Ihnen nicht zu sagen, daß unsere Ophthalmologen der Vereinigung „Gesamthochschule" mit sehr viel weniger Begeisterung beigetreten sind als ihre Kollegen 115 Jahre früher in Heidelberg der ophthalmologischen Gesellschaft.

Diese neue Hochschule ist gewiß nicht ohne Probleme und nicht gänzlich unproblematisch. Sie ist aber auch sicher nicht auf Nivellierung oder Qualitätsminderung angelegt oder gar festgeschrieben, wie das kürzlich in einer Ärztezeitschrift zu lesen war. Es ist nicht ihr Ziel, Fachhochschule zur Universität oder Universität zur Fachhochschule zu machen, es ist ihr Ziel, die Aufgaben der tertiären Bildungseinrichtungen in Forschung, Lehre und Studium besser wahrzunehmen, als die getrennten Institutionen dies können. Ob das gelingt, ist offen, bleibt abzuwarten. Man sollte dem Experiment — und darum möchte ich auch Sie, meine sehr verehrten Damen und Herren, bitten — aber eine faire Chance geben.

In den zurückliegenden Jahren haben wir uns in Essen sehr um den Aufbau der universitären „Komponente" außerhalb der Medizin bemüht. Dabei ist in einer Reihe von Fächern eine zahlenmäßige und qualitative Ausstattung mit universitärem Personal erreicht worden, die einen Vergleich mit „reinen Universitäten" durchaus aushält. Insgesamt forschen und lehren derzeit außerhalb der Medizin bereits 125 o. Professoren und Wiss. Räte und Professoren neben ca. 200 Fachhochschullehrern. Die Studentenzahl ist in den wenigen Jahren auf über 8000 angewachsen. In unmittelbarer City-Nähe sind neue Hochschulgebäude mit einer Geschoßfläche von ca. 150000 m² im Rohbau bereits fertiggestellt.

Vielleicht finden Sie neben Ihrem offiziellen Programm ein wenig Zeit, sich die Hochschule näher anzusehen. Das „selbst in Augenschein nehmen" ist sicher besser als die Lektüre mancher diesbezüglicher Mitteilungen, die Sie erreichen.

Ich wünsche der Tagung und Ihrem Aufenthalt in Essen einen solchen Verlauf, daß Sie gerne wiederkommen und daß die D.O.G. geneigt ist, Essen erstmalig — nach oder neben Heidelberg — ein zweites Mal die Ehre zu geben.

Eröffnungsansprache
zur Eröffnung der Wissenschaftlichen Ausstellung
und der Industrie-Ausstellung bei der 74. Tagung der DOG in Essen

G. Meyer-Schwickerath (Essen)

Meine sehr verehrten Damen und Herren!
Vor der feierlichen Eröffnung des wissenschaftlichen Programms darf ich jetzt die wissenschaftliche Ausstellung und die Industrie-Ausstellung eröffnen.

Zu beiden Ereignissen nur wenige Worte:
Die wissenschaftliche Ausstellung hat im Laufe der letzten 20 Jahre an Gewicht und Zahl zugenommen. Ich begrüße diese Entwicklung sehr. Sie entlastet nicht nur sondern ergänzt das Vortragsprogramm in ausgezeichneter Weise. Die wissenschaftlichen Ausstellungen sind quasi geronnene Vorträge, die man schon vor der Publikation in Ruhe betrachten, abwägen und diskutieren kann. Manche Themen sind für eine Ausstellung viel geeigneter als für einen Vortrag! Wir sollten dazu übergehen, unsere Mitarbeiter zu solchen Ausstellungen zu ermuntern und die besten mit Preisen auszuzeichnen, wie das in anderen Ländern schon lange üblich ist. Jeder, der eine solche Ausstellung jemals vorbereitet hat, weiß, wie viel Mühe und Arbeit das kostet, oft viel mehr als ein Vortrag oder eine Demonstration. Leider mußten wir unsere wissenschaftliche Ausstellung etwas isoliert im Saal 4 unterbringen, da es der Hausherr nicht anders gestattete. Durch Hinweisschilder haben wir für ausreichende Publicity gesorgt. Allen Ausstellern vielen Dank für alle Mühe und Ermunterung für zukünftige Ausstellungen!

Die Industrieausstellung ist trotz aller wirtschaftlicher Schwierigkeiten größer, schöner und umfassender als in den vergangenen Jahren.

Diese Entwicklung ist Ausdruck der zunehmenden Bedeutung des Individuums und damit auch medizinischer Belange in unserer Gesellschaft.

Ich hoffe von Herzen, daß das gute Verhältnis, welches die Augenärzte von eh und je zur „Industrie" gehabt haben, bestehen bleibt. Für mich bestehen da keine Zweifel und Schwierigkeiten für die Zukunft. Wir sollten uns beide – Produzenten und Ärzte – über eines klar sein: Das Interesse des Patienten hat absolute Priorität. Das heißt aus unserer ärztlichen Sicht: daß nicht kommerzielle und propagandistische Gesichtspunkte eine wesentliche Rolle spielen dürfen. Ihnen, meine Damen und Herren, ist das meist klar. Wenn sich aber die Presse und das Fernsehen unserer Probleme bemächtigen, kommt oft etwas ganz anderes heraus: Sensationswünsche und kommerzielles Interesse führen zu Entscheidungen. die *nicht* mehr im Interesse unserer Patienten liegen und die den Augenarzt in echte Gewissenskonflikte bringen können. In der Eröffnungsansprache in 3 Stunden komme ich auf dieses Thema zurück. Im Augenblick freue ich mich, daß wir seit Jahrzehnten mit unserer „Industrie" d.h. „Fleißigkeit" in bestem Einvernehmen leben. Nehmen und Geben zwischen beiden Teilen hat den großen und international spürbaren Vorzug unserer ophthalmologischen Industrie ausgemacht. Das umfaßt die optisch-mechanische wie die chirurgisch-instrumentale, wie die chemische Industrie. Es umfaßt aber auch gleichermaßen den Buchhandel wie die Antiquariate.

Einen Glückwunsch auch unserer Industrieausstellung, ohne deren finanziellen Beitrag unsere Tagung gar nicht möglich wäre. Neben dem Glückwunsch also auch noch vielen, vielen Dank! Damit eröffne ich die wissenschaftliche und industrielle Ausstellung!

Geschäftliche Mitteilungen

W. Jaeger (Heidelberg)

Der Vorstand hat gestern beschlossen, um der Misere der Beitragsrückstände abzuhelfen, Sie zu bitten, damit einverstanden zu sein, daß wir in Zukunft die Beiträge im Lastschriftverfahren einziehen können. Entsprechende Formulare liegen im Sekretariat auf. Dies gilt nur für Mitglieder aus der Bundesrepublik. Für Ausländer ist dieser Modus nicht möglich. Wir werden über Einzelheiten in der Mitgliederversammlung noch sprechen.

Außerdem haben wir Mitgliederverzeichnisse der DOG mitgebracht. Sie haben in den letzten Berichten keine Mitgliederverzeichnisse mehr vorgefunden. Aus Ersparnisgründen wurden die Mitgliederverzeichnisse dort herausgenommen. Wir haben jetzt ein eigenes Mitgliederverzeichnis vom Stand September 1975 in einem billigeren Verfahren drucken lassen.

Ab morgen können die DOG-Berichte der früheren Jahre zu stark ermäßigten Preisen im Kongreß-Büro erworben werden. In unserer Einladung zum Kongreß wurde darauf schon hingewiesen.

Als *Sitzungspräsidenten* schlägt Ihnen der Vorstand vor:
Für das I. Hauptthema (Referate) Herrn Bietti (Rom) und für die anschließende Sitzung mit Vorträgen zum I. Hauptthema Herrn Heinč (Olmütz).

Für das II. Hauptthema (Referate) im Hörsaal-A Herrn Boeck (Wien) und Frau Bernacykowa (Posen).

Im Hörsaal-B zum Thema Lichtkoagulation und Laser-Probleme Herrn Witmer (Zürich).

Für das III. Hauptthema im Hörsaal-A Herrn Eggers (Santiago di Chile) und Herrn Crone (Amsterdam).

Im Hörsaal-B für die Vorträge über Amotio Herrn Ziai (Teheran).

Für das IV. Hauptthema im Hörsaal-A Herrn Straatsma (Los Angeles), Herrn Rosengren (Göteborg) und Herrn Hammard (Paris).

Für die Glaucomsitzung im Hörsaal-B Herrn Hruby (Wien).

Für die Demonstrationssitzung Herrn Thiel (Kiel) und für die anschließende Parallelsitzung im Hörsaal-A Herrn Örgen (Ankara).

Für die Sitzung mit Vorträgen über Retina und Tränenwege im Hörsaal-B Herrn Oksala (Turku).

Für das V. Hauptthema im Hörsaal-A Herrn Konstas (Saloniki).

Das Consilium diagnosticum wird in den bewährten Händen von Herrn J. François (Gent) sein, in der anschließenden Sitzung über das VI. Hauptthema im Hörsaal-A führt das Präsidium Herr Vancea (Bukarest).

Im Hörsaal-B führt die Sitzung über Sinnesphysiologie und Strabismus Herr Henkes (Rotterdam) und für die anschließende Sitzung im Hörsaal-B über Biochemie Herr Čurkovič (Sarajewo).

Für das VI. Hauptthema im Hörsaal-A für die erste Hälfte Herr Kurz (Tel Aviv) und für die zweite Hälfte (Abschlußsitzung) Herr Ullerich (Dortmund).

Die Mitglieder stimmen durch Beifall diesen Vorschlägen des Vorstandes zu.

Physiologische Besonderheiten der retinalen Peripherie; Funktionsproben und klinische Untersuchungsmethoden

Die Physiologie der Netzhautperipherie

R. A. Crone (Augenklinik Universität Amsterdam)

Fast alle psychophysischen Untersuchungen der Netzhautfunktion resultieren in eine Kurve mit hohem Gipfel in der Fovea Centralis und steilem Abfall in der Richtung der Peripherie. Besonders steil ist die Kurve der Sehschärfe, schon von Wertheim in 1894 bestimmt. Weniger steil, doch grundsätzlich vom selben Typus, sind die Kurven der chromatischen Empfindlichkeit, wie neuerdings bestimmt von Lunel und Crone, 1974. Die Kurven der differentiellen Lichtempfindlichkeit sind aus der statischen Perimetrie jedem bekannt.

Die Frage, die ich vorlegen will, ist diese: Ist das periphere Sehen wirklich so eine ablaufende Sache? Hat jemand beim Sehen des Alltags jemals das Gefühl, daß die Peripherie minderwertig ist? Natürlich richtet man seinen Blick auf einen bestimmten Punkt, der seine Aufmerksamkeit hat, aber daß die Qualität des peripheren Sehens so steil herabsinken sollte, wie die Kurve von Wertheim es zum Beispiel suggeriert, ist, zumindest für den naiven Betrachter, schwer anzunehmen.

Auch der Kliniker wird protestieren. Es mag wahr sein, daß bei einer Exzentrizität von 1° die Sehschärfe die Hälfte ihres Wertes erreicht hat (Jones und Higgins, 1974), aber es ist eine Tatsache, daß ein Patient mit einer Retinopathia pigmentosa, normalem Visus und einem röhrenförmigen Gesichtsfeld, mit einem weißen Stock herumgeht, dagegen ein Patient mit einer Makuladegeneration nicht.

Ein Strabologe wird auch nicht von der Inferiorität des peripheren Sehens beeindruckt sein. Es hat sich in den vierziger Jahren gezeigt, was für eine wichtige Rolle das periphere Sehen spielt bei der Stabilisation des binokularen Augenstandes. Wie sehr die Fusionskraft von der Peripherie ausgeht (und keineswegs nur von der parafovealen Peripherie!) wurde bei der Untersuchung der Zyklofusion gezeigt: Mit einem schwachen Fusionsreiz (*eine* vertikale Linie) war es bei einer Versuchsperson nicht möglich Zyklovergenz zu registrieren, wenn die Linie nur eine anguläre Länge von 10° hat, wohl aber bei einer Länge von 25° (Crone und Everhard, 1975).

Offenbar geben die ablaufenden Kurven ein einseitiges Bild über den Beitrag der Peripherie, und es ist sehr gut zu begreifen, wieso das kommt. In der Kurve von Wertheim wird ausgedrückt, wie groß das auflösende Vermögen der Fovea, also die Anzahl unterscheidbarer Bildelemente in der Fovea, im bezug auf eine periphere Netzhautstelle von gleicher Größe ist. Dasselbe gilt für die Kurven der statischen achromatischen und chromatischen Peripherie: Die Schwellen werden bestimmt durch einen bestimmten Stimulus, der in der Fovea genau so groß ist wie in der Peripherie (Abb. 1). Das ist methodisch einwandfrei, aber irreführend wenn man die totale Information von Zentrum und Peripherie miteinander vergleicht.

Das nicht-experimentelle, naive Denken und auch die klinische Erfahrung sehen die Peripherie ganz anders! Nicht als isoliertes Reizfleckchen, das man vergleicht mit einem selben Feldchen in der Fovea Centralis, sondern als eine Aufeinanderfolge von annähernd konzentrischen Zonen (Abb. 2). Lassen wir unsere konzentrischen Zonen einmal füllen mit voneinander unterscheidbaren Bildelementen in Ableitung von der Kurve von Wertheim oder analogen Kurven.

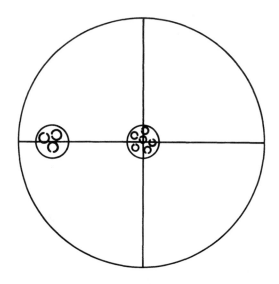

Abb. 1. Periphere und zentrale Sehschärfe. Die
Untersuchungsmethode der Physiologen

Um das totale Inventar von unterscheidbaren Bildelementen der Peripherie zu übersehen,
kann man, wie folgt, überlegen: Wenn das minimum separabile in einem zentralen Quadrat
von $60' \times 60'$ 1 Bogenminute beträgt, sind in diesem zentralen Quadrat $(60:1)^2$ = 3600 Bildelemente sichtbar. Ist das minimum separabile bei einer Exzentrizität von $10°$ 5 Bogenminuten, dann befaßt ein ebenso großes Quadratchen hier $(60:5)^2$ = 144 Bildelemente. Der ganze
konzentrische periphere Kreis mit einer Breite von $1°$ und einem Strahl von $10°$ befaßt
$2\,\pi \times 10 \times 144$ = 9000 Bildelemente. Wenn man die Zahl unterscheidbarer Bildelemente bei
verschiedener Exzentrizität ausrechnet, bekommt man eine Kurve, die ihr Maximum bei ungefähr $7°$ Exzentrizität hat (Abb. 3). Diese Kurve zeigt dem naiven und klinischen Denken

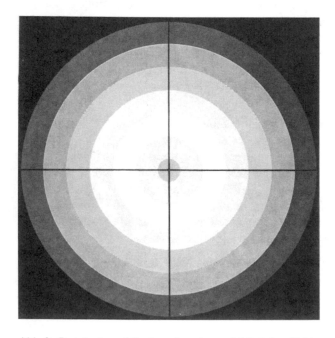

Abb. 2. Peripherie und Zentrum in naiver und klinischer Sicht

ein etwas ehrlicheres Bild von dem Gehalt an Detailinformation der verschiedenen konzentrischen Zonen, und damit der Peripherie als ganzes. Für Physiologen ist diese Arbeitsweise natürlich unbrauchbar, weil die verschiedenen Netzhautstellen gleicher Exzentrizität funktionell ungleich sind.

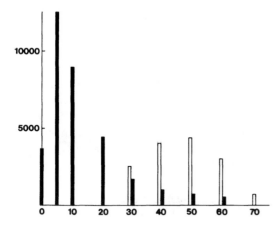

Abb. 3. Detailinformation (schwarze Streifen) und Bewegungsinformation (offene Streifen) in konzentrischen Kreisen von 1° Breite und verschiedenen Peripheriewinkeln

Mit diesen Überdenkungen über den Gehalt an Bildinformation in der Peripherie ist schon eine gewisse Rehabilitierung der Peripherie zustande gebracht. Doch bleibt es unbillig, die Peripherie mit Kriterien zu beurteilen, die im Wesen zur Beurteilung der makulären Funktion abgestimmt sind und nur in der Makula mit befriedigender Genauigkeit anzuwenden sind, wie das Detail- und Farbunterscheidungsvermögen. Die Makula und die Peripherie haben eine, jede für sich eigene, Dignität und erfüllen als solche ihren eigenen biologischen Zweck. Will man diese Bestimmungen scharf einander gegenüberstellen, dann kann man sagen: Die Mitte des Gesichtsfeldes ist für das Objektsehen da und die Peripherie für die Orientierung. Damit ist eine simple Dualität des Sehens introduziert, die dem Zentrum und der Peripherie verschiedene Aufgaben zuteilt. Man kann diese Aufgaben genauer analysieren. Die Aufgabe des Zentrums ist hohes Auflösungsvermögen, sowohl von Details als auch von Farben, und ein hoher Grad von Tiefenunterscheidungsvermögen. Zur Verarbeitung all dieser Reize vom Netzhautzentrum ausgehend, hat die visuelle Cortex viel Platz nötig. Das Netzhautzentrum ist in der visuellen Cortex stark begünstigt gegenüber der Peripherie. Das Zentrum hat eine um die Fovea Centralis zentrierte Motorik: Fixations-, Blick- und Fusionsbewegungen. Das Objektsehen – das „fokale Sehen" – hat keine Eile. Bei jeder Fixation ruht der Blick zumindest einen „Augenblick" auf dem Gesehenen.

Die Aufgabe, die dem Umgebungssehen gegeben ist, ist eine ganz andere: Die Entdeckung (nicht: Identifizierung) von Hindernissen und, was wichtiger ist, das Registrieren von bewegenden Objekten. Die Peripherie erfüllt damit die wichtige biologische Rolle des Signalisierens einer Gefahr. Die Peripherie ist auf dreierlei Weise darin spezialisiert. Die erste ist die am meisten bekannte, nämlich eine hohe Lichtempfindlichkeit in tiefster Dämmerung. Ein zweiter Punkt ist folgender: Die Peripherie hat, im Gegensatz zum Netzhautzentrum, wohl Eile: Es muß Bewegungen, also auch in (kurzer) Zeit verändernde Phänomene, schnell registrieren und das Bild wieder schnell auswischen können, um parat zu sein für eine neue Wahrnehmung. Diese Eigenschaften widerspiegeln sich in der Psychophysik durch eine relativ große Empfindlichkeit für Bewegung, eine hohe kritische Flimmer-Fusionsfrequenz und eine rasche lokale Adaptation. Daß die Flimmer-Fusionsfrequenz in der Peripherie höher liegt als im Zentrum wurde gezeigt von Hylkema (1943). Die Schwellen für die Bewegungswahrnehmung liegen in der Peripherie niedrig. Der Abstand, den ein gerade als bewegend gesehenes Objekt in einer Sekunde ablegt, ist kleiner als der Abstand zwischen zwei gerade noch zu unterscheidenden Punkten. Man kann die in einer Sekunde maximal sichtbaren Verschiebungen inventarisieren per 1° Breite zirkulären Zonen, so wie das mit der Anzahl sichtbarer Bildelemente auch getan wurde. Die Angaben stützen sich auf eine Untersuchung von Ruppert (1908). Auf Abbildung 3 wird verdeutlicht, daß in der Peripherie eine spezifische Empfindlichkeit für die Bewegung besteht. Das Bewegungssehen ist im bezug auf das Detailsehen begünstigt.

Die Peripherie stellt an die Motorik auch ganz andere Anforderungen als das Zentrum. Es ist für das Individuum von größter Bedeutung, daß bei der Bewegung des Kopfes die visuelle Welt auf der Netzhaut sich möglichst wenig verschiebt. Anders bewegt sich die ganze Umgebung und würde man wirklich bewegende Objekte nicht mehr erkennen. Die Motorik der Peripherie ist denn auch kompensatorisch, vestibulär, aber unterstützt von den optokinetischen Reflexen. Der optokinetische Nystagmus ist ein typisches Attribut der peripheren Netzhaut. Die Fovea spielt hierin eine untergeordnete Rolle und ist sicher nicht das Zentrum des motorischen Systems. Ich habe bei anderer Gelegenheit erklärt, wieso exzentrische Fixation und Nystagmus latens auftreten, wenn das motorische System des Umgebungssehens gegenüber dem ganz anders organisierten motorischen System der Fovea die Oberhand gewinnt (Crone, 1976).

Die geschilderte Dualität des Sehens macht Erinnerungen wach an die alte Duplizitätstheorie, und es ist nicht zu verleugnen, daß die Rezeptorenverteilung in der Netzhaut, und die unterschiedlichen Funktionen der zwei Typen Rezeptoren damit etwas zu machen haben. Aber genau so leichtfertig würde es sein, die Bedeutung des komplizierten integrativen Apparats, der sich in der Netzhaut befindet, sowie die Rolle der Ganglienzellen, die die Netzhautreize nach höheren Zentren weiterleiten, zu unterschätzen.

Über diese Ganglienzellen und ihre Axone ist in letzter Zeit mehr bekannt geworden (Ikeda und Wright, 1972). Das makuläre Gebiet hat viele Zellen, die auf feine Konturpatronen reagieren. Diese Zellen, X-Zellen geheißen, haben keine Eile und heißen darum „sustained cells". Daneben befinden sich über die ganze Retina verteilt Ganglienzellen, die für feine Details weniger empfindlich sind, wohl aber sehr empfindlich sind für Bewegungen und Kontraste, die zeitlich fluktuieren. Das sind die Y-Zellen oder „transient cells".

Diese Zellen unterscheiden sich von den anderen nicht nur wegen ihrer Eigenschaften der rezeptiven Felder und ihrer Verteilung über die Retina, sondern auch im bezug auf die Leitungsgeschwindigkeit der Axone und die zentralen Projektionen (Stone und Fukuda; Fukuda und Stone, 1974). Wie zu erwarten war, haben die Axone der Y-Zellen, die ja Gefahren in der Peripherie signalisieren müssen, eine höhere Leitungsgeschwindigkeit als die Axone der X-Zellen. Die Y-Zellen haben auch eine andere zentrale Projektion. Während die X-Zellen nur auf die occipitale Cortex projizieren, das Zentrum des „fokalen Sehens", projizieren die Y-Zellen (zumindest bei Versuchstieren, also warum nicht auch beim Menschen) auch auf die corpora quadrigemina anteriora. Auch dort ist die Retina projiziert, aber anders als auf die area striata! Während die Makulazone in der Cortex enorm im Vorteil ist gegenüber der Peripherie, ist die Projektion der Retina auf den Vierhügeln mehr in Übereinstimmung mit den retinalen Verhältnissen. Offenbar hat der Hirnstamm mit der visuellen Orientierung etwas zu tun. Die Bedeutung der corpora quadrigemina für das Entstehen des optokinetischen Nystagmus, wie ich schon sagte die typische Motorik der Peripherie, weist in diese Richtung (Denny Brown, 1962). Imponierend sind die Versuche von Schneider mit Hamstern (1968): Bilaterale Abtrennung der visuellen Cortex verursacht eine starke Störung der Objektunterscheidung ohne nennenswerte Störung der Orientierung. Bei colliculären Läsionen tritt gerade das umgekehrte ein. Es ist die Frage, ob Versuche mit Hamstern eine Anwendung beim Menschen finden können. Trevarthen (1968 und 1970) studierte die Aspekte des Objekt- und Umgebungssehens bei Affen und bei 10 Patienten, bei denen eine Commisurotomie verrichtet wurde. Er fand sowohl bei humanen als subhumanen Primaten experimentelle Beweise für einen Beitrag des Gehirnstammes zur visuellen Perzeption, insbesondere für das Umgebungssehen. Auch aus diesen Untersuchungen ergibt sich, daß Zentral- und Periphersehen nicht nur quantitativ verschieden sind, sondern auch verschiedenen Aufgaben dienen und in unserem Gehirn verschiedene Wege gehen.

Literatur

Crone, R.A.: Amblyopia. XI I. S. C. E. R. G. Symposium, Documenta Ophthal. Proceedings Series (to be published). – Crone, R. A., Everhard-Halm, Y.: Optically induced eye torsion. I. Fusional cyclovergence. Albrecht v. Graefes Arch. klin. exp. Opthal. 195, 231–239 (1975). – Denny-Brown, D.: The midbrain and motor integration. Proc. Roy. Soc. Med., 55, 527–538 (1962). – Fukuda, Y., Stone, J.: Retinal distribution and central projections of Y- and W-cells of the cat's retina. J. Neurophysiol., 37, 749–772 (1974). – Hylkema, B.S.: De versmeltingsfrequentie bij intermitterend licht. Diss. Amsterdam (1942). – Ikeda, H., Wright, M. J.: Differential effects of refractive errors and receptive field organization of central and peripheral ganglion cells. Vision Res., 12, 1465–1476 (1972). – Jones, L.A., Higgins, G.C.: Photographic granularity and graininess. III. Some characteristics of the visual system of importance in the evaluation of graininess and granularity. J. Opt. Soc. Amer., 37, 217–263 (1947). – Lunel, H.F.E. Verduyn, Crone, R.A.: Static perimetry with purely chromatic stimuli. Colour Vision Deficiencies II, Modern Problems in Ophthalmology, 13, 103–108 (1974) Basel, S. Karger. – Ruppert, L.: Ein Vergleich zwischen dem Distinktionsvermögen und der Bewegungsempfindlichkeit der Netzhautperipherie. Z. Sinnesphysiol., 42, 409–423 (1908). – Schneider, G.E.: Contrasting visuomotor functions of tectum and cortex in the golden hamster. Psychol. Forsch., 31, 52–62 (1968). – Stone, J., Fukuda, Y.: Properties of cat retinal ganglion cells: a comparison of W-cells with X- and Y-cells. J. Neurophysiol., 37, 722–748 (1974). – Trevarthen, C.B.: Two mechanisms of vision in primates. Psychol. Forsch., 31, 299–337 (1968). – Trevarthen, C.B.: Experimental evidence for brain-stem contribution to visual perception in man. Brain, Behav. Evol., 3, 338–352 (1970). – Wertheim, Th.: Über indirekte Sehschärfe. Zeitschr. Psychol. Physiol. Sinnesorgane, 7, 172–183 (1894).

Elektrophysiologische Untersuchungen bei peripheren Netzhauterkrankungen

H.E. Henkes und G.H.M. van Lith (Augenklinik, Erasmus Universität Rotterdam, Niederlande)

I. Elektroretinogramm (ERG)

Einleitung

Das ERG repräsentiert bei globaler retinaler Beleuchtung die elektrische Aktivität der gesamten Netzhaut. Da die Zahl der Stäbchen (etwa 120 Mill.) die der Zapfen (etwa 5 Mill.) bei weitem übertrifft, wird das ERG vorwiegend durch die Stäbchen-Aktivität bestimmt.

Ein Zapfen-dominantes ERG erhält man, wenn man die Aktivität des Stäbchensystems unterdrückt. Ein solches ERG umfaßt nicht nur die Makula sondern den gesamten Zapfenapparat der Netzhaut, da ja die Makula welche ungefähr 16° vom hinteren Augenpol einnimmt, nur etwa 10% aller Zapfen enthält. Auch umgekehrt dürfen wir nicht sagen, daß das Stäbchen-dominante ERG nur die Retina-Peripherie hervorgerufen wird, da die Makula nicht stäbchenfrei ist.

Eine exakte Trennung zwischen der Aktivität des Retinazentrums und der Peripherie ist nicht möglich. Jedoch für die klinische Anwendung dürfen wir sagen, daß das Stäbchen-ERG mehr die Peripherie und das Zapfen-ERG mehr das Zentrum repräsentiert.

Untersuchungsverfahren

Zur Stimulierung der Netzhaut wurde eine Xenon-Blitzlampe, welche in einer Perimeterkugen eingebaut ist, verwendet (van Lith u.a., 1973a). Die Summenpotentiale der Netzhaut wurden nach Verstärkung mittels eines CAT-Computers gemittelt.

Für die Ableitung der skotopischen ERG's wurde die Retina im dunkeladaptierten Zustand mit Blaulicht von einem Joule bei einer Frequenz von eins pro Sekunde stimuliert.

Die Ableitung der oszillatorischen Potentiale (OP's) erfolgte mit Einzellichtblitzen (1 pro 3 Min.) und einer Lichtreizenergie von 80 Joule. Die photopischen ERG's sind im helladaptierten Zustand mit Rotlicht bei einer Reizintensität von 1 Joule und einer Frequenz von 4 pro Sekunde abgeleitet worden. Für die Erreichung der Helladaptation verwendeten wir eine hellblaue Hintergrundbeleuchtung.

Die Elektro-okulogramme (EOG) wurden nach den von Henkes u.a. (1968) beschriebenen semi-automatischen Verfahren, aufgezeichnet.

Ergebnisse

Das EOG und die a-Welle im photopischen ERG geben uns Auskunft über den Funktionszustand der tiefen Retinaschichten. Die oszillatorischen Potentiale und die b-Welle zeigen uns die Aktivität der inneren Netzhautschichten an.

In Abbildung 1 sehen wir ein normales skotopisches und photopisches ERG bei verschiedenen Lichtreizintensitäten. Außerdem sind in der unteren Hälfte der Abbildung im aufsteigenden Teil der b-Welle normale oszillatorische Potentiale anwesend. Rechts davon ist ein normales Elektro-okulogramm dargestellt.

An Hand der hereditären Pigmentdystrophien kann man deutlich erkennen, daß das skotopische ERG mehr die Retina-peripherie und das photopische ERG mehr das Zentrum repräsentiert.

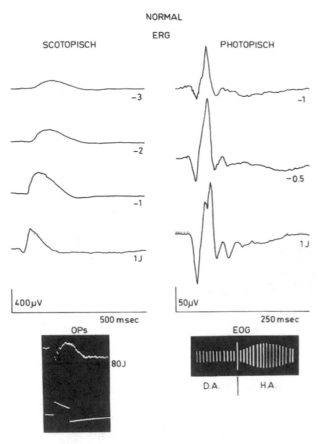

Abb. 1. ERG, EOG und OP's einer normalen Versuchsperson

Die klassische Retinopathia pigmentosa (Abb. 2) ist eine Erkrankung der Netzhautperipherie, wobei vorwiegend die Stäbchenfunktion gestört ist. Im ERG ist die Stäbchen-Antwort hierbei meistens nahezu ausgelöscht, während die photopische Komponente weniger gestört ist. Im EOG ist kein Lichtanstieg zu erkennen. Ein umgekehrtes Verhalten können wir bei der inversen Form der Retinopathia pigmentosa feststellen (auch als Zapfen-Stäbchendystrophie bekannt), wo vorwiegend das Zapfen-System gestört ist.

Ein genaueres Bild über die elektrische Aktivität der Netzhaut könnten wir erhalten, wenn es möglich wäre die lokale elektrische Aktivität zu registrieren. Für das Zapfen-System hat sich eine solche Registrierung als möglich erwiesen: wird unter photopischen Reizbedingungen das zentral fixierte Stimulusfeld vergrößert, dann nimmt das photopische ERG parallel zur Anzahl der stimulierten Zapfen an Amplitude zu (van Lith & Henkes, 1972a). Auf dieser Basis beruhen die von uns veröffentlichten Elektroperimetrie-Registrierungen (van Lith et al., 1973b; Henkes and van Lith, 1974). Durch die geringe Zapfendichte in der Retina-Peripherie infolge der schnellen Abnahme der Zapfen außerhalb von 10°, ist die lokale Zapfenantwort nur gering (Abb. 3). Nach dem Zentrum hin wird die Amplitude der elektrischen Aktivität höher. Somit kann diese Registrierung mit der statischen Perimetriekurve verglichen werden.

Eine Registrierung des lokalen ERG's vom Stäbchensystem hat sich bis jetzt noch nicht als möglich erwiesen, da eine vernünftige Relation zwischen Antwort und Stäbchendichte noch

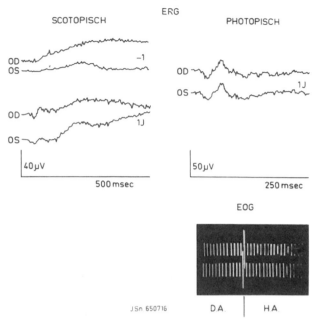

Abb. 2. Retina pigmentosa (Stäbchen-Zapfen Dystrophie)

nicht gegeben ist. Eine Ursache hierfür könnte sein, daß die Stäbchen außerhalb des direkten Belichtungsfeldes durch Streulicht stimuliert werden (van Lith & Henkes, 1972b). Das globale skotopische ERG kann jedoch in den meisten Fällen Auskunft über den Zustand der Netzhautperipherie geben und uns bei der Differenzierung schwieriger Fälle helfen.

Die Unterscheidung einer Retinopathia pigmentosa sine Pigmento und einer geschlechtsgebundenen Hemeralopia kann z.B. klinisch recht schwierig sein. Das Stäbchen-ERG ist in beiden Fällen stark vermindert (Abb. 2; Abb. 4). Mit Hilfe des photopischen ERG's und des EOG's ist eine genaue Differenzierung jedoch möglich. Das EOG zeigt bei der Hemeralopie während der Lichtphase einen normalen oder gering verminderten Anstieg, während das

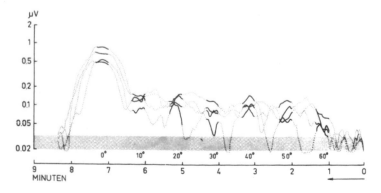

Abb. 3. Elektroretinotopographie-(ERTG)-Kurven der peripheren Netzhaut einer normalen Versuchsperson. Registrierung der Spontanaktivität zwischen 0 und 1 Minute; und nach 8 Minuten. Zwischen 1 und 7 Minuten kontinuierliche Helladaptation. Stimulusgröße: 10 Grad. Stimulusfrequenz: 42 Hz. Gezogene Linien: integrierte Antworten über vorhergehende Perioden von 30 Sek

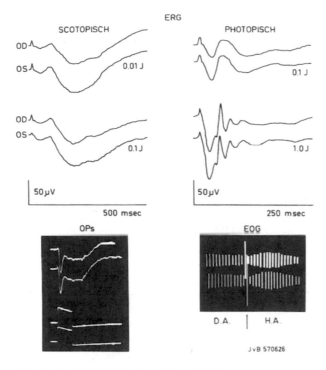

Abb. 4. Geschlechtsgebundene Hemeralopie

photopische ERG charakteristisch verändert ist. Die a-Welle ist verbreitert und die b-Welle ist aufgesplittert (Völker et al., 1974).

Somit kann man sagen daß die geschlechtsgebundene Hemeralopie eine postrezeptorale Störung darstellt, und die Retinopathia pigmentosa eine Erkrankung des Pigmentepithels und der Rezeptorenschichte.

Das ERG stellt auch eine wertvolle Hilfe bei der Differenzierung primärer und sekundärer Pigmentdegenerationen der Retina dar. Im Gegensatz zur essentiellen Hemeralopie und der hereditären Pigmentosa, sind bei den sekundären Pigmentdegenerationen, wie bei der Rubella, meistens nur die EOG's erniedrigt, während die ERG's normal sind. Bei der Masern Retinopathie kann jedoch nicht nur das EOG, sondern auch das ERG deutlich vermindert sein.

Eine weitere diagnostische Hilfe stellt das ERG dar, wenn Mediatrübungen die Fundusskopie unmöglich machen und der Verdacht auf eine Ablatio retinae besteht.

Liegt eine totale oder subtotale Ablösung vor (Abb. 5), dann ist das skotopische ERG ausgelöscht, oder nur noch mit sehr großer Verstärkung zu registrieren, während die photopischen Antworten stark erniedrigt und verbreitert sind sowie eine verlängerte Latenz aufweisen. Handelt es sich um eine partielle Abhebung dann nimmt nur die Amplitude ab (Rendahl, 1968). Die Antworten bei der partiellen Amotio sind somit ähnlich wie bei den Pigmentdegenerationen. Die Differenzierung ist jedoch bei Medientrübungen, unter Beiziehung der Anamnese und der Echographie, meistens möglich.

Auch bei Glaskörperblutungen ist eine Differenzierung zwischen einer Ablatio retinae und einer Zentralvenenthrombose mit Hilfe des ERG's möglich. Bei der Zentralvenenthrombose ist die Ernährung der inneren Netzhautschichten vermindert während die Blut-Versorgung der Rezeptorenschicht intakt bleibt.

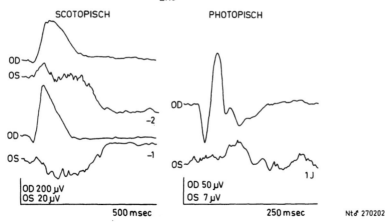

Abb. 5. (Sub)totale Netzhautablösung des linken Auges

Dies führt im ERG zu einer Verminderung der skotopischen und photopischen b-Welle und zu einer Auslöschung der OP's, während die a-Welle meistens normal ist.

Zusammenfassung

Eine direkte Relation zwischen der Zahl der Stäbchen und der Größe der skotopischen Antwort konnte im Gegensatz zum Zapfensystem, noch nicht nachgewiesen werden.

Für die klinische Anwendung darf jedoch das globale skotopische ERG als Repräsentant der peripheren Netzhautfunktion aufgefaßt werden.

Meistens können elektro-ophthalmologisch unterschieden werden: die primäre von der sekundären Pigmentdystrophien, die Pigmentdystrophien von den essentiellen Hemeralopien und Pigmentdystrophien von Netzhautabhebungen oder Zirkulationsstörungen bei Mediatrübungen.

Literatur

Henkes, H. E., Denier van der Gon, J. J., Marle, G. W. van., Schreinemachers, H. P.: Electro-oculography. Brit. J. Ophthal. 52, 122–126 (1968). – Henkes, H. E., Lith, G. H. M. van.: Electroperimetry. In: Functional examinations in ophthalmology; Proc. 4th Congress Europ. Soc. Ophthal., Budapest 1972. Ophthalmologica 169, 151–159 (1974). – Lith, G. H. M. van, Henkes, H. E.: Receptor density, ERG and VER. In: Proc. 8th Iscerg Symposium, Pisa 1970 (ed. A. Wirth), p. 133–141. Pisa: Pacini 1972a. – Lith, G. H. M. van, Henkes, H. E.: Local scotopic responses in ERG and VER. In: The visual system: Neurophysiology, Biophysics and their clinical applications; Proc. 9th Iscerg Symposium, Brighton 1971 (ed. G. B. Arden), p. 237–247. New York: Plenum Press 1972b. – Lith, G. H. M. van., Meininger, J., Marle, G. W. van.: Electrophysiological equipment for total and local retinal stimulation. In: Proc. 10th Iscerg Symposium, Los Angeles 1972, (ed. J. T. Pearlman). Docum. Ophthal. Proc. Ser. 2, 213–218 (1973a). – Lith, G. H. M. van., Henkes, H. E., Marle, G. W. van.: Electroretinotopography (ERTG). In: Proc. 10th Iscerg Symposium, Los Angeles 1972, (ed. by J. T. Pearlman). Docum. Ophthal. Proc. Ser. 2, 253–259 (1973b). – Lith, G. H. M. van., Deutman, A. F.: Elektro-Ophthalmologie der juvenilen hereditären Maculadegenerationen. In: Berichte 73. Zusammenk. Deutsche Ophthal. Gesellsch. Heidelberg 1973. p. 108–115. München: Bergmann 1975. – Rendahl, I.: The electroretinogram in bilateral retinal detachment. In: Advances in electrophysiology and -pathology of the visual system; Proc. 6th Iscerg Symposium, Erfurt 1967, (ed. E. Schmöger), p. 319–322. Leipzig: Thieme 1968. – Völker-Dieben, H. J., Lith, G. H. M. van., Went, L. N., Vries-Mol, E. C. de.: Electro-ophthalmology of a family with x-chromosomal recessive nyctalopia and myopia. In: 11th Iscerg Symposium, Bad Nauheim 1973, (ed. E. Dodt and J. T. Pearlman). Docum. Ophthal. Proc. Ser. 4, 169–177 (1974).

Elektrophysiologische Untersuchungen bei peripheren Netzhauterkrankungen

W. Straub (Universitäts-Augenklinik Marburg/Lahn, Dir. Prof. Dr. Dr. h.c. W. Straub)

II. Frühes Rezeptorpotential (ERP), Elektrooculogramm (EOG)

Das Elektroretinogramm (ERG), also die Analyse der bioelektrischen Aktionsströme bei Belichtung, ist zweifellos die wichtigste elektrophysiologische Untersuchungsmethode, welche funktionelle Aussagen über die periphere Retina gestattet, Herr Henkes hat soeben darüber berichtet. Gleichwohl haben wir heute aber auch noch andere Verfahren zur Verfügung, die Einblicke in die Funktion der Netzhaut, auch in der Peripherie, zulassen.

Hier ist zunächst das frühe Rezeptorpotential (early receptor potential, ERP) zu nennen. Es gehört eigentlich noch zum ERG, denn die Aktionsströme der Netzhaut lassen sich in das ERP und das viel länger bekannte und geläufigere eigentliche Elektroretinogramm, das späte Aktionspotential, unterteilen. Von diesem frühen Receptorpotential, dem ERP, sei hier die Rede.

Es ist gut 10 Jahre her, daß das ERP 1964 von Brown u. Murakawi erstmals, und zwar am Affenauge, beschrieben wurde. 1966 haben Yonemura u. Mitarb. das erste ERP beim Menschen registriert. Man hat diese Potentiale als das elektrische Substrat des Abbaus von Sehpigment unter dem Einfluß von Licht zu verstehen. Zu seiner Registrierung wird das Auge mit kurzen, sehr intensiven Lichtblitzen gereizt, die etwa 10.000-fach stärker sein müssen, als diejenigen, wie sie in der üblichen klinischen Elektroretinographie Verwendung finden. Ohne auf weitere Einzelheiten der Technik und der physiologischen Grundlagen einzugehen, sei betont, daß das ERP praktisch keine Latenz hat und im Gegensatz zum ERG nur wenige Mikrosekunden dauert. Das Potential ist durch einen kleinen positiven Ausschlag, gefolgt von einer größeren negativen Welle, charakterisiert, die 30–80 Mikrovolt beträgt und etwa 2 Millisekunden dauert.

Es existiert eine lineare Beziehung zwischen der Amplitude des ERP und der Menge des durch Licht abgebauten Sehpigment. Die Analyse der Amplitude des ERP gestattet also Aussagen über den Sehpigmentgehalt. Damit erlaubt die Registrierung des ERP auch die Regeneration des Sehpigments im Verlauf der Dunkeladaptation zu verfolgen. Die Ergebnisse, die damit gewonnen wurden, stimmen mit denjenigen überein, wie sie von Rushton sowie von Weale seit 1959 mit Hilfe der reflektometrischen Methode ermittelt wurden. Auf diese Weise lassen sich Veränderungen der spektralen Verteilung des vom Fundus reflektierten Lichtes analysieren.

Das ERP kann Veränderungen des äußeren Rezeptorensegmentes erfassen und bei degenerativen Netzhauterkrankungen Aussagen über den Grad der Schädigung machen. Sind funktionelle Ausfälle vorhanden, so läßt sich durch das ERP feststellen, ob die Schädigung in derjenigen Schicht ihren Sitz hat, in der die photochemischen Prozesse ablaufen. Im Gegensatz zum ERG ist das ERP dann aber nicht verändert, wenn andere intraretinale Strukturen geschädigt sind.

Die Registrierung des ERP verdient dann unser Interesse, wenn es sich um solche, meist connatale und bzw. oder degenerative Erkrankungen handelt, welche speziell die Rezeptoren betreffen, weil ja, wie erwähnt, damit quantitative Aussagen über den Schädigungsgrad des äußeren Rezeptorensegmentes möglich sind. Man gewinnt durch das ERP Einblick in den Stoffwechsel der Sehpigmente, den Verlauf ihres Abbaus und ihrer Regeneration. Solche quantitativen Feststellungen durch das ERP ergänzen die durch die Registrierung des klassischen ERG gewonnenen Resultate.

Klinische Untersuchungen ergaben, daß bei absteigenden Optikusatrophien und akuter retrobulbärer Neuritis das ERP normal ausfällt. Daraus geht hervor, daß die Ganglienzellen der Netzhaut und die Optikusfasern nichts mit diesem Potential zu tun haben. Bei Netzhautablösungen dagegen ist das ERP ausgelöscht oder stark reduziert.

Auch in fortgeschrittenen Fällen von Retinitis pigmentosa ist das Potential erloschen. Goldstein u. Berson haben u.a. Familienuntersuchungen bei geschlechtsgebundener Pigmentdegeneration durchgeführt, die besonders interessant erscheinen. So zeigte es sich, daß bei Überträgerinnen mit sonst normalem klinischen und funktionellem Befund, auch das ERG war normal, doch ein Teil der äußeren Segmente beider Arten von Sinneszellen, der Stäbchen und Zapfen, geschädigt sein mußte. Nach Goldstein u. Berson entfallen etwa 40 % des ERP auf die Stäbchen — und 60 % auf die Zapfenaktivität. Eine reine Schädigung der Stäbchen würde also nicht ausreichen, um eine erhebliche Beeinträchtigung des ERP zu erklären. Auch weitere Befunde von Goldstein u. Berson bei dominant vererbter Retinitis pigmentosa sowie bei Stäbchenmonochromasie oder bei progressiver Zapfendegeneration, zeigen die Rolle des ERP in der klinischen Funktionsdiagnostik der Netzhaut.

Ferner wurden Untersuchungen über die Geschwindigkeit der Erholung nach Blendung bei Patienten mit Retinitis pigmentosa durchgeführt. Die Ergebnisse lassen den Schluß zu, daß bei dieser Erkrankung die Pigmente übernormal schnell regenerieren. Dafür könnte auch die Tatsache sprechen, daß der Sauerstoffverbrauch menschlicher und tierischer Netzhäute mit Pigmentdegenerationen doppelt so hoch liegt als derjenige gesunder Augen.

Das ERP läßt sich nicht nur vom lebenden Auge, sondern auch von einer entsprechend präparierten vitalen Netzhaut, ja sogar u.a. von Bulbuskalotten ableiten. Daher ist, wie z.B. Arden oder Brindley vermuten, seine Entstehungsweise anders als bei sonstigen bioelektrischen Potentialen.

Nun zur Untersuchung des Elektrooculogrammes (EOG): Dieses Ruhepotential der Retina wurde ja schon früher zur Elektronystagmographie und zur elektrischen Aufzeichnung von Bulbusbewegungen benutzt.

Leitet man das EOG längere Zeit ab, so fällt die entstehende Potentialänderung auf. Durch eine Variation der Netzhautbeleuchtung läßt sich der Wechsel verstärken. Besonders Müller-Limmroth hat sich mit dem Einfluß der Belichtung auf das Ruhepotential beschäftigt. In der Ophthalmologie finden vornehmlich diese Änderungen des EOG als klinische Untersuchungsmethode Verwendung.

Bei der Registrierung des EOG muß der Patient definierte Bulbusbewegungen ausführen. Die Untersuchung ist somit bei kleinen Kindern nicht ohne weiteres möglich. Daher haben Henkes u. Verduin eine sinnreiche Vorrichtung angegeben, mit der in Narkose die Bulbi passiv bewegt werden und somit EOG abgeleitet werden können.

Bei der Retinitis pigmentosa ist das EOG erniedrigt und bleibt durch Dunkel- und Helladaptation unbeeinflußt. Dieses Verhalten findet sich oftmals früher als das ausgelöschte ERG. So bestätigt beispielsweise beim Verdacht auf eine einseitige Pigmentdegeneration das einseitig flache EOG die Diagnose.

Medikamentöse Retinopathien lassen sich offenbar zuerst im EOG erfassen. Speziell für den Nachweis der Resochinretinopathie ist, wie zahlreiche Untersuchungen beweisen, das EOG empfindlicher als das ERG. Die elektrophysiologischen Untersuchungen haben sich als das sicherste Kriterium für die Frühdiagnose der Resochinretinopathie erwiesen.

Bei Netzhautablösung ist der sog. Arden-Verhältniswert stark erniedrigt, was in solchen Fällen von Bedeutung ist, wo wegen Trübungen der brechenden Medien der Augenhintergrund bei der Spiegelung oder Dreispiegelkontaktglasuntersuchung nicht sicher eingesehen werden kann. Nach der Operation kann sich der Verhältniswert bessern, wie u.a. meine frühere Mitarbeiterin Schmidt nachgewiesen hat.

Krankheiten, die vorwiegend die äußeren Netzhautschichten und das Pigmentepithel sowie die Chorioidea betreffen, zeigen stärkere Veränderungen im EOG als im ERG.

Auf das visuell evozierte Potential gehe ich nicht ein, denn diese Sehrindenpotentiale spiegeln eine Funktion der Macularegion, nicht der Fundusperipherie, wieder.

Schließlich versucht man auch schon lange, das Elektroencephalogramm (EEG) zu Ausdeutungen nach Art der Perimetrie zu benutzen. Eine Gesichtsfeldbestimmung im streng klassischen Sinne ist auf dieser Grundlage wohl allerdings auch in nächster Zukunft nicht möglich, schon deshalb nicht, weil bei einer umschriebenen Belichtung eines definierten Netzhautareals mindestens etwas Streulicht in die nicht unmittelbar gereizte Umgebung fällt und eine direkte Ableitung von der Netzhaut des lebenden Menschenauges natürlich nicht durchgeführt werden kann. Immerhin vermögen solche „perimetrischen" Untersuchungen dann von praktischem Nutzen zu sein, wenn eine subjektive Gesichtsfelduntersuchung nicht möglich ist.

Wir haben also gesehen, daß neben der klassischen Elektroretinographie auch andere elektrophysiologische Methoden in zunehmendem Maße ihren Beitrag zur objektiven Erfassung der Netzhautfunktion leisten können.

Der Beitrag der peripheren Retina (Stäbchen) zum EOG*

D. Pernice, R. Täumer und N. Rohde (Univ.-Augenklinik Freiburg, Direktor:
Prof. Dr. G. Mackensen und Augenklinik des Klinikum Westend der Freien Universität
Berlin, Direktor: Prof. Dr. J. Wollensak)

Nach den Arbeiten von Kolder (1959) und Täumer (1976) ist die Hauptschwingung des
langsamen retinalen Potentials (SRP) abhängig vom Logarithmus eines Helligkeitsschrittes.
Wir untersuchten durch Anwendung eines 2 Log. Einheiten-Schrittes, wie weit diese Abhängigkeit in der verschiedenen Helligkeitsbereichen gültig ist.

Alle Versuche wurden mit einer männlichen Vp von 21 Jahren durchgeführt. Vor jedem
Helligkeitsschritt wurde eine Adaptation von etwa 2 Std., bis das Potential keine Schwankungen mehr zeigte, durchgeführt. Von dem Adaptationsniveau erfolgten dann Helligkeitsschritte
von 2 Log. Einheiten nach hell oder nach dunkel. Bei den Hellschritten lag das Adaptationsniveau bei 10^{-5}, 10^{-3}, 10^{-1} und 10 asb, bei den Dunkelschritten bei 1 000, 10, 10^{-1} und
10^{-3} asb. Als Maß für die angeregte Schwingung wurde das erste Hellmaximum bzw. das
erste Dunkelminimum bestimmt.

Abbildung 1 zeigt das Ergebnis dieser Versuchsserien. Jeder Punkt stellt den Mittelwert aus
5 Einzelexperimenten dar. Auf der x-Achse sind die Leuchtdichten eingetragen, zwischen
denen der Schritt ausgeführt wurde. Die durchgezogene Linie stellt die Versuche mit den
Dunkelschritten, die gestrichelte diejenige mit den Hellschritten dar. So bedeuten z.B. die
Punkte ganz rechts, daß der Hellschritt von 10 auf 1 000 asb, der Dunkelschritt von 1 000 auf
10 asb erfolgte. Wenn die Adaptation keinen Einfluß hätte und über den gesamten Bereich
eine streng logarithmische Abhängigkeit vorliegen würde, so müßte eine stets gleiche Amplitude von z.B. 25% BW erscheinen.

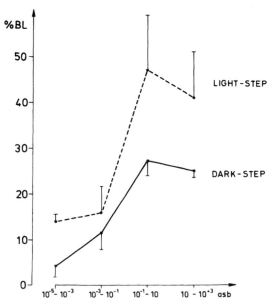

Abb. 1. Wirksamkeit eines Helligkeitsschrittes
von 2 Log. Einheiten auf die Hell- und Dunkelschwingung in den verschiedenen Helligkeitsbereichen. Jeder Punkt Mittelwert aus 5 Einzelversuchen. Eine jugendliche männliche Vp

* Unterstützt von der Deutschen Forschungsgemeinschaft SFB 70.

Die Dunkelschwingung zeigt jedoch im dunklen Bereich (unter 0,1 asb) geringe Amplituden, die kleiner als 10% BW sind. Erfolgt der 2 Log. Einheiten-Schritt im helleren Bereich, so wird eine Amplitude von etwa 25% BW erreicht. Die Kurve der Hellschwingung verläuft bis auf einen Proportionalitäts-Faktor der Kurve der Dunkelschwingung parallel. Es zeigt sich auch hier, daß der Bereich unterhalb von 0,1 asb weniger wirksam ist als der hellere Bereich. Helligkeiten unterhalb von 0,1 asb tragen also zu der Hauptschwingung des SRP weniger bei. Bei 0,1 asb beginnt für das menschliche Sehen zu dunkleren Werten hin der mesopische Bereich. Unsere Ergebnisse legen den Schluß nahe, daß am Entstehen der Hauptschwingung gering Prozesse beteiligt sind, die im mesopischen Bereich (wohl in den Stäbchen) ablaufen; wesentlich sind Prozesse beteiligt, die sich im photopischen Bereich abspielen.

Diese Schlußfolgerungen stehen im Widerspruch zu den Arbeiten von Arden (1962) und Elenius (1962), die glaubten gezeigt zu haben, daß die Farbempfindlichkeit der Hauptschwingung des SRP derjenigen des Bleichprozesses von Rhodopsin entspricht und ausschließlich mit dem skotopischen Sehen in Verbindung gebracht werden muß. In einer späteren Arbeit vertritt Elenius (1966) die Ansicht, daß auch die Zapfen einen Beitrag zum EOG liefern.

Unsere Untersuchungen über die Farbabhängigkeit der Hauptschwingung führten wir mit einer jungen weiblichen Vp aus. Es wurde bis zum völligen Abklingen der Schwingungen des SRP an Dunkelheit adaptiert. Danach erfolgte ein Hellschritt auf eine energiegleiche Strahlung von 30 μWatt/cm^2 verschiedener Wellenlänge. Als Farbfilter wurden Farbgläser (Fa. Schott, Typ SFK) mit einer Halbwertsbreite zwischen 40 und 60 nm verwendet. Die maximale Intensität von 30 μWatt/cm^2 scheint hoch genug, um den photopischen Bereich zu erreichen. Bei den Experimenten im skotopischen Bereich wurden die Farbgläser in Verbindung mit 2 Log. Einheiten-Graufiltern verwendet.

Abbildung 2 zeigt das Ergebnis der Versuchsserien. Jeder Punkt stellt den Mittelwert aus 3 oder 4 Einzelexperimenten dar. Die untere dünne Linie repräsentiert die Farbempfindlichkeit des SRP bei Helligkeitsschritten von dunkel auf 0,3 μWatt/cm^2 (skotopisch). Die obere ge-

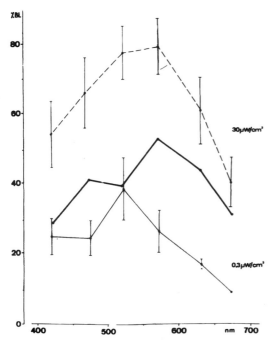

Abb. 2. Farbempfindlichkeit der Hellschwingung des SRP 1 Std. Dunkeladaptation. Hellschritt zu energiegleicher Strahlung von 30 μWatt/cm^2 (obere gestrichelte Kurve) und 0,3 μWatt/cm^2 (untere dünne Kurve). Differenz-Kurve in der Mitte (dick). Gemittelte Werte aus 3 oder 4 Einzelexperimenten. Eine junge weibliche Vp

strichelte Linie wurde aus Experimenten erhalten, in denen der Schritt von dunkel nach 30 μWatt/cm^2 erfolgte. Die dicke Linie zeigt die Differenz zwischen der oberen und der unteren Kurve.

Die dünne untere Kurve kann mit der menschlichen skotopischen Wahrnehmungsschwelle (Wald, 1945) verglichen werden. Sie zeigt eine maximale Empfindlichkeit nahe 500 nm. Ebenso wie die Wahrnehmungsschwelle zeigt sie gleiche Werte bei 420 und 570 nm. Wir erkennen, daß die Farbempfindlichkeit der SRP-Schwingung derjenigen der menschlichen Wahrnehmung im Skoptischen ähnelt.

Steigert man die Helligkeit, so wird die skotopische Antwort um einen Betrag erhöht, der der photopischen Wahrnehmung entspricht. Dieser Anteil an der Gesamtantwort ist in der dicken Linie dargestellt. Diese Kurve zeigt ein Maximum nahe 570 nm. Ähnlich wie die photopische Wahrnehmung hat diese Kurve bei 420 und 570 nm gleiche Werte.

Wir ziehen aus unseren Ergebnissen den Schluß, daß die Hauptschwingung des SRP ihren Ursprung in biochemischen Prozessen hat, die unter skotopischen Bedingungen von den Stäbchen ausgehen. Verwendet man photopische Intensitäten, so kommt zu diesem Anteil ein Betrag hinzu, der seinen Ursprung in den Zapfen hat.

Literatur

Arden, G. B., Kelsey, J. H.: Some observations on the relationship between the standing potential of the human eye and the bleaching and regeneration of the visual purple. J. Physiol. 161, 205–226 (1962). – Elenius, V., Lehtonen, J.: Spectral sensitivity of the standing potential of the human eye. Acta ophthal. (Kbn.) 40, 559–566 (1962). – Elenius, V., Karo, T.: Cone activity in the light-induced response of the human electro-oculogram. Pflügers Arch. ges. Physiol. 291, 241–248 (1966). – Kolder, H.: Spontane und experimentelle Änderungen des Bestandpotentials des menschlichen Augens. Pflügers Arch. ges. Physiol. 268, 258–272 (1959). – Täumer, R., Rohde, N., Pernice, D.: The slow oscillation of the retinal potential – a biochemical feedback stimulated by the activity of rods and cones. In: The clinical importance of the EOG (ed. by R. Täumer). Basel: Karger-Verlag (in press, 1976). – Wald, G.: Human vision and spectrum. Science 101, 653–658 (1945).

Das periphere Gesichtsfeld

E. Aulhorn und H. Lüddeke (Tübingen)

Die strukturellen und funktionellen Unterschiede zwischen Zentrum und Peripherie der Netzhaut, über die in den vorangehenden Referaten berichtet wurde, haben wichtige Konsequenzen für die augenärztliche Untersuchung des zentralen und peripheren Gesichtsfeldes. Bei der kontinuierlichen Änderung der Funktionen vom Zentrum zur Peripherie hin kann jede Grenzziehung zwischen zentralem und peripherem Gesichtsfeldbereich nur sehr willkürlich sein. Für die folgenden Überlegungen über die Besonderheiten der augenärztlichen Prüfung des peripheren Gesichtsfeldes wollen wir die Grenze entlang des großen Gefäßbogens legen, der bei ca. 15° Exzentrizität zu suchen ist. Diese Grenzziehung ist vor allem aus klinischen Gründen sinnvoll, denn im zentralen und parazentralen Netzhautbereich bis ca. 15° Exzentrizität kommen häufig Gesichtsfeldausfälle von sehr geringer Ausdehnung vor, während die meisten peripheren Ausfälle großflächiger sind. Von dieser Regel auszunehmen sind eigentlich nur die peripheren chorioiditischen Herde, die auch in der Peripherie zu kleinen Skotomen führen können.

Die Erklärung für den Unterschied in der Skotomgröße ist wohl in der Feldstruktur der Netzhaut zu suchen, denn die Größe der rezeptiven Felder nimmt von Zentrum zur Peripherie des Gesichtsfeldes hin stetig zu. Bei allen ganglionären oder post-ganglionären Schäden — und hierzu gehören natürlich auch alle krankhaften Veränderungen in Papille und Sehbahn —

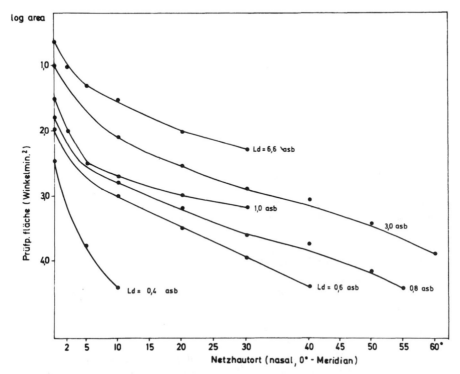

Abb. 1 Räumliche Summation in Abhängigkeit vom Netzhautort (Abszisse).
Ordinate: Prüfzeichengröße in log. Einheiten.
Parameter: Schwellenleuchtdichte des Prüfpunktes (ΔL bei Umfeldleuchtdichte 10 asb)

muß die Mindestgröße der Skotome in Relation zur Größe der rezeptiven Felder stehen. Wegen der vielfachen Überlappung der rezeptiven Felder ist deren Größe und die Ausdehnung der kleinstmöglichen Skotome sicher nicht gleich, wohl aber sind sie zueinander proportional. So ist es zu erklären, daß die Mindestausdehnung peripherer Skotome bei Schädigungen der Ganglienzellen oder der Sehbahn größer ist als die zentraler Skotome. Daß wir bei chorioiditischen Herden kleinere Ausfälle in der Peripherie finden können, rührt daher, daß die Schädigung in diesen Fällen ja praeganglionär liegt.

Wie ausgeprägt die Größenzunahme der rezeptiven Felder zur Peripherie hin ist, kann man gut an der Zunahme der Summationsareale ermessen. Abbildung 1 zeigt den Unterschied in der Summationsfähigkeit der Peripherie gegenüber der des Zentrums. Die Lichtunterschiedsschwelle ist bei diesen Kurven bei gleichbleibender Leuchtdichte ausschließlich durch Vergrößerung des Prüfpunktdurchmessers erreicht. Je peripherer der untersuchte Netzhautort liegt, umso stärker ist die Größenzunahme der rezeptiven Felder.

In Abbildung 2 wird diese Größenzunahme noch einmal in anderer Weise veranschaulicht, und zwar im gleichen Koordinatensystem wie die auf übliche Weise gewonnenen Kurven der Lichtunterschiedsempfindlichkeit. Die unterschiedlichen Prüfpunktdurchmesser lassen erkennen, in welchem Ausmaß die Größe eines Prüfpunktes zunehmen muß, damit dieser bei konstanter Leuchtdichte überschwellig wird.

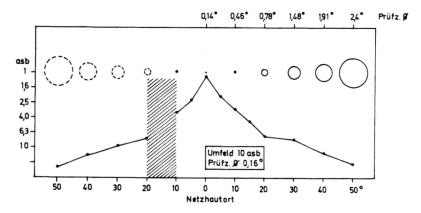

Abb. 2. Größenzunahme des Prüfzeichens, die erforderlich ist, um an verschiedenen Netzhautorten die gleiche Lichtunterschiedsschwelle (Δ L = 1 asb) zu erzielen. Die Zahlen über den Prüfzeichen geben den Prüfzeichendurchmesser in Winkelgrad an. Die skizzierten Kreise geben die relativen Größenunterschiede der Prüfpunkte an jedem untersuchten Netzhautort an. – Zum Vergleich ist eine Kurve der Lichtunterschiedsschwellen bei gleichbleibendem Prüfzeichendurchmesser (0,16°) eingetragen

Das mit herkömmlicher kinetischer Perimetrie gewonnene Gesichtsfeld eines normalen Auges erfaßt im wesentlichen die peripheren Gesichtsfeldanteile. Innerhalb des zentralen Bereiches von ca. 15° Exzentrizität liegt höchstens eine, bei jungen Patienten mit guter Lichtunterschiedsempfindlichkeit oft sogar keine Isoptere. Eine vollständige Untersuchung des zentralen Gesichtsfeldbereiches einschließlich des Zentrums ist deshalb mit der üblichen Isopterenperimetrie nur sehr bedingt möglich. Es kommt hinzu, daß die Prüfpunktbewegung bei gleichbleibender Geschwindigkeit vom Zentrum zur Peripherie hin in den zentralen Bereichen, wo es oft notwendig ist, kleine Skotome zu finden, relativ zu groß ist. Man sollte sich dieser Unterschiede in der Erfaßbarkeit von Gesichtsfelddefekten im zentralen und peripheren Gesichtsfeldbereich bewußt sein und typische Störungen des zentralen Gesichtsfeldes, wie z.B. frühe glaukomatöse Defekte oder relative makulare Schäden, nicht mit der üblichen kinetischen Perimetrie untersuchen. Vielmehr sollte man hierfür entweder die statische Perimetrie oder zumindest eine kinetische Perimetrie mit geänderter Übersetzung zwischen Registrierpunktbewegungen und Prüfpunktbewegung benutzen, damit der Prüfpunkt möglichst langsam bewegt wird und die Gefahr des Überfahrens von kleinen Ausfällen geringer wird. – Jenseits von 15° Exzentrizität kommt es ja nur selten darauf an, kleine Ausfälle zu finden. Für die Untersuchung der Gesichtsfeldperipherie ist deshalb die Isopterenperimetrie ausreichend und oft sogar günstiger als die statische Perimetrie, weil die Untersuchung in sehr viel kürzerer Zeit einen Überblick über die peripheren Gesichtsfeldbereiche gibt als die statische Perimetrie.

Bei der perimetrischen Untersuchung der Gesichtsfeldperipherie liegen noch weitere Besonderheiten vor, deren wir uns meistens nicht bewußt sind, die aber dennoch die perimetrischen Ergebnisse sehr weitgehend bestimmen:

1. Alle Skotome der Gesichtsfeldperipherie lassen sich nur verzerrt darstellen.

2. Das Empfindlichkeitsgefälle ist in der Gesichtsfeldperipherie sehr flach; so ergibt sich bei kinetischer Untersuchung eine stärkere Streuung als im Zentrum.

3. Alterseinflüsse machen sich in der Peripherie stärker bemerkbar als im Zentrum.

4. Ametropien senken die Lichtunterschiedsempfindlichkeit in der Peripherie weniger als im Zentrum.

5. Ebenso senken Medientrübungen die Lichtunterschiedsempfindlichkeit in der Peripherie weniger als im Zentrum.

6. Das zeitliche Auflösungsvermögen ist in der Peripherie besser als im Zentrum.

7. Durch Korrektur höherer Ametropien ergeben sich innerhalb des Brillenglasbereiches starke Bildgrößenänderungen, die auch zu einer Änderung der Isopteren- und Skotomgröße führen.

Alle besprochenen Fakten haben unterschiedlichen Einfluß auf Form, Größe und Lage von Isopteren und Skotomen im zentralen und peripheren Gesichtsfeldbereich. Sie sollten deshalb bei der Bewertung von Gesichtsfeldergebnissen berücksichtigt werden.

1. Verzerrende Darstellungsart

Die Problematik des ersten Punktes läßt sich am besten durch den Vergleich mit den Darstellungsproblemen veranschaulichen, die die Weltkartenhersteller haben, denn sowohl beim Gesichtsfeld wie bei der Erdkugel besteht gleichermaßen die Schwierigkeit, Flächen, die sich auf einer Kugeloberfläche befinden, auf eine plane Papierebene zu projizieren. Eine optimale Lösung dieser Schwierigkeit gibt es nicht, es sei denn, man würde eine Polarkoordinatendarstellung wählen, bei der man in der Peripherie zwischen den Meridianen freie Zonen läßt. Man müßte also die Halbkugelfläche wie beim Ablösen einer Apfelsinenschale meridianweise aufschneiden und die Sektoren dann flach legen (Abb. 3). Tut man dies nicht, so ist die Polarkoordinatendarstellung, die wir ja üblicherweise bei der Perimetrie verwenden, zwar in den Meridianen abstandsgetreu, nicht aber in den Kreisbögen. Der Fehler macht sich nur in der Peripherie deutlich bemerkbar. Hier werden durch unsere übliche Darstellung alle Skotome senkrecht zu den Meridianen in die Breite verzerrt, ähnlich wie es auch bei der Weltkarte der Fall ist, wenn man sie vom Nord- oder Südpol aus darstellt. Ebenso wie bei solchen Weltkarten diejenigen Erdteile am stärksten verzerrt werden, die am weitesten vom Nord- oder Südpol entfernt sind, ebenso werden im Gesichtsfeld diejenigen Skotome zu breit dargestellt, die am weitesten peripher liegen.

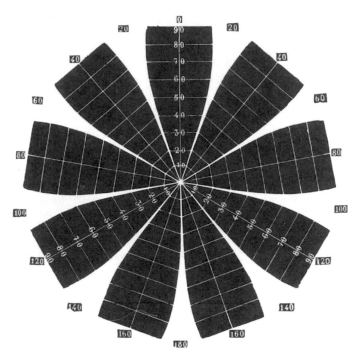

Abb. 3. Das auf eine Kugel aufgezeichnete und auf eine Fläche ausgebreitete Gesichtsfeldschema bei
äquidistanter Projektion (nach Lauber). Zwischen den Sektoren erkennt man den Flächenüberschuß, der
bei der üblichen Gesichtsfelddarstellung bei peripheren Skotomen zu einer übertriebenen Querausdehnung
der Skotome führt

2. Die Wirkung des flachen Gefälles

Eine weitere Besonderheit der Gesichtsfeldperipherie ist die Tatsache, daß das Empfindlichkeitsgefälle dort flacher ist als im zentralen Gesichtsfeldbereich. Dieses unterschiedliche Gefälle bewirkt nun bei der Untersuchung mit bewegter Marke, also bei der üblichen kinetischen
Perimetrie, daß die Isopterenbestimmung mit verschiedener Genauigkeit erfolgt. Bei der
dreidimensionalen Darstellung der Lichtunterschiedsempfindlichkeit als „Gesichtsfeldberg"
(Abb. 4) erfolgt die Prüfpunktbewegung ja in waagerechter Richtung auf den Empfindlich-
keitsberg zu (obere Bildhälfte). Ist das Gefälle nun sehr flach, so entsteht keine eindeutige
Schwelle, sondern der Prüfpunkt bleibt längere Zeit gering unterschwellig und tritt nur sehr
allmählich über die Schwelle. Ist das Gefälle stärker, so ergeben sich eindeutige Schwellen,
der Wechsel von unterschwellig zu überschwellig geschieht plötzlich (Abb. 5).

Bei der statischen Perimetrie mit ruhendem Prüfpunkt kann ein flaches Empfindlichkeitsgefälle die Genauigkeit der Schwellenbestimmung dagegen nicht beeinflussen (untere Hälfte
der Abb. 4). Die stärkere Streuung in der Peripherie, die wir mit der statischen Perimetrie
finden, ist also wohl ein Ergebnis der andersartigen Netzhautstruktur in der Peripherie. Mit
der kinetischen Perimetrie bekommen wir dagegen in den peripheren Netzhautbereichen mit
flachem Gefälle schon aus Gründen der Schwellenfindung eine sehr viel stärkere Streuung als
in den zentralen Gesichtsfeldbereichen. Man darf bei der Isopterenperimetrie deshalb außerhalb von 15° Exzentrizität geringe Änderungen der Isopterendurchmesser nicht unbedingt als
Ergebnis einer Therapie oder als krankheitsbedingte Verschlechterung ansehen, sondern man
muß hier immer in Rechnung stellen, daß die Streuung je peripherer, umso stärker sein kann.

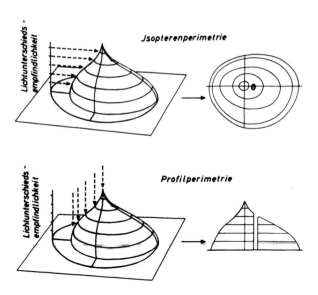

Abb. 4. Die beiden Untersuchungsmöglichkeiten, mit denen die Grenzen des Gesichtsfeldberges (Lichtunterschiedsschwellen) erfaßt werden können

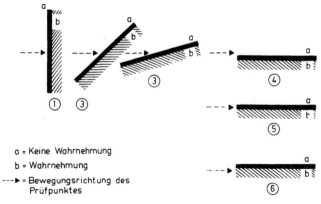

a = Keine Wahrnehmung
b = Wahrnehmung
---▶ = Bewegungsrichtung des Prüfpunktes

Abb. 5. Die Bestimmung der Lichtunterschiedsschwelle ist bei waagerechter Untersuchungsrichtung (Isopterenperimetrie) vom Gefälle des Gesichtsfeldberges abhängig. Je flacher das Gefälle ist, um so weniger eindeutig ist die Schwellenfindung

3. Alterseinfluß in der Peripherie stärker als im Zentrum

Untersucht man ein größeres Kollektiv von Patienten mit gesunden Augen nach Altersgruppen getrennt, so ergibt sich bei der statischen Perimetrie eine Senkung der Lichtunterschiedsempfindlichkeit mit dem Alter (Abb. 6). Diese Senkung der Lichtunterschiedsempfindlichkeit ist um so stärker, je weiter peripher untersucht wird. Zur Peripherie hin nehmen außerdem auch die individuellen Unterschiede in der Kurvensenkung mit zunehmendem Alter zu (untere Hälfte Abb. 6). Dies Phänomen läßt sich schwer interpretieren. Die leichte Linsenopaleszenz, die bei jedem älteren Menschen vorhanden ist, kann nicht die Ursache dieser zur Peripherie hin zunehmenden Lichtsinnverschlechterung sein, denn wie wir später noch sehen werden, beeinflussen diffuse Trübungen der Medien gerade den zentralen Gesichtsfeldbereich stärker als die Peripherie. Der stärkere Alterseinfluß in der Peripherie könnte deshalb

37

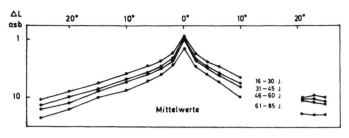

Mittelwerte + Standardabweichung von je 50 gesunden
Augen bei 4 Altersgruppen

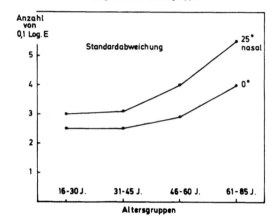

Abb. 6. Änderung der Lichtunterschiedsempfindlichkeit mit dem Alter.
Oben: Mittelwerte von je 50 augengesunden Versuchspersonen in 4 verschiedenen Altersgruppen.
Unten: Änderung der Standardabweichung (1σ) mit dem Alter beim selben Kollektiv. Eingezeichnet ist
die Standardabweichung im Netzhautzentrum und bei 25° Exzentrizität

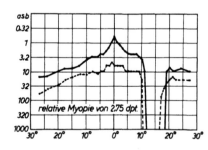

Abb. 7. Änderung der Kurve der Lichtunterschiedsempfindlichkeit bei einer durch falsche
Korrektur künstlich erzeugten Myopie bei einer
normalen Versuchsperson

eher netzhautbedingt sein. Bei der Beurteilung, ob ein peripheres Gesichtsfeld noch als
normal oder nicht normal anzusehen ist, muß man diese unterschiedlich starke Beeinflussung
der Lichtunterschiedsempfindlichkeit in der Peripherie bei alten Menschen immer in Rechnung stellen.

4. Die Wirkung von Ametropien

Bei der Perimetrie sollte das Bild des Prüfpunktes auf der Netzhaut stets so scharf wie nur
irgend möglich abgebildet werden. Ametropien und Presbyopien müssen deshalb durch Brillengläser korrigiert werden, deren Brennweite dem Abstand vom Auge bis zur Untersuchungs-

fläche entspricht. Ist dies nicht oder nur unzureichend der Fall, so ergeben sich Kurvensenkungen bzw. Einengungen der zentral liegenden Isopteren, deren Ursache das unscharfe Netzhautbild des Prüfpunktes ist. Stets wird die Lichtunterschiedsempfindlichkeit im Gesichtsfeldzentrum stärker gesenkt als in der Netzhautperipherie. Die Erklärung dieses Phänomens ist wiederum in der Größe der rezeptiven Felder zu suchen. Der bei fehlender oder falscher Korrektur auf der Netzhaut unscharf und somit größer und lichtschwächer abgebildete Prüfpunkt wird in Bereichen des gröberen Empfindlichkeitsrasters keine oder nur eine sehr unwesentliche Schwellenanhebung ergeben, während er in Bereichen sehr kleiner Rastereinheiten eine deutliche Empfindlichkeitseinbuße ergeben muß (Abb. 7).

5. Die Wirkung von diffusen Medientrübungen

Wie wir aus Abbildung 8 entnehmen können, wirken sich diffuse Medientrübungen, vor allen Dingen die Alterskatarakt, ähnlich auf die Lichtunterschiedsempfindlichkeit aus wie Fehlkorrekturen. Auch hier ist die Beeinträchtigung der Lichtunterschiedsempfindlichkeit sehr viel ausgeprägter als in der Peripherie. Auch die Ursache dieser Erscheinung ist wohl die gleiche, denn Medientrübungen bewirken ja ebenfalls eine unscharfe Abbildung des Prüfpunktes in Form von Zerstreuungskreisen. Auch hier wieder gilt also, daß die größere Summationsfähigkeit in der Peripherie gegen diese unscharfe Abbildung des Netzhautbildes unempfindlicher ist als das Netzhautzentrum mit dem sehr geringen Summationsvermögen.

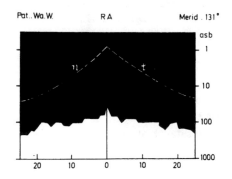

Abb. 8. Sehr flaches Gefälle der Kurve der Lichtunterschiedsempfindlichkeit bei einem Patienten mit mäßig stark getrübten Linsen. Zum Vergleich ist eine Normalkurve eingezeichnet

6. Unterschiedliches Verhalten der Verschmelzungsfrequenz

Die Kurven der Abbildung 9 zeigen das Verhalten der Verschmelzungsfrequenz vom Zentrum bis in die äußerste Peripherie bei Verwendung von großen Testmarken. Bei dieser Untersuchung wurde die Leuchtdichte des Prüfzeichens nicht wie üblich an allen Netzhautorten gleich gewählt, sondern sie wurde der Lichtunterschiedsempfindlichkeit der Netzhaut (oberste Kurve) angepaßt. Die Prüfzeichenleuchtdichte für die Bestimmung der Verschmelzungsfrequenz (mittlere Kurve) wurde an jedem Netzhautort um eine logarithmische Einheit heller eingestellt als die an gleicher Stelle liegende Lichtunterschiedsempfindlichkeitsschwelle. Bei dieser Untersuchungsbedingung ergibt sich dann eindeutig, daß die Verschmelzungsfrequenz im Zentrum niedriger liegt als in den peripheren Bereichen, wie wir es ja auch aus dem täglichen Leben kennen, wenn wir Flimmerlicht beim indirekten Sehen besser wahrnehmen als beim Fixieren. Das zeitliche Auflösungsvermögen ist also in der Peripherie besser als im zentralen Netzhautbereich.

Prüft man dagegen die Verschmelzungsfrequenz an allen Netzhautorten mit gleichbleibender Leuchtdichte, wie es bei der Benutzung der Verschmelzungsfrequenz als perimetrischer

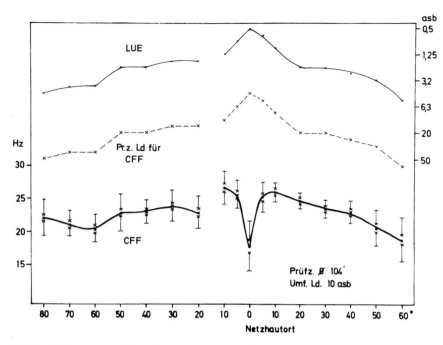

Abb. 9. Mittelwerte und Standardabweichung der Verschmelzungsfrequenz von 5 gesunden Versuchspersonen (untere Kurve). Die für die Versuche verwandte Prüfpunktleuchtdichte ist in der mittleren Kurve eingezeichnet. Diese Leuchtdichten liegen jeweils um eine log. Einheit tiefer als die Lichtunterschiedsschwellen des gleichen Kollektivs (obere Kurve). Zu den beiden oberen Kurven gehört die rechte Ordinate, zu der unteren Kurve die linke Ordinate

Methode allgemein durchgeführt wird, so ist die Prüfreizleuchtdichte im Netzhautzentrum hoch überschwellig, liegt in der Peripherie aber nur gerade eben über der Schwelle. Das Ergebnis der Untersuchung wird dann nicht nur durch die Änderung des zeitlichen Auflösungsvermögens von Netzhautstelle zu Netzhautstelle, sondern zusätzlich auch durch das Ausmaß der Überschwelligkeit der Prüfreizleuchtdichte bestimmt.

7. Der Einfluß von starken Korrektionsgläsern

Der bei unserer Definition als zentrales Gesichtsfeld angesprochene Bereich von etwa 15° Exzentrizität wird bei Brillenkorrekturen ganz durch das Korrektionsglas gesehen. Auch der umgebende periphere Bereich bis etwa 30°, unter Umständen sogar 40°, Exzentrizität kann — je nach Größe der Brillengläser — noch durch diese gesehen werden. Der noch weiter peripher liegende Bereich befindet sich eindeutig außerhalb des Brillenglases. Bei starken Brillengläsern kommt es nun an der Grenze zwischen dem Bereich, der innerhalb und demjenigen, der außerhalb der Gläser gesehen wird, zu einer ringförmigen Störzone, die rein optisch durch die Vergrößerung bzw. Verkleinerung desjenigen Umweltbereiches zustandekommt, der durch das Brillenglas gesehen wird. Bei starken Zerstreuungsgläsern kommt es zu einer ringförmigen Doppelbildzone, bei starken Sammelgläsern zu einer ringförmigen Skotomzone. Diese Zonen können bei höheren Dioptrienwerten beträchtliche Ausmaße annehmen und nicht nur bei der Perimetrie, sondern auch im täglichen Leben, z.B. im Straßenverkehr, zu merklichen Informationsverlusten führen.

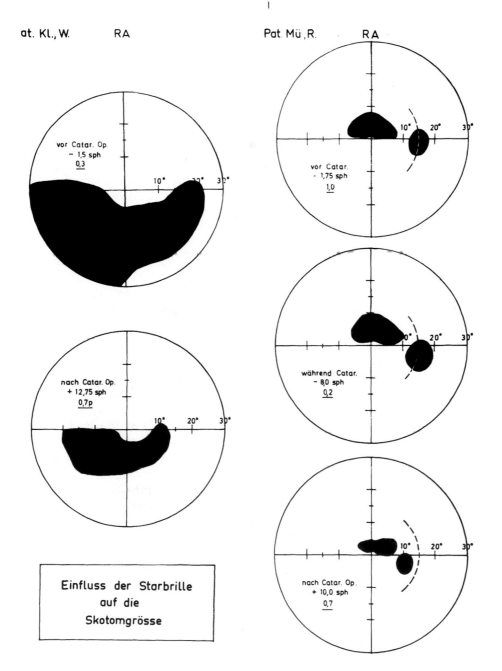

Abb. 10. Einfluß der Brillenkorrektur auf die Größe von Skotomen. Links findet sich ein sehr ausgeprägter glaukomatöser Gesichtsfeldausfall vor und nach Kataraktextraktion. Rechts besteht ein früher Ausfall bei Glaukom, der noch keine Verbindung mit dem blinden Fleck hat. Bei zunehmender Linsentrübung erfolgt eine leichte Myopisierung, wodurch im mittleren Bild eine leichte Vergrößerung des Skotomes und eine geringe Auswärtsverlagerung des blinden Fleckes erfolgt. Nach der Kataraktextraktion erkennt man im dritten Bild, daß Skotom und blinder Fleck kleiner geworden sind, außerdem ist der blinde Fleck deutlich zentralwärts verlagert

41

Außer diesen Störzonen bewirken die höheren Korrektionsgläser aber auch eine Veränderung der Größe derjenigen Isopteren und Skotome, die durch Messung innerhalb des Brillenglases gewonnen wurden. Bei hohen korrigierten Myopien erscheinen die Isopteren, die Skotome und der blinde Fleck größer; die Skotome und der blinde Fleck werden außerdem weiter in die Peripherie verschoben. Bei korrigierten Hyperopien, vor allen Dingen bei Stargläsern, geschieht das Umgekehrte: Die Isopteren werden kleiner, die Skotome und der blinde Fleck verringern ebenfalls ihre Ausdehnung und werden zentralwärts verschoben. Diese Tatsache muß man unbedingt berücksichtigen, wenn man bei pathologischen Prozessen die Größe von Skotomen vor und nach Staroperation miteinander vergleichen will.

In Abbildung 10 sind die Skotome von zwei verschiedenen Patienten vor und nach Staroperation zu sehen. Links findet sich ein großes Bjerrumskotom, das bereits bis zur Peripherie durchgebrochen ist, vor und nach der Staroperation und man erkennt sehr deutlich die Größenänderung. Rechts findet sich ein in Wirklichkeit wohl stets gleich großes Skotom, das zunächst noch bei klaren brechenden Medien gemessen wurde, dann entstand bei dem mittleren Bild eine Katarakt mit einer Myopisierung des Auges. Durch die entsprechende Minuskorrektur wird das Skotom und der blinde Fleck deutlich vergrößert und der blinde Fleck etwas nach außen verschoben. In dem untersten Bild findet sich das Gesichtsfeld nach Kataraktextraktion. Durch das starke Plusglas erscheinen blinder Fleck und Skotom jetzt deutlich verkleinert und zentrumwärts verschoben.

Abschließend sollen noch einige Überlegungen über die Bewertung peripherer Gesichtsfeldausfälle besonders auch im Hinblick auf die Minderung der Erwerbsfähigkeit gesagt werden. Während der gesamte zentrale Gesichtsfeldbereich in allen Teilen gleichermaßen wichtig für das Sehen im freien Raum und das Arbeits- und Orientierungsvermögen des Patienten ist, liegen die Verhältnisse im peripheren Gesichtsfeldbereich anders. Hier ist die untere Gesichtsfeldhälfte für das Orientierungsvermögen ungleich wichtiger als die obere Gesichtsfeldhälfte. Alle Informationen, die beim Bewegen des Menschen im freien Raum wichtig sind, z.B. beim Gehen auf der Straße oder beim Führen eines Kraftfahrzeuges, stammen aus dem zentralen Gesichtsfeldbereich und aus der unteren Hälfte des peripheren Gesichtsfeldes. Diese Tatsache sollte man bei der Bemessung der Minderung der Erwerbsfähigkeit berücksichtigen. Deshalb sollte bei großen Ausfällen in den unteren peripheren Gesichtsfeldanteilen eine stärkere Minderung der Erwerbsfähigkeit anerkannt werden als bei entsprechenden Ausfällen im oberen Gesichtsfeld.

Funktionsproben der retinalen Peripherie bei dichten Medientrübungen des Auges

W. Ehrich (Augenklinik der Universität des Saarlandes, Homburg/Saar, Dir. Prof. Dr. H. J. Schlegel)

A. Einleitung

Untersuchungen mit Perimetern sind wegen der Behinderung des perpupillaren Lichtweges durch dichte Medientrübungen unzuverlässig. Deshalb empfehlen sich andere, einfache Funktionsproben, die wegen des geringen apparativen Aufwandes auch bei schwerverletzten oder bettlägerigen Patienten durchgeführt werden können. Es sind dies die Prüfung der Lichtlokalisation, der Lichtstreifentest, die Prüfung mit dem Druckphosphen, mit dem direkt sichtbaren diaskleralen Licht und mit der Netzhautgefäßschattenfigur (s. Tab. 1).

Tabelle 1. Gesichtsfeldprüfung bei dichten Medientrübungen des Auges

Funktionsprüfung	Funktionsaussage	Fehler durch
Prüfung der Lichtlokalisation	grobe Gesichsfeldprüfung, wenig definiert	Lichtundurchlässigkeit der brechenden Medien, Pupillenverschwartung
Lichtstreifentest	grobe zentrale Gesichtsfeldprüfung, wenig definiert	Lichtundurchlässigkeit der brechenden Medien, Pupillenverschwartung
Prüfung mit dem Druckphosphen	peripheres Gesichtsfeld bis auf etwa 40 Grad an das Zentrum heran	
Prüfung mit dem direkt sichtbaren diaskleralen Licht	peripheres Gesichtsfeld bis auf etwa 40 Grad an das Zentrum heran	Störung durch entoptische Erscheinungen (Gefäßschatten)
Prüfung mit der Netzhautgefäßschattenfigur	parazentrales Gesichtsfeld bis auf etwa 40 Grad Abstand vom Zentrum	sehr dichte Glaskörpertrübungen

Die Erarbeitung der einzelnen Methoden, das Festlegen der Funktionsaussagen und der Fehlerquellen ist ein Verdienst der Arbeitskreise von H. K. Müller, Krannig und D. Comberg.

B. Prüfung der Lichtlokalisation

Die Methode ist so verbreitet, daß hier nicht näher darauf eingegangen werden muß. Sie hat ihre Nachteile: Beim versehentlichen Anleuchten der Umgebung des Auges wird der Untersuchte durch das Entstehen von sekundären Lichtquellen getäuscht und macht irreführende Angaben. Auch das von Köllner (1921) beschriebene funktionelle Übergewicht der nasalen Netzhauthälfte gibt häufig zu falschen Schlüssen Anlaß. Ebenso sind dichtere Medientrübungen Ursache falscher Lichtlokalisation. Berücksichtigt man alle diese Besonderheiten, so bleibt die Prüfung der Lichtlokalisation nur eine grob abschätzende Untersuchung der peripheren Netzhaut.

C. Lichtstreifentest

Auch diese Methode ist hinreichend bekannt. Entweder wird mit der punktförmigen Lichtquelle eines Augenspiegels ein Maddoxzylinder vor dem Auge des Patienten angeleuchtet, oder man leuchtet mit dem Spalt eines Augenspiegels auf ein Blatt weißes Papier, welches sich dicht vor dem Auge des Patienten befindet. Der Patient soll angeben, aus welcher Richtung das Licht kommt. Mit diesem Test prüft man aber eher das zentrale Gesichtsfeld als das periphere. Er gibt nur grob abschätzende Funktionsaussagen. Diese sind besonders unzuverlässig, wenn der perpupillare Weg durch Blutungen, Verschwartungen oder besonders dichte Trübungen verlegt ist.

D. Druckphosphen

Während bei den bisher geschilderten Methoden der Reizort auf der Netzhaut für den Untersucher nicht genau bestimmbar ist, kann man mit dem Druckphosphen genauer festlegen, wo man prüft. Das Auge dellt man nach Tropfanästhesie an verschiedenen Stellen der Sklera mit einem Glasstäbchen, das möglicherweise auch ein wenig abgewinkelt ist, ein. Es empfiehlt sich, das Glasstäbchen direkt auf der Sklera aufzusetzen, weil der Untersucher dann das vorsichtige Eindellen mit seinen eigenen Augen überwachen kann. Dieser vorsichtige Druck genügt bereits zur Lichtauslösung. Einer Traumatisierung der Netzhaut wird so am besten vorgebeugt. Das Druckphosphen wird vom Patienten als heller Ring wahrgenommen. Trotz seiner geringen Intensität und seines amorphen Bildeindruckes ist er leicht erkennbar. Der Ring wird der Gesichtsfeldlokalisation entsprechend wahrgenommen. Man soll verschiedene Punkte der Sklera auch in verschiedenen Entfernungen vom Limbus „perimetrieren". Aufgezeichnet wird der periphere Gesichtsfeldausfall (s. Abb. 1 b). Man schwärzt in dem Schema die Stelle, an der nach Eindellung kein Phänomen wahrgenommen wurde.

E. Direkt sichtbares diasklerales Licht

Manchmal ist es aufgrund des lokalen Befundes nicht geraten, auch nur einen leichten Druck zur Auslösung des Druckphosphens auf dem Bulbus auszuüben, z.B. bei Blutungsgefahren oder bei Gefahr des Aufplatzens einer Perforationswunde.

In solchen Fällen setzt man die Kegelspitze einer Diaskleralleuchte am Äquator oder auch möglichst weit dorsal davon auf den Bulbus. Dann bewegt man die Leuchte ein wenig hin und her. Der Patient sieht einen Lichtfleck, der sich entsprechend der Lokalisation im Gesichtsfeld verhält. Man schwärzt in dem Doppelringschema (s. auch Abb. 1 b) die Stelle des Bulbus, an der man den Lichtfleck hin- und herbewegt hatte, ohne daß er vom Patienten gesehen wurde. Die Methode hat den Nachteil, daß durch entoptische Bilder (Netzhautgefäßschatten) die Beobachtung des Lichtfleckes häufig sehr schwierig ist.

F. Netzhautgefäßschattenfigur

Steinbuch (1813) hat sie zuerst beschrieben. Purkinie beschäftigte sich so ausführlich mit diesem Phänomen in seiner Doktorarbeit, daß sie nach ihm als „Purkinjesche Aderfigur" bezeichnet wird. Man löst sie aus, indem man einen Lichtfleck etwa 5 mm vom Limbus entfernt hin- und herbewegt. Dabei wird nur der zentrale Gesichtsfeldbereich bis zum blinden Fleck erfaßt. Bewegt man den Lichtfleck bei extremen Blickbewegungen in alle Richtungen möglichst weit vom Limbus entfernt auf der Sklera hin und her, so nimmt die Aderfigur nach und nach eine Fläche von oben 20 Grad, unten 35 Grad, temporal 45 Grad und nasal 45 Grad ein (Comberg und Ehrich, 1971). Die Aderfigur kann nur wahrgenommen werden, wenn die Sehelemente und deren zentrale Leitungsbahnen funktionstüchtig sind. Der Patient muß die Ausfallbereiche in einem Schema angeben (s. Abb. 1 c).

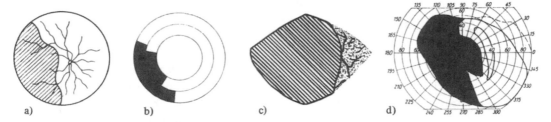

Abb. 1 Netzhautablösung rechtes Auge temporal. a) Fundusskizze. b) Doppelringschema zur Einzeichnung der Ausfälle bei Prüfung mit dem Druckphosphen. c) Schema zum Einzeichnen der Ausfälle bei Prüfung mit der Netzhautgefäßschattenfigur. d) Schema zur Einzeichnung der Gesichtsfeldausfälle nach Perimetrie.

G. Schlußfolgerungen für die Praxis

Verläßliche Funktionsproben sind demnach nur das Druckphosphen und die Netzhautgefäß-schattenfigur (s. Tab. 1). Es empfiehlt sich bei diesen subjektiven entoptischen Untersuchungen, das gesunde, gut sehende Auge als Vergleichsauge zuerst zu prüfen. Mit dem Druckphosphen „perimetriert" man die weit peripher (limbusnäher) liegenden Netzhautorte, mit der Aderfigur die bis 45 Grad vom Zentrum entfernten. Allerdings wird bei dichten Glaskörpertrübungen die Gefäßfigur häufig nicht erkannt, weil die Lichtintensität vermindert ist. Das ist der Fall, wenn die Glaskörperblutung so dicht ist, daß durch sie nicht mehr 5/50 gesehen werden kann. Eine Glaskörperblutung löst sich im Laufe der Zeit etwas auf. Wenn allmählich die Gefäßschattenfigur erkannt werden kann, ist das ein Hinweis darauf, daß es sich tatsächlich um eine Blutung und nicht um einen Funktionsausfall der Strecke Retina — Sehrinde gehandelt hat. Auch dichtere Skleranarben behindern den intraoculären Lichtweg und damit die Wahrnehmung der Gefäßfigur. Dann muß an Sklerastellen das Licht hin- und herbewegt werden, an denen keine Narben zu sehen sind.

Besonders nach Verletzungen ist die Wahrnehmung des Druckphosphens und der Aderfigur von besonderem Wert für die Indikation weiterer operativer Vorgehens, für die Diagnose von Komplikationen und die Prognose.

H. Zusammenfassung

Bei dichten Medientrübungen ergeben die Prüfung der Lichtlokalisation und der Lichtstreifentest nur grob abschätzende Funktionsaussagen. Die Prüfung mit dem direkt sichtbaren diaskleralen Licht ist oft schwierig, weil der Patient durch zusätzlich auftretende Gefäß-schattenbilder irritiert wird. Mit Hilfe des Druckphosphens und der Netzhautgefäßschattenfigur kann man die Funktion der retinalen Peripherie beurteilen. Dabei sind methodische Richtlinien zu beachten. Glaskörpereinblutungen und ausgedehnte Skleranarben beeinflussen zwar die Untersuchungsergebnisse, lassen aber eine Funktionsaussage zu. Druckphosphen und Netzhautgefäßschattenfigur sind auch nach Verletzungen für die Verlaufskontrolle von Wert.

Literatur

Comberg, D., Ehrich, W.: Funktionsprüfungen bei dichten Trübungen der brechenden Medien. In: K. Velhagen: Der Augenarzt, Band II, 2. Aufl. Leipzig: Thieme 1972. — Comberg, D.W., Ehrich, W.: Die Funktionsprüfung bei dichten Medientrübungen des Auges. Leipzig: VEB Thieme 1973. — Ehrich, W.: Grundlagen und klinische Bedeutung entoptischer Funktionsprüfungen. Ann. Univ. Sarav. (med.) 19, 237—303 (1972).

Beitrag zur Untersuchung des peripheren Augenhintergrundes

D. Comberg (Berlin)

Die Untersuchung der peripheren Fundusabschnitte im diaskleralen Licht wird üblicherweise in sehr einfacher Form ohne besondere Fokussierung des Beobachtungsstrahlenganges durchgeführt. Außer der mangelnden Schärfe des Fundusbildes hat dies den Nachteil, daß eine direkte Vergleichsmöglichkeit zu dem anschaulicheren und bekannteren Fundusbild im Auflicht fehlt.

Im Folgenden möchte ich ein Verfahren zeigen, das die genaue Fundusbeobachtung mit dem diaskleralen Licht erleichtert und weitere Informationen gibt:

Bei dem bekannten Fettfleckphotometer wird der Fleck bei einer bestimmten Einstellung auf der optischen Bank, nämlich gleicher Beleuchtungsstärke auf beiden Seiten, unsichtbar. Diese einfache Beziehung gilt nicht mehr, wenn an beiden Seiten der Testkarte unterschiedlich lichtabsorbierende und — reflektierende Schichten auf bzw. eingelagert sind. Auch am Augenhintergrund liegt ein System von unterschiedlichen, das Licht streuenden reflektierenden und absorbierenden Schichten und Strukturen vor (Abb. 1). Bei einer Beobachtung des Augenhintergrundes unter gleichartigen Beleuchtungsbedingungen erreicht man daher beim kontinuierlichen Verändern des Verhältnisses von Auflicht zum durchfallenden Licht ein unterschiedliches Auftauchen und Verschwinden, Hervortreten und Verblassen der verschiedenen Strukturen. Für die Erkennbarkeit jeder Einzelheit am Augenhintergrund ergibt sich dabei jeweils nur eine optimale Relation zwischen Auflicht und durchfallendem Licht. Die praktische Anwendung liegt in einer Ophthalmoskopie im üblichen Auflicht kombiniert mit diaskleral durchfallendem Licht. Es ergab sich, daß die aus Auflicht und diaskleralem Licht bestehende Mischbeleuchtung zusätzlich Informationen gibt: Dies gilt besonders für die Beobachtung feiner, wenig gefärbter Strukturen. Die weitere Hervorhebung bzw. Auslöschung einzelner Strukturbilder am Augenhintergrund gelingt durch zusätzliche Anwendung unterschiedlicher Farbfilter für das Auflicht und das Diasklerallicht.

Das Kernstück der Untersuchungseinrichtung besteht in einer Lichtverteilerbrücke, die das Auflicht und das Diasklerallicht kontinuierlich gegenläufig zu verändern gestattet. Die An-

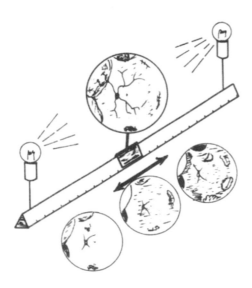

Abb. 1. Augenhintergrund auf der „Optischen Bank" (zwischen Auflicht und Diasklerallicht)

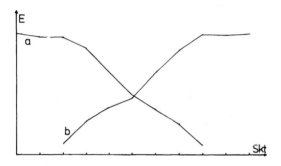

Abb. 2. Lichtstromverteilung zwischen Auflicht (a) und Diasklerallicht (b) bei den verschiedenen Skalenteilwerten

wendung von Spannungsreglern wäre technisch einfach, ist aber wegen der dabei auftretenden Farbtemperaturänderungen nicht brauchbar. So wird das Licht von ein und derselben Lichtquelle über zwei Lichtleiter abgenommen und dann als Auflicht und Diasklerallicht zur Fundusbeobachtung verwandt. Die Abbildung 2 zeigt die Lichtstromverteilung einer solchen Einrichtung. Alle Relationen von 0 bis unendlich sind wählbar. Die Einstellung erfolgt während der Fundusbeobachtung über eine Fußtaste. Das Auflicht kann durch ein direktes oder indirektes Ophthalmoskop bzw. auch durch eine Spaltleuchte geleitet werden. Das Diasklerallicht geht entweder durch ein freigehaltenes Diaphanoskop oder durch einen mit einem Spiegelkontaktglas verbundenen Diaphanoskopansatz (Abb. 3 und 4).

Die Untersuchung beginnt mit der Fundusbeobachtung im Auflicht, dabei wird fokussiert und man erreicht den notwendigen Überblick. Anschließend wird das eingestellte Fundusgebiet unter mehrfachem Wechsel von Auflicht und Diasklerallicht beobachtet. Einzelne Feinheiten werden erst durch die sukzessiven Beleuchtungsunterschiede deutlich, für andere Strukturen ergibt sich eine konstante Einstellung auf ein bestimmtes reproduzierbares Mischungsverhältnis als die optimale Beobachtungsbedingung.

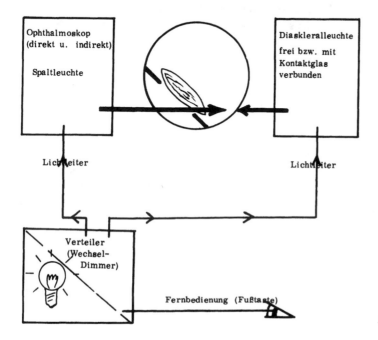

Abb. 3.

47

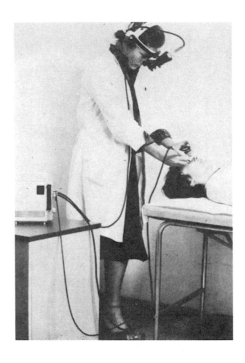

Abb. 4.

Ich nenne noch einmal die Vorteile der Untersuchung der Fundusperipherie mittels der Wechselblende:

1. Die Fokussierung im Auflicht und der gleitende Übergang zum Diasklerallicht ermöglicht eine exakte und gezielte Fundusbeobachtung im durchfallenden Licht.

2. Schwer erkennbare Strukturen können hervorgehoben, störende Strukturbilder können unterdrückt werden,

a) durch kurzfristig wiederholten Wechsel zwischen Auflicht und Diasklerallicht,

b) durch konstante Einstellung einer strukturentsprechend optimalen Relation zwischen Auflicht und Diasklerallicht,

c) durch zusätzliche, farbliche Differenzierung von Auflicht und Diasklerallicht.

Aussprache

Herr Jaeger (Heidelberg)

Herr Comberg berichtete, daß er bei seinen Transilluminationsversuchen von der Sklera her auch Farben verwendet hat. Meine Frage geht dahin, ob auch hier das gleiche Phänomen zu beobachten ist wie bei der Chromatoophthalmoskopie, daß nämlich, je langwelliger das Licht, um so besser die Penetration in die Tiefe zu finden ist. Ich vermute, daß eine Sichtbarmachung der Aderhaut von der Sklera her wohl nur mit langwelligem Licht möglich ist, da das kurzwellige Licht in der Bindehaut und Sklera absorbiert wird.

Comberg (Berlin):

Schlußwort: Die Befunde lassen sich nicht nur mit langwelligem Licht erheben. Pigmentstrukturen z.B. kommen auch mit kurzwelligem Licht zutage.

Untersuchung der Fundusperipherie

P. Niesel (Universitäts-Augenklinik, Bern)

Das Wissen um die Möglichkeiten und Grenzen einer Untersuchungsmethode ist wesentliche Voraussetzung zur Gewinnung möglichst erschöpfender Information über ein Krankheitsgeschehen mit kritisch entwickelnder Interpretation der Befunde und dem Ziel einer daraus abzuleitenden Therapie. Ein Übersicht über die Untersuchung der Fundusperipherie muß deshalb die anatomisch-optischen Eigenschaften der Fundusperipherie, die Grundlagen der Untersuchungsverfahren und Probleme der visuellen Informationsvorbereitung durch den Untersucher enthalten.

1. Die anatomischen und optischen Eigenschaften der Fundusperipherie

Die Untersuchung der Fundusperipherie stellt die Beobachtung von Teilen einer Hohlkugelinnenwand durch eine Öffnung dar, die nahe dieser Öffnung, der Pupille, liegen. Der Winkel, (Auftreffwinkel) unter dem diese Oberfläche betrachtet wird, verkleinert sich, je näher das beobachtete Feld der Pupille liegt. Am Auge bedingt das optische System von Hornhaut und Linse außerdem eine Abweichung des äußeren Beobachtungswinkels vom inneren Beobachtungswinkel, so daß sich die pro Winkelgrad tatsächlich beobachtete Fläche entsprechend Abbildung 1 (Drasdo und Fowler) darstellt. Die pro Winkelgrad des äußeren Beobachtungswinkels beobachtete Fläche wird zur Peripherie hin in nicht linearer Abhängigkeit vom äußeren Beobachtungswinkel kleiner. Die eingezeichneten Gesichtsfeldaußengrenzen schrumpfen daher in der Peripherie im Vergleich zum Zentrum gegenüber der üblichen isometrischen Darstellung.

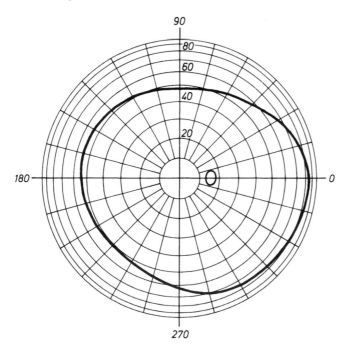

Abb. 1. Projektion der Augenhintergrundsfläche in den Raum nach Drasdo und Fowler. Eingezeichnet sind die perimetrischen Außengrenzen eines etwa 20jährigen für das Goldmann-Perimeter mit der Prüfmarke. I/4

Der Prozeß setzt in radialer Richtung bei etwa 40 Grad Beobachtungswinkel ein und erreicht (mit ca. 0,1 mm pro Grad) 30–35 % des Wertes bei zentraler Beobachtung (ca. 0,27 mm pro Grad). In tangentialer Richtung reduziert sich der pro Grad beobachtete retinale Bogen kontinuierlicher (von 0,27 mm pro Grad (zentral) auf etwa 0,18 mm pro Grad bei 100 Grad Excentrizität), auf ca. 70 %. Das ergibt eine Verformung in der Projektion zu einem Rechteck mit dem Seitenverhältnis bis zu 1 : 2. Für die Praxis bedeutet dies: Eine periphere Läsion im isometrischen Gesichtsfeld erscheint vergrößert und rechteckig verformt und die Präzision bezogen auf Grad Perimeterfläche ist im Verhältnis zum Zentrum verkleinert, was z.B. bei der funktionellen Kontrolle einer Schisis retinae zu beachten ist.

Auch der Amotiochirurg wird zur raschen Lösung seiner Aufgabe, der Projektion eines ophthalmoskopisch gesehenen Objektes auf die Skleraoberfläche diese Projektionsprobleme stets vor Augen haben.

Ein *Kontaktglas* reduziert nun die Differenz zwischen äußerem und innerem Beobachtungswinkel durch Aufhebung der Hornhautbrechkraft (Abb. 2). Der Außenwinkel wird dem Innenwinkel nahezu gleich, und erst bei Winkeln von 70 Grad und mehr kommt es zu Abweichungen. Die rechteckförmige Verzeichnung wird um ca. 20 % verbessert, und der äußere Beobachtungswinkel um nahezu 20 Grad reduziert.

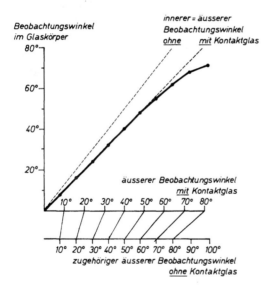

Abb. 2. Abhängigkeit des inneren Beobachtungswinkels vom äußeren Beobachtungswinkel ohne und mit Kontaktglas (nach Lotmar)

Der innere Beobachtungswinkel kann schließlich mit Hilfe der *Indentation* reduziert werden (Abb. 3). Die Reduktion wird bei 60 Grad äußerem Beobachtungswinkel wirksam und erreicht fast 20 Grad bei einem äußeren Beobachtungswinkel von 90 Grad, so daß das beobachtete Gebiet in den recht brauchbaren Bereich zwischen 60 und 70 Grad überführt wird. Der für die Untersuchung wichtige Auftreffwinkel wird von Werten um 50 Grad ohne Indentation auf Werte um 70 Grad angehoben, wobei die Wirkung der Winkelvergrößerung zur Peripherie hin zunimmt (Fankhauser und Lotmar). Die Kombination von Indentation und Kontaktglas stellt somit eine wesentliche Hilfe zur Verbesserung der Präsentation der Netzhautperipherie dar. Sie führt einerseits zur Reduktion der Verzeichnung und erlaubt gleichzeitig, die Netzhaut durchsichtiger zu machen: Bei einem Auftreffwinkel von 0 Grad wäre

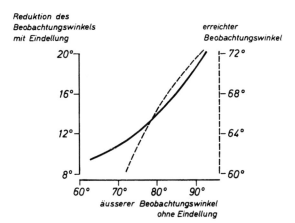

Abb. 3. Reduktion des Beobachtungswinkels und erreichter innerer Beobachtungswinkel durch 2.5 mm Indentation in Abhängigkeit vom äußeren Beobachtungswinkel (nach Fankhauser und Lotmar)

die Netzhaut unendlich dick und undurchsichtig. Mit Indentation und Kontaktglas kann ihre „scheinbare Dicke" bis auf einen Wert reduziert werden, der maximal das Doppelte ihrer Dicke beträgt (scheinbare Dicke $d = c \times \dfrac{1}{\sin \gamma}$, c = Dicke der Netzhaut, γ = innerer Auftreffwinkel). Die Durchsichtigkeit ist aber wichtig für die Darstellung der Aderhaut und eine optimale Wärmeapplikation bei der Lichtkoagulation. Bei einer Lochsuche mit Hilfe von Sättigungsunterschieden zwischen Loch und Netzhaut im langwelligen Licht kann die Indentation jedoch nachteilig sein, weil die Sättigungsdifferenz vermindert wird.

Die Untersuchungsmöglichkeiten werden weiterhin durch die optischen Eigenschaften in der Peripherie des untersuchten Auges bestimmt. Zur Peripherie hin nimmt die Brennweite ab. Sie sinkt von 24.6 mm auf 18 mm sagittal und auf 8 mm meridional bei einem äußeren Beobachtungswinkel von 80 Grad (Lotmar). Dieser zur Peripherie zunehmende Astigmatismus erschwert die Beobachtung der Fundusperipherie entscheidend. Er wird bei einem Beobachtungswinkel von 40 Grad deutlich wirksam und erreicht bei einem äußeren Beobachtungswinkel von 80 Grad Werte bis 5 mm (Abb. 4). Mit einem Kontaktglas kann dieser Astigmatismus entscheidend bis fast 80 Grad äußerem Beobachtungswinkel reduziert werden, um dann unter Umständen jedoch höhere Werte als ohne Kontaktglas zu erreichen.

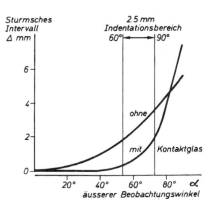

Abb. 4. Abhängigkeit des Sturm'schen Intervalles vom äußeren Beobachtungswinkel mit und ohne Kontaktglas. Wirkung einer Indentation von 2.5 mm (nach Lotmar)

Allerdings dürfte das von Lotmar für diese Berechnung verwendete Linsenmodell den tatsächlichen Verhältnissen in den Extrembereichen wahrscheinlich nicht genügend gerecht werden (Nakao und Mitarb.). Die Wirkung einer zusätzlichen Indentation von 2,5 mm ist in Abbildung 4 ebenfalls eingezeichnet. Nachdem bis 70 Grad das Kontaktglas den Astigmatismus auf Werte unter 2 mm reduzierte, bringt die Indentation Gebiete bis fast 90 Grad äußerem Beobachtungswinkel in den Bereich mit minimalem Astigmatismus. Die Vorteile der Kombination beider Verfahren sind deutlich, was sich wesentlich auf das Auflösungsvermögen und – im umgekehrten Strahlengang – die Wärmeapplikation bei der Lichtkoagulation in peripheren Fundusabschnitten auswirkt.

Für die Praxis dürfen jedoch folgende Eigenschaften des peripheren Astigmatismus in Rechnung gestellt werden. Nach Lotmar liegt die Netzhaut bis 60 Grad Peripherie im Bereich des kleinsten Zerstreuungskreises und bei 80 Grad nur um – 2 mm außerhalb des kleinsten Zerstreuungskreises. Die Einstellung eines astigmatisch veränderten Bildes der Netzhautperipherie wird deshalb meist auf den kleinsten Zerstreuungskreis erfolgen. Man erhält so eine getreue Abbildung mit zwar vermindertem Auflösungsvermögen, vermeidet aber die verzeichnende Einstellung auf eine der beiden Brennebenen. Außerdem bestehen starke individuelle Unterschiede in der Ausbildung des peripheren Astigmatismus. Nimmt man als durchschnittlich noch erträglichen Astigmatismus einen Wert von 2 bis 3 dpt an, was dem Funduseinblick von 40 Grad entsprechen würde, weisen nach den Messungen von Rempt und Mitarbeiter immerhin etwa 20% der Population bei einer Exzentrizität von 60 Grad einen erträglichen Astigmatismus auf. Aufgabe des Untersuchers wird es sein, Kriterien für die Grenzen des jeweiligen Auflösungsvermögens zu finden, um beim Suchen kleinerer Details oder kontrastärmere Strukturen nicht zu übersehen.

Die optischen Eigenschaften zur Fundusperipherie sind schließlich durch die elliptische Verformung der Pupille gekennzeichnet. Eine Pupille von 8 mm Durchmesser wird bei 80 Grad äußeren Beobachtungswinkels in der kleineren Achse unter den kritischen Wert von etwa 3 mm reduziert, kann aber wiederum durch Indentation bis auf Werte über 3,5 mm bis 90 Grad äußeren Beobachtungswinkels angehoben werden (Fankhauser und Lotmar). Die elliptische Pupillenveränderung beschränkt zunächst das Gesichtsfeld bei direkter Ophtalmoskopie und bei Kontaktglasuntersuchung, bestimmt dann aber auch die Kontrastübertragung, z.B. den zwischen einem Netzhautloch und seiner Umgebung wahrzunehmenden Kontrast. Nach den Untersuchungen von van Meeteren mit weißem Licht am menschlichen Auge ergibt sich eine optimale Pupillenweite von 2–3 mm für maximale Kontrastübertragung. Bei 1 mm würden die Kontraste zur Wahrnehmung von 30 Perioden pro Grad nicht mehr ausreichen, das Auflösungsvermögen also reduziert. Diese Beobachtungen gelten allerdings für das zentrale Sehen, also vor allem für die Beobachterpupille. Abbildung 5 zeigt den Einfluß von Diffraktion, chromatischer und chromatischer + sphärischer Aberration auf den Modulationstransfer mit der optimalen Pupillenweite von 2 bis 3 mm. Für 20 Perioden pro Grad sinkt der Kontrast auf die Hälfte, wenn die Pupille auf 1 mm reduziert, oder auf 5 mm erweitert wird. Die Kontrastminderung auf die Hälfte würde für eine Struktur oder ein Objekt von etwa 0,015 mm in der Fundusperipherie gelten.

Für die Praxis bedeutet dies Vermeidung zu kleiner Pupillen im Patientenauge durch maximale Pupillenerweiterung und zwar nicht nur wegen der Gesichtsfeldprobleme bei direkter Ophthalmoskopie und Kontaktglasuntersuchung mit der Spaltlampe. Bei der indirekten Ophthalmoskopie kann durch zu starke Ophthalmoskopierlupen eine zu kleine Pupillenabbildung des Untersuchers im Patientenauge entstehen: Jeder kennt die Verschleierung des Fundusbildes der klassischen Spiegel mit zentraler Öffnung, die z.T. durch derartige Kontrastübertragungsprobleme bedingt ist. Schließlich ergibt sich die Notwendigkeit, den Augen-

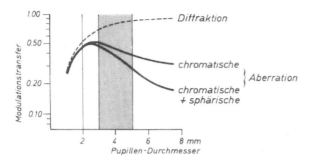

Abb. 5. Abhängigkeit des Modulationstransfers für weißes Licht von der Pupillenweite bei Diffraktion, chromatischer und chromatischer + sphärischer Aberration (nach van Meeteren) bei 20 Perioden pro Grad

hintergrund gerade bei der Untersuchung der Peripherie optimal zu beleuchten oder farbiges Licht einzusetzen, um möglichst schon im Augenhintergrund hohe Kontraste zu erzeugen. Die Kontrastminderung durch eine mehr als 3 mm weite Pupille ist dann nicht mehr so wesentlich, weil sie sich bei 5 mm schon auf ein Niveau einstellt. Die Bedeutung von Indentation und Kontaktglas zur Reduktion der durch die Pupillenweite bestimmten Abbildungsvorgänge in der Netzhautperipherie liegt auf der Hand.

2. Die Grundlagen der Untersuchungsverfahren der Netzhautperipherie

Besprochen werden sollen direkte und indirekte Ophthalmoskopie sowie die Untersuchung mit dem Dreispiegelkontaktglas. Letzteres wurde als Prototyp der Augenhintergrunds-Untersuchung mit Mikroskop und Zusatzglas gewählt, weil nach Goldmann mit diesem Glas (64 dptr) die Vergrößerungen von der Refraktion (mit 0.62 axial, 0,91 linear und 1.47 angular) unabhängig sind und so eine der Realität weitgehend angepaßte Beurteilung des Beobachteten erlauben, obwohl mit der konkaven (Hruby) Linse das Gebiet von 30 bis 60 Grad besser abgebildet wird oder konvexe Linsen (etwa nach Schlegel) ein größeres Gesichtsfeld erfassen oder die Stereoskopie nicht beschränken.

Abgesehen von den mit den einzelnen Verfahren zu erreichenden Vergrößerungen des Augenhintergrundbildes betreffen die Unterschiede zwischen den genannten Untersuchungsmethoden vor allem die wirksam werdenden Pupillen, die Möglichkeiten der Stereoskopie sowie die Beleuchtungsprinzipien.

Die wirksamen Pupillen bestimmen zunächst einmal das Gesichtsfeld (Abb. 6). Bei der direkten Ophthalmoskopie ist das Gesamtgesichtsfeld von der Pupillenweite des Patienten und dem Abstand a zwischen Patient und Ophthalmoskop abhängig. Je geringer der Abstand, desto größer das Gesichtsfeld. Dies gilt, solange der Abstand b im Verhältnis zur Pupillenöffnung des Ophthalmoskopes nicht zu groß wird. Kehrt man den Strahlengang in der Abbildung um, indem man den Knotenpunkt in die Patientenpupille verlegt, ergibt sich das Gesichtsfeld für das scharfe, nicht vignettierte Bild, das von der Pupillenweite des Arztes bzw. des Ophthalmoskopes bestimmt ist. Für die direkte Ophthalmoskopie sollte somit hinsichtlich des Gesichtsfeldes die Pupille sowohl bei Arzt als auch bei Patient groß sein. Die Untersuchung der Netzhautperipherie erfordert außerdem wegen der sich verformenden Pupillen einen möglichst kleinen Untersuchungsabstand a. Deshalb müssen direkte Ophthalmoskope fein gestufte Korrekturmöglichkeiten der Recoss-Scheibe auch für hohe Ametropiegrade haben. Die obere Grenze der Pupillenweite bei Arzt und Ophthalmoskop wird durch den besprochenen Einfluß der Pupillenweite auf die Kontrastübertragungsfunktion bestimmt.

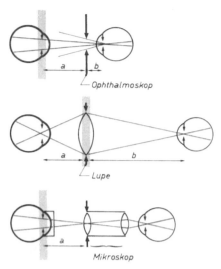

Patient   Arzt

— Ophthalmoskop

— Lupe

Mikroskop

Abb. 6. Die wirksamen Pupillen bei direkter und
indirekter Ophthalmoskopie sowie bei Kontaktglasuntersuchung mit Mikroskop

Bei der indirekten Ophthalmoskopie sind die Pupillen von Arzt und Patient optisch insofern
ausgeschaltet bei entsprechender Wahl der Abstände a und b, als die Artzpupille sich in der
Patientenpupille abbildet. Das Gesichtsfeld wird dann lediglich vom (Pupillen) Rand der
Ophthalmoskopierlupe bestimmt. Die optimale Pupillenweite (des Arztes) in der Patientenpupille kann deshalb durch Anpassung von a und b bei geeigneter Wahl der Brechkraft der
Lupe erreicht werden. Daraus ergibt sich einerseits die Notwendigkeit der Wahl einer individuell optimalen Lupe, die u.a. von der Armlänge des Arztes abhängt, und andererseits die
Möglichkeit, die Bildübertragungsfehler zu korrigieren: Mit kleinem Abstand a + hoher Brechkraft der Ophthalmoskopierlinse wird mit kleiner Pupille der Astigmatismus in linearer Abhängigkeit von der Pupillenweite reduziert. So kann bei der indirekten Ophthalmoskopie
der periphere Astigmatismus bei äußeren Beobachtungswinkeln von 80 Grad und mehr ohne
Indentationshilfe reduziert und die Kontrastübertragung verbessert werden.

Die verkleinerte Abbildung der Arztpupille in der Patientenpupille ist Voraussetzung für die
stereoskopische Untersuchung mit dem indirekten Ophthalmoskop (Abb. 7). Mit einem Spiegelsystem wird der Pupillenabstand des Arztes so verkleinert, daß beide Pupillen in der Patientenpupille abgebildet sind. Mit der elliptischen Verzeichnung der Pupille bei Untersuchung
der Netzhautperipherie gelingt dies, wenn sich die beiden Pupillen des Arztes in der Ebene
des größeren Pupillendurchmessers befinden: Beim Blick des (liegenden) Patienten zur Seite
muß der Arzt deshalb auf der gegenüberliegenden Seite stehen.

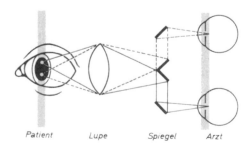

Patient   Lupe   Spiegel   Arzt

Abb. 7. Pupillenabbildung bei stereoskopischer,
indirekter Ophthalmoskopie

Bei der Kontaktglasuntersuchung mit dem Mikroskop sind die Pupillenverhältnisse (Abb. 6) ähnlich wie bei der direkten Ophthalmoskopie, wenn man Auge des Arztes und Mikroskop als geschlossenes System betrachtet: Das Gesamtgesichtsfeld ist im Wesentlichen von der Pupillenweite des Patienten abhängig. Es ist aber im Gegensatz zur direkten Ophthalmoskopie nicht manipulierbar, da der Abstand a wegen der fixierten Objektweite des Mikroskopes nicht verändert werden kann.

Die vignettierende Wirkung der Patientenpupille wird bei der stereoskopischen Untersuchung deutlich (Abb. 8): Trotz optischer Reduktion des Pupillenabstandes des Arztes überschneiden sich die beiden Gesichtsfelder am Augenhintergrund nicht vollständig, so daß im Gegensatz zur indirekten Ophthalmoskopie nur ein Teil des Gesamtfeldes stereoskopischer Interpretation zugänglich ist. Ähnlich der indirekten Ophthalmoskopie ist binoculares Sehen in der Fundusperipherie nur dann möglich, wenn die beiden Pupillen des Arztes (Mikroskopes) in der Ebene des größeren Pupillendurchmessers liegen. Diese Situation ist bei den üblichen Spaltlampen nur in der oberen und unteren Fundusperipherie ohne zusätzliche Hilfsmittel gegeben. Das resultierende kleine Gesichtsfeld wird durch die leichte und gezielt zu steuernde Absuchbarkeit der Fundusperipherie durch Drehen und Kippen des Spiegels – ohne Mitwirkung des Patienten – weitgehend kompensiert. Dennoch macht die lokalisatorische Interpretation des Spiegelbildes gelegentlich Schwierigkeiten (Plange).

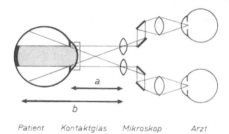

Patient Kontaktglas Mikroskop Arzt

Abb. 8. Das stereoskopische Gesichtsfeld bei Untersuchung der Netzhaut mit Kontaktglas und Mikroskop

Bei der Untersuchung der Fundusperipherie mit dem Kontaktglas muß deshalb grundsätzlich die Pupille maximal erweitert werden. Eine Beeinflussung der Abbildungsqualität durch Manipulation der Patientenpupille besteht nicht, zumal der Untersuchungsabstand fixiert ist. Deshalb ist auch einer Verbesserung der Informationsbeute durch Änderung der Mikroskopvergrößerung relativ rasch eine Grenze gesetzt. Die Grenze liegt meist bei einer 20fachen Vergrößerung.

Das zweite Unterscheidungsmerkmal der zu besprechenden Untersuchungsmethoden ist die Art des Beleuchtungssystemes (Abb. 9). Das Beleuchtungssystem soll den Augenhintergrund möglichst hell beleuchten, um gute Kontraste zu erzeugen, möglichst gleichmäßig beleuchten um nicht „falsche" Kontraste zu erzeugen, und möglichst nur das interessierende Objekt beleuchten, um den Kontrast durch davor oder dahinter liegende Objekte möglichst wenig zu vermindern. Letzte Forderung setzt eine möglichst gute Trennung von Beleuchtungs- und Beobachtungsstrahlengang voraus. Diese Forderungen werden bei der Untersuchung der Fundusperipherie besonders bedeutsam, weil die optischen Abbildungsqualitäten durch das Objekt selbst schnell Grenzen finden.

Bei der direkten Ophthalmoskopie wird die Lichtquelle entweder in die Pupille des Patienten oder in die Abbildungslinse des Ophthalmoskopes, meist nahe dem Spiegel, abgebildet. Gleichmäßige Ausleuchtung des Fundus ist damit gewährleistet, und bei nicht identischer An-

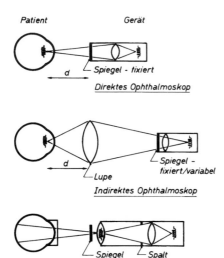

Patient   Gerät

Spiegel - fixiert

d

Direktes Ophthalmoskop

Spiegel -
fixiert/variabel

d

Lupe

Indirektes Ophthalmoskop

Spiegel   Spalt
= System variabel

Spaltlampe

Abb. 9. Abbildung der Lichtquelle bei direkter und indirekter Ophthalmoskopie sowie bei Kontaktglasuntersuchung mit Spaltlampe

ordnung von Spiegel und Beobachtungspupille ergibt sich eine gewisse Strahlentrennung, so daß die „trübe" Linse nur in einem Teil der Pupille beleuchtet wird. Die Verschleierung des Augenhintergrundbildes durch die beleuchtete Augenlinse ist auf ein Minimum reduziert. Der Spiegel ist fixiert, d.h. Beleuchtungs- und Beobachtungsstrahlengang sind nicht zu verändern. Die Haltung des Ophthalmoskopes muß deshalb der Pupillenentrundung bei Untersuchung der Peripherie angepaßt werden.

Bei der indirekten Ophthalmoskopie erfolgt die Abbildung der Lichtquelle in der Pupille des Patienten. Gleichmäßige Ausleuchtung ist damit gewährleistet. Ist der Spiegel des Beleuchtungssystemes nicht identisch mit der Beobachterpupille, werden beide getrennt in der Patientenpupille abgebildet, wenn der Abstand d eingehalten wird: Der in der Pupille beleuchtete Linsenteil wird mit seinem Streulicht das Bild des Augenhintergrundes nicht verschleiern. Sind Beleuchtung und Beobachtung örtlich zueinander variabel, ist eine optimale Placierung von Beleuchtungs- und Beobachtungspupille in jeder Blickrichtung bei Untersuchung der Netzhautperipherie möglich, ohne daß der Beobachter seinen Standort ändert.

Bei der Kontaktglasuntersuchung mit der Spaltlampe erfolgt die Lichtquellenabbildung in der Abbildungslinse der Spaltlampe. Durch die Kontaktschale mit planer Oberfläche reicht das untersuchte Auge gewissermaßen bis zu dieser Linse und gleichmäßige Ausleuchtung ist gewährleistet. Da Mikroskop und Spaltlampe gegeneinander verschieblich sind, können Beobachtung und Beleuchtungsstrahlengang in einer Ebene beliebig getrennt werden. Eine vollkommene optische Trennung wie bei der indirekten Ophthalmoskopie im Bereich der Linse fehlt jedoch. Die Linse wird teilweise beleuchtet und ein Teil des Gesichtsfeldes ist durch sie verschleiert.

Wie Abbildung 10 zeigt, besteht zwischen indirekter (und direkter) Ophthalmoskopie und Spaltlampenuntersuchung mit dem Kontaktglas ein anderer wesentlicher Unterschied in der Trennung von Beleuchtungs- und Beobachtungsstrahlengang: Bei der Ophthalmoskopie besteht die Trennung nur in der Pupillenebene, bei der Kontaktglasuntersuchung reicht die Trennung bis zum untersuchten Objekt. Das Prinzip der (tiefgelegten) Nebenscheinwerfer wird voll erfüllt. Bei der Untersuchung in der Netzhautperipherie, wo die Linse dichter vor der Netzhaut liegt, oder bei Trübungen in den brechenden Medien, wird das Prinzip besonders wirkungsvoll (Abb. 11). Lotmar hat dies in einem Modellexperiment eindrücklich auf-

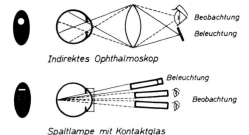

Indirektes Ophthalmoskop

Spaltlampe mit Kontaktglas

Beleuchtung

Beobachtung

Beleuchtung

Beobachtung

Abb. 10. Trennung von Beleuchtungs- und Beobachtungsstrahlengang bei indirekter Ophthalmoskopie und bei Kontaktglasuntersuchung mit der Spaltlampe

zeigen können. Das mit der Funduskamera (indirekte Ophthalmoskopie) durch trübe Medien aufgenommene Bild eines Schneckengehäuses ist so kontrastarm, daß wesentliche Informationen gegenüber dem mit der Spaltlampe aufgenommenen Bild verloren gehen. Die Zusammensetzung aus Einzelbildern entspricht dem eigentlichen Absuchprozeß des Untersuchers, bei dem zudem der Ort der maximalen Aufmerksamkeitszuwendung höchstes Beleuchtungsniveau hat und Blendungserscheinungen reduziert werden. Spaltlampenbefunde mit ihrem vollen Informationsgehalt können deshalb im Gegensatz zur Fundusphotographie nicht oder nur sehr schwer photographisch dokumentiert werden.

Da bei der Kontaktglasuntersuchung mit der Spaltlampe nicht nur die Forderung nach möglichst hoher, gleichmäßiger und von der Beobachtung unabhängiger Beleuchtung erfüllt ist, und die Größe des ausgeleuchteten Feldes variiert werden kann, wird eine optimale Untersuchung im regredienten Licht dicht vor der Netzhaut möglich. Je kleiner das beleuchtete Feld ist, um so kontrastreicher infolge reduzierter Halbschatten oder indirekter Beleuchtung sind Veränderungen im Glaskörperraum zu erkennen. So wird der Glaskörperraum, der gerade in der Pathologie der Fundusperipherie oft eine wesentliche Rolle spielt, der Untersuchung zugänglicher. Das Spaltbild selbst liefert die Möglichkeit der Schnittbilddarstellung von Oberflächen als wesentliche Ergänzung oder gar Ersatz der in der Peripherie oft schwierigen Stereoskopie. Das Spaltlampenbeleuchtungsprinzip beinhaltet schließlich die Methode der Wahl zur exakten Untersuchung „klarer" Medien, d.h. des Glaskörpers in der Fundusperipherie. Die für das Amotiogeschehen bedeutsamen Beziehungen zwischen Glaskörper und

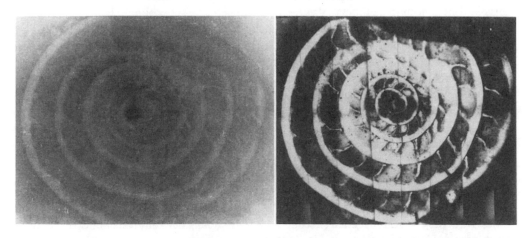

Abb. 11. Effekt der Trennung von Beleuchtungs- und Beobachtungsstrahlengang bei der Photographie durch trübe Medien. Kontrastarmes Bild: Funduskamera, zusammengesetztes Bild: Photographie bei Spaltbeleuchtung (n. Lotmar)

Netzhaut sind nur mit dieser Methode zu erfassen. Das Beleuchtungsprinzip der Spaltlampe eröffnet demnach eine Reihe zusätzlicher Untersuchungsverfahren gegenüber der Ophthalmoskopie.

3. Auswertung der Untersuchungsergebnisse

Bei der Untersuchung der Netzhautperipherie haben wir es besonders in pathologischen Fällen mit einem sehr komplexen Objekt zu tun, das wir uns durch optische Systeme, denen noch reichlich Unzulänglichkeiten anhaften, zugänglich machen. Wenn wir nun noch den Untersucher selbst mit den – psychologischen – Problemen der Wahrnehmung einbeziehen, wird ersichtlich, wie leicht Fehlinterpretationen auftreten können. Das Wissen um die Problematik hilft uns, solche Fehlinterpretationen möglichst zu vermeiden, indem wir uns jeweils die Frage vorlegen, warum wir ein bestimmtes Phänomen sehen. Gibt es nicht auch methodisch bedingte Ursachen dafür, daß wir das Phänomen gerade so sehen, die Realität sich eher anders verhält?

Das Gesamtsystem, das wir berücksichtigen müssen, beinhaltet, etwa nach Engel und Bos, die *Sichtbarkeit* des Objektes, zu der die Netzhautperipherie mit dem Patientenauge, die optischen Instrumente und das Untersucherauge selbst gehören, die *Auffälligkeit*, die *Aufmerksamkeit*, die von der Auffälligkeit beeinflußt wird, das *Bewußtsein* und das *Gedächtnis*, das wiederum auf die Aufmerksamkeit zurückwirkt und schließlich die *Reaktion*, die als Interpretation mit Fragestellung nach dem warum die kritisch überprüfte Aussage liefert, nach der unser ärztliches Handeln bestimmt wird.

Kommen wir zu unseren konkreten Problemen der Untersuchung der Netzhautperipherie zurück, so zeigt sich, daß einige Unzulänglichkeiten, die Auffälligkeit eines Objektes bestimmen können. Die in vielen Situationen auftretende Verzeichnung eines Bildes durch unkorrigierten Astigmatismus führt bei Einstellung auf eine der Brennebenen zu einer Hervorhebung von Strukturen *einer* Richtung, wie sie jeder z.B. von der Raupitschek-Figur her kennt. Eventuell wichtigere Strukturen können durch diese Überlagerung vollständig verschwinden. Die Frage nach dem „warum" führt zur Änderung der optischen Einstellung, der Beobachtungseinrichtung, Anwendung oder Änderung der Identation usw.

Die Stereoskopie stellt einen weiteren wichtigen Auffälligkeitsfaktor dar. Wir wissen von unseren Untersuchungsmethoden, daß die Bedingungen zum stereoskopischen Sehen relativ hohe Präzision an die Methodik stellen. Glauben wir Strukturen in räumlicher Anordnung zu sehen, haben wir deshalb zu prüfen, ob die Untersuchungsbedingungen wirklich räumliches Sehen erlauben, d.h. ob die betreffenden Strukturen wirklich mit beiden Augen gleichzeitig gesehen werden. Daß wir dennoch zur räumlichen Interpretation flächenhafter Strukturen auf Grund des Gedächtnisses neigen, ist allgemein bekannt. Ein bei der Untersuchung der Netzhautperipherie speziell auftretendes Problem entspricht einer Versuchsanordnung von Simmonds. Wenn sich unterschiedliche Strukturen (Abb.12) – die Quadrate und die Linienfigur – überlagern, kann es zu einer Scheinstereoskopie kommen: Die Quadrate werden in einer andern Ebene gesehen als die Linienfigur. Ähnliche Verhältnisse haben wir in der Pathologie oder bei der Überlagerung von Glaskörperstrukturen auf die Netzhautoberfläche vor uns. Strukturen in der Netzhaut werden räumlich in den Glaskörpern oder Glaskörperstrukturen in die Netzhautebene verlagert. Die Frage nach dem „warum" wiederum, wird durch Änderung der Untersuchungstechnik, wie Anwendung der Parallaxe, der Spaltbildbetrachtung, der Spaltbildprojektion, der Indentation mit Untersuchung in der Silhouette usw. in vielen Fällen die Aufklärung bringen (s. auch Fankhauser: Skleraindentation und Perzeption).

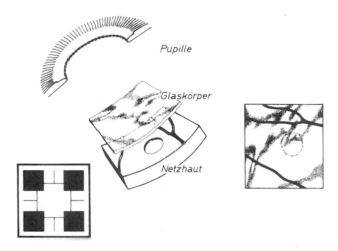

Abb. 12. Auftreten von Scheinstereoskopie bei der Überlagerung unterschiedlicher Strukturen (nach Simmonds)

Schließlich ist die Bewegung etwa von Glaskörperstrukturen gegenüber der Netzhaut ein wichtiger Auffälligkeitsfaktor. Hier können Scheinbewegungen bei der Beobachtung von Strukturen auftreten, wie Foster und Kohlers gezeigt haben, wenn sie kurzfristig wahrgenommen werden, wie z.B. beim Absuchen der Netzhautperipherie. Sie sind zum Teil verknüpft mit Wiedererkennungsproblemen von Strukturen, die in verschiedenen Winkeln dargeboten werden. Fehlinterpretationen der Beweglichkeit, z.B. von Glaskörperstrukturen oder abgehobener Netzhautteile, können durch diese Mechanismen, aber auch durch parallaktische Fehlinterpretationen entstehen. Geeignete Untersuchung, z.B. mit kinetischer Indentation müssen zur Klärung der echten Situation beitragen.

Die Auffälligkeit eines Objektes wird aber wesentlich durch seine Form, Farbe und Kontrast sowie die einbettenden Strukturen bestimmt. Engel und Boos konnten zeigen, daß das Auffinden des Objektes im peripheren Sehen erheblich eingeschränkt wird, je mehr das Objekt der Umfeldstruktur sich angleicht. Feine Details oder kontrastarme Objekte müssen deshalb gesucht werden. Dieser Suchprozeß aber ist ein wichtiges Problem der Aufmerksamkeit. Nur ein geplanter Suchprozeß kann die Aufmerksamkeit so steuern, daß wichtige Details oder Strukturen nicht übersehen werden. Die Aufmerksamkeit ist zunächst wesentlich vom Gedächtnis her für Bekanntes bestimmt. Zur Erkennung von noch Unbekanntem muß der Suchprozeß optimiert werden. Dies kann durch räumliche oder zeitliche Summation geschehen, wie es Röhler und Wachutka für die Auswertung von Röntgenbildern dargelegt haben. Bei Gedächtnisauswertung haben sie für eine Signalgröße von 40 Min. in einem 2 Grad großen Feld eine minimal notwendige Darbietungszeit von 1,2 sec gefunden, während eine 3—5malige Wiederholung der Darbietung für den ungeübten Beobachter bzw. für unbekannte Objekte die optimale Suchtechnik darstellt. Die 2 bis 4fache Zeit ist schließlich erforderlich, um unbekannte *Abweichungen* von Bekanntem zu erkennen (Bruner und Postman). Das Wissen um diese Zeit- und Wiederholungsabhängigkeit ist besonders wichtig für einen Untersucher, der sich neuen Untersuchungsmethoden zuwendet, oder wenn er nicht nur Bekanntes zu finden wünscht.

Schließlich muß der eigentliche Suchvorgang systematisiert werden. Dies gelingt besonders leicht mit dem Spiegelkontaktglas evtl. mit Identation: Ohne wesentliche Mithilfe des Patienten kann die Netzhautperipherie durch Drehen und Kippen des Kontaktglases in eng gesetzten Stufen abgesucht werden. Die Frage nach dem Warum auch im Hinblick auf die angewendete Zeit und die Vertrautheit mit der Absuchmethodik wird schließlich zu einer exakten Interpretation führen.

Die Experimente von Bruner und Postman über das Erkennen von Abnormitäten in Bekanntem zeigten weiterhin, daß es nicht selten zu echten Fehlbeobachtungen kommt, an denen auffallend hartnäckig und emotionell gefärbt festgehalten wird. Gerade an einem Objekt, das der Beobachtung so schwer zugänglich ist wie die Netzhautperipherie, können solche Fehlinterpretationen leicht aufkommen. Neuere Methoden der Ausbildungsforschung haben dies bestätigt und die eminente Bedeutung von geplanter Untersuchungstechnik mit methodischer Vorinformation, wie ich sie für die Untersuchung der Netzhautperipherie in groben Umrissen zu geben versuchte, eindrücklich aufzeigen können (James und Mitarbeiter).

Fassen wir das Gesagte über die Untersuchung der Netzhautperipherie noch einmal zusammen: Die Netzhautperipherie stellt sich hinsichtlich ihrer anatomischen Lage und der ihr zugeordneten Optik des Auges besonders in der Pathologie als ein Objekt dar, das der Untersuchung Grenzen setzt. Diese Grenzen können durch die zur Verfügung stehenden Untersuchungstechniken — direkte, indirekte Ophthalmoskopie, Kontaktglas mit Spaltlampe und Indentation — in unterschiedlicher Weise beseitigt oder zumindest hinausgeschoben werden. Das Wissen um die Grenzen von Objekt und Methodik zusammen mit dem Wissen um die Grenzen der visuellen Informationsverarbeitung durch den Untersucher selbst, erlaubt schließlich eine Optimierung der Interpretation der Untersuchungsbefunde. Jede Untersuchung muß deshalb zu einem Experiment werden, das die gezeigten Grenzen aufdecken kann. Die Prominenz einer Struktur im Verhältnis zu seiner Umgebung muß sich ergeben, sowohl im stereoskopischen Bild, in der Parallaxe als auch im Verhalten von Spiegelbildern und der Spaltschnittdarstellung, um ein letztes Beispiel zu nennen.

Literatur

Bruner, J.S., Postman, L.: On the Perception of incongruity.: a Paradigm. Journ. of Personality 18, 206–223 (1949). – Carmichael, L., Hogan, H.P., Walter, A.A.: An experimental study of the effect of language on the Reproduction of visually perceived form. J. Exp. Psychology 15, 73–86 (1932). – Drasdo, N., and Fowler, C.W.: Non-linear Projection of the retinal image in a Wide-Angle schematice eye. Brit. J. Ophthal. 58, 709–714 (1974). – Engels, F.L., Bos, P.M.: Conspicuity related to Generalisation of Background regularities. IPO Annual Progress Report 8, 35–41 (1973). – Fankhauser, F.: Skleraindentation und Perzeption. Acta Ophthalmologica 48, 261–274 (1970). – Fankhauser, F., Lotmar, W.: Skleraindentation und Photokoagulation. Acta Ophthalmologica 48, 253–260 (1970). – Foster, D.H.: An Experimental Examination of a Hypothesis connecting visual pattern recognition and apparent motion. Kybernetik 14, 63–70 (1973). – Goldman, H.: Fokale Beleuchtung in ophthalmologischen Untersuchungsmethoden (Hrsg.: W. Staub) pp. 104–230. Stuttgart: Ferdinand Enke Verlag 1970. – James, D.W., Johnson, M.L., Vennig, P.: Testing for learnt skill in observation and evaluation of evidence. Lancet 2, 379–383 (1956). – Kohlers, P.A.: The illusion of movement. Sci. Amer. 211, 98–106 (1964). – Lotmar, W., Lotmar, T.: Peripheral Astigmatism in the human eye: Experimental data and theoretical model predictions. Journ. of Optical Soc. Amer. 64, 510–513 (1974). – Lotmar, W.: Theoretical Eye Model with Aspherics. Journ. Opt. Soc. Amer. 61. 1522–1529 (1971). – Lotmar, W.: Fundus Drawings versus Photography. (Im Druck) – Meeteren, A. van: Calculations on the optical modulation transfer function of the human eye for white light. Optica Acta 21, 395–412 (1974). – Nakao, S., Mine, K., Nishioka, K., Kamiya, S.: A new schematic eye and its clinical applications. „Ophthalmology", Proceedings of the 21. Internat. Congress, Mexico 1970 (Part. I) (ed. Ping Solanes), pp. 1000–1004 Amsterdam: Excerpta Medica 1971. – Plange, H.: Möglichkeiten der zeichnerischen Dokumentation von Augenveränderungen bei der Funduskontaktglas-Untersuchung. A. von Graefes Arch. Klin. exp. Ophthal. 183, 210–225 (1971). – Rempt, F., Hoogerheide, Hoogenboom, W.P.H.: Peripheral Retinoscopy and the Skiagram. Ophthalmologica 162, 1–10 (1971). – Röhler, R., Wachutka, H.: Die visuelle Auswertung des gespeicherten Bildes. Röntgenblätter 24, 590–603 (1971). – Simonds, M.B.: Stereopsis and subjective contours. Perception and Psychophysics 15, 401–404 (1974).

Ophthalmoskopie der retinalen Peripherie I

H. Littmann (Heidenheim)

Die Schwierigkeiten bei der peripheren Ophthalmoskopie rühren teilweise daher, daß Linse und Hornhaut des Patientenauges von den abbildenden Lichtstrahlen schräg durchsetzt werden. Dies führt zu Bildfehlern, von denen hier nur der Astigmatismus schiefer Bündel und die elliptische Verformung des Pupillenbildes erwähnt sei. Welche Faktoren dabei zusammenwirken, soll am Beispiel des schematischen Auges nach Gullstrand gezeigt werden. Das Gullstrand-Auge allein genügt hierzu allerdings noch nicht, denn es definiert nur ein optisches System nicht jedoch die Fläche, die das optische Bild auffängt.

1. Der Fundus des schematischen Auges

Als Fundus wird man die Fläche ansehen, die dem optischen System des schematischen Auges am besten angepaßt ist. Sie ergibt sich als Mitte zwischen den beiden astigmatischen Bildschalen. Wie dies zu verstehen ist, zeigt Abbildung 1. Eine Reihe von Lichtbündeln, die aus unendlicher Ferne kommen, treffen unter verschiedenen Winkeln so auf das Auge, daß ihre Achsen durch die Pupillenmitte gehen. Die Achsen durchstoßen die innere tangentiale und die äußere sagittale Schale.[1] Die auf den Achsen in der Mitte zwischen den Durchstoß-punkten gelegenen Mittelpunkte liegen sehr genau auf einem Kreis, dessen Radius sich aus den Koordinaten der Durchstoßpunkte berechnen läßt. Er beträgt 11,1 ± 0,1 mm. Da am Ort der so definierten Mittelpunkte die Lichtbündel am engsten eingeschnürt sind, bzw. das Sturmsche Konoid dort den kleinsten Querschnitt hat, stellt der beschriebene Kreis bzw. die ihm entsprechende Kugel die Fläche dar, die dem schematischen Auge als Fundus am besten angepaßt ist. Die Kugel schmiegt sich dem Fundus eines achsenemmetropen Auges gut an.

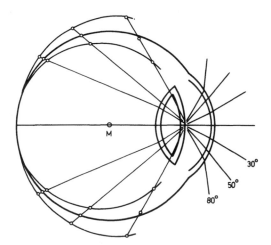

Abb. 1. Schematischer Fundus und astigmatische Bildschalen des Gullstrand-Auges

[1] Der Darstellung der Bildschalen in Abbildung 1 und der Kurven in Abbildung 3 liegen die Ergebnisse von Rechnungen zugrunde, die mir Herr Dipl. Phys. F. Muchel dankenswerterweise zur Verfügung gestellt hat.

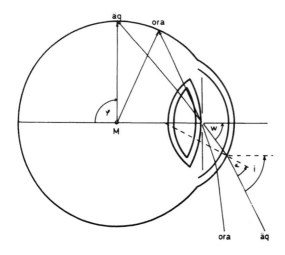

Abb. 2. Achsenstrahlen zum Äquator und zur Ora serrata

2. Kennzeichnung peripherer Lichtbündel

In Abbildung 2 ist noch einmal dasselbe Auge wie in Abbildung 1 dargestellt. Ein zum Äquator führender Strahl ist durch die Winkel φ, i, w und α gekennzeichnet. Analoge – in Abbildung 2 nicht eingetragene Winkel – charakterisieren den zur Ora serrata führenden Strahl. Der Winkel φ gibt den Abstand des Äquators bzw. der Ora serrata vom hinteren Pol des Auges an. Für den Äquator ist definitionsgemäß $\varphi = 90°$. Für die Ora serrata kann man den Abstand dem anatomischen Schnittbild eines normalen Auges entnehmen. Er beträgt etwa $\varphi = 115°$.

w ist der Winkel, den der betreffende Strahl in der Vorderkammer mit der optischen Achse des Auges bildet. Er ist allein durch den Fundusort bestimmt. Der Winkel i hingegen, den der Strahl im Außenraum mit der optischen Achse bildet, ist vom Brechungsindex des Außenraumes abhängig. In Luft (n = 1) ist i größer als beispielsweise in Plexiglas (n = 1,49). Dasselbe gilt für den brechenden Winkel α den der Strahl im Außenraum mit dem Lot auf der äußeren Hornhautfläche bildet. Für das schematische Auge gelten die in Tabelle 1 aufgeführten Winkelwerte.

Tabelle 1

	φ	w	Außen-raum	i	α	q
Äquator	90°	53°	Luft	62°	35°	0,60
			Plexigl.	48°	22°	
Ora	115°	70°	Luft	82°	42°	0,34
			Plexigl.	64°	27°	

Die in der letzten Spalte angegebene Größe q bestimmt die Pupillenellipse, wie unten erläutert wird.

3. Der Astigmatismus schiefer Bündel

Bei der Ophthalmoskopie wird das Bild betrachtet, daß das optische System des Auges in den Außenraum entwirft. Auch bei diesem Abbildungsvorgang, der in umgekehrter Richtung wie der oben behandelte verläuft, tritt ein Astigmatismus schiefer Bündel auf. Die astigmatischen Bildschalen liegen jedoch in großer Entfernung vom Auge. Es ist anschaulicher, nicht ihre Lage im Raum, sondern die Differenz ihrer reziproken Abstände vom Auge anzugeben, d.h. den Astigmatismus in Dioptrien.

In Abbildung 3 ist der Astigmatismus schiefer Bündel in Abhängigkeit von w graphisch dargestellt und zwar bei der Beobachtung mit Kontaktglas in der unteren Kurve und ohne Kontaktglas in der oberen Kurve. Der Astigmatismus nimmt in der äußersten Peripherie auch mit Kontaktglas sehr hohe Werte an, doch erfolgt der Anstieg ohne Kontaktglas früher und steiler. Der senkrechte Abstand beider Kurven entspricht weitgehend der Wirkung der Hornhaut, während die untere Kurve im wesentlichen die Wirkung der Linse mit dem brechenden Winkel w wiedergibt.

Jenseits des Äquators, im gestrichelten Bereich der Kurven, kann der Astigmatismus aus den Daten des Gullstrand-Auges zwar noch berechnet werden, die Ergebnisse entsprechen den Verhältnissen eines realen Auges aber nur noch wenig, da Linsen- und Hornhautflächen abweichend vom schematischen Auge zur Peripherie hin flacher werden. Ohnehin ist die Betrachtung der äußersten Peripherie durch den Ziliarkörper behindert. Wenn die Ora serrata sichtbar ist, so liegt sie meist dem Äquator näher als hier angenommen.

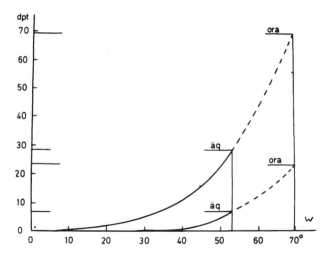

Abb. 3. Astigmatismus schiefer Bündel; obere Kurve: ohne Kontaktglas; untere Kurve: mit Kontaktglas

4. Das Pupillenbild bei peripherer Ophthalmoskopie

Mit Annäherung an die Peripherie nimmt der Winkel w zu. Der Pupillendurchmesser erscheint dann in der Zeichenebene um den Faktor $q = \cos w$ verkleinert, während er senkrecht dazu unverändert bleibt. Die Pupille erscheint daher als Ellipse, deren Achsenverhältnis q mit Annäherung an die Peripherie immer kleiner wird. Da q nur von w abhängt ist auch die Pupillenform nur vom jeweiligen Fundusort abhängig nicht aber davon, ob mit oder ohne Kontaktglas beobachtet wird. In beiden Fällen wird die Abhängigkeit der Größe q vom Winkel w durch dieselbe Cosinuskurve dargestellt. Die Abhängigkeit vom Winkel i dagegen ist unterschiedlich. Für die Beobachtung ohne Kontaktglas ist sie in Abbildung 4 graphisch dargestellt. In der Abbildung sind zwei Pupillenellipsen angedeutet, sie entsprechen dem Blick zum Äquator und zur Ora. Die Größe q hat noch eine weitere Bedeutung. Sie ist gleich dem Verhältnis von Ellipsenfläche zur Fläche des Pupillenkreises.

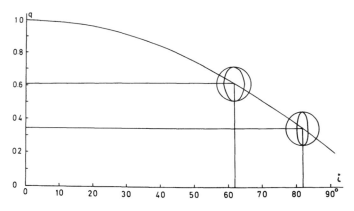

Abb. 4. Form des Pupillenbildes bei peripherer Ophthalmoskopie; q = cos w = Achsenverhältnis der Ellipsen; i = Einfallswinkel gegen Augenachse

Bei der indirekten Ophthalmoskopie bildet die Ophthalmoskoplinse die Arztpupille in die Patientenpupille ab. Der Durchmesser dieses Bildes sollte möglichst kleiner als die kleine Achse der Pupillenellipse sein. Bei sehr peripherer Beobachtung ist man deshalb bestrebt, die Arztpupille verkleinert abzubilden. In dem gleichen Masse, in dem dies geschieht, wird aber auch das Fundusbild kleiner, da das Verhältnis beider Verkleinerungen invariant ist, wie man aus den Abbildungsgesetzen ableiten kann. Aus diesem Grunde ergibt die periphere indirekte Ophthalmoskopie zwangsläufig ein relativ schwach vergrößertes Fundusbild, auch wenn das Fundusbild mit einer Lupe betrachtet wird.

Zusammenfassung

Der Astigmatismus schiefer Bündel und die elliptische Verformung des Pupillenbildes werden als optisch bedingte Schwierigkeiten der peripheren Ophthalmoskopie diskutiert. Der Astigmatismus läßt sich durch ein Kontaktglas vermindern, die Pupillenverformung nicht. Die Abhängigkeit beider Faktoren vom Fundusort wird allgemein und insbesondere für den Äquator und die Ora serrata behandelt. Die für das Gullstrandsche schematische Auge und einem diesen angepaßten schematischen Fundus berechneten Resultate werden graphisch wiedergegeben. Die mit Annäherung an die retinale Peripherie immer schmaler werdende Pupillenellipse führt zwangsläufig zu einer abnehmenden Vergrößerung des Fundusbildes, sofern man bestrebt ist, bei der indirekten Ophthalmoskopie die Arzt-Pupille in die Patientenpupille hinein abzubilden.

Ophthalmoskopie der retinalen Peripherie II

G. Meyer-Schwickerath (Essen)

Die interessanten Ausführungen von Herrn Littmann erklären uns einen Teil der Gründe, weshalb sich die indirekte Ophthalmoskopie der retinalen Peripherie gegenüber der Betrachtung im Goldmannschen Kontaktglas abnehmender Beliebtheit erfreut. Der Hauptgrund hierfür ist nach meiner Meinung, daß die Erlernung der indirekten Ophthalmoskopie mühsamer ist. Andere Nachteile der freihändigen „dynamischen“, d.h. beweglichen Ophthalmoskopie lassen sich durch einfache Hilfsmittel ausgleichen. *Alle* diese Hilfen waren im großen Gullstrand'schen Ophthalmoskop schon verwirklicht; es galt nur, sie noch auf die dynamische Ophthalmoskopie zu übertragen.

1. Vergrößerung

Die schwache Vergrößerung läßt sich durch sekundäre Vergrößerung des virtuellen Bildes des Fundus erreichen. Ein einfacher Aufstecker mit der zweifach vergrößernden Optik der Zeiss-Lupen(OP)-Brille (Abb. 1) und ein ähnlicher Zusatz von Zeiss mit 4,5facher Vergrößerung (Abb. 2) erreichen das in einfacher Weise. Da dieses auf 20 cm eingestellte Fernrohr *neben* oder *oberhalb* der Austrittspupille des Ophthalmoskops angebracht wird, wird die Austrittspupille *nicht* vergrößert in der Patientenpupille abgebildet. Es bleibt also bei einem sehr engen Bündel des Belichtungsstrahlengangs in der Patientenpupille.

2. Einfache Vorrichtungen, die den Pupillenabstand des Untersuchers reduzieren, erlauben eine binokulare Betrachtung bis in die Peripherie (Abb. 3).

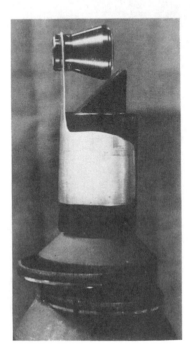

Abb. 1. Monoculare Lupenbrille von Zeiss mit zweifacher Vergrößerung als Aufstecker zum „Eltroskop“

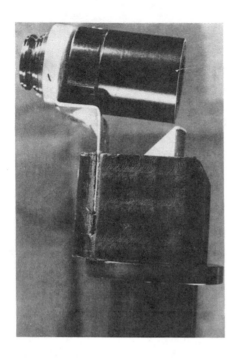

Abb. 2. Monoculare Fernrohrlupe 4,5fach von
Zeiss in Kombination mit dem „Bonoskop"

3. Asphärische Lupen von hoher Brechkraft (15–33 Dioptrien) und großem Durchmesser
erlauben ein großes Gesichtsfeld und damit zugleich Übersicht und Sichtbarkeit der äußersten Peripherie.

Die Kombination dieser Hilfsmittel ist besonders nützlich bei der Operation und am Kranken-
bett. Ich verwende je nach Situation Lupen von 14, 16, 20, 25 und 33 Dioptrien.

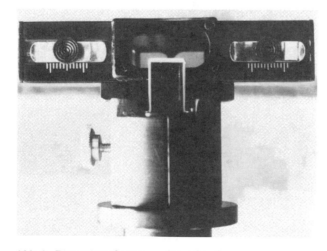

Abb. 3. Binocularaufsatz zum „Bonoskop"

Indentation als Untersuchungsmethode

G. Eisner (Universitäts-Augenklinik, Bern, Direktor: Prof. P. Niesel)

Zur Erforschung der äußersten Fundusperipherie hat Galezowsky bereits 1892 versucht, einen Einblick unter möglichst großem Gesichtswinkel zu gewinnen, indem er beim Ophthalmoskopieren ein Vorsatzprisma verwendete. „Rein theoretisch" – bemerkt indessen Druault 1898 – „müßte man so weit hinaus in die Peripherie untersuchen können, als die Pupille noch sichtbar ist. Tatsächlich aber wird der Einblick desto schwieriger, je weiter man nach vorne vorstößt, und knapp hinter der Ora serrata wird er schließlich vollends unmöglich. Die Ciliarregion ist in Augen, die sowohl Linse als auch Iris aufweisen, niemals sichtbar, ganz unabhängig von der Wahl der Untersuchungsgeräte. Dank der besonderen Form dieser Region werden jedoch Vorwölbungen – auch schon in geringer Ausdehnung – im Profil erkennbar."

Diese Tatsache hat Trantas 1900 ausgenützt und künstlich eine Vorwölbung erzeugt, indem er die Bulbuswand mit dem Fingernagel eindellte und dann ophthalmoskopierte. Zu einer verbreiteten klinischen Methode konnte die Indentation jedoch erst werden, als Schepens 1950 mit Hilfe seines indirekten Binocularophthalmoskopes einen bequemeren Arbeitsabstand, Stereopsis und ein größeres Gesichtsfeld gewann. Verwendet wurde ein spezieller Indentator, der an einem Fingerhut befestigt war.

In die Biomikroskopie wurde die Indentation durch Goldmann und Schmidt eingeführt, die ein Kontaktglas mit spezieller Spiegelneigung mit einem Indentator versahen. Andere Kombinationen von Kontaktglas und Indentator wurden u.a. von Liesenhoff, Fankhauser, Eisner und Belmonte angegeben.

Welches ist eigentlich der Grund, daß man trotz freier Pupillaröffnung die Ora serrata-Region nicht sieht? Das Hindernis liegt am Linsenrand, der wegen seiner speziellen optischen Eigenschaften den Einblick bei großem Gesichtswinkel verwehrt. Werden die dahinter gelegenen

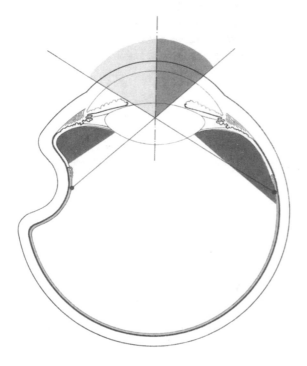

Abb. 1. Statische Indentation: Die Ora serrata-Region liegt bei unberührtem Auge im „Schatten" des Linsenrandes (rechts). Durch Indentation wird sie gegen innen verlagert und damit unter kleinerem Gesichtswinkel sichtbar (links). Maßgebend ist hier der Winkel zur optischen Ache (hellgrau)

anatomischen Strukturen gegen die optische Achse zu verlagert, so erscheinen sie unter kleinerem Gesichtswinkel und werden dank besserer optischer Bedingungen nun sichtbar. Auf dem Prinzip der Verkleinerung des *Gesichtswinkels* beruht die sog. *statische Indentation* (Abb. 1).

Die Position des Indentators richtet sich hier nach der topografischen Lage des zu untersuchenden Areals. Die notwendige Eindelltiefe hängt von der Lage und von der Form der Linse ab. Einmal in die richtige Stellung gebracht, muß der Indentator nicht mehr bewegt werden.

Durch die Verlagerung wird indessen der Aspekt der indentierten Gewebe verändert. Zur Interpretation der Befunde gilt es als erstes, die indentationsbedingten Artefakte zu identifizieren. Verändert man dazu die Position des Indentators und beobachtet, welche Phänomene auftreten, so lassen sich die indentationsbedingten Veränderungen anhand ihrer Veränderlichkeit nachweisen.

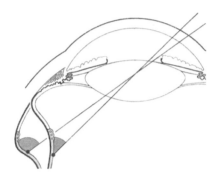

Abb. 2. Kinetische Indentation: Bei Verschiebung des Indentators läßt sich eine bestimmte Struktur unter verschiedenen Auftreffwinkeln präsentieren. Maßgebend ist hier der Winkel zur Gewebsoberfläche (hellgrau)

Bei der Bewegung des Indentators wird der *Auftreffwinkel* verändert. Darauf beruht das Prinzip der sog. *kinetischen Indentation* (Abb. 2). Wie stark man den Indentator verschieben muß, um sämtliche Auftreffwinkel für einen bestimmten Punkt zu erzielen, ergibt sich aus einer einfachen geometrischen Überlegung: Die Verschiebung um die Länge des Indentator-Radius genügt. Die kinetische Indentation dient nicht nur der Aufdeckung von Indentationsartefakten,

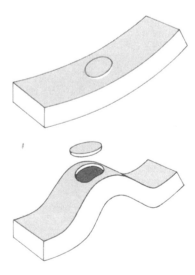

Abb. 3. Änderung der prespektivischen Verzeichnung bei Indentation: In diesem Beispiel werden die wirklichen Beziehungen des Deckels zum Netzhautloch erst nach Indentieren erkennbar

denen Winkeln präsentiert werden.

Die Verbesserung der Informationsmöglichkeiten beruht darauf, daß bei der Veränderung des Auftreffwinkels sich die perspektivische Verzeichnung sowie die optische Weglänge in transparenten Schichten ändern.

Die *Änderung der Perspektive* ermöglicht die Betrachtung der zu untersuchenden Strukturen von verschiedenen Seiten und gegenüber verschiedenartigem Hintergrund (Abb. 3). Sie bringt gewissermaßen eine parallaktische Verschiebung, wobei sich, im Gegensatz zur Ophthalmoskopie des hinteren Pols, statt des Beobachters das zu untersuchende Objekt bewegt.

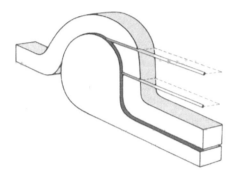

Abb. 4. Änderung der optischen Weglänge bei Indentation: An der Kuppe des Buckels ist die zu durchlaufende Schicht dicker als an der Vorderfront, so daß diese Schicht dort trüber erscheint

Die *Änderung der Weglänge* verändert die Transparenz semitransparenter Medien (Abb. 4). Die Weglänge nimmt gegen die Kuppe des Indentationsbuckels zu, die getroffenen Schichten werden dadurch undurchsichtiger. Aus diesem Grunde werden tiefgelegene Strukturen, die hinter semitransparenten Schichten liegen, am besten an der Vorderfläche des Buckels untersucht; an der Kuppe hingegen werden sie verdeckt. Die semitransparenten Schichten selbst und darin befindliche Niveaudifferenzen erscheinen am deutlichsten an der Kuppe, während sie an der Vorderfläche des Indentationsbuckels kaum wahrnehmbar sind.

Die optischen Phänomene, die man mit Hilfe der kinetischen Indentation erzeugt, sind keineswegs auf die Peripherie beschränkt; sie lassen sich zur Untersuchung des ganzen Fundus ausnützen, soweit es die anatomischen Gegebenheiten zulassen. Sie erleichtern die Beurteilung vieler Befunde und sind vor allem wertvoll bei der Untersuchung der relativ dünnen, semitransparenten Retina: Schichtverdünnungen oder -verdickungen, Defekte oder Auflagerungen werden bei kinetischer Indentation leichter erkennbar.

Fassen wir zusammen: Der Indentationseffekt beruht auf zwei Winkelveränderungen. Die Veränderung des Gesichtswinkels (statische Indentation) erschließt die äußerste Fundusperipherie. Die Veränderungen des Auftreffwinkels (kinetische Indentation) verbessern die Beurteilungsmöglichkeiten während der Untersuchung. Die Verbesserung ist nicht an die äußerste Fundusperipherie gebunden, wird dort aber besonders geschätzt wegen der prekären optischen Untersuchungsbedingungen.

Zusammenfassung. Die Strukturen in der Fundusperipherie werden vom Linsenrand verdeckt und sind erst sichtbar, wenn sie durch Indentation gegen die optische Achse zu verlagert werden.

Zusätzlich verbessert die Indentation die Interpretation von Befunden, indem die zu beobachtenden Strukturen in Verschiedenen Auftreffwinkeln präsentiert werden. Dadurch ändern sich ihre perspektivische Verzeichnung einerseits, ihre Transparenz andererseits.

only when displaced towards the optical axis of the eye through scleral indentation.

Indentation also facilitates the interpretation of findings by representing the structures to the observed under different angles of acceptance, thus changing their perspective distortion as well as their degree of transparency.

Résumé. Les structures de la périphérie du fond d'oeil sont cachées par le bord du cristallin et ne deviennent visibles que lorsqu'elles sont déplacées vers l'axe optique par indentation sclérale.

En outre l'indentation facilite l'interprétation des observations. Puisque les structures sont présentées sous des angles différents, leur déformation par la perspective d'une part, d'autre part leur transparence varient.

Literatur

Belmonte, N.: Nuevo Dispositivo de Indentacion variable durante el examen biomicroscopico de la periphería del fondo. Arch. soc. esp. Oftal. 31, 533–544 (1971). – Druault, A.: Note sur la situation des images rétiniennes formées par des rayons très obliques sur l'axe optique. Arch. d'Ophtal. 18, 685–692 (1898). – Eisner, G.: Attachment for Goldmann three mirror contact glass. Amer. J. Ophthal. 64, 467–468 (1967). – Eisner, G.: Zusatztrichter zum 3-Spiegelkontaktglas mit verschieblichem Indentator. Albrecht v. Graefes Arch. klin. exp. Ophthal. 178, 183–186 (1969). – Fankhauser, F., Lotmar, W.: A contact glass with an adjustable indentator. Description of a prototype. Docum ophthal. (Den Haag) 26, 295–299 (1969). – Galezowsky: Les altérations du cercle ciliaire et de l'examen ophthalmoscopique de cette région dans les maladies constitutionelles et dans la myopie. Annales d'Ocul. 18, 161–175 (1892). – Goldmann, H., Schmidt, Th.: Ein Kontaktglas zur Biomikroskopie der Ora serrata und pars plana. Ophthalmologica (Basel) 149, 481–483 (1965). – Liesenhoff, H.: Über erweiterte Möglichkeiten der Funduskopie mit dem Dreispiegelkontaktglas nach Goldmann. Klin. Mbl. Augenheilk. 151, 382–385 (1967). – Schepens, C. L.: L'inflammation de la région de l'ora serrata et ses séquelles. Bull. Soc. franc. Ophtal. 63, 113–125 (1950). – Trantas, A.: Moyens d'explorer par l'ophtalmoscope – et par la translucidité – la partie antérieure du fond oculaire, le cercle ciliaire y compris. Arch. Ophtal. (Paris) 20, 314–326 (1900).

Photographische Dokumentation der extremen Fundusperipherie

H. Slezak und P. Kenyeres (II. Augenklinik der Universität Wien)

Zusammenfassung. Die extreme Fundusperipherie kann gefilmt oder photographiert werden. Für beide Methoden der Bilddokumentation sind bulbuseindellende Hilfsmittel und/oder Kontaktgläser erforderlich. Die Photographie mit der Funduskamera leistet am wenigsten. Bessere Resultate liefert der Film. Die meisten Informationen aber vermittelt die stereoskopische Spaltlampenphotographie, da sie − wie die binoculare Biomikroskopie − Fläche *und* Raum erfaßt; ihre Technik wird näher beschrieben.

Summary. The extreme peripheral fundus may be filmed or photographed. Both methods of documentation necessitate globe depressing aids and/or contact glasses. Photography with fundus camera yields poor results, better ones are gained with films. The best informations, though, are maintained by stereoscopic slitlamp photography displaying − similar to the binocular biomicroscopy − area *and* space; its technique is described in detail.

Résumé. L'extrème périphérie du fond de l'oeil peut être filmé ou photographié. Tous les deux méthodes du documentation exigent des aides pour la dépression du globe respectivement des verres de contact. La photographie avec l'appareil photographique pour le fond de l'oeil n'est pas très effective. Le film fournit des meilleurs résultats. Les mieux possible informations sont gagnés par la photographie stéréoscopique à lampe à fente présentant − comme la biomicroscopie binoculaire − l'aire *et* l'espace; sa technique est décrit en détail.

Die extreme Fundusperipherie ist nicht ohne weiteres der photographischen Dokumentation zugänglich; um sie im Bilde festhalten zu können sind bulbuseindellende Hilfsmittel und/oder Kontaktgläser erforderlich. Zwei Methoden der Abbildung stehen zur Verfügung: der Film und die Photographie.

Film

1964 filmte Stenstrom die extreme Fundusperipherie nach Art der indirekten Ophthalmoskopie. Er ersetzte das Beobachtungssystem des indirekten binocularen Ophthalmoskops durch eine Arriflex-16-Filmkamera mit monocularem Beobachtertubus. Die Beleuchtung erfolgte durch eine Lampe an der Stirnseite der Kamera. Der Untersucher trägt die Filmapparatur am Brustkorb; in einer Hand hält er die Ophthalmoskopierlinse mit der anderen dellt er die Bulbuswand ein. Die Kamera wird durch einen Motor betrieben, den ein Helfer bei Bedarf in Gang setzt. Stenstrom weist auf die Dynamik der Darstellung im Film hin, welche den Bewegungsablauf der Scleraindentation eindrucksvoll sichtbar macht.

1971 demonstrierten Liesenhoff und Tenner die extreme Fundusperipherie nach Eindellung der Bulbuswand im Film. Sie bedienten sich einer Zeiss'schen Photospaltlampe mit Filmadapter und 16 mm Bolex-Kamera. Die Aufnahmen erfolgten durch das Goldmann'sche Dreispiegelkontaktglas, welchem eine Gummimanschette aufgesetzt wurde; letztere umfaßt den Bulbus vor dem Äquator und dient der eindellenden Sonde als Gleitfläche.

Die Methode Liesenhoff's und Tenner's ist dem Verfahren Stenstrom's mehrfach überlegen:

1. Jede handelsübliche Zeiss'sche Photospaltlampe kann mit Filmadapter und Kamera ausgerüstet werden. Stenstrom's Apparatur ist dagegen eine Einzelanfertigung.

2. Das Filmen an der Photospaltlampe bereitet keine Mühe, die Arbeit mit dem Stenstrom'-schen Gerät ist etwas unbequem.

3. Das Kontaktglas gewährleistet eine bessere Bildqualität als die Ophthalmoskopierlinse.

4. Die Bildvergrößerung sollte variabel sein; dies trifft nur bei der Methode von Liesenhoff und Tenner zu.

Die Dokumentation der extremen Fundusperipherie im Film vermittelt — unabhäng von der Aufnahmetechnik — nur den Eindruck der monocularen Ophthalmoskopie; binoculare biomikroskopische Befunde vermag sie nicht festzuhalten.

Photographie mit der Funduskamera

1970 gaben Lee, Pomerantzeff und Schepens ein Kontaktglas an, welches es gestattet, die extreme Peripherie des Augenhintergrundes *ohne* Eindellung der Bulbuswand mit der Funduskamera zu photographieren. Es hebt die Hornhautkrümmung auf und gleicht den damit verbundenen Verlust an Brechkraft durch einen seitlich aufgesetzten Glaszylinder mit konvexer Vorderfläche wieder aus. Die Achse des Glaszylinders schließt mit der Sagittalachse einen Winkel von 50° ein. Kontaktglas und Auge bilden zusammen ein optisches System mit seitlicher Eintrittsfläche, auf welcher die Achsen der Beleuchtung und Beobachtung senkrecht stehen; damit wird die extreme Fundusperipherie ohne Störung durch den Astigmatismus schiefer Bündel photographierbar.

Auch bei dieser Methode erfolgt die Abbildung des Augenhintergrundes nach Art der monocularen Ophthalmoskopie, binoculare biomikroskopische Befunde lassen sich dagegen nicht darstellen.

Das gleiche gilt für die vor kurzem von Pomerantzeff konstruierte Äquator-plus-Kamera. Sie trägt vor dem Objektiv ein Kontaktglas, das der Hornhaut aufruht. Im Kontaktglas sind Lichtleiter für die Beleuchtung des Fundus verankert, welche das Licht an der Hornhautperipherie austreten lassen. Die Eintrittspupille der Beobachtung und Abbildung bleibt dabei frei von Reflexlicht, wodurch die Aufnahmen an Schärfe gewinnen. Das Gesichtsfeld der Äquator-plus-Kamera endet zwischen Äquator und Ora serrata, schließt also Netzhautrandzone und Ciliarkörper nicht mehr ein. Die Äquator-plus-Kamera dient somit vor allem der Weitwinkelphotographie des Augenhintergrundes und weniger der Dokumentation der extremen Fundusperipherie.

Stereoskopische Spaltlampenphotographie

Mit der steigenden Zahl wichtiger biomikroskopischer Befunde im Bereich der Netzhautrandzone und Pars plana des Ciliarkörpers wuchs das Interesse an deren photographischer Darstellung. Stereoskopische Aufnahmen an der Spaltlampe geben dabei die Anschaulichkeit der binocularen Biomikroskopie am besten wieder.

Ursprünglich war nur der vordere Augenabschnitt der Spaltlampenphotographie zugänglich. Die ersten Versuche auf diesem Gebiet gehen auf Thiel und Goldmann zurück. Später erzielten Dugnani, Stepanik und Niesel weitere Fortschritte.

Kenyeres gelang es als erstem, den optischen Schnitt im hinteren Augenabschnitt *mit* Umfeldbeleuchtung zu photographieren. Er gab dazu einen Lichtteiler an, der in den Strahlengang der Zeiss'schen Photospaltlampe eingeschaltet werden kann.

Zunächst blieb die Spaltlampenphotographie des Augenhintergrundes mit Kontaktgläsern auf das Zentrum und die mittlere Peripherie des Fundus beschränkt. Die ovale Deformation des Pupillenspiegelbildes und die optischen Fehler des Linsenrandes setzten der stereoskopischen Photographie des Lichtspaltbildes weit vorne liegender Areale des Augenhintergrundes Grenzen.

Diese Hindernisse lassen sich mit Hilfe eines speziell adaptierten Dreispiegelkontaktglases (Abb. 1) beseitigen, über welches wir 1972 berichteten.[1] Es besitzt, dem 66°-Spiegel gegenüber, einen dünnen Kanal zwischen Front- und Mantelfläche; er dient der Aufnahme eines stäbchenförmigen Lichtleiters, welcher ein kugeliges Druckkörperchen mit schräger Spiegelfläche trägt. Vor der Frontfläche des Kontaktglases geht der Lichtleiter rechtwinkelig gebogen in ein breiteres Zwischenstück über, an welches das Kabel einer Faseroptik angeschlossen werden kann. Innerhalb bestimmter Grenzen läßt sich der Lichtleiter im Kanal des Kontaktglases verschieben und in jeder gewünschten Stellung mit Hilfe einer kleinen Schraube fixieren. Das Druckkörperchen dellt dabei die Bulbuswand in verschiedenem Abstand vom Hornhautrand ein und durchleuchtet sie mit dem Licht der Faseroptik. Der Lichtspalt der Spaltlampe bildet sich über den Spiegel des Kontaktglases in den vorgewölbten transscleral beleuchteten Abschnitten der extremen Fundusperipherie ab und kann hier photographiert werden.

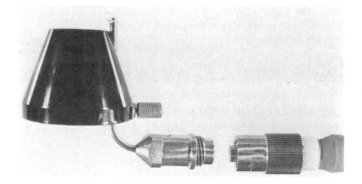

Abb. 1. Photokontaktglas mit Faseroptik

Das transscleral beleuchtete Umfeld des optischen Schnittes ist groß, die Orientierung auf den Lichtspaltphotos daher gut. Ferner zeichnen sich Veränderungen des Pigmentepithels und der Bruch'schen Membran im transscleralen Licht besser ab als im Auflicht, wodurch die Bilder an Anschaulichkeit gewinnen.

Das Photokontaktglas wird mit einem Tropfen Methocel der Hornhaut aufgesetzt und an das Kabel der Faseroptik angeschlossen (Abb. 2); die stereoskopischen Aufnahmen erfolgen mit der Zeiss'schen Photospaltlampe 100/16, deren Mikroskop zwischen dem Objektiv und den Okularen einen Bildteiler mit 2 Phototuben für je eine Kamera aufweist.

Vergleicht man die verschiedenen Methoden der photographischen Dokumentation der extremen Fundusperipherie miteinander, so kommt man zu folgenden Ergebnissen:

1. Am wenigsten bietet die Photographie mit der Funduskamera; sie vermag weder — wie der Film — Bewegungsabläufe noch — wie die Spaltlampenphotographie — biomikroskopische Befunde wiederzugeben.

2. Film und Spaltlampenphotographie dagegen ergänzen einander. Der Film liefert nicht nur (wie die Photographie mit der Funduskamera) Übersichtsaufnahmen, sondern vermittelt

---

[1] Für die Zusätze zum Dreispiegelkontaktglas danken wir den Optischen Werken Reichert in Wien.

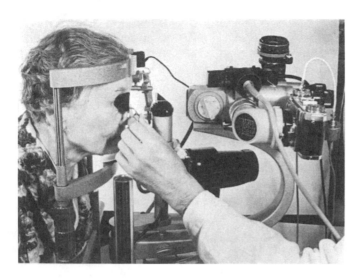

Abb. 2. Patientin mit Photokontaktglas an der Zeiss'schen Photospaltlampe 100/16

darüber hinaus auch noch dynamische Phänomene. Die Spaltlampenphotographie aber bildet den optischen Schnitt im beleuchteten Umfeld stereoskopisch ab und repräsentiert somit die der binocularen Biomikroskopie adäquate Technik der Bilddokumentation; 4 Exponate in der Ausstellung des Kongresses sollen die bisher erreichte Leistungsfähigkeit dieser Methode demonstrieren.

Literatur

Dugnani, E.: Die Farben – Fotobiomikroskopie des Auges mit Spaltbeleuchtung. Klin. Mbl. Augenheilk. 134, 674–680 (1959). – Goldmann, H.: Spaltlampenphotographie und -photometrie. Ophthalmologica (Basel) 98, 257–270 (1939). – Kenyeres, P.: Die Photographie des optischen Schnittes im hinteren Augenabschnitt. A. v. Graefes Arch. klin. exp. Ophthal. 169, 250–263 (1966). – Kenyeres, P.: Zur Umfeldbeleuchtung bei der Spaltlampenphotographie. A. v. Graefes Arch. klin. exp. Ophthal. 184, 262–266 (1972). – Lee, P., Pomerantzeff, O., Schepens, C. L.: New contact lens for peripheral fundus examination and photocoagulation. Arch. Ophthal. (Chic.) 84, 650–654 (1970). – Liesenhoff, H., Tenner, A.: Darstellung der Bulbuseindellung am Kontaktglas nach Goldmann im Film. Bericht über die 71. Zusammenkunft der Dtsch. Ophthal. Ges. in Heidelberg 1971, S. 643–644. München: J. F. Bergmann 1972. – Niesel, P.: Spaltlampenphotographie mit der Haag-Streit-Spaltlampe 900. Ophthalmologica (Basel) 151, 489–504 (1966). – Pomerantzeff, O.: Equator-plus-camera. Invest. Ophthal. 14, 401–406 (1975). – Slezak, H., Kenyeres, P.: Spaltlampenphotographie der Netzhautrandzone und Pars plana des Ciliarkörpers. I. Optische Grundlagen. II. Aufnahmetechnik. A. v. Graefes Arch. klin. exp. Ophthal. 185, 269–280 (1972). – Stenstrom, W. J.: Cinematography of the human fundus. Arch. Ophthal. (Chic.) 72, 788–791 (1964). – Stepanik, J.: Photographie des optischen Schnittes an der Spaltlampe. Klin. Mbl. Augenheilk. 135, 259–263 (1959). – Tenner, A., Liesenhoff, H.: Filmen am Kontaktglas. Bericht über die 71. Zusammenkunft der Dtsch. Ophthal. Ges. in Heidelberg 1971, S. 580–581. München: J. F. Bergmann 1972. – Thiel, R.: Photographierte Spaltlampenbilder. Bericht über die 48. Zusammenkunft der Dtsch. Ophthal. Ges. in Heidelberg 1930, S. 355–357. München: J. F. Bergmann 1930.

Das Panfundoskop in Diagnostik und Therapie peripherer Netzhauterkrankungen

H.J. Schlegel (Homburg/Saar)

Das bereits früher beschriebene Prinzip der Panoramafundoskopie (1965, 1969) konnte im Laufe des letzten Jahres entscheidend verbessert werden.

Das Ziel der Methode war ursprünglich:

1. dem Augenarzt in kürzester Zeit einen lückenlosen Gesamtüberblick des Augenhintergrundes zu bieten,

2. eine bisher ungekannte Synopsis einzelner Fundusareale zu gestatten,

3. als handliches und unaufwendiges Routine-Verfahren an der Spaltlampe benutzbar zu sein.

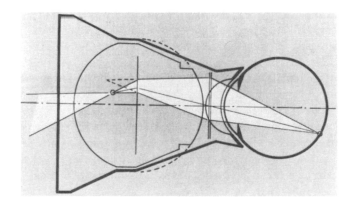

Abb. 1. Schematische Darstellung des Strahlenverlaufs im Panfundoskop

Das als Panfundoskop bezeichnete Instrument besteht aus zwei optischen Gliedern (Abb. 1):

1. Aus dem *Objektiv*, einem positiven Meniskus hoher Brechkraft, der vermittels einer üblichen viskösen Kontaktflüssigkeit der Hornhaut aufliegt und der ein umgekehrtes reelles Bild des Augenhintergrundes in sehr kurzem Abstand vor dem Patientenauge entwirft.

2. Aus der kugelförmigen *Feldlinse* (Kollektiv), in deren Mitte etwa das vom Objektiv entworfene Fundusbild steht. Die Feldlinse bewirkt die erwünschte starke Aufweitung des Einblickgesichtsfeldes; außerdem trägt sie zur Bildebnung bei. Erwähnt sei, daß bei einer Kugellinse die dingseitige und die bildseitige Hauptebene koinzidieren und durch den Kugelmittelpunkt laufen.

Das durch das Instrument erzeugte Bild des Augenhintergrundes wird mit dem Spaltlampenmikroskop betrachtet, als Lichtquelle dient in üblicher Weise die Spaltleuchte (Abb. 2).

Was leistet das Instrument?

Um einen quantitativen Überblick zu gewinnen, haben wir ein durchsichtiges emmetropes Augenmodell von 24 mm Achsenlänge aus Plexiglas hergestellt, das der anatomischen Wirklichkeit nahekommt. An seinem hinteren Pol befindet sich eine kreisförmige schwarze Markierung, die mit 1,5 Millimeter Durchmesser (7 Grad) der Dimension der Pupille entspricht. Der Äquator des Phantomauges ist durch einen rot gefärbten Breitenkreis gekennzeichnet, die Lage der Ora serrata durch eine Schar von Punkten markiert.

Die einzelnen Fundusareale dieses Modellauges, die man mit verschiedenen geläufigen Ophthalmoskopierverfahren jeweils simultan überblickt, sind in der Abb. 3 dargestellt.

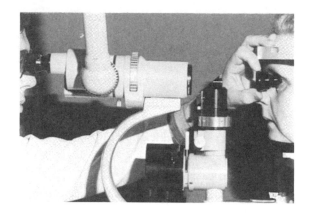

Abb. 2. Untersuchungsposition bei
aufgesetztem Panfundoskop

Zugrunde gelegt wurde das bekannte Zeichenschema von Amsler-Dubois. Die üblichen im
aufrechten Bild arbeitenden Augenspiegel erreichen simultan – also bei stillgehaltenem
Modellauge und stillgehaltenem Spiegel – ein kreisförmiges Übersichtsbild von rund 2 PD
(14 Grad) Durchmesser. Dieser Sachverhalt ist im Schema durch den nah perizentral gezeich-
neten Kreis angedeutet. Das simultane Einblickgesichtsfeld bei der indirekten Ophthalmoskopie ist größer und hängt bekanntlich u.a. maßgebend von der Brechkraft der jeweils verwendeten Ophthalmoskopierlinse ab. Die in der Zeichnung mit dem Index (13) versehene Kreisflä-
che entspricht dem Gebrauch einer Linse von 13 Dioptrien, die mit dem Index (20) einer
solchen von 20 Dioptrien. Setzt man dem Modellauge das Panfundoskop auf, so läßt sich der
gesamte retroäquatoriale Fundusabschnitt sowie der Äquator selbst darstellen; die gestrichelte Kreislinie der Abbildung 3 markiert die Außengrenze des panfundoskopischen Einblickgesichtsfeldes.

Will man mit dem Panfundoskop auch die extreme Peripherie eines bestimmten Fundusab-
schnittes erreichen, so ist es lediglich nötig, den Patienten in die gewünschte Richtung blicken
zu lassen.

Bei dem Blickvorgang gleitet der Bulbus ohne Schwierigkeiten unter der geräumig bemessenen
konkaven Vorderfläche des Instruments in die betreffende Stellung.

Tritt bei derartigen Blickwendungen eine Herabsetzung der Bildgüte auf – was auf den
Astigmatismus schiefer Bündel zurückzuführen ist –, so genügt es, das Panfundoskop gering-

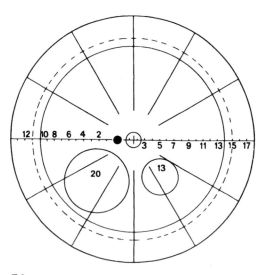

Abb. 3. Flächengröße der Einblickgesichtsfelder
für verschiedene opthalmoskopische Anordnungen (s. Text), gemessen am Modellauge

gradig zu kippen, um wieder ein klares Bild zu erzielen. Der Richtungssinn der Kippung ist der gleiche, den wir — zumeist unbewußt — beim üblichen indirekten Ophthalmoskopieren anwenden.

Da es sich beim Panfundoskop um eine Anordnung mit extrem kurzer Brennweite handelt, besitzt es zwangsläufig eine beträchtliche Schärfentiefe. Dies bringt zwei gewichtige diagnostische Vorteile mit sich. Erstens gelingt es, reliefartige Veränderungen selbst erheblicher Prominenz (Tumoren, Amotionen usw.) in toto scharf zu überblicken. Zweitens sind umschriebene Verdichtungen oder Strangbildungen des Glaskörpers nicht nur statisch simultan mit der Retinaebene beobachtbar, vielmehr kann man auch die bei Bulbusbewegungen auftretenden Schleuderbewegungen der pathologischen Glaskörperkonglobate, d.h. deren dynamisches Verhalten erkennen und bewerten.

Erwartungsgemäß ist es auch möglich, den Augenhintergrund über das Panfundoskop zu fotografieren. Wir haben dazu bisher die Fotospaltlampe von ZEISS benutzt. Die in den folgenden 14 farbigen Diapositiven vorgewiesenen Bilder betreffen sowohl den perizentralen Abschnitt des Fundus, als auch seine mittlere sowie seine extreme Peripherie. Man erkennt unschwer, daß der zur Darstellung gebrachte Fundusabschnitt wesentlich größer ist, als wir es von den üblichen Fundusfotografien zu sehen gewöhnt sind. Bekanntlich bringen die gängigen Funduskameras maximal ein Kreisfeld des Augenhintergrundes von 30 Grad Durchmesser zur Abbildung. Oft reicht auch ihre Schärfentiefe nicht aus, um prominente pathologische Veränderungen (Tumoren, Amotionen usw.) in einem einzigen Bild festzuhalten. Daß darunter dann die klinisch so wichtige Synopsis des morphologischen Sachverhaltes leidet, wissen wir alle.

Wir sind mit unseren panfundoskopisch hergestellten Fotografien noch nicht zufrieden, weil wir bisher die störenden Lichtreflexe nur mangelhaft beherrschen. Diese Bilder bieten im Augenblick aber die einzige Möglichkeit, einem großen Auditorium die Charakteristika der Panfundoskopie zu demonstrieren. Eine geeignetere fotografische Methode ist in Vorbereitung.

Und nun zu den Möglichkeiten der lichtchirurgischen Therapie. Die geometrische Optik des Panfundoskops legte es nahe, Versuche mit dem Laser zu unternehmen. Die ersten orientierenden Experimente erfolgten wieder an dem bereits erwähnten Augenmodell aus Plexiglas. Da wir die lichtabsorbierenden Gewebe des Auges simulieren mußten, wurde das Phantom mit Ausnahme des „cornealen" Abschnittes mit einer gelb-braunen Deckfarbe angestrichen. Bei dem anschließenden Laserbeschuß, bei dem das Panfundoskop wiederum mittels Metho-

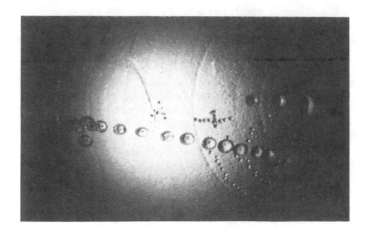

Abb. 4. Das in seinen rückwärtigen Abschnitten mit gelb-brauner Deckfarbe gestrichene Modellauge aus Plexiglas zeigt Brandeffekte verschiedener Kaliber. Das Laserlicht wurde über das Panfundoskop in das Modell eingespeist

cel dem Augenmodell aufgebracht war, ließen sich für alle Bündeldurchmesser (von $50\,\mu$ bis $1000\,\mu$) Brandeffekte in der Farbschicht erzeugen. Der jeweiligen Brennfleckgröße und der Lichtleistung entsprechend reichten die Effekte vom haarfeinen Perforationskanal bis zum kraterförmigen Substanzdefekt (Abb. 4).

Die dann folgenden Ergebnisse an Tumoraugen bestätigten die Brauchbarkeit des Verfahrens am Menschen. Inzwischen haben wir eine Vielzahl von lichtchirurgischen Eingriffen mit Hilfe des Panfundoskops durchgeführt. Einige Diapositive zeigen die Ergebnisse. Der ganz große Vorteil dieser Methode liegt in der Möglichkeit, Laserkoagulationen bei bisher ungekannter Synopsis des Fundusbildes durchführen zu können. Die sonst oft so lästige Schlüssellochperspektive ist auf recht einfache Weise vermeidbar geworden.

Das Panfundoskop wird von der Firma Rodenstock inzwischen hergestellt. Die ersten serienmäßig gefertigten Exemplare sind am Ausstellungsstand zu besichtigen. Dort befinden sich auch einige unserer Augenmodelle, an denen die Wirkungsweise des Instruments nachgeprüft werden kann.

Aussprachen

Herr Ehrich (Homburg/Saar):

Das Panfunduskop hat einen haptischen Teil, der genau wie beim Comberggglas verhindern soll, daß das Kontaktglas vom Patienten „herausgekniffen" wird. Deshalb kann der Patient, insbesondere wegen der haptischen Konstruktion des Panfunduskopes extreme Blickbewegungen ausführen, so daß man bis in die Peripherie des Fundus hineinsehen kann.

Ich meine, daß sich das Panfundoskop für die Routineuntersuchung, besonders in der Praxis durchsetzen wird. In der Klinik wird man allerdings auf ein Dreispiegelglas nicht verzichten können, weil man damit die Details noch genauer ansehen kann.

Das ist auch der Grund, warum es oft schwer fällt, nach wenigen Tagen ein Präforamen oder etwas Ähnliches, das man im Dreispiegelglas beobachtet hat, nun im Panfundoskop wiederzufinden.

Herr Liesenhoff (Mannheim):

Wenn man mit dem Kontaktglas nach Goldmann in der äußersten Peripherie mit dem Laser koaguliert, bildet sich der Effekt manchmal ovalär ab. Wir haben mit der Gummi-Manschette in diesem Bereich eingebuckelt und auf diese Weise runde Effekte bekommen und auch weniger Energie benötigt. Meine Frage geht dahin, ob dies bei dem Kontaktglas von Herrn Schlegel nicht notwendig ist, da die im Bild gezeigten Effekte der Laser-Koagulation alle rund waren. Weiterhin wäre zu überlegen, ob ein entsprechendes optisches System auch bei der statischen Perimetrie dazu führen würde, daß die astigmatischen Verzerrungen der Peripherie nicht mehr so stark ins Gewicht fallen.

Herr Schlegel (Homburg/Saar):

Schlußwort: Herrn Ehrichs Beurteilung des Panfundoskops halte ich für zu wohlwollend. Eine pointierte Gegenüberstellung zur Leistungseigenart des Dreispiegelglases sollte nicht stattfinden. Beide Instrumente haben eben ihre spezifischen Vorteile. Das Panfundoskop erlaubt die großflächige Übersichtsbetrachtung, das Dreispiegelglas leistet mehr bei der Detailerkennung pathologischer Veränderungen in der extremen Fundusperipherie.

Herrn Liesenhoff möchte ich sagen, daß die über das Panfundoskop geschossenen Lasereffekte auch in der Fundusperipherie unverzerrt, d.h. als runde Koagulationsherde gesetzt werden können. Man sah das auch deutlich an der Form der im Diapositiv gezeigten Brenneffekte im Äquatorbereich des Modellauges. Die klinische Kontrolle der Patientenaugen bestätigt dies ebenfalls, gleichgültig mit welcher ophthalmoskopischen Methode man die Augen nachuntersucht.

Der Grund liegt darin, daß man den Astigmatismus schiefer Bündel, der beim Betrachten wie beim Koagulieren der Fundusperipherie zum Tragen kommt, durch eine geringe richtungsrichtige (!) Kippung des Panfundoskops kompensieren kann. D.h. man erzeugt durch die Kippung des Instruments ebenfalls einen Astigmatismus schiefer Bündel, dessen Vorzeichen aber dem okulären entgegengesetzt ist.

Herrn Combergs Anfrage ist sehr berechtigt. Überstrahlungen können bei diffusen Eintrübungen der brechenden Medien, vornehmlich der Linsen, auftreten. Es genügt dann meistens, die Spaltbreite zu reduzieren.

Untersuchungen über die Funktion nach wiederangelegter Netzhaut

I. Kreissig, K. Roth und W. Best (Universitäts-Augenklinik Bonn, Direktor Prof. Dr. W. Best)

I. Einleitung

Im Mittelpunkt der Ablatio-Chirurgie und der Veröffentlichungen zu diesem Thema stand bisher das chirurgische Problem der anatomischen Wiederanlegung der Netzhaut. Inzwischen kann, bedingt durch die subtilere präoperative Diagnostik und eine verfeinerte Operationstechnik, in annähernd 90% der Fälle die Netzhaut wieder angelegt werden. Als Folge davon gewinnt die Frage nach der Wiederherstellung einer möglichst guten Netzhaut-Funktion mehr und mehr an Bedeutung. Es steht uns heute ein reichhaltiges Spektrum verschiedener und guter Operationstechniken zur Verfügung. Welcher Methode letztlich der Vorzug zu geben ist, wird daher neben der Erfahrung des jeweiligen Netzhaut-Chirurgen in zunehmendem Maße vom funktionellen Aspekt her mitbestimmt sein. So würde ein technisch einfacher und risikoarmer Eingriff, der möglicherweise noch extraocular durchzuführen ist, zunächst einem Punkte Rechnung tragen, nämlich die Transparenz der optischen Medien, insbesondere des Glaskörpers, durch die Operation selbst nicht zu gefährden. Einen weiteren wichtigen Faktor für die postoperative Netzhaut-Funktion stellt nach unserer Erfahrung das Verhalten der Netzhaut-Ablösung in Bezug auf die Macula dar.

In der Literatur sind in den letzten 40 Jahren nur vereinzelt Berichte über die postoperative Netzhaut-Funktion aufzufinden. Wir denken dabei an die Veröffentlichungen der 30iger Jahre von Kroenfeld, Sallmann und Desvignes und an einige der letzten 10 Jahre (Pannarale, 1964; Hudson, 1966; Berndt, 1966; Polliot, 1966; Kishimoto, 1967; Davies, 1972; Foulds, 1974 u.a.). Alle Berichte haben gemeinsam, daß ganz verschiedene Befunde für die postoperativ so ungleiche Netzhaut-Funktion verantwortlich gemacht werden.

Nach unserer Ansicht (Kreissig und Lincoff, 1974) stellt die Abhebung und besonders ihre Dauer im Macula-Bereich einen sehr entscheidenden Faktor für die postoperative Funktion dar. Um diese klinische Beobachtung zahlenmäßig belegen zu können, haben wir unser Ablatio-Krankengut dahingehend analysiert. Es sollte geklärt werden, ob es bereits aufgrund des präoperativen Macula-Befundes einer Ablatio möglich ist, eine weitgehende Voraussage über die postoperativ zu erwartende Macula-Funktion zu machen.

Für die dafür notwendigen Untersuchungen haben wir zunächst versucht, in die Vielzahl der Netzhaut-Ablösungen eine gewisse Systematik zu bringen. Wir haben daher die Netzhaut-Ablösungen präoperativ in 5 verschiedene Gruppen aufgeteilt. Die Klassifizierung erfolgte aufgrund des ophthalmoskopischen Befundes der Netzhaut-Ablösung im Bereich der Macula und am Papillenrand. Es sollte damit außer der Ausdehnung auch — wenigstens in Annäherung — der Höhe der Abhebung im Maculabereich Rechnung getragen werden.

Das Ziel unserer Untersuchungen bestand darin, die Zweckmäßigkeit einer solchen präoperativen Gruppen-Einteilung der Netzhaut-Ablösungen zu überprüfen. Es sollte geklärt werden, ob sich damit die Möglichkeit bietet, eine verwertbare Prognose über die postoperativ zu erwartende Macula-Funktion zu stellen. Aus diesem Grunde haben wir mehrere Teilfunktionen der Macula nach operativer Wiederanlegung überprüft. Gegenstand dieser Arbeit sollen die Ergebnisse der zentralen Tagessehschärfe und der Lichtunterschiedsempfindlichkeit sein.

II. Material und Methoden

Die hierfür ausgewerteten Netzhaut-Ablösungen stellen insofern ein relativ homogenes Krankengut dar, als alle Netzhaut-Ablösungen mit der kryochirurgischen Ablatio-Operation behandelt wurden. Wir verstehen darunter die von Lincoff modifizierte Custodis-Methode (Kreissig, 1972). Diese Plombenoperation hatte sich bei uns seit 1970 als ein technisch einfacher und risikoarmer Eingriff bewährt. Aufgrund früherer Berichte (Kreissig, 1974) konnte bei einer Gesamtzahl von 500 aufeinanderfolgenden Netzhaut-Ablösungen in 90,2 % der Fälle bei der Operation auf die Punktion verzichtet werden.

Um die Macula-Funktion, die nach Wiederanlegung der Netzhaut zurückgewonnen wurde, exakter beurteilen zu können, haben wir alle Patienten von den Untersuchungen ausgeschlossen, bei denen bereits aufgrund des präoperativen Befundes kein volles Sehvermögen zu erwarten gewesen wäre: z.B. präoperativ vorhandene Cataract bzw. Glaskörper-Trübungen, ophthalmoskopisch feststellbare Macula-Veränderungen (vor allem im Vergleich zum Partner-Auge), Opticusatrophien, die meisten mittelgradigen und hochgradigen Myopien und Patienten, die zur gewünschten Nachkontrolle nicht kommen konnten. Zur Auswertung der postoperativen zentralen Tagessehschärfe wurden 266 Netzhaut-Ablösungen zugrunde gelegt. Sie wurden auf der Basis ihrer Ausdehnung im Macula-Bereich und am Papillenrand in 5 verschiedene Gruppen eingeteilt. Das hatte naturgemäß eine unterschiedliche Patientenzahl in den einzelnen Gruppen zur Folge, wenn man alle zur Verfügung stehenden Netzhaut-Ablösungen auswerten wollte. Bei der Festlegung des präoperativen Macula-Befundes wurde die *größte Ausdehnung der Ablatio* genommen. Dies galt besonders dann, wenn bereits präoperativ durch Binoculus oder Flachlagerung ein teilweises Anlegen der Ablatio mit Änderung des Macula-Befundes eingetreten war. Es ist daher notwendig, bereits bei der ersten Untersuchung die Ausdehnung der Netzhaut-Ablösung besonders im Bereich der Macula und am Papillenrand exakt zu dokumentieren. Es wird sich nämlich anschließend herausstellen, daß gerade für das funktionelle Ergebnis entscheidend ist, ob:

1. die Macula überhaupt einmal von der Abhebung erfaßt war,
2. wie ausgedehnt,
3. wie hoch und
4. für wie lange die Ablösung in diesem Bereich bestanden hat.

Gruppe	Ablatio - Ausdehnung		Zahl
I	*Macula* anliegend		70
II	*Macula* teilweise abgehoben		28
III	*Macula* vollständig abgehoben; Netzhaut am *Papillenrand* rundherum anliegend		23
IV	*Macula* vollständig abgehoben; Netzhaut am *Papillenrand* teilweise abgehoben		99
V	Netzhaut in *Macula* und um *Papillenrand* vollständig abgehoben		46

Abb. 1. Aufteilung von 266 operativ wiederangelegten Netzhaut-Ablösungen in 5 verschiedene Gruppen unter besonderer Berücksichtigung des präoperativen Befundes im Bereich der Macula und am Papillenrand. Mit den Gruppen II−V wurden 4 verschiedene Stadien der Macula-Abhebung erfaßt. Diese 266 Netzhaut-Ablösungen wurden zur Untersuchung der postoperativen zentralen Tagessehschärfe herangezogen

Die Aufteilung der 266 Netzhaut-Ablösungen erfolgte aufgrund des präoperativen Fundus-Befundes in folgende 5 Gruppen: (Abb. 1):

  I: Macula anliegend.
 II: Macula teilweise abgehoben.
III: Macula vollständig abgehoben; Netzhaut am Papillenrand rundherum anliegend.
 IV: Macula vollständig abgehoben; Netzhaut am Papillenrand teilweise abgehoben.
  V: Netzhaut in Macula und am Papillenrand vollständig abgehoben.

Mit den Gruppen II–V werden im Grunde genommen 4 verschiedene *Stadien einer Macula-Abhebung* umschrieben: nämlich die unterschiedliche Ausdehnung im Bereich der Macula mit der Gruppe II und III und die verschiedene Abhebungshöhe mit der Gruppe, III, IV und V.

Die Untersuchung der postoperativen zentralen Tagessehschärfe wurde zu unterschiedlichen Zeitpunkten vorgenommen, wobei mindestens 2 Monate nach der Operation vergangen waren. Bei einem kleineren Teil des Krankengutes – es handelt sich dabei um 57 Patienten der Gruppen II bis V – wurde die postoperative Sehschärfe nach 8 Wochen und nochmals nach etwa 1 Jahr bestimmt.

Für die Untersuchung der postoperativen Lichtunterschiedsempfindlichkeit wurden nochmals die 57 Patienten aus den Gruppen II–V herangezogen (Abb. 2). Wir hatten hierfür ein kleineres Krankengut zugrundegelegt, da die statische Perimetrie weit mehr Zeit in Anspruch nimmt als die Sehschärfenbestimmung. Die Untersuchung der Lichtunterschiedsempfindlichkeit erfolgte auch zu unterschiedlichen Zeiten nach der Operation; es wurde ein Zeitraum von mindestens 2 Monaten danach eingehalten.

Gruppe	Ablatio-Ausdehnung		Zahl
II	Macula teilweise abgehoben		14
III	Macula vollständig abgehoben; Netzhaut am Papillenrand rundherum anliegend		12
IV	Macula vollständig abgehoben; Netzhaut am Papillenrand teilweise abgehoben		14
V	Netzhaut in Macula und am Papillenrand vollständig abgehoben		17

Abb. 2. Zuordnung von 57 operativ angelegten Netzhaut-Ablösungen aufgrund ihres unterschiedlichen präoperativen Macula-Befundes zu den Ablatio-Gruppen II–V. Bei diesen Netzhaut-Ablösungen wurden folgende 2 postoperative Macula-Funktionen untersucht: Lichtunterschiedsempfindlichkeit und zentrale Tagessehschärfe

Die zentrale Tagessehschärfe wurde durch Änderung der Sehzeichengröße geprüft. Entsprechend den Berichten von Aulhorn (1964) wäre auch eine andere Möglichkeit, nämlich die durch Änderung der Leuchtdichte, zu überlegen gewesen. Wir mußten uns aber aus praktischen Gründen zur üblichen klinischen Untersuchungsmethode mit dem Idemvisus mit dezimaler Einteilung entschließen.

Die Lichtunterschiedsempfindlichkeit wurde am Tübinger Perimeter von Harms untersucht. Die Adaptationszeit des Patienten betrug 15 Minuten bei einer Umfeld-Leuchtdichte von

a)

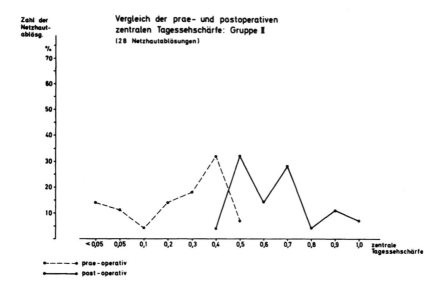

b)

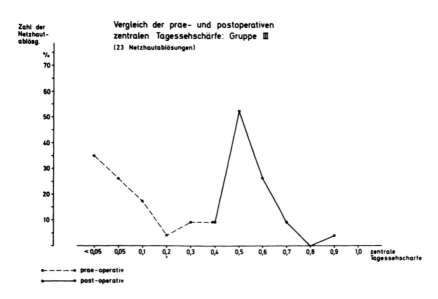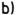

Abb. 3a und b

10 asb. Es wurde eine Prüfmarke von 10' benutzt. Bei dieser Untersuchung haben wir uns nicht allein auf den der Fovea entsprechenden Gesichtsfeldbereich beschränkt, sondern die Lichtunterschiedsempfindlichkeit bis zu 12° vom Zentrum nasal und temporal bestimmt. Die Untersuchung wurde in dem Meridian durchgeführt, der genau durch die Mitte des blinden Fleckes verlief; also nicht immer im 0° Meridian. Es wurde „weißes" Licht benutzt. Die statistischen Berechnungen einiger Ergebnisse wurden mit dem t-Test durchgeführt.

c)

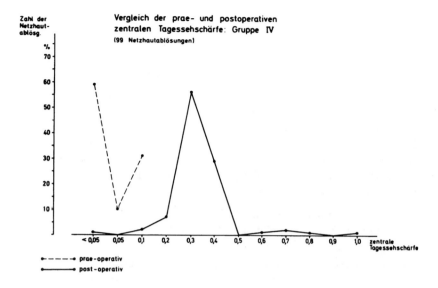

d)

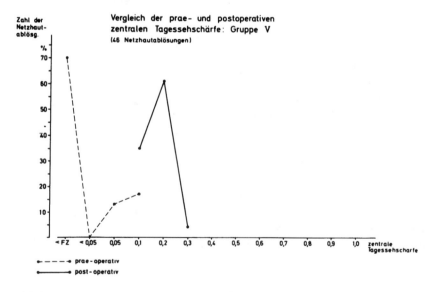

Abb. 3c und d

Abb. 3. In den Abbildungen a–d wird die genaue Aufteilung der prä- und postoperativen zentralen Tagessehschärfe in den Gruppen II–V graphisch dargestellt. In jeder Ablatio-Gruppe wird die Zunahme der postoperativen Sehschärfe durch deutliches Verschieben der 2. Kurve nach rechts angezeigt

III. Ergebnisse

1. Zentrale Tagessehschärfe

Gruppe I: Diese Ablatio-Gruppe mit noch anliegender Macula sollte als Kontrollgruppe dienen, um evtl. Visusverschlechterungen — bereits durch den Eingriff als solchen bedingt — zu erkennen und für die nachfolgenden Untersuchungen zu berücksichtigen. Außerdem sollte anhand dieser Gruppe festgestellt werden, innerhalb welcher Zeit der Ausgangswert der Tagessehschärfe wieder erreicht wird. Es wurden hierfür 70 operativ wiederangelegte Netzhaut-Ablösungen ausgewertet.

Bei 79% der Patienten war das präoperative Sehvermögen nach 4—8 Wochen postoperativ wieder erreicht. Die restlichen 21% der Patienten wurden erst nach 3 Monaten nachkontrolliert; die Sehschärfe hatte aber auch dann ihren vollen Ausgangswert erlangt. Es wurde damit bei keiner der 70 Netzhaut-Ablösungen aus der Gruppe I die zentrale Tagessehschärfe durch die kryochirurgische Ablatio-Operation auf Dauer herabgesetzt.

Gruppen II—V: Die Zahl der Patienten in den Ablatio-Gruppen II—V ist in der Abbildung 1 im einzelnen aufgeführt. In den nächsten Abbildungen (Abb. 3a—3d) wird die genaue Aufteilung der präoperativen und postoperativen Sehschärfe in den einzelnen Gruppen dargestellt. In jeder Ablatio-Gruppe ist eine deutliche Zunahme der postoperativen Tagessehschärfe zu erkennen, was durch ein Verschieben der 2. Kurve nach rechts zum Ausdruck kommt. Wie zu erwarten, besteht entsprechend diesen 4 verschiedenen präoperativ ophthalmoskopisch festgelegten Macula-Stadien auch ein unterschiedliches postoperatives Sehvermögen.

Um das deutlicher zu sehen, haben wir zunächst den Mittelwert der präoperativen Sehschärfe bestimmt (Abb. 4). Wir konnten feststellen, daß zwischen den einzelnen Gruppen ein deutlicher Unterschied besteht. Im Vergleich dazu haben wir auch den Mittelwert des postoperativen Sehvermögens errechnet. Die postoperative zentrale Sehschärfe unterscheidet sich auch hier in den einzelnen Gruppen. Sie ist um so schlechter, je geringer sie bereits präoperativ war, d.h. je ausgedehnter die Ablösung präoperativ im Macula-Bereich gewesen ist.

Aufgrund der Zugehörigkeit einer Netzhaut-Ablösung zu einer der aufgestellten Gruppen erscheint es daher möglich, eine Aussage — natürlich mit der notwendigen Einschränkung — über die postoperativ zu erwartende Sehschärfe zu machen. Wie wir uns aus den vorherigen Ausführungen erinnern, kann in der Gruppe I der Ausgangswert der zentralen Tagessehschärfe postoperativ wieder erlangt werden. Das Sehvermögen, das in der Ablatio-Gruppe II postoperativ erreicht wurde, zeigte bei statistischer Auswertung (Abb. 5) gegenüber dem der Gruppe I — bei ihr war ja die Macula überhaupt nicht abgehoben — keinen signifikanten Unterschied. Das kann bedeuten, daß bei Netzhaut-Ablösungen mit nur teilweiser Macula-Abhebung im Mittel postoperativ eine fast volle Sehschärfe erwartet werden kann. Im Gegensatz dazu besteht zwischen den Gruppen II—V ein statistisch signifikanter Unterschied, d.h.,

Gruppe	Zahl	Mittelwert d. zentr. Tagessehschärfe präoperativ	postoperativ
II	28	0,25	0,66
III	23	0,1	0,55
IV	99	0,04	0,33
V	46	0,02	0,17

Abb. 4. Aus der Abbildung geht hervor, daß in den Mittelwerten der zentralen Tagessehschärfe ein Unterschied zwischen den Gruppen II—V (196 Netzhaut-Ablösungen) besteht; dies trifft sowohl prä- als auch postoperativ zu. Interessant ist, daß die postoperative Sehschärfe entsprechend der präoperativ größeren Ausdehnung und Höhe der Abhebung im Macula-Bereich abnimmt und damit auch parallel zu unserer präoperativ durchgeführten Gruppeneinteilung verläuft

Gruppe	Signifikanz	Bewertung
I / II	0,20 > P > 0,10	NS
II / III	0,02 > P > -	S
III / IV	0,001 > P > -	S
IV / V	0,001 > P > -	S

S = signifikant
NS = nicht signifikant

Abb. 5. Die präoperative Einteilung der Netzhaut-Ablösungen in die Gruppen II–V hat auch postoperativ eine unterschiedliche Tagessehschärfe zur Folge. Der Unterschied ist zwischen den Gruppen I und II nicht signifikant, dagegen zwischen den Gruppen II, III, IV und V signifikant. Aufgrund dieser präoperativen Gruppen-Einteilung kann bei dem hier ausgewerteten Krankengut (266 Netzhaut-Ablösungen) postoperativ in den Gruppen II–V eine statistisch signifikante, unterschiedliche Sehschärfe erwartet werden

daß bei jeder der 4 verschiedenen präoperativen Macula-Stadien postoperativ eine statistisch signifikante, unterschiedliche Sehschärfe erwartet werden kann. Aufgrund des ausgewerteten Krankengutes würde in einer Ablatio-Gruppe II im Mittel die postoperative Sehschärfe bei 0,66 liegen, in einer Gruppe III bei 0,55, in einer Gruppe IV bei 0,33 und in einer Gruppe V bei nur 0,17. Diese Abnahme der postoperativen Sehschärfe verläuft wiederum parallel zu unserer Gruppen-Einteilung. Diese Untersuchungen haben deutlich gezeigt, daß die Ausdehnung und Höhe der Macula-Abhebung einen entscheidenden Faktor für die postoperativ zu erwartende Tagessehschärfe darstellen.

Im Anschluß daran haben wir versucht, die operativ angelegten Netzhaut-Ablösungen noch auf andere, die Macula-Funktion beeinflussende Faktoren hin zu analysieren. Hierfür haben wir diejenigen Netzhaut-Ablösungen herangezogen, deren postoperative Sehschärfe stärker vom Mittelwert der jeweiligen Gruppe abgewichen ist. Dabei zeigte sich, daß im allgemeinen dann, wenn ein besonders gutes postoperatives Sehvermögen erreicht wurde, es sich um einen jüngeren, nicht myopen Patienten mit einer Abhebung im Macula-Bereich von nur wenigen Tagen gehandelt hat.

Im Gegensatz dazu waren bei den unteren Grenzwerten des postoperativen Sehvermögens durchweg Patienten vertreten, deren Alter deutlich über dem jeweiligen Durchschnittsalter der Gruppe lag. Die Patienten waren zwischen 60 und 74 Jahre alt. Nur in einzelnen Fällen handelte es sich um Patienten mittleren Alters bei gleichzeitiger Myopie. Als weiterer Faktor für eine postoperativ besonders schlechte Sehschärfe erwies sich hauptsächlich bei den älteren Patienten eine länger als 1 Woche bestehende Macula-Abhebung.

Im Rahmen dieser Untersuchung hatten wir den Eindruck gewonnen, daß die Sehschärfe bei allen 4 Gruppen mit unterschiedlicher Macula-Abhebung postoperativ über einen sehr langen Zeitraum noch weiter zunimmt. Um diese klinische Beobachtung zu überprüfen, haben wir im Folgenden bei 57 Patienten der Gruppen II–V die Sehschärfe vor der Operation – also zum Zeitpunkt der stationären Aufnahme –, 2 Monate und etwa 1 Jahr nach der Operation einander gegenübergestellt. In der nächsten Abbildung (Abb. 6) sind diese Werte zu den unterschiedlichen Zeiten graphisch dargestellt. Die Mittelwerte wurden durch eine Linie miteinander verbunden, so daß der Verlauf der Sehschärfe über die Beobachtungszeit von 1 Jahr hin verdeutlicht wird. Dabei zeigt sich, daß die Sehschärfe in den ersten 2 Monaten nach der Operation zunächst sehr schnell ansteigt. Dies ist, wie wir aus den Untersuchungen der Gruppe I wissen, neben anderen Faktoren auch z.T. durch die Erholung des Auges vom Operationstrauma bedingt. Dem ersten stärkeren Anstieg folgt dann über einen längeren Zeitraum hinweg noch ein zweiter Zuwachs der Sehschärfe.

Aus den Befunden dieser 4 Verlaufskurven ergibt sich, daß die Sehschärfe bei teilweiser oder vollständiger Macula-Abhebung im Mittel auch nach 2 Monaten nach der Operation immer noch zunimmt.

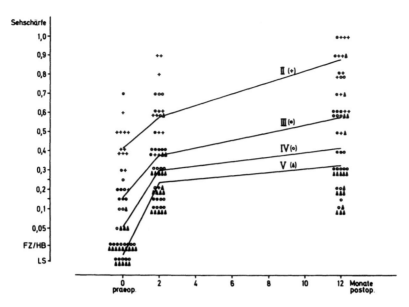

Abb. 6. Es wird der Verlauf der zentralen Tagessehschärfe zum Zeitpunkt der noch bestehenden Ablatio bis 1 Jahr nach operativer Wiederanlegung in den Gruppen II–V verfolgt. In jeder Gruppe wird durch die Mittelwertslinie der postoperative Anstieg verdeutlicht. In den ersten 2 Monaten nach der Operation ist eine schnelle und steilere, in der Folgezeit bis zu 1 Jahr eine zweite, aber langsamere Zunahme der Sehschärfe zu beobachten

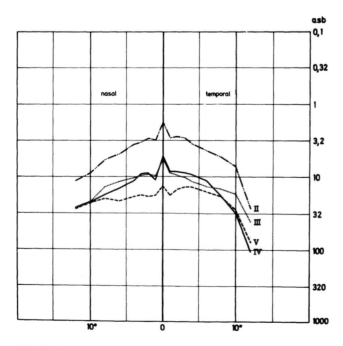

Abb. 7. Bei der Gegenüberstellung der Mittelwertskurven der postoperativen Lichtunterschiedsempfindlichkeit der Gruppen II–V ist ein Unterschied zu erkennen. Er wird besonders deutlich durch die Abflachung des Gipfels von der Gruppe II zur Gruppe V hin, was damit parallel zu unserer präoperativ durchgeführten Gruppeneinteilung der Netzhaut-Ablösungen verläuft (57 Patienten)

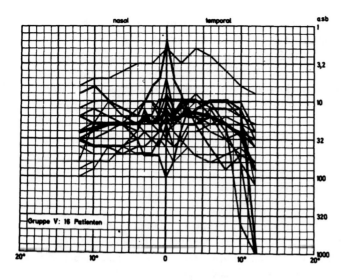

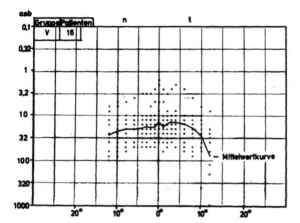

Abb. 8. (a) Gruppe V: Es werden die einzelnen Kurven der Lichtunterschiedsempfindlichkeit von 16 Patienten der Gruppe V dargestellt. Die Mittelwertskurve ist stärker ausgezeichnet. Aus dem relativ einheitlichen Verlauf der Kurven fallen nur 2 Patienten durch eine wesentlich bessere Funktion heraus. In den einzelnen Kurven ist eine deutliche Abflachung des Gipfels zu beobachten. Es sind keine relativen zentralen oder parazentralen Skotome zu erkennen. Die Lichtunterschiedsempfindlichkeit ist nicht sehr stark gegenüber der Umgebung herabgesetzt. (b) Gruppe V: Mittelwertskurve der Lichtunterschiedsempfindlichkeit von den 16 untersuchten Patienten. Die 16 unterschiedlichen Kurven sind in Abbildung 8a einzeln dargestellt

2. Lichtunterschiedsempfindlichkeit

Die Ergebnisse der statischen Perimetrie untermauern zusätzlich unsere durchgeführte Gruppeneinteilung. Bei der Untersuchung der postoperativen Lichtunterschiedsempfindlichkeit ist in den Mittelwertskurven der Gruppen II–V ein Unterschied zu erkennen (Abb. 7), er wird besonders deutlich zwischen der Gruppe II und V. Die Lichtunterschiedsempfindlichkeit ist damit um so geringer, je ausgedehnter – d.h. wohl auch je höher – die Abhebung präoperativ im Bereich des hinteren Pols gewesen ist.

Um einen Einblick in den Verlauf der einzelnen Kurven zu geben, aus denen eine solche Mittelwertskurve errechnet wurde, soll eine Gruppe als Beispiel dienen. Es handelt sich hierbei um die Gruppe V, also um die Gruppe, bei der die Macula am höchsten abgehoben war (Abb. 8a + b). Man sieht, daß aus dem relativ einheitlichen Verlauf der einzelnen Kurven nur 2 Patienten durch eine wesentlich bessere Funktion herausfallen. Die Gründe hierfür werden später erörtert werden. Wie man dies schon an der Mittelwertskurve sehen konnte, zeigt sich auch in den einzelnen Kurven im allgemeinen eine sehr deutliche Abflachung des Gipfels. Ferner sind in den einzelnen Kurven relative zentrale oder auch parazentrale Skotome zu erkennen, in denen aber die Lichtunterschiedsempfindlichkeit nicht sehr stark gegenüber der Umgebung herabgesetzt ist. Absolute Skotome fehlen bei der von uns verwandten Prüfmarke von 10′.

Die postoperative Lichtunterschiedsempfindlichkeit hängt damit ab von:

1. Ausdehnung bzw. Höhe der Abhebung im Macula-Bereich.
Aus der Untersuchung der postoperativen Sehschärfe wissen wir bereits, daß diese auch noch von folgenden Faktoren beeinflußt wird, nämlich der Dauer der Abhebung, dem Alter des Patienten und dem Grad einer evtl. vorliegenden Myopie. Aus diesem Grunde haben wir das Krankengut von 57 Patienten, bei dem wir die Untersuchung der Lichtunterschiedsempfindlichkeit durchgeführt haben, noch nach diesen 3 Gesichtspunkten aufgegliedert.

2. Abhebungsdauer im Macula-Bereich.
In der nächsten Abbildung (Abb. 9) ist der Einfluß der Abhebungsdauer im Bereich der Macula auf die Lichtunterschiedsempfindlichkeit im Gesichtsfeldzentrum dargestellt. Im Mittelwert, der durch eine horizontale Linie veranschaulicht wird, deutet sich insofern eine Abhängigkeit der Lichtunterschiedsempfindlichkeit an, als diese bei längerer Dauer der Macula-Abhebung abnimmt. Dieser augenscheinliche Unterschied wurde statistisch nicht überprüft. Hierbei sei aber auch vermerkt, daß sich das Alter der Macula-Abhebung überdies nicht immer mit der gewünschten Exaktheit feststellen ließ.

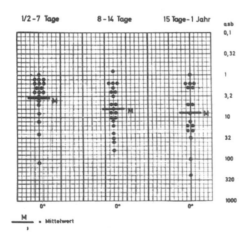

Abb. 9. Es wird der Einfluß der *Abhebungsdauer* im Bereich der Macula auf die postoperative Lichtunterschiedsempfindlichkeit im Gesichtsfeldzentrum dargestellt. Im Mittelwert, der durch eine horizontale Linie dargestellt wird, deutet sich insofern eine Abhängigkeit der Lichtunterschiedsempfindlichkeit von der Dauer der Macula-Abhebung an, als diese bei längerer Abhebungsdauer abnimmt. Diese Abnahme ist zwischen einer 1 und 2 Wochen bestehenden Abhebung ausgeprägter als zwischen einer von 2 Wochen und 1 Jahr

3. Alter des Patienten.
In der folgenden Darstellung (Abb. 10) haben wir die postoperative Lichtunterschiedsempfindlichkeit im Gesichtsfeldzentrum von 2 verschiedenen Altersgruppen miteinander verglichen. Wie man erkennen kann, ist die Lichtunterschiedsempfindlichkeit bei älteren Menschen im Durchschnitt stärker herabgesetzt als bei jüngeren. Dieser Unterschied ist jedoch

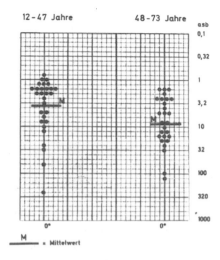

12 - 47 Jahre   48 - 73 Jahre

M — = Mittelwert

Abb. 10. Es wird die postoperative Lichtunterschiedsempfindlichkeit im Gesichtsfeldzentrum
von 2 verschiedenen Altersgruppen verglichen.
Im Durchschnitt (horizontale Linie) ist bei den
von uns untersuchten Patienten zwischen 48 und
73 Jahren eine stärkere Herabsetzung der Lichtunterschiedsempfindlichkeit zu erkennen als bei
den jüngeren Patienten

nicht sehr ausgeprägt. Hierbei müssen wir außerdem die physiologische Abnahme der Lichtunterschiedsempfindlichkeit beim älteren Menschen berücksichtigen (Aulhorn, 1975). Es besteht trotzdem der Verdacht, daß auch das Lebensalter des Patienten einen Einfluß auf die
wiedererlangte postoperative Lichtunterschiedsempfindlichkeit hat.

4. Myopie des Patienten.

Im Folgenden (Abb. 11) soll die Lichtunterschiedsempfindlichkeit im Gesichtsfeldzentrum
bei 2 verschiedenen Refraktionsgruppen einander gegenübergestellt werden. Es sei an dieser
Stelle nochmals darauf hingewiesen, daß alle hierbei ausgewerteten stärkeren Myopien ophthalmoskopisch keine wesentlichen Dehnungsveränderungen im Macula-Bereich aufwiesen. Auffallend ist bei dieser Gegenüberstellung immerhin, daß bei allen stärker myopen Patienten die
postoperativ wiedererlangte Lichtunterschiedsempfindlichkeit insgesamt geringer ist.

Aus diesen Ergebnissen geht hervor, daß nicht nur die Ausdehnung bzw. Höhe der Abhebung
im Maculabereich und ihre Dauer, sondern wohl auch das Alter des Patienten und der Grad
seiner Myopie die postoperative Macula-Funktion im positiven oder negativen Sinne beeinflussen können.

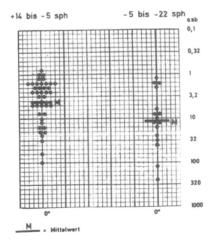

+14 bis -5 sph   -5 bis -22 sph

M — = Mittelwert

Abb. 11. Es wird die postoperative Lichtunterschiedsempfindlichkeit im Gesichtsfeldzentrum
bei 2 verschiedenen Refraktionsgruppen gezeigt.
Auffallend ist bei dieser Gegenüberstellung, daß
bei allen stärker myopen Patienten die postoperativ wiedererlangte Lichtunterschiedsempfindlichkeit stärker variiert und insgesamt geringer
erscheint als bei den Patienten der anderen Re-
fraktionsgruppe

Zum Schluß soll der mögliche Einfluß dieser 3 Faktoren auf die postoperative Macula-Funktion einmal anhand von 2 Beispielen überprüft werden. Hierfür sollen zunächst die bereits besprochenen Ergebnisse der statischen Perimetrie aus der Gruppe V (Abb. 8a) dienen. Es sollen nunmehr die 2 aus dem üblichen Verlauf herausfallenden Kurven genauer betrachtet werden. Bei beiden Patienten mit der außergewöhnlich hohen Lichtunterschiedsempfindlichkeit bestand die Macula-Abhebung nur für wenige Stunden; es lag außerdem in beiden Fällen keine Myopie vor.

Nun ein zweites Beispiel. Hierfür soll nochmals auf die Abbildung (Abb. 9) eingegangen werden, die den Einfluß der Abhebungsdauer im Macula-Bereich auf die postoperative Lichtunterschiedsempfindlichkeit darstellt. In der ersten Gruppe mit kürzerer Abhebungsdauer weisen 6 Patienten eine unter dem Mittelwert liegende Macula-Funktion auf. Fünf von diesen Patienten gehörten entweder der höheren Altersgruppe an oder waren myop. Jetzt im Vergleich dazu die dritte Patientengruppe mit der längsten Macula-Abhebungsdauer. Hierbei fallen 9 Patienten auf, deren postoperative Macula-Funktion über dem Durchschnitt lag. Bei 5 von diesen Patienten handelte es sich um Jugendliche, sie waren außerdem nicht myop. Die anderen 4 Patienten gehörten der Ablatio-Gruppe II bzw. III an, d.h. ihre Macula war nicht maximal abgehoben.

IV. Schlußfolgerungen

In der vorliegenden Arbeit sind 266 Patienten nach anatomisch wiederangelegter Netzhaut-Ablösung auf ihre postoperative Macula-Funktion hin untersucht worden. Es handelt sich bei diesem Krankengut insofern um eine Auswahl, als alle Patienten mit präoperativ vorhandenen Trübungen im Bereich der optischen Medien oder ophthalmoskopisch sichtbaren Macula-Veränderungen von den Untersuchungen ausgeschlossen wurden. Bezüglich der durchgeführten Ablatio-Operation stellen sie ein einheitliches Krankengut dar, da bei allen Patienten die Netzhaut durch die technisch einfache kryochirurgische Ablatio-Operation wieder angelegt wurde. Es handelt sich dabei um die von Lincoff modifizierte Custodis-Methode. In 90,2% konnte bei der Operation auf die Punktion verzichtet werden, dabei wurde jeweils strengstens auf die Durchblutung der Zentralarterie geachtet.

Es wurde versucht, eine gewisse Systematik in die Vielzahl der Netzhaut-Ablösungen zu bringen. Das Schwergewicht lag dabei auf der Macula. Die verschiedenen Netzhaut-Ablösungen wurden präoperativ aufgrund ihres Befundes am hinteren Pol in 5 verschiedene Gruppen aufgeteilt. Es wurde hierfür die Ausdehnung der Abhebung in der Macula und am Papillenrand zugrundegelegt, um auf diese Weise sowohl der unterschiedlichen Ausdehnung als auch der verschiedenen Abhebungshöhe im Bereich der Macula Rechnung zu tragen. Bei der anschließenden Analyse von 2 postoperativen Macula-Teilfunktionen, der zentralen Tagessehschärfe und der Lichtunterschiedsempfindlichkeit, zeigte sich, daß diese präoperative Ablatio-Gruppeneinteilung − natürlich mit der notwendigen Zurückhaltung − zugleich eine Art Prognose-Gruppe für die postoperativ zu erwartende Macula-Funktion darstellt.

Die Gruppenunterschiede in den Ergebnissen der postoperativen Sehschärfe konnten statistisch belegt werden. Es ließ sich zeigen, daß entsprechend der präoperativen Gruppeneinteilung der Netzhaut-Ablösungen postoperativ unterschiedliche Mittelwerte der Sehschärfen erwartet werden können. Die postoperative Macula-Funktion ist um so geringer, je ausgedehnter und höher die Macula vorher abgehoben war.

Es konnte außerdem gezeigt werden, daß die untersuchten postoperativen Macula-Teilfunktionen noch durch andere Faktoren, wie Abhebungsdauer im Macula-Bereich, Lebensalter des Patienten und Grad der Myopie, im positiven oder negativen Sinne beeinflußt werden können.

Die Beobachtung der postoperativen Sehschärfe über den Verlauf von 1 Jahr ergab einen anfänglichen schnelleren Anstieg der Sehschärfe in den ersten 4–8 Wochen nach der Operation, der von einem zweiten, aber langsameren Anstieg bis hin zu 1 Jahr gefolgt wurde. Es bietet sich an, dieses Verhalten der postoperativen Sehschärfe mit den vorhandenen tierexperimentellen Ergebnissen in Zusammenhang zu bringen. Seit Foulds und Ikeda (1966) sowie Kroll und Machemer (1969) wissen wir, daß es bei einer abgehobenen Netzhaut zur Degeneration der äußeren Segmente der Stäbchen und Zapfen kommt. Nach Wiederanlegen der Netzhaut erfolgt nach Kroll und Machemer innerhalb von 4 Wochen eine Regeneration der äußeren Segmente der Photoreceptoren. Dies geschieht bei den Stäbchen schneller, die Zapfen hinken hierbei nach. Das stimmt auch mit unseren (Lincoff und Kreissig 1970, 1971) tierexperimentellen Untersuchungen überein. Wir haben die Nekrose der Stäbchen durch eine schwach dosierte Kryopexie-Läsion erzeugt. Die Regeneration der Stäbchen war bei unseren elektronenmikroskopischen Untersuchungen innerhalb von 14 Tagen festzustellen.

Mit diesen experimentellen Ergebnissen könnte man vielleicht das bei unseren Nachuntersuchungen beobachtete unterschiedliche und über einen längeren Zeitraum hin stattfindende Ansteigen der postoperativen Sehschärfe beim Menschen erklären. Es bietet sich an, den postoperativen schnelleren und höheren Anstieg der Sehschärfe neben der Erholung des Auges vom Operationstrauma auch noch mit der schneller erfolgenden Regeneration der Stäbchen in Zusammenhang zu bringen, hingegen die langsamere und noch später stattfindende Zunahme der Sehschärfe mit der vergleichsweise verzögerten Erholung der Zapfen. Dies wäre selbstverständlich noch durch weitere Untersuchungen abzuklären. In diesem Zusammenhang möchten wir aber erwähnen, daß wir unsererseits diesen späteren Anstieg der Sehschärfe nicht durch eine zusätzliche Besserung der optischen Medien oder des ophthalmoskopischen Befundes erklären konnten.

Aus unseren Untersuchungen der postoperativen Macula-Funktion ergibt sich für unsere klinische Praxis: da Alter eines Ablatio-Patienten und Grad der Myopie nicht beeinflußbar sind, können hingegen die Ausdehnung und die Abhebungsdauer einer Ablatio im Macula-Bereich verändert werden. Die Ausdehnung der Ablösung läßt sich durch eine sofortige stationäre Aufnahme des Patienten begrenzen oder sogar reduzieren und die Dauer der Macula-Abhebung durch eine schnelle Operation verkürzen. Dies unterstützt unsere (Kreissig und Lincoff, 1974) früher geäußerte Ansicht, nämlich, daß eine Netzhaut-Ablösung gegebenenfalls als Notfall zu behandeln ist.

Hiermit möchten wir Frau Prof. E. Aulhorn für ihre Ratschläge zu Beginn der Untersuchungen mit der statischen Perimetrie, den Doktoranden Frau G. Lauer und Herrn B. Völker, für ihre Hilfe bei einem Teil der Auswertungen und Untersuchungen, sowie Frau B. Engler für die in dieser Arbeit gezeigten graphischen Darstellungen danken.

Literatur

Aulhorn, E.: Über die Beziehung zwischen Lichtsinn und Sehschärfe. v. Graefes Arch. Ophthal. 167, 4–74 (1964). – Aulhorn, E.: Das periphere Gesichtsfeld. DOG, Essen, 1975 (im Druck). – Berndt, G.: Erfahrungen mit der Cerclage-Operation nach Schepens. Wissenschaftliche Zeitschrift der Ernst-Moritz-Arndt-Universität Greifswald Jahrgang XV (1966). – Davies, E.W.G.: Factors affecting recovery of visual acuity following detachment of the retina. Trans. Ophthal. Soc. U.K., 92, 335–344 (1972). – Desvignes, P.: Examen fonctionnel d'opérés de décollements rétiniens considérés comme guéris. Annal. d'Oculist. Vol. Vol. 172, 977–993 (1935). – Foulds, W., Ikeda, H.: The effects of detachments and resting ocular potentials in the rabbit. Invest. Ophth. 5, 93–108 (1966). – Foulds, W., Reid, H., Chisholm, I.A.: Factors

Influencing Visual Recovery after retinal detachment surgery. Limitations and Prospects for Retinal Surgery. Mod. Probl. Ophthal. 12, 49–57 (1974). – Harms, H.: Die Technik der statischen Perimetrie. Schweiz. Ophthal Ges. 2. Fortbildungskurs, Bern 1968, Ophthalmologica 158, 387–405 (1969). – Hudson, J.: Functional results of retinal detachment surgery. In: New and Centroversial Aspects of retinal detachment. p. 460 (ed. A.MC. Pherson) New York (1968). – Kishimoto, N., Nakamura, S., Fujino, T.: Visual acuity after successful retinal detachment surgery. Jap. J. clin. Ophthal. 21, 173–180 (1967). – Kreissig, I., Lincoff, H.: Ultrastruktur der Kryopexie-Adhäsion. DOG Symp.: Die Prophylaxe der idiopathischen Netzhautablösung. 191–205 (1971). – Kreissig, I.: Modifizierte Custodis-Methode bei der Ablatio-Operation nach Lincoff. Klin. Mbl. Augenhlk. 196, 516–519 (1972). – Kreissig, I. Lincoff, H.: Die unaufschiebbare Ablatio-Operation. Klin. Mbl. Augenhlk. 163, 315–318 (1974). – Kreissig, I.: Ablatio-Chirurgie: Wandel durch Kryopexie. Sitzungsber. d. 128. Vers. d. Vereins Rhein.-Westf.-Augenärzte, 34–43 (1974). – Kroenfeld, P.: Function of the reattached retina. Arch. of Ophthal. 10, 646 (1933). – Kroll, A., Machemer, R.: Experimental retinal detachment and reattachment in the rhesus monkey. Amer. J. Ophthal. 68, 58–77 (1969). – Lincoff, H., O'Connor, P., Kreissig, I.: Die Retina-Adhäsion nach Kryopexie. Klin. Mbl. Augenhlk. 156, 771–783 (1970). – Pannarale, M.R., Proto, F.: L'acutezza visiva come risultato funzionale negli operati di distacco retinico. Boll. Oculist. 43, 525–561 (1964). – Polliot, L., Regnault, F.: Résultats opératoires dans le décollement de la rétina. Clinique ophthal., 3, 29–42 (1966). – Sallmann, L., Sveinsson, K.: Über Sehschärfe und Gesichtsfeld bei operativ geheilter Netzhautabhebung. Arch. G. Ophth. 130, 1–40 (1933).

Netzhautfunktion nach operativer Behandlung der Amotio I

E. Alexandridis, H.J. Lauer, Ch. Anagnostopoulos (Univ.-Augenklinik Heidelberg)

Amotio ohne Maculabeteiligung

In der Literatur wird am häufigsten die Sehschärfe als Kriterium der postoperativen Funktionsbesserung nach Netzhautablösung angeführt (Bagley, 1948; Jay, 1965; Küper et al., 1966; Gundry et al., 1974). Häufig wird auch das ERG in der postoperativen Phase untersucht (Karpe et al., 1952; François et al., 1955; Rendahl, 1957; Schmöger, 1963; Blach et al., 1967). Über andere Funktionsprüfungen wie Gesichtsfeld, Dunkeladaptation und Farbensinn sind die Angaben jedoch seltener.

Fast bei allen Veröffentlichungen handelt es sich um mehr oder weniger retrospektiv durchgeführte Arbeiten, bei denen meist nur eine Funktion untersucht wurde.

Die vorliegende 2-teilige Arbeit ist das Ergebnis einer prospektiv vorbereiteten Studie mit dem Ziel, die rückkehrenden Netzhautfunktionen subjektiv und objektiv in bestimmten Zeitabständen zu erfassen und die Ergebnisse der unterschiedlichen Untersuchungen miteinander zu vergleichen, um mögliche Beziehungen herauszufinden.

Untersucht wurden 2 Patientengruppen.

Gruppe 1 waren Patienten mit idiopathischer Netzhautablösung von mindestens 2 Quadranten bis zum hinteren Pol, jedoch mit intakter Macula.

Gruppe 2 hatten dagegen eine abgelöste Macula. Funktionsbeeinträchtigende andere Augenveränderungen wie Aphakie, maligne Myopie u.a. wurden von vornherein ausgeschieden.

Die Untersuchungen erfolgten präoperativ, bei der Entlassung und im 3., 6., 9. und 12. postoperativen Monat. Einige Fälle wurden bis 2 bzw. fast 3 Jahre verfolgt.

Geprüft wurden Visus, Gesichtsfeld (Profil- und Isopteren-Perimetrie bei Helladaptation), Dunkeladaptation, Farbsinn, ERG und EOG. Die aufwendigeren Untersuchungen wurden ein um das andere Mal durchgeführt.

Geplant war die Untersuchung von 50 Patienten in jeder Gruppe. Allerdings konnten wir in Gruppe 1 nur 18, in Gruppe 2 nur 33 Patienten untersuchen. In Gruppe 1 hatten wir die Bedingungen „Amotio bis zum hinteren Pol bei intakter Macula" zu eng gefaßt. Außerdem schieden in beiden Gruppen postoperativ eine Anzahl Patienten aus, die sich den langwierigen Untersuchungen nicht so oft unterziehen wollten. Einige konnten auch wegen auftretender Spätkomplikationen z.B. Glaskörperschrumpfung nicht weiter verfolgt werden. Es wäre daher wünschenswert, nochmals eine Studie unter Berücksichtigung unserer Schwierigkeiten durchzuführen, um unsere Untersuchungen zu erhärten.

Untersuchungsergebnisse der 1. Gruppe, (Amotio ohne Macula-Beteiligung)

Visus. Die Abbildung 1 zeigt die Verteilung der zentralen Sehschärfe präoperativ (dunkle Säulen) und ein Jahr nach der Operation (leere Säulen). In der Abszisse ist der Visus logarithmisch (0,2 Log) in 7 Gruppen zusammengestellt.

Vor der Operation haben nur 1/3 der Patienten mehr als 0,63 gesehen, da bei den übrigen das Ödem bis nahe an die Macula heranreichte. Ein Jahr nach der Operation haben 2/3 der Patienten über 0,63 gesehen; 1/3 sogar 1,0. Bis spätestens zum 3. Monat war der Visus wieder optimal. Etwa 1/3 der Patienten, die weniger als 0,6 sahen, waren stärker kurzsichtig ohne maligne Fundusveränderungen; 2 hatten postoperativ Glaskörpertrübungen.

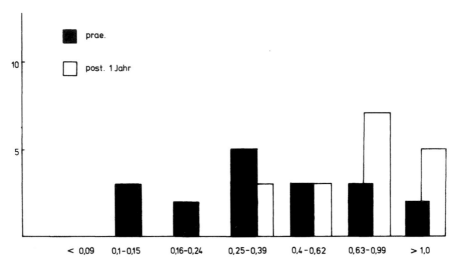

Abb. 1. Präoperativer und postoperativer Visus nach Netzhautablösung. In der Abszisse ist der Visus in 7 Gruppen, im Abstand von 0,2 Log zusammengestellt

Gesichtsfeld. Schon 3 Monate nach der Operation hatten sich die Außengrenzen bei der Goldmann-Perimetrie fast normalisiert bis auf die zu erwartende Einschränkung im Bereich der Plombe (Abb. 2). Bei einem kleinen Teil der Patienten mit vorwiegend alter Amotio blieb das Gesichtsfeld im Bereich der früher abgelösten Netzhaut für die ganze Zeit eingeschränkt. Die Abbildung 3 zeigt ein solches Beispiel 6 Monate nach der Operation. Über ähnliche Befunde berichtet auch Gaillard (1962).

Mit der statischen Perimetrie erfaßten wir das zentrale Gesichtsfeld im 6. und 12. Monat nach der Operation. Abgesehen von den Patienten mit hoher Myopie zeigte sich eine Abhängigkeit des zentralen Profils vom postoperativen Visus. Zwischen den Untersuchungen vom 6. und 12. Monat konnten wir keine signifikanten Unterschiede feststellen.

Farbsinn – Dunkeladaptation. Sowohl die Farbsinn-Prüfung als auch die Dunkeladaptation zeigten im 6. Monat keine sicheren Abweichungen von der Norm. Bei einigen der wenigen Patienten mit präoperativem Ödem im Bereich der Macula ließ sich eine Erhöhung der Zapfenschwelle um etwa 0,5 Zehnerpotenzen nachweisen.

ERG, EOG. Entsprechend der Literatur waren ERG und der lichtabhängige Teil im EOG präoperativ reduziert und zwar um so mehr, je größer die Ausdehnung der Amotio war. Eine genaue Beziehung zwischen Amplitudengröße und Amotioausdehnung ließ sich, auch bei den Fällen aus der Literatur mit einer viel größeren Patientenzahl nie herstellen. Postoperativ erholten sich sowohl des ERG, vor allem die b-Wellen-Amplitude, als auch das EOG mit seinem lichtabhängigen Potentialteil. Insgesamt zeigten ERG und EOG ein paralleles Verhalten, d.h. in den Fällen, in denen sich das ERG besserte, besserte sich auch das EOG (Abb. 4). Ein Jahr nach der Operation konnte man etwa die Hälfte der Elektroretinogramme und der Elektrooculogramme als normal bezeichnen. Verglichen mit dem gesunden Auge waren jedoch die Potentiale etwas niedriger. Andere Patienten hatten bei einem normalen ERG ein reduziertes EOG. Nur 2 Patienten hatten ein subnormales bis erloschenes ERG und keinen Lichtanstieg im EOG. Bei ihnen handelte es sich um sehr lange bestandene Amotionen. Die Potentialzunahme zeigte sich in den ersten postoperativen Monaten. Nach dem 6. Monat konnten wir selbst bis zu 2 Jahren keine nennenswerten Verbesserungen mehr feststellen.

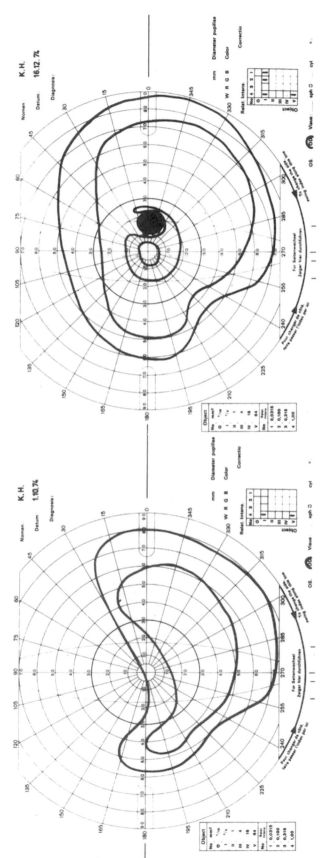

Abb. 2. Präoperatives (links) und postoperatives (rechts) Gesichtsfeld einer nicht lange bestandenen peripheren Amotio

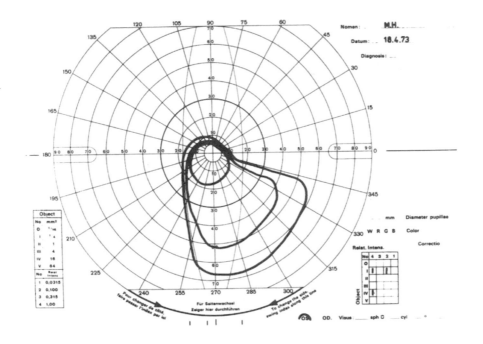

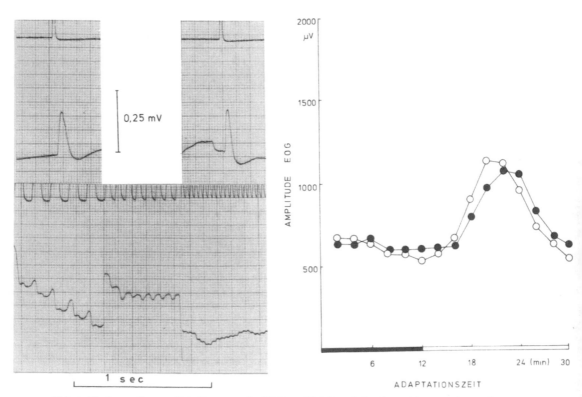

Abb. 4. Postoperative parallele Besserung im ERG und EOG nach frischer, nicht lange bestandener Amotio

Literatur

Bagley, C.H.: Retinal Detachment. Amer. J. Ophthal. 31, 285–298 (1948). – Blach, R.K., Behrman, J.: The Electrical Activity of the Eye in Retinal Detachment. Trans Ophthal. Soc. U.K. 87, 263–266 (1967). – François, J., de Rouck, A.: L'Électrorétinographie dans la myopie et les décollements myopigenes de la rétine. Acta ophth. 33, 131–155 (1955). – Gaillard, G.: Résultats fonctionnels du traitement chirurgical du décollement de la rétine. Paris: Masson 1962. – Gundry, M.F., Davies, E.W.G.: Recovery of Visual Acuity after Retinal Detachment Surgery. Amer. J. Ophthal. 77, 310–314 (1974). – Jay, B.: The Functional Cure of Retinal Detachment. Trans. ophthal. Soc. U.K. 85, 101–110 (1965). – Karpe, G., Rendahl, I.: The Clinical Electroretinogram: VI The Electroretinogram in Detachment of the Retina. Acta ophthal. 30, 303–316 (1952). – Küper, J. und Böke, W.: Die zentrale Sehschärfe nach Netzhautoperationen mit dem Plombenverfahren von Custodis. Klin. Mbl. Augenheilk. 148, 182–190 (1966).

Netzhautfunktion nach operativer Behandlung der Amotio

E. Alexandridis, Ch. Anagnostopoulos, H. J. Lauer (Univ.-Augenklinik Heidelberg)

II. Amotio mit Maculabeteiligung

Die postoperative Funktionsbesserung nach Amotio ohne Maculabeteiligung wurde im 1. Teil dieser Arbeit (Alexandridis et al.) besprochen. Im 2. Teil der Arbeit wird nun über das postoperative Verhalten der Funktionsbesserung nach Amotio mit Maculabeteiligung berichtet.

Visus. Abbildung 1 gibt die postoperativen Visuswerte bei der Entlassung (leere Säulen) und ein Jahr nach der Operation (gestrichelte Säulen) wieder. Der präoperative Visus betrug bei allen Patienten dieser Gruppe weniger als 0,09. Aus der Abbildung läßt sich entnehmen, daß sich der Visus innerhalb des ersten Jahres nach der Entlassung deutlich bessert. Jedoch erreicht keines der operierten Augen einen vollen Visus. Die allmähliche Besserung der zentralen Sehschärfe findet vor allem in den ersten 6 postoperativen Monaten statt. Abbildung 2 zeigt diesen Verlauf. Jeder Punkt ist hier Mittelwert von 33 Augen. Bei der Entlassung beträgt der Mittelwertvisus etwa 0,22, nach 6 Monaten 0,35 und am Ende eines Jahres 0,37. Dieser Wert entspricht auch den Angaben der Literatur (Küper et al., 1966).

Nicht alle Patienten konnten über 2 Jahre lang kontrolliert werden. Bei den Untersuchten und auch bei den wenigen, die schon fast 3 Jahre lang unter Kontrolle sind, wurde keine weitere Visuszunahme festgestellt.

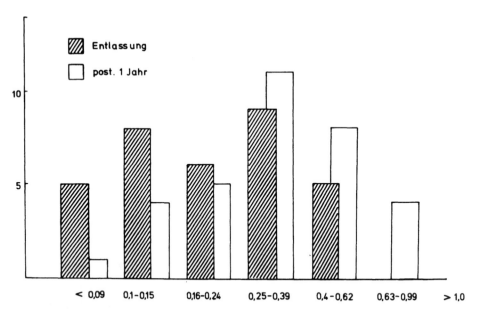

Abb. 1. Postoperativer Visus nach Netzhautablösung. In der Abszisse ist der Visus in 7 Gruppen, im Abstand von 0,2 Log zusammengestellt

Gesichtsfelder. Die Gesichtsfeldaußengrenzen zeigten das gleiche Verhalten wie bei der 1. Gruppe. Bei Amotionen, die sehr lange bestanden hatten, war eine eindeutige Einschränkung festzustellen. Das Profil des zentralen Gesichtsfeldes zeigte erwartungsgemäß eine Abhängigkeit vom Visus. Abbildung 3 zeigt oben das postoperative Profil eines Auges mit Visus

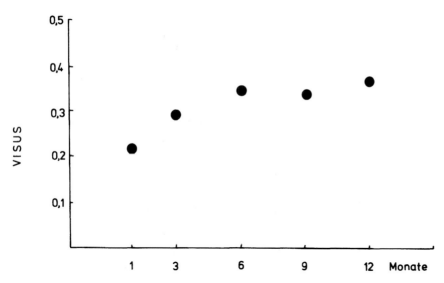

Abb. 2. Postoperatives Verhalten des Visus nach Netzhautablösung. Jeder Punkt ist Mittelwert von 33 Augen

0,9, unten mit postoperativem Visus 0,3. Bei den wenigen Patienten, bei denen postoperativ zwischen dem 6. und 12. Monat eine weitere Visusbesserung festgestellt werden konnte, zeigte sich auch im Profil des zentralen Gesichtsfeldes eine Besserung. Dementsprechend blieb das zentrale Gesichtsfeld bei denjenigen Patienten sehr reduziert, die bei allen postoperativen Kontrollen einen Visus in der Größenordnung von 0,1 oder weniger aufwiesen. Fast alle diese Patienten hatten eine lang bestandene Amotio.

Dunkeladaptation. Anders als bei der Netzhautablösung mit intakter Macula fanden wir hier bei etwa 90% der Patienten, auch ein Jahr nach der Operation, eine Erhöhung der Stäbchenschwelle um 0,5 bis 2 Zehnerpotenzen (Abb. 4). Die hohe Zahl der pathologischen Dunkeladaptationskurven stimmt mit den Befunden der Literatur überein (Gaillard, 1962; Menezo et al., 1975). Nur 3 Augen zeigten eine völlig normale Dunkeladaptation. Am 9. postoperativen Monat war dieses Verhältnis etwa gleich, während am 6. postoperativen Monat alle Dunkeladaptationskurven pathologisch waren. Somit zeigte sich hier eine weitere Besserung der Dunkeladaptation auch in der 2. Hälfte des postoperativen Jahres. Der Kohlrausch-Knick lag, mit wenigen Ausnahmen, zwischen der 4. und 9. Minute der Dunkeladaptation.

Farbsinn. Beim Anomaloskop zeigten im 3. postoperativen Monat 1/3 der untersuchten Patienten eine breite Einstellung; im 9. Monat war die Einstellungsbreite bei über der Hälfte der Patienten normal. Fehler machten etwa die Hälfte der Patienten während der ganzen Beobachtungszeit auch beim Panel-D-15, die jedoch meist unspezifisch waren. Bei wenigen Patienten ließ sich, zusammen mit der Breiteinstellung im Anomaloskop, eine tritoähnliche Störung feststellen. Mit der Besserung des Anomaloskopbefundes besserte sich auch der Befund des Panel-D-15 (Abb. 5 links). Nach lang bestandener Amotio jedoch blieb die Trito-Achse während der ganzen postoperativen Beobachtungszeit unverändert (Abb. 5 rechts).

ERG, EOG. Unabhängig von der Amotiogröße waren alle präoperativ abgeleiteten Elektroretinogramme und Elektrooculogramme pathologisch. Auch bei dieser Gruppe konnte man, der Literatur entsprechend, eine grobe Abhängigkeit der Potentiale von der Amotioausdehnung erkennen (Karpe et al., 1952; François et al., 1955; Rendahl, 1957; Schmöger, 1963;

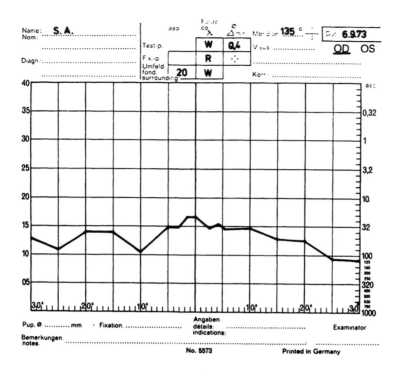

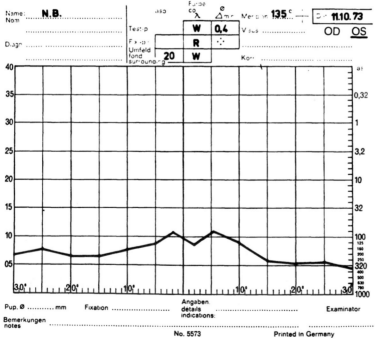

Abb. 3. Zentrales Netzhautprofil 6 Monate nach der Operation beim Visus 0,9 (oben) bzw. 0,3 (unten)

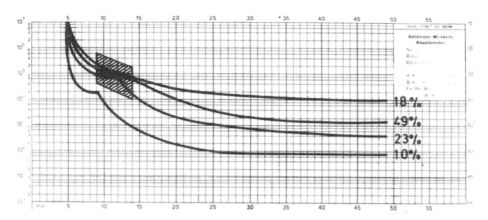

Abb. 4. Postoperatives Verhalten der Dunkeladaptation 1 Jahr nach operativer Behandlung der Amotio

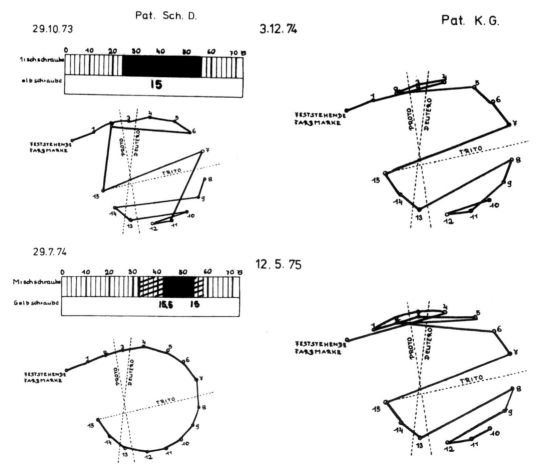

Abb. 5. Postoperative Farbsinnstörung nach Amotio mit Maculabeteiligung. Links: Befund im 3. (oben) und 12. postoperativen Monat (unten). Rechts: Irrevesible postoperative Trito-Achse nach lang bestandener Amotio

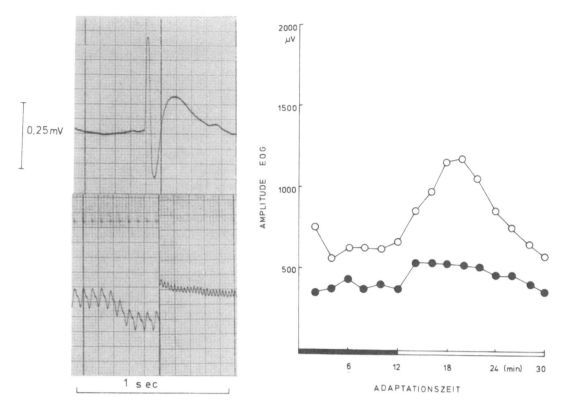

Abb. 6. ERG und EOG eines Patienten 1 Jahr nach der Operation nach Amotio mit Maculabeteiligung. Trotz dem normalen ERG bleibt das EOG (gefüllte Symbole) pathologisch

Schmidt, 1970). Eine Beziehung zwischen Amotiogröße und Potentialhöhe konnte man auch hier nicht erstellen. Zwischen dem 3. und 9. bzw. 12. Monat war eine signifikante Erholung beider Potentiale erkennbar. Diejenigen Elektroretinogramme, die präoperativ als subnormal ausgewertet wurden, waren am Ende des 1. postoperativen Jahres meist als normal zu bezeichnen, wenn sie auch verglichen mit dem anderen Auge etwas niedriger lagen. Die Elektroretinogramme, die präoperativ erloschen waren, waren postoperativ, auch noch nach einem Jahr, subnormal geblieben. Die Elektrooculogramme hingegen blieben auch bei denjenigen Patienten, die ein völlig normales ERG zeigten, über die ganze Beobachtungszeit, bis auf zwei Ausnahmen, pathologisch. Abbildung 6 zeigt das ERG (links) eines solchen Auges 1 Jahr nach der Operation. Das EOG, des gleichen Auges dagegen (rechts), verglichen mit dem kontralateralen EOG bleibt erheblich pathologisch. Hier zeichnet sich also ein Unterschied zur Netzhautablösung mit intakter Macula. Die Erholung des ERG geht nicht mit dem EOG zusammen. Bei 5 Patienten, die auch fast 3 Jahre nach der Operation kontrolliert werden konnten, war das EOG pathologisch geblieben. Völlig erloschen blieb der lichtabhängige Teil im EOG, auch nach 2 Jahren, bei 4 Patienten die eine lang bestandene alte Amotio hatten.

Zusammenfassend läßt sich folgendes sagen:

1. Bei abgelöster Macula nimmt die Funktionsbesserung nach operativer Wiederanlegung der Netzhaut viel längere Zeit in Anspruch.

2. Fast keiner der Patienten mit abgelöster Macula erreicht einen vollen Visus. Bei einem Teil dieser Patienten bleibt auch die Dunkeladaptation oder der Farbsinn oder beides gestört.

3. Wenn einmal die Macula abgelöst gewesen ist, bleibt das EOG fast ausnahmslos pathologisch. Demnach kann man umgekehrt, mit einem normalen postoperativen EOG, eine vermutete Beteiligung der Macula ausschließen.

4. Nach einer lang bestandenen Amotio bleiben sowohl die subjektiv als auch die objektiv prüfbaren Netzhautfunktionen für immer erheblich reduziert.

Literatur

Alexandridis, E., Lauer, H. J., Anagnostopoulos, Ch.: Netzhautfunktion nach operativer Behandlung der Amotio. I. Amotio ohne Maculabeteiligung. Ber. dtsch. ophthal. Ges. 74, (im Druck). – François, J., de Rouck, A.: L'E'lectrorétinographie dans la myopie et les décollements myopigenes de la rétine. Acta ophtal. 33, 131–155 (1955). – Gaillard, G.: Résultats fonctionells du traitement chirurgical du décollement de la rétine. Masson u. Cie, Paris 1962. – Karpe, G., Rendahl, I.: The Clinical Electroretinogram: VI The Elektroretinogram in Detachment of the Retina Acta ophthal. 30, 303–316 (1952). – Küper, J., Böke, W.: Die zentrale Sehschärfe nach Netzhautoperationen mit dem Plombenverfahren nach Custodis. Klin. Mbl. Augenheilk. 148, 182–190 (1966). – Menezo, J. L., Perez-Salvador, J. L., Vilamascarell, E.: Adaptométrie et périmétrie statique dans les temps postopératoires immédiats du décollement de la rétine. Ophthalmologica, Basel 170, 450–461 (1975). – Rendahl, I.: The Electroretinogram in Detachment of the Retina. Arch. Ophthal. (Chicago) 57, 566–576 (1957). – Schmidt, B.: Elektrooculographische Untersuchungen bei Ablatio retinae A. v. Graefes Arch. klin. exp. Ophthal. 180, 20–30 (1970). – Schmöger, E.: Das Elektroretinogramm vor und nach erfolgreicher Operation der Netzhautablösung. A. v. Graefes Arch. klin. exp. Ophtal. 166, 211–219 (1963).

Aussprache

Frau Aulhorn (Tübingen) zu den Vorträgen Kreissig und Alexandridis et al.:

Zu den Vorträgen, die sich mit der Perimetrie vor und nach Amotio-Operation beschäftigen, möchte ich eine kurze Bemerkung machen. Wenn die Netzhaut vor der Operation abgelöst war, so steht es außer Zweifel, daß gleiche Stellen vor und nach der Operation im Gesichtsfeld nicht die gleiche Stelle der Netzhaut betreffen. Man untersucht also nicht wie bei anderen Erkrankungen vor und nach der Krankheit die gleiche Netzhautstelle. Es gibt keine Möglichkeit, diesem Fehler zu entgehen, man muß sich jedoch dieses Fehlers bewußt sein. Wir versuchen aus diesem Grunde eine Fundusperimetrie unter optischer Kontrolle der Netzhaut.

Herr Liesenhoff (Mannheim) zum Vortrag Alexandridis et al.:

Wir haben mit Interesse gehört, daß das EOG immer dann gestört ist, wenn die Macula abgelöst war. Kann man bei Gutachten aufgrund des EOG mit Sicherheit unterscheiden, zwischen einem vorher amblyopen Auge, welches eine Netzhautablösung gehabt hat, ohne daß die Macula abgelöst gewesen wäre und einem Amotio-Auge mit ursprünglich abgelöster Macula? Spielt bei diesen Überlegungen auch noch die Zeitdauer der Ablösung der Macula eine Rolle?

Herr Alexandridis (Heidelberg):

Schlußwort: Aufgrund der geringen Zahl der Untersuchten kann man, im Hinblick auf die hier vorgetragenen Ergebnisse, nur von einer Tendenz sprechen. Trotzdem lassen die Ergebnisse erkennen, daß das EOG, wenn einmal die Macula abgelöst gewesen ist, bei fast allen Patienten pathologisch bleibt. Bei der Amblyopie ohne organische Veränderungen am hinteren Pol ist das EOG dagegen normal. Unter der Voraussetzung, daß die Netzhautablösung nicht lange bestanden hat, kann man demnach, mit Hilfe des EOG, einen amblyopiebedingten postoperativen schlechten Visus von einem schlechten Visus wegen abgelöster Macula unterscheiden. Das ERG ist präoperativ, je nach Amotio-Ausdehnung, unabhängig von der Lokalisation, reduziert. Nach operativer Wiederanlegung einer lang bestandenen Amotio bessert sich das ERG ähnlich wie das EOG unwesentlich.

Frau Kreissig (Bonn) zu Frau Bernardczykowa:

Schlußwort: Für Ihre so interessante Diskussionsbemerkung möchte ich vielmals danken. Wir haben auch im Rahmen unserer Untersuchungen der postoperativen Macula-Teilfunktionen auf Metamorphopsien geprüft. Es wird hierüber an anderer Stelle berichtet. Unsere Ergebnisse setzen sich etwas anders zusammen, stimmen aber grundsätzlich mit ihren Beobachtungen überein.

Herr Alexandridis (Heidelberg) zum Vortrag S. 30 (Pernice et al.):

Man kann wohl annehmen, daß der zentrale Fundusbereich einen großen Beitrag für die Entstehung des EOG-Potentials liefert. Man sollte jedoch in diesem Zusammenhang das Wort Zapfen nach Möglichkeit vermeiden, da, wie wir wissen, die Achromatopen ein normales EOG haben.

Morphologie und Klinik des Fundus extremus und der retinociliaren Grenzzone

Macroscopy of the Fundus Periphery

Bradley R. Straatsma and Robert Y. Foos, (Jules Stein Eye Institute, Department of Ophthalmology and the Department of Pathology, UCLA School of Medicine, Los Angeles, California 90024)

The fundus periphery encompasses the peripheral retina, the posterior portion of the ciliary body, and related structures. Clinical interpretation of abnormalities affecting this portion of the eye in general and the peripheral retina in particular requires accurate knowledge of topography, common developmental variations, significant degenerations, and the manifestations of specific diseases.

Topography and Relationships

Topographically, the peripheral retina is defined, somewhat arbitrarily, as commencing about 3.0 mm posterior to the equator where the vortex veins pass from choroid into sclera. From this rather constant landmark, the peripheral retina extends to the equator and anteriorly to the ora serrata. Significantly, in the adult eye, the average dimensions of the retina from the equator to the ora serrata are: 5.07 ± 1.11 mm in the superior meridian; 4.79 ± 1.22 mm inferiorly; 5.81 ± 1.12 mm nasally; and 6.00 ± 1.22 mm temporally [1, 2].

In shape, the retina expands from the optic disc to line the posterior pole and reach the equator, where it has an average diameter of 24.08 ± 0.94 mm in the vertical meridian and 24.03 ± 1.04 mm in the horizontal meridian. From the equator to the ora serrata the retina decreases in size, so that at the ora serrata, the average retinal diameter is 20.41 ± 1.09 mm vertically and 20.03 ± 1.04 mm horizontally.

Correlating retinal topography and clinical practice, it must be stressed that the retina of the human eye is considerably less in diameter and in circumference at the ora serrata than at the equator. Consequently, conventional charts of the ocular fundus, which depict the ora serrata as having a diameter and circumference greater than that of the equator, are inaccurate. These charts should be considered as diagrammatic projections in which the retina anterior to the equator is disproportionately expanded.

The anterior edge of the peripheral retina is the ora serrata, an irregularly scalloped border. Dentate processes extend anterior to the main contour of this border, and ora bays extend posterior to the main contour of the ora serrata. At the ora serrata, projections of the retina toward the vitreous body are termed meridional folds. There is a concentration of dentate processes, ora bays, and meridional folds in the superior nasal quadrant and a progressive decrease in these morphologic features in the inferior nasal, superior temporal, and inferior temporal quadrants.

Externally, the thin and transparent sensory retina is in contact with the retinal pigment epithelium and choroid.

Internally, the sensory retina is united with the vitreous body. This gel-like tissue fills two-thirds of the globe and is joined most firmly with surrounding structures at the vitreous base, a circular band that extends anterior and posterior to the ora serrata. The anterior portion of the vitreous base is the zone between the ora serrata and the origin of the anterior hyaloid

Table 1. Vitreous base measurements in adult human eyes examined postmortem

	Nasal meridian mm	Temporal meridian mm
Anterior vitreous base	0.26 ± 0.16	1.32 ± 0.29
Posterior vitreous base	3.03 ± 0.84	1.81 ± 0.64
Overall vitreous base	3.29 ±	3.13 ±

membrane (Table 1). The posterior portion of the vitreous base, a zone of strong retinovitreal attachment, is the area between the ora serrata and the most anterior extent to which the vitreous may be detached without causing severe disruption of the inner retinal layers [3].

The vitreous base is a major factor in the localization and clinical course of developmental variations, degenerations, and diseases. Thus, it should be emphasized that the base involves the full circumference of the peripheral fundus, measures about 3.20 mm (or nearly two optic disc diameters) in anteroposterior dimension, reflects the contour of the ora serrata anteriorly, presents a relatively smooth posterior border, extends onto the peripheral retina for a greater distance nasally than temporally, and usually is associated with visibly increased pigmentation in the corresponding portion of the retinal and ciliary body pigment epithelium.

Developmental Variations

A number of developmental variations of the peripheral retina — defined as localized topographic and structural deviations related to ocular development — are superimposed on normal topography and relationships. In addition to the cystic retinal tuft and the zonular-traction tuft that will be considered in conjunction with degenerative lesions, developmental variations of the peripheral retina consist of the meridional fold, meridional complex, enclosed ora bay, and peripheral retinal excavation (Table 2).

Meridional Fold. A meridional fold is a radially oriented, ridge-like elevation of the peripheral retina that projects into the vitreous, is aligned with a dentate process or with the middle of an ora bay, originates at the ora serrata, and extends posteriorly for a distance of from 0.6 to 6.0 mm. The surface of the fold is slightly irregular and, histologically, the thickened retina contains irregular cystoid degeneration. According to the series of postmortum eyes that were studied, meridional folds are relatively common (Table 2) and most frequent in the superior nasal quadrant [4].

Meridional Complex. A meridional complex is defined as a dentate process and a ciliary process in the same meridian (Fig. 1). When this abnormal alignment occurs, the dentate

Table 2. Developmental variations of the peripheral retina

	Patients with lesions No.	Per cent	Bilateral lesions No.	Per cent	Eyes with lesions No.	Per cent
Meridional fold	51/200	26	28/51	55	79/400	20
Meridional complex	31/200	16	18/31	58	49/400	12
Enclosed and partially enclosed ora bays	12/200	6	1/12	8	13/400	3
Peripheral retinal excavation	21/200	10	9/21	43	30/400	8

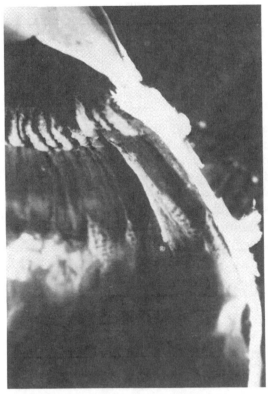

Fig. 1. Meridional complex. Demonstrating a meridional complex, a meridional fold is associated with an enlarged anomalous dentate process and a ciliary process. Traction is demonstrated by avulsed fragment of retinal tissue in the overlying vitreous body at its posterior margin

process is exceptionally large, generally combined with a meridional fold, usually continuous with an enlarged ciliary process, and often associated with a peripheral retinal excavation in the corresponding meridian. Histologically, the large dentate process and meridional fold are composed of excessive, disorganized, and somewhat degenerated retinal tissue. Meridional complexes (Table 2) are most common in the superior nasal quadrant.

Enclosed Ora Bay. Enclosed and partially enclosed ora bays, relatively infrequent developmental variations, consist of islands of pars plana epithelium immediately posterior to the ora serrata and completely or almost completely surrounded by peripheral retina. Enclosed and partially enclosed ora bays (Table 2) are equally prevalent nasally and temporally near the horizontal meridian [5].

Peripheral Retinal Excavation. Peripheral retinal excavation appears as a rather small oval depression in the retina, is generally aligned meridionally with a meridional fold or complex, and microscopically corresponds to a focal loss of the inner retinal layers. Peripheral retinal excavation (Table 2) is usually located in the superior nasal quadrant.

In general, developmental variations of the peripheral retina are present in about 20% of all eyes. These conditions have certain common features: they are present at birth, persist throughout life, tend to occur symmetrically in anatomically corresponding clock hours of opposite eyes, and are commonly associated with an abnormal alignment of a dentate and a ciliary process in the same meridian [4].

Clinical studies have noted retinal breaks posterior to meridional folds in a number of eyes with rhegmatogenous retinal detachment. Retinal tears may also develop at or near the posterior margins of enclosed ora bays [5]. When retinal detachment is present, therefore, the ophthalmologist must look for developmental variations and must search carefully for any associated retinal breaks.

Degenerations

In addition to these developmental variations, the peripheral retina is affected by a number of specific degenerations. For descriptive purposes, degenerations — defined as irreversible retrograde change — may be considered as *trophic* when the primary process is a loss of retinal tissue, *tractional* when the process is related primarily to tugging or pulling of vitreous or zonule on the retina, and *trophic and tractional* when both retinal tissue loss and vitreous or zonule traction are involved. Using this general classification, the principal peripheral retinal degenerations are noted in Table 3.

Typical Cystoid Degeneration of the Peripheral Retina. The most common degeneration of the peripheral retina, typical cystoid degeneration, is characterized by spaces that develop in

Table 3. Degenerations of the peripheral retina

	Patients with Lesions		Bilateral Lesions		Eyes with Lesions	
	No.	Per cent	No.	Per cent	No.	Per cent
Trophic						
Typical cystoid degeneration of the peripheral retina	1173/1173	100	1146/1146	100	2319/2319	100
Reticular cystoid degeneration of the peripheral retina	212/1173	18	87/210	41	299/2319	13
Typical degenerative retinoschisis	12/1173	1	4/12	33	16/2319	0.70
Reticular degenerative retinoschisis	19/1173	1.6	3/19	16	22/2319	0.95
Paving-stone degeneration of the retina	134/614	22	52/134	38	186/1223	17
Peripheral tapetochoroidal degeneration	33/165	20	33/33	100	66/330	20
Retinal hole (15)	8/2242	0.4	0/8	0	8/4484	0.2
Trophic and Tractional						
Lattice degeneration of the retina	86/800	10.7	39/81	48	125/1588	7.9
Tractional						
Noncystic retinal tuft	122/169	72	61/122	50	183/312	59
Cystic retinal tuft	122/2406	5	7/122	6	129/4812	2.5
Zonular-traction retinal tuft	112/750	15	17/112	15	129/1500	9
Partial-thickness retinal tear:						
Juxtabasal vitreous base	20/169	12	1/20	5	21/312	7
Extrabasal paravascular	21/126	17	6/21	27	27/252	11
Full-thickness retinal tear	80/1822	4.4	9/80	11	89/3644	2.4

the middle retinal layers and are separated by pillars that extend from the inner to the outer retinal layers to give the inner surface a uniform stippled appearance. The degeneration commences at the ora serrata, particularly at the base of dentate processes, and extends posteriorly. Microscopically, it is associated with spaces in the outer plexiform and the inner nuclear layers. Typical cystoid degeneration is always present in both eyes of patients over 8 years of age (Table 3) and is most extensive in the superior and temporal quadrants [6].

Reticular Cystoid Degneration of the Peripheral Retina. Reticular cystoid degeneration of the peripheral retina is located posterior to and in continuity with typical cystoid degeneration. It is characterized by a reticular pattern that corresponds to the retinal vessels and by a finely stippled internal surface. Microscopically, there are spaces in the nerve fiber layer. Reticular cystoid degeneration (Table 3) is most prevalent in the inferior temporal quadrant [7].

Typical Degenerative Retinoschisis. A more extensive trophic process, typical degenerative retinoschisis presents as a round or ovoid area of retinal splitting with a smooth fusiform elevation of the inner layer (Fig. 2). Retinal vessels are located in the inner retinal layer, the intraretinal cavity is optically empty, the outer layer is moderately irregular, and holes in either layer are extremely rare [7]. Microscopically, the thin inner wall is composed of the internal limiting membrane, nerve fiber layer, and retinal vessels. The somewhat irregular outer wall contains portions of several retinal layers. Typical degenerative retinoschisis (Table 3) presents a predilection for the inferior temporal quadrant.

Reticular Degenerative Retinoschisis. With even more extensive tissue loss, reticular degenerative retinoschisis is round or ovoid in shape with bullous elevation of the extremely thin inner layer and with an irregular pitted outer layer. Blood vessels in the extremely thin inner layer give it an arborizing reticular pattern, the intraretinal cavity is optically empty, and the outer wall is irregularly excavated to produce a pocked or honeycomb apprearance. Round or

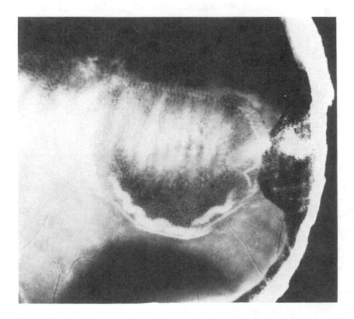

Fig. 2. Typical degenerative retinoschisis. Surrounded on all sides by typical cystoid degeneration, typical degenerative retinoschisis presents an ovoid area of retinal splitting with a smooth fusiform elevation of the inner retinal layer

ovoid holes are often present in the outer retinal layer [7]. Microscopic sections demonstrate the extremely attenuated blood vessel-containing inner layer, composed of the internal limiting membrane and remnants of the nerve fiber layer and an extremely irregular outer layer. Reticular degenerative retinoschisis (Table 3) is usually located in the inferior temporal quadrant.

Reflecting clinical experience, reticular degenerative retinoschisis often extends into the posterior retina, is frequently complicated by breaks in the outer retinal layer, and may be associated with retinal detachment. Treatment, which must be selective, is indicated when (a) retinoschisis is progressive and threatens the macula, (b) retinoschisis and an associated non-rhegmatogenous retinal detachment are progressive and threaten the macula, (c) retinal breaks in both the inner and the outer layer of the schisis predispose to rhegmatogenous retinal detachment, or (d) retinal breaks in both layers are associated with rhegmatogenous retinal detachment.

Paving-Stone Degeneration of the Retina. Paving-stone degeneration of the retina is characterized by one or more discrete, rounded foci of depigmentation and retinal thinning located between the ora serrata and the equator (Fig. 3). The lesions are yellow-white in color, frequently reveal prominent underlying choroidal vessels, and often possess a pigmented margin. The basic lesion of paving-stone degeneration is rounded in shape, and clusters of these rounded foci may merge to form larger lesions with scalloped margins and pigmented septa [8]. Microscopically, it is associated with sharply circumscribed retinal thinning due to loss of the rods and cones and external limiting membrane, absence of the pigment epithelium, adherence of the retina to Bruch's membrane, and alteration of the choriocapillaris. With paving-stone degeneration (Table 3) there is preference for the inferior quadrants with over half of the lesions located between the clock hours of 5 : 00 and 7 : 00.

Paving-stone degeneration does not predispose to retinal breaks or to retinal detachment and, thus, does not warrant any form of treatment. However, if a retinal detachment from some other cause extends to involve an area of paving-stone degeneration, the retina may be torn at the site of the chorioretinal adherence. The resultant retinal breaks are often small, irregular in shape, inconspicuous, and best detected with contact lens biomicroscopy.

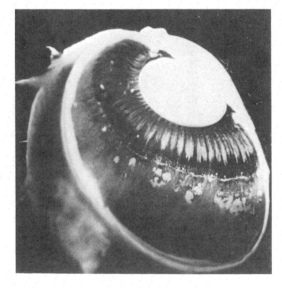

Fig. 3. Paving-stone degeneration of the retina. Discrete and confluent, yellow-white lesions of paving-stone degeneration with hyperpigmented borders and septae. Hyperpigmented zone corresponding to anterior portion of vitreous base, on the pars plana, is also apparent. Photographed with transillumination

Peripheral Tapetochoroidal Degeneration. With advancing age, the peripheral fundus generally develops a granular appearance due to irregularity of the pigment epithelium. A pronounced degree of this alteration, termed peripheral tapetochoroidal degeneration, presents as a diffusely depigmented circumferential band that extends from the ora serrata to the equator [6]. It is associated with degeneration of the retinal pigment epithelium, thickening of Bruch's membrane, and a diminution of capillaries in the choriocapillaris (Table 3).

Retinal Hole. At the end of a specimen that includes trophic erosions in the peripheral retina, retinal holes — unrelated to lattice degeneration or other identifiable disorders — are rounded, full-thickness retinal breaks without a flap or a free operculum. Microsections of retinal holes confirm the complete retinal discontinuity and smooth rounded margins. Retinal holes (Table 3) are most common in the inferior nasal quadrant.

Treatment of retinal holes to prevent retinal detachment is a matter of judgment and selection based on all factors present in a particular patient. Treatment is indicated, also, when a full-thickness retinal hole is associated with rhegmatogenous retinal detachment.

Lattice Degeneration of the Retina. Combining elements of trophic and tractional retinal degeneration, lattice degeneration of the retina is a sharply demarcated, circumferentially oriented, degenerative process that is located at or anterior to the equator and characterized by retinal thinning and abnormalities in the adjacent vitreous (Fig. 4). Other features that may be present include an arborizing network of white line vessels, alterations of retinal pigment with frequent accumulations along the interlacing white lines, round punched out areas of retinal thinning and hole formation, and a predilection for retinal tears to form along the posterior and lateral margin of the lesion [9, 10]. Histologically, lattice degeneration reveals retinal thinning due to cell loss that is most severe in the inner retinal layers, vitreous liquefaction with loss of vitreoretinal attachments in the corresponding area, exaggerated vitreoretinal attachments at the margin of the lesion, and other features. Topographically, lattice degeneration (Table 3) is most common adjacent to the vertical meridian superiorly and inferiorly.

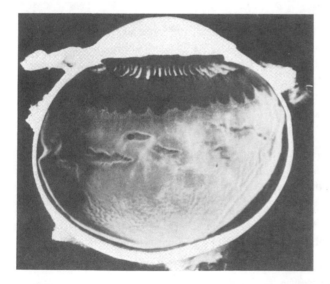

Fig. 4. Lattice degeneration of the retina. Multiple sharply demarcated, circumferentially oriented lesions of lattice degeneration at and anterior to the equator. Several lesions demonstrate focal retinal thinning and full-thickness retinal holes

Lattice degeneration may be responsible for rhegmatogenous retinal detachment when round holes within the process or tears along the margin of the degeneration cause a retinal separation. However, the vast majority of patients with lattice degeneration do not develop retinal detachment. Thus, for prophylactic treatment of lattice degeneration, the risk of retinal detachment must be estimated on the basis of specific ocular findings, status of the opposite eye, general condition of the patient, and family history. In general, prophylactic treatment is usually warranted when lattice degeneration is associated with retinal tear; discovered in a patient with retinal detachment in the opposite eye due to similar lesion; significant in degree or location in an eye that is aphakic or pre-aphakic; or associated with retinal hole and localized detachment, high myopia, Marfan's syndrome, a history of contralateral retinal detachment, or a strong family history of retinal detachment.

Noncystic Retinal Tuft. Peripheral retinal degenerations are considered tractional when related primarily to tugging or pulling of the vitreous or zonule on the retina. The general category of tractional tufts is subdivided on the basis of anatomic, pathogenetic, and clinical distinctions, into noncystic retinal tuft, cystic retinal tuft, and zonular-traction retinal tuft.

A noncystic retinal tuft is a short, thin internal projection of retinal tissue that usually presents in clusters and, almost invariably, is located within the vitreous base. Histologically, a noncystic tuft is composed of altered retinal cells and proliferated glial tissue [9, 11]. Noncystic retinal tuft (Table 3) is most common in the inferior nasal quadrant. Clinically, this tuft is not associated with full-thickness retinal breaks and can be considered innocuous.

Cystic Retinal Tuft. Somewhat larger in size, cystic retinal tuft is a nodular projection of retinal tissue that extends from a vitreous attachment at the apex to a base that is surrounded by cystic retinal degeneration (Fig. 5). On microscopic appraisal, the tuft is attached internally to a vitreous strand and is composed of degenerated and proliferated retinal cells. Cystic retinal tuft (Table 3) is most common in the inferior nasal quadrant [9, 11, 12]. From a practical point of view, cystic retinal tuft is important, because it may be avulsed by vitreous traction, with or without posterior vitreous detachment, and this avulsion may cause a partial-thickness or a full-thickness retinal tear.

Zonular-Traction Retinal Tuft. The zonular-traction retinal tuft projects from the retinal surface internally and anteriorly toward the zonule. Usually located within the vitreous base, zonular-traction retinal tuft is joined to zonular fibers at the apex. Histopathologic changes include zonular attachments at the apex, neuroglial cells within the tuft, and degeneration with retinal thinning at the base. Zonular-traction tuft is most common in the nasal quadrant [9, 12]. Zonular-traction tuft is a significant cause of small round retinal holes and round operculated tears in, or posterior to, the vitreous base.

Partial-Thickness Retinal Tear. A partial-thickness retinal tear involves the inner layers of the retina and results in a thin flap or free operculum. Pathogenetically, it is caused by traction of the zonule or, more commonly, the vitreous.

Topographically, partial-thickness retinal tears are categorized, in relationship to the vitreous base, as intrabasal, juxtabasal and extrabasal. The *intrabasal* tear, with either a flap or a free operculum, may be related to a noncystic retinal tuft or a zonular-traction tuft.

Juxtabasal partial-thickness retinal tear develops, in association with posterior vitreous detachment, as a flap tear aligned circumferentially along the posterior border of the vitreous base (Fig. 6). Microscopically, inner retinal layers are partially avulsed and attached to the detached vitreous body [9].

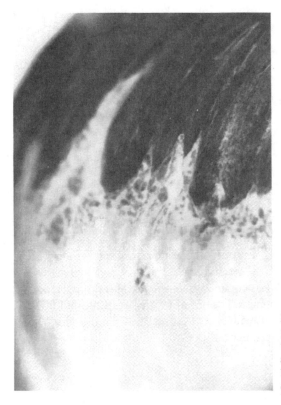

Fig. 5. Cystic retinal tuft. The tuft is located posterior to a small meridional fold and a dentate process. Traction is demonstrated by avulsed retinal fragment in the overlying vitreous body and slight pigmentary reaction at the base of the tuft

Juxtabasal partial-thickness retinal tears are present in 12% of adults, bilateral in 5% of affected patients, and thus noted in 7% of adult eyes (Table 3). The process is equally prevalent in all quadrants.

Extrabasal partial-thickness retinal tear, occurring posterior to the vitreous base, is related to avulsion of a cystic retinal tuft or avulsion of a paravascular vitreoretinal attachment (Fig. 6). The former, a partial-thickness tear associated with cystic retinal tuft, may develop with or without posterior vitreous detachment. However, partial-thickness paravascular retinal tear occurs with posterior vitreous detachment when the inner layers of the retina are avulsed at the site of exaggerated paravascular vitreoretinal attachments. After avulsion related to either process, microscopic studies of the retina show focal absence of the internal limiting membrane and varying amounts of the inner retinal layers [9].

Extrabasal partial-thickness paravascular retinal tears occur in 17% of adults, are bilateral in 27% of affected patients, and thus are present in 11% of adult eyes (Table 3). The superior quadrants are the sectors most commonly involved.

Full-Thickness Retinal Tear. A full-thickness retinal tear is a complete break in the sensory retina which is associated with either an attached flap at its anterior margin or an operculum in the overlying vitreous. Pathogenetically, full-thickness retinal tears are related to traction from either the zonule or the vitreous. As time passes, the retinal tear becomes rounded, the margins become smooth, and the retinal flap or operculum becomes shrunken. The pigment epithelium, seen through the retinal break, becomes conspicuously granular and stippled.

113

Studies of autopsy eyes reveal three basic categories of full-thickness retinal tears – intrabasal, juxtabasal and extrabasal – each of which has a specific relationship to the vitreous base and different antecedent lesions.

Intrabasal full-thickness retinal tear, related to avulsion of a preexisting zonular-traction tuft, is located within the vitreous base and may be associated with a flap or a free operculum. With this type of tear, the antecedent elongated zonular-traction tuft can be identified, projecting anteriorly from the flap or suspended in the vitreous anterior to the break. Intrabasal full-thickness tear is rare and has no relationship to posterior vitreous detachment.

Juxtabasal full-thickness retinal tear, related to asymmetric traction of the posteriorly detached hyaloid on irregularities of the posterior border of the vitreous base is always associated with a flap (Fig. 6). This type of full-thickness retinal tear is the most common and is always accompanied by posterior vitreous detachment. Underlying causes of irregularities of the posterior border of the vitreous base include developmental variations of the retina at the ora serrata and lesions of lattice degeneration of the retina.

Extrabasal full-thickness retinal tear related to avulsion of a cystic retinal tuft is associated with a free operculum, is located posterior to the vitreous base, and may even be located posterior to the equator. This type of tear is less common than the juxtabasal type and is usually preceded by posterior vitreous detachment. Lesions of lattice degeneration in the equatorial zone may also lead to extrabasal retinal tear that is usually of the flap type and always associated with posterior vitreous detachment.

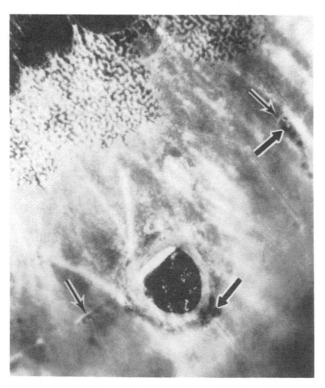

Fig. 6. Full-thickness and partial-thickness retinal tears. Full-thickness retinal tear is associated with prominent stippling of the underlying pigment epithelium inside the break and demarcation line of localized retinal detachment. Partial-thickness tears, along posterior edge of vitreous base (vitreous body detached) (single arrows), and paravascular partial-thickness tears (double arrows) are also noted

Histopathologically, specific features are found in the intrabasal tear (related to zonular-traction tuft), the juxtabasal tear (due to irregularities of the vitreous base), and the extrabasal tear (associated with cystic retinal tuft or lattice degeneration of the retina). For example, the flap of the juxtabasal tear generally shows gliosis, nonspecific microcystic degeneration, and vitreous adherent to the inner retinal surface.

Excluding tears at the ora serrata, full-thickness retinal tears occur in 4.4% of adults, are bilateral in 11% of affected patients and thus are present in 2.4% of eyes (Table 3)[14]. These lesions are slightly more common in the inferior quadrants.

In clinical practice it is important to apply the topographic and pathogenetic principles of full-thickness retinal tears to assessment of the risk of rhegmatogenous retinal detachment. Retinal detachment from an intrabasal full-thickness tear is uncommon and is usually localized. The risk of detachment from juxtabasal tear is relatively great while the tear is developing and strong vitreous traction is present, but this risk diminishes somewhat when the juxtabasal retinal tear is complete and vitreous-traction is decreased. The extrabasal tear also carries a risk of retinal detachment, since most retinal tears in this category occur in association with posterior vitreous detachment and concommitant vitreous traction. Incorporating these principles, full-thickness retinal tear often warrants prophylactic therapy in an effort to prevent retinal detachment and requires treatment when associated with rhegmatogenous retinal detachment.

General Retinal Diseases

Superimposed on normal morphology, developmental variations, and common degenerative processes of the peripheral retina, are many diseases capable of affecting all parts of the retina. Among these diseases are developmental malformations (e.g., colobomas of the retina and choroid), vascular disorders (e.g., vasculitis and sickle cell diseases), metabolic diseases (e.g., diabetic retinopathy), inflammatory disorders (e.g., toxoplasmic chorioretinitis), neoplasms (e.g., retinoblastoma), degenerations (e.g., retinitis pigmentosa), and traumatic disorders (e.g., traumatic retinitis and traumatic retinal dialysis). Pathologic features and clinical manifestations of these diseases are influenced by the specific anatomy and relationships of the peripheral retina, the developmental variations, and the spectrum of degenerative changes that occur in the peripheral retina.

Summary

The principal topographic features and anatomical relationships of the peripheral retina, the characteristic developmental variations affecting this portion of the retina, and the spectrum of peripheral retinal degenerations are considered. This information forms the basis for diagnosis, assessment of pathophysiologic implications, and management of these and other abnormalities affecting the peripheral retina.

References

1. Straatsma, B.R., Landers, M.B., Kreiger, A.E.: The ora serrata in the adult human eye. Arch. Ophthalmol. 80, 3–20 (1968). – 2. Rutnin, U., Schepens, C.L.: Fundus appearance in normal eyes. II. The standard peripheral fundus and developmental variations. Amer. J. Ophthalmol. 64, 840–852 (1967). – 3. Heller, M.D., Straatsma, B.R., Foos, R.Y.: Posterior vitreous detachment in phakic and aphakic eyes. Modern Problems in Ophthalmology 10, 23–36 (1972). – 4. Spencer, L.M., Foos, R.Y., Straatsma, B.R.: Meridional folds, meridional complexes, and associated abnormalities of the peripheral retina. Amer. J. Ophthalmol. 70, 697–714 (1970). – 5. Spencer, L.M., Foos, R.Y., Straatsma, B.R.: Enclosed bays of the

ora serrata. Relationship to retinal tears. Arch. Ophthalmol. 83, 421−425 (1970). − 6. Foos, R. Y., Spencer, L. M., Straatsma, B. R.: Trophic degenerations of the peripheral retina. New Orleans Academy of Ophthalmology: Symposium on Retina and Retinal Surgery. St. Lous: C. V. Mosby 1969. − 7. Straatsma, B. R., Foos, R. Y.: Typical and reticular degenerative retinoschisis. Amer. J. Ophthalmol. 75, 551−575 (1973). − 8. O'Malley, P. F., Allen, R. A., Straatsma, B. R., O'Malley, C. C.: Paving-stone degeneration of the retina. Arch. Ophthalmol. 73, 169 (1965). − 9. Spencer, L. M., Straatsma, B. R., Foos, R. Y.: Tractional degenerations of the peripheral retina. New Orleans Academy of Ophthalmology: Symposium of the Retina and Retinal Surgery. St. Louis: C. V. Mosby (1969). − 10. Straatsma, B. R., Zeegen, P., Foos, R. Y., Feman, S. S., Shabo, A. L.: Lattice degeneration of the retina. Trans. Amer. Acad. Ophthalmol. Otolaryngol., 78(2), OP87−OP113 (1974). − 11. Foos, R. Y., Allen, R. A.: Retinal tears and lesser lesions of the peripheral retina in autopsy eyes. Amer. J. Ophthalmol. 64, 643−655 (1967). − 12. Foos, R. Y.: Vitreous base, retinal tufts, and retinal tears: pathogenic relationships In: The Retina Congress (eds. R. C. Pruett, C. D. J. Regan), pp. 259−280. New York: Appleton-Century-Crofts 1974. − 13. Spencer, L. M., Foos, R. Y.: Paravascular vitreoretinal attachments: Rolelin retinal tears. Arch. Ophthalmol. 84, 557−564 (1970). − 14. Foos, R. Y.: Postoral peripheral retinal tears. Ann. Ophthalmol. 6(7), 679−687 (1974). − 15. Foos, R. Y.: Personal communication.

Normvarianten in der Fundusperipherie

G. Eisner (Bern) und B. Daicker (Basel)

Die Ora serrata ist eine Grenzzone für verschiedene anatomische Schichten. In den tieferen Schichten besteht die Grenze einerseits in der Chorioidea, indem an der Ora die Choriokapillaris endet, andererseits im Pigmentepithel, dessen Pigmentgehalt vor der Ora serrata plötzlich stark zunimmt. Bei der Untersuchung des lebenden Auges [2] imponiert die retroretinale Grenze demnach als Farbwechsel von Fundusrot zu ziliarem Braun und wird als tiefgelegene Veränderung am besten auf der Vorderfläche des Indentationsbuckels beobachtet.

In der Netzhaut selbst ändert sich an der Grenze die Schichtdicke, indem die mehrschichtige Retina abrupt in das einschichtige Ziliarepithel übergeht. Als oberflächliche Veränderung erkennt man die Grenze am deutlichsten an der Kuppe des Indentationsbuckels, weil sich dann die Netzhaut hellgrau von der tiefbraunen Pars plana abhebt.

Glaskörperwärts wird die Grenze durch den Tractus praeretinalis markiert, der die Glaskörperrinde von der Zentralsubstanz abgrenzt. Bei der Untersuchung des Tractus und seiner Insertionsstelle an der Ora serrata gilt es, das reflektierte Licht von der Retina auszuschalten, was am besten gelingt, wenn man auf der Buckelkuppe gegen dunklen Hintergrund untersucht.

Ist eine dieser drei Grenzformationen durch pathologische Prozesse verwischt worden, so können die andern Grenzstrukturen zur Identifikation der Ora serrata benützt werden.

Individuelle Unterschiede in den Formationen der Übergangszone lassen zahlreiche Normvarianten erwarten. Von diesen sind aber nur diejenigen von klinischem Interesse, die mit pathologischen Befunden verwechselt werden können. Im folgenden werden wir uns auf die Formen beschränken, die differentialdiagnostisch von Netzhautforamina abgegrenzt werden müssen.

Bei der einen Gruppe handelt es sich um relativ große Defekte der Retina, die man zunächst als Rundlöcher mit flottierendem Deckel interpretieren möchte (Abb. 1). Da sich aber ein

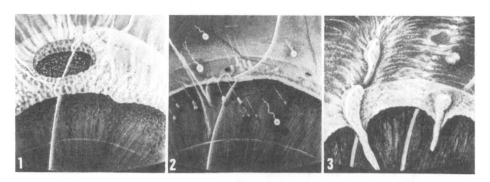

Abb. 1. Pars plana-Insel. Die Oberfläche des Tractus praeretinalis erscheint über der Insel unterbrochen. Ein kreisrunder Defekt wird deshalb vorgetäuscht. Am Grund des Pseudoloches erscheint die granuläre Struktur der pars plana

Abb. 2. Mikroadhäsionen (an der Retina adhärierende und frei flottierende Rosetten). An manchen Gewebsektopien ist ein feiner Strang von der ungefähren Dicke eines Zonulafaserbündels adhärent

Abb. 3. Meridionalleisten. Links elongierte Leiste, welche die Ora serrata nach hinten überragt. Rechts kürzere Leiste und frei flottierende Ektopie. Der Tractus praeretinalis inseriert am Rande der Meridionalleiste. Über der frei flottierenden Ektopie ist sein Oberflächenreflex unterbrochen

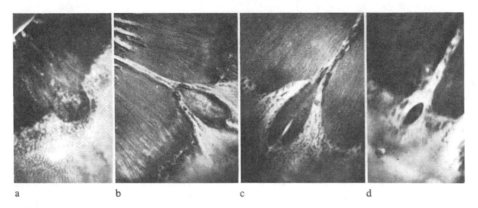

a   b   c   d

Abb. 4. Netzhautlöcher vortäuschende Oravarianten. (a) Tiefe Orabucht (x 6). (b) Pars plana Insel zwischen konvergierenden Cristae ciliares (x 8). (c) Pars plana Insel zwischen konvergierenden Orazacken (x 10). (d) Retro-oral gelegene Pars plana Insel (x 15). (Autopsiebefunde)

Deckel niemals nachweisen läßt, stellt sich die Frage nach dem pathologisch-anatomischen Substrat dieser Veränderung.

Solche Rundlöcher ohne Deckel im Oragebiet können vorgetäuscht werden durch tiefe Orabuchten (Abb. 4a), Inseln der Pars plana zwischen Y-förmigen Pars plana-Leisten (1a) (Abb. 4b) oder zwischen konvergierenden hyperplastischen Zacken der Ora (Abb. 4c), sowie durch eigentliche Pars plana-Inseln in der Retina hinter der Oralinie (Abb. 4d). Alle diese Normvarianten der Orakonfiguration zeigen histologisch den Bau von Pars plana: Über einem Pigmentblatt einschichtig kubischer Epithelien, welche oft leicht knopfförmig proliferieren, liegt eine einfache Schicht unpigmentierter Ziliarepithelien. Oft inserieren Zonulafasern in dieser Innenschicht. Auch die unterliegende Aderhaut entspricht derjenigen einer Pars plana. Sie besitzt ein bindegewebiges Zwischengewebe zwischen der Basalmembran des Pigmentepithels und der Bruch'schen Membran. Umgeben werden die Inseln von Ausläufern der Ora oder peripherer Retina, welche fast stets die in dieser Region übliche gliöse Atrophie, kleinzystische und zystoide Degeneration zeigen. Der Glaskörper haftet den Inselrändern wie einer Ora fest an.

Im Gegensatz zu den Löchern ohne Deckel findet man auch „Deckel" ohne Löcher (Abb. 2). Sie schweben im Glaskörper vor oder hinter der Ora serrata, sind meist klein und zeigen bei günstigem Lichteinfall meist eine adhärierende transparente Faser. Ein zugehöriger Netzhautdefekt indessen läßt sich nicht finden.

Bei diesen Pseudodeckeln handelt es sich um Mikromalformationen auf der peripheren Netzhautinnenfläche. Wir haben diese Gruppe von Bildungen wegen ihrer Histogenese als Rosetten bezeichnet [1b]. Ihre Morphogenese ist allerdings noch umstritten. Solche epiretinalen, in ihrem Aspekt granulären Formationen der oranahen Retina erscheinen im Auge Erwachsener meist nasal [3, 4, 5], als über der Retina frei schwebende Kugeln (Abb. 5a), als flache körnige Flecke im Netzhautniveau oder als warzenförmig erhabene Knospen (Abb. 5b), als filiforme Exkreszenzen mit granulärem Endkolben (Abb. 5c) oder als wurmförmig gegen vorn innen gerichtete Auswüchse (Abb. 5d). An oranahen größeren Formationen kann ein Büschel von Zonulafasern inserieren. Je erhabener solche Bildungen, desto eher täuschen sie einen Netzhautdeckel vor. Die frei schwebenden gleichen abgerissenen Lochdeckeln. Ein gedecktes Netzhautloch wird oft dadurch vorgetäuscht, daß die Umgebung und besonders der hintere Netzhautrand der Formation verdünnt und zystisch degeneriert ist (Abb. 6c + d).

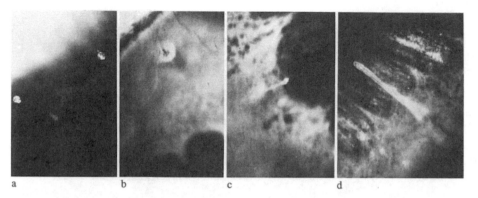

a   b   c   d

Abb. 5. Lochdeckel vortäuschende Exkreszenzen der Retina in Form von a: intravitrealen Epithelballen (x 8,5) (b) Warzen (x 10) (c) Kolben (x 12) oder vermiformen Strängen (x 10). (Autopsiebefunde)

Histologisch erweisen sich diese Bildungen als Epithelektopien, epitheliale Knospen, Ballen und Tubuli auf einer gliös atrophen, oft zystischen Retina. Diese ist bei elongierten Formen wie eine Basis zipflig aufgestellt, bei flachen oft atroph eingesunken (Abb. 6a–d). Die Vorläufer der granulären Formationen sind schon in foetalen und 30% kindlicher Augen [8] zu finden (Abb. 7a). Unser frühester Fall datiert von der 24. Schwangerschaftswoche. In diesem Stadium bestehen die Flecke und Warzen histologisch aus einzelnen oder gruppierten Rosetten epithelialer Elemente, welche Neuroblasten gleichen. Sie liegen epiretinal, in den inneren Netzhautschichten oder durchsetzen die ganze Netzhautdicke (Abb. 7b + c). In ihrer Umgebung ist die Netzhaut oft hypoplastisch verdünnt. Diese Rosetten entwickeln sich offenbar zu den Ziliarepithel-ähnlichen Formationen des Erwachsenen. Möglicherweise findet auch eine Differenzierung von Rosettenzellen zu Gliaelementen statt.

Eine dritte Gruppe von Normvarianten bilden zungenförmige Vorstülpungen der Netzhaut, die Deckeln von Hufeisenrissen ähnlich sehen (Abb. 3). Ein zugehöriger Riß am Hinterrand jedoch fehlt meistens. Manchmal findet man eine retinale Verdünnungszone, selten einen durchgreifenden Defekt, der dann allerdings rund und nicht hufeisenförmig ist.

Man findet solche meridionalen Wülste in gegen 20% von Autopsiebulbi [8, 9] auf Orazacken, seltener in Orabuchten. Sie werden nach Schepens [6] meridionale Netzhautfalten genannt.

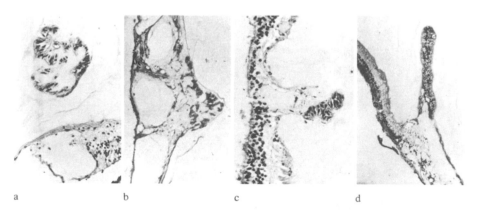

a   b   c   d

Abb. 6. Epiretinale Epithelformationen. (a) intravitreale Epithelmorula (H.E. x 110), (b) warzenförmige (H.E. x 110), (c) keulenförmige (H.E. x 125), (d) wurmförmige (H.E. x. 40) Retinaexkreszenzen

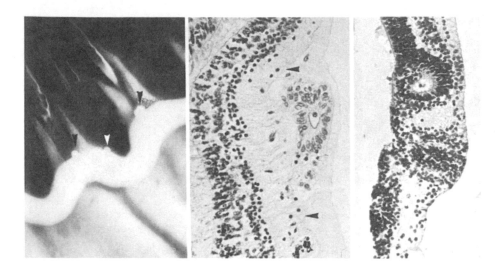

Abb. 7. Rosettenförmige Anlagen epiretinaler Epithelexkreszenzen. (a) Knopfförmig epiretinal auf Lange'scher Falte der Ora. Autopsiebefund Säugling (x 15). (b) Histologisches Substrat von a, Rosette über Membrana limitans interna (H.E. x 190). (c) Intraretinale Rosetten mit benachbarter Retinahypoplasie (H.E. x 125)

Oft liegt in ihrer Verlängerung gegen den Äquator eine längsovale Verdünnung der Netzhaut und täuscht ein Foramen vor. Histologisch sind es keine echten Falten, vielmehr epiretinale Leisten aus Zügen, Tubuli und Ballen epithelialer Zellen über einer gliös und zystisch atrophen Retina (Abb. 8a).

Auch diese meridionalen Netzhautfalten stellen Fehlbildungen dar. Dies läßt sich aus Folgendem schließen: Sie sind schon fetal vorhanden, wir sahen sie schon bei einem Föten der 28. Schwangerschaftswoche (Abb. 8b). Sie liegen meist nasal und oft spiegelsymmetrisch in beiden Augen. Häufig sind die auf Orazacken gelegenen Falten mit Fehlbildungen der Pars plicata und plana des Ziliarkörpers im gleichen Meridian vergesellschaftet (Meridionalkomplex) [7]. Oft sind sie von zusätzlichen Mikrofehlbildungen der peripheren Retina begleitet.

Wir betrachten die Meridionalfalten als Produkte von ektopischem Ziliarepithel auf der Ora. Andere interpretieren sie als Gliaformationen [3]. Für unsere Hypothese spricht einerseits der

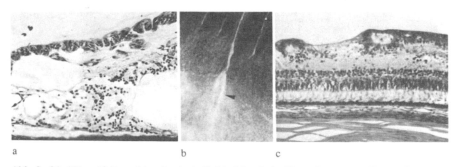

a   b   c

Abb. 8. Meridionalfalten. (a) epiretinale Epithelzüge beim Erwachsenen. (H.E. x 100). (b) Anlage einer Meridionalfalte 28. Schwangerschaftswoche. Autopsiebefund (x 12,5). (c) Epiretinale Rosette, Substrat kindlicher Meridionalfalte (H.E. x 40)

120

histologische Bau der Leisten beim Föten und Kleinkind: Man sieht Rosetten, Tubuli und Platten eines einschichtig kubischen bis zylindrischen Epithels in einer fehlgebildeten Nervenfaserschicht der Retina oder in der vitreoretinalen Grenzzone (Abb. 8 c). Gelegentlich findet man direkte Verbindungen zum Ziliarepithel der Pars plana. Für Ziliarepithelektopie sprechen ferner das Vorkommen gleicher Bildungen auf der Pars plana, der gelegentliche Pigmentgehalt der Zellen, häufiger Ansatz von Zonulafasern an den oranahen Falten und die große Affinität zu Eisen bei Siderose wie Ziliarepithel. Elektronenmikroskopisch haben wir auf einer meridionalen Falte neben proliferierter und hyperplastischer Glia Zellverbände von Ziliarepithelien nachweisen können.

Die epiretinalen Epithelformationen der Meridionalfalten, aber auch die aus Rosetten entstandenen granulären Bildungen stören die Zytoarchitektur der inneren Netzhautschichten. Die Fußplatten der Müllerzellen sind in diesem Gebiet defekt oder fehlen. Sekundär bilden sich lokale vitreoretinale Adhärenzen an diesen Mikrofehlbildungen und die unterliegende sowie umgebende Retina degeneriert. Diese Sekundärveränderungen modifizieren einerseits Größe und Bild dieser Formationen im Laufe des Lebens. Andererseits geben sie ihnen Bedeutung als Ort möglicher vitreoretinaler Traktion.

Für den Anatomen stellt die Differentialdiagnose zum Netzhautriß offensichtlich kein Problem dar. Die erwähnten Normvarianten lassen sich im Prinzip als Ektopien praeoraler Strukturen auffassen, die mit ihren Anhangsgebilden nach hinten verlagert sind.

Für die Diagnose im lebenden Auge geht es deshalb darum, bei verdächtigen Formationen Kriterien zum Beweis des praeoralen Ursprungs zu finden.

Die zellulären Elemente sind im lebenden Auge nicht differenzierbar, wohl aber geben uns die glaskörperseitigen Anhangsgebilde wichtige Hinweise. So sind adhärierende Zonulafasern ein Zeichen praeoralen Ursprungs. Weitere Informationen bringt die Untersuchung des Tractus praeretinalis; dieser bildet bekanntlich die vitreale Grenze zwischen praeoralen Strukturen und Retina und säumt deshalb auch die abgeschnürten Pars plana-Inseln sowie die Meridionalleisten und deren Rudimente.

Fassen wir zusammen: Normvarianten sind in der Fundusperipherie — wie in jeder Übergangszone — außerordentlich häufig. Gerade in dieser Häufigkeit liegt ihre praktische Bedeutung, denn sie stellt uns ständig vor die Aufgabe der Differentialdiagnose zu pathologischen Läsionen. Ein wichtiges Hilfsmittel dazu bietet die Untersuchung der vitrealen Anhangsstrukturen: Normvarianten stehen als praeorale Ektopien in Beziehung mit intravitrealen Strukturen während Netzhautrisse mit der hinteren Glaskörpergrenzmembran verbunden sind.

Zusammenfassung

Es werden verschiedene Normvarianten der Oragegend dargestellt, welche Netzhautforamina vortäuschen können: Tiefe Orabuchten und die verschiedenen Typen von Pars plana-Inseln können Netzhautlöchern ohne Deckel gleichen. Die vielgestaltigen ektopischen epiretinalen Ziliarformationen, welche aus Netzhautrosetten entstehen, lassen sich mit Lochdeckeln verwechseln. Alle diese Normvarianten und Mikromalformationen sind Ektopien praeoraler Strukturen. Biomikroskopisch sind sie deshalb durch ihre Verbindungen mit Zonulafasern und dem vitrealen Tractus praeretinalis charakterisiert und lassen sich aufgrund dieses Kriteriums von echten Netzhautrissen abgrenzen.

Summary. Different developmental variations of the ora region which could be interpreted as retinal holes are demonstrated. Deep ora bays and the various kinds of pars plana islands can resemble retinal holes without operculum. The polymorphous ectopic epiretinal formations of ciliary epithelium developing from retinal rosettes can be mistaken for opercula. All these micromalformations consist of ectopic praeoral structures. Biomicroscopically they are characterized therefore by their connections to zonular fibres and to the preretinal tract of the vitreous and based on this criteria they can be distinguished from true retinal tears.

Résumé. Les auteurs décrivent différentes variations de la région de l'ora serrata; variations qui pourraient simuler des trous rétiniens. Les baies pénétrantes de l'ora et des types différents d'îles de la pars plana dans la rétine périphérique peuvent ressembler à des trous sans couvercle. Les formations multiformes ciliaires ectopiques épirétinales. formations qui se développent à partir de rosettes rétiniennes, se laissent facilement confondre avec des clapets. Toutes ces variations et ces micromalformations sont des ectopies provenant de structures préorales. C'est pour cette raison que, vues au biomicroscope, elles sont charactérisées par des liens avec des fibres zonulaires et avec le tractus praeretinalis. Aussi se laissent elles différencier grâce à ce critère des véritables trous rétiniens.

Literatur

1. Daicker, B.: Anatomie und Pathologie der menschlichen retino-ziliaren Fundusperipherie. (a) p. 30. (b) p. 107. Basel—New York: S. Karger 1972. – 2. Eisner, G.: Biomicroscopy of the peripheral fundus. Berlin: Springer 1973. – 3. Foos, R. Y.: Zonular traction tufts of the peripheral retina in cadaver eyes. Arch. Ophthal. (Chicago) 82, 620 (1969). – 4. Halpern, J. I.: Routine screeming of the retinal periphery. Amer. J. Ophthal. 62, 99 (1966). – 5. Rutnin, U., Schepens, C. L.: Fundus appearance in normal eyes. II. Amer. J. Ophthal. 64, 840 (1967). – 6. Schepens, C. L., Bahn, G. C.: Examination of the ora serrata. Its importance in retinal detachment. Arch. Ophthal., Chicago 70, 189 (1963). – 7. Spencer, L. M., Foos, R. Y., Straatsma, B. R.: Meridional folds and meridional complexes of the peripheral retina. Trans. Amer. Acad. Ophthal. Otolar. 73, 204 (1969). – 8. Teng, C. C., Katzin, H. M.: An anatomic study of the peripheral retina III. Congenital retinal rosettes. Amer. J. Ophthal. 36, 169 (1953).

Typical and Reticular Degenerative Retinoschisis

B. R. Straatsma (Department of Ophthalmology, Jules Stein Eye Institute, UCLA School of Medicine, Los Angeles, California 90024)

Retinoschisis is the term used to describe a complex and heterogeneous group of disorders characterized by splitting of the sensory retina. This concept of splitting or cleavage within the sensory retina was introduced by Bartels [1] in 1933, and the term retinoschisis was first applied to this process by Wilczek [2] in 1935. Samuels and Fuchs [3] used this concise term in their English-language textbook in 1952 and the word retinoschisis has been widely employed since then.

In general, retinoschisis may be classified as developmental, degenerative, and secondary to other disease processes.

Degenerative retinoschisis, described in a number of clinical reports, is associated with occurrence in adult life, frequent bilaterality, an inferior temporal location, a thin inner retinal layer and irregular outer retinal layer, visual field defect, and histopathologic correlation with intraretinal cleavage [4, 5].

While these features of retinoschisis are well recognized, there are substantial variations related to incidence, meridional location, posterior extension, breaks in the inner and outer retinal layers, retinal detachment, and macular involvement. Based on these variations, management is complicated. The ophthalmic literature contains diverse indications, techniques and results of treatment [6].

Recognizing these variations in clinical features, natural history, and treatment recommendations, retinoschisis and related subjects have been under study at the Jules Stein Eye Institute for several years [7, 8, 9]. This presentation will succinctly review the histopathology of typical and reticular degenerative retinoschisis and present new clinical observations on a series of patients with typical and reticular degenerative retinoschisis. From this clinicopathologic description of typical and reticular retinoschisis will evolve the salient features of diagnosis and recommendations regarding management.

Materials and Methods

Material incorporated in this investigation consisted of 2319 eyes obtained at autopsy and 64 eyes with degenerative peripheral retinoschisis that were clinically examined. The 2319 postmortem eyes were obtained from 1173 consecutive autopsies of persons 20 years of age or more at the time of death. The 64 eyes with degenerative peripheral retinoschisis that were clinically examined were those of 36 patients who were 20 years or more of age at the time of initial examination.

Results

Autopsy Study

Retinoschisis, characterized by an area at least 1.75 mm in diameter (i.e., one average optic disc in size) of complete separation between the inner and outer retinal layers, was present in 38 eyes (1.64%) and further classified as typical degenerative peripheral retinoschisis in 16 eyes (0.69%) and reticular degenerative peripheral retinoschisis in 22 eyes (0.95%).

Typical Degenerative Peripheral Retinoschisis. Typical degenerative peripheral retinoschisis, invariably located within an area of typical retinal cystoid degeneration, was present in 12 cases (1.02%). With both eyes of these 12 cases available, typical degenerative retinoschisis was bilateral in four cases (33.3%), associated with contralateral reticular retinoschisis in one case (8.33%), and evident in 16 eyes (0.69%). In all eyes a narrow band of typical cystoid degeneration was present between the ora serrata and the anterior border of the schisis. From this point, the schisis extended toward or to the equator in 12 eyes and up to 4 mm posterior to the equator in four eyes. Topographically, the schisis demonstrated a definite predilection for the inferior temporal quadrant.

Grossly, typical retinoschisis appeared as a round or ovoid area of retinal splitting with a smooth fusiform elevation of the inner layer. The schisis was surrounded on all sides by typical cystoid degeneration, and the retinal pillars of the cystoid degeneration, as well as the broken pillars near the margin of the schisis, were prominent. In cross section, the pillars were particularly manifest (Fig. 1). Retinal vessels were present in the inner layer, the intraretinal cavity was optically empty, the outer layer was moderately irregular in thickness, and there were no holes in either layer.

Microscopic sections through the central portion of the schisis emphasized the thin inner wall composed of the internal limiting membrane, nerve fiber layer and retinal vessels, and the somewhat irregular outer lamina containing portions of the inner nuclear, outer plexiform, outer nuclear, external limiting, and rod and cone layers (Fig. 2). At the margin of the cavity, the process blended with advanced but otherwise uncomplicated typical cystoid degeneration.

Reticular Degenerative Peripheral Retinoschisis. Characterized by even more extensive tissue loss, reticular degenerative peripheral retinoschisis was present in 19 cases (1.62%). With both eyes available in all cases, reticular degenerative retinoschisis was bilateral in three cases (15.8%), associated with contralateral typical retinoschisis in one case (5.26%), and diagno-

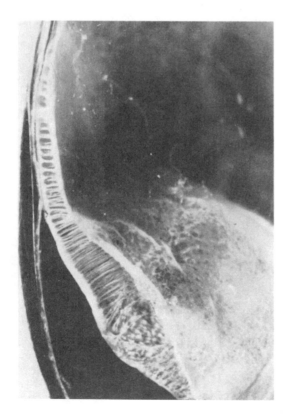

Fig. 1. Typical retinoschisis. In cross section, the retinal pillars of adjacent cystoid degeneration and the broken pillars within the schisis cavity are evident

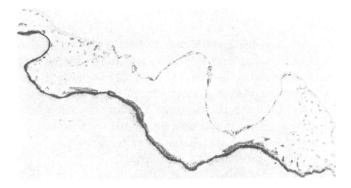

Fig. 2. Typical retinoschisis. Microscopic section through the center of the retinoschisis illustrated in Figure 1 demonstrates the thin inner wall, artifactually collapsed intraretinal cavity, somewhat irregular outer layer, and surrounding typical cystoid degeneration

sed in 22 eyes (0.95%). A band of typical cystoid degeneration always separated the schisis from the ora serrata. From this margin the schisis extended toward or to the equator in 16 eyes and up to 7 mm posterior to the equator in six eyes. There was a predilection for location of the schisis in the inferior temporal quadrant.

On gross inspection, reticular retinoschisis was round or ovoid in shape with bullous elevation of the extremely thin inner layer and an irregular pitted outer layer (Fig. 3). Typical cystoid degeneration was always present anterior to the schisis, and reticular cystoid degeneration was evident usually at some site in the involved eye. The inner layer was extremely thin, so that blood vessels coursing through this lamina gave it an arborizing reticular pattern. The cavity was optically empty, and the outer wall was irregularly excavated to produce a pocked or honeycomb appearance. Round or ovoid holes were present in the outer layer of five eyes

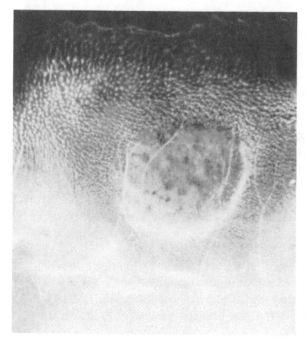

Fig. 3. Reticular retinoschisis. The ovoid area of reticular retinoschisis is characterized by an extremely thin layer with prominent blood vessels and an irregularly excavated outer layer with a pockmarked appearance.

125

(22.7%). These holes were single or multiple, often large, and usually associated with a rolled posterior edge.

Microscopic sections of reticular retinoschisis confirmed the intraretinal cavity and illustrated the extremely attenuated blood vessel containing inner layer composed of the internal limiting membrane and minimal remnants of the nerve fiber layer (Fig. 4). The honeycomb appearance of the outer layer was related to irregular excavations. In some sections, the outer layer was made up of the outer plexiform, outer nuclear, external limiting, and rod and cone layers; in other areas, it was reduced to only the external limiting and the rod and cone layers. Breaks were uncommon in the inner retinal layer, but in the outer retinal layer, breaks were relatively common and often associated with a rolled edge.

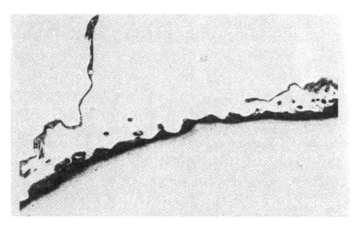

Fig. 4. Reticular retinoschisis. Microscopic section illustrates an uncommon break in the inner retinal layer and marked outer layer irregularity responsible for the pockmarked or honeycomb appearance

Clinical Study

In the clinical study of patients with degenerative peripheral retinoschisis extending over an area at least 1.75 mm in diameter, 64 eyes of 36 patients were further classified as typical or reticular retinoschisis. Although these selected and generally referred clinical cases do not reflect the uncomplicated natural history of retinoschisis, this evaluation of patients was carried out to correlate histopathology with the clinical features of typical and reticular retinoschisis and to elucidate some of the variations in clinical course.

Typical Degenerative Peripheral Retinoschisis. Typical degenerative retinoschisis was present in 15 patients who were observed for a period of up to 14 years. Both eyes of each patient were examined. Bilateral typical retinoschisis was present in eight patients (53.7%), typical retinoschisis was combined with contralateral reticular retinoschisis in four patients (26.6%), and unilateral typical retinoschisis was present in three patients (21.4%), so that a total of 23 affected eyes were examined. The refractive error varied from a spherical equivalent of −15.00 to +7.25 D. Unless altered by an unrelated disease, visual acuity in every eye was 20/30 or better.

Topographically, typical retinoschisis demonstrated a strong predilection for the inferior temporal quadrant. The schisis commenced a short distance posterior to the ora serrata in every eye where margins could be accurately identified, remained preequatorial in 13 eyes, and progressed up to 5 mm (about three average disc diameters) posterior to the equator in 10 eyes.

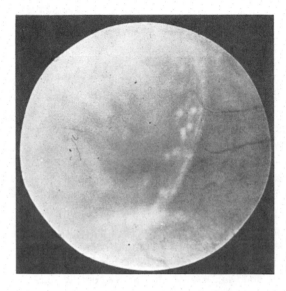

Fig. 5. Typical retinoschisis. An ovoid area of typical retinoschisis showing stippling related to broken retinal pillars near the margin of the intraretinal cavity

On clinical examination, typical degenerative retinoschisis presented as a round or ovoid area of retinal splitting with a moderately elevated inner wall (Fig. 5). The cavity was surrounded, invariably, by typical cystoid degeneration with its characteristic uniformly stippled pattern, and corresponding to broken retinal pillars, this stippling extended onto the inner layer of the schisis for various distances. Centrally, the inner layer, which contained the retinal vessels, was thin and rather smooth. When viewed with contact lens biomicroscopy, the inner layer was finely textured, some of the retinal vessels were attenuated, and various numbers of tiny glistening white dot opacities were seen on the vitreal side. External to the optically empty cavity, the outer layer was best seen with indirect ophthalmoscopy when it became white with scleral depression. It appeared somewhat uneven in thickness and presented a finely hammered or "beaten metal" appearance. Visual field studies reflected the size and location of the schisis. With small peripheral lesions, Goldmann perimetry was normal. With somewhat larger defects, the perimetric examination revealed a corresponding defect, but the border was rather sharp.

Indicative of natural history, typical retinoschisis in these 23 eyes followed for up to 14 years did not extend posteriorly near the macula, did not develop retinal breaks in either the inner or outer layer, and did not produce a retinal detachment in any eye. Interestingly, however, in these primarily referred patients, 1 eye was treated with photocoagulation for unrelated retinal vascular disease, 2 eyes were successfully treated for unrelated rhegmatogenous retinal detachment, and 2 eyes were enucleated for choriodal tumors. Moreover, the process was remarkably stable when evaluated with sequential composite photographs.

Reticular Degenerative Peripheral Retinoschisis. Reticular degenerative retinoschisis was diagnosed in 25 patients who were observed for a period of up to 11 years. Bilateral reticular retinoschisis was present in 16 patients (64%), reticular retinoschisis was combined with contralateral typical retinoschisis in four patients (16%), and unilateral reticular retinoschisis was present in five patients (20%). In toto, 41 eyes with reticular retinoschisis were examined. Unless altered by an unrelated disease, visual acuity in every eye was 20/30 or better. The refractive error ranged from a spherical equivalent of -8.50 to $+3.75$ D.

Topographically, reticular retinoschisis was located primarily in the temporal sector with a definite predilection for the inferior temporal quadrant. The schisis was separated from the ora serrata by a distance of 1–5 mm and extended posterior to the equator in every eye. The posterior extension varied from approximately 2 mm posterior to the equator to a point about 3 mm from the fovea.

Clinical examination revealed reticular retinoschisis as a round or ovoid area of retinal splitting with bullous elevation of the extremely thin, inner retinal layer. Typical cystoid degeneration was always evident adjacent to the preequatorial portion of the schisis. The extremely thin inner retinal layer presented an arborizing reticular pattern of fine retinal blood vessels. These vessels had irregular contours, were often associated with microaneurysms or telangiectases, and frequently terminated in grey-white lines that appeared to represent occluded vessels. Between the limbs of this dendritic pattern, contact lens biomicroscopy and retroillumination demonstrated a nearly transparent inner wall with a fine-textured appearance, and various numbers of small white glistening particles on the vitreal surface.

The outer retinal layer was best seen when scleral depression produced a "white with pressure" phenomenon and revealed an irregularly excavated layer with a pock marked or honeycomb appearance (Fig. 6). Breaks in the outer retinal layer were common. These outer layer breaks were particularly apt to occur near the posterior margin of the schisis. These breaks were single or multiple, discrete or confluent, and usually associated with a conspicuous rolled edge. Outer retinal layer breaks were also particularly apt to occur near the ora serrata and in this location appeared as dialyses of the outer retinal layer.

Visual field studies accurately reflected the size and location of the schisis. Characteristically, reticular retinoschisis was associated with an absolute scotoma with a relatively sharp or very sharp margin. When compared with composite fundus photographs, this scotoma corresponded precisely with the area of the schisis. That is to say, retina within the schisis was functionally destroyed and retina posterior to the schisis was functionally intact. This abrupt functional transition corroborated the abrupt ophthalmoscopic transition from schisis to normal appearing retina. When reticular retinoschisis is combined, however, with a rhegmatogenous or a nonrhegmatogenous retinal detachment, the scotoma corresponded to the dimension of the combined pathologic process and presented a sloping margin. Recognizing

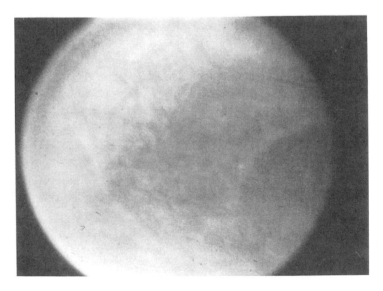

Fig. 6. Reticular retinoschisis. Reticular retinoschisis showing irregular pocked appearance of the outer layer and a rounded outer layer break with a rolled edge

these characteristics, precise quantitative perimetry is a practical aid to initial evaluation and periodic follow-up examination of patients with reticular retinoschisis.

Reflecting clinical experience with reticular retinoschisis in this series of 41 eyes followed for up to 11 years, initial examination demonstrated posterior extension to a point less than 5 mm from the fovea in 6 eyes, inner retinal layer breaks in 3 eyes, outer layer retinal breaks in 14 eyes, retinal breaks in both layers in 3 eyes, significant nonrhegmatogenous retinal detachment in 4 eyes and rhegmatogenous retinal detachment in 4 eyes. Eyes with retinal breaks in both retinal layers or a frank rhegmatogenous retinal detachment were generally treated. All other eyes were observed and the process was noted to be remarkably stable.

When retinoschisis and large outer retinal layer breaks were present, the disorder remained unchanged even when photographs of the lesion were compared with photographs taken several years later. Even when retinoschisis, outer retinal layer breaks, and nonrhegmatogenous retinal detachment were present, the process remained essentially stable throughout several years of observation.

Sequential observations revealed formation of inner retinal layer breaks in 2 eyes, outer retinal layer breaks in 1 eye, and development of a rhegmatogenous detachment in 1 eye with breaks in both retinal layers. Treatment with cryotherapy or a combination of cryotherapy and an encircling scleral buckle was performed on 7 eyes and the process was successfully controlled with preservation of macular function in every eye.

Discussion

This discussion of typical and reticular retinoschisis will be confined to a consideration of clinicopathologic characteristics and management. Two forms of degenerative peripheral retinoschisis are clinically recognizable. Though they may occasionally occur in combination or in atypical form, typical degenerative retinoschisis is characterized by a predilection for the inferior temporal quadrant, location in the preequatorial retina, a round shape, a fusiform cross section, a thin inner layer with residual retinal pillar remnants and varying numbers of glistening white dots, and an irregular outer layer with an uneven beaten-metal appearance. Reticular degenerative retinoschisis is characterized by a predilection for the inferior temporal quadrant, location in the pre- and postequatorial retina, a round shape, a bullous cross section, a thinner inner layer with a reticular pattern and varying numbers of glistening white dots, and a markedly irregular outer layer with a pock marked or honeycomb appearance and frequent rounded breaks.

The distinction between typical and reticular retinoschisis assumes practical clinical importance when natural history and management are considered. Typical retinoschisis does not extend appreciably into the posterior retina and is rarely associated with breaks in either retinal layer. Reticular retinoschisis often extends onto the posterior retina; it is frequently complicated by breaks in the outer retinal layer, and may be associated with a retinal detachment.

Even with these distinctions, it should be emphasized that the overwhelming majority of eyes with both forms of retinoschisis remain free of major visual impairment. Treatment, therefore, must be selective and is indicated only when: (1) retinoschisis is progressive and threatens the macula, (2) retinoschisis and the associated nonrhegmatogenous retinal detachment are progressive and threaten the macula, (3) retinal breaks in both the inner and the outer retinal layer of the schisis predispose to rhegmatogenous retinal detachment, or (4) retinal breaks in both layers are associated with a rhegmatogenous retinal detachment.

In the presence of breaks in both the inner and outer retinal layers or a frankly rhegmatogenous retinal detachment, treatment follows the generally accepted principles of rhegmatogenous retinal detachment surgery. However, when progressive retinoschisis or retinoschisis with nonrhegmatogenous retinal detachment warrant therapy, treatment of the involved area with photocoagulation, cryotherapy, or diathermy is indicated. This therapy is followed generally by partial or complete collapse of the schisis and absorption of the subretinal fluid. Disappearance of intraretinal and subretinal fluid after treatment of this type has been noted by a number of observers, but the mechanism of action has remained obscure.

Several years ago, however, Peyman, Spitznas, and Straatsma [10, 11] investigated retinal diffusion in the normal and photocoagulated retina. Following experimental intravitreal injection, peroxidase diffused rapidly through the intercellular spaces of the sensory retina but did not enter the retinal vessels, and it was blocked near the apical portion of the intercellular spaces in the pigment epithelium. At this site, there was a diffusion barrier related to tight intercellular attachments, known as zonulae occludentes, that obliterated the intercellular spaces. After photocoagulation of the retina and pigment epithelium, however, peroxidase diffused rapidly through all layers of the photocoagulation scar to come in contact with Bruch's membrane and the choroid. These studies indicate that the diffusion barrier at the level of the pigment epithelium is disrupted by photocoagulation and, presumably, by other therapeutic modalities that produce chorioretinal scarring.

Applied to retinoschisis and nonrhegmatogenous retinal detachment, these diffusion studies imply that material in the schisis and the subretinal space is trapped by the diffusion barrier that prevents passage through the pigment epithelium into the choroid. Disruption of the barrier by photocoagulation or other comparable therapy probably enables material in the schisis and subretinal space to diffuse into the choroid. Once in the choroid, it is rapidly absorbed by the relatively permeable vessels. This is the probable mechanism of action of photocoagulation therapy in retinoschisis.

Summary

Typical and reticular degenerative retinoschisis are characterized histopathologically in a series of 2319 autopsy eyes, and clinically in a series of 64 eyes in 36 patients. In the autopsy series, typical degenerative retinoschisis was seen in 1.02% of the cases and 0.69% of the eyes; and reticular degenerative retinoschisis was seen in 1.62% of the cases and 0.95% of the eyes. Histopathology was correlated with clinical observations in the adult patients with typical and reticular degenerative retinoschisis, and based upon these observations, the management of typical and reticular degenerative retinoschis was considered.

References

1. Bartels, M.: Über die Entstehung von Netzhautablösungen. Klin. Mbl. Augenheilkd. 91, 437 (1933). – 2. Wilczek, M.: Ein Fall der Netzhautspaltung (Retinoschisis) mit einer Öffnung. Z. Augenheilkd. 85, 108 (1935). – 3. Samuels, B., Fuchs, A.: Clinical Pathology of the Eye: A Practical Treatise of Histopathology. New York: Paul B. Hoeber 1952. – 4. Shea, M., Schepens, C. L., Von Pirquet, S. R.: Retinoschisis. I. Senile type: A clinical report of 107 cases Arch. Ophthalmol. 63, 1 (1960). – 5. Byer, N. E.: Clinical study of senile retinoschisis. Arch. Ophthalmol. 79, 36 (1968). – Okun, E., Cibis, P. A.: The role of photocoagulation in the management of retinoschisis. Arch. Ophthalmol. 72, 309 (1964). – 7. Foos, R. Y., Feman, S. S.: Reticular cystoid degeneration of the peripheral retina. Am. J. Ophthalmol. 69, 392 (1970). – 8. Foos, R. Y.: Senile retinoschisis: Relationship to cystoid degeneration. Trans. Am. Acad. Ophthalmol. Otolaryngol. 74, 33 (1970). – 9. Straatsma, B. R., Foos, R. Y.: Typical and Reticular Degenerative Retinoschisis. Am. J. Ophthalmol. 75 (4), 551 (1973). – 10. Peyman, G. A., Spitznas, M., Straatsma, B. R.: Peroxidase diffusion in the normal and photocoagulated retina. Invest. Ophthalmol. 10, 181 (1971). – 11. Chorioretinal diffusion of peroxidase before and after photocoagulation Invest. Ophthalmol. 10, 489 (1971).

Die operative Behandlung der Retinoschisis

K. Ullerich, K. Kleinhans, W. Wetzel (Augenklinik der Städt. Kliniken Dortmund, Direktor Prof. Dr. K. Ullerich)

Einleitung

Der Anreiz, sich mit der Frage der operativen Therapie der *degenerativen Retinoschisis* auseinanderzusetzen, liegt darin, daß, seit die Möglichkeit der Lichtchirurgie besteht, auf diesem Sektor der Behandlung von Netzhautprozessen keine einhellige Meinung erzielt werden konnte.

Meyer-Schwickerath (1959), Pischel (1965, 1971), Colyear (1967), vertraten die These, daß die Lichtchirurgie das Fortschreiten einer Retinoschisis mit großer Sicherheit verhindere und daß dieses Operationsverfahren nur eine geringe Komplikationsrate besitze.

Andere erfahrene Netzhautchirurgen, so Witmer (1967, 1971) und Fison (1967), wiesen darauf hin, daß nach Lichtchirurgie ein Durchbruch der Retinoschisis in den Zentralbereich möglich sei und daß diese Behandlung eine Amotioschisis auslösen könne. Sie schlugen daher den Einsatz anderer Operationsverfahren vor.

Einteilung der Retinoschisisformen (Tab. 1)

Die Prognostizierung des Verlaufs einer bestimmten Form der Netzhautspaltung ist heute dadurch wesentlich erleichtert, daß wir die einzelnen Prozesse nunmehr exakt voneinander trennen können. In unserer Übersicht klammern wir zunächst die sogenannte *sekundäre Retinoschisis* aus, wie man sie über Aderhaut-Tumoren, im Bereich chorioretinitischer Narben, in der Zone eines Morbus Coats oder einer Periphlebitis, schließlich im Ausgang einer Retinopathia diabetica proliferans beobachten kann (Zimmerman und Naumann, 1968).

Tabelle 1. Einteilung der Retinoschisis

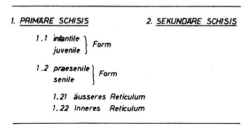

Abzugrenzen sind ferner die Netzhautspaltungen im Rahmen einer *juvenilen vitreo-retinalen Degeneration.* Unter den verschiedenen Verlaufsformen dieser Prozesse sind vor allen Dingen die geschlechtsgebunden recessiv vererbbare juvenile Retinoschisis und die autosomal recessiv vererbbare vitreo-retinale Degeneration nach Goldmann und Favre auszuschließen (Cuendet et al., 1975; Deutman, 1975). Diese beiden Verlaufsformen bieten in der Abgrenzung gegen degenerative Spaltungsprozesse des Erwachsenenalters vor allen Dingen dann Schwierigkeiten, wenn der Untersucher zunächst nur mit einem einzelnen Probanden aus einer befallenen Familie konfrontiert wird.

Hiermit sind endgültig abgegrenzt die praesenilen und senilen degenerativen Formen der Netzhautspaltung, deren operative Konsequenzen uns nunmehr beschäftigen sollen.

Verlaufsformen der präsenilen und senilen degenerativen Retinoschisis

Auch einzelne ältere Autoren haben bereits vermutet, daß es zwei Verlaufsformen der präsenilen und senilen Retinoschisis geben würde. Obgleich in den letzten Jahren qualifizierte klinische Untersuchungsmethoden der Beurteilung der Netzhautperipherie zur Verfügung standen, schlugen alle Bemühungen einer eindeutigen klinischen Unterteilung jedoch fehl. Unser jetziges Wissen basiert vielmehr auf den Untersuchungen an *Autopsieaugen*, da sich am Sektionsmaterial infolge der Opazität der Retina Veränderungen in der Netzhautperipherie viel exakter analysieren lassen, als selbst mit der Kontaktglasmethode.

Feman und Foos (1969) gelang auf diese Weise am Sektionsmaterial zunächst die Unterscheidung einer *cystoiden typischen Degeneration* der Netzhautperipherie gegen die seltenere retikuläre Form. Foos (1970) und Straatsma und Foos (1973) konnten dann zeigen, daß diesen beiden peripheren Formen der Netzhautdegeneration, die ihren Ursprung einerseits in der äußeren, andererseits in der inneren plexiformen Schicht der Retina nehmen, zwei bestimmte Verlaufsformen der präsenilen und senilen Netzhautspaltung zugeordnet werden müssen.

Die *typische degenerative Retinoschisis*, die von der äußeren plexiformen Schicht der Retina ausgeht, dehnt sich im allgemeinen oraparallel aus, zeigt wenig Tendenz zur Progression und zum Übergriff auf den Äquatorbereich. Unter fortschreitender Verdünnung der Netzhautinnenschichten bildet die Spaltung schließlich maximal einen Hohlraum zwischen dem Neuroepithel und der Nervenfaserschicht. Durchbrüche des inneren Netzhautblattes sind dabei selten, Lochbildungen des äußeren Netzhautblattes fehlen praktisch immer (Abb. 1). Hieraus ergibt sich, daß dieser Prozeß den *Zentralbereich* der Netzhaut *weniger bedroht* und praktisch *nie zur Amotioschisis* führt. Für den Kliniker ist wesentlich, daß Straatsma und Foos (1973) an einem unausgesuchten Sektionsmaterial für die typische degenerative Retinoschisis bei 2319 untersuchten Augen eine Häufigkeit von 0,69 % feststellten. Dies entspricht der Häufigkeitsverteilung an unserem eigenen Material bei der Nachuntersuchung staroperierter Patienten.

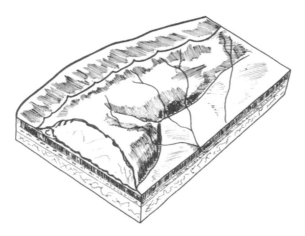

Abb. 1. Schematische Darstellung der topographischen Situation der typischen degenerativen Retinoschisis

Die sog. *retikuläre Retinoschisis* (Foos, 1970; Straatsma und Foos, 1973; Kanski, 1975) nimmt ihren Ausgang von der Destruktion der inneren plexiformen Schicht der Netzhaut und beginnt 1 bis 2 mm hinter der Ora serrata. Sie führt im allgemeinen zu einer ballonförmigen Anhebung des inneren Netzhautblattes, schreitet häufiger über den Äquatorbereich fort, be-

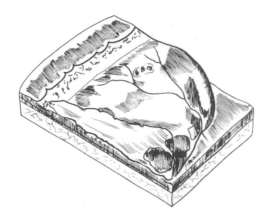

Abb. 2. Schematisches Schnittbild der retikulären degenerativen Retinoschisis (Topographie der Innen- und Außenschichtlöcher)

dingt selten Innenschichtforamina, häufiger Außenschichtperforationen, die dann überwiegend in der Vorderkante der Spaltung lokalisiert sind (Abb. 2). Durch die Möglichkeit einer Doppelperforation der Netzhautschichten disponiert diese Verlaufsform in hohem Maße zur *Amotio-Retinoschisis.* Interessanterweise beziehen sich die Mitteilungen von Komplikationen lichtchirurgischer Maßnahmen ganz überwiegend auf diesen Typ der Netzhautspaltung. Nach Straatsma und Foos (1973) kommt die retikuläre Retinoschisis an einem unausgesuchten Sektionsmaterial in 0,95% der Augen vor.

Eigenes Material

Wir selbst berichten über 22 Augen der gewöhnlichen, 57 Augen der retikulären Retinoschisis, die von uns operativ, dabei ganz überwiegend mit dem Xenon-Koagulator behandelt und anschließend Langzeitkontrollen, zunächst im Abstand von durchschnittlich 6 Monaten, dann 12 Monaten, unterzogen wurden. Es sei darauf hingewiesen, daß ein wesentlich größeres Patientengut nur beobachtet wurde, da wir operative Maßnahmen in diesen Fällen für nicht indiziert hielten.

Zu der Zusammensetzung des Krankengutes möchten wir einzelne zusätzliche Hinweise geben. Die *Geschlechtsverteilung* für beide Verlaufsformen zeigte keine Bevorzugung eines Geschlechtes. Die *Altersverteilung* streute vor allen Dingen über das 5. bis 8. Lebensjahrzehnt. Aus den Diagrammen ersehen Sie, daß bei beiden Verlaufsformen die *temporalen Quadranten* bevorzugt waren. Der Umfang der Netzhautveränderungen des Einzelfalles läßt sich schon daraus ablesen, daß überwiegend 2 bis 3, in bestimmten Fällen sogar 4 Quadranten betroffen waren (Abb. 3).

Unsere Befunde bestätigen ferner die Literaturerfahrung (Byer, 1968), daß die Netzhautspaltung der äußeren und inneren plexiformen Schicht in erster Linie emmetrope und hyperope, selten myope Augen betrifft.

Operationsindikationen (Tab. 2)

Das *Risiko der unbehandelten Retinoschisis* liegt einerseits, da der Prozeß überwiegend temporal lokalisiert ist, in der Möglichkeit des Einbruchs der Netzhautspaltung über den Äquatorbereich hinaus in die Maculazone. Die Funktion ist zum zweiten dadurch gefährdet, daß sich bei der retikulären Retinoschisis eine Amotioschisis entwickeln kann.

Unter 22 Augen mit *typischer degenerativer Retinoschisis* der äußeren plexiformen Schicht ergab sich die Operationsindikation 21mal dadurch, daß der Prozeß weit *über den Äquator-*

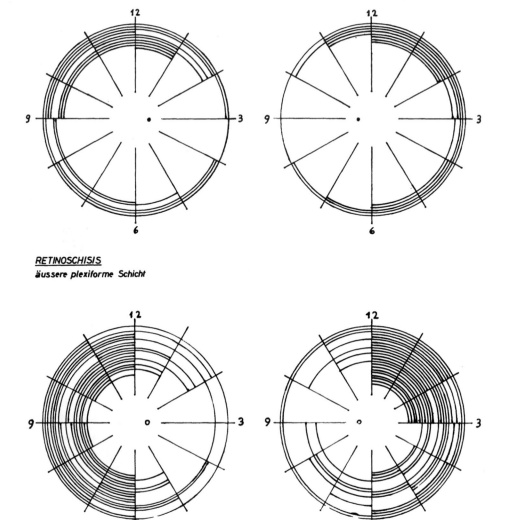

RETINOSCHISIS
äussere plexiforme Schicht

RETINOSCHISIS
innere plexiforme Schicht

Abb. 3. Tophographische Verteilung der Netzhautspaltung auf die einzelnen Quadranten bei Retinoschisis der inneren und der äußeren plexiformen Schicht

bereich hinaus entwickelt war bzw. bei Verlaufskontrollen eine deutliche Progression in dieser Richtung zeigte. Wesentlich und in der Literatur eigenartigerweise bisher nicht berücksichtigt ist die Tatsache, daß wir in 12 Beobachtungen *Palisaden mit Lochaufbrüchen* bzw. *Risse in unmittelbarer Nähe einer Retinoschisis* feststellten. Wir haben in dieser topographischen Situation die Palisade bzw. die Rißbildung und die Retinoschisis in ein einziges Operationsfeld einbezogen. Dagegen wurde bei topographischer Trennung von Palisade und Riß einerseits, Retinoschisis andererseits nur der Netzhautaufbruch operativ versorgt, die Retinoschisis jedoch unversorgt gelassen und nur kontrolliert (Schepens, 1967). Wichtig ist ferner, daß in dieser Gruppe in keinem einzigen Fall ein Loch des Außenblattes der Retinoschisis oder eine Amotioschisis die Indikation zum Operieren abgab.

Tabelle 2. Operationsindikationen der präsenilen und senilen Retinoschisis

	Risse, Palisaden ausserhalb der Schisis	Foramina des Aussenblattes der Schisis	Ausdehnung über Aequator	Schisis–Amotio
Retinoschisis äusseres Reticulum 22 Augen	12	– · –	21	– · –
Retinoschisis inneres Reticulum 57 Augen	8	15	39	6

Unter 57 Augen einer *retikulären Retinoschisis* fanden wir 39mal einen *Übergriff über den Äquator* hinaus bzw. eine Progression in dieser Richtung unter der Verlaufskontrolle. Zusätzlich ergab sich 15mal eine Operationsindikation durch den Nachweis von *Lochaufbrüchen des Außenblattes* der Retinoschisis. Wir sehen bereits in der Lochbildung des Außenblattes eine Indikation zum operativen Vorgehen und würden nicht den doppelten Nachweis eines Foramens der Innen- wie der Außenschicht fordern, da wir glauben, daß in vielen Fällen das Innenblatt, ohne eine optisch sichtbare Perforation zu zeigen, für Flüssigkeit durchlässig sein dürfte. Interessant ist ferner, daß wir auch in dieser Gruppe 8 Beobachtungen einer *Rißbildung* bzw. von *Palisaden mit Lochbildungen* in unmittelbarer Nähe der Retinoschisis feststellten und somit beide Bereiche in das Operationsfeld einbezogen. In diese Gruppe einzuordnen sind ferner 6 Fälle einer *Amotioschisis*, wobei 5mal Außenschichtlöcher der Netzhautspaltung, im 6. Fall ein Riesenriß der intakten Netzhaut in der Nachbarschaft der Schisisblase zur Amotio geführt hatte.

Operationsverfahren (Tab. 3)

Wir haben die Chirurgie mit dem Xenon-Koagulator in der Behandlung der Retinoschisis in den Vordergrund gestellt, nachdem wir in den Jahren 1948 bis 1959 mit der Diathermiekoagulation, in den Jahren 1955 bis 1959 mit der Diathermiekoagulation unter Zuhilfenahme von Impressionsverfahren keine hohen Erfolgsquoten erzielen konnten.

Tabelle 3. Angewandte Operationsverfahren

	Xenonkoagulator	Argon-Laser	Diathermie Eindellung
Retinoschisis äusseres Reticulum 22 Augen	45 x (⌀ 2,04)	3 x	– · –
Retinoschisis inneres Reticulum 57 Augen	121 x (⌀ 2,14)	– · –	12 x

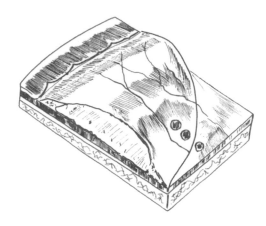

Abb. 4. Markierung der Grenze der Retinoschisis mit dem Lichtkoagulator

In der Gruppe der 22 Augen mit *typischer Retinoschisis* behandelten wir nur mit lichtchirurgischen Verfahren. Hierbei wurde zunächst die Grenze der Netzhautspaltung zur gesunden
Netzhautzone mit einer radiär gesetzten Reihe von Lichtkoagulationen markiert (Abb. 4)
(Colyear, 1967; von Barsewisch, 1971) und dann der Rand des gesunden Netzhautgewebes
mit einem Doppelsaum von Koagulationen gesichert. Anschließend erfolgte die Koagulation
der Orazone und schließlich der gesamten Fläche der Netzhautspaltung.

In identischer Weise haben wir bei der *retikulären Retinoschisis* zunächst die Randzone der
Netzhautspaltung im Gesunden abgeriegelt und dann die Fläche koaguliert. Auf die Flächen-
koagulation wurde nur in 2 Fällen einer extremen ballonförmigen Abhebung verzichtet. Bei
der retikulären Retinoschisis wurde insbesondere darauf geachtet, daß die Risse des Außenblattes durch eine kräftige Verschorfung der Ränder fixiert wurden, um die Entwicklung
einer Amotioschisis zu vermeiden.

In beiden Verlaufsformen wurden die Koagulation durchweg auf 2 Sitzungen verteilt, wobei
nie mehr als ein Quadrant in einer Sitzung abgeriegelt wurde (Colyear, 1967; Okun und
Cibis, 1968). In Einzelfällen war es erforderlich, bei einer hochgradigen Atrophie des Pigmentepithels in einer weiteren Sitzung den Orabereich nachzukoagulieren.

Die Leistung des uns zur Verfügung stehenden *Argon-Lasers* reichte für eine Koagulation der
Spaltungsfläche im allgemeinen nicht aus. Die angeführten Koagulationen mit dem Argon-
Gerät bezogen sich auf eine zusätzliche Sicherung des hinteren Koagulationsrandes bzw. auf
die Verödung neu gebildeter Kapillaren am Koagulationsrand selbst.

Unter der Xenon-Koagulationsbehandlung kommt es am zweiten bis dritten Tag postoperativ
zu einer zusätzlichen *exsudativen Aufstellung der Retinoschisisblase*, so daß häufig der Eindruck entsteht, daß die Abriegelungskante gefährdet sei. Am 3. bis 9. Tag setzt dann die
Schrumpfung der Blase und die *Nekrose des Spaltungsrandes* ein, ein Verlauf, der zu einem
allmählichen Kollaps der Blase führt (Abb. 5). Die Schrumpfung des Innenblattes wird nur
dann perfekt, wenn die retinalen Gefäße am Rand der Abgrenzung in ausreichendem Maße
verödet wurden. Nach einer Verlaufszeit von 4 bis 8 Wochen (Colyear, 1967; Okun und
Cibis, 1968) liegt das Innenblatt der Retinoschisisblase als zarter Gliaschleier der Narbe der
äußeren Netzhautschicht auf.

In der Gruppe der retikulären Retinoschisis haben wir bei 4 Augen auf die früher angewandte
Methode der *Diathermie- und Eindellungstechnik* zurückgegriffen, da wegen einer fortgeschrittenen Cataract eine Lichtchirurgie technisch nicht durchführbar war. Die restlichen Dia-
thermie- und Kompressionsoperationen bezogen sich auf die 6 Augen mit Amotioschisis in

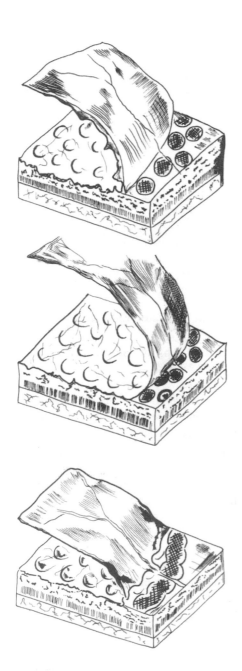

Abb. 5. Schematische Darstellung des Heilungs-
verlaufs nach Lichtkoagulation einer Retinoschisis. (a) Situation im Anschluß an die Lichtkoagulation. (b) Exsudative Aufstellung der
Retinoschisisblase in der ersten postoperativen
Phase. (c) Schrumpfung des Innenblattes.

der Gruppe der retikulären Netzhautspaltung. Hier wurden zunächst die Netzhautlochbildun-
gen durch Diathermie- und Eindellungsverfahren zur Kompression gebracht und nach Anlegung der Netzhautabhebung die restlich bestehenden Retinoschisisblasen mit dem Lichtkoagulator verödet.

Ergebnisse und Komplikationen (Tab. 4)

Den Kliniker interessiert vor allen Dingen die Frage, ob es durch diese Behandlungsmaßnah-
men gelingt, das Fortschreiten der Retinoschisis tatsächlich einzudämmen. Hier waren die
Langzeitkontrollen wesentlich, die wir für die Fälle mit typischer Retinoschisis, durchschnitt-

Tabelle 4. Ergebnisse und Komplikationen

	Progression Ora	Progression Aequator	Capillar-neubildung	Puckering	Amotio	In der Kontrollzeit geheilt
Retinoschisis äusseres Reticulum 22 Augen Kontrollzeit 18,5 Monate	1	— · —	1	1	— · —	21
Retinoschisis inneres Reticulum 57 Augen Kontrollzeit 17 Monate	11	1	5	2	1	54

lich über einen Zeitraum von 18 Monaten, für die Fälle mit retikulärer Retinoschisis über einen Zeitraum von 17,5 Monaten durchführten.

Wesentlich ist zunächst, daß nur in einem einzigen Fall der Nachbeobachtungen eine Progression der Retinoschisis über den hinteren Koagulationsrand hinweg erfolgte, ein Durchbruch, der leicht zusätzlich abgeriegelt und gesichert werden konnte. Es ist auffällig, daß die operative *Abriegelung* offenbar dem Prozeß *der Spaltung ein Ende setzt.* Diese Beobachtung überrascht, wie auch andererseits die Tatsache, daß die präsenile und senile Retinoschisis exakt nur in der Netzhautperipherie beginnt und nie primär im Äquatorbereich auftritt.

Festzustellen ist ferner, daß wir bei der typischen Retinoschisis bei Langzeitkontrollen nur in einem einzigen Fall, dagegen bei der retikulären Retinoschisis in 11 Beobachtungen eine Spaltung *außerhalb* des eigentlichen *Operationsbereichs* in der bisher intakten Peripherie feststellen konnten. Diese Zusatzbefunde wurden durch weitere Lichtkoagulationen in Narben umgewandelt, so daß schließlich auch bei diesen Fällen über einen Zeitraum von durchschnittlich 1 1/2 Jahren ein stationärer Befund festzustellen war. Wichtig ist ferner, daß in Einzelfällen zwischen 2 benachbarten Operationsfeldern, die einen Raum intakten Netzhautgewebes zwischen sich faßten, falls kein durchgehender Operationsriegel gelegt wurde, eine sekundäre Spaltung zu beobachten war. Man sollte sich daher bemühen, benachbarte Operationsbereiche durch einen Zwischenriegel zu verbinden.

Wie bereits betont, kamen in Einzelfällen an der Hinterkante der Koagulationsnarbe *Kapillarneubildungen* zur Beobachtung, die bei gröberer Ausbildung von uns mit dem Laser verödet wurden.

In 3 Beobachtungen sahen wir, und zwar immer dann, wenn die Lichtkoagulation wegen der Ausdehnung der Netzhautspaltung bis weit an den hinteren Pol heran durchgeführt werden mußte, eine Netzhautschrumpfung im Maculabereich im Sinne eines *Puckering*. Unter einer Steroidbehandlung bzw. einer antientzündlichen Röntgentherapie blieben diese Befunde mit einem Restvisus von 5/15, 5/10 und 5/7 dann stationär.

Während, wie wir bereits beschrieben, in 6 Beobachtungen einer Amotioschisis durch Kombinationstechniken eine Heilung erreicht werden konnte, kam es in einer Beobachtung 4 Monate nach dem Eingriff zu einer *Reamotio*, wobei den Ausgangsbefund der Narbenbereich eines früheren Riesenrisses in der Randzone der Retinoschisis darstellte. Dieser Befund ließ sich durch zusätzliche Eindellungstechniken funktionell nicht mehr heilen.

Insgesamt hatten wir somit bei *79 operativ versorgten Augen* einer fortgeschrittenen Retinoschisis beiden Typs, darunter 6 Beobachtungen einer Amotioschisis, durch überwiegenden Einsatz des Xenon-Koagulators *75 Heilungen mit unveränderter Funktion* erzielt, während es in einem Fall zu einer nicht wieder zu behebenden Reamotio und in 3 Fällen zu einem Macula-Puckering mit Funktionsbehinderung mittleren Grades kam.

Wir glauben, daß diese Ergebnisse eine *positive Einstellung zur* primären *Lichtchirurgie* der beiden Verlaufsformen der senilen und präsenilen Retinoschisis rechtfertigen. Dieser Standpunkt wird unterstrichen durch die Arbeitsergebnisse von Törnquist (1964), Okun und Cibis (1964), Pischel (1965, 1971, 1973), Cibis (1967), Harris (1968). Nach unseren eigenen Erfahrungen halten wir es für wichtig, daß der Operateur bei der Xenon-Koagulation der retikulären Retinoschisis ganz besonders auf die Außenschichtaufbrüche achtet, um auf diese Weise die Entwicklung einer Amotioschisis (Witmer, 1967, 1971; Fison 1967) zu verhindern.

Andere Autoren haben in der Versorgung der Retinoschisis die *Diathermiekoagulation* bzw. die Kombination der Diathermiekoagulation mit *Impressionsverfahren* wie Sklareresektion, Plombenaufnähung, Skleratatschenbildung, Cerclage-Techniken empfohlen oder wahlweise diese Verfahren bzw. eine Lichtkoagulation angewandt (Utermann, 1964; Paufique, Ravault, Durand, 1966; Schepens, 1967; Dollfus, 1967). Es sei jedoch darauf hingewiesen, daß diese Verfahren in der topographischen Applikation wesentlich weniger exakt sind als die Xenon-Koagulation. Da der hintere Bereich der Retinoschisis bei operativer Indikation praktisch immer hinter dem Äquator liegt, lassen sich diese Eingriffe häufig nur unter Resektion von Vortexvenen anwenden.

Auch die *Kryo-Technik* (Dobbie, 1969; Haut, 1970) bzw. die Kombination der Cryo-Technik mit Impressionsverfahren (McPherson, 1967; Witmer, 1967; Pischel, 1971; Böke, 1971) bringt Schwierigkeiten, da die Applikation hinter dem Äquatorbereich liegen muß.

Die Tatsache, daß heute technisch leicht durchzuführende, den Bulbus zirkulär einschnürende Operationsverfahren zur Verfügung stehen, kann unseres Erachtens dazu verleiten, diesen Eingriffen eine zu breite Indikation einzuräumen, um die Netzhaut, wenn irgend möglich, beim ersten Eingriff zur Anlegung zu bringen. Hierbei muß jedoch bedacht werden, daß dieser Vorteil damit erkauft wird, daß in vielen Fällen, in denen dieser Eingriff nicht unbedingt erforderlich wäre, durch die Cerclage-Operation das periphere Gesichtsfeld in Verlust gerät. Unseres Erachtens sprechen unsere Operationsergebnisse mit der reinen Xenon-Koagulation der Retinoschisis dafür, diesem Verfahren, das die nicht befallene Netzhautperipherie fast vollständig schont, eine breite Indikation vorzubehalten.

Literatur

Barsewisch, B. von: Diskussions-Bemerkung in: „Die Prophylaxe der idiopathischen Netzhautabhebung". S. 56. München: Verlag J. F. Bergmann 1971. – Böke, W.: Diskussionsbemerkung in: „Die Prophylaxe der idiopathischen Netzhautabhebung. S. 55. München: Verlag J. F. Bergmann 1971. – Byer, N.E.: Clinical study of senile retinoschisis, Arch. Ophthal. (Chicago) 79, 36 (1968). – Cibis, P.A.: Diskussionsbemerkungen. Mod. Probl. Ophthal. 5, 438 (1967). – Colyear, B.H.: Differential Diagnosis of „Dome Shaped" Retinoschisis. Mod. Probl. Ophthal. 5, 189 (1967). – Colyear, B.H.: The Treatment of „Dome Shaped" Retinoschisis by Photocoagulation. Mod. Probl. Ophthal. 5, 347 (1967). – Cuendet, J.F., Gailloud, C., Dufour, R.: Génétique et décollement rétinien idiopathique. Mod. Probl. Ophthal. 15, 10 (1975). – Deutman, A.F.: Genetics and Retinal Detachment. Mod. Probl. Ophthal. 15, 22 (1975). – Dobbie, J.G.: Cryotherapy in the management of senile retinoschisis. Trans. Amer. Acad. Ophthal. Otolaryng. 73, 1047 (1969). – Dollfus: Diskussions-Bemerkung. Mod. Probl. Ophthal. 5, 438 (1967). – Feman, S.S., Foos, R.Y.: Reticular cystoid degeneration: A newly described lesion of the inner retina. Tr. Pac. Coast Oto-Ophthal. Soc. 50, 265 (1969). – Fison, L.: Zusammenfassende Diskussion zur Behandlung der Retinoschisis. Mod. Probl. Ophthal. 5, 438 (1967). – Foos, R.Y.: Senile retinoschisis; relationship to cystoid degeneration. Trans. Amer. Acad. Ophthal. Otolaryng. 74, 33 (1970). – Harris, G.S.: Retinoschisis:

pathogenesis and treatment. Canad. J. Ophthal. 3, 312 (1968). – Haut, J.: La cryocoagulation transsclerale dans le traitement du rétinoschisis et des hémorragies du vitré. Arch. Ophtal. (Paris) 30, 61, 1970. – Kanski, J. J.: The Classification and Terminology of Peripheral Retinal Degeneration. Mod. Probl. Ophthal. 15, 103 (1975). – Meyer-Schwickerath, G.: Lichtkoagulation. Stuttgart: Ferdinand Enke 1959. – Okun, E., Cibis, P. A.: The role of photocoagulation in the management of retinoschisis. Arch. Ophthal. (Chicago) 72, 309 (1964). – Okun, E., Cibis, P. A.: Retinoschisis: Classification, Diagnosis and Managment. New and Controversial Aspects of Retinal Detachment. S. 424 New York–Evanston–London: Hoeber Division, Harper and Row 1968. – Paufique, L., Ravault, M.-P., Durand, L.: Probleme diagnostique et thérapeutique du rétinoschisis. Bull. Soc. Ophtal. Fr. 66, 866 (1966). – McPerson, A.: Cryosurgery in the treatment of retinoschisis and retinal detachment. Int. Surg. 52, 102 (1969). – Pischel, D. K.: Photocoagulation treatment of retinoschisis. Trans. Ophthal. Soc. U. K. 85, 67 (1965). – Pischel, D. K.: Diskussions-Bemerkung in „Die Prophylaxe der idiopathischen Netzhautabhebung". S. 56. München: Verlag J. F. Bergmann 1971. – Schepens, Ch. L.: Present day treatment of Retinoschisis: An evaluation in: New and Controversial Aspects of Retinal Detachment. S. 438. New York–Evanston–London: Hoeber Medical Division, Harper and Row 1968. – Straatsma, R.: Typical and Reticular Degenerative Retinoschisis. Amer. J. of Ophthal. 75, 551 (1973). – Törnquist, R.: Diagnostic and prognostic problems of retinoschisis. Acta ophthal. 42, 438 (1964). – Utermann, D.: Beitrag zur Klinik und Behandlung der Retinoschisis. Klin. Mtbl. Augenheilk. 144, 384 (1964). – Witmer, R.: Zur Therapie der Retinoschisis. Mod. Probl. of Ophthal. 5, 350 (1967). – Witmer, R.: Diskussionsbemerkungen. Mod. Probl. Ophthal. 5, 200 (1967). – Witmer, R.: Diskussionsbemerkung in: „Die Prophylaxe der idiopathischen Netzhautabhebung". S. 55. München: Verlag J. F. Bergmann 1971. – Zimmerman, L. E.: The Pathology of Retinoschisis, in: New and Controversial Aspects of Retinal Detachment. New York–Evanston–London: Hoeber Medical Division, Harper and Row 1968.

Zystoide Degenerationen der Netzhautperipherie und Lange'sche Falten

H. Pau (Augenklinik Düsseldorf, Direktor: Prof. Dr. H. Pau)

Es soll in Folgendem über Hohlraumbildungen der Netzhautperipherie gesprochen werden mit der Fragestellung, wieweit es sich um pathologische oder postmortale Veränderungen handelt:

A. Als sog. Lange'sche Falte wird häufig bei der Sektion von fetalen- oder Säuglingsaugen in der peripheren Netzhaut eine Falte gefunden, die über der Ora liegt (Abb. 1). Diese „Ansa von Lange" wurde schon immer als postmortales Kunstprodukt angesehen (Kalina), das z.B. Daicker regelmäßig bei Feten fand, die einige Stunden vor der Bulbussektion gestorben waren.

Ursächlich für das Auftreten der Lange'schen Falten dürften m.E. sein:
a) die postmortale Schädigung und
b) der Zug der Zonula- und Glaskörperfibrillen (Abb. 2) an der geschädigten oranahen Netzhaut. Histologisch lassen sich bei der Lange'schen Falte stets von der Ora und der peripheren Netzhaut nach vorne ziehenden Fibrillen (Abb. 2) erkennen. Anscheinend führt der Zug dieser Zonula-Glaskörperfibrillen an der postmortal geschädigten Netzhaut von Feten oder Säuglingen zum Nachvorneziehen der ganzen Netzhaut von der Unterlage (dem Pigmentepithel).

B. Zystoide, periphere Netzhautveränderungen (Blessig'sche Zysten oder Iwanoff'sche Ödeme) werden schon bei Kleinkindern (Ochi, 1927) und Neugeborenen (Kolmer, 1936; Teng und Katzin, 1953) beobachtet; verstärken sich aber mit dem Alter.
2.1. die typische oder äußere und
2.2. die innere oder retikuläre zystoide Degeneration, die — wenn sie zusammen vorkommen — durch die innere plexiforme Schicht voneinander getrennt sind. Beide zystoiden Degenerationen zeigen das Bild von „Mottenfraßgängen", wobei keine Abhängigkeit von Refraktion und Augenschädigungen besteht (O'Malley und Allen, 1967).

B.1. Die sog. typischen, äußeren, zystoiden Degenerationen beginnen als status lacunaris der äußeren Retikulärschichten oder auch in der inneren Körner-(Kern-)schicht (Abb. 3 und 4). In Höhe der inneren Körnerschicht tritt eine horizontale später auch verschwindende mittlere Membrana limitans (Fine und Zimmerman, 1963) (Abb. 3) auf. Es kommt zu ausgedehnten Zell- und Gewebszerreißungen im allgemeinen ohne erkennbare Gewebs- oder Zellreaktion.

B.2. Eine retikuläre oder innere zystoide Degeneration fanden Foos und Feman (1970) in enucleierten Augen in 17% ihrer Fälle. Diese innere zystoide Degeneration befällt in etwa 1/4 der Fälle die Netzhaut bis hinter den Äquator und läßt das Netzhautgefäßsystem wie präpariert deutlich erkennen, wobei durch Netzhautblutgefäße eine scharfrandige Abgrenzung der inneren zystoiden Degeneration gegen die unveränderte Netzhaut erfolgt.

Diskussion

Es gibt zahlreiche Befunde dafür, daß die peripheren zystoiden Netzhautdegenerationen schon *intravital* bestehen:
Im Gegensatz zur Meinung, daß sich die Pfeiler in den zystoiden Degenerationen aus stehenbleibenden festeren Gliaelementen der Müller'schen Fasern bilden, setzen sich diese Pfeiler

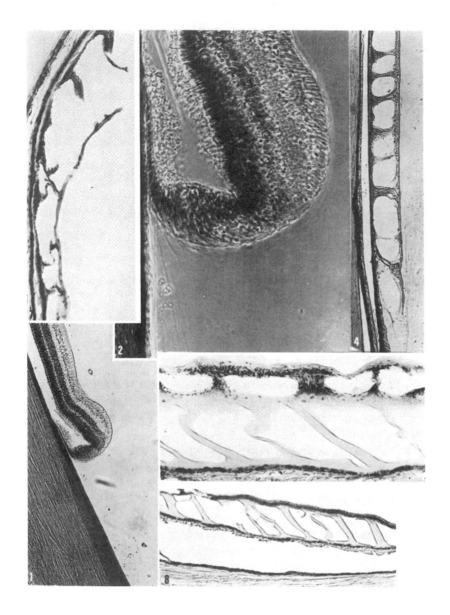

Abb. 1. Lange'sche Falte beim Säugling. Die ganze Netzhaut wird peripher über die Ora nach vorne gezogen. Vergr. 1:50

Abb. 2. Stärkere Vergrößerung von Abb. 1. Zonula-Glaskörperfibrillen, die an der Netzhautperipherie ansetzen und diese nach vorne ziehen, deutlich sichtbar. Phasenkontrast. Vergr. 1:175

Abb. 4. Äußere zystoide Netzhautdegeneration. Nach peripher (unten) ist der erste Hohlraum durch ansetzende Zonula-Glaskörperfibrillen aufgerissen-eröffnet. Vergr. 1:35

Abb. 7. Totale Zerreißung der Netzhaut. Fixierung in Aceton. Vergr. 1:70

Abb. 8. Celloidin zwischen (geschrumpfter) Netzhaut und Pigmentepithel, in Form von „zystoiden Hohlräumen". Fixation in Aceton und Celloidintrocknung im heißen Trockenschrank. Vergr. 1:35

Abb. 9. Zwischen Netzhaut (mit zystoider Degeneration) und Pigmentepithel liegt Celloidin, das schräg nach vorne gerichtete Hohlräume und Pfeiler (Zonula-Glaskörperfibrillenzug) entsprechend dem Bilde einer „zystoiden Degeneration" aufweist. Fixation in Aceton und Celloidintrocknung im heißen Trockenschrank. Vergr. 1:66

142

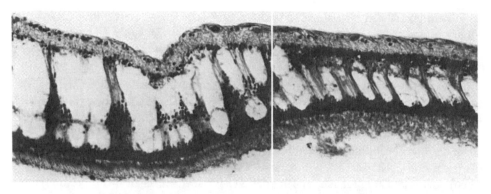

Abb. 3. Äußere typische zystoide Degeneration der Netzhautperipherie mit mittlerer membrana limitans. Vergr. 1:175

nach Fine und Zimmermann aus nervösen Elementen – bei Degeneration von Müller'schen Fasern (äußerer Anteil) – zusammen. Vrabec wies in peripheren zystoiden Degenerationen mit Vitalfärbung eine große Zahl von Dendriten der Bipolaren nach.

Es kann zur „Auskleidung der Zystenwand mit Basalmembranfragmenten und zum Auftreten von dünnen Kollagenfibrillen (Mikrofibrillen) des gleichen Typs wie die Glaskörperrinde" kommen, wenn eine offene Verbindung zwischen Zyste und Glaskörper besteht (Gärtner).

Histologisch tritt eine solche Zerreißung und Öffnung der zystoiden Hohlräume nach vorne tatsächlich sehr häufig auf (Abb. 4). Biomikroskopisch beim Lebenden wird – im Gegensatz zu histologischen Befunden – eine solche Zerreißung der oranahen Netzhautzysten nur selten beobachtet. In den zystoiden Hohlräumen sehen Zimmerman und Spencer färberisch hyaluronidase-empfindliche, saure Mukopolysaccharide (Glykosaminoglykane). Normalerweise wird aber in den zystoiden Hohlräumen (außer reaktionsfreiem Zelldetritus und Gewebstrümmern) kein Inhalt gefunden.

Zystoide Degenerationen der Netzhautperipherie lassen sich bei geeigneter Technik biomikroskopisch nach Eindellung der Ora an jedem lebenden Auge nachweisen (Rutnin und Schepens, 1967; Eisner, 1969).

Es sprechen nun eine Reihe von Befunden dafür, daß es *postmortal* zu einer *Vermehrung und Verstärkung* von peripheren zystoiden Netzhautdegenerationen kommt. Schon beim Feten fand Daicker vor der von zentral vorrückenden retinalen Vaskularisation in der avaskulären peripheren Netzhaut bei Autopsien das gleiche Bild der inneren zystoiden Degeneration, d.h. einen mottenfraßähnlichen status lacunaris. Daicker denkt hier an einen Fixationsartefakt bzw. an eine postmortale Veränderung.

Rutnin und Schepens fanden nach dem 40. Lebensjahr die zystoiden Hohlräume bis etwa zur Hälfte des Weges von der Ora bis zum Äquator, sehr selten etwa bis zu 2/3 der Strecke zwischen Ora und Äquator reichend. Während die zystoiden Degenerationen biomikroskopisch keinmal den Äquator erreichten, fanden Foos und Feman umgekehrt an enucleierten Augen in 1/4 der Fälle innere zystoide Degenerationen bis hinter den Äquator reichend; auch O'Malley und Allen fanden zystoide Degenerationen, die sich bis beträchtlich hinter den Äquator ausdehnten. Ein in diesen Fällen zu erwartender entsprechender Gesichtsfeldausfall wurde ebenfalls bisher nicht registriert (O'Malley und Allen).

An der Netzhaut haften (deutlich bei Phasenkontrastuntersuchung) im Bereiche der zystoiden (inneren und äußeren) Degeneration Zonula- bzw. Glaskörperfibrillen fest an.

143

Im Beginn sieht man in den zystoiden Degenerationen deutlich die Gewebszerreißungen mit Fasertrümmern und einzelnen Kernen der Körnerschichten (Abb. 3). Es fehlen nach den meisten Angaben im Bereiche der zystoiden Areale trotz schwerster Zerreißungen reaktive entzündliche Elemente vollständig.

Die periphere Netzhaut wird häufig durch Zonula-Glaskörperfibrillen von der Unterlage abgerissen und kann histologisch weit nach vorne verlagert (Abb. 5, 6) sein, ohne daß reaktive oder entzündliche Veränderungen zu finden wären. Die noch stehenden Gewebsbrücken und Pfeiler können straff gespannt und z.T. zerrissen (Abb. 3) sein. Es entsteht schließlich das Bild der Retinoschisis (Abb. 6). Nicht besonders erwähnt wurden hier die sekundären (Iridocyclitis, siderosis retinae, amotio retinae usw.) kleinzystischen (oder großzystischen) oder vakuolären runden, ovalen oder bienenwabenähnlichen (Abb. 5) Hohlräume.

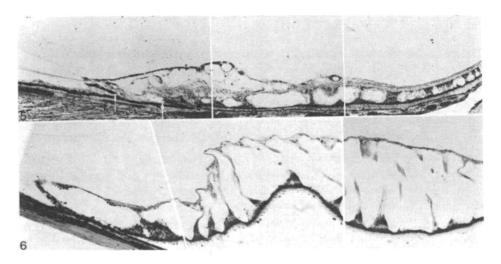

Abb. 5. „Meridionale Netzhautfalte" (Daicker) mit peripheren klein-großzystischen vakuoligen Hohlraumbildungen (lks.): Die Peripherie (lks.) ist durch den Zug der ansetzenden Zonula-Glaskörperfibrillen abgerissen (↑) und nach vorne verlagert. Ausgedehnte äußere zystoide Degeneration der Netzhautperipherie (nach rechts). Innere zystoide Degeneration (etwa Mitte des Bildes). Vergr. 1:35

Abb. 6. Durch Konfluieren innerer und äußerer zystoider Netzhautdegenerationen ist es zur Retinoschisis gekommen. Zonula-Glaskörperfibrillen an der Netzhaut ansetzend. Zerreißungen der Netzhautstrukturen. Vergr. 1:45

B.3. Artefizielle zystoide Degenerationen

Fischer fand dann, wenn er die Netzhaut vor der Fixation vorquellen ließ, eine Retinoschisis „welche wirklich das Aussehen von Blessig'schen Hohlräumen vortäuschen" kann.

Eine schwere Zerreißung der Netzhaut in faktisch zwei Schichten (Abb. 7) = Retinoschisis kann durch Fixation mit Aceton erzielt werden.

Nach Fixierung der Netzhaut mit Aceton, sowie Celloidineinbettung und schnelles Trocknen in einer heißen Trockenkammer können Bilder entstehen, bei denen sowohl die „zystoiden Hohlräume", als auch die Pfeiler rein aus Celloidin bestehen (Abb. 8). Die Netzhaut liegt dabei über und Aderhaut- mit Pigmentepithel unter dieser „zystoiden Celloidinschicht". Es können dabei einmal typische zystoide Hohlräume in der Netzhaut und dann darunter Bilder ähnlich den „zystoiden Hohlräumen" aus Celloidin (Abb. 9) gefunden werden.

Ursachen der zystoiden Degenerationen

Zystoide Degenerationen werden als eine normale Altersinvolution angesehen, es wird an Ernährungsstörungen gedacht (Zollinger).

Es sollen vaskuläre, hypoxämische Schädigungen (siehe bei Thiel, 1955) sowie stärkere Quell- und Dissoziierbarkeit der äußeren Retikulärschichten (Fischer, 1951) eine Rolle spielen.

Außer einer Perisklerose, Veränderung des Perivaskulärraums, Veränderung der Bruch'schen Membran usw. (siehe bei Gärtner) dürfte ursächlich in vivo und postmortal dem Zug der hier ansetzenden Zonula-Glaskörperfibrillen eine wesentliche Rolle zukommen.

Nach McCulloch beginnen die zystischen Areale dort, wo Zonulafasern hinter der Ora serrata ansetzen. Teng und Katzin denken bei der zystoiden Degeneration ursächlich an die Wirkung des akkommodativen Zugs der Zonulafasern an der Ora.

Postmortal verstärken sich die zystoiden Areale.

Nach unseren Befunden ist es in erster Linie der Zug der Zonula-Glaskörperfibrillen an der stoffwechselgeschädigten peripheren Netzhaut, der zu den postmortalen schweren Netzhauteinreißungen und Verstärkungen schon bestehender zystoider Areale führt.

Die Höhlungen und Pfeiler liegen in Richtung des Zuges der Zonula-Glaskörperfibrillen.

Entscheidend ist u.E. damit das Verhältnis zwischen Zerreißbarkeit der Netzhaut und Zug der Glaskörper-Zonulafibrillen bzw. deren Schrumpfungszuges bei Fixation. Postmortal – auf Unterbrechung der Ernährung – ändern sich diese beiden Faktoren offenbar altersspezifisch.

Im Fetal-Säuglingsalter kommt es zur Lange'schen Falte, vom Kindesalter an zunehmend zu ausgedehnten zystoiden Degenerationen.

Zusammenfassung

1. Bei der Lange'schen Falte handelt es sich um eine postmortale Abziehung der Netzhaut von der Unterlage durch den Fibrillenzug von Zonula und Glaskörper.

2. Zystoide periphere Netzhautdegenerationen treten schon intravital auf, daneben kommt es aber offenbar postmortal zu einer erheblichen Vermehrung und Verstärkung dieser zystoiden Hohlräume: Beim Feten können solche in der noch avaskulären Netzhaut gefunden werden. Die zystoiden Netzhautareale erreichen biomikroskopisch faktisch nicht den Äquator, an enukleierten Augen dehnen sich solche Areale dagegen häufig beträchtlich hinter den Äquator aus. In den Hohlräumen werden häufig Zelltrümmer, isolierte Kerne, Zerreißungen ohne Reaktion gefunden. Die periphere Netzhaut wird häufig durch Zonula-Glaskörperfibrillen reaktionsfrei von der Unterlage ab und nach vorne gerissen.

Es können histologisch zwischen Netzhaut und Pigmentepithel rein im Celloidin ganz ähnliche „zystoide Hohlräume" entstehen, ohne daß hier überhaupt Gewebe vorhanden wäre. Von entscheidender Bedeutung für die stärkeren Hohlraumbildungen sind offenbar der Zug der Zonula-Glaskörperfibrillen und eine (postmortale) Netzhautschädigung.

Summary. 1. Lange's fold is a postmortal detachment of the retina from its base by the pull of fibrils of the zonule and vitreous body. 2. Cystoid peripheral retinal degenerations occur intravitally but apparently there is also a considerable postmortal increase and enlargement of the cystoid cavities. In fetuses they can be found in the still avascular retina. The cystoid areas of the retina do not in effect reach the equator biomicroscopically. In enucleated eyes however such areas often extend considerably beyond the equator. In the cavities one often finds cell debris, isolated nuclei, tears without any reaction. The peripheral retina is frequently torn away from its base and forward by zonule-vitreous body fibrils.

Histologically very similar ‚‚cystoid cavities" between retina and pigmented epithelium may arise purely in celloidin without any tissue being present. The decisive factors in the formation of the larger cavities are apparently the pull of zonule-vitreous body fibrils and (postmortal) retinal damage.

Literatur

Blessig, R.: De retinae textura, disquisitiones microscopicae. Diss. Dorpat 1855. – Daicker, B.: Anatomie und Pathologie der menschlichen retinociliaren Fundusperipherie. Basel–New York: S. Karger 1972. – Eisner, G.: Biomicroscopy of the peripheral fundus. Berlin–Heidelberg–New York: Springer 1973. – Eisner, G.: Zur Spaltlampenmikroskopie der Ora serrata und Pars plana corporis ciliaris. III. Mitteilung, Albrecht v. Graefes Arch. Ophthal. 177, 232–247 (1969). – Fine, B.S., Zimmerman, C.E.: Müller's cells and the "middle limiting membrane" of the human retina. Invest. Ophthal. 1, 304–326 (1962). – Fischer, F.P.: Netzhautzysten und zystoide Degenerationen der Netzhaut. Docum. ophthal. 5/6, 12–72 (1951). – Foos, R.Y., Feman, S.S.: Reticular cystoid degeneration of the peripheral retina. Amer. J. Ophthal. 69, 392–403 (1970). – Francois, J., Rabaey, M.: Histopathological examination of a bilateral symmetrical cyst of the retina. Brit. J. Ophthal. 37, 601–608 (1953). – Gärtner, J.: Periphere zystoide Degeneration der menschlichen Netzhaut. Stuttgart: Thieme 1974. – Iwanoff, A.: Beiträge zur normalen und pathologischen Anatomie des Auges. Graefes Arch. Ophthal. 15, 1–107 (1869). – Kalina, R.E.: A histopathologic postmortem and clinical study of peripheral retinal folds in infant eyes. Am. J. Ophthalm. 71, 446–448 (1971). – Kolmer, W.: Netzhaut. In: Handbuch der mikroskopischen Anatomie des Menschen (Hrsg. v. Möllendorff), vol. 3/2, pp. 363–368. Berlin: Springer 1936. – Lange, O.: Zur Anatomie des Auges des Neugeborenen. Klin. Mbl. Augenheilk. 39, 202–213 (1901). – McCulloch, C.: The zonule of Zinn; its origin, course and insertion and its relation to neighbouring structures. Trans. amer. ophthal. Soc. 52, 524–585 (1954). – Ochi, S.: Socalled cystic degeneration in the peripheral retina. Amer. J. Ophthal. 10, 161–167 (1927). – O'Malley, P.F., Allen, R.A.: Peripheral cystoid degeneration of the retina. Arch. Ophthal. Chicago 77, 769–776 (1967). – Pau, H.: Zur Histologie der „cystoiden Degeneration" in der Netzhautperipherie. Graefes Arch. für Ophthalm. 158, 558–567 (1957). – Rutnin, U., Schepens, Ch.: Fundus appearance in normal eyes. III. Peripheral Degenerations. Amer. J. Ophthal. 64, 1040–1062 (1967). – Samuels, B., Fuchs, A.: Clinical pathology of the eye. New York: Hoeber 1952. – Shea, M., Schepens, Ch., Pirquet, S.: Retinoschisis. Arch. Ophthalm. 63, 1–9 (1960). – Straatsma, B.R., Foos, R.Y.: Typical and reticular degenerative.retinoschisis. Amer. J. Ophthalm. 75, 551–575 (1973). – Teng, C.C., Katzin, H.M.: Part. II: Peripheral cystoid degeneration of the retina, formation of cysts and holes. Amer. J. Ophthal. 36, 29–39 (1953). – Thiel, H.L.: Zur topographischen und histologischen Situation der Ora serrata. Albrecht v. Graefes Arch. Ophthal. 156, 590–629, (1955). – Vrabec, F.: Neurohistology of cystoid degeneration of the peripheral human retina. Amer. J. Ophthal. 64, 90–99 (1967). – Zimmerman, L.E.: Acid mucopolysaccharides in ocular histology and pathology. Proc. Inst. Med. Chicago 23, 267–277 (1961). – Zimmerman, L.E., Spencer, W.H.: The pathology anatoma of retinochisis. Arch. Ophthal. Chicago 63, 10–19 (1960). – Zollinger, H.U.: Die Beziehungen zwischen Gefäßsystem und peripherer zystoider Degeneration der Netzhaut. Graefes Arch. Ophthal. 146, 403–423 (1944).

Rasterelektronenmikroskopische Befunde bei peripheren cystoiden Degenerationen

W. Göttinger (Augenklinik der Universität München, Direktor: Prof. Dr. O.-E. Lund)

Die peripheren cystoiden Degenerationen, nach ihren Erstbeschreibern auch Blessig-Iwanoffsche Hohlräume benannt, sind im Alter fast in jedem Auge zu finden. Sie stellen ein tunnelförmiges bzw. gewölbeartiges Hohlraumsystem dar, das senkrecht zur Netzhautoberfläche von Pfeilern, die eine Art Basis und Kapitele besitzen, durchzogen wird. Die Auskleidung der Hohlräume bzw. die Bedeckung der Pfeiler erscheint bei stärkerer Vergrößerung porös-schwammig, tuffsteinartig mit einzelnen Aufwulstungen, bei geringerer Vergrößerung eher glatt. Die unter den peripheren cystoiden Degenerationen intakten Sinneszellen senden ihre axonalen Fortsätze in das Pfeilerinnere.

Sind die peripheren cystoiden Degenerationen noch relativ klein, so werden sie nur von einzelnen radiär zur Pfeilerachse liegenden Fasern durchzogen. Aufgrund ihrer Lage und ihres Verlaufes ist am ehesten an Fortsätze der Horizontalzellen zu denken.

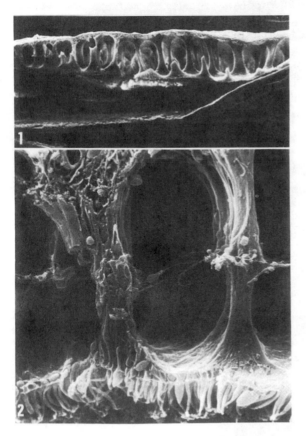

Abb. 1. Die peripheren cystoiden Degenerationen stellen ein gewölbeartiges Hohlraumsystem dar, rechts die Ora serrata, unten die Aderhaut. Negativ-Nr. 29479, 90:1

Abb. 2. Unter den peripheren cystoiden Degenerationen ist die Sinneszellenschicht (Stäbchen und Zapfen) intakt. Der linke Pfeiler ist artifiziell aufgerissen. Einzelne dünne Fasern durchziehen die Lumina. Ausschnitt aus Abb. 1. Negativ-Nr. 29484, 450:1

Eine andere Faserkategorie kommt bei mächtig ausgebildeten peripheren cystoiden Degenerationen in Oranähe zur Darstellung. Es sind dies Fasern, die die Pfeiler quer miteinander verbinden und umhüllen. Sie sind vorwiegend glaskörperwärts an den Pfeilern zu finden und zeigen oft eine besenreiserartige Aufsplitterung. Untereinander verbinden sie sich netzartig. Ihre Dicke beträgt ca. 0,1 bis 0,2 μm. Vergleichende transmissionselektronenmikroskopische und lichtmikroskopische Untersuchungen machen es wahrscheinlich, daß es sich hierbei um neugebildete Fasern kollagener Natur handelt. Mikrofibrillen und Basalmembranmaterial lassen sich ja bereits in kleineren peripheren cystoiden Degenerationen nachweisen.

Der Inhalt der Pfeiler kommt an artifiziellen Aufbruchstellen zur Darstellung. In kurzen Pfeilern ist lediglich länglich orientiertes Zellmaterial zu erkennen, in langen dünnen Pfeilern kabel-

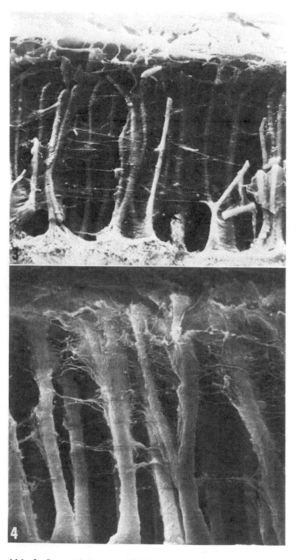

Abb. 3. In mächtig ausgebildeten peripheren cystoiden Degenerationen umhüllen feine Fasern in einem Netzwerk die dünnen Pfeiler in ganzer Höhe und verbinden sie miteinander. Negativ-Nr. 28555, 90:1

Abb. 4. Vorwiegend glaskörperwärts zwischen den Pfeilern ausgespannte Fasern. Negativ-Nr. 25302, 180:1

förmige Stränge mit zum Teil spindelförmiger Auftreibung. Es dürfte sich hierbei am ehesten um praeexistente, gestreckte neuronale Fortsätze (Dentriten, Neuriten) handeln.

Bei den auf den Pfeilern und im Netzwerk der Fasern gefangen liegenden kugeligen Gebilde, kann aufgrund ihrer Größe von 6 bis 9 μm, am ehesten angenommen werden, daß es Erythrozyten sind.

Anmerkung. Die Untersuchungen wurden an der Rasterelektronenmikroskopie-Anlage des Sonderforschungsbereiches 51 an der Anatomischen Anstalt München durchgeführt.

Herrn Professor Dr. R. Wetzstein, Vorstand an der Anatomischen Anstalt der Universität München, danke ich herzlich für seine Unterstützung.

Literatur

Blessig, R.: De retinae tectura, disquisitiones microscopicas. Diss. Dorpat. 1855, zit. nach Fischer, F.P.: Netzhautzysten und zystoide Degenerationen der Netzhaut. Docum ophthal. 5/6, 12–72 (1951). – Cohen, A.L., Marlow, D.P., Garner, G.E.: A rapid critical point method of using fluor carbons („Freons") as intermediate and transsitional fluid. Journal Microscopica, 7–3, 331–342 (1968). – Daicker, B.: Anatomie und Pathologie der menschlichen retinoziliaren Fundusperipherie. Basel: Karger 1972. – Fromme, H.G., Pfautsch, M., Pfefferkorn, G., Bystriky, V.: „Kritische-Punkt"-Trocknung als Präparationsmethode für die Raster-Elektronenmikroskopie. Microsc. Acta 72, 29 (1972). – Gärtner, J.: Periphere zystoide Degenerationen der menschlichen Netzhaut. Normale und Pathologische Anatomie. Monographien in zwangloser Folge. Heft 29. Stuttgart: Georg-Thieme-Verlag,1974. – Hager, H.: Allgemeine morphologische Pathologie des Nervengewebes. In: Hdb. d. allg. Path. III. Band/3. Teil. Die Organe. Berlin–Heidelberg–New York: Springer 1968 a. – Hager, H., Hoffmann, F., Dumitrescu, L.: Raster-Elektronenmikroskopie in der Augenheilkunde. Klin. Mbl. Augenheilk. 159, 170–178 (1971). – Iwanoff, A.: Beiträge zur normalen und pathologischen Anatomie des Auges. Arch. G. Ophthal. 12, 2. Abteilung, 1–107 (1869). – Leuenberger, P.: Stéréo-Ultrastructure de la rétine. Arch. Ophtal. (Paris) 31, 813–822 (1971). – Salzmann, M.: Anatomie und Histologie des menschlichen Augapfels. Wien: Deuticke 1912. – Vrabec, F.: Neurohistology of cystoid degeneration of the peripheral human retina. Amer. J. Ophthal. 64, 90–99 (1967). – Zollinger, H.U.: Die Beziehungen zwischen Gefäßsystem und peripherer zystoider Degeneration der Netzhaut. Graefes-Arch. Ophthal. 146, 403–423 (1944).

Zur Feinstruktur des Pigmentepithels an der Ora serrata*

W. Lerche, H. Kaune und K. H. Maslo (Universitäts-Augenklinik Hamburg,
Direktor: Prof. Dr. Dr. h.c. H. Sautter)

Über die Feinstruktur des Pigmentepithels im Bereich der Ora serrata liegen bisher nur wenige Publikationen vor. Erwähnt seien die Arbeiten von Ueno und Inomata (1965), Pei und
Smelser (1968), Hogan, Alvarado und Weddell (1971), Joussen und Spitznas (1972) sowie
Shabo und Maxwell (1973). Diese Studien befaßten sich vorwiegend mit der Übergangszone
zwischen der sensorischen Netzhaut und dem Pigmentepithel. Dabei wurde vor allem auf die
freien Zellen im sogenannten Oraspalt und auf die Verbindung zwischen dem Pigmentepithel
und der sensorischen Netzhaut, sowie zwischen den einzelnen Zellen des Pigmentepithels
einerseits und den Sinneszellen der Retina andererseits eingegangen. Der strukturelle Aufbau
der Pigmentepithelzellen fand jedoch nur wenig Beachtung. Im Folgenden sollen daher an
sechs menschlichen Augen, – die wegen eines Melanoblastoms der Netzhaut enukleiert werden mußten, – im Alter von 31, 33, 35, 60, 67 und 68 Jahren erstens die Zellen im Oraspalt,
zweitens die Struktur der Epithelzellen an der Ora sowie drittens die Anordnung der Basalmembran näher untersucht werden.

Zunächst sei der normale Aufbau der Ora serrata im lichtmikroskopischen Schnitt kurz in Erinnerung gebracht. Die Netzhaut steht im Bereich der Ora mit den relativ flachen Zellen des
Pigmentepithels in engem Kontakt. Zum Zentrum hin schließt sich zwischen der sensorischen
Netzhaut und dem Pigmentepithel ein schmaler Spalt, der Oraspalt, an. Er hat etwa eine Länge von 280 μ. In ihm können mitunter freie Zellen beobachtet werden. In den Spalt ragen
von den Zellen des Pigmentepithels feine Fortsätze hinein, von der sensorischen Netzhaut anfangs noch rudimentäre Rezeptoren, die mit Abschluß des Oraspaltes vollständig ausgebildet
sind.

1. Die freien Zellen im Oraspalt

Im sogenannten Oraspalt lassen sich, wie es bisher auch von anderen Autoren beschrieben wurde, bei Menschen und bei Tieren pigmentierte und nicht pigmentierte freie Zellen beobachten. (Joussen und Spitznas, Shabo und Maxwell). Nach unseren Untersuchungen sind bei diesen Zellen, entsprechend ihrer Struktur, mindestens vier Zelltypen zu unterscheiden: Erstens
erkennt man Zellen, deren Pigmentierung und Zytoplasmastrukturen dem Pigmentepithel
entspricht. Die Zellen werden circulär von zahlreichen schmalen Zellfortsätzen, den Mikrovilli, umgeben. Ein enger Kontakt zum Pigmentepithelverband kann bestehen.

Zweitens kommen fast nicht pigmentierte Zellen vor, die einen gelappten großen Kern enthalten sowie ein nur wenig ausgebildetes Grundgewebe mit einzelnen Mitochondrien und
elektronendichten rundlichen Gebilden, den sogenannten Lysosomen. Diese Zellen, die nur
wenig Fortsätze haben, sind in der Lage, Außenglieder zu phagozytieren. Als dritter Zelltyp
imponieren Zellen, die schmale Fortsätze und mehrere membranbegrenzte homogene Körperchen verschiedener Größe besitzen. (Abb. 1). Diese Einschlußkörperchen sind unterschiedlich elektronendicht und als Lipoide zu deuten. Das Zytoplasma der Zellen ist nur wenig ausgebildet. Neben einzelnen Zellorganellen und Pigmenten fallen vor allem rundliche dunkle Bezirke, die Lysosomen, auf, die auf eine Fähigkeit der Zellen zur Phagozytose hinweisen. Dieser Zelltyp ist jedoch nicht nur im Oraspalt, sondern auch in der sensorischen Netzhaut nach-

* Mit dankenswerter Unterstützung durch die Deutsche Forschungsgemeinschaft.

weisbar. Viertens schließlich lassen sich stark pigmentierte Zellen mit bizarr geformten elektronendichten Bezirken beobachten. In ihnen befinden sich rundliche Pigmentgranula und bisweilen auch feine Membranstrukturen. Das Zytoplasma dieser Zellen besitzt nur wenig Strukturen, ein Zeichen für eine geringe Stoffwechseltätigkeit einer nicht mehr aktiven Zelle.

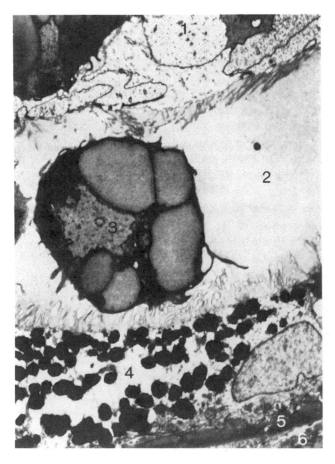

Abb. 1. Freie Zelle im Oraspalt (x 4.480).
1 Sensorische Retina. *2* Oraspalt. *3* Freie Zelle. *4* Pigmentepithel. *5* Basalmembran. *6* Bruchsche Membran.

2. Struktur der Pigmentepithelzellen im Bereich der Ora

Die Zellen des Pigmentepithels innerhalb der Ora serrata lassen in Abhängigkeit von ihrer Lage zur Ora unterschiedliche Strukturen erkennen. In unmittelbarer Nähe zur Ora stehen die gradlinig begrenzten Epithelzellen mit den Zellen der sensorischen Retina durch Zellhaftungen, sogenannte Maculae adhaerentes, in direktem Kontakt. Die meisten Epithelzellen sind stark pigmentiert und weisen ein gut erhaltenes Zytoplasma von mittlerer Elektronendichte auf. Vereinzelt trifft man auf Zellen, die nur wenig Pigmentgranula enthalten und deren Zytoplasma heller ist. In manchen Bereichen tritt im Epithelverband eine Überlappung der Zellen auf.

Zum Oraspalt hin werden die Zellen flacher und fallen durch ihre starke Überlappung auf. Ihr Zytoplasma erscheint manchmal dunkler als das der benachbarten Regionen (Abb. 2). Die Zellen besitzen feine Mikrovilli, die in den Spalt hineinragen.

Anschließend folgen Zellen, deren Aufbau annähernd demjenigen normaler Pigmentepithelzellen entspricht. Sie nehmen in diesem Bereich wieder an Höhe zu und zeigen keine Überlappungen mehr. Die Zellen lassen eine apikale Zone mit den Pigmentgranula, eine Kernzone mit dem Kern, sowie eine basale Zone mit Zellorganellen, Mitochondrien und Lysosomen erkennen. Die apikale Seite der Epithelzellen im Oraspalt enthält feine Mikrovilli.

Weiter zum Zentrum hin, dort, wo bereits rudimentäre Außenglieder in den Oraspalt hineinragen, konnten wir bei vier von sechs Augen deutlich höhere Epithelzellen mit einer konvexen Oberfläche und einem relativ hellen, geschwollenen Zytoplasma beobachten. Dieses erscheint aufgelockert und ist von zahlreichen Vacuolen durchsetzt. Mitochondrien treten vermehrt auf. Der Pigmentgehalt dieser Zellen ist unterschiedlich: Neben Zellen mit starken Ansammlungen von Pigmentgranula kommen solche vor, die nur im apikalen Bereich noch einzelne Pigmentgranula erkennen lassen (Abb. 3). Die Anzahl der Pigmentgranula scheint mit der Ausprägung der Schwellung des Zytoplasmas zusammenzuhängen, wobei Zellen mit stärkerer Schwellung weniger Pigmentgranula besitzen.

Darüber hinaus lassen sich jedoch an einzelnen Augen stärker veränderte Epithelzellen feststellen. Man findet größere Degenerationsareale im Zytoplasma. Das Grundgewebe dieser Zellen ist zerstört. Die Mitochondrien sind aufgetrieben. Mitunter treten innerhalb der Zellen große Hohlräume auf, wobei die Pigmentgranula vorwiegend um diese Hohlräume angesam-

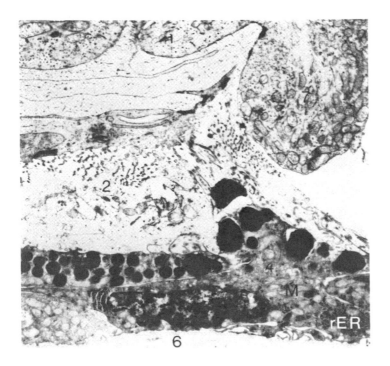

Abb. 2. Anschnitt von flachen, sich überlappenden Pigmentepithelzellen mit dunklem Zytoplasma. (x 6400).

7. Rudimentäres Innenglied.

M: Mitochondrien, rER: rauhes endoplasmatisches Reticulum.
Übrige Bezeichnung wie Abb. 1

melt liegen. Diese Veränderungen konnten wir sowohl an Augen jugendlicher als auch an Augen älterer Menschen feststellen.

3. Das Verhalten der Basalmembran an der Ora

Basale Einfaltungen im Bereich der Epithelzellen der Ora serrata sind bei fast allen Zellen sichtbar, wenn auch vielleicht nicht so stark ausgeprägt wie bei den Zellen am hinteren Augenpol. Die Basalmembran der Epithelzellen kann unterschiedlich strukturiert sein. Bisweilen haben die Zellen nur eine schmale Basalmembran; mitunter kommen jedoch deutlich verbreiterte Basalmembrankomplexe vor, die sich direkt an die Epithelzellen anschließen (Abb. 1). Auffällig ist mitunter eine Aufsplitterung der Basalmembran in mehrere Schichten. In den Zwischenräumen befindet sich feinflockige Struktur.

Als Besonderheit werden im Bereich der Ora bei vielen Augen Zellen in der Bruchschen Membran beobachtet. Sie befinden sich unmittelbar unter der Basalmembran des Pigmentepithels und scheinen diese zur Netzhaut hin vorzuwölben (Abb. 4). Diese Zellen sind relativ flach und enthalten mitunter große Pigmenteinschlüsse. Es dürfte sich bei diesen Zellen sicherlich um Makrophagen handeln.

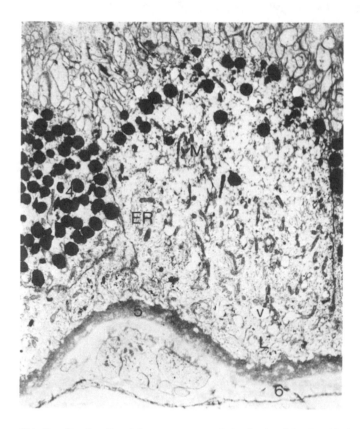

Abb. 3. „Geschwollene" Pigmentepithelzelle im Orabereich mit zahlreichen Vacuolen und unterschiedlichem Pigmentgehalt. (x 4800).
ER: endoplasmatisches Reticulum
V: Vacuolen
L: Lysosomen
    Übrige Bezeichnung wie Abb. 1 und Abb. 2

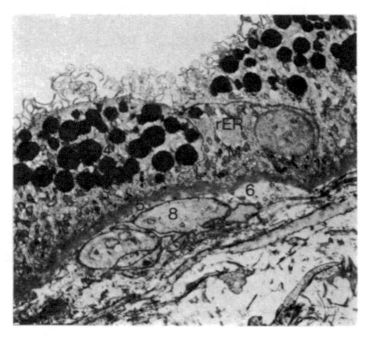

Abb. 4. Verbreiterte Basalmembran des Pigmentepithels im Orabereich. Zellanschnitte in der Bruchschen Membran. (x 4480).
8. Zellen in der Bruchschen Membran.
 Übrige Bezeichnung wie Abb. 1 und Abb. 2

Zusammenfassung

Zusammenfassend läßt sich feststellen, daß im Bereich der Ora serrata, im sogenannten Ora-spalt, verschiedene Typen freier Zellen anzutreffen sind. Im Pigmentepithel ist je nach Lage zur Ora ein unterschiedlicher Aufbau der Zellen zu beobachten. Die Basalmembran der Epithelzellen im Orabereich ist meistens verbreitert und kann in mehrere Schichten aufge-splittert sein. Elektronenmikroskopisch sind bereits im Alter von etwa 30 Jahren an mehreren Zellen degenerative Veränderungen nachzuweisen.

Literatur

Hogan M., Alvarado J., Weddell J.: Histology of the Human Eye. An atlas and textbook. W. B. Saunders Company 1971. – Joussen, F., Spitznas, M.: The fine structure of the human retina at the ora serrata. Albrecht von Graefes Arch. klin. exp. Ophthal. 185, 177–188 (1972). – Pei, Y. F., Smelser, G. K.: Some fine structural features of the ora serrata region in primate eyes. Invest. Ophthal. 7, 672–688 (1968). – Shabo, A., Maxwell, D.: Structural Organization of the pars plana – ora serrata transition in the human and monkey eye with emphasis on protein barriers. Laboratory Invest. 29, 511–526 (1973). – Ueno, K., Inomata, H.: Electron microscopic observations on the ora serrata of the human retina. F. Ophthal. Jap. 16, 761–765 (1965).

Die Bedeutung der Glaskörperbasis für die Pathologie der Netzhautperipherie
Anatomisch — pathologische Argumente

P. Bec, S. Limon, Jl. Arne, V. Philippot, P. Secheyron (Toulouse)

Unter allen Strukturen der Netzhautperipherie ist nach unserer Meinung die Glaskörperbasis die wichtigste. Diese Ansicht stützt sich auf anatomisch-pathologische Befunde, über die wir in unserer kurzen Mitteilung berichten werden.

Die Glaskörperbasis, unter diesem Namen von Salzmann 1912 beschrieben, ist Gegenstand so vieler Untersuchungen zahlreicher Autoren gewesen, daß es unmöglich erscheint, sie vollständig zu nennen. Wir erinnern nur an die Arbeiten von Redslob 1932, Minsky 1942, Schepens 1950—1954, Busacca 1955 und 1967, Gärtner 1962, Slezak 1962—1968, Hogan 1963, Cibis 1967, Fine 1968, Brini et Coll. 1968, und schließlich von Daicker 1972, durch dessen Werk alle bisher offenen Fragen beantwortet worden sind.

Die Glaskörperbasis ist wegen ihrer Transparenz bei klinischen Untersuchungen schlecht sichtbar. Sie läßt sich durch histologische Untersuchungen gut darstellen; bestimmte Färbungen sind hierfür besonders geeignet — z.B. durch Trichrome und P.A.S. Die Glaskörperbasis stellt sich als Verdichtungsband der Glaskörperrinde dar, das sich ungefähr von der Mitte der Pars plana des Ciliarkörpers bis zur Ora serrata erstreckt; es überschreitet die Ora serrata mit zunehmendem Lebensalter und kann schließlich äquatornahe Regionen erreichen. Seine Dicke ist sehr unterschiedlich; sie nimmt mit dem Lebensalter zu und kann ein beträchtliches Ausmaß erreichen (Abb. 1).

Die Glaskörperbasis erscheint bereits in frühen Entwicklungsstadien; man kann sie im Alter von 7 Monaten (Frühgeburt) besonders gut erkennen (Abb. 2).

Wir möchten auf die wichtige Tatsache hinweisen, daß man die Glaskörperbasis nicht als eine isolierte Bildung betrachten darf; sie stellt tatsächlich die Mittelschicht einer Einheit aus folgenden Strukturen dar:

1. Glaskörperbasis
2. Vordere und hintere Glaskörpergrenzmembran
3. Verbindungssystem zur Glaskörperrinde

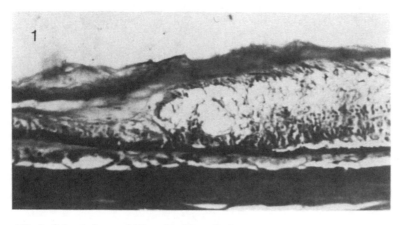

Abb. 1. Sehr stark ausgebildete Glaskörperbasis

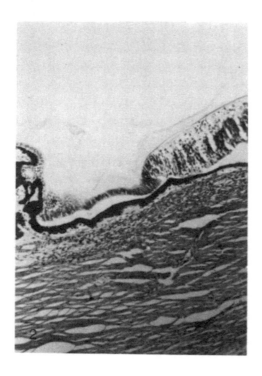

Abb. 2. Glaskörperbasis einer Frühgeburt
(7. Monat)

1. Die eigentliche Glaskörperbasis weist wohlbekannte Eigenarten auf, vor allem ihre Dichte
in den Anheftungsbereichen an Ciliarepithel und Netzhaut = „Symphyse" des Glaskörpers
(Redslob 1932). Zimmermann und Fine (1963–1964) schließen aus histochemischen Befunden auf eine sekretorische Aktivität via Ciliarepithel. Diese Ansicht könnte allerdings erst
nach Bestätigung entsprechender Befunde geteilt werden (Brini et coll. 1968) (Abb. 3–4).
Diese innigen Verbindungen erklären, warum die Glaskörperbasis derjenige Teil des Glaskörpers ist, der hauptsächlich an Erkrankungen der Uvea und der benachbarten Netzhaut
beteiligt wird.

2. Die Glaskörperbasis ist fest mit den Glaskörpergrenzmembranen verbunden. Die am meisten umstrittene vordere Glaskörpergrenzmembran wird durch hintere Zonulafasern verstärkt.
Die Glaskörpergrenzmembranen haben keine Verbindungen mit angrenzenden Strukturen;
sie können sich unter pathologischen Bedingungen daher leicht von ihnen lösen (Abb. 5
und 6).

3. Die Glaskörperbasis ist auch mit der angrenzenden Glaskörperrinde fest verbunden:
Retzius'sches Bündel (Abb. 6). Klinische Untersuchungen, vor allem die von Eisner (1973)
haben das Bestehen verschiedener Tracus aufgedeckt, von denen der präretinale und der
mediane zuweilen histologisch dargestellt werden können (Abb. 7 und 8).

Unsere anatomisch-pathologischen Befunde haben uns zur folgenden Anschauung geführt:
Bei pathologischen Prozessen im Bereich der Netzhautperipherie kann die nahezu konstante
Abhebung der Glaskörpergrenzmembran zur Bildung 3 verschiedener Regionen führen
(Abb. 9):

1. Retrobasale Region
2. Präbasale Region
3. Basale Region

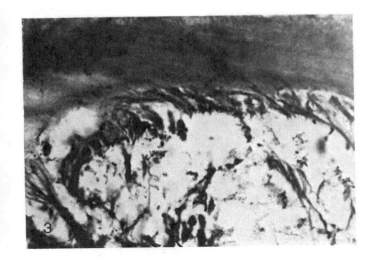

Abb. 3. Adhärenzen der Glaskörperbasis an der Ora serrata

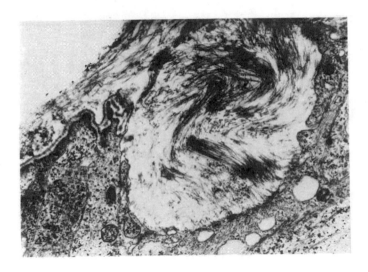

Abb. 4. Adhärenz der Glas-
körperbasis an der Ora serrata
(Elektronenmikroskopischer
Befund)

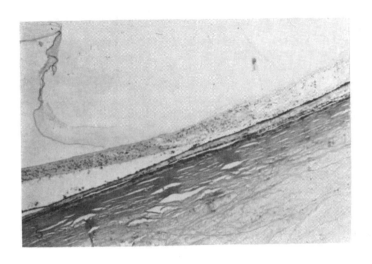

Abb. 5. Hintere Glaskörpergrenzmembran

157

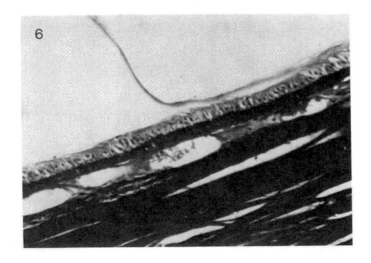

Abb. 6. Vordere Glaskörpergrenzmembran

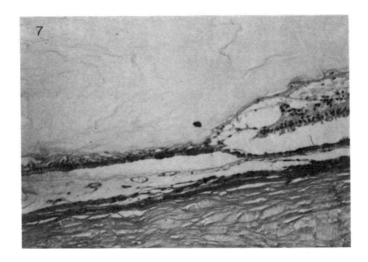

Abb. 7. Glaskörperbasis
und Retzius'sches Bündel

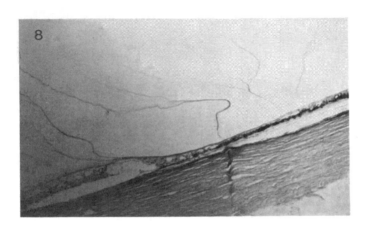

Abb. 8. Glaskörperbasis,
Tractus medianus und
Tractus präretinalis

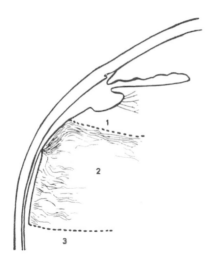

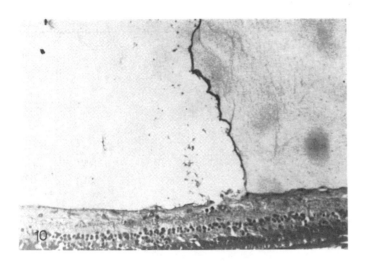

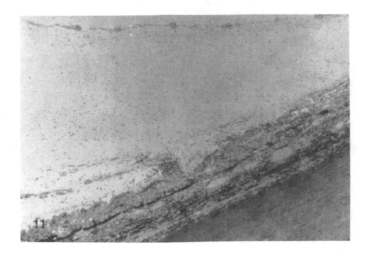

Abb. 9. Die durch die Glaskörperbasis begrenzten Regionen: präbasal – basal – retrobasal

Abb. 10. Hintere Glaskörperabhebung, Schichtriß der Netzhaut

Abb. 11. Uveoretinitis peripherica

Diese Anschauung wird durch histologische Schnitte belegt.

1. Die retrobasale Region kann von infektiösen oder vaskulären Prozessen befallen sein, die oft die Netzhautperipherie überschreiten. In diesem Bereich manifestieren sich vorzugsweise degenerative und mechanische Läsionen, die Netzhautrisse hervorrufen können – z.B. im Verlauf einer hinteren Glaskörperabhebung (Abb. 10).

2. Die präbasale Region – zwischen der vorderen Glaskörpergrenzmembran und dem Ciliarepithel – wird vor allem an entzündlichen Prozessen mitbeteiligt, z.B. im Verlauf mancher Formen der Uveitis anterior und der Uveitis peripherica (Abb. 11).

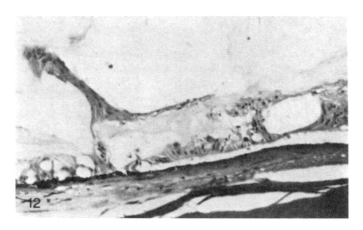

Abb. 12. Rosette

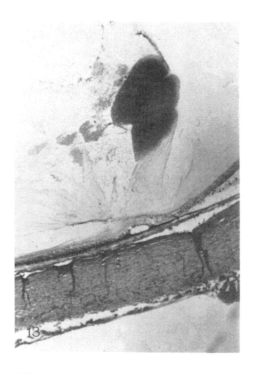

Abb. 13. Basale Blutung

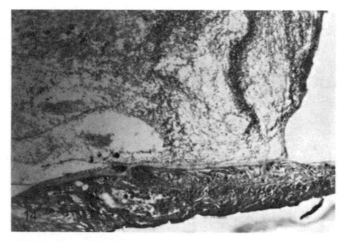

Abb. 14. Basale Blutung

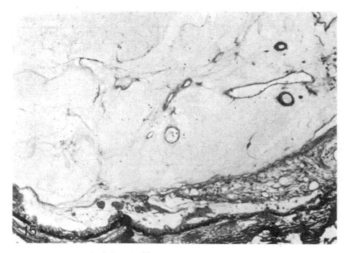

Abb. 15. Basale Gefäßneubildung

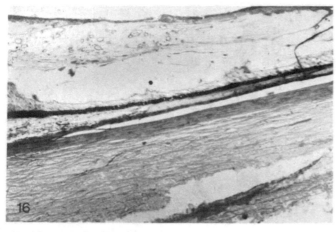

Abb. 16. Basale Gefäßneubildung

3. Die basale Region, auf die wir ganz besonders hinweisen wollen, ist deshalb interessant, weil wegen der Solidität der Glaskörperbasis und der hinteren Glaskörpergrenzmembran pathologische Prozesse hier lange begrenzt bleiben können. Man kann verschiedene Schädigungstypen antreffen:

a) Geschlängelte und rosettenartige Bildungen und meridionale Falten, wie sie Foos, Spencer und Straatsma (1969), sowie Daicker (1972) beschrieben haben (Abb. 12).

b) Begrenzte Blutungen (Abb. 13 und 14).

c) Gefäßneubildungen als Spätzustand früherer pathologischer Veränderungen (Abb. 15 und 16).

d) Entzündliche Veränderungen bei manchen Formen peripherer Uveo-Retinitiden; es kommt dabei zu Ablagerungen zwischen Basis und Grenzmembran des Glaskörpers (Abb. 17—20).

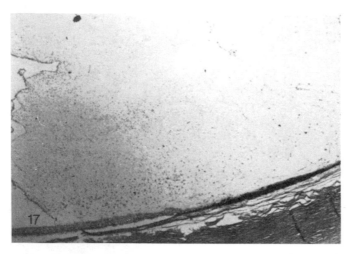

Abb. 17—20. Veränderungen in einem Falle von beiseitiger Uveitis mit erheblicher, seit Jahren bestehender Glaskörpertrübung
Abb. 17. Schwache Vergrößerung

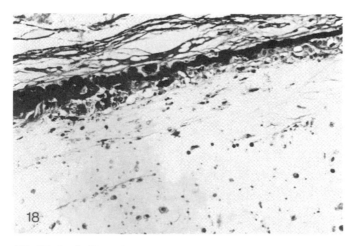

Abb. 18. Starke Vergrößerung

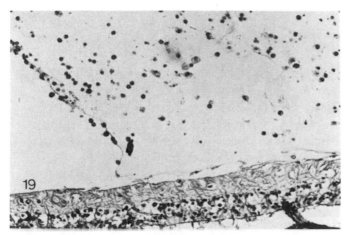

Abb. 19. Begrenzung entzündlicher Ablagerungen durch die hintere Glaskörpergrenzmembran

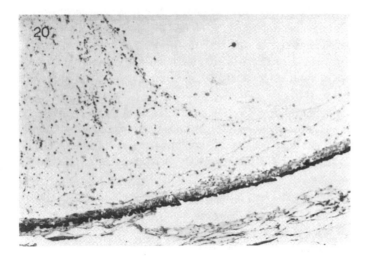

Abb. 20. Begrenzung entzündlicher Ablagerungen durch die vordere Glaskörpergrenzmembran

Abschließend möchten wir der Hoffnung Ausdruck geben, daß unsere Bilder (die keineswegs neue Befunde darstellen) als bescheidener Beitrag zur Kenntnis der Pathologie der Netzhautperipherie aufgefaßt worden sind. Diese Kenntnis wird sich nach unserer Ansicht noch wesentlich weiter entwickeln.

Wir möchten betonen, daß

1. ausschließlich anatomisch-pathologische Feststellungen getroffen worden sind und, daß

2. diese Befunde schematisch verwertet worden sind.

Man kann oft den Übergang ein und desselben Prozesses von einer in die andere der beschriebenen Regionen beobachten, vor allem bei akuten oder auch sehr langdauernden Verläufen.

Wir hoffen, daß die vorgelegten Anschauungen vielleicht eine brauchbare Grundlage zukünftiger Untersuchungen werden können.

Blutgefüllte Makrocysten der Netzhaut

M. Vogel (Essen)

Die Retinoschisis nimmt ihren Ausgang von der Blessig-Iwanoff-Degeneration der äußersten Netzhautperipherie und breitet sich langsam nach allen Seiten aus. Von dieser geläufigen Form der Retinoschisis werden die makrocystoiden Höhlen (Schepens, 1967) oder Makrocysten der Netzhaut unterschieden. Strenggenommen handelt es sich bei diesen sog. Makrocysten auch um eine Netzhautspaltung, doch treten sie vornehmlich bei jungen Individuen auf, entwickeln sich im Äquatorbereich und gehen nicht von der Ora serrata aus.

Der klinische Aspekt der Makrocyste kann erheblich von dem gewohnten Bild abweichen, wenn es zu einer Blutung in den cystoiden Hohlraum kommt, und der Bereich nicht mehr transparent, sondern dunkel und solide erscheint. Wir möchten über 3 Fälle berichten, bei denen es zu dem seltenen Ereignis einer intraretinalen Blutung in die Makrocyste kam. Bei 2 Patienten wurde das Auge mit der Diagnose „malignes Melanom" enukleiert, im dritten Falle wurde die Diagnose richtig gestellt.

Eine Blutung in eine Makrocyste der Netzhaut ist offenbar ein sehr seltenes Ereignis. In den großen amerikanischen Arbeiten über die Retinoschisis wird diese Komplikation nicht erwähnt. (Teng u. Mitarb., 1953; Zimmerman u. Mitarb., 1960 und 1968; Shea u. Mitarb., 1960; Cibis, 1965), doch finden sich Hinweise auf die Differentialdiagnose zwischen Retinoschisis und malignem Melanom. Insbesondere Reese (1963) weist auf die Verwechslungsmöglichkeit einer blutgefüllten Makrocyste mit einem malignen Melanom der Aderhaut ausdrücklich hin.

Allerdings macht bereits das Lebensalter unserer 3 Patienten die Diagnose „malignes Melanom" recht unwahrscheinlich. Die Häufigkeitskurve des malignen Melanoms steigt mit dem 5. Lebensjahrzehnt steil an und fällt mit dem 7. Lebensjahrzehnt wieder ab. Maligne Melanome in der Altersgruppe 13 bis 23 Jahre sind sehr selten (Vogel, 1968) und treten nur gelegentlich im 4. Lebensjahrzehnt auf.

Die sonst verläßliche Fluoreszenzangiographie half in diesen drei Fällen sehr wenig, da die Interpretation dieses ungewöhnlichen Befundes, auch wegen seiner peripheren Lage und technischer Mängel offensichtlich Schwierigkeiten machte.

Die A-scan-Echographie ist eine zu ungenaue Methode um eine Blutansammlung eindeutig von einem Tumor zu unterscheiden.

Die Untersuchungsmethode, die in allen drei Fällen sehr zuverlässig über die wahre Diagnose hätte Aufschluß geben können, nämlich der ^{32}P-Test, wurde nicht angewandt.

Auch die Infrarot-Fotografie hätte möglicherweise einen Hinweis gegeben, daß es sich bei dem Pigment nicht um Melanin, sondern Hämoglobin gehandelt hatte.

Die histologische Untersuchung ergab in unseren drei Fällen praktisch identische Befunde. Das innere Netzhautblatt war deutlich atrophiert und streckenweise auf wenige Nervenfasern reduziert. Das äußere Netzhautblatt war dagegen eher durch Gliosierung verdickt und in einem umschriebenen Bereich an der Bruch'schen Membran adhärent. Die Netzhautspaltung war, soweit bei den degenerativen Veränderungen der Netzhaut erkennbar, zwischen der inneren und äußeren Körnerschicht eingetreten.

Im Fall 3 gelang es uns in Serienschnitten die Blutungsquelle darzustellen. Es handelt sich um ein intraretinales Gefäß mit ausgeprägter Hyalinisierung der Gefäßwand.

Bei zwei unserer Patienten bestand einmal im unmittelbar benachbarten, zentralen Netzhautbereich der Cyste eine Blessig-Iwanoff-Degeneration und im dritten Fall Maculaveränderungen gleicher Art. Der Makrocyste geht also wie der präsenilen und senilen Retinoschisis zunächst eine der Blessig-Iwanoff'schen Degeneration vergleichbare Veränderung voraus, die ihren Ausgang allerdings nicht von der Ora serrata nimmt. Auch im Hinblick auf das jugendliche Alter der Patienten scheint eine Abgrenzung der Makrocyste gegenüber der präsenilen und senilen Retinoschisis gerechtfertigt. Die hier beschriebene Form der Makrocysten muß auch deutlich von den degenerativen Netzhautcysten bei sehr lange bestehender, totaler Netzhautablösung unterschieden werden, wie sie jedem ophthalmologischen Pathologen geläufig sind. Daß die Netzhautablösung in unseren Fällen noch nicht lange bestand, kann man deutlich an den noch gut erhaltenen äußeren Segmenten der Stäbchen und Zapfen erkennen. Es handelt sich in unseren Fällen somit sicher nicht um diese Form der degenerativen Netzhautcysten.

Infolge der starken Anhebung des inneren Netzhautblattes der Cyste ist es in allen drei Fällen zu einer Traktion an der periphersten Netzhaut gekommen, die nur noch von einer einzelnen Zellschicht des Ciliarkörperepithels gehalten wird. Daß der Zug an der peripheren Netzhaut längere Zeit bestanden haben muß, wird durch die Proliferation des retinalen Pigmentepithels nach Art einer Ringschwiele deutlich. Es muß also im Falle einer peripher gelegenen Netzhautcyste mit der Entstehung eines Orarisses gerechnet werden. Damit unterscheidet sich die Makrocyste zusätzlich von der präsenilen und senilen Retinoschisis, bei der die Spaltung unmittelbar an der Ora in Form der Blessig-Iwanoff-Degeneration beginnt und die peripherste Netzhaut nicht abhebt.

Im Gegensatz zu Hagler u. Mitarb., (1967) und in Übereinstimmung mit Pischel (1967) halten wir es für durchaus sinnvoll und möglich, eine Makrocyste, sofern sie transparent ist, durch Lichtkoagulation wie eine Retinoschisis oder, wenn trübe, durch Elektrolysepunktur zum Kollabieren zu bringen. Die letztere Methode scheint sich angesichts der in allen drei Fällen bestehenden chorio-retinalen Adhärenz anzubieten.

Literatur

Cibis, P.A.: Retinoschisis – Retinal Cysts. Trans. Am. Ophthal. Soc. 63, 417–453 (1965). – Hagler, W.S., North, A.W.: Intraretinal Macrocysts and Retinal Detachment. Trans. Am. Acad. Ophthal. Otolaryngol. 71, 442–454 (1967). – Pischel, D.: Diskussion zu Hagler und North „Intraretinal Macrocysts and Retinal Detachment". Trans. Am. Acad. Ophthal. Otolaryngol. 71, 456 (1967). Reese, A.B.: Tumors of the Eye. 2nd ed. S. 281–282. Hoeber: New York 1963. – Schepens, S.R.: Diskussion zu Hagler und North „Intraretinal Macrocysts and Retinal Detachment". Trans. Am. Acad. Ophthal. Otolaryngol. 71, 455 (1967). – Shea, M., Schepens, C.L., Pirquet, S.R., von: Retinoschisis. Arch. Ophthal. 63, 1–9 (1960). – Teng, C.C., Katzin, H.M.: An Anatomic Study of the Peripheral Retinal. Am. J. Ophthal. 36, 29–39 (1953). – Vogel, M.H.: Histopathologische Untersuchungen maligner Uveamelanome des Kindesalters. Ber. 69. Zusammenkunft der DOG, S. 225–230. 1968. – Zimmerman, L.E., Spencer, W.H.: The Pathologic Anatomy of Retinoschisis. Arch. Ophthal. 63, 10–19 (1960). – Zimmerman, L.E., Naumann, G.: The Pathology of Retinoschisis. In: New and Controversial Aspects of Retinal Detachment (ed. A. Mc. Pherson). S. 400–423. New York: Hoeber Medical Division 1968.

Klinische Fehldiagnose: Malignes Intraoculares Melanom

D. v. Domarus und G. O. H. Naumann (Universitäts-Augenklinik Hamburg-Eppendorf, Direktor: Prof. Dr. Dr. h.c. H. Sautter)

Einleitung

Etwa jede vierte Enucleation wird wegen der klinischen Diagnose eines Malignen Melanoms durchgeführt (Naumann und Portwich). Ein solcher Tumor läßt sich jedoch bei der histologischen Untersuchung nicht immer bestätigen. Im Folgenden berichten wir anhand unseres Materials aus dem histo-pathologischen Labor der Universitäts-Augenklinik Hamburg über Krankheitsbilder, welche klinisch als „Intraoculares Malignes Melanom" angesehen worden waren. Gleichzeitig sollen Möglichkeiten zur Vermeidung solcher Fehleinschätzungen aufgezeigt werden.

Untersuchungsmaterial und Methoden

Zwischen Januar 1966 und Mai 1975 wurden 1400 enukleierte Bulbi untersucht, wobei es sich in der Mehrzahl um eingesandtes Material handelte. Bei 340 Augen konnte die Diagnose eines Malignen Melanoms der Aderhaut histologisch gesichert werden. Hierin sind auch die sogenannten „klinisch unerwarteten Melanome" enthalten. 19 Augen, bei denen der vermeintliche Tumor ausreichend sichtbar war, wurden enukleiert in der Annahme, es handele sich um ein Malignes Melanom der Aderhaut, welches sich jedoch weder makroskopisch noch mikroskopisch nachweisen ließ.

Ergebnisse

Der Visus vor der Enukleation war in zwei Fällen noch gut − das eine Auge mit einem Aderhautnaevus sah 1,0, das andere mit der Metastase eines Mamma-Carcinoms noch 0,3. Zwei Augen waren amaurotisch, während die übrigen trotz eines schlechten Visus durch das noch vorhandene Gesichtsfeld nützlich gewesen sind.

In der Tabelle 1 sind die histologischen Befunde jener 19 Augen aufgeführt, bei denen die Fehldiagnose eines Malignen Melanoms klinisch gestellt worden war. Hierunter sind als größte Gruppe 7 Patienten − alle älter als 50 Jahre − bei denen wir eine disciforme Maculadegeneration, mit teils subretinalen, teils in der Aderhaut gelegenen Blutungen fanden. In einem für dieses Krankheitsbild typischen Fall hatte sich unter der sensorischen Netzhaut eines 71-jähri-

Tabelle 1. Zusammenstellung der histopathologischen Diagnosen, die klinisch als malignes intraoculares Melanom fehlgedeutet wurden

Disciforme Maculadegeneration		7 x
Aderhautmetastasen		4 x
Karzinom-Metastasen	2 x	
Sarkom-Metastasen	2 x	
Aderhautnaevus		3 x
Adrenochrom Pannus		1 x
Amotio retinae		2 x
Amotio Chorioideae		1 x
Expulsive Blutung		1 x
		19

gen Patienten ein Pseudo-Tumor entwickelt, der histologisch aus fibrovasculärem Gewebe und Blutungsresten bestand. Klinisch war zu Beginn eine frische Blutung gesehen worden, in den nächsten 1 1/2 Jahren vergrößerte sich der Prozeß zusehends und zeigte eine zentral gelegene, dunkelbräunliche Pigmentierung. Da diese Veränderungen als Kriterien für ein Malignes Melanom angesehen wurden, erfolgte daraufhin die Enukleation des Auges.

In vier Fällen wurde eine Metastase der Aderhaut als Malignes Melanom fehlgedeutet. Hierbei handelte es sich um zwei Carcinom-Metastasen: eine Metastase eines Mamma-Carcinoms sowie eine solche eines Adeno-Carcinoms bisher noch unbekannter Herkunft. Weiterhin lagen zwei Sarkom-Metastasen vor: eine Metastase eines Malignen Melanoms der Haut sowie eine Metastase eines bisher noch nicht beschriebenen alveolaren Weichteilsarkoms, über das wir noch ausführlicher berichten werden.

Dreimal konnte, bei relativ jungen Patienten, histologisch ein Aderhautnaevus diagnostiziert werden, der klinisch als Malignes Melanom angesehen worden war. Bei deutlicher Prominenz und erheblicher Ausdehnung eines solchen Naevus ist dieser klinische Trugschluß verständlich.

In einem Fall führte eine sogenannte „Schwarze Hornhaut", eine Adrenochrom-Einlagerung in eine fortgeschrittene bullöse Keratopathie mit degenerativem Pannus zur klinischen Fehldiagnose eines Malignen Melanoms der Aderhaut, bei dem der Verdacht auf einen Durchbruch durch die Cornea bestand.

Als weitere Ursachen für die Fehldiagnose eines Malignen Melanoms lagen zweimal eine Amotio Retinae vor, einmal eine Amotio Chorioideae mit spontaner Linsenluxation, deren Ätiologie nicht geklärt werden konnte, sowie eine expulsive Blutung, die zu einem braun-schwarzen Granulationsgewebe, innerhalb und vor dem perforierten Hornhautulcus, geführt hatte und deshalb als Malignes Melanom fehlgedeutet worden war.

Diskussion

In der Literatur sind fünf größere Statistiken über die Klinische Fehldiagnose „Malignes Melanom" bekannt (siehe Tab. 2). Ferry fand zum Beispiel bei 581 histologisch gesicherten Malignen Melanomen eine Rate an Fehldiagnosen von 17,2%. Ein ähnliches Ergebnis weisen die Untersuchungen von Shields und Zimmerman auf. Unsere Zahlen liegen mit 5,6% in vergleichbarer Höhe mit den sowohl von Shields und McDonald als auch von Blodi sowie von Andersen. Die Ursache für die unterschiedliche Höhe der Fehldiagnosen-Rate ist möglicherweise in einem unterschiedlichen Einzugsgebiet des Untersuchungsmaterials begründet, möglicherweise auch durch unterschiedliche Untersuchungsmethoden.

Zur Vermeidung von Fehldiagnosen sollten heute alle zur Verfügung stehenden diagnostischen Hilfsmittel gemeinsam genutzt werden, da für sich alleine keines ausreicht, das Vorliegen eines Malignen Melanoms zu beweisen. Neben den üblichen Untersuchungsmethoden, wie Ophthalmoskopie, Diaphanoskopie und Perimetrie scheinen uns heute zur Sicherung der Dia-

Tabelle 2. Gegenüberstellung der Rate an Fehldiagnosen aus der Literatur

Autoren	Klin. Fehldiagnose (%)
Ferry (1964)	100 (17,2%)
Shields und Zimmerman (1973)	41 (19,7%)
Shields und McDonald (1974)	7 (3,7%)
Blodi und Roy (1967)	6 (6,3%)
Andersen	(5,0%)
Eigene Ergebnisse	19 (5,6%)

gnose eines Malignen Melanoms die Fluoreszenzangiographie, die Infrarot-Photographie, Echographie und der P-$_{32}$-Test, unerläßlich zu sein.

Nur die gemeinsame Anwendung und Auswertung dieser diagnostischen Verfahren erleichtert die Diagnose eines Malignen Melanoms. In Zweifelsfällen sollte man bedenken, daß kleinere, intraoculare Maligne Melanome nicht als Notfall anzusehen sind, weshalb überstürztes Handeln für den Patienten gefährlicher ist, als eine besonnene Verlaufskontrolle unter Einsatz aller Hilfsmittel. Wir glauben, daß auf diese Weise die Zahl der Fehldiagnosen erheblich reduziert werden kann und meinen, daß hierbei jeder Aufwand zur Rettung eines Auges gerechtfertigt und notwendig erscheint.

Zusammenfassung

Unter 1400 enukleierten Bulbi (zwischen 1966 und 1975) fanden sich 340 Maligne intraoculare Melanome. 19 Augen (5,6%), die bei ausreichend klaren optischen Medien wegen des klinischen Verdachts auf ein intraoculares Malignes Melanom enukleiert wurden, zeigten histologisch einen anderen Prozeß. Auf die Ursachen dieser klinischen Fehleinschätzung wird hingewiesen.

Literatur

Andersen, R.: persönliche Mitteilung 1975. – Blodi, F.C., Roy, P.E.: The Misdiagnosed Chorioideal Melanoma. Canad. J. Ophthal. 2, 209 (1967). – Ferry, A.: Lesions Mistaken for Malignant Melanoma of the Posterior Uvea. Arch. Ophthal. 72, 463 (1964). – Naumann, G.O.H., Portwich, E.: Enukleationsursachen heute. Vortrag DOG, Essen 1975. – Shields, J.A., McDonald, R.: Improvements in the Diagnosis of Posterior Uveal Melanomas. Arch. Ophthal. 91, 259 (1974). – Shields, J.A., Zimmerman, L.E.: Lesions Simulating Malignant Melanoma of the Posterior Uvea. Arch. Ophthal. 89, 466 (1973).

Klinisch unerwartete Maligne Melanome der hinteren Uvea

H. E. Völcker und G. O. H. Naumann (Universitäts-Augenklinik Hamburg,
Direktor: Prof. Dr. Dr. h. c. H. Sautter)

Die Studie konzentriert sich auf die nicht häufig genug gestellte Diagnose „malignes Melanom"
der hinteren Uvea bei *trüben Medien*. Trotz der erweiterten und differenzierten diagnostischen Möglichkeiten ist auch heute noch jedes 10. maligne Melanom der hinteren Uvea klinisch unerwartet. Diese in den 50er Jahren von Reese, Kirk und Petty und Makley und
Teed herausgearbeitete Zahl konnte an dem Material des histo-pathologischen Labors der
Universitäts-Augenklinik Hamburg aus den Jahren 1966–1974 bestätigt werden. (300 i.o.
maligne Melanome – davon 36 klinisch unerwartet).

Unser Anliegen ist es, auf die verschleiernde Symptomatik der klinisch unerwarteten malignen
Melanome hinzuweisen. Da sich diese Melanome besonders aggressiv verhalten, ist eine frühe
Diagnose mit einer frühzeitig einsetzenden Therapie für den Patienten von vitalem Interesse.

Die häufigsten Fehldiagnosen (Tabelle 1) sind die verschiedenen Formen von Sekundärglaukomen. Typisch sind Winkelblockglaukome infolge Rubeosis iridis oder infolge eines Pupillarblocks. Das klinische Bild unterscheidet sich in *nichts* von Glaukomen dieser Art bei
anderen Grundkrankheiten, so daß insbesondere bei trüben Medien ein malignes Melanom als
Ursache zu selten in Erwägung gezogen wird.

Tabelle 1. Unerwartete i.o. maligne Melanome

Klinische Fehldiagnosen	
„Sekundär-Glaukom"	20
„Sekundär-Glaukom" bei Amotio	10
Amotio retinae	2
„Iritis"	2
Pan-/Endophthalmitis	2

Leichter ist die richtige Verdachtsdiagnose in den Fällen eines sekundären Offenwinkelglaukoms, bei denen entweder freie Tumorzellen oder Melanin phagozytierende Makrophagen das Trabekelwerk verlegen. Allerdings verleitet die damit häufig verbundene zelluläre Infiltration von Glaskörper und Vorderkammer – es handelt sich hier meist um nekrotisierende maligne Melanome – dann zu den Fehldiagnosen Endophthalmitis oder Iritis. – In zwei
Fällen versteckte sich hinter einer „Amotio retinae" ein Aderhautmelanom.

Bei der Durchsicht der Anamnesebögen fielen zwei wichtige Tatsachen auf:

1. lange, prognostisch ungünstige Laufzeiten zwischen Erstsymptomen und Enukleation –
bis zu über zwei Jahren,

2. intraoculare Operationen, die der Enukleation vorausgegangen waren – 4 Kataraktextrak-
tionen und 3 antiglaukomatöse Eingriffe.

Die genannten langen Laufzeiten machen verständlich, daß es sich vorwiegend um blinde oder
nahezu blinde Augen handelte. Nur in einem Fall waren die optischen Medien klar – eine
totale Amotio war hier die Enukleationsursache. Schmerzen in der Anamnese kommen sicher
noch häufiger (13 mal) vor, als sie uns angegeben wurden. Zweimal bestand eine Protrusio
bulbi – den intraoculären Sitz des primären Aderhautmelanoms maskierte hierbei die ex-
trasklerale Ausbreitung des Tumors.

Die klinische Sonderstellung dieser malignen Melanome ist begründet in ihrer Aggressivität. Sie zeigt sich in der Häufigkeit der extrabulbären Ausdehnung: Opticuseinbruch und Skleraperforation beobachteten wir in einem *Drittel* (Tab. 2) der Fälle. Der absolute Prozentsatz liegt nach Starr und Zimmerman (1962) bei 13%. Ferner lassen sich diese Melanome ausnahmslos zu den malignen Zelltypen der Callender-Einteilung zuordnen. Die Tumorgröße ist variabel und steht in keiner Korrelation zur Wachstumstendenz.

Tabelle 2. Unerwartetes i.o. malignes Melanom

Pathologie	
Invasives Wachstum	
a. nach hinten:	
Opticuseinbruch	4
Sklerainfiltration	10
Skleradurchbruch	8
b. nach vorn:	
Bruch'sche Membran perforiert	27

Die Prognose der Patienten mit diesem besonders bösartigen Aderhauttumor kann man nur verbessern, wenn sie frühzeitig diagnostiziert werden. Die Echographie stellt in diesen Fällen sicher die wertvollste Hilfe dar.

Zusammenfassend sei gesagt, daß bei trüben Medien an ein intraoculares Melanom gedacht werden muß:

1. bei Sekundärglaukomen unklarer Ätiologie

2. bei Amotiones ohne erkennbares Foramen

3. bei unklaren i.o. Entzündungen

4. bei jedem blinden Auge mit Beschwerden, ohne daß die Grunderkrankung bekannt ist.

Ausführliche Publikation in Klin. Mbl. Augenheilk. vorgesehen

Literatur

Jensen, O. A.: Malignant Melanomas of the Uvea in Denmark 1943−52. p. 103 Copenhagen: Munksgaard 1963. − Kirk, H. Q., Petty, R. W.: Malignant Melanoma of the Choroid. Arch. Ophth. 56, 843 (1956). − Litricin, O.: Unsuspected Uveal Melanomas. Am. J. Ophthalmol. 76, 734 (1973). − Makley, T., Teed, R.: Unsuspected Intraocular Malignant Melanomas. Arch. Ophth. 60, 475 (1958). − Reese, A. B.: Tumors of the Eye. 2nd. Edition p. 284. New York: Hoeber 1963. − Starr, H. J., Zimmerman, L. E.: Extrascleral Extension and Orbital Recurrence of Malignant Melanomas of the Choroid and Ciliary Body. IOC Vol 2, No. 2, p. 369 (1962).

Enukleations-Ursachen aus heutiger Sicht

G. O. H. Naumann (Tübingen) und E. Portwich (Hamburg)

A. Einleitung

Jede Enukleation eines Auges stellt eine Bankrotterklärung unserer augenärztlichen Bemühungen dar. Wohl wegen dieses fatalen Beigeschmacks widerstrebt es den Ophthalmologen (mit wenigen Ausnahmen: Ammann; Blodi; Davanger; Hamburg; Holland; Kogan und Boniuk; Schulze und Duke), sich mit den Ursachen von Enukleationen im Detail auseinanderzusetzen. Im Folgenden versuchen wir über 1. die *akuten Anlässe* zur Enukleation sowie 2. die *Ätiologie*, d.h. die okuläre Grunderkrankung von 1000 enukleierten Bulbi Rechenschaft zu geben. Diese Untersuchung erlaubt, Rückschlüsse auf unser klinisches Vorgehen, sowie auf Schwerpunkte der Forschung zu ziehen.

B. Untersuchungsmaterial und Methoden

1000 unausgewählte Bulbi aus dem augenpathologischen Labor der Univ.-Augenklinik Hamburg werden analysiert. Die klinischen Anamnesebögen, sowie die ausführlichen makroskopischen und mikroskopischen Berichte sind die Grundlage dieser Studie. Alle ophthalmo-pathologischen Befunde wurden von dem Senior-Autor (G.N.) gesehen und ausgewertet. Das Material setzt sich zusammen aus 723 Einsendungen verschiedener Augenkliniken in Nord- und Süddeutschland (die nach ihrer geographischen Verteilung wohl als repräsentativ für die Bundesrepublik Deutschland anzusehen sind) und 277 Bulbi aus der Univ.-Augenklinik, Hamburg. Es handelt sich um 589 Männer sowie 408 Frauen, 3 mal war das Geschlecht nicht aus den klinischen Anamnesebögen zu ersehen. 86 Bögen stammen von Kindern unter 15 Jahren. Im Zweifelsfall wurden die histologischen Schnitte, die als HE-, PAS-Färbung und oft zusätzlich als Spezial-Färbungen vorlagen, nochmals beurteilt. Für jedes Auge wurde nur *eine* Ätiologie bzw. Grunderkrankung sowie *ein* akuter Anlaß zur Enukleation ausgewählt.

C. Ergebnisse und Diskussion

I. Ätiologie von 1000 Enukleationen: Verletzungen und neoplastische Erkrankungen sind für beinahe zwei Drittel aller Enukleationen anzuschuldigen. Der Anteil des Traumas liegt somit niedriger als in der Studie von Enukleationen im Kindesalter (Kogan und Boniuk). Von 281 neoplastischen Erkrankungen (Tab. 1) gingen 238 d.h. ca. 85% auf intraokulare maligne Melanome zurück. Dagegen nehmen Retinoblastome (18) und Pseudogliome (16) nur eine untergeordnete Rolle ein. *„Operative Augenerkrankungen"* stellen die dritthäufigste Ätiologie von Enukleationen dar. Wir verstehen darunter, primäre Glaukome einschließlich Buphthalmus, primäre und kongenitale Katarakte sowie Amotio retinae und nicht entzündliche Hornhauterkrankungen (Tab. 2). Die wegen primärer Glaukome enukleierten Augen verteilen sich auf 10 Buphthalmi, 27 primäre Winkelblockglaukome und 30 Offenwinkelglaukome. In allen Buphthalmus-Augen war ein operativer Eingriff vorausgegangen, bei den primären Winkelblock-Glaukomen und Offenwinkelglaukomen hatten je eine Hälfte *keinen* operativen Eingriff durchgemacht, bei der anderen Hälfte wurden die Augen zu spät operiert, oder es traten intra- oder postoperative Komplikationen auf. Fast alle Augen, die wegen einer Katarakt oder Amotio retinae schließlich enukleiert wurden, wiesen operative Eingriffe in der Anamnese auf. Unter Augenmanifestationen von *„Systemerkrankung"* verstehen wir retinale Zentralvenen- (68) oder Zentral-Arterienverschlüsse (10) sowie Komplikationen des Diabetis mellitus (30)

Tabelle 1. Ätiologie von 1000 Enukleationen

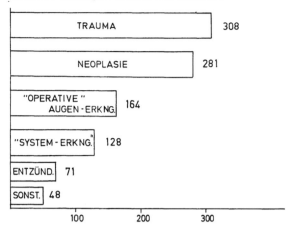

Tabelle 2. Ätiologie von 164 Enukleationen bei „operativen Augenerkrankungen"

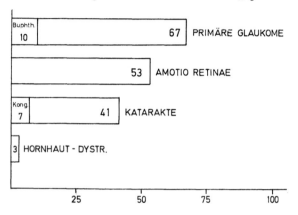

und sonstige generalisierte Erkrankungen. Sie alle münden ein in sekundäre Winkelblockglaukome mit Rubeosis iridis als letzter Anlaß zur Enukleation.

Entzündliche okuläre Grunderkrankungen sind als Ätiologie einer Enukleation in unseren Breiten selten geworden. Neben 50 intraokularen Entzündungen gehen 21 auf eine Keratitis bzw. Skleritis zurück (hiervon ließ sich bei 13 ein Herpes simplex histologisch oder klinisch verifizieren). Im Gesamtmaterial findet sich kein Fall von Sympathischer Ophthalmie!

II. Akute klinische Anlässe zur Enukleation: Wie aus der klinischen Erfahrung geläufig, bieten *sekundäre Glaukome* mit Abstand am häufigsten Anlaß zur Enukleation eines Auges. (Tab. 3, 4). Diese akuten Anlässe zur Enukleation sind unspezifisch, kommen also bei allen ätiologischen Gruppen im Endstadium vor, einschließlich der neoplastischen Erkrankungen. Es handelt sich bei ganz wenigen Ausnahmen um sekundäre Winkelblockglaukome. Solche *ohne* Rubeosis iridis dürften zum größten Teil zunächst reversibel gewesen sein und zwar durch frühere Operation (z.B. bei primären Winkelblockglaukomen oder perforierenden Verletzungen) oder durch bessere Wiederherstellung der Vorderkammer bei der primären Wund-

Tabelle 3. Klinischer Anlaß zu 1000 Enukleationen

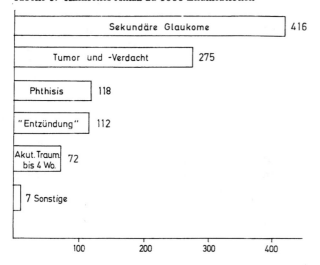

Tabelle 4. Klin. Enukleations-Anlaß: „Sekundäre Glaukome" (416 von 1000 Augen)

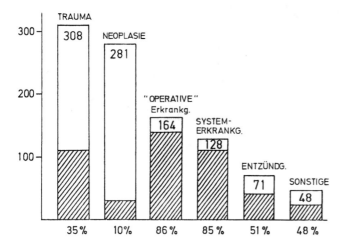

versorgung oder intraoperativ. Dagegen stellen die sehr häufigen sekundären Winkelblock-glaukome *mit* Rubeosis iridis Endzustände nach verschiedenen Grunderkrankungen dar. Die Entwicklung läßt sich nach dem heutigen Stand unserer Erkenntnisse durch prophylaktische Maßnahmen nicht vermeiden, weil wir die Pathogenese dieses irreversiblen Prozesses noch nicht im Einzelnen kennen.

D. Zusammenfassung

Die ophthalmopathologischen Studien enukleierter Bulbi sind unerläßlich für das Verständnis der morphologischen *Elemente* von Augenerkrankungen und damit Voraussetzung für jede Mikrochirurgie. Sie vermitteln eine Vorstellung über den *Ablauf* idiopathischer oder exogener Augenerkrankungen einschließlich operativer Komplikationen.

Die Ergebnisse dieser Untersuchung geben Hinweise auf den *Zeitpunkt* operativer Eingriffe. So erscheint eine Katarakt-Extraktion bei phakolytischen Glaukomen – trotz des extrem hohen intraokularen Druckes – so dringend wie bei einer Endophthalmitis phakoanaphylactica trotz ausgeprägter Hypotonie. Dagegen ist eine abwartende Beobachtung bei kleinen pigmentierten Aderhauttumoren einer sofortigen Enukleation vorzuziehen, um eine klinische „Über- bzw. Fehldiagnose" maligner Melanome zu vermeiden. Hinsichtlich der operativen *Technik* kann die Notwendigkeit einer sorgfältigen Wiederherstellung der Augenvorderkammer bei perforierenden Verletzungen und jedem intraokularen Eingriff nicht genug betont werden. Bei perforierenden Augenverletzungen muß im Zweifelsfall die prolabierte nekrotische Iris excidiert werden, weil sie sonst Anstoß gibt zu irreversiblen sekundären Winkelblockglaukomen. Weiter lassen sich maligne Tumoren der vorderen Uvea oder Epitheleinwachsungen nur durch eine Blockexcision komplett entfernen. Das Auftreten einer Rubeosis iridis bei ca. zwei Drittel aller nicht wegen eines Tumors enukleierten Auges fordert zu einer Klärung des Prozesses der Rubeosis iridis heraus. Desgleichen bedeutet die Diskrepanz zwischen infausten Veränderungen der vorderen Abschnitte bei morphologisch intakter Netzhaut in 6 % der enukleierten Nicht-Tumoraugen Ansporn für eine Lösung operativer Probleme am vorderen Segment.

Literatur

Amman, P. B.: Zahlen und Gedanken zur Enukleation des Auges (Untersuchungen am Krankengut der Basler Univ.-Augenklinik 1930–1954). Klin. Mbl. Augenhk. 140, 238–262 (1962). – Blodi, F. C.: Ursache und Häufigkeit von Enukleationen nach Katarakt-Extraktion. Klin. Mbl. Augenhk. 140, 504–510 (1962). – Davanger, M.: Causes of enucleation. Brit. J. Ophth. 54, 252–272 (1970). – Hamburg, A.: Causes of enucleation after lens-extraction Ophthalmologica, 171, 267–272 (1975). – Holland, G.: Über Indikation und Zeitpunkt der Entfernung eines verletzten Auges. Klin. Mbl. Augenhk. 145, 732–740 (1964). – Kogan, L., Boniuk, M.: Causes for enucleation in childhood with special reference to pseudogliomas and unsuspected retinoblastomes. Intern. Ophth. Clin. 2, 507–524 (1962). – Schulze, R., Duke, J.: Causes of enucleations following cataract-extraction. Arch. Ophth. 73, 74–79 (1965).

Zur intraokularen Gewebsdifferenzierung mit Ultraschall*

H. G. Trier (Klinisches Institut für experimentelle Ophthalmologie der Univ. Bonn, Direktor: E. Weigelin)

Die Untersuchung mit Ultraschall hat sich bei der Diagnostik von intraokularen Veränderungen bereits bewährt. Hinsichtlich der Darstellung des Echogramms lassen sich bekanntlich verschiedene Formen unterscheiden. Praktische Bedeutung haben in der Ophthalmologie zur Zeit nur die A- und B-Bild-Verfahren.

Hier einige typische Beispiele für die Anwendung dieser Verfahren im Augeninnern (Abb. im Druck nicht wiedergegeben). In der oberen Hälfte die Echogramme in A-Bild-Darstellung. Hier wird die Echointensität als Amplitudenverlauf über die Zeit dargestellt. Der untere Teil zeigt Aufzeichnungen mit einem B-Bild-Verfahren. Die Pfeile über den B-Bildern bezeichnen die Untersuchungsrichtung, in der die darüberbefindlichen A-Bild-Echogramme gewonnen wurden.

Die Struktur der Echogramme ist stark von der ausgestrahlten Schalleistung bzw. von der verwendeten Empfangsverstärkung abhängig; ferner von der Einfallsrichtung des Schallbündels. Nach der Einführung von Meßmethoden für Gerät und Schallköpfe konnten Untersuchungsvorschriften entwickelt werden, die es erlauben, verschiedene pathologische Echos aus dem Augeninnern mit *visuellen* Mitteln zu differenzieren. In der Praxis haben sich u.a. die von Buschmann und Ossoinig ausgearbeiteten Verfahren bewährt.

Trotzdem lassen die heutigen Möglichkeiten der Gewebsdifferenzierung mit Ultraschall noch manche Wünsche offen. Hier sei auch auf die vorangegangenen Beiträge von v. Domarus und Naumann [2] und Vogel [7] verwiesen. Zu dieser Feststellung stehen die in manchen Statistiken angegebenen hohen Prozentsätze richtiger echographischer Diagnosen nur scheinbar in Gegensatz: *Auf der 1. Befundebene*, d.h. bei der visuellen Auswertung des Echogramms, ist der Untersucher mit seiner Entscheidung häufig in Zweifel. Auf der 2. Befundebene gehen jedoch die Vorgeschichte des Patienten und die mit anderen Methoden gewonnenen Untersuchungsergebnisse in die echographische Diagnose mit ein. Sehr aufschlußreich ist es daher, wenn nur die Fälle *ohne* optischen Einblick betrachtet werden. Hamard und Mitarbeiter [3] haben 1973 an über 1000 Augen mit fehlendem optischem Einblick nachgewiesen, daß 40% der echographischen Diagnosen mit positivem und fraglichem Tumorbefund sich nachträglich histologisch als falsch erwiesen. Dieses Ergebnis in der am schwersten wiegenden Indikation der Ultraschalldiagnostik entspricht auch den klinischen Erfahrungen seit 1967 an der Bonner Augenklinik.

Auf diesem Hintergrund sind von verschiedener Seite Bemühungen unternommen worden, die Gewebsdifferenzierung mit Ultraschall zu erweitern. Dem A-Bild, B-Bild und M-Bild liegt ein gemeinsames Signal, der Amplituden-Verlauf über die Zeit zugrunde. Die Leistungsfähigkeit anderer Impuls-Echo-Systeme in der Natur und der Technik lassen vermuten, daß in der heutigen Ultraschalldiagnostik der Informationsgehalt des Signals noch nicht vollständig genutzt worden ist. Aus dem Trägerfrequenz-Prinzip lassen sich die Informationsanteile, die in einem Gewebsecho erwartet werden können, ableiten. Es handelt sich um Amplitudenmodulation oder AM, Frequenzmodulation oder FM, bzw. Phasendrehungen im Signal. Diese Betrachtungsweise liefert auch die Richtung der weiteren Analyse.

---

* Die zugrundeliegenden Arbeiten wurden vom Bundesminister für Forschung und Technologie gefördert.

Die bisherige konventionelle Diagnostik beschränkt sich auf *die AM als einzigen* Informationsinhalt, und dabei auf die *visuelle* Auswertung. Die Möglichkeiten zur visuellen Verarbeitung sind aber schon bei der AM beschränkt, in noch größerem Maße bei FM bzw. Phasendrehungen. Eine Ergänzung der visuellen Ultraschalldiagnostik durch zusätzliche maschinelle Verfahren wird daher erforderlich [6]. Die maschinelle Verarbeitung kann meßtechnisch oder über Rechner erfolgen. Dabei kann das Signal grundsätzlich in 2 Bereichen untersucht werden (s. Abb. 1):

1. im Zeit- bzw. im Ortsbereich
2. im Frequenzbereich.

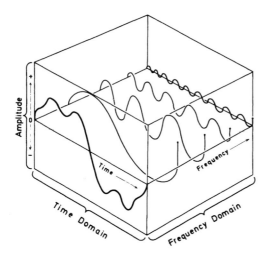

Abb. 1. Signalbetrachtung im Zeit-Bereich und im Frequenz-Bereich

Die Überführung aus dem Bereich 1) in 2) erfolgt durch eine orthogonale Transformation, z.B. über Rechner mittels schneller Fourier-Transformation. Bei der Echogramm-Analyse handelt es sich um ein Problem der Mustererkennung, ähnlich wie bei anderen Biosignalen, so EKG oder EEG. Ziel der Analyse ist die Gewinnung von Kenngrößen, die einen quantitativen Vergleich der verschiedenen Echogramme und eine Aussage über ihren Informationsgehalt ermöglichen. Aus der Literatur sind Versuche bekannt, den A-Bild-Befund bei Lebererkrankungen über ein einziges Merkmal zu klassieren. Im Gegensatz dazu konnte bei den hier interessierenden Geweben des Auges die Klassierung nicht über ein einzelnes Merkmal, sondern nur über einen Satz von Merkmalen erfolgen. Mit diesem Ziel bildeten a) das Klinische Institut für experimentelle Ophthalmologie der Univ. Bonn (Direktor: E. Weigelin) mit dem Schwerpunkt Signalerfassung und b) das Institut für Biomedizinische Technik an der Univ. Stuttgart (Direktor: U. Faust) mit dem Schwerpunkt Signalverarbeitung eine Arbeitsgemeinschaft.

Die Arbeitsgemeinschaft hat zunächst das gleichgerichtete (nach AM demodulierte) A-Bild-Echogramm rechnergestützt analysiert, d.h. die Darstellungsart, wie sie von den kommerziellen Geräten für die visuelle Diagnostik angeboten wird.

Vorläufige Ergebnisse liegen vor für 2 Echoklassen, deren visuelle Unterscheidung häufig Schwierigkeiten verursacht: für intraokulare Melanome und Blutungen. Die Echogramme wurden an enukleierten Augen gewonnen. Falls die extrahierten Kenngrößen sich als signifikant erwiesen, wurden sie als Merkmale definiert [1,5]. Tabelle 1 zeigt 2 vorläufige Merkmalsätze, rechts für die Klasse der Blutungen, links für die Klasse der Melanome. In der

Tabelle 1. Zuordnung eines unbekannten Echogrammes zu einer bekannten Echogrammklasse mittels Merkmalsätze

Analyseverfahren	Standardabweichung der Merkmale (MM)	Kenngröße eines unbekannten Echogrammes	Standardabweichung der Merkmale (BL)
Amplituden-Histogramm	0,26 ... 0,27	0,91	0,6 ... 0,95
Zeitabstand-Histogramm	0,3 ... 0,5	1,33	2,0 ... 3,5
Minima-Maxima-abstände	44 ... 60	26	24 ... 30
Kreuzkorrelation (Verhältnis der Nebenmaxima)	⩾ 2	1,26	⩽ 1,3
Korrelation mit Regressionskurve (Signifikanzzahl α = 5%)	⩾ 0,7 3. u. 4. Ordnung	4. Ordnung: r = 0,78 3. Ordnung: r = 0,18	⩾ 0,7 4. Ordnung
Mittelwert der Phasenwinkel	250° ... 290°	217°	180° ... 240°
Korrelation des Phasenspektrums mit Musterkurve	⩾ 0,4	BL : r = 0,59 MM: r = 0,06	⩾ 0,3
	Echogrammklasse: MM	mit 86% Wahrscheinlichkeit: BL	Echogrammklasse BL

mittleren Spalte die Kenngrößen eines unklassifizierten, unbekannten Echogramms. Es kann bei genügender statistischer Absicherung der Merkmalssätze objektiv klassiert werden. Im vorliegenden Fall gehört es mit einer Zuordnungswahrscheinlichkeit von 86% der Klasse „Blutung" an.

Einen Eindruck von der bisher ungenutzten Information im Echogramm nämlich FM bzw. Phasenmodulation, können die Abbildungen 2 und 3 geben. Abbildung 2 zeigt oben das ursprüngliche HF-Signal eines Gewebsphantoms, im unteren Teil das Frequenzspektrum dieses Echo-Signals. In Abbildung 3 ist im oberen Teil das Echogramm des gleichen Reflektors, in der konventionellen Darstellung am Gerät KRETZ 7200 MA wiedergegeben, dahinter das Frequenzspektrum dieses Signals. Bei der unteren Kurve handelt es sich um eine Regressionsfunktion, die näherungsweise die AM-Demodulator-Eigenschaften des Gerätes KRETZ 7200 MA

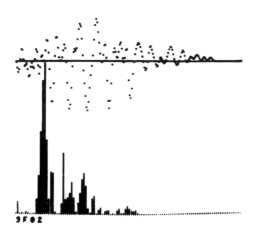

Abb. 2. Echogramm eines Gewebsphantoms in HF-Darstellung (oben) mit Leistungsspektrum (unten)

177

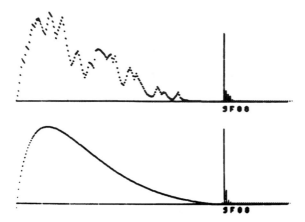

Abb. 3. Nach AM demoduliertes Echogramm eines Gewebsphantoms, dargestellt mit KRETZ 7200 MA, mit Leistungsspektrum (oben), Näherungskurve für die Übertragungseigenschaften der AM-Demodulatorstufe des KRETZ 7200 MA, mit Leistungsspektrum (unten).

wiedergibt. Dahinter das entsprechende Spektrum. Hervorzuheben ist nun, daß nur der Unterschied zwischen den beiden Spektren oben und unten Information über den Reflektor darstellt. Verglichen mit dem in Abbildung 2 sichtbaren möglichen Spektrum beschränkt sich der hier genutzte AM-bedingte Anteil auf die ersten 8 Spektrallinien.

Voraussetzung für die maschinelle Signalverarbeitung des Echogramms ist eine geeignete Signalerfassung und -vorverarbeitung. Für die Gewebsdifferenzierung in der Augenheilkunde scheinen Trägerfrequenzen zwischen 6 und 15 MHz günstig. Für die Übernahme dieser schnellen Trägerfrequenzen in die signalverarbeitenden Stufen werden Zwischenspeicher benötigt, durch die eine Zeitumsetzung erfolgt. Für das schwierige Problem des Zwischenspeichers hat sich durch die seit 1974 erhältlichen analogen 2-strahligen Signalspeicherröhren erst in jüngster Zeit eine befriedigende Lösung ergeben.

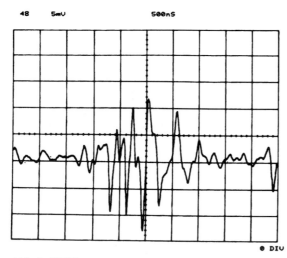

Abb. 4. HF-Echogramm bei Darstellung über TEKTRONIX R 7912 Signalspeicherröhre und Monitor (Reflektor: Polyamid-Textil-Gewebe)

Der Konzeption unserer Anlage (Abb. im Druck nicht wiedergegeben) lag die Absicht zugrunde die mit Signalanalyse in vitro gewonnenen Ergebnisse auf das lebende Auge zu übertragen, und die Notwendigkeit, dabei größere Datenmengen zu verarbeiten. Vorgesehen wurde dabei die Verknüpfung einer Signalspeicherröhre Typ R 7912 TEKTRONIX mit einer weiteren 2-strahligen Signalspeicherröhre und einer PDP 11/10-SD mit Bandspeicher.

Dieser Aufbau ermöglicht die Darstellung des untersuchten Gebietes als B-Bild, mit zugriffsfähiger Abspeicherung aller hierzu nötigen A-Bilder (Abb. 4). Es bietet sich die Möglichkeit, nach Orientierung auf dem B-Bild an den relevanten Stellen das informationsträchtigere A-Bild aus dem Speicher zu entnehmen und weiter zu analysieren. Die Auswahl der suspekten Stellen, die der maschinellen Signalverarbeitung zugeführt werden sollen, erfolgt somit visuell und wenn nötig gestützt auf das B-Bild-Verfahren.

Zur Ergänzung dieser Ausführungen wird abschließend auf die bei dieser Tagung gezeigte Wissenschaftliche Ausstellung verwiesen (Trier, H. G., R. Reuter, R.-D. Lepper, H. Valenzuela Haag, F. Sayegh (Bonn), D. Decker, M. Nagel (Stuttgart): Ultraschalldiagnostik in der Augenheilkunde. Ton-Dia-Serie und Wandausstellung).

Zusammenfassung

Die Literatur und eigene Erfahrungen zeigen, daß bei kritischen Fällen der intraokularen Tumordiagnostik auch die konventionelle Ultraschalldiagnostik im A- und B-Bild-Verfahren oft versagt.

Um die im Gewebsechogramm enthaltene Information vollständig zu nutzen, ist die Ergänzung der heutigen visuellen Echogramm-Auswertung durch zusätzliche maschinelle Verfahren für die AM, FM bzw. Phasenauswertung erforderlich. Auf den Einsatz von analogen 2-strahligen Signalspeicherröhren für die Zwischenspeicherung wird hingewiesen.

Als Beispiel für die Analyse konventioneller (nach AM-demodulierter) A-Bild-Echogramme in vitro wird ein vorläufiger Merkmalssatz zur objektiven Klassierung von Blutungen und Melanomen gezeigt. Der geringere Informationsgehalt konventioneller A-Bild-Echogramme, verglichen mit der HF-Darstellung, wird demonstriert.

Summary. Different publications about this subject and the personal experience of the author indicate that the conventional ultrasound diagnosis in the A- and B-mode often fails in the critical cases of suspected intraocular tumors. For a more complete use of the information in the tissue echogram, it is necessary to complete its up-today visual evaluation by additional instrumental processing techniques, providing the evaluation of AM, FM and phase rotations respectively. The author briefly points out

a) the use of analog dual beam signal storage tubes for intermediate storage

b) a preliminary set of features for objective echogram classification in intraocular bleedings and melanomas, derived from conventional AM-demodulated A-mode echograms

c) the reduced information of conventional A-mode echogram, when compared with the RF-display.

Literatur

1. Decker, D., Epple, E., Leiss, W., Nagel, M.: Digital computer analysis of time-amplitude ultrasonograms from the human eye. II. Signal processing. J. clin. Ultrasound 1, 156−159 (1973). − 2. Domarus, D. v., Naumann, G.: Klinische Fehldiagnose: Malignes intraokulares Melanom. Ber. dtsch. ophthal. Ges., 74. Tag., Essen 1975 (im Druck). − 3. Hamard, H., Massin, M., Poujol, J.: Echographie de l'oeil et de l'orbite. Rapport annuel. Bull. Soc. Ophtal. France, num. spéc. (1973). − 4. Reuter, R., Lepper, R.-D., Trier, H. G., Decker, D., Nagel, M.: Fortschritte bei der Erfassung schneller Ultraschallsignale und ihr Wert für die maschinelle Signalverarbeitung in der Ultraschalldiagnostik. Ber. Jahrestag. Deutsche Ges. f. Biomed. Technik, Stuttgart 1975, pp. 343−344. Berlin: Schiele & Schön 1975. − 5. Trier, H. G., Reuter, R.: Eine Anlage zur halbautomatischen Klassierung verschiedener Formen von Gewebsechogrammen in Zeit-Am-

plituden-Darstellung. Proc. SIDUO IV, Paris 1971 (Massin, M., Poujol, J., Ed.), pp. 87—91. Paris: Centre National d'Ophtalmologie des Quinze-Vingts 1973. — 6. Trier, H. G.: Gewebsdifferenzierung mit Ultraschall. Habil. Schrift Bonn 1974. — 7. Vogel, M.: Klinik und Pathologie der blutgefüllten Retinoschisisblase. Ber. dtsch. ophthal. Ges., 74. Tag., Essen 1975 (im Druck).

Aussprachen

Herr Buschmann (Würzburg) zu den Vorträgen S. 164, 166, 175:

Zu Herrn Vogel: Blutgefüllte Hohlräume der gezeigten Größe können mit A-xan Ultraschall-Untersuchungen einwandfrei von Tumoren differenziert werden, wenn man ein einigermaßen geeignetes Gerät zur Verfügung hat. Schwierigkeiten entstehen erst, wenn (nach monatelangem Verlauf) Blutungen völlig organisiert sind, d.h. vom Bindegewebe durchsetzt.

Zu Herrn von Domarus: Amotio durch exphäre Blutung sowie frische subretinale Ergüsse oder Blutungen bei feuchter Maculadegeneration (Junius-Kuhnt) können echografisch sicher von Tumoren abgegrenzt werden, man muß dabei auch die Schallabsorption im Herdgebiet beachten. Dagegen können Naevi und Metastasen von Blastomen mittels Ultraschall nicht unterschieden werden, die echografische Diagnose ist auf den Nachweis „soliden" Gewebes beschränkt. In einer größeren statistischen Auswertung unseres Enukleationsmaterials (Buschmann, Gerder und Brausewetter, Klin. Monatbl. Augenheilk. 1964) konnten wir nachweisen, daß eine erhebliche Senkung der Quote klinischer Fehldiagnosen vor Enukleation erst gelang, als die neueren diagnostischen Methoden wesentlich verbessert wurden – die Ultraschalldämpfung im Herdgebiet, der Radiophosphortest durch die Einführung von Miniatursonden bis zur Herdbasis.

Zu Herrn Trier: In Ihren Fortschritten auf dem Gebiet der Auswertung der Echosignale mittels Speicher- und Rechentechnik möchte ich Sie beglückwünschen. Ich halte diese Arbeiten für grundlegend wichtig. Zusammen mit den nötigen und möglichen Verbesserungen in der Erzeugung der Ultraschallimpulse (Fragen, Impulsform) wird erst auf diesem Wege die volle Ausnutzung der in den Echosignalen enthaltenen Informationen möglich werden.

Herr Nover (Mainz) zum Vortrag S. 164:

Die drei dem Vortrag von Herrn Vogel zugrundeliegenden Fälle von Enucleatio bulbi bei Jugendlichen sollten uns Mahnung und Ansporn sein, die praeoperative Diagnostik bei Tumorverdacht weiter zu verbessern. Im allgemeinen läßt sich eine blutgefüllte Blase echographisch zumindest in frischem Stadium von einem soliden Geschwulst sicher abgrenzen.

Herr Ullerich (Dortmund) zu Herrn Vogel, Vortrag S. 164:

Ich glaube, daß es außerordentlich schwierig ist, die senile Retinoschisis und die geschlechtsgebundene rezessive Retinoschisis voneinander abzugrenzen. Es gibt Überschneidungen im Altersbereich, in denen eine Unterscheidung außerordentlich schwierig ist. Auch sehr genaue Familienuntersuchungen können manchmal nicht den Nachweis führen, daß es sich um eine idiopathische familiäre Form handelt. Aufgrund unserer Beobachtungen möchte ich vermuten, daß der von Herrn Vogel vorgestellte Patient in die Gruppe der geschlechtsgebundenen rezessiven Retinoschisis hineingehört.

Weiterhin darf ich darum bitten, die Nomenklatur genau zu beachten, da aufgrund der Arbeiten von Straatsma eine sehr exakte Aufgliederung der Schisisformen möglich ist. Wir sollten den Begriff der „Macrozyste" völlig eliminieren. Bartels (Dortmund) hat 1933 zum ersten Mal den Ausdruck „Netzhautspaltung" gebraucht. Diese Bezeichnung trifft den Sachverhalt sehr viel besser als die Bezeichnung Zyste und ist auch durch die Arbeiten von Straatsma bestätigt worden.

Zu Herrn von Domarus, Vortrag S. 166:

Die Differentialdiagnose eines Leukosarkoms der Aderhaut zu metastatischen Tumoren in der Aderhaut ist außerordentlich schwierig, wenn das Auge die einzige Lokalisation in der Metastase ist. In der Regel gehen wir so vor, daß wir den Patienten exakt durchuntersuchen lassen, um einmal festzustellen, ob eine Metastase eines Primärtumors aus dem Auge zu finden ist oder ob umgekehrt ein Primärtomor außerhalb des Auges zu finden ist, von dem der Tumor innerhalb des Auges eine Metastase sein könnte. Dies ist natürlich nur bis zu einem gewissen Grade möglich, es erschöpft sich an den Belastungen, die man einem Patienten zumuten kann. Nach unseren Erfahrungen gibt es aber noch eine zusätzliche Möglichkeit, wenn alle anderen Untersuchungsmethoden zu keinem Ergebnis geführt haben.

In diesem Fall wird eine Bestrahlung von 1000 R auf den hinteren Bulbusabschnitt durchgeführt. Bei einer Metastase kommt es im allgemeinen nach kurzer Zeit zu einer teilweisen Rückbildung des Tumors. Man kann dann nochmals mit der allgemeinen Durchuntersuchung beginnen und hat vielleicht doch noch die Chance, den Primärtumor zu finden. Man erspart dann evtl. dem Patienten die Enukleation, die ohnehin frustran gewesen wäre.

Zu Herrn Naumann, Vortrag S. 171:

Der Beginn einer Rubeosis iridis spricht meistens für einen Kimmelstiel-Wilson, und damit für eine Lebenserwartung von 1 bis 2 Jahren. Wenn man bei Augen, die eine initiale Rubeosis der Iris zeigen, eine Strahlentherapie mit 300 R durchführt, (nur auf den Vorderabschnitt des Bulbus), so vermeidet man für einen Zeitraum von mehreren Monaten, bis zu einem Jahr, die Weiterentwicklung der Rubeosis. Man erreicht dadurch möglicherweise, daß man die Patienten während der ihnen zugemessenen Lebensspanne vor dem Glaucomstadium bewahrt.

Herr v. Denffer (München) zum Vortrag S. 171:

Hinweis auf die neu entwickelte Infrarot-Farbfernsehkamera, mit der im Gegensatz zum Infrarot-Falschfarbenfilm, der auch wesentliche Anteile des sichtbaren Spektrums zur Abbildung benutzt, von verdächtigen Tumoren farbige Bilder ausschließlich im Infraroten erzeugt werden. Die sofortige Unterscheidung melaninhaltiger Tumoren von Blutungen ist möglich; an dem Problem, durch geeignete Spektralauswahl auch verschiedene Melanine zu unterscheiden, wird gearbeitet.

Herr Hruby zu Herrn Pau, Vortrag S. 141:

Den Ausführungen von Herrn Pau möchte ich beipflichten. Veränderungen der peripheren Netzhaut, die zwar der Anatom, nicht aber der Kliniker in korrespondierender oder auch in anderer Form sieht, könnten sehr wohl postmortal entstanden bzw. verändert worden sein.

Zu Herrn Göttinger, Vortrag S. 147:

Diesen Vortrag hat Herr Göttinger heuer schon an anderer Stelle gehalten.

Herr Nover zum Vortrag S. 171:

Hinweisen möchte ich in diesem Zusammenhang auf ein neues auch für unklare krankhafte intraorbitale und intraokuläre Prozesse geeignetes diagnostisches Verfahren die Computertomographie (EMI-scan), die zunehmende Anwendung in der Neuroradiologie und Neurochirurgie findet. Wir werden in Kürze auf der Tagung Rheinland-Westfälischer Augenärzte in Münster über erste Ergebnisse auf diesem Fachgebiet berichten (siehe auch wissenschaftliche Ausstellung Frankfurt).

Herr Göttinger zum Vortrag S. 147:

Bei dem Referat vor der Ö.O.G. in Innsbruck 1975 ging es um die Besprechung des Zusammenhangs von Retinoschisis und Ablatio und es wurden dabei rasterelektronenmikroskopische Bilder gezeigt.

Der heutige Vortrag betrifft die cystoiden Degenerationen, wobei für das verwandte Thema mehrere Aufnahmen wieder verwendet wurden.

Herr Vogel (Schlußwort), Vortrag S. 164 zu Herrn Buschmann:

Die makroskopischen Fotos der aufgeschnittenen Bulbi haben vielleicht einen falschen Eindruck gegeben. Die Makrocysten der Netzhaut waren weitgehend leer. In Wirklichkeit waren sie prall mit Blut gefüllt, das beim Eröffnen der Bulbi abgeflossen ist. Der Untersucher, der die A-scan-Echographie durchgeführt hatte, konnte einen intraocularen Tumor nicht eindeutig ausschließen.

Zu Herrn Nover:

Ihre Vermutung ist richtig, es handelte sich nicht um eigene Fälle.

Zu Herrn Ullerich:

Einen Stammbaum der Patienten konnte ich nicht bekommen, so daß ich über einen evtl. Erbgang der Retinoschisis keine Auskunft geben kann. Ich halte es auch für durchaus möglich, daß es sich hier um eine erbliche juvenile Retinoschisis gehandelt haben könnte.

Hinsichtlich Ihrer Kritik an der Terminologie stimme ich Ihnen völlig zu. Eine Cyste ist in der pathologisch-anatomischen Nomenklatur ein Lumen, das von einem Epithel ausgekleidet wird. Entsprechend dieser Definition handelt es sich also mit Sicherheit nicht um Cysten. Es gibt überhaupt keine Cysten der Netzhaut. Aus diesem Grunde ist die Bezeichnung von Schepens makrocystoide Hohlräume zwar umständlich, aber präziser.

Herr Naumann (Hamburg), Schlußwort zu den Vorträgen S. 169–174:

Unser Anliegen war es auf das Vorkommen von „Über- und Unterdiagnose" Malignes intraoculares Melanom hinzuweisen. In der verfügbaren Zeit war eine detaillierte Schilderung der Differentialdiagnostischen Möglichkeiten, wie sie nur an Augenkliniken durchgeführt werden können, nicht beabsichtigt. Keinesfalls aber darf ein sehr kleiner verdächtiger Aderhautprozeß – bei dem auch heute Echographie, P 32-Test,

Infrarot-Fotografie bei einmaliger Untersuchung versagen – Anlaß zu Panik oder sogar Sofortenukleation sein. Besonnene abwartende Beobachtung mit fotografischer Dokumentation ist in diesen Fällen angezeigt. Die ophthalmoskopisch sichtbare Lipofuscin-Ablagerung und tumorferne Amotio, bzw. collaterale Amotio sind oft wichtige Frühzeichen einer malignen Entartung.

Zu Prof. Ullerich:

Auch nach unseren Erfahrungen kann eine Bestrahlung mit 1000 R die Beschwerden eines sekundären Winkelblockglaukoms mit Rubeosis *vorübergehend* beseitigen. Entscheidend ist aber, daß eine einmal begonnene Rubeosis iridis einen irreversiblen Prozeß einleitet, dem wir heute noch therapeutisch hilflos gegenüberstehen – jedenfalls auf Dauer.

Herr Trier (Bonn) Schlußwort zu Vortrag S. 175:

Zur Diskussionsbemerkung von Herrn Buschmann (Würzburg) und Herrn Nover (Mainz):
Ich danke Herrn Buschmann und Herrn Nover für die Diskussionsbemerkungen. Zu dem von Herrn Nover angesprochenen Thema „EMI-Scanner" möchte ich kurz meine Ansicht sagen. Beurteilt an den entnehmbaren Meßgrößen ermöglicht ein Impuls-Echo-Verfahren, wie die Ultraschalldiagnostik, weitergehende Aussagen über das untersuchte Gewebe als ein Transmissionsverfahren, wie es der EMI-Scanner verwendet. Ein Vergleich beider Methoden würde voraussetzen, daß bei der Ultraschalldiagnostik ein ebenso weitgehender Computereinsatz erfolgen würde wie bei der Röntgenmethode nach dem EMI-Scanner-Prinzip.

Für die Fundusperipherie typische Gefäßerkrankungen

Die Vaskularisation der Fundusperipherie

K. Heimann und J. Molitor (Universitäts-Augenklinik Köln)

1. Die Vaskularisation der Netzhautperipherie

In der peripheren Retina vermindert sich orawärts ständig die Zahl der Ganglienzellen sowie der Stäbchen und Zapfen. Entsprechend geringer wird der Sauerstoffbedarf und damit die Dichte des retinalen Gefäßnetzes. Die Netzhautkapillaren bilden ein zur Peripherie hin immer weiter werdendes Netz, wobei die periarterielle kapillarfreie Zone ebenfalls deutlich breiter wird (Michaelson) (Abb. 1). Der Maschendurchmesser der periphersten Netzhaut beträgt nach Daicker häufig 300 μm und mehr gegenüber 150 μm im Äquatorbereich. Im Auge eines 64jährigen fand Lerche in der Netzhautperipherie nur ein Kapillarvolumen von 0,9% gegenüber einem von z.B. 1,8% in der Ganglienzell- oder Nervenfaserschicht hinterer Retinaabschnitte. Die Schichtdicke der Netzhaut zwischen Äquator und Ora bleibt dabei mit 0,11 bis 0,12 mm in etwa gleich (Straatsma u.a.).

Das außerhalb des hinteren Pols zunächst in zwei Schichten angeordnete Kapillarnetz verliert seine durchgehende laminare Anordnung dergestalt, daß nur noch in der Umgebung der Venen ein tiefes Kapillarnetz an der äußeren Grenze der inneren Körnerschicht zu beobach-

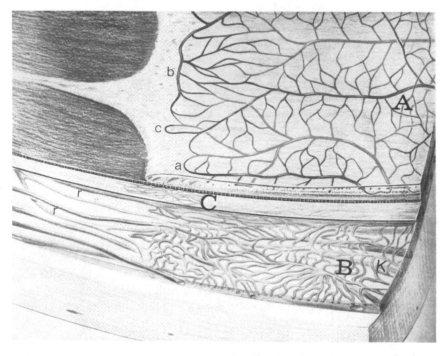

Abb. 1. Schematische Darstellung der Fundusperipherie, wobei die einzelnen Schichten terrassenförmig gegeneinander verschoben sind.
A Netzhaut *(a, b, c)* verschiedene Formen der arterio-venösen Verbindungen in der Netzhautperipherie
B Periphere Aderhaut, k kurze hintere Ziliararterie, r rekurrente Äste des vorderen Ziliargefäßsystems
C nach dem 50. Lebensjahr entstehende Kapillarnetze, die auf der Bruchschen Membran liegen

ten ist. (Michaelson, 1954). Diese Doppelstöckigkeit – im Flächenpräparat erkennbar an sich überkreuzenden Kapillaren – erstreckt sich bis zu einer Zone im Abstand von 11,5 bis 14,5 mm von der Papille (Michaelson, 1954). In Oranähe findet sich dann nur noch eine Kapillarschicht. Eine durchschnittlich 1 mm breite retinale Zone vor der Ora bleibt überhaupt völlig gefäßfrei (Abb. 2d).

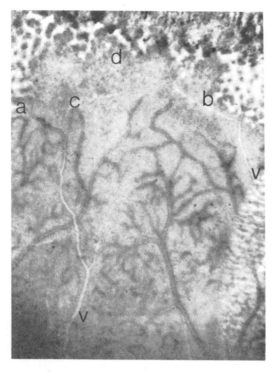

Abb. 2. Gefäßsystem der peripheren Netzhaut, histo-chemische Gefäßdarstellung nach Krey, dabei färben sich die Venen (*V*) nicht an, (*a, b, c*) verschiedene Formen der arterio-venösen Verbindungen, *d* kapillarfreie Zone

Die Arteriolen ziehen direkt zur Ora und teilen sich hier dichotom auf während in den hinteren Abschnitten die arteriellen Abgänge mehr rechtwinklig entspringen. Sie anastomosieren arkadenförmig mit den Venolen (Abb. 1 + 2a) oder das retinale Gefäßsystem wird peripher durch sog. Wurzelvenen begrenzt (Abb. 1 + 2b) (Kolmer, Zollinger, Daicker), die nur von zentral kommende Zuflüsse aufnehmen. Diese Venen können manchmal eine erhebliche Länge erreichen (Salzmann). Darüber hinaus sieht man charakteristische, haarnadelähnlich ausgebildete arterio-venöse Shuntkapillaren (Abb. 1 + 2c), so daß man in der Netzhautperipherie einen direkten Übergang von Arteriolen in Venolen ohne die Zwischenschaltung eines größeren Kapillarnetzes beobachten kann. Diese Textur des peripheren Netzhautgefäßnetzes ist ganz charakteristisch. Bei Gefäßerkrankungen, die mit einer Obliteration peripherer Bereiche einhergehen, z.B. bei Morbus Eales oder der Altersinvolution des peripheren Gefäßnetzes (Rodenhäuser) bilden sich zentral der avasculären Zone diese typischen arterio-venösen Verbindungen wieder aus. Kuwabara und Cogan fanden in der Retinaperipherie sog. Spiderlikebodies, die Kontakt zu den Gefäßen haben können und die der peripheren Retina ein granuliertes Aussehen verleihen.

186

Während der intrauterinen Entwicklung beginnt von der Papille ausgehend die Gefäßbildung in der Netzhaut im 7 cm Stadium und zwar zuerst in der temporalen Hälfte (Michaelson, Versari). Die oranahe Zone wird erst während des 8. Monates erreicht, wenn die Ausbildung des Gefäßsystems abgeschlossen ist. Nach dem 50. Lebensjahr findet sich zunächst in der Retinaperipherie ein zunehmender Zellverlust der Kapillaren, wobei zunächst die Endothelien und dann die Perizyten verschwinden (Kuwabara und Cogan). Rodenhäuser beobachtete im Senium der Retinaperipherie eine ausgedehnte Involution und Retraktion des Netzhautgefäßsystems.

2. Die Gefäßversorgung der peripheren Aderhaut

Die Gefäßversorgung der peripheren Aderhaut ist sehr komplex (Abb. 1) (Leber, Salzmann, Ashton, Wybar, Rohen, Ernest). Von arterieller Seite aus beteiligen sich dabei Gefäße des hinteren und rekurrente Äste des vorderen Ziliarsystems. Ein zusätzlicher erheblicher venöser Durchfluß erfolgt vom Ziliarkörperbereich zu den Vortexvenen. Bevor man erkannte, daß die beiden Ziliargefäßsysteme hier relativ dicht ineinander übergreifen, hat man die periphere Aderhaut für ein Gebiet unvollständiger Versorgung angesehen (Leber) und damit krankhafte Prozesse der Fundusperipherie begründet (Gonin, Nettleship).

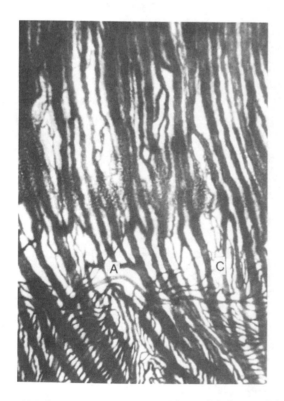

Abb. 3. Vascularisation der peripheren Aderhaut und des hinteren Ziliarkörperanteils. Gefäßdarstellung nach Krey. Die Arterien färben sich heller an als die Venen

(A) kurze hintere Ziliararterie, die sich bis zur Ora erstreckt. Parallele Anordnung der dicht angeordneten Venen,

(C) nach dem 50. Lebensjahr entstandenes Kapillarnetz zwischen Bruch'scher Membran und Pigmentepithel.

Längere Verzweigungen der kurzen hinteren Ziliararterien können sich bis in den Orabereich erstrecken (Abb. 3). Sie anastomosieren z.T. arkadenförmig untereinander oder direkt mit rekurrenten Ästen der beiden langen hinteren und vorderen Ziliararterien sowie des Circulus arteriosus iridis major, wobei sich zumindest theoretisch die merkwürdige Tatsache ergibt, daß in diesen Anastomosen zwei gegeneinander gerichtete Blutströme entstehen. Die Zahl der rekurrenten Äste beträgt im Durchschnitt 12. Häufig teilen sie sich in Höhe des hinteren Anteils des Orbiculus gabelförmig auf. Hinter der Ora verzweigen sie sich nach allen Seiten und können dabei auch mit anderen rekurrenten Arterien anastomosieren (Abb. 4).

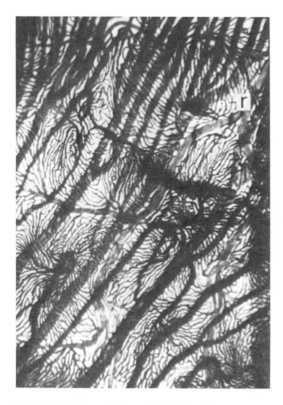

Abb. 4. Periphere Aderhaut, Gefäßdarstellung nach Krey
r rekurrenter Ast des vorderen Ziliargefäßsystems, die Alveolarstruktur der Choriokapillaris ist deutlich zu erkennen.

Die beiden langen hinteren Ziliararterien teilen sich in Höhe des hinteren Ziliarkörperanteils auf. Neuere Untersuchungen von Daicker, Weiter und Ernest und Hayreh (1974, I), der isolierte Fluoreszenz-Angiographien dieser Arterien an Rhesusaffen durchführte, ergaben, daß ein großer, z.T. retroäquatorial gelegener Sektor der peripheren Aderhaut von langen Ziliararterien versorgt werden kann. Ernest fand sogar ein derartiges Gefäß, das sich weitgehend in der peripheren Aderhaut aufteilte.

Ein weiteres Charakteristikum der peripheren Aderhaut ist der Reichtum an venösen Gefäßen (Abb. 3). Einen großen Teil des Blutes aus dem Iris-Ziliarkörperbereich abführend verlaufen in typisch paralleler Anordnung Venen über den hinteren Anteil des Ziliarkörpers. Diese Parallelität wird nur gestört durch die rekurrenten Arterien, deren Verlauf sich die Venen anpassen. In der Horizontalen, also in Höhe der langen Ziliararterien weichen die Venen von ihrem anterior-posterioren Verlauf ab, indem sie schräg zu den Ampullen der entsprechenden Vortexvenen ziehen. Bei der Überkreuzung mit den Arterien entstehen durch Kompression in den Venen die sog. Bulbikuli (Kiss und Organ) Ashton (Abb. 5).

Wie in der Netzhaut ist das Gefäßsystem der Aderhaut in der Peripherie weniger eng angeordnet. Die Chorioidea wird deutlich dünner, so beträgt ihre Schichtdicke nach Mörike in Äquatorhöhe etwa 60 μ, oranah nur noch 20 μ. Dabei geht die normale Dreischichtung (Choriokapillaris, Schicht der mittleren und kleinen Gefäße, Schicht der großen Gefäße) verloren. Zunächst liegen Arterien und Venen in einer Höhe über der Choriokapillaris, oranah verlaufen sie zum Teil im Niveau der Kapillaren.

Die Choriokapillaris hält die Grenzen der Ora in der Regel streng ein, nur ausnahmsweise wird sie überschritten (Abb. 3, 5). Die Maschen der Kapillarschicht werden zur Peripherie hin weiter, ebenso das Kapillarlumen. Nach Klien betragen durchschnittlicher Kapillarabstand und -lumen in der Peripherie 17,8 μ bzw. 12,7 μ gegenüber 10,5 μ bzw. 11,6 μ im Bereiche des hinteren Pols. Da die Gefäßdichte abnimmt, läßt sich mit Hilfe der von Krey entwickelten histo-chemischen Anfärbemethode der Aderhautgefäße die alveoläre oder lobuläre Struktur der Choriokapillaris deutlich erkennen. Die Kapillarschicht ist funktionell kein uniformes, undifferenziertes Gefäßnetz, ihr Mosaikcharakter läßt sich auch fluoreszenz-angiographisch

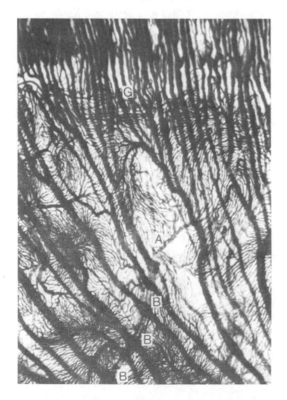

Abb. 5. Periphere Aderhaut, Gefäßdarstellung nach Krey. Die Venen verlaufen bogenförmig nach hinten zu den Vortexvenen, bei Überkreuzung mit einer Arterie (*A*) entstehen die sog. Bulbikuli (*B*). Erkennbare Alveolarstruktur der Choriokapillaris,
G vordere, mit der Ora parallel verlaufende Begrenzung der Choriokapillaris

(Hayreh 1974 (II), Gay u.a., Archer u.a., Hyvärinen u.a.) nachweisen. Nach Krey werden die Alveoli, die einen Durchmesser von 1–2 mm haben, durch Arteriolen begrenzt, wobei sie jedoch durch Kapillarbrücken miteinander verbunden bleiben, während in der Mitte der Alveoli die Venen entspringen (Abb. 4, 5).

Die embryonale und fetale Entwicklung der peripheren Aderhautgefäße läuft stichwortartig wie folgt ab (Heimann 1974): Bei Embryonen des 3. Monats sieht man nur ein einschichtiges Gefäßnetz, das aber schon in der Peripherie die charakteristische parallele Anordnung erkennen läßt. Diese Region wird arteriell durch die beiden langen Ziliararterien versorgt, während die vorderen Ziliararterien erst im 4. Monat zu erkennen sind. Während dieser Zeit bildet sich – von hinten nach vorne fortschreitend – die endgültige Choriokapillaris aus. Ihre endgültige vordere Begrenzung an der Ora erreicht sie erst nach dem 6. Monat. Nach diesem Zeitpunkt entwickeln sich die rekurrenten arteriellen Verzweigungen. Die Verbindung zwischen vorderen und hinteren Ziliarsystem sind bei der Geburt jedoch nicht so intensiv und dicht ausgeprägt wie beim Erwachsenen.

3. Neubildung von Gefäßen im Alter

Zwischen den beiden Gefäßsystemen der Netz- und Aderhaut entsteht nach dem 50. Lebensjahr häufig in der Fundusperipherie eine dritte Gefäßschicht, die von Sattler (1876) zuerst beobachtet und von Reichling und Klemens (1937, 1940) genauer beschrieben wurde. Es handelt sich dabei um Netze feiner Kapillaren in einem Durchmesser von 6–8 μ, die zwischen Pigmentepithel und Bruch'scher Membran liegen (Abb. 3, 6). Wie Reichling und Klemens an Serienschnitten nachwiesen, sind sie mit dem chorioidalen Gefäßsystem verbunden. Sie liegen zu beiden Seiten der Ora und können sich nach hinten bis zur Äquatorzone erstrekken (Abb. 1 C), in der temporalen Fundusperipherie sollen sie häufiger vorkommen. Die Maschen dieses Gefäßnetzes können von sehr unterschiedlicher Weite sein (Friedmann u.a., Daicker).

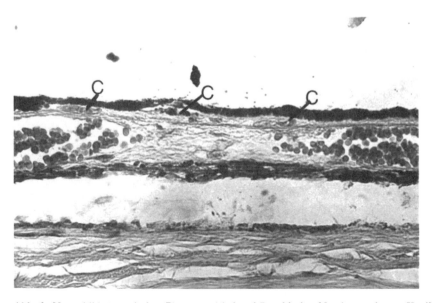

Abb. 6. Neugebildete, zwischen Pigmentepithel und Bruch'scher Membran gelegene Kapillaren (*C*)

4. Zusammenfassung (Abb. 1)

Gemeinsam wird die Anordnung der retinalen und chorioidalen Gefäße zur Peripherie hin immer weiter. Die Versorgungsgrenze des retinalen und chorioidalen Gefäßsystems in der Netzhaut verläuft dabei in der Peripherie offenbar nicht mehr so streng wie in den hinteren Bereichen. Zur Peripherie hin geht die zweischichtige Anordnung der Netzhautkapillaren allmählich verloren. Die gefäßfreie periarterielle Zone verbreitert sich, das retinale Gefäßsystem wird durch charakteristische arterio-venöse Verbindungen in der Peripherie abgeschlossen, zur Ora hin bleibt eine etwa 1 mm breite Zone völlig gefäßfrei (Abb. 1, A).

Die Schichtdicke der Choroidia nimmt zur Peripherie hin deutlich ab, die normale Dreischichtung der Aderhautgefäße geht verloren. Die periphere Aderhaut (Abb. 1, B) wird arteriell sowohl durch das hintere wie durch rekurrente Äste des vorderen Ziliarsystems versorgt, wobei die Verzweigungen miteinander anastomosieren können. Es besteht ein erheblicher venöser Zufluß aus dem Ziliarkörperbereich, wobei diese Venen in charakteristischer, paralleler Anordnung über den Orbiculus verlaufen. Die Choriokapillarisgrenze entspricht der Ora, besonders deutlich läßt sich die Alveolarstruktur der Choriokapillaris in der Peripherie erkennen.

Nach dem 50. Lebensjahr entstehen zwischen Bruch'scher Membran und Pigmentepithel zu beiden Seiten der Ora Kapillarnetze, die mit den Aderhautgefäßen in Verbindung stehen. Ihre Bedeutung ist bis heute unklar geblieben (Abb. 1, C).

Literatur

Archer, Dr., Krill, A.E., Newell, F.W.: Fluorescein studies of normal choroidal circulation. Am. J. Ophthalmol. 69, 543 (1970). – Ashton, N.: Observations on the choroidal circulation. Brit. J. Ophthalmol. 36, 465 (1952). – Daicker, B.: Anatomie u. Pathologie der menschlichen retino-ziliaren Fundusperipherie. Basel: 1972. – Friedman, E., Smith, T.R., Kuwabara, T.: Senile choroidal vascular patterns and drusen. Arch. Ophthal. Chicago 69, 220–230 (1963). – Gay, A.J., Goldor, H., Smith, M.: Choroiretinal vascular occlusion with latex spheres. Invest. Ophthalmol. 3, 647 (1964). – Gonin, J.: Ann. Occlist. 129, 24 (1903). – Hayreh, S.S.: The long posterior ciliary arteries, Albrecht V. Graefes Arch. Klin. exp. Ophthal. 192, 197 (1974 I). – Hayreh, S.S.: The choriocapillaris. Albrecht V. Graefes Arch. Klin. exp. Ophthal. 192, 165 (1974 II). – Heimann, K.: Untersuchungen zur Entwicklung der menschlichen Aderhaut. Adv. Ophthal., vol. 28, pp. 30–77. Basel: Karger 1974. – Hyvärinen, L., Mavmenee, A.E., George, T., Weinstein, G.W.: Fluorescein angiography of the choriocapillaris. Am. J. Ophthalmol. 67, 653 (1969). – Kiss, F., Orban, T.: Zirkulationsverhältnisse in der vorderen Hälfte des Auges. Szemeszet, 3 (1951). – Klien, B.A.: Regional and aging characteristics of the normal choriocapillaris in flat preparations. Am. J. Ophthal. 61, 1141 (1966). – Kolmer, W.: Netzhaut; in v. Möllendorff: Handbuch der mikroskopischen Anatomie des Menschen. vol. 3/2, pp. 363–368. Berlin: Springer 1936. – Krey, H.F.: Segmental vascular patterns of the choriocapillaris. Am. J. Ophthal. 80, 198 (1975). – Kuwabara, T., Cogan, D.G.: Studies of retinal vascular patterns. I. Normal architecture. Arch. Ophthal. Chicago 64, 904–911 (1960). – Leber, Th.: Die Zirkulations- und Ernährungsverhältnisse des Auges. In: Handbuch der gesamten Augenheilkunde Bd. II 2. (Hrsg. Graefe-Saemisch) Leipzig 1903. – Lerche, W.: Die Kapillardichte in der menschlichen Retina unter Berücksichtigung altersbedingter Veränderungen. Albrecht u. Graefes Arch. Klin. exp. Ophthal. 172, 57 (1967). – Michaelsen, I.C.: Retinal Circulation in Man and Animals. Springfield 1954. – Michaelson, J.C.: Mode of development of the retinal vessels. Trans. ophthal. Soc. V.K. 68, 137 (1954). – Mörike, K.D.: Vergleichend funktionelle Untersuchungen über die besondere Dicke der Aderhaut in der Maculagegend des Auges. Klin. Mbl. Augenhkd. 114, 308 (1949). – Nettleship, E.: On the distribution of the choroidal arteries as a factor in the localisation of certain formes of choroiditis and retinitis. Roy. London Ophthal. Hosp. Dep. 15, 189 (1903). – Reichling, W., Klemens, F.: Über eine gefäßführende Bindegewebsschicht zwischen dem Pigmentepithel der Retina und der Lamina vitrea. Graefes Arch. Ophthal. 137, 515–526 (1937). – Reichling, W., Klemens, F.: Über eine gefäßführende Bindegewebsschicht zwischen dem Pigmentepithel der Retina und der Lamina vitrea. 2. Mitteilung, Graefes Arch. Ophthal. 141, 500–512 (1940). – Rodenhäuser, J.H.: Involution des peripheren Netzhautgefäßsystems im Senium. Ber. 65. Zusammenkunft DOG, S. 375 1963. – Rohen, J.: Die funktionelle Gestalt des Auges und seiner Hilfsorgane. Akademie der Wissenschaften und der Literatur. Abhandlungen der mathematisch-naturwissenschaftl. Klasse, Nr. 4, 1953. – Salzmann, M.: Anatomie und Histologie des menschlichen Augapfels. Wien: Deuticke 1912. – Sattler, H.: Über den feineren Bau der Chorioidea des Menschen nebst Beiträgen zur pathologischen und vergleichenden Anatomie der Aderhaut. Graefes Arch. Ophthal. 22, 1–100 (1876). – Straatsma, B.R., Foos, R.Y., Spencer, L.M.: The retina-topography and clinical correlations. In: Symposion on retina and retinal surgery. St. Louis 1969. – Versari, R.: Morfologia dei Vasi sanguigni Arteriosi dell' occhio dell' uomo. Ric. fatte nel Laboratorio al Anatomia umana normale della univ. di Roma Vol. 7 (1900). – Weiter, J., Ernest, J.T.: Anatomy of the choroidal vasculature 78, 583 (1974). – Wybar, K.: Vascular anatomy of the choroid in relation to selective localization of ocular disease. Brit. J. Ophthal. 38, 513–527 (1954). – Zollinger, H.U.: Die Beziehungen zwischen Gefäßsystem und peripherer zystoider Degeneration der Netzhaut. Graefes Arch. Ophth. 146, 403–423 (1944).

Zur Morphologie der peripheren Aderhautvaskularisation

Hauke Krey (Universitäts-Augenklinik Gießen, Abteilung für Klinische Ophthalmologie, Leiter: Prof. Dr. K. W. Jacobi)

Die herdförmige Manifestation entzündlicher chorioretinaler Erkrankungen hat seit jeher die klinischen Untersucher veranlaßt, eine segmentale Gefäßorientierung innerhalb der Kapillarschicht der Aderhaut anzunehmen. Neuere fluoreszenzangiografische Untersuchungen über die Füllungsphänomene der Choriokapillaris (Archer et al., 1970; Hayreh, 1974) unterstützten diese Ansicht, wenn auch, abgesehen von einigen neueren Veröffentlichungen (Weiter et al., 1974; Torczynski et al., 1974), die überwiegende Mehrheit der anatomischen Untersucher (Wybar, 1954; Ring et al., 1967) an injizierten Flächenpräparaten der Aderhaut ein freikommunizierendes Kapillarsystem ohne besondere Unterdifferenzierung fanden.

Die widersprüchlichen Ansichten der Kliniker und der Anatomen haben uns veranlaßt, die topografische Gefäßmorphologie der peripheren Aderhaut unter Verzicht auf eine Gefäßinjektion zu untersuchen. Unser besonderes Interesse galt der terminalen Strombahn, also der funktionellen Einheit von präkapillären Arteriolen, Kapillaren und Venolen (Illig, 1961).

An allen untersuchten post mortem-Augen ließ sich ein Gefäßmuster nachweisen, das eine Abgrenzung umschriebener Segmente, nämlich läppchenartiger Gefäßareale mit einem Zentralgefäß und peripher begrenzenden Gefäßen erlaubte; bei dem Zentralgefäß handelte es sich um eine Venole, bei den peripher begrenzenden Gefäßen um Arteriolen (Abb. 1).

Die einzelnen Segmente bildeten zwar individuelle vaskuläre Einheiten, eine strenge anatomische Isolation der einzelnen Gefäßareale voneinander bestand aber nicht; zwischen den Kapillarfeldern überkreuzten Kapillarbrücken die begrenzenden Arteriolen und stellten so eine vaskuläre Verbindung zwischen benachbarten Kapillarsegmenten her. Während die Kapillarfelder zwischen Ora serrata und Äquator zirkulär von Arteriolen begrenzt wurden, fehlte diese typische Läppchenstruktur am distalen, die Ora serrata bildenden Ende der Choriokapillaris. Die Kapillarsegmente waren zur Pars plana hin „offen".

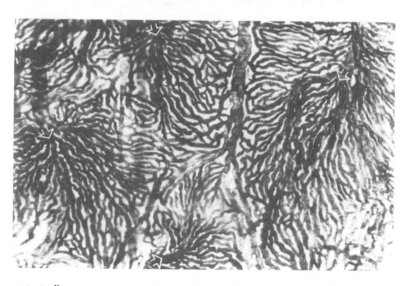

Abb. 1. Äquatoriale Choriokapillaris eines 18jährigen Mannes. Das Gefäßsystem ist in kapilläre Segmente mit peripheren Arterien und zentralen Venolen (Pfeile) untergliedert. Original Vergr. 38 x. Gebleichtes Flächenpräparat

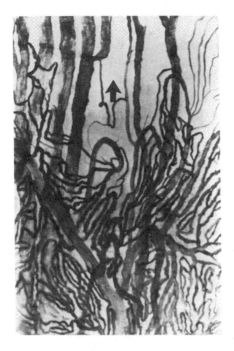

Abb. 2. Choriokapillaris im cilio-chorioidalen Grenzbereich. Die lobuläre Kapillarorientierung läßt sich im Bereich der Ora serrata nicht mehr nachweisen; die Segmente sind zur Pars plana (Pfeil) „offen". Vergrößerung 44 ×; gebleichtes Flächenpräparat

Mit fortschreitendem Alter fanden wir Kapillarstenosen, Ektasien und eine Abnahme der Kapillardichte sowie eine Desorganisation des lobulären Gefäßsystems; diese Anzeichen einer Involution manifestierten sich zunächst im oranahen, also nichtlobulär gefelderten Gefäßbereich.

Die lobuläre Segmentierung innerhalb des chorioidalen Kapillarbettes macht eine funktionelle Untergliederung in individuelle Zirkulationseinheiten innerhalb dieses Endstrombahngebietes wahrscheinlich; die in das reichlich anastomosierende Arteriennetz der peripheren Aderhaut eingebetteten Kapillarsegmente scheinen in einem günstigen Zirkulationsbereich zu liegen, der zudem eine hohe Widerstandsfähigkeit gegenüber Einflüssen einer Mangeldurchblutung gewährleistet.

Das Kapillarsystem der peripheren Aderhaut stellt kein undifferenziertes und frei kommunizierendes kapilläres Schwammwerk dar, sondern bildet ein hoch differenziertes System, das sowohl an dem membranartigen Gewebsaufbau als auch an die besondere nutritive Funktion, die der Aderhaut zukommt, angepaßt ist.

Summary. Clinical features of choroidal lesions have been attributed to a segmental structure of the choriocapillaris. This has been supported by recent fluorescein angiographie findings but has been denied by the anatomists.

This controversy concerning the structure of the choriocapillaris stimulated our investigation. We attempted to demonstrate the vascular features of the peripheral and equatorial choriocapillaris avoiding any dye − or plastic − injection.

All choroidal flat mounts in this study had a distinct, segmental arrangement of the capillary layer; individual capillary lobules were supplied by peripherally located arteriolar branches and drained by a venule originating in the centre of a star-shaped capillary segment. Individual segments were inter-connected by several capillaries crossing the interlobular asterioles.

In the extreme periphery of the choriocapillaris in the area of the ora serrate, this characteristic lobular pattern could not be demonstrated.

In the older population we found capillary ectasias and narrowing; these changes were mostly confinded to the extreme periphery lacking the lobular capillary pattern.

The concept of a segmental structure of the choriocapillaris presented here facilitates understanding the physiology of choroidal blood flow and clinical features of multifocal choroidal lesions.

The capillary lobules obviously represent individual vascular structures within the vascular system of the choroid with a lururious arterial supply which may resist very sufficiently senile involution.

Literatur

Archer, D. B., Krill, A. E., Newell, F. W.: Fluorescein studies of the normal choroidal circulation. Am. J. Ophthal. 69, 543 (1970). – Hayreh, S. S.: The choriocapillaris. Albrecht v. Graefes Arch. Ophthalmol. 192, 165 (1974). – Illig, L.: Die terminale Strombahn. Berlin–Göttingen–Heidelberg: Springer 1961. – Torczynski, E., Tso, M. O.: Anatomy and pathology of the human choriocapillaris in flat preparations. Abstr. Ass. Res. Vis. Ophthal. Spring Meeting, Sarasota, Florida, 1974. – Weiter, J. J.; Ernest J. T.: Anatomy of the choroidal vasculature. Am. J. Ophthalmol. 78, 583 (1974). – Wybar, K.: A study of the choroidal circulation in man. J. Anat. (Lond.) 88, 94 (1954).

Netzhautperipherie und Haemoglobinose

H. Hamard und P. Bregeat (Paris)

Haemoglobin ist einer der am besten bekannten Eiweißkörper; die Bedeutung der verschiedenen Anteile seines Moleküls konnte durch die genaue Untersuchung von Anomalien – von denen es 150 gibt – erkannt werden. Die Bedeutung der Kenntnisse von Haemoglobinosen beruht nicht allein auf der wachsenden Zahl von Afrikanern, die in Europa leben, sondern auch auf einer besseren Erkenntnis der pathogenen Mechanismen, die zu einer (wenig spezifischen) Retinopathie führen.

Die Haemoglobinosen sind schematisch definiert durch Ersatz einer Aminosäure durch eine andere in der einen oder anderen Kette des Haemoglobin-Moleküls. Hierdurch wird eine Änderung der elektrischen Ladung hervorgerufen, die eine Trennung verschiedener abnormer Haemoglobine durch Elektrophorese ermöglicht.

Ein und dasselbe Individuum kann Träger von 2 Anomalien sein: Entweder als Doppelt-Heterozygoter für 2 abnorme Haemoglobine, oder als Doppelt-Heterozygoter für Haemoglobinose und Thalassaemie.

Welches sind die wichtigsten Haemoglobinosen, die mit Augenbeteiligung einhergehen?

Hb E: Glutaminsäure in Position 26 ist durch Lysin ersetzt.
Hb C: Glutaminsäure in Position 6 ist durch Lysin ersetzt.
Hb S: Glutaminsäure in Position 6 ist durch Valin ersetzt.

Hierdurch entstehen besondere Eigenschaften:
Das reduzierte Haemoglobin S fällt in wenig löslichen Stäbchen aus, steigert die Viskosität des Blutes und deformiert die roten Blutkörperchen, so daß man im strömenden Blut Sichelzellen (Drepanozyten, „sickle cells") erscheinen sieht.

Man unterscheidet 4 Formen:

Heterozygote: Sichelzellen
Homozygote: Sichelzellanämie
Doppelt-Heterozygote: S-Haemoglobinose, Thalassaemie
Doppelt-Heterozygote: Haemoglobinosen S und C.

Die Pathophysiologie des Haemoglobin S ergibt sich aus folgenden Mechanismen: Verlegung von Kapillaren durch Sichelzellen, Strömungsverlangsamung und Sauerstoffmangel im abhängigen Bereich. Die Pathogenese der Bildung von Sichelzellen ist allerdings noch nicht vollständig geklärt; der Ersatz von Glutaminsäure durch Valin und die dadurch bedingte Bildung von stäbchenförmigen Polymeren reicht zur Erklärung nicht aus.

Welches sind die Netzhautschädigungen bei Haemoglobinosen?

Nur die durch Haemoglobin S (allein oder in Kombination) bedingten Schäden werden beschrieben. Es sind auch sekundäre Schädigungen bei den Haemoglobinosen C und E bekannt; ihre geringe Häufigkeit und ihre Ähnlichkeit mit den Schädigungen bei Haemoglobinose S erlaubt jedoch noch keine Beschreibung.

Die Netzhautschädigungen bei Haemoglobinose haben einige gemeinsame Eigenarten. Sie entstehen im allgemeinen, von Komplikationen abgesehen, symptomlos. Sie liegen beidseits und symmetrisch zwischen dem Äquator und der Ora serrata vor. Durch Fluoreszenz-Angiographie können diese Veränderungen besser beurteilt werden. Die angiographische Untersuchung der Peripherie und manchmal der äußersten Peripherie ist jedoch schwierig. Die Befundauswertung wird erschwert, wenn die Untersuchung in einem sehr frühen bzw. sehr späten Stadium erfolgt und nur entweder die arterielle oder die venöse Phase des Angiogramms erfaßt wird. Die Fluoreszen-Angiographie ist aber um so mehr unerläßlich, als sie Veränderungen erkennen läßt, die auch mittels des Kontaktglases von Goldmann nicht im ganzen übersehen werden können; dies gilt besonders für Frühstadien der nicht-proliferativen Retinopathie.

Im Frühstadium können spontane Besserungen vorkommen; wenn man jedoch den gesamten Verlauf betrachtet, erkennt man jedoch eine gewisse Progression. Eine Beziehung zwischen dem Grad der Retinopathie und der Schwere der Allgemeinkrankheit ist zu vermissen.

Sehr schematisch kann man eine unkomplizierte Retinopathie (ophthalmoskopische bzw. angiographische Symptome ohne Funktionseinschränkung) und eine komplizierte Retinopathie (mit Funktionsbeeinträchtigung) unterscheiden.

Frühschäden sind Verschlüsse peripherer Netzhautarteriolen bei noch normalem Kaliber. Im zweiten Stadium kommt es zur Ausbildung von Anastomosen zwischen Arteriolen und Venolen. In diesem Stadium ist schon Fluoreszeneinspeicherung ohne Austritt zu beobachten, woraus sich schließen läßt, daß es sich in diesem Stadium nur um Kaliberzunahme schon bestehender Gefäße handelt und noch nicht um eine Gefäßneubildung. Das nächste Stadium ist dasjenige der fibrösen Proliferation mit Gefäßneubildung. Die neu gebildeten Gefäße sind in Nachbarschaft ischämischer Zonen gelegen und erstrecken sich zu diesen. Die neugebildeten Gefäße bilden dann ein in den Glaskörper sprossendes arterio-venöses System in charakteristischer Fächerform aus („éventail de mer" ou „sea-fan"). Aus diesen Anastomosen kommt es zum Austritt von Fluoreszenein-Wolken; es scheint, daß sich die Proliferationszonen erst nach der Entstehung von Anastomosen zwischen Arteriolen und Venolen ausbilden. Das folgende Stadium ist durch Glaskörperblutungen aus Gefäßneubildungsbereichen gekennzeichnet. Im Endstadium kommt es zur Netzhautablösung – meist mit Rissen, die wegen der hochgradigen Glaskörperveränderungen meist erfolglos operativ behandelt wird.

Bereits im Stadium der Bildung von Anastomosen zwischen Arteriolen und Venolen sind Anzeichen der Netzhautbeteiligung zu beobachten: Seltener unter dem Bild einer akuten Ischämie mit Ödem, Exsudaten und Blutungen, meist unter dem Bild einer narbigen Ader-Netzhautdegeneration, deren schwärzliches Aussehen auf einer stern- bzw. stachelähnlichen Pigmentierung beruht, die mit einem schwarzen Sonnenflecken vergleichbar ist („black sunburst sign").

Die von mehreren Autoren, besonders von Lieb vorgeschlagene Einteilung dieser Retinopathie muß durch diejenige von Goldberg ersetzt werden; diese umfaßt fünf Stadien, von denen jedes einer der oben beschriebenen Schädigungen entspricht. In jedem Stadium können je nach Ausdehnung der Netzhautschädigung 4 Grade unterschieden werden.

Pathogenese

Am Anfang der Schädigungen steht die Bildung von Sichelzellen; diese vollzieht sich unter allen denjenigen Bedingungen, unter denen der Sauerstoff-Partialdruck in den Kapillaren wesentlich absinkt; sie steht in direkter Beziehung mit der Struktur-Anomalie des Haemoglobins.

Zwei klassische Meinungen scheinen im Hinblick auf jüngere Arbeiten revidiert werden zu können:

Die Gefäßverschlüsse sind, wenigstens im Frühstadium, nicht irreversibel.

Die Makularegion bleibt nicht immer verschont.

Galinos et. Coll. haben bei systematischen und in kurzen Abständen wiederholten Untersuchungen der Netzhautperipherie im Frühstadium der Retinopathie eine spontane Wiederherstellung der Durchströmung beobachtet. Im Verlauf weniger Tage kann es zur Wiederherstellung der Durchströmung kommen. Die erwähnten Gefäßverschlüsse sind offenbar rein mechanisch durch Aggregate von Sichelzellen bedingt und nicht durch echte Thromben.

Makulaschädigungen liegen in etwa 20% der Fälle vor. Stevens und Goldberg haben hierfür mehrere Erklärungen gegeben:

Hinsichtlich der Vascularisation ist die Fovearegion mit der Netzhautperipherie vergleichbar.

Auch hinsichtlich der Kapillarisierung ist die Netzhautmitte mit der Peripherie vergleichbar.

Im Bereich einschichtiger Kapillarnetze ist die Beziehung zwischen Gewebevolumen und Vascularisation ungünstig, so daß es relativ leicht zum Sauerstoffmangel und damit zur Bildung von Sichelzellen kommen kann.

Die genannten Autoren betonen aber, daß die Makulopathie nicht mit Gefäßneubildung einhergeht wie die Erkrankung der Netzhautperipherie. Nach ihrer Meinung ist im Makulabereich die Hypoxie nicht ausgeprägt genug, um Neovascularisation anregen zu können.

Morbus Coats und Leber'sche Miliaraneurysmenretinitis

A. Wessing (Tübingen) und M. Spitznas (Essen)

1908 und noch einmal 1912 hat Coats, damals assistant surgeon am Moorfields Eye Hospital in London, ein Krankheitsbild beschrieben, dessen Merkmale Exsudate, Gefäßanomalien und angiomatöse Veränderungen des Augenhintergrundes sind. Er unterscheidet drei Formen des Leidens:

1. Die externe exsudative Retinopathie, bei der Exsudate überwiegen.

2. Die externe hämorrhagische Retinopathie mit überwiegend vasculären Symptomen – und

3. eine Gruppe mit angiomatösen Veränderungen, von denen sich später herausgestellt hat, daß sie der von Hippelschen Angiomatosis retinae entsprechen.

Was wir heute gemeinhin unter Coats'scher Erkrankung verstehen, deckt sich mit der Erstbeschreibung nur noch zu einem gewissen Teil. Die Vorstellung, daß die Coats'sche Erkrankung primär eine Gefäßerkrankung ist, hat sich inzwischen wohl generell durchgesetzt und daß Exsudate, Blutungen und Netzhautablösung nur Folgen der vasculären Grundkrankheit sind. Spitznas u. Mitarb. (1975) haben kürzlich das Material der Essener Augenklinik gesichtet und insgesamt 112 Fälle mit Coats'scher Erkrankung analysiert (112 Augen bei 102 Patienten). Anhand ihrer Befunde möchte ich Ihnen die wichtigsten klinischen Faktoren vorstellen und therapeutische Fragen diskutieren.

1. Gefäßveränderungen

Das Leitsymptom der Coats'schen Erkrankung sind Aneurysmen. Sie finden sich bei allen Fällen und kommen, wie angiographisch nachweisbar, in allen Gefäßabschnitten vor. Arteriolen und große Arterien sind genauso betroffen wie Kapillaren, seltener auch große Venen. Daß die Aneurysmenbildung sich nicht nur auf den Kapillarbereich beschränkt, unterscheidet den Morbus Coats von allen anderen retinalen Gefäßerkrankungen. Vom Morbus Eales, von der diabetischen Retinopathie, vom Venenastverschluß oder der Sichelzellanämie unterscheidet er sich auch noch dadurch, daß niemals echte Gefäßproliferationen auftreten.

Fast immer dagegen findet eine tiefgreifende Umstrukturierung des peripheren Kapillarbetts statt. Es kommt zu einer teils monströsen Vergröberung des Kapillarmusters, indem ein Teil der Kapillaren zugrunde geht, andere sich erweitern und zu arteriovenösen Shunts werden. Was schließlich übrigbleibt, ist ein bizarres Maschenwerk aus eigentümlich schlingenförmig verwobenen Kapillarkanälen. Mit dem Angiogramm läßt sich das besonders gut darstellen (Abb. 1). Dabei zeigen 70% der Fälle zusätzlich noch ausgedehnte avasculäre Zonen zur Fundusperipherie hin. Es sind Gebiete, in denen schließlich alle Gefäße, Kapillaren wie Arteriolen und Venolen völlig obliteriert sind.

Farbstoffleckagen sind relativ gering, ein weiterer Unterschied zu anderen retinalen Gefäßleiden. Extravasate entstehen zunächst nur an den Kapillaraneurysmen und erst im späteren Stadium auch an den größeren Gefäßen.

Klinischer und histopathologischer Befund lassen sich unschwer miteinander vereinen. Die Gefäße verlieren die Endothel- und Muralzellen, die Basalmembranen sind verdickt (Reese, 1956; Woods und Duke, 1963; Manschot und de Bruijn, 1967; Tripathi und Ashton, 1971). Verlust an Endothelzellen bedeutet Zerstörung der Blutgewebeschranke, daher die Extravasate. Verlust an Muralzellen bedeutet Verringerung der Gefäßwandstabilität, daher die Dila-

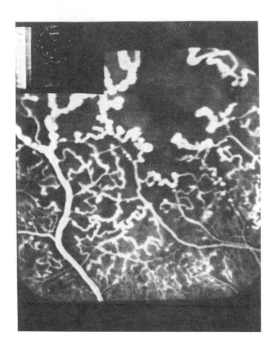

Abb. 1. Morbus Coats. Fluoreszenzangiographie

tation. Verdickung der Basalmembranen bedeutet Raumbedarf, daher im Extremfall die völlige Gefäßobliteration.

2. Lipoidablagerungen

Für die Diagnose nahezu gleich wichtig sind die Lipoidablagerungen in der Netzhaut. Außerordentlich variabel, reichen sie von kleinen, fleckenförmigen, gelben Herdchen bis zu großen, flächenhaften Exsudaten, die mehrere Fundusquadranten einnehmen können. Eine feste Beziehung zwischen der Ausdehnung der Gefäßveränderung und der Menge in der Retina abgelagerter Lipoidsubstanzen allerdings besteht nicht. Es gibt große Gefäßveränderungen ohne die Spur von Lipoiden und zum anderen Minimalläsionen, die bereits kräftige Exsudate erzeugt haben. 65% unserer Fälle haben Lipoiddepots, je zu etwa 1/3 in geringem, mittelgradigem oder schwerem Ausmaß. Eindrucksvoll vor allem jene ringförmigen oder circinata-artigen Lipoidwälle um einzelne Aneurysmen.

Die Ablagerung von Lipoiden ist nach Maumenee (1968) offenbar Folge der wenngleich geringen, so doch über Jahre bestehenden vermehrten Transsudation aus den geschädigten Gefäßen. Hinzu kommen lokale Metabolite, wodurch schließlich solche Mengen von Fremdsubstanzen anfallen, daß die Möglichkeiten zur Rückresorption überfordert werden. Der besonders hohe Stoffumsatz macht deshalb auch die Maculagegend — wie wir noch sehen werden — zu einem besonders gefährdeten Platz.

3. Seröse Transsudation, Blutungen und Netzhautablösung

Ihren Höhepunkt erreicht die Coats'sche Erkrankung mit dem Auftreten massiver intra- und subretinaler, seröser und hämorrhagischer Trans- bzw. Exsudate. Es entstehen breite, wallartige Bildungen in der Fundusperipherie; mitunter auch tumorartige, isoliertstehende Exsudatbeulen, die leicht mit malignen Melanoblastomen der Aderhaut verwechselt werden.

200

Schließlich wird daraus eine umschriebene oder totale exsudative Netzhautablösung. Zu Beginn sind meist die veränderten Gefäße noch auf der Oberfläche sichtbar, später gehen sie in Blutungen und Narben unter. Beim Neugeborenen und Kleinkind haben wir das „amaurotische Katzenauge" vor uns. 25% unserer Fälle gehören insgesamt in diese Gruppe.

4. Alterskorrelation

Überraschend ist die Altersverteilung. 58% der Patienten sind jünger als 20 Jahre. Zwischen dem 20. und 40. Lebensjahr ist die Coats'sche Erkrankung eine Seltenheit, nur 12% gehören hierher. Die Altersgruppe zwischen dem 40. und 60. Lebensjahr aber zeigt mit 30% noch einmal einen starken Frequenzanstieg. Interessant auch die Korrelation mit dem Schweregrad der Erkrankung (Abb. 2).

Schwere exsudative Verläufe fallen nahezu ausnahmslos in die Kategorie der jugendlichen Patienten bis 20 Jahre. Flächige Lipoidablagerungen, seröse Transsudate, Blutungen und exsudative Netzhautablösung bestimmen das Bild. In der Gruppe der zwanzig- bis vierzigjährigen finden sich im Gegensatz dazu fast nur die rein vasculären Formen, wenn auch zum Teil sehr großflächig ausgedehnt. Erst in der Altersgruppe nimmt die Zahl der exsudativen Stadien wieder zu. Die Veränderungen sind jedoch meist klein und auf umschriebene Netzhautgebiete beschränkt.

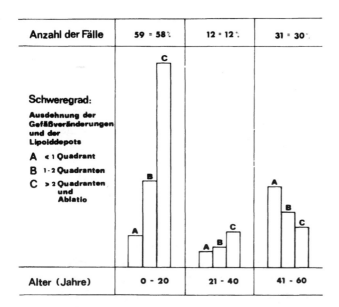

Abb. 2. Morbus Coats. Altersverteilung und Schweregrad

5. Pathogenetisch-aetiologische Fragen

Damit ist erneut die Frage nach der Definition und den Ursachen der Erkrankung angesprochen. Coats selber hat sich in seiner ursprünglichen Arbeit ausschließlich auf die jugendlichen Formen bezogen. In der Literatur ist das vielfach übernommen worden (Manschot und de Bruijn, 1967; Reese, 1963). Andere Autoren möchten den Begriff Coats'sche Erkrankung ausschließlich auf die schweren exsudativen Formen mit Netzhautablösung beschränkt wissen

(Woods und Duke, 1963; Imre, 1967; Vinger und Sachs, 1970). Zwar dürfte heute kaum noch ein Zweifel daran bestehen, daß das primäre Geschehen die Gefäßerkrankung ist und alles andere Sekundärschaden; dennoch erscheint in der Tat die eigentümliche Altersverteilung in unserem Material darauf hinzudeuten, daß es verschiedene aetiologische Faktoren gibt. Reese (1956, 1963) denkt an connatale Gefäßanomalien nach Art der Teleangiektasien. Heredität spielt keine Rolle. Aber die Regel ist nicht ohne Ausnahme, wie die eigentümliche Kombination von Coats-Syndrom und Retinopathia pigmentosa (Schmidt und Faulborn, 1972) oder congenitaler Muskeldystrophie (Small, 1968) zeigt. Anzumerken ist dabei, daß bei dem Zusammentreffen mit der Retinopathia pigmentosa die Prognose offenbar besonders schlecht ist. Jedenfalls endete der Prozeß im Falle Schmidt und Faulborn, wo die degenerativen Veränderungen am gleichen Auge auftraten, in völliger Erblindung; das gleiche trifft für einen eigenen Fall zu, bei dem eine familiäre Belastung nachweisbar war. Auch exogene Noxen kommen offenbar vor. Frezzotti et al. (1965) denken an toxische Reaktionen, Duke und Woods (1963) vermuten chorioiditische Grundursachen.

Doch scheint Vorsicht am Platz; denn klinisch und angiographisch lassen sich keine eindeutigen Differenzen zwischen Jugend- und Altersformen herausarbeiten. Auch von histopathologischer Seite fehlen die Kriterien für eine klare Differenzierung (Duke und Woods, 1963; Henkind und Morgan, 1966). Man könnte sich durchaus vorstellen, daß die Unterschiede allein durch die höhere Vasoaktivität beim jugendlichen Menschen bedingt sind, womit die Fähigkeit der Gefäße gemeint ist, in diesem Lebensalter auf Störungen besonders intensiv zu reagieren. Ähnliches ist ja auch von anderen Gefäßerkrankungen geläufig. Man erinnere sich an die diabetische Retinopathie oder den Morbus Eales. Indessen dürfte es sicher verfrüht sein, die hier angeschnittenen Fragen endgültig entscheiden zu wollen.

6. Beteiligung der zentralen Retina

Noch ein weiteres Problem möchte ich aufwerfen. 59 % unserer Fälle zeigen eine Mitbeteiligung der Macula. Joussen (Joussen et al., 1975) hat auf der letzten Tagung der DOG darüber berichtet. Sie besteht einmal in Lipoidablagerungen, zum anderen in charakteristischen Gefäßveränderungen. Die Lipoide bilden häufig große Plaques, können gelegentlich aber auch in knotenförmiger tumorartiger Anordnung vorkommen.

Der Anteil isolierter Gefäßveränderungen ohne sonstige Symptome ist mit 17 % zwar klein, aber gerade auf diese Gruppe möchte ich aufmerksam machen (Gass, 1967; Wessing, 1971). Meist temporal der Macula finden sich umschriebene, auf den Versorgungsbereich einer einzelnen Arteriole beschränkte Kapillarerweiterungen und Mikroaneurysmen. Im Gegensatz zu den peripheren Gefäßveränderungen zeigen sie starke Permeabilitätsstörungen mit Farbstoffextravasaten. Das klinische Bild wird normalerweise als Leber'sche Miliaraneurysmenretinitis identifiziert. Doch der Zusammenhang mit der Coats'schen Erkrankung liegt auf der Hand. Immer sind periphere coatsartige Gefäßveränderungen vorhanden. Wenngleich oft diskret und ohne wesentliche Exsudate, so scheint doch kein qualitativer Unterschied zu bestehen, sondern nur ein quantitativer und lokalisatorischer, und nur insofern ist die Klassifizierung als besonderes Krankheitsbild statthaft. Die verstärkte Farbstofffleckage hängt möglicherweise mit anatomischen Strukturunterschieden zwischen den Gefäßen in Maculanähe und in der Fundusperipherie zusammen.

7. Therapie

Zum Schluß sei noch ein kurzes Wort zur Therapie gesagt. Seit der ersten Beschreibung durch Meyer-Schwickerath (1959) ist die Lichtkoagulation die Behandlungsmethode der Wahl. Das

Ziel der Koagulation beim Morbus Coats ist die Zerstörung der pathologisch veränderten Gefäße, um auf diese Weise die Ursachen von Lipoidablagerungen, von serösen Exsudaten und Blutungen auszuschalten. Ausschließlich erkrankte Gefäße und Mikroaneurysmen werden koaguliert. Die Lipoidablagerungen bleiben unangetastet und werden auch nicht abgeriegelt. Bei umfangreichen Veränderungen wird die Behandlung schrittweise in mehreren Sitzungen vorgenommen. Nur in den sehr fortgeschrittenen Stadien mit ausgedehnten serösen Netzhautablösungen erfolgt die Behandlung mit einer Kombination aus bulbusverkürzender Operation, intraskleraler Diathermie und Lichtkoagulation.

Die Gefahr von Komplikationen ist gering. Massive Blutungen kommen nie vor, auch wenn sehr kräftig koaguliert worden ist. Kleinere oberflächliche Blutungen werden in ein bis zwei Wochen resorbiert. Umschriebene postkoagulative exsudative Netzhautablösungen sind, solange nur Gefäßveränderungen vorhanden sind, harmlos und verschwinden innerhalb weniger Tage.

Aus der Essener Augenklinik liegen die Ergebnisse von 71 behandelten Augen vor. Nach einer mittleren Beobachtungszeit von 2 Jahren und 3 Monaten (6 Monate bis 8 Jahre) kommt der Prozeß nach Lichtkoagulation bei 90 % (64) der Fälle zum Stillstand, bei 72 % sogar mit vollständiger Resorption der Lipoidexsudate. Nur 10 % (7) verschlechtern sich (Abb. 3).

| | | Ausdehnung der Fundusveränderungen | | | Ablatio partiell oder total |
		< 1 Quadrant	1 - 2 Quadranten	> 2 Quadranten	
Stillstand	mit Rückgang der Lipoiddepots	9	19	17	6
	ohne Rückgang der Lipoiddepots	2	6	1	4
Fortschreiten		-	-	1	6

Abb. 3. Morbus Coats. Ergebnisse der Lichtkoagulation

Sucht man nach den Ursachen für die Fehlergebnisse, so zeigt sich, daß nahezu ausschließlich der Schweregrad der Erkrankung bei Behandlungsbeginn über das Resultat entscheidet. Die Zäsur liegt dort, wo die exsudative Ablatio auftritt. Von diesem Moment an wird die Prognose grundlegend schlechter. Eine Quadranten-Ablatio mag zunächst durchaus noch operabel erscheinen, meist aber kommt es schon nach wenigen Wochen oder Monaten zum Rezidiv. Ist bereits eine hochblasige totale Amotio mit präretinalen Strangbildungen vorhanden, so tut man fast immer gut daran, erst gar keinen Behandlungsversuch mehr zu machen. Man läuft Gefahr, mit Cerclage und ausgedehnter Diathermie den endgültigen Verlust des Auges nur noch zu beschleunigen.

Abgesehen von diesen Finalstadien aber sind die Ergebnisse der Lichtkoagulation in hohem Maße zufriedenstellend. Unbehandelt ist die Gefahr der Progression wesentlich größer. Morales (1965) hat Zahlenmaterial über den natürlichen Verlauf mitgeteilt. Danach kommt es bei mehr als 40 % der Fälle im Laufe der Zeit zu einer bedeutenden Verschlechterung. Wir glauben deshalb, die Lichtkoagulation nach wie vor als die effektivste Behandlungsmethode empfehlen zu können. Die Anwendung ist einfach, die Wirkung sicher, die gezielte Applikation verhindert unnötige Zerstörung noch funktionsfähigen Gewebes.

Literatur

Coats, G.: Forms of retinal disease with massive exudation. Roy. Lond. Ophthal. Hosp. Rv. 17, 440–525 (1907/08). – Coats, G.: Über Retinitis exsudativa (Retinitis haemorrhagica externa). Graefes Arch. Ophthal. 81, 275–327 (1912). – Duke, J.R., Woods, A.C.: Coats' disease II. Brit. J. Ophthal. 47, 413–434 (1963). – Frezzotti, R., Berengo, A., Guerra, R., Cavallini, F.: Toxoplasmic Coats' retinitis. Amer. J. Ophthal. 59, 1099–1102 (1965). – Gass, J.D.M.: A fluorescein angiographic study of macular dysfunction secondary to retinal vascular disease. V. Retinal teleangiectasis. Arch. Ophthal. 80, 592–605 (1968). – Henkind, P., Morgan, G.: Peripheral retinal angioma with exudative retinopathy in adults (Coats' lesion). Brit. J. Ophthal. 50, 2–11 (1966). – Imre, G.: Coats disease and hyperlipemic retinitis. Amer. J. Ophthal. 64, 726–728 (1967). – Joussen, F., Spitznas, M., Wessing, A.: Maculabeteiligung bei Morbus Coats. Ber. dtsch. Ophthal. Ges. 73, 518–523 (1975). – Manschot, W.A., Bruijn, W.C. de: Coats' disease. Definition and pathogenesis. Brit. J. Ophthal. 51, 145–157 (1967). – Maumenee, A.E.: Fluorescein angiography in the diagnosis and treatment of lesions of the ocular fundus. Trans. ophthal. Soc. U.K. 88, 529–556 (1968). – Meyer-Schwickerath, G.: Lichtkoagulation. Bücherei des Augenarztes, 33. Beiheft klin. Mbl. Augenheilk. Stuttgart: Enke 1959. – Morales, A.G.: Coats' disease. Natural history and results of treatment. Amer. J. Ophthal. 60, 855–865 (1965). – Reese, A.B.: Teleangiectasis of the retina and Coats' disease. Amer. J. Ophthal. 42, 1–8 (1956). – Reese, A.B.: Tumors of the eye. New York: Hoeber 1963. – Schmidt, D., Faulborn, J.: Familiäres Vorkommen von Coats-Syndrom kombiniert mit Retinopathia pigmentosa. Klin. Mbl. Augenheilk. 160, 158–168 (1972). – Small, G.: Coats' disease and muscular dystrophies. Trans. Amer. Acad. Ophthal. Otolaryng. 72, 225–231 (1968). – Spitznas, M., Joussen, F., Wessing, A., Meyer-Schwickerath, G.: Coats' disease. An epidemiologic and fluorescein angiographic study. Graefes Arch. Ophthal. 195, 241–250 (1975). – Tripathi, R., Ashton, N.: Electron microscopical study of coats' disease. Brit. J. Ophthal. 55, 289–301 (1971). – Vinger, P.F., Sachs, B.A.: Ocular manifestations of hyperlipoproteinemia. Amer. J. Ophthal. 70, 563–573 (1970). – Wessing, A.: Photocoagulation in the treatment of macular lesions. Concil. ophthal. acta XXI: 507–512 (1971). – Woods, A.C., Duke, J.R.: Coats' disease I. Brit. J. Ophthal. 47, 385–412 (1963).

Angiomatosis retinae im Alter

P. Schmitz-Valckenberg und G. Meyer-Schwickerath (Universitäts-Augenklinik der Gesamthochschule Essen, Direktoren: Prof. Dr. Dr. h.c. G. Meyer-Schwickerath und Prof. Dr. Th. N. Waubke)

Seit dem Beginn dieses Jahrhunderts ist die von Hippel-Lindau'sche Erkrankung ein wohlbekanntes, wenn auch seltenes Syndrom, genannt nach dem Ophthalmologen Eugen von Hippel aus Halle und dem schwedischen Pathologen Arnid Lindau. Unter der Angiomatosis retinae verstehen wir eine entwicklungsbedingte Fehlbildung von Angioblasten der Netzhaut. Dabei nimmt man an, daß schon bei der Geburt Reste von Angioblasten vorhanden sind, die später zu einer Geschwulst proliferieren.

Das klassische ophthalmoskopische Bild zeigt eine deutlich erweiterte Arterie, die stark geschlängelt von der Papille zu einem peripher gelegenen, rosafarbenen Tumor verläuft. Von den Geschwulstmassen führt eine prall gefüllte Vene zurück zur Papille. Die Kommunikation zwischen arteriellem und venösem Blut innerhalb des Angioms ist verantwortlich für die Hypertrophie der zuführenden Arterie und Vene.

Fluorescenzangiographisch zeigen diese Netzhautangiome einen Farbstoffaustritt mit dem Beginn der arteriellen Phase und eine deutliche Erweiterung der den Tumor versorgenden Gefäße. Details der Gefäßstrukturen der Geschwulst selbst sind fast nie wegen des starken Fluoresceinaustrittes sichtbar. Während der späten Phase leckt Fluorescein vom Tumor in die Retina, so daß die Geschwulst in einem See von Farbstoff verschwindet.

Der gewöhnliche klinische Verlauf der Angiomatosis retinae wird nach Vail in vier Stadien eingeteilt. Von der Bildung eines oder mehrerer Angiome kommt es über die Entwicklung von Blutungen und Lipoidablagerungen zu massiven Exsudationen und Entwicklung einer Netzhautablösung im Stadium III.

Nach den Untersuchungen von Brandt, Wyburn-Mason und Wessing dürfte die Mehrzahl der Fälle in der ersten Hälfte des dritten Lebensjahrzehntes erkranken. Da die subjektiven Beschwerden naturgemäß erst bei einem gewissen Entwicklungsstadium der Erkrankung in Erscheinung treten, ist das eigentliche Erkrankungsalter meist mit Sicherheit nicht festzulegen. Im allgemeinen zeigen ältere Patienten ein weit fortgeschritteneres Stadium, das vor der Behandlungsaera mit transskleraler Diathermie-Koagulation und später mit Lichtkoagulation fast immer zur Erblindung führte.

Tabelle. Angiomatosis retinae im Alter

	Alter	Symptome	Lage	Verlauf	Beobachtungszeit	
1. G. A.	48 J.	Blutungen	Temporal, Äquator	durch LK zerstört	1	J.
2. H. B.	53 J.	./.	Temporal, Ora serrata	unverändert	1	J.
3. R. R.	45 J.	Blutungen	Temporal, Äquator	durch LK zerstört	2 1/2	J.
4. W. T.	50 J.	Blutungen	Temporal, Ora serrata	unverändert	1 1/2	J.
5. M. G.	64 J.	Schatten	Papillennähe	unverändert	4	J.
6. C. B.	44 J.	Blutungen	Temporal, Äquator,	durch LK zerstört	4	J.
7. H. St.	57 J.	./.	Papillennähe	unverändert	9	J.

In den letzten Jahren konnten wir 7 Patienten mit einer Angiomatosis retinae beobachten, die diesen typischen Verlauf nicht zeigten (Tab.). Es handelt sich hierbei um ältere Patienten, der jüngste war 44, der älteste 64 Jahre alt, als sie erstmals in unsere Behandlung kamen. Die Beobachtungszeit in unserer Klinik betrug 1 bis 9 Jahre.

Bei der ersten, hier aufgezeichneten Patientin fanden wir ein knapp 1-Papillendurchmesser großes Netzhautangiom, temporal im Äquator gelegen. Erwähnenswert erscheint uns bei diesem Befund, daß hier das nutritive Gefäß nur unwesentlich erweitert ist. Offensichtlich handelt es sich hierbei nämlich um ein Angiom im Anfangsstadium. Wie wir aus den Untersuchungen von Nahman und Dufour wissen, ist die Entstehung des Angioms zweifellos das primäre Ereignis und geht der Gefäßerweiterung voraus. Da bei der Patientin recidivierende Blutungen beobachtet wurden, haben wir die Geschwulst mit Lichtkoagulation in einer einzigen Sitzung zerstört.

Bei dem zweiten, 53 Jahre alten Patienten stellten wir während einer Routineuntersuchung einen etwa 2-Papillendurchmesser großen Tumor, in unmittelbarer Nachbarschaft der Ora serrata gelegen, fest. Die Geschwulst wies eine blaß-rosa Farbe auf mit wenig erweiterten nutritiven Gefäßen. Da bisher keine Symptome aufgetreten sind und keine Vergrößerung festgestellt wurde, haben wir keine Behandlung eingeleitet.

Unsere dritte, 45 Jahre alte Patientin wies einen Tumor in der temporalen Peripherie am Äquator auf, der ca. 2-Papillendurchmesser groß und geringfügig prominent war. Die Geschwulst ist von Exsudationen umgeben, das zuführende arterielle Gefäß ist nur minimal erweitert. Fluorescenzangiographisch sieht man an der Oberfläche des Tumors ein retinales Wundernetz mit zwei zuführenden Arterien und einer großen Drainage-Vene. Sehr rasch tritt eine kräftige diffuse Farbstoffleckage auf. Wegen recidivierender Blutungen wurde dieser Tumor durch eine einmalige Lichtkoagulationsbehandlung zerstört.

Bei dem nächsten, 50-jährigen Patienten handelt es sich wieder um eine temporal in der Ora serrata gelegene blastomatöse Vorwölbung, zu der zwei etwas vergrößerte arterielle Gefäße hinziehen. Diese Geschwulst wurde aufgrund einer Blutung entdeckt, sie hat sich aber im Laufe von 1 1/2 Jahren in ihrer Größe von 2-Papillendurchmesser nicht verändert.

Die nächste, bei der Erstuntersuchung 64 Jahre alte Patientin suchte uns auf, weil sie seit langem einen Schatten auf dem rechten Auge bemerkte. Wir stellten einen etwa 1-Papillendurchmesser großen Tumor, unmittelbar temporal oberhalb der Papille gelegen, fest mit einem nutritiven Gefäß. Fluorescenzangiographisch kommt ein tumorartiges Gebilde zur Darstellung, das sich von der frühen arteriellen Phase ab anfärbt. Sehr rasch tritt eine diffuse Fluorescenz auf. In einer Verlaufsbeobachtung von 4 Jahren wurde von uns keine Veränderung der Geschwulst bemerkt.

Der sechste, hier aufgezeichnete Patient steht seit insgesamt 18 Jahren in unserer Behandlung. 1949 wurde das linke Auge wegen eines Hippel-Lindau-Tumors enukleiert. 1957 wurde bei dem Patienten im Alter von 30 Jahren auch am rechten Auge bei 6 h ein großes Netzhautangiom entdeckt, das insgesamt 5-mal mit Lichtkoagulationen behandelt wurde. 1971 fanden wir dann erstmals einen zweiten, temporal am Äquator bei 10 h gelegenen Tumor, der etwa 2-Papillendurchmesser groß war, nachdem der Patient 14 Jahre lang regelmäßig von uns untersucht worden war. Auch hier kommen erst fluorescenzangiographisch die nutritiven Gefäße des Netzhautangioms zur Darstellung. Der Tumor wurde durch eine einmalige Lichtkoagulationsbehandlung zerstört.

Der letzte, 57 Jahre alte Patient wies oberhalb der Papille einen kleinen, etwa 1/4-Papillendurchmesser großen Tumor auf. Das auf der Geschwulst sichtbare Gefäß ist eine Vene. Es handelt sich hierbei um eine zufällige Entdeckung bei einer Routineuntersuchung. In einer

Verlaufsbeobachtung von insgesamt 9 Jahren zeigte dieses Angiom keine Veränderungen. Fluorescenzangiographisch sieht man, wie sich der Tumor beginnend mit der frühen arteriellen Phase mit Fluorescein auffüllt. Es besteht eine minimale freie Fluorescein-Diffusion.

Zusammenfassend handelt es sich bei allen 7 Patienten um kleine Netzhautangiome von 1/4- bis 2-Papillendurchmesser Größe (Gruppe I—II der Größeneinteilung nach Meyer-Schwickerath). Sie zeigten teilweise Haemorrhagien und Exsudationen oder Lipoidablagerungen in der Macula und lassen sich somit in das Stadium I—II nach Vail einordnen. Bei 5 Patienten lagen die Tumoren in unmittelbarer Nachbarschaft der Ora serrata, bei 2 bestand eine papillennahe Geschwulst.

6 Patienten waren einseitig befallen. Bei keinem wurde eine Beteiligung des Zentralnervensystems festgestellt, ebenso konnten keine Hinweise für Heredität ermittelt werden.

Es handelt sich also um 7 Angiomatosis retinae-Fälle, die sich im Aussehen und klinischen Verlauf weitgehend von dem klassischen Syndrom unterscheiden. Wir können dies in 3 Punkten zusammenfassen:

1. Im Gegensatz zur klassischen Angiomatosis retinae, die zwischen dem 20. und 30. Lebensjahr normalerweise erste Symptome verursacht, handelt es sich hierbei ausnahmslos um Patienten jenseits des 44. Lebensjahres.

2. Die relativ kleinen Netzhautangiome wiesen bei der ophthalmoskopischen Untersuchung nicht die typische rosarote Farbe auf, sondern waren eher rot-weißlich gefärbt. Besonders auffallend erschien uns, daß die zu- und abführenden Gefäße nicht die deutliche Erweiterung aufwiesen.

Meistens kam die Dilatation der den Tumor versorgenden Gefäße erst bei der Fluorescenzangiographie zur Darstellung. Außerdem zeigten bei der Fluorescenzangiographie die Tumoren zwar den typischen Farbstoffaustritt mit Beginn der arteriellen Phase an, es leckte aber kaum Fluorescein vom Tumor in die Retina, so daß die Geschwulst selbst nicht in einem See von Farbstoff verschwinden konnte.

3. Bei einer Beobachtungszeit bis zu 9 Jahren zeigten die Netzhautangiome einen sehr gutartigen Verlauf. Im Gegensatz zu der schnell wachsenden Angiomatosis retinae im jüngeren Lebensalter, bei der häufig mehrere Lichtkoagulationsbehandlungen notwendig sind, war hier nur bei 3 Fällen eine einmalige Lichtkoagulation wegen recidivierender Blutungen erforderlich. Alle anderen zeigten keine Veränderung in der beobachteten Zeit.

Bei der Durchsicht des Schrifttums fanden wir nur eine ähnliche Beschreibung von Keith 1973: Ein 50-jähriger Mann mit einem Netzhautangiom, im Äquator gelegen, ohne Fortschreiten innerhalb einer zehnjährigen Beobachtungszeit. Auch Netzhautangiome im jüngeren Lebensalter ohne Fortschreiten sind als eine außerordentliche Rarität von Rumbaur und Wessing beschrieben worden.

Bei den von uns beobachteten Patienten handelt es sich um eine Angiomatosis retinae im Alter, die jenseits des 44. Lebensjahres festgestellt wurde. Sie unterscheidet sich von dem klassischen Bild vor allem durch einen sehr gutartigen Verlauf ohne schnelles Fortschreiten. Auch bei anderen Erkrankungen, die vorwiegend die Netzhautperipherie betreffen, wie die Miliaraneurysmenretinitis Leber sowie die Coats'sche Erkrankung, haben wir im Alter häufiger wesentlich gutartigere Verläufe gesehen, die keiner Behandlung bedürfen. Das krankhafte Geschehen ist von der jeweilig erreichten biologischen Altersstufe abhängig. Max Bürger hat dies als biorheutische Nosologie bezeichnet. Der Organismus macht im Laufe des Lebens eine erhebliche Funktionswandlung mit, die jedem einzelnen Krankheitsbild sein Gepräge gibt. Neben den altersbedingten Gefäßveränderungen beeinflußen viele uns unbekannte Faktoren den Krankheitsprozeß.

Literatur

Brandt, R.: Zur Frage der Angiomatosis retinae. Graefes Arch. Ophth. **106**, 127–164 (1921). – Keith, C. G.: Angiomatosis retinae. Brit. J. of Ophthalm. Vol. 57, 8, p 593–594 (1973). – Nahman, S., Dufour, R.: Un cas familial de maladiè de v. Hippel-Lindau associeé a un Syndrome Sympatique Cervical Supérieur; traitement par photocoagulation Confin. neurol. **19**, 105–117 (1959). – Rumbaur, W.: Über Angiomatosis retinae Klin. Mbl. Augenheilk. **106**, 168–198 (1941). – Vail, I.: Angiomatosis retinae, eleven years after diathermy coagulation. Am. J. Ophth. **46**, 525 (1958). – Welch, R. B.: Von Hippel-Lindau Disease: the recognition and treatment of early Angiomatosis retinae and the use of cryosurgery as an adjunct to therapy. Tr. Am. Ophth. Soc., Vol. 68, p 367–424 (1970). – Wessing, A.: 10 Jahre Lichtkoagulation bei Angiomatosis retinae. Klin. Mbl. Augenheilk. **150**, 1. Heft, S. 57–71 (1967).– Wyburn-Mason: The vascular abnormalities and tumours of the spinal cord and its membranes. London: H. Kimpton 1943.

Die Retinopathia praematurorum

F. Körner und M. H. Foerster (Tübingen)

Einleitung

Durch die Einführung der Sauerstofftherapie im Inkubator in den 40-er Jahren konnte die hohe Mortalitätsrate Frühgeborener gesenkt werden. Ursache der hohen Sterblichkeit ist das sogenannte idiopathische Atemnotsyndrom, bedingt durch Auskleidung der Lungenalveolen und Ductuli mit eosinophilen hyalinen Membranen. Auch die besonders bei unreifen Frühgeborenen häufigen postnatalen Apnoeanfälle erfordern exogene Sauerstoffzufuhr. Der therapeutische Nutzen der Sauerstofftherapie wurde jedoch erkauft durch das Aufkommen eines neuen iatrogenen Krankheitsbildes, der retrolentalen Fibroplasie (RLF). Tausende überlebender Frühgeborener erblindeten. Nach dieser ernüchternden Entdeckung folgte eine Periode weitgehender Einschränkung der Sauerstoffanwendung auf den Frühgeborenenstationen. Daraufhin stiegen jedoch Mortalitätsrate sowie Zahl cerebral geschädigter Frühgeborener erneut an, so daß die pädiatrische Indikation zu intensiver Sauerstoffbehandlung wieder häufiger gestellt wird.

Wir werden als Augenärzte daher vermehrt mit allen Graden von Netzhautschädigungen Frühgeborener, leider künftig auch in zunehmendem Maße mit den juristischen Konsequenzen, konfrontiert werden. Die Aufgabe des Augenarztes in der Praxis ist es, durch rechtzeitige und häufige Kontrollen den jeweiligen Netzhautstatus zu dokumentieren, durch ständigen Kontakt mit den Pädiatern deren therapeutisches Vorgehen mitzubestimmen und andererseits für rechtzeitige Aufklärung der Eltern eines erblindungsgefährdeten Kindes zu sorgen. Die Aufgabe der ophthalmologischen Forschung ist es, den Verlauf der Retinopathia praematurorum genau zu erkennen und, wenn möglich, vorauszusagen, um therapeutische Maßnahmen wie Licht- oder Cryokoagulation bei Frühgeborenen zum richtigen Zeitpunkt, aber auch nicht unnötigerweise einzusetzen.

Das von Terry 1942 eingeführte Synonym retrolentale Fibroplasie sollte nur für das in einer Erblindung endende Finalstadium der Sauerstoffschädigung der Netzhaut reserviert werden. Die vorzugsweise in der temporalen Netzhautperipherie anzutreffenden diskreteren Veränderungen der aktiven Phase der Erkrankung und ihre späteren Residuen werden besser als Retinopathia praematurorum (RPM) bezeichnet.

Pathogenese der Retinopathia praematurorum

Die Ätiologie der RPM erklärt sich aus der normalen Entwicklung des retinalen Gefäßsystems. Die Netzhaut ist bis zum 4. Fötalmonat noch gefäßlos und wird offenbar bis in die innerste Schicht maßgeblich durch den Aderhautkreislauf versorgt. Um den 8. Monat haben die nasalen und erst nach Geburt die längsten temporalen Gefäße die Netzhautperipherie erreicht. Die Netzhautgefäße Frühgeborener sind demnach nicht voll entwickelt.

Die toxische Wirkung hochdosierten Sauerstoffs auf das Endothel immaturer Netzhautgefäße ist inzwischen gut bekannt und experimentell belegt. Einer primären vaso-obliterativen folgt nach Absetzen des Sauerstoffs eine sekundäre vaso-proliferative Phase. Histologisch hat Foos (1975) bei der aktiven Phase der Erkrankung einen sequentiellen Verlauf der pathologischen Veränderungen mit drei vaso-proliferativen Stadien beschrieben. In der äußersten Front der vorwachsenden Gefäße findet eine primitive mesenchymale Proliferation innerhalb der Nervenfaserschicht statt. Das mesenchymale Gewebe formiert sich zu einer ophthalmoskopisch sichtbaren zirkulären weißen Leiste. Zentralwärts differenziert sich das primitive Gefäßmesenchym aus Spindelzellanhäufungen zu proliferierenden Endothelzellschläuchen. In dieser bereits ausdifferenzierten Gefäßzone, also hinter der Leiste, bilden sich Endothelaussprossungen und geben Anlaß zu praeretinalen Gefäßproliferationen bevorzugt in den temporalen Netzhautquadranten.

Der Schweregrad der Retinopathie scheint nach bisherigen Vorstellungen der Dauer der erhöhten Sauerstoffzufuhr und der Sauerstoffkonzentration proportional zu sein. In der Prophylaxe einer RLF hat sich die Bestimmung der Luftsauerstoffkonzentration im Inkubator als nutzlos erwiesen. Ausschlaggebend für die toxische Wirkung auf das Netzhautgefäßsystem ist lediglich der Sauerstoffpartialdruck des arteriellen Blutes, dessen Bestimmung jedoch noch ziemlich aufwendig ist. Die Zukunft gehört einfacheren, jedoch noch nicht genügend erprobten Methoden zur kontinuierlichen Gewebs-O_2-Bestimmung z.B. aus dem Ohrläppchen (Strauß et al., 1972) oder der Conjunctiva palpebrae (Kwan und Fatt, 1971).

Obwohl der Rolle des Sauerstoffs bei der Retinopathia praematurorum unbestritten die größte Bedeutung zukommt, wird immer wieder über Fälle einer typischen Retinopathie ohne vorherige Sauerstoffanwendung berichtet. Bei besonders kleinen Frühgeborenen wirkt nach Abnabelung von Placentarkreislauf der Übergang in den höher konzentrierten atmosphärischen Sauerstoff allein bereits schädigend auf das unreife Netzhautgefäßsystem (Patz, 1968). Auch Austauschtransfusionen können infolge der höheren Sauerstoffabgabekapazität des Erwachsenenhämoglobins ohne exogene O_2-Gabe zu dem Bild einer Retinopathia praematurorum führen (Stern, 1975). Schließlich spricht der Nachweis des Vollbildes einer Retinopathie wenige Stunden nach der Geburt (Karlsberg et al., 1973) für die Mitwirkung noch weitgehend unbekannter intrauteriner Faktoren.

Verlauf der Retinopathia praematurorum

Reese, Owens und King (1953) und Patz (1969) unterscheiden eine aktive und eine Vernarbungsphase in der Entwicklung der Netzhautveränderungen bei Frühgeborenen.

Solange sich das Kind noch im Inkubator befindet, erscheinen die Netzhautgefäße ophthalmoskopisch verengt und teils obliteriert (Abb. 1). Nach Lemmingson (1972) ist diese primäre Phase der scheinbaren Vasokonstriktion nur vorgetäuscht durch den haemodynamischen Effekt des sogenannten Plasma-Skimming, einer Verschmälerung des Erothrozytenfadens zugunsten einer Verbreiterung des Plasmarandstromes.

Patz propagierte 1969 die Möglichkeit, durch Ophthalmoskopie des Frühgeborenen im Inkubator aus dem Verengungsgrad der Retinagefäße auf den Zeitpunkt des Überschreitens der to-

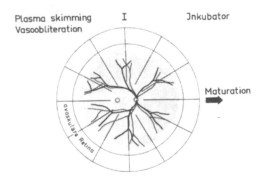

Abb. 1. Retinopathia praematurorum. Schema des Fundusaspekts während Sauerstoffzufuhr im Inkubator

210

xischen Schwelle einer Sauerstoffzufuhr zu schließen. Dieses Vorgehen erwies sich jedoch als nicht praktikabel (Patz, 1971). Zu häufig ist der Funduseinblick behindert durch Trübungen der brechenden Medien. Der Verengungsgrad der Gefäße korreliert auch nicht ausreichend mit der Höhe des arteriellen Sauerstoffpartialdrucks (Cantolino, 1971).

Eine regelmäßige Ophthalmoskopie wird jedoch obligat, sowie das Kind aus dem Inkubator genommen worden ist.

Der Augenarzt bekommt somit erst den Netzhautstatus des Frühgeborenen zu Gesicht, wie er sich nach dem Übergang vom Inkubator zum normalen atmosphärischen Sauerstoff darstellt.

Es kommt jetzt zu einer verstärkten Dilatation und Tortuositas der großen Gefäße und zu einer überschießenden Kapillarsprossung an der Grenze von gefäßhaltiger zu avaskulärer Netzhaut (Abb. 2, II). Diese als weiße Leiste imponierende fibröse Demarkationslinie liegt zunächst noch zentral vom Äquator. Einzelne kleine Netzhautblutungen können sich zeigen. Aus diesem Stadium kann die Netzhaut nahezu unversehrt hervorgehen. Man findet später lediglich kleine periphere Aderhautnarben, eine umschriebene Hyperplasie des retinalen Pigmentepithels, abnorme Gefäßverläufe, äquatoriale Degenerationen, perluzide Reste der praeretinalen Fibrose und auffallend häufig eine Myopie (Tasman, 1971).

Mit fortschreitendem Wachstum des noch immaturen Netzhautgefäßsystems rückt die Demarkationslinie weiter nach peripher. Sie wird schließlich von aussprossenden Netzhautgefäßen penetriert. Die Fundusperipherie wird gefäßreicher. Das durchschnittliche Kaliber der peripheren wie der großen Gefäße nimmt ab. (Abb. 2, III).

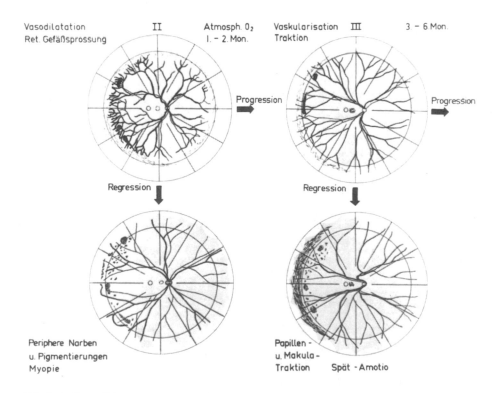

Abb. 2. Retinopathia praematurorum. Entwicklung der Fundusveränderungen nach Absetzen der Sauerstoffzufuhr

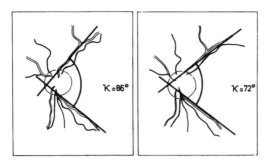

Abb. 3. Zunehmende Traktion an den großen Gefäßen in einem Fall von RPM, meßbar an einer Verkleinerung des Winkel Kappa innerhalb von zwei Monaten

An den großen Gefäßen zeigt sich jetzt eine beginnende Traktion, erkennbar an einer Verkleinerung des sogenannten Winkel Kappa zwischen den beiden großen temporalen Gefäßbögen (Abb. 3).

Etwas zentral von der periphersten Front neugebildeter Gefäße kommt es in diesem Stadium in manchen Fällen zu einer praeretinalen Gefäßproliferation in den Glaskörperraum hinein. Die Folge können ausgedehntere Glaskörperblutungen, vermehrte praeretinale Fibrose und periphere Traktionsamotio sein (Abb. 4). Oft bildet sich in der temporalen Peripherie eine umschriebene, bis an die Linsenrückfläche reichende Fibrosemembran.

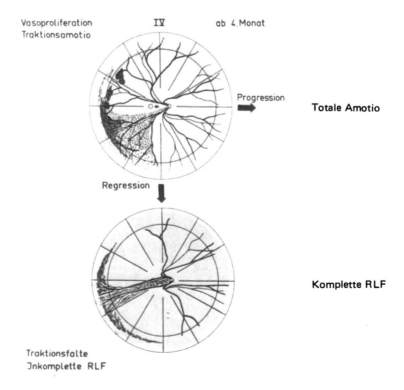

Abb. 4. Retinopathia praematurorum. Fortgeschrittenes Stadium schematisch

Als Restzustand kann schließlich eine Traktionsfalte verbleiben, in der fast alle Netzhautgefäße zusammengerafft sind, während große Netzhautpartien gefäßlos erscheinen.

Noch in der aktiven Phase kann das Auge schließlich durch eine totale Amotio retinae, in der Narbenphase durch eine komplette retrolentale Fibroplasie verlorengehen.

Die Veränderungen entwickeln sich gelegentlich sehr asymmetrisch an beiden Augen.

Ophthalmoskopie Frühgeborener mit RPM

Die Entwicklung der pathologischen Veränderungen kann unter Umständen sehr schnell vonstatten gehen. Bei gefährdeten Kindern sind nach eigenen Erfahrungen und Empfehlungen der Literatur in den ersten vier Wochen nach Herausnahme aus dem Inkubator wöchentliche, bis zum 6. Lebensmonat mindestens monatliche Kontrollen des Augenhintergrundes in Mydriasis durch indirekte Ophthalmoskopie anzuraten. Dies kann etwa bis zum dritten Lebensmonat mit ein oder zwei Hilfspersonen ohne Narkose geschehen. In fraglichen Fällen oder bei älteren Säuglingen empfiehlt sich zur Funduskontrolle eine kurze Ketanestanästhesie. Bei der Ophthalmoskopie sollte besonders die temporale Fundusperipherie beachtet werden, da sie stets bevorzugt und oft allein von den Veränderungen betroffen ist. Wegen der Gefahr des Auftretens einer Spätamotio, besonders im zweiten Lebensjahrzehnt, sind auch nach überstandener RPM im Kleinkindesalter alle vier bis sechs Monate, ab dem vierten Lebensjahr jährliche Kontrollen des Augenhintergrundes notwendig.

Therapeutische Möglichkeiten

Über eine direkte Behandlung der Retinopathia praematurorum durch Koagulation sind die Erfahrungen bisher nur außerordentlich begrenzt. Nagata hat vermutlich als erster bereits 1967 die Xenonphotokoagulation eingesetzt. 1972 berichtete er über eine eindrucksvolle Besserung der Retinopathie bei 23 von 25 behandelten Kindern, obwohl bei einigen dieser Kinder die Veränderungen bis zu einer Gefäßproliferation in den Glaskörper fortgeschritten waren und keine spontane Remissionsneigung gezeigt hätten. Allerdings fehlt in den Studien Nagata's die Kontrolle eines unbehandelten Partnerauges. Da es in 80% der Fälle von RPM zu einer oft weitgehenden Remission kommt, ist die Aussagekraft seiner Ergebnisse begrenzt. Das gleiche gilt für Berichte von Sasaki et al. (1972) über eine erfolgreiche Cryokoagulation bei elf von zwölf behandelten Frühgeborenen mit RPM.

An der Tübinger Klinik wurden seit November 1971 von 75 Frühgeborenen mit RPM 18 behandelt, einmal durch transconjunctivale Cryokoagulation eines Auges und 16 mal durch einseitige, einmal durch beidseitige Xenonkoagulation. Es handelte sich um Fälle mit deutlich überschießender retinaler Vaskularisation sowie teils beginnender praeretinaler Vasoproliferation in den Glaskörper mit retinalen und praeretinalen Blutungen.

An den koagulierten Augen war ein prompter Rückgang der Gefäßproliferationen zu beobachten. In einem Fall mit praeretinalen Proliferationen, Blutungen und einer peripheren radiären Traktionsfalte der Retina konnten die Veränderungen bereits fünf Tage nach Cryokoagulation völlig zum Verschwinden gebracht werden. Keines der unbehandelten Kontrollaugen von 17 Kindern zeigte währenddessen eine Progredienz, meistens eine spontane Besserung des Netzhautbefundes. Eine Traktion der großen Gefäße, Papille und Macula ließ sich an einseitig koagulierten Augen nicht verhindern. Bei bisher vierjähriger Beobachtungszeit wurden uns keine Spätkomplikationen an behandelten oder unbehandelten Augen bekannt.

Unsere Unsicherheit in der Voraussage des Spontanverlaufs der Retinopathia praematurorum hat dazu geführt, daß wir vermutlich in den meisten Fällen die Indikation für eine Koagulationsbehandlung nicht richtig gestellt haben. Klinische Großstudien, aber auch Tierexperimente müssen eingesetzt werden, um einerseits künftig den Spontanverlauf einer RPM in jedem Fall exakt voraussagen zu können und um andererseits die Indikation für therapeutische Maßnahmen exakt zu definieren. Bei den richtigen Fällen und zum richtigen Zeitpunkt eingesetzt, dürften Photo- oder Cryokoagulation durchaus die Chance haben, eine überschießende Gefäßproliferation und damit die Entwicklung einer progressiven Fibroplasie mit allen ihren funktionellen Folgen rechtzeitig aufzuhalten.

Literatur

Cantolino, S. J., O'Grady, G. E., Herrera, J. A., Israel, C., Justice, J., Flynn, J. T.: Ophthalmoscopic monitoring of oxygen therapy in premature infants. Amer. J. Ophthal. 72, 322−331 (1971). − Foos, R. Y.: Acute retrolental fibroplasia. Albr. v. Graefe's Arch. klin. exp. Ophthal. 195, 87−100 (1975). − Karlsberg, R. C., Green, W. R., Patz, A.: Congenital retrolental fibroplasia. Arch. Ophthal. 89, 122−123 (1973). − Kwan, M., Fatt, I.: A non-invasive method of continuous arterial oxygen tension estimation from measured palpebral conjunctival oxygen tension. Anaesthesiology 35, 309 (1971). − Lemmingson, W.: Vitalmikroskopische Untersuchungen zur Morphologie und Pathogenese der experimentellen O_2-Schädigung der Retina. Adv. Ophthal. 25, 240−322 (1972). − Nagata, M., Tsuruoka, Y.: Treatment of acute retrolental fibroplasia with xenon arc photocoagulation. Jap. J. Ophthal. 16, 131−143 (1972). − Patz, A.: The role of oxygen in retrolental fibroplasia. Trans. Am. Ophthal. Soc. 66, 940−985 (1968). − Patz, A.: Retrolental fibroplasia. Survey of Ophthalmology 14, 1−29 (1969). − Patz, A.: The continuing role of the ophthalmologist in the premature nursery. Arch. Ophthal. 85, 129−130 (1971). − Reese, A. B., Owens, W. C., King, M. J.: Classification of retrolental fibroplasia. Amer. J. Ophthal. 36, 1333 (1953). − Sasaki, K., Yamashita, Y., Hata, T., Mizuno, K.: Cryocautery for premature retinopathy. Acta Afro-Asian Congr. Ophthal. 5, 403−407 (1972). − Stern, L.: Oxygen toxicity in premature infants. Albr. v. Graefe's Arch. klin. exp. Ophthal. 195, 71−76 (1975). − Strauß, J., Beran, A. V., Baker, R.: Continuous O_2-monitoring of newborn and older infants and of children. J. appl. Physiol. 33, 238 (1972). − Tasman, W.: Retrolental fibroplasia. In: Retinal Diseases in Children (ed. W. Tasman). London: Harper and Row 1971.

Zum klinischen Bild der Retinopathia praematurorum

H. Honegger und H. Werry (Augenklinik der Medizinischen Hochschule Hannover)

Den Verlauf der Retinopathia praematurorum kann man in 4 Stadien einteilen:
1. prae-retrolentale Fibroplasie
2. aktive Phase
3. Rückbildungsphase
4. Narbenstadium

Im folgenden wird nur vom letzten Stadium, dem Narbenstadium berichtet. Wir haben in den letzten 3 Jahren 20 Patienten gesehen.

Jahrgang 1960–1965   5
Jahrgang 1966–1970   10
Jahrgang 1971–1975   5

An dieser Aufgliederung nach dem Jahrgang sieht man, daß diese Erkrankung mit der verbesserten Inkubatortechnik noch keineswegs erloschen ist.

Das Narbenstadium der Retinopathia praematurorum kann man mit Owens in 5 Schweregrade einteilen.

Beim *ersten Grad* bleibt der Fundus pigmentarm, die Gefäße sind eng, es bestehen kleinfleckige Pigmentherde, verminderte Sehschärfe, Nystagmus.

Beim *zweiten Grad* sieht man eine charakteristische Verziehung der Netzhautgefäße, Sehvermögen zwischen 0,1 und 0,4.

Beim *dritten Grad* ist die Verziehung der großen Netzhautgefäße stärker, weiterhin liegen sie oft in einer praeretinalen Netzhautfalte.

Beim *vierten Grad* findet man eine weiße, z.T. vaskularisierte Glaskörpermasse.

Erst beim *fünften Grad* ist der Glaskörper vollkommen durchsetzt und retrolental sieht man an der Spaltlampe die typische vaskularisierte grau-weiße Schwarte.

Sämtliche dieser 20 Kinder hatten ein Geburtsgewicht zwischen 1000 und 2000 Gramm. Meist war nach der Geburt zusätzlich ein Atemnotsyndrom vorhanden. Bei allen Kindern wurde eine Inkubatorbehandlung durchgeführt. Es liegen fortlaufende Inkubatorprotokolle vor, z.T. wurde sogar der Sauerstoffpartialdruck im Blut fortlaufend verfolgt.

Eine seitengleiche Ausprägung der Erkrankung war bei 20 Fällen 8 mal vorhanden, 12 mal waren die Befunde seitendifferent.

Seitendifferenz	RA	LA	
1 Grad	I	0	n = 7
	II	I	
	II	I	
	IV	III	
	V	IV	
	II	III	
	III	II	
2 Grade	V	III	n = 1
3 Grade	III	0	n = 1
4 Grade	I	V	n = 3
	V	I	
	I	V	
			n = 12

Das vollständige Bild der retrolentalen Fibroplasie war nur 2 mal an beiden Augen vorhanden, jedoch bei 3 weiteren Kindern an einem Auge.

Alle Kinder hatten je nach dem Ausmaß der Erkrankung eine unsichere bis schweifende Fixation und immer einen rotatorischen Nystagmus.

Besonders interessant war die Beobachtung von eineiigen Zwillingen mit Retinopathia praematurorum:

Franz S. ♂ 12 Jahre alt, Geb.-Gewicht 1380 g. Wegen eines Atemnotsyndroms Inkubatorbehandlung von 5 Wochen Dauer. Maximale O_2-Konzentration 30%, täglich zweimalige arterielle Sauerstoffkontrolle. Rechts Grad II, Visus 0,3, links Grad I, Visus 0,5.

Peter S. ♂ 12 Jahre alt, Geb.-Gewicht 1360 g, erhielt wie sein Zwillingsbruder eine 5wöchige Inkubatorbehandlung, davon 4 Wochen Sauerstofftherapie von maximal 30%, gleichfalls täglich zweimalige arterielle O_2-Kontrolle. Das rechte Auge wurde wegen einer retrolentalen weißen Schwarte wegen Gliomverdachtes in einer Augenklinik enukleiert.

Als Erklärung für die unterschiedlich schwere Ausprägung der Retinopathia praematurorum bei diesem unter identischen Umweltbedingungen aufgezogenen Zwillingspaar kann die bei dem deutlich weniger sehgeschädigten Bruder Franz wegen eines grenzwertig erhöhten Serumbilirubins durchgeführte Austauschtransfusion herangezogen werden. Das fetale Hämoglobin führt wegen seiner wesentlich höheren Affinität zu Sauerstoff bei gleicher Konzentration im Inkubator zu einem erheblich höheren arteriellen Sauerstoffpartialdruck, so daß leichter toxisch wirkende Konzentrationen erreicht werden können. Im vorliegenden Falle hätte dann die Transfusion nur eine geringere arterielle PO_2 zugelassen und dadurch bei sonst gleichen Inkubatorverhältnissen zu einer wesentlich geringeren Schädigung des retinalen Gefäßsystems geführt.

Auch das folgende Krankheitsbild ist interessant:

M.U. ♂, 14 Jahre alt. Der Junge wurde adoptiert. Deshalb wissen wir wenig über seine Vorgeschichte; das Kind war eine Frühgeburt und war im Inkubator. Rechts besteht ein geringgradiger Mikrophthalmus, der Hornhautdurchmesser ist 10 mm, es besteht ein rotatorischer Nystagmus. Am Augenhintergrund befindet sich eine Retinopathia praematurorum vom Stadium III, Visus 0,05. Das linke Auge des Kindes ist dagegen normal, normaler Augenhinter-

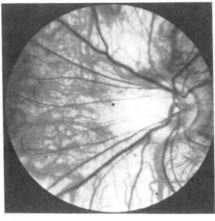 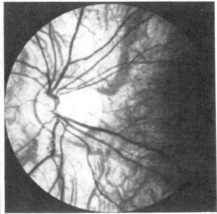

a   b

Abb. 1a und b. E.W. ♀, 6 Jahre alt, Geburtsgewicht 1600 g.
3 Wochen Inkubatorbehandlung, davon 10 Tage Sauerstoff. Retinopathia praematurorum bei Schieluntersuchung entdeckt. Rechts Grad 2, Visus 0,3, links Grad I, Visus 0,5. Rotatorischer Nystagmus bds

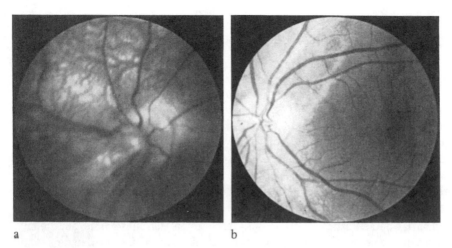

a   b

Abb. 2a und b. M.U. ♂ 12 Jahre alt. Frühgeburt, Inkubatorbehandlung. Rechts Mikrophthalmus, Retinopathia praematurorum Grad 3, Visus 0,5; links kein Mikrophthalmus, normaler Fundus, Visus 1,0, beiderseits rotatorischer Nystagmus

grund, geringer rotatorischer Nystagmus, Visus 1,0. Dies ist das einzige Kind in unseren Beobachtungen, bei dem ein Auge nach dem Gefäßbefund und der Funktion vollkommen normal war.

Im letzten Jahr sind in der Bundesrepublik 15.000 Säuglinge verstorben, 6.000 davon an Anoxie, Hypoxie und anderen Zeichen der Unreife. Um die Säuglingssterblichkeit zu reduzieren, werden die Perinatologen also gezwungen sein diese praematuren Kinder durch eine entsprechende aufwendige Behandlung am Leben zu erhalten. Dabei entsteht dann das Dilemma zwischen restriktiver O_2-Therapie zur Verminderung retinaler Veränderungen und einem liberalen O_2-Regime mit dem Ziel, Tod oder schwere cerebrale Störungen zu verhindern.

Wir glauben, daß man mit der genaueren Analyse dieser unvollständigen Formen der Retinopathia praematurorum in der Kenntnis der besonderen Gefahren der Inkubatorbehandlung weiterkommen kann.

Netzhautperipherie bei circumscripter retrolentaler Fibroplasie

W. Lemmingson (Augenabteilung, Ev. Diakonissen-Krankenhaus Karlsruhe, Chefarzt: Doz. Dr. W. Lemmingson)

Seit etwa 15 Jahren hat sich das Erscheinungsbild der retrolentalen Fibroplasie grundlegend geändert. Anstelle einer unaufhaltsam bis zur totalen Zerstörung des sensorischen Apparates fortschreitenden retinalen Vasoproliferation ist ein überwiegend umschriebener Prozeß getreten, der in der Regel mit Hinterlassung von Residuen abheilt oder sogar eine vollständige Rückbildung erfährt. Zwar führt die retrolentale Fibroplasie auch heute noch in Einzelfällen zur Erblindung, dies stellt jedoch nur eine Ausnahme, nicht mehr die Regel dar. Es ist daher nicht abwegig, zwischen einer circumscripten und einer diffusen Form der retrolentalen Fibroplasie zu unterscheiden.

Zu den allgemeinen Characteristica der circumscripten retrolentalen Fibroplasie, auf die im folgenden noch näher eingegangen wird, gehört unter anderem auch eine bevorzugte Lokalisation am Fundus. Wie eine Zusammenstellung von 40 eigenen, im Frühstadium diagnostizierten Fällen erkennen läßt (Abb. 1), ist die initiale Vasoproliferation als Frühsymptom der klinischen Manifestation der retrolentalen Fibroplasie in der Regel auf einen relativ schmalen Sektor in der temporalen Retinaperipherie lokalisiert. Wenden wir uns nun den bei der circumscripten retrolentalen Fibroplasie in der Fundusperipherie anzutreffenden Veränderungen zu, so zwingt die außerordentliche Vielfalt der Bilder zu einer Aufgliederung nach den einzelnen Verlaufsphasen.

1. Im *Stadium der vasoproliferativen Aktivität* wird das ophthalmoloskopische Erscheinungsbild von einer noch embryonale Züge tragenden Gefäßproliferation und ihren Begleiterscheinungen bestimmt. Es zeigt sich eine etwa auf der Äquatorhöhe beginnende, arkadenförmig angeordnete Kapillarneubildung, die in der Regel auf den temporalen Fundussektor beschränkt bleibt (Abb. 2). Die orawärtige Begrenzung der gegen die Retinaperipherie vordringenden Kapillarsprossung ist leistenartig erhaben und gilt als Grenze zwischen der avaskulären und vaskulären Retina. Die neugebildeten Kapillaren befinden sich entweder in der Nervenfaserschicht oder breiten sich fächerförmig zwischen der Membrana limitans interna und der Glaskörpergrenzschicht aus. Das Vordringen der Gefäßproliferation in die avaskuläre Retinaperipherie verläuft mitunter in Schüben, d.h. Perioden gesteigerter Aktivität wechseln mit solchen scheinbaren Stillstands ab. Noch während des allmählichen Vordringens gegen die Ora serrata findet am papillenwärtigen Rand der vasoformativen Zone ein Ab- und Umbau

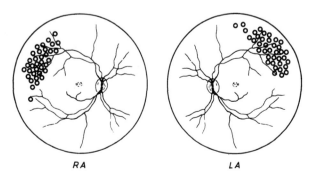

RA   LA

Abb. 1. Lokalisationsverteilung der initialen Vasoproliferation bei 40 im Frühstadium diagnostizierten Fällen von circumscripter retrolentaler Fibroplasie

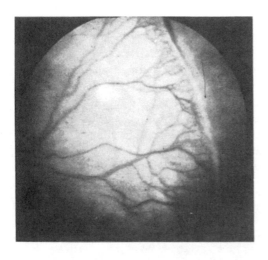

Abb. 2. Ausschnitt aus der arkadenförmig angeordneten Vasoproliferation mit Demarkationsleiste in der temporalen Retinaperipherie

des neugebildeten Kapillarnetzes statt. Die Breite der vasoproliferativen Aktivitätszone bleibt daher annähernd gleich, solange kein Umschlag in eine ungünstige Verlaufsform stattfindet.

Wie jede Gefäßneubildung, so weist auch die bei der circumscripten retrolentalen Fibroplasie stattfindende periphere Vasoproliferation eine gesteigerte Permeabilität auf. Extravasate in Form von intra- und praeretinalen Haemorrhagien sowie die ödematöse Durchtränkung der inneren Retinaschichten, oft kombiniert mit Eintrübung der angrenzenden Glaskörperpartien, sind häufige Begleiterscheinungen.

Die durch die recht heftige Vasoproliferation veränderte Haemodynamik im befallenen Fundussektor hat eine groteske Tortuositas der zuführenden Arterien und Dilatation der abführenden Venenäste zur Folge. Diese Begleitsymptome liegen zwar außerhalb der Fundusperipherie, erleichtern jedoch das Auffinden der umschriebenen Gefäßproliferation, die mitunter von Begleiterscheinungen verdeckt sein kann.

2. Ein *Stillstand* im Verlaufe der circumscripten retrolentalen Fibroplasie tritt mit dem Erlöschen der vasoproliferativen Aktivitätszeichen ein. In der Regel ist zu diesem Zeitpunkt die Revaskularisation der durch O_2-Einwirkung avaskulär gewordenen Retinaperipherie gerade zum Abschluß gekommen. Klinisch kündigt sich der Stillstand durch Verschwinden von Dilatation und Tortuositas vasorum im befallenen Fundussektor an.

3. Im *Stadium der Rückbildung* verschwinden die reversiblen Symptome des Krankheitsprozesses. Es sind in erster Linie Glaskörpertrübungen und ödematöse Retinaverdickungen sowie Extravasate aller Art, die resorbiert werden. Es folgt ein allmählicher Abbau der in Überzahl vorhandenen Kapillarschlingen und Gefäßkonglomerate mit allmählicher Normalisierung des Gefäßmusters. Selbst eindeutige proliferative Verdickungen des Retinagewebes sind rückbildungsfähig, oft allerdings nur teilweise.

4. Erst im *Stadium der Vernarbung* tritt das Ausmaß der bleibenden Schäden in Erscheinung. Die circumscripte Anordnung und die Bevorzugung der temporalen Fundusperipherie sind auch in diesem Stadium klar erkennbare Merkmale. Je nach der Schwere der vorausgegangenen Schädigung können folgende Residuen zurückbleiben:
a) Herdförmige Läsion des Pigmentepithels
b) Atypien des Gefäßmusters
c) Organisierte Reste vasoformativen Gewebes im Glaskörper und in der Netzhaut

d) Periphere Traktionssymptome

e) Sekundäre periphere Amotio retinae.

a) *Herdförmige Läsionen des Pigmentepithels* kommen sowohl isoliert als auch in Gruppen vor. Mitunter sind aufgrund ihrer Anordnung die Stellen der stärksten stattgehabten vasoproliferativen Aktivität zu erkennen, da die Pigmentepithelläsionen entsprechend dem Ablauf der Vasoproliferation eine arkadenförmige Anordnung aufweisen (Abb. 3). Eine Kombination von pigmentierten und depigmentierten Herden gehört ebenfalls zum Erscheinungsbild dieser Residuenform. Sie zeigen stets an, daß die vorausgegangenen Vasoproliferationen nicht nur die inneren, sondern auch die äußeren Netzhautschichten einschließlich des Pigmentepithels in Mitleidenschaft gezogen haben.

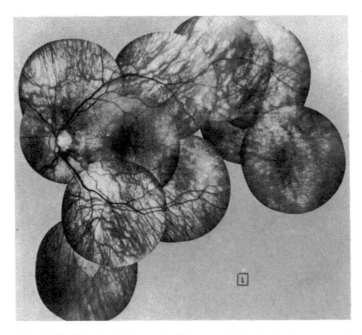

Abb. 3. Herdförmige Läsionen des Pigmentepithels als Residuen einer abgelaufenen Vasoproliferation. Die hintereinander angeordneten Arkaden von Pigmentierungen markieren die einzelnen Etappen der stattgefundenen Vasoproliferation

b) *Atypien des Gefäßmusters* sind wohl das häufigste Residuum einer abgelaufenen circumscripten retrolentalen Fibroplasie. Oft bilden sie den einzigen retrospektiven Hinweis für eine abgelaufene Vasoproliferation. Von einer diskreten Unregelmäßigkeit des Gefäßmusters bis zu ungewöhnlichen ja sogar grotesken Verlaufsrichtungen einzelner Gefäßabschnitte gibt es fließende Übergänge. Auch die peripheren Ausläufer einer Traktion des großen Gefäßbaumes gehören hierher.

c) *Organisierte Reste vasoformativen Gewebes im Glaskörper und in der Netzhaut* verdanken ihre Entstehung einer eruptionsartig steil in den Glaskörperraum eingebrochenen Vasoproliferation und den sie begleitenden mesenchymalen Zellelementen. Ihre Rückstände imponieren als lockere, meist weißliche segelartige Gebilde im praeretinalen Glaskörperraum, die mit der Retina in direktem Kontakt stehen und mit einzelnen Ausläufern versehen sind (Abb. 4). Nicht selten erstrecken sie sich noch über die Ora hinaus bis zur Pars plana des Ziliarkörpers und werden in diesem Bereich sogar besonders kompakt.

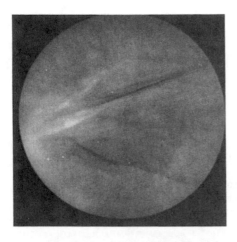

Abb. 4. Organisierte Reste vasoformativen Gewebes in der peripheren Retina und in den angrenzenden Glaskörperschichten

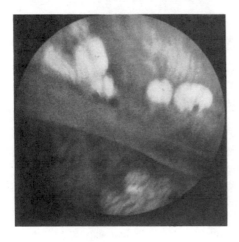

Abb. 5. Strangförmige Gewebsduplikatur in der Fundusperipherie durch Traktionswirkung nach abgelaufener Vasoproliferation

d) *Periphere Traktionssymptome* bieten ein äußerst vielgestaltiges Bild. Obwohl bezüglich der Funktion die schwerwiegendsten Auswirkungen der Traktion stets am hinteren Augenpol lokalisiert sind, kann auch die Retinaperipherie an diesem Geschehen mitbeteiligt sein. Von den fächerförmig aufgespaltenen Ausläufern der Traktionsfalte bis zu derben strangförmigen Gewebsduplikaturen (Abb. 5) variiert hier das Bild. In der Regel liegen entweder am Ende der Traktionsfalte oder zu beiden Seiten herdförmige Pigmentierungen und Depigmentierungen. Obwohl die Traktion der Papille und der Macula eine zentrale Lokalisation dieser Residuenform darstellen, können sie in der Fundusperipherie entsprechend der Lage der Traktionswirkung mit Pigmentverschiebung sowie Gewebsverdickung kombiniert sein.

e) Die *sekundäre periphere Amotio retinae* weist in der Regel enge Beziehungen zu den unter a, c und d angeführten Residuen auf. Bemerkenswerterweise wird die sekundäre Amotio seltener in Verbindung mit einem derben Traktionsstrang des Retinagewebes als mit einer peripheren Gruppe von Läsionen des Pigmentepithels (Abb. 6) angetroffen. Als Zeichen einer partiellen Selbstheilung können die gruppenförmigen Pigmentierungen eine Barriere gegen die weitere Ausdehnung der Amotio bilden. Auch sekundäre Lochbildungen in der Retina können vorkommen, treten jedoch an Häufigkeit zurück und beruhen meist auf der Zugwirkung eines Glaskörperstranges.

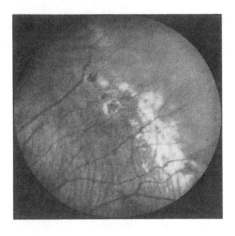

Abb. 6. Sekundäre Amotio retinae peripher von herdförmigen Pigmentierungen im Narbenstadium der retrolentalen Fibroplasie

Diskussion

Sowohl während der akuten Verlaufsphase als auch im nachfolgenden Narbenstadium der circumscripten retrolentalen Fibroplasie ist das Gros der Veränderungen in der Retinaperipherie anzutreffen. Hier finden die ersten obliterativen Gefäßausfälle statt und hier setzt auch die initiale Vasoproliferation ein. Der Ablauf der auf einen umschriebenen Fundusbereich beschränkten vasoproliferativen Aktivität erweckt den Eindruck, als ob es sich hier im wesentlichen um einen Reparationsvorgang handle, der mit dem Erreichen der Oragegend als biologische Grenzzone zum Stillstand kommt. Trotz ihres umschriebenen Charakters darf diese initiale Vasoproliferation nicht unterschätzt werden, da sie embryonale Züge trägt und somit leicht einen unkontrollierbaren Verlauf nehmen kann. Eine der interessantesten Eigenschaften der reparativen Vasoproliferation, die keineswegs immer kontinuierlich abläuft, ist ihre hohe Rückbildungsfähigkeit. Es können nicht nur beachtliche Proliferationsrückstände im Glaskörper und im Retinagewebe abgebaut werden, sondern das Retinagewebe kann an den Stellen eines besonders intensiven Abbaues einer nachträglichen Schrumpfung anheimfallen, so daß daraus die mannigfaltigsten Traktionssymptome resultieren. Trotz ihrer großen morphologischen Unterschiede lassen sich die hier mitgeteilten Residuengruppen ohne Schwierigkeiten entweder direkt oder indirekt auf die abgelaufene Vasoproliferation und ihre Begleiterscheinungen zurückführen. Die auch im Narbenstadium zum Ausdruck kommende bevorzugte Lokalisation im temporalen Fundussektor ermöglicht im Zweifelsfall die Diagnose auch retrospektiv zu stellen.

Literatur

Kinsey, W. E., Hemphill, F. M.: Symposium retrolental fibroplasia (Retinopathia of praematurity). Etiology of retrolental fibroplasia, preliminary report of cooperative study of retrolental fibroplasia. Trans. Amer. Acad. Ophthal. Otolaryng. 59, 7–41 (1955). – Lemmingson, W.: Abortivformen bei retrolentaler Fibroplasie. Ber. dtsch. ophthal. Ges. 62, 343–347 (1959). – Planten, J. Th.: A case of retrolental fibroplasia terminating in ablatio falciformis. Ophthalmologica 130, 214–216 (1955). – Rohrschneider, W., Meister, A.: in: Ergebnisse der inneren Medizin und Kinderheilkunde. Die retrolentale Fibroplasie (Retinopathia praematurorum) 17, 90–131 (1962). – Silverman, W. A.: Diagnosis and treatment. Oxygen therapy and retrolental fibroplasia. Pediatrics, 43, 88–96 (1969). – Tasman, W., Annesley, W. J. R.: Retinal detachment in the retinopathia praematurorum. Arch. Ophthal. 75, 608–615 (1965). – Tasman, W.: Retrolental Fibroplasia in: Retinal diseases in children. New York: Harper and Row, 1971. – Zacharias, L. C.: Visual and ocular damage in retrolental fibroplasia. Amer. J. Ophthalm. 53, 337–345 (1962).

Abortive Manifestation der retrolentalen Fibroplasie

F. Lizin und E. Schütte (Augenklinik der Medizinischen Fakultät der Rheinisch-Westfälischen-Technischen-Hochschule Aachen, Vorstand: Prof. Dr. med. M. Reim)

Die erste Beschreibung der retrolentalen Fibroplasie stammt aus dem Jahre 1942 (Terry). Damals wurde den von Asphyxie und Atemnot bedrohten Säuglingen unbegrenzt Sauerstoff gegeben. Ab 1952 erschienen Publikationen über die pathologische Wirkung von Sauerstoff.

Diese Beobachtungen führten zu einer Verminderung von O_2-Konzentration in den Inkubatoren. So wurden die schweren Fälle der retrolentalen Fibroplasie seltener. Jedoch ist sie heutzutage noch aktuell.

Eine Sicherheitsgrenze der Sauerstoffkonzentration im arteriellen Blut bleibt weiterhin ungenau. Die als noch ungefährlich geltenden O_2-Partial-Druckwerte liegen zwischen 40 und 100 mmHg (Blanck, 1975). Es ist auch noch nicht genau erkannt, wann die Vasokonstriktion noch reversibel ist. Einige Autoren meinen, daß nach 5 bis 6 Stunden die äußerste Grenze wäre (Ashton et. al., 1954). Der Grad der Unreife, der einem Risiko für die Netzhaut entspricht ist wieder in Frage gestellt, da auch bei ausgetragenen Säuglingen eine retrolentale Fibroplasie beschrieben wurde (Kraushar et. al., 1975). Das Risiko der Retinopathie ist abhängig vom Geburtsgewicht und wird vorwiegend bei Kindern unter 1.500 g beschrieben (Patz, 1974).

Die Bedeutung der Ophthalmoskopie während der Sauerstoffbehandlung ist ja allgemein bekannt. Wie wichtig aber die regelmäßige Ophthalmoskopie auch noch Jahre nach der O_2-Behandlung ist, wollen wir anhand von 3 Kindern zeigen, bei denen Mangels einer späteren, sorgfältigen Fundusspiegelung eine Fibroplasie lange Zeit übersehen wurde.

Das erste Kind war eine Zwillingsgeburt nach 32 Schwangerschaftswochen. Der Geminus verstarb nach 2 Tagen. Mit einem Geburtsgewicht von 1.360 g wurde das Kind 26 Tage lang in einem Inkubator behandelt.

Die Fundusuntersuchung unmittelbar nach der O_2-Behandlung war unauffällig. Wegen Strabismus convergens links erhielt das Kind mit 1 1/2 Jahren eine Brille, eine direkte Occlusionsbehandlung wurde 6 Wochen lang erfolglos durchgeführt. Nach einer dreimonatigen Atropin-Kur rechts, wurde eine erneute Occlusionsbehandlung verordnet.

Nach einem Wohnungswechsel wurde 3 Jahre später die Diagnose gestellt. Am rechten Auge ist der Gefäßbaum nach temporal verzogen. Am linken Auge waren die zentralen Gefäße gleichfalls nach temporal verzogen mit Membranbildung über der Papille.

Die Macula war verformt und nach temporal verlagert mit Rarefizierung der Gefäße und des Pigmentblattes.

In der temporalen Peripherie waren die typischen, obliterierten Gefäße mit Pigmentverklumpungen und Narben sichtbar (Abb. 1). Die zentrale Sehschärfe blieb rechts 1,0, links 0,01. Der Schielwinkel von + 17,5 Grad wurde nach der Operation auf + 3 Grad reduziert.

Das zweite Kind war eine Frühgeburt nach 35 Schwangerschaftswochen. Mit einem Geburtsgewicht von 1.800 g blieb das Kind 8 Tage lang wegen auffälliger, länger dauernder Hypothermie von 35,4° im Inkubator. Es wurden an den Fundi keine Veränderungen festgestellt. Das Kind hatte von Geburt an einen Strabismus convergens. Es wurde im Alter von 6 Monaten von einem Augenarzt behandelt und erhielt mit 1 1/2 Jahren die erste Brille. Eine Occlusionsbehandlung wurde dann fast 2 Jahre lang ohne Erfolg durchgeführt.

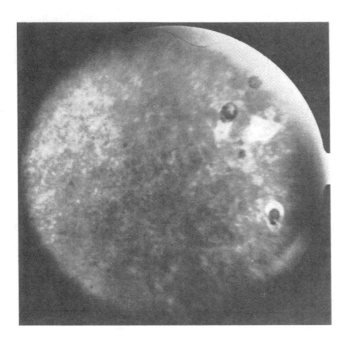

Abb. 1. Gefäßarme temporale Peripherie des linken Auges mit Pigmentverklumpungen und Narben

Als das Kind im Alter von 4 Jahren erstmals uns vorgestellt wurde, war am Fundus rechts ein atypischer Gefäßabgang nach temporal sichtbar. Die Macula war vorhanden und zeigte eine gute Struktur bei vollem Visus.

Am linken Auge war der Gefäßaustritt nach temporal verlagert, die Macula nur als dunkler Fleck sichtbar, wenig strukturiert. Die Gefäße in Umgebung der Papille waren sehr stark geschlängelt und ineinander gebündelt. Man erkannte eine graue Embryonalmembran vor der Papille und Gefäße zur Macula hinziehend, als leichte Form einer Ablatio falciformis. An diesem Auge betrug die zentrale Sehschärfe nur 0,02, der Schielwinkel war + 15 Grad. Der Winkel war auffallend groß und täuschte nach der Schieloperation eine erhebliche Divergenz vor. Diese scheinbare Abweichung nach außen beim Blick geradeaus ist typisch für die retrolentale Fibroplasie und kommt durch die Verlagerung der Macula zustande (Ryan, 1974; Forster et. al., 1975).

Das dritte Kind, eine Frühgeburt nach 7 1/2 Monaten, blieb 4 Monate lang in einem Inkubator. Eine schwere Amblyopie rechts wegen einer ausgeprägten retrolentalen Fibroplasie wurde schon damals diagnostiziert. Das linke Auge wurde als normal angesehen. Weitere augenärztliche Kontrollen wurden nicht durchgeführt.

Im Alter von 14 Jahren erhielt das Kind einen Schlag auf das angeblich gute linke Auge, was zu einer Ablatio retinae führte. Am rechten Auge zeigte sich eine längsovale, unten abgeblaßte Papille. Alle Gefäße ziehen von der Papille aus in einer segelartigen Netzhautabhebung keilförmig nach oben. In der mittleren Peripherie waren Pigmentverklumpungen und Narben sichtbar.

Am linken Auge war der Gefäßaustritt regelrecht. Die Peripherie aber zeigte deutliche Veränderungen im Sinne einer Fibroplasie, mit deutlichen Pigmentierungen und Strängen entlang der Gefäßstraßen, schweren Glaskörpertrübungen und temporal eine Netzhautablösung. Es wurde eine breite, radiäre Plombe im Bereich eines sehr weit zentral liegenden Rundloches

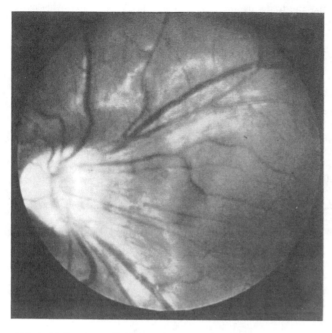

Abb. 2. Linkes Auge: Gefäßaustritt nach temporal verzogen mit grauer Embryonalmembran von der Papille über die Macula hinziehend

bei 3 h aufgenäht und eine Lichtkoagulation anschließend durchgeführt. Die zentrale Seh-schärfe postoperativ betrug 0,2.

Dank der regelmäßigen Kontrollen bei der Sauerstoffgabe und der Festlegung von Sicher-heitsgrenzen der Sauerstoffkonzentration im arteriellen Blut war in den 50iger Jahren ein starker Rückgang der retrolentalen Fibroplasie festzustellen. Trotzdem ist das Risiko dieser Retinopathie noch immer zu befürchten. Sauerstoff bleibt noch immer gefährlich, besonders weil die heutigen Intensivmaßnahmen viele Frühgeburten mit niedrigem Geburtsgewicht retten können und gerade diese Kinder besonders exponiert sind, eine retrolentale Fibro-plasie zu entwickeln. Unsere Beobachtungen zeigen, wie wichtig die regelmäßige Ophthal-moskopie nach der Sauerstoffbehandlung ist. Auch wenn die Erstuntersuchung unauffällig erscheint, ist noch Jahre nach der Geburt die Fundusspiegelung von größter Bedeutung. Ganz besonders betonen möchten wir, daß bei therapie-refraktären Amblyopien die sorgfältige Augenhintergrundspiegelung eine einfache Möglichkeit bietet, organische Veränderungen der Netzhaut als Ursache der Amblyopie zu erkennen.

Zusammenfassung

Es wird die Entwicklung einer retrolentalen Fibroplasie bei drei Patienten beschrieben, die als Frühgeborene einige Tage mit Sauerstoff behandelt werden mußten. Dabei wird besonders auf die Wichtigkeit der regelmäßigen Fundusspiegelung auch Jahre nach der Geburt hinge-wiesen.

Summary. 3 patients with falciform retinal detachment have had oxygen in the incubator when they were born. Two of them had been treated outside with occlusion as they had a squint angle. These observations make sure, that retinal dysplasia may even develop after some years.

Résumé. On décrit l'évolution de 3 prématurés traités par oxygénothérapie, chez lesquels les premiers examens étaient normaux. L'importance de l'ophthalmoscopie, des années après la naissance, est mise en évidence.

Literatur

Ashton, N., Pedler, C.: Studies on developing retinal vessels Preliminary report. Brit.-J. Ophthalmol. **38**, 433–440 (1954). – Blanck, N. F.: La Fibroplasie retro-lentale a-t-elle disparu? Ann. Oculist 208 S. (1975). – Bostelmann, I.: Ist die retrolentale Fibroplasie immer noch aktuell? Zeitschrift. ärztl. Fortbild. 63 J. H. 1. – Forster, R., Scott, Jampolsky: Strabismus and Pseudostrabismus with retrolental Fibroplasia. Amer. Ophthal. Band Nr. **6**, 985–989 (1975). – Kittel, V.: Ein Beitrag zur Klinik der retrolentalen Fibroplasie. Klin. Mbl. Augenhk, **155**, S. 792 (1969). – Kraushar, N. F., Harper, R. G., SIA, C. G.: Retrolental Fibroplasia in Fullterm infant. Amer. J. Ophthal. Band Nr. 7 S. 106–108 (1975). – Patz, A.: Retrolental Fibroplasia in: Selected Topics on the Eye in Systemic Disease. (eds. Stephan J. Ryan Jr. and Ronald E. Smith). New York and London: Grune and Stratton 1974. – Terry, R. L.: Extreme prematurity and fibroplastic overgrowth of persostent vascular sheat behind each crystalline lens I. Preliminary report. Am. J. Ophthalmol **25**, 203–204 (1942).

Aussprachen

Herr Heimann (Köln) zum Vortrag S. 193:

Wie sind die fluoreszenz-angiographischen Befunde Hayreh's, die an Rhesusaffen unter verschiedenen intraokularen Druckbedingungen durchgeführt wurden und nach dem die Arterien das Zentrum der Choriokapillaris bilden, mit ihren morphologischen Untersuchungen zu vereinbaren. In Bestätigung ihrer Befunde fanden wir in der peripheren Aderhaut ebenfalls Venen im Zentrum der Lobuli.

Herr Schütte (Aachen) zu den Vorträgen S. 223:

Bei den hier vorgestellten Patienten bestand neben dem objektiven Schielwinkel ein großer positiver Winkel Kappa. Trotz der Berücksichtigung dieser Tatsache bei der Operationsindikation bestand weiter ein sogenannter Pseudostrabismus. Ursächlich kommt die temporale Verlagerung der Makula in Betracht. Jampolsky (1975) gleicht in diesen Fällen wegen der Inoperabilität dieses Restwinkels mit Prismen aus.

Herr Krey (Giessen) zum Vortrag S. 218:

Es ist mehrfach die Prädisposition der temporalen Hälfte für die Veränderungen bei retrolentaler Fibroplasie angesprochen worden. Ich möchte fragen, ob dafür irgendeine Erklärung vorhanden ist. Möglicherweise wirkt sich die Hypoxamie in der temporalen Hälfte aufgrund vasculärer und sonstiger anatomischer Verhältnisse schwerer aus als in den übrigen Fundusbereichen. Möglicherweise könnte man dadurch die Genese dieses Krankheitsbildes noch etwas näher erläutern.

Herr Sautter (Hamburg) zu den Vorträgen S. 215, S. 218 und S. 223:

Die Vorträge und Demonstrationen über die retrolentale Fibroplasie sind sehr zu begrüßen; denn es ist sicher noch nicht hinreichend bekannt, daß diese auch heute noch so häufig vorkommt und wie sehr ihre Manifestationsweise variiert. Z.B. dürfte es sich bei dem nicht einheitlichen Krankheitsbild der sog. Ablatio falciformis nicht selten um eine Retinopathia praematurorum handeln. Hinsichtlich ihrer Pathogenese erscheinen allerdings über die bisher bekannten Faktoren hinaus noch manche Fragen offen. Wie wäre sonst zu erklären, daß ein Auge eine komplette retrolentale Fibroplasie und das andere desselben Individuums nur rudimentäre periphere Veränderungen aufweisen – oder bei eineiigen Zwillingen der Erkrankungsgrad auffallend differieren kann? Hierzu ein eigener Fall: Eineiige Zwillinge, Geburtsgewicht und Art der Inkubatorbehandlung bei beiden praktisch gleich; dennoch bietet der eine beiderseits das Vollbild einer retrolentalen Fibroplasie, beim anderen nur periphere Veränderungen. Auch der Umstand, daß nicht jede Frühgeburt, für die die Voraussetzungen zuträfen, eine Retinopathia praematurorum bekommt, zeigt, daß die physikalischen Daten das Krankheitsbild nicht vollständig erklären. Schließlich noch ein Hinweis zu einem hier geschilderten Fall: Ein Mikrophthalmus schließt ein Retinoblastom von vorneherein aus, hätte also nicht enukleiert zu werden brauchen.

Herr Reim (Aachen) zum Vortrag S. 218:

Frage an Herrn Lemmingson:

Handelt es sich bei der im Fluorescenzangiogramm dargestellten Laminierung der Blutströmung um ein rheologisches Phänomen, das man näher erklären kann? Oder ist es nur eine Folge der Vasokonstriktion?

Herr Lemmingson zu Vortrag S. 218:

Schlußwort: In der vorgeburtlichen Phase ist die Peripherie der temporalen Hälfte der Retina am wenigsten vascularisiert. Hier setzt die Sauerstoffwirkung am nachhaltigsten ein, weil einmal die Gefäßstrecke von der Papille relativ lang ist und dadurch das Einströmen der Erythrozyten in diesen Bereichen verzögert ist. Dies läßt sich bei den vital-mikroskopischen Untersuchungen demonstrieren.

Zu Herrn Reim:

Streng genommen gibt es keine Vasokonstriktion der unreifen Retina während der Sauerstoffapplikation. Es handelt sich vielmehr um ein rheologisches Phänomen. Und zwar verengt sich der axiale Erythrozytenstrom, bei gleichzeitiger Zunahme der Breite des Plasmarandstromes. Das Kaliber des Gefäßes bleibt gleich. Aber der Anteil der Erythrozyten ist um das Mehrfache verringert gegenüber der Ausgangssituation. Dadurch entsteht die Verarmung der Retinazirkulation an Erythrozyten. Eine Vasokonstriktion wird nur dann vorgetäuscht, wenn man mit unzureichender Vergrößerung die Netzhautgefäße betrachtet.

Herr Sautter zum Vortrag S. 205:

Es ist zu fragen, ob es sich bei sämtlichen hier demonstrierten Fällen um dasselbe Krankheitsbild handelt. Die v. Hippel-Lindausche Angiomatosis cerebro-retinalis ist als Phakomatose hinsichtlich ihrer Symptomatik definiert. Ophthalmoskopisch dürfte die Diagnose für die erstgenannte Fallgruppe zutreffen. Sind aber nicht die zuletzt gezeigten Fälle lediglich einfache Angiome der Netzhaut gewesen? Diese wären natürlich auch der Xenon-Koagulation leichter zugänglich und damit prognostisch günstiger, ganz abgesehen von der dabei fehlenden Gehirnbeteiligung.

Herr Wagner (Wiesbaden) zum Vortrag S. 205:

In Anbetracht des uncharakteristischen Aussehens der von Herrn Schmitz-Valckenberg demonstrierten Haemangiome wird gefragt, ob bei dem einen oder anderen der jahrelang beobachteten Fälle ein von Lindau seinerzeit beschriebener Tumor des Zentral-Nervensystems nachgewiesen wurde.

Herr Sautter (Hamburg) zum Vortrag S. 205:

Schlußwort: Bei der Angiomatosis retinae wird in ca. 20 bis 30% der Fälle eine Beteiligung des Zentral-Nervensystems angegeben, die wir bei den von uns beobachteten Patienten nicht feststellen konnten. Ob es sich bei den hier beschriebenen Fällen um eine Angiomatosis retinae handelt oder um einzelne Netzhautangiome, kann unseres Erachtens im Einzelfalle nicht entschieden werden.

Traumatologie der Fundusperipherie

Aetiologische, histopathologische und prognostische Aspekte der Orarisse

B. Daicker (Basel) und G. Eisner (Bern)

Mechanische Traumen führen zur Gewebsverformung (vorwiegend bei Kontusionen) oder zur Gewebsverlagerung (vorwiegend bei Perforationen). Läsionen sind vor allem dort zu erwarten, wo Gewebe unterschiedlicher Elastizität miteinander verbunden sind [5].

Dies mag erklären, daß trotz der Vielzahl traumatischer Vorgänge die erzeugten Läsionen sich auf einige wenige Typen beschränken.

Zum Verständnis der traumatischen Veränderungen in der Fundusperipherie ist die Kenntnis der anatomischen Gewebsverbindungen unerläßlich, denn diese sind es, welche den Ort und Aspekt der Läsionen und in gewissem Maße auch deren Prognose bestimmen.

In der Oragegend lassen sich drei Gewebsübergänge und damit Gewebsverbindungen unterscheiden: 1. interretinale, 2. retroretinale und 3. praeretinale Verbindungen.

1. Interretinale Verbindungen

An der Ora geht die eigentliche Retina mit ihrer dichten Textur des dicken Neuropils in das dünne einschichtige Epithel der „Retina ciliaris" über. Seine Epithelien sind zwar durch leichte Interdigitation, Zonulae occludentes und adhaerentes miteinander verbunden [6]. Die intraepitheliale Haptik ist aber geringer als die intraretinale. Vom anatomischen Bau der beiden Schichten her sind Rißbildungen somit eher an und vor der Ora zu erwarten als in der Retina.

2. Retroretinale Verbindungen

Hinter der Ora haftet die Retina durch eine Mucopolysaccharidschicht auf den Pigmentepithelien. Die Verzahnung zwischen den hier rudimentären und spärlichen Sinneszellgliedern der Retina und den Villi der Pigmentepithelien ist relativ mangelhaft. Die dadurch geringe Haptik äußert sich in der Leichtigkeit, mit der eine Trennung beider Schichten, eine Amotio retinae entsteht.

Im Gegensatz dazu ist vor der Ora die Haptik zwischen Ziliar- und Pigmentepithel durch Zonulae occludentes und adhaerentes fester. Periphere Amotiones retinae werden deshalb meist an der Ora aufgehalten und greifen nur selten auf die Pars plana über. Diese interepitheliale, ziliare Verbindung ist aber nicht so fest, daß nicht dennoch traumatische Ablösungen des Ziliarepithels vom Pigmentblatt entstehen könnten (Abb. 1 und 3). Oft wird aber dabei das Pigmentblatt mitlädiert, auf- oder weggerissen (Abb. 2) [1].

3. Praeretinale Verbindungen

Zwischen den Ziliarepithelien der hinteren Pars plana und dem Glaskörper einerseits (Basis vitrei ciliaris), der peripheren Retina und dem Glaskörper andererseits (Basis vitrei retinalis [1] bestehen flächige Verbindungen. Die Haptik im Bereich der Basis vitrei ciliaris ist nur beim Kleinkind schwach. Durch Verzahnung zwischen den Zellbasen der Ziliarepithelien, ihrer Basalmembran und dem Gerüst des Vitreums sind Glaskörper und Epithel im ausgewachsenen Auge fest miteinander verbunden. Es ist anzunehmen, daß deshalb traumatische Ablösungen der Basis vitrei vom Ziliarepithel selten sind. Abbildung 4 zeigt einen solchen Befund beim 3-jährigen Kind.

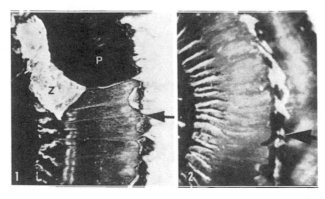

Abb. 1. Lappenförmiger Abriß des Ziliarepithels (*Z*) vom Pigmentblatt (*P*), von der Ora ↓ gegen die Pars plicata corporis ciliaris nach Contusio bulbi. Autopsiebefund. x 7,5

Abb. 2. Ausriß von Ziliarepithel, z. T. mit Pigmentepithel vor der Ora ↓ nach Contusio bulbi. Autopsiebefund. x 5

Stärke und Ausdehnung der Verbindung zwischen Glaskörper und peripherer Retina zeigen eine ausgesprochene Altersabhängigkeit. Beim Kind haftet der Glaskörper noch wenig fest an der Netzhautperipherie. Das äußert sich darin, daß hintere Glaskörperabhebungen in diesem Alter die Ora erreichen können (Abb. 5). Bei älteren Individuen liegt die vordere Grenze einer hinteren Glaskörperabhebung in unterschiedlicher Distanz hinter der Ora. Mit zunehmendem Alter entwickelt sich obligat von der Ora äquatorwärts zirkulär eine ringförmige Zone fester Verbindung zwischen Glaskörperrinde und Netzhautinnenfläche. Während die Basis vitrei ciliaris schon früh als feste Verbindung auf ihre definitive Breite angelegt ist, entwickelt sich die Basis vitrei retinalis erst im Laufe des Lebens, gewinnt an Festigkeit und dehnt sich äquatorwärts aus.

Das gewebliche Substrat dieser erworbenen vitreoretinalen Adhärenzzone ist die Folge eines involutiven, teils degenerativ atrophierenden, teils produktiven Prozesses im Bereich der peripheren vitreoretinalen Grenze:

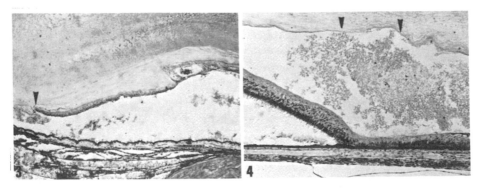

Abb. 3. Posttraumatische Ablösung des Ziliarepithels der Retina, der Riß am Vorderrand der Basis vitrei ↓. (H. E.) x 20

Abb. 4. Totale traumatische Ablösung der Basis vitrei (▼ ▼) von Retina und Ziliarepithel. (H. E.) x 50

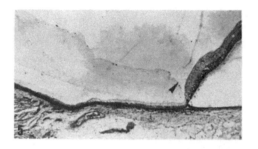

Abb. 5. Traumatische Ablösung der Basis vitrei retinalis (▾) bis zur Ora. (H. E.) x 50

Von der Glaskörperrinde her stoßen durch Defekte in der Basalmembran Kollagenforma-tionen in degenerativ entstandene Lücken zwischen den neuralen Elementen hinein [1, 3] (Abb. 6). Beim Kleinkind haben wir derartige Veränderungen noch nie gefunden. Beim Jugendlichen sind sie ganz oranahe als Interdigitationen des Glaskörpers mit der Retina zu sehen. Im höheren Alter reicht dieser vitreoretinale „Klettenverschluß" in individuell und lokal unterschiedlichem Maß äquatorwärts und die Kollagenstränge bilden oft ein dichtes intraretinales Fasernetz, das sich mit den Kollagenstrukturen der Netzhautgefäße verbinden kann. Wir nennen diese offenbar für die Fundusperipherie spezifische Veränderung „periphere Netzhautsklerose" [3].

Die Elastizität der periphersten Retina wird durch diese Sklerose derjenigen der Glaskörper-rinde ähnlich. Risse entstehen somit bevorzugt am Rand der ringförmigen Sklerosezone. Abbildung 7 demonstriert die Ausdehnung und die hintere Begrenzung dieses Sklerosegürtels bei einem Erwachsenen. Zu seiner Darstellung ist hier die Strukturdoppelbrechung der Kollagenformationen benutzt worden.

Aufgrund der dargestellten Gewebsübergänge und -verbindungen in der Oraregion wäre an-zunehmen, daß sich traumatische Rupturen vor allem an drei Stellen finden lassen, am Vorderrand der Basis vitrei ciliaris, am Hinterrand der Basis vitrei retinalis sowie an der Ora serrata.

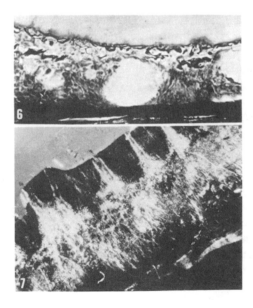

Abb. 6. Interdigitationen von Kollagensträngen zwischen Glaskörperrinde und den inneren Schichten der zystoid degenerierten peripheren Retina. (Gomori) x 125

Abb. 7. Doppelbrechendes Band der peripheren Netzhautsklerose. Netzhaut flach, nativ. x 8

231

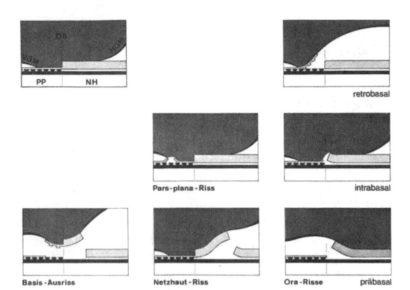

Abb. 8. Schema der verschiedenen peripheren Rißformen. pp = Pars plana. NH = Netzhaut. VGM = vordere Grenzmembran. HGM = hintere Grenzmembran. OS = Ora serrata

Tatsächlich lassen sich die meisten Rißformen, die wir nach Traumen beobachten, durch die geschilderten Gewebsverhältnisse erklären (Abb. 8). So finden wir beispielsweise Risse am Vorder- und Hinterrand der Basis, bei denen die dazwischenliegenden Retinabrücken ausgerissen und in den Glaskörperraum hineingezogen werden. Risse am Vorderrand der Basis liegen im Ziliarepithel.

Komplizierter sind die Verhältnisse bei den Orarissen, weil hier verschiedene Traktionsformen vorkommen. Sowohl die vordere als auch die hintere Glaskörpergrenzmembran können wirksam werden, je nachdem, ob sich der Glaskörper vor oder hinter der Ora serrata von seinen Verbindungen mit der Bulbuswand lösen konnte.

Ist der Glaskörper nur noch über der ziliaren Basis adhärent, so ist die Ora serrata die hintere Basisgrenze. Ein Orariß liegt dann *retrobasal*, sein Hinterrand ist traktionsfrei, sein Vorderrand ist an der hinteren Glaskörpergrenzmembran adhärent. Deren Traktion löst das Ziliarepithel vom Pigmentepithel, die Netzhaut selbst indessen wird nicht direkt betroffen.

Ist der Glaskörper nur über der retinalen Basis adhärent, so bildet die Ora die vordere Basisgrenze. Ein Orariß liegt demnach *praebasal*. Sein Vorderrand ist traktionsfrei, der Hinterrand ist adhärent an der vorderen Glaskörpergrenzmembran, deren Traktion sich auf die Netzhaut auswirkt.

Hat sich der Glaskörper nicht abgelöst, so liegt der Orariß *intrabasal* und ist direkt keiner Traktion ausgesetzt, es sei denn, der Glaskörper sei abgehoben und destruiert.

Wenn wir nun versuchen, für die verschiedenen Rißtypen eine Prognose zu stellen hinsichtlich der Entstehungsgefahr und Ausbreitungstendenz einer Amotio retinae, so gilt es, die Stärke von Traktion und von retroretinaler Adhäsion abzuschätzen. Grundsätzlich kann man annehmen, daß die Traktion der vorderen Granzmembran, die am Ziliarkörper vielfach fixiert ist, schwächer sein wird als diejenige einer frei flottierenden hinteren Glaskörpergrenzmembran. Auch wird sich eine Traktion über dem Ziliarepithel, das fest mit dem Pigmentepithel verhaftet ist, weniger auswirken als eine Traktion über der nur leicht verzähnten Retina.

Kombinieren wir diese Faktoren für die verschiedenen Formen von Orarissen, ergibt sich, daß die Tendenz zur Ausbreitung und Ausbildung einer Netzhautablösung geringer ist als, bei den rein retinal gelegenen Rissen. Dieses mag die klinisch wohlbekannte Tatsache erklären, daß Orarisse und praeorale Risse oft gar nicht zur Amotio retinae führen − und wenn, dann erst nach längerer Latenzperiode.

Für die Klinik ergibt sich daraus als wichtigste Konsequenz, daß die Diagnose solcher peripherer Rupturen nicht unbedingt sofort gestellt werden muß. Die Identationsuntersuchung darf deshalb hinausgeschoben werden bis zu einem Zeitpunkt, bei dem man annehmen darf, daß die traumatogenen Gewebsläsionen vernarbt sind und die indentationsbedingte Gewebsdeformation keine zusätzliche Schädigung mehr bringen wird. Tritt eine Amotio retinae jedoch unmittelbar nach einem Kontusionstrauma auf, so müssen andere Entstehungsmechanismen mit exsudativer oder transsudativer Komponente postuliert werden, z. B. postkontusionelle Netzhautnekrosen.

Zusammenfassung

Die Anatomie der Gewebe in der Oragegend gibt Hinweise auf die Festigkeit der Gewebsverbindungen in diesem Gebiet. Bei mechanisch, traumatisch bedingten Deformationen entstehen Läsionen dort, wo Gewebe verschiedener Elastizität aneinandergrenzen, d.h. am Vorderrand und am altersabhängig variablen Hinterrand der Glaskörperbasis sowie an der Ora selbst. Aufgrund der verschieden festen Gewebsverbindungen und der unterschiedlichen Ablösbarkeit der Gewebe erklärt sich, daß Orarisse seltener und erst nach längerer Latenz zur posttraumatischen Netzhautablösung führen als Risse in der Retina.

Summary. The anatomy of the peripheral fundus is characterised by varying adhesions between layers of tissue. Lesions due to traumatic deformations of the globe are to be anticipated whereever structures differing in elasticity are connected, i.e. at the anterior and the posterior border of the vitreous base and the ora serrata. The histologic analysis of the connections between retina and vitreous respectively retina and pigment epithelium explains why retinal detachments due to ora tears usually develop less frequently and more slowly than detachments due to retinal tears.

Résumé. L'anatomie de l'ora nous informe de la force des liens tissulaires dans cette région. Lors de déformations traumatiques, les lésions se produisent à des endroits, où des tissues d'élasticité différente font frontière. C'est à dire à la limite antérieure et la limite postérieure de la base du corps vitré (laquelle varie avec l'âge) comme du reste à l'ora elle-même. C'est justement cette différence entre les forces qui lient les tissus et leur facilité de se décoller, qui expliquent, que les déchirures à l'ora se produisent moins fréquemment et avec une latence plus longue que des décollements posttraumatiques de la rétine.

Literatur

1. Daicker, B.: Normalanatomische Grundlagen der Genese oranaher, traumatischer Netzhautrisse. Mod. Probl. Ophthal. **10**, 412 (1972). − 2. Daicker, B.: Anatomie und Pathologie der menschlichen retinoziliaren Fundusperipherie. Basel−New York: S. Karger 1972. − 3. Daicker, B.: Sind die Symptome „Weiß mit Druck" und „Weiß ohne Druck" durch die periphere Netzhautsklerose bedingt. Mod. Probl. Ophthal. **15**, 82 (1975). − 4. Eisner, G.: Zur Spaltlampenmikroskopie der Ora serrata und Pars plana corporis ciliaris. VII. Mitteilung. A. v. Graefes Arch. klin. exp. Ophthal. **178**, 211 (1969). − 5. Eisner, G.: Biomicroscopy of the Peripheral Fundus. Berlin−Heidelberg−New York: Springer 1973. − 6. Shabo, A. L., Maxwell, D. S.: Structural organization of the pars plana − ora serrata transition in the human and monkey eye with emphasis on protein barrier. Lab. Invest. **29**, 511 (1973).

Klinische Traumatologie der Fundusperipherie

Th. N. Waubke (Universitäts-Augenklinik Essen, Direktoren: Prof. Dr. Dr. hc. G. Meyer-Schwickerath, Prof. Dr. Th. N. Waubke)

Traumatische Schäden der Netzhautperipherie führen im allgemeinen zu keiner Sehverschlechterung, da sie außerhalb des wesentlichen Funktionsbereiches der Netzhaut liegen. Erst die sekundären Veränderungen führen zu Funktionseinbußen. Wie bei den Folgezuständen anderer peripherer Netzhautveränderungen, handelt es sich zumeist um Netzhautablösungen. Die Häufigkeit der idiopathischen Netzhautablösung liegt nach verschiedenen Statistiken allgemein weit unter 1%. Netzhautablösungen nach Traumen werden etwa in 5% aller Verletzungsfolgen als Komplikation beobachtet, in einer eigenen Statistik waren es 4,3%. Die Häufigkeit ist bei Contusionsverletzungen und Perforationen ohne Fremdkörper etwa gleich; fast doppelt soviel Netzhautablösungen werden nach perforierenden Fremdkörperverletzungen beobachtet.

Während nichttraumatische Netzhautablösungen oft für Arzt und Patient vollkommen überraschend auftreten, liegen die Verhältnisse bei Traumen bis auf wenige Ausnahmen anders. Hier ist eine Noxe bekannt, und man kann den Verlauf beobachten. Hinzu kommt, daß in aller Regel ein deutliches zeitliches Intervall zwischen Unfallereignis und Netzhautablösung besteht. Nach einer eigenen Statistik beträgt der zeitliche Abstand in 50% der Fälle mindestens 2 Monate, in 30% sogar 1 Jahr und darüber. Gerade bei den traumatischen peripheren Veränderungen haben wir also eine reelle Chance, Prophylaxe zu betreiben, wenn wir die gefährlichen Stadien rechtzeitig diagnostizieren und einordnen.

Es ist meine Aufgabe, Ihnen in diesem kurzen Referat eine Übersicht über die Klinik der peripheren traumatischen Netzhautveränderungen zu geben.

Vor 2 Jahren haben wir bei der DOG-Tagung die zentralen traumatischen Netzhautveränderungen behandelt. Sicher ist in der Reaktion auf eine Noxe in der zentralen und peripheren Retina vieles gleich. Ein wesentlicher Unterschied besteht aber darin, daß bei zentralen Veränderungen Netzhaut und Glaskörper praktisch getrennt betrachtet werden können, und die Unfallfolgen im wesentlichen durch die Netzhautveränderungen bestimmt sind. Bei den peripheren Traumen muß berücksichtigt werden, daß sie im Gebiet der Glaskörperbasis beobachtet werden, und das Verhalten des Glaskörpers als wesentliche Komponente im Hinblick auf die sekundären Veränderungen in unsere Überlegungen eingehen muß.

Traumatische Schädigungen der Netzhautperipherie beobachten wir bei stumpfen und spitzen Verletzungen. Aber auch jede intraoculare Operation kann für das Auge ein Trauma darstellen; darauf soll ebenfalls eingegangen werden.

Contusionsverletzungen

Die häufigste und leichteste Folge einer Contusion des Auges ist das Berlin'sche Oedem, das in unkomplizierten Fällen nach wenigen Tagen ohne bleibende Veränderungen verschwindet. Es kann kombiniert sein mit mehr oder weniger ausgedehnten Netzhautblutungen, letztere können aber auch isoliert ohne Oedeme beobachtet werden. Eine weitere, direkte Prellungsfolge ist schließlich der Abriß der Netzhaut in der Peripherie, der Orariß. Über dessen Entstehung und Mechanik haben Herr Daicker und Herr Eisner Ihnen im vorangegangenen Referat bereits ausführlich berichtet.

Es ist wichtig, daß andere Lochtypen, also Rundlöcher oder Hufeisenrisse, als primäre Folge von Contusionsverletzungen praktisch nie beobachtet werden, es sei denn, es liegen disponierende Faktoren durch bereits vorhandene pathologische Netzhautveränderungen vor. Das hat sich auch bei der Aufarbeitung unseres Krankengutes ergeben. Bei 78 Contusionensablationen fanden wir in 8 Fällen kein Loch, Rundlöcher wurden bei 25 Patienten, Hufeisenrisse bei 10 Patienten und Orarisse bei 35 Patienten festgestellt. Genau die Hälfte waren also keine Orarisse. Da Rundlöcher und Hufeisenrisse als primäre Unfallfolgen ohne Disposition nicht beobachtet werden, müssen sie infolge eines prozeßhaften Geschehens entstehen. Dafür sprechen auch die langen Intervalle zwischen Trauma und Netzhautablösung.

Lassen Sie mich an dieser Stelle auf die Überlegungen verweisen, die wir 1973 bei der Besprechung der traumatischen Veränderungen der Netzhautmitte angestellt hatten. Aus Netzhautoedem und Netzhautblutung entsteht im Zentrum die sog. cystoide Degeneration, aus dieser entwickeln sich Foramen, Pseudoforamen sowie prae- und intraretinale Schrumpfung. Also auch hier entstehen Netzhautlöcher nicht unmittelbar durch stumpfe Gewalteinwirkung. Ich hatte vorhin schon gesagt, daß der Glaskörper im Netzhautzentrum praktisch aus der Betrachtungsweise ausgeschlossen werden kann. Wenn wir ein Schädigungsschema für die Peripherie aufstellen, so müssen wir die Glaskörperkomponente einfügen; dadurch bekommen wir dann eine relativ klare Übersicht über mögliche Unfallfolgen (Abb. 1).

Was in der Netzhautmitte als „cystoide Degeneration" bezeichnet wird, nennen wir in der Peripherie „Retinanekrose", weil der Ausdruck cystoide Degeneration an dieser Stelle teilweise für völlig andere Veränderungen gebräuchlich ist. Es ergeben sich ja überhaupt in der peripheren Retina erhebliche Nomenklaturschwierigkeiten. Der pathologisch-anatomische Vorgang von cystoider Degeneration in der Netzhautmitte und Retinanekrose in der Peri-

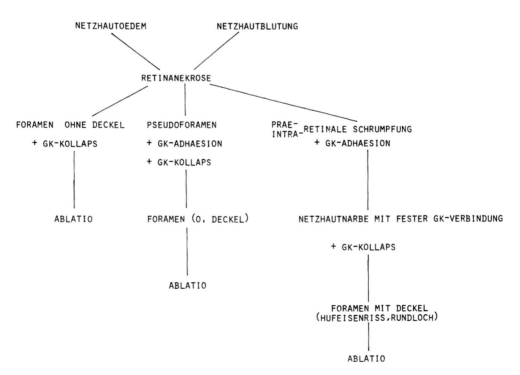

Abb. 1. Schematische Darstellung der Folgen von Netzhautoedem und Netzhautblutungen in der Peripherie; über eine Retinanekrose entwickeln sich die Folgezustände, die wesentlich durch das Glaskörperverhalten bestimmt sind

pheri ist sicher derselbe; beide Veränderungen können mit und ohne Substanzverlust einhergehen. Aus der Retinanekrose kann sich in der Peripherie ebenso wie im Zentrum ein Foramen ohne Deckel entwickeln. Beobachtet werden winzig kleine Rundlöcher, aber auch größere, käselochartige Netzhautdefekte.

In der Netzhautmitte ist ein Pseudoforamen im Hinblick auf eine Netzhautablösung ungefährlich, wenn es auch erhebliche funktionelle Folgen hat. Bestehen dagegen in der Peripherie Pseudoforamina oder wie wir hier besser sagen „dünne Stellen" mit gleichzeitiger Glaskörperadhäsion, so kann es bei einem Glaskörperkollaps oder einer Glaskörperabhebung mit Zugwirkung an der dünnen Stelle zu einer Lochbildung kommen. Ein Deckel ist wegen der Dünne der abgerissenen Schicht oft nur angedeutet oder gar nicht vorhanden.

Vor allem Netzhautblutungen haben prae- und intraretinale Schrumpfungen zur Folge. Auch hier führen in der Peripherie Glaskörperadhäsionen bei Glaskörperzug zu Ausrissen an den Netzhautnarben; hierbei sehen wir häufig einen Deckel im Glaskörper schweben. Bei diesem Mechanismus können wieder alle Lochtypen wie Rundlöcher, ganze Lochgruppen, aber auch typische Hufeisenrisse beobachtet werden.

Ich möchte damit klarmachen, daß die Frage, ob aus narbigen Veränderungen der Netzhaut sekundär Löcher und Netzhautablösungen entstehen, weitgehend vom Glaskörperverhalten abhängig ist. Die gefährdenden Glaskörperadhäsionen werden vor allen Dingen durch Blutungen begünstigt. Wann und wo es letztlich zu einem Netzhautriß kommt, hängt von der Mechanik der Schleuderbewegungen des Glaskörpers ab und ist dementsprechend sehr schwer vorauszusagen. Sicher gilt, daß Glaskörperadhäsionen in den oberen Quadranten gefährlicher sind als in der unteren Netzhautperipherie.

Vergleichen wir die Folgezustände in der Netzhautmitte und in der Netzhautperipherie im Hinblick auf die Funktion, so ergibt sich, daß die Mitbeteiligung des Glaskörpers in der Peripherie die Langzeitprognose der traumatischen Veränderungen gegenüber denen im Zentrum umkehrt. Während wir im Maculabereich bei zarten Narben geringe Funktionseinbußen haben, sind zarte traumatische Veränderungen in der Peripherie gefährlich, wenn sie mit Glaskörperadhäsionen einhergehen im Hinblick auf die sekundär entstehenden Funktionseinbußen durch Lochbildung und Netzhautablösung. Während dichte Netzhaut-Aderhautnarben im Zentrum zum Erlöschen der Funktion führen, ist die Gefährdung des Sehvermögens durch derartige Narben in der Peripherie wesentlich geringer als die durch dünne Narben, weil eine feste Verbindung von Netzhaut und Aderhaut auch starkem Glaskörperzug standhalten kann. Bei diesen festen Narben sind natürlich in aller Regel auch die tieferen Schichten der Netzhaut und der Aderhaut mitbeteiligt. Die Folgezustände erläutert das Schema in Abbildung 2.

Liegt eine Pigmentblattschädigung vor oder eine leichte zusätzliche Schädigung von Bruch'scher Membran und Aderhaut, so kann diese mit zarten Pigmentverschiebungen oder Narbenbildungen abheilen. Diese können bei gleichzeitiger Verdünnung der Netzhaut ophthalmoskopisch ein Bild machen, das äquatorialen Degenerationen entsprechen kann. Pathologisch-anatomisch unterscheiden sich die traumatischen Veränderungen aber wesentlich, da es bei ihnen zu einer Verzahnung der geschädigten Schichten in der Narbe kommt, während bei den äquatorialen Degenerationen der schichtweise Aufbau der Retina exakt erhalten bleibt. Äquatoriale Degenerationen sind also wesentlich gefährdender im Hinblick auf Lochbildungen als die durch Narben bedingten Veränderungen. Aber auch bei Traumen können Glaskörperanheftung und Glaskörperzug zur Foramenbildung führen. Bei stärkerer Schädigung der Bruch'schen Membran und Aderhaut, oft zusammen mit subchorioidalen oder subretinalen Blutungen, bilden sich feste atrophische Narben.

Auch hier kommen Lochbildungen durch Glaskörperadhäsion und Glaskörperkollaps vor, sehr häufig aber nicht im Bereich der Narbe selbst, sondern in der benachbarten Netzhaut. Überwiegt die Schrumpfung im Glaskörper, kann eine Traktionsablatio entstehen. Diese kommt wiederum auch zustande, wenn sich über eine Exsudation und Granulation eine ausgesprochen proliferative Narbe mit Glaskörperzug entwickelt. Dieser letztere Mechanismus ist meist nach perforierenden Verletzungen gegeben.

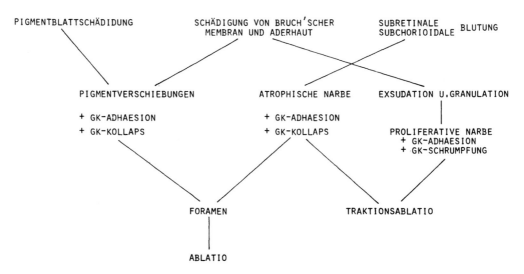

Abb. 2. Schematische Darstellung der Schädigungsfolgen, wenn die tiefen Netzhautschichten und die Aderhaut mit beteiligt sind. Auch hier spielt der Glaskörper eine entscheidende Rolle. Über Glaskörperzug kann es zur Lochbildung und Ablatio kommen, durch direkten Glaskörperzug, aber auch zu Traktionsablationen

Diese schematischen Darstellungen sollen klarlegen, daß Traumen in der Netzhautperipherie ein prozeßhaftes Geschehen auslösen, an dessen Ende oft erst die eigentliche Gefährdung der Funktion stehen kann. Auch beim Orariß ist es ja so, daß dieser oft sehr lange Zeit ohne Folgen bleibt. Erst wenn es durch Altersveränderungen oder durch andere Ursachen zu einem Kollaps des Glaskörpers kommt, entwickelt sich daraus eine Netzhautablösung. Dieser Mechanismus gilt sinngemäß für alle anderen Veränderungen. Das normalerweise vorhandene Intervall von Trauma und Netzhautablösung gibt uns aber die Möglichkeit, die Entwicklung genau zu verfolgen und u. U. zum richtigen Zeitpunkt einzugreifen. Wichtig ist deshalb, daß Kontrollen kurzfristig über einen langen Zeitraum erfolgen. Die jugendliche Netzhaut reagiert sehr heftig und wir können bei kleineren Kindern Netzhautlöcher aus einem Berlin'schen Oedem schon innerhalb von wenigen Tagen entstehen sehen. Der zeitliche Ablauf kann aber, vor allen Dingen bei älteren Menschen, auch wesentlich verzögert sein. Contusionen der Augen müssen mindestens bis zum Ablauf eines Jahres regelmäßig kontrolliert werden.

Auf die Therapie der Contusionsfolgen möchte ich hier nicht eingehen, sie entspricht im wesentlichen den übrigen peripheren Netzhautveränderungen, über die in den früheren Tagen schon berichtet wurde. Natürlich ergeben sich durch die traumatische Genese oft andere Aspekte, zumal es sich nach der Häufigkeit meist um emmetrope Augen handelt.

Perforationen

Die traumatischen Veränderungen durch perforierende Verletzungen in der peripheren Netzhaut sind so mannigfaltig wie die Verletzungsursachen. Wesentlich häufiger als bei Contusionen kommt es zu schweren Einblutungen in den Glaskörper, dessen Schädigung in der Spätprognose daher auch eine sehr entscheidende Rolle spielt, wie in Abbildung 2 dargestellt. Perforationsstellen in der Peripherie ohne größere Glaskörperbeteiligung bleiben meist komplikationslos, auch wenn primär ein Netzhautloch vorhanden war, da es zu einer festen Verzahnung aller Schichten durch die Narbe mit Verschwinden des Loches kommt. Die Schwere der Glaskörperverletzung bestimmt bei Perforationen den weiteren Verlauf. Gerade nach perforierenden Verletzungen bilden sich typische Traktionsamotionen aus, die häufig ohne Lochbildungen einhergehen. In einer eigenen Statistik von 50 Perforationen konnten wir in 31 Fällen kein Loch finden. Rundlöcher wurden 12 mal, Hufeisenrisse 3 mal und Orarisse 4 mal beobachtet. Aus den nicht gefundenen Löchern können wir natürlich nicht schließen, daß keine Löcher vorhanden sind; oft werden sie bei erheblicher Glaskörperbeteiligung durch Stränge verdeckt. Je mehr der Glaskörper beteiligt ist, desto größer ist bei Perforationen die Gefahr sekundärer Unfallfolgen. Nach unserer Erfahrung ist die Gefahr einer Traktion besonders groß bei Splitterverletzungen zwischen der Eintrittsstelle und der Anschlagstelle oder dem Splitterbett, besonders gefährdet sind Doppelperforationen. Sehr selten haben wir dagegen eine Traktion zwischen einer in der Pars plana liegenden Extraktionsstelle und einem Splitterbett gesehen.

Auch nach einer Perforation ist meist ein längeres, zeitliches Intervall bis zur Entstehung einer Netzhautablösung gegeben. Hier kann man sich aber mit der Therapie nicht lange Zeit lassen. Lochbildungen, Splitteranschlagsstellen und Splitterbetten müssen, wenn sie sichtbar sind, sofort prophylaktisch versorgt werden. Der Einblick auf den Fundus kann oft innerhalb weniger Stunden durch diffuse Verteilung von Glaskörperblutungen so schlecht werden, daß eine Beurteilung oder eine Therapie durch Lichtkoagulation nicht mehr möglich ist.

Wir koagulieren daher zu einem möglichst frühen Zeitpunkt Splitterbett oder Perforationsstelle, weil wir glauben, daß durch die Entstehung zusätzlicher fester Narben in diesem Gebiet die Gefahr des späteren Netzhauteinrisses durch Traktion wesentlich verringert wird.

Postoperative traumatische Veränderungen

Für das zarte Organ Auge stellt jeder größere Eingriff, auch bei Verwendung schonender Techniken, ein erhebliches Trauma dar. Es ist in vielen Fällen nicht leicht, posttraumatische und anlagebedingte Veränderungen in der Netzhautperipherie zu trennen. Sicher ist, daß in dem posttraumatischen Geschehen, vor allem im Hinblick auf die Komplikationen, wiederum der Glaskörper eine dominierende Rolle spielt. Primäre operative Netzhauttraumen sind vor allen Dingen bei Splitterextraktionen gegeben. Daß diese abgesichert werden sollten, habe ich schon gesagt.

Die Schädigungsmöglichkeit bei normalen intraocularen Eingriffen wie Cataract, Glaukom und auch Keratoplastiken sind nicht gering zu achten. Einmal kann es durch plötzlichen Druckabfall zu Rupturen brüchiger Gefäße in der Peripherie kommen, wenn wir derartige Folgen auch durch sehr sorgfältige praeoperative Drucksenkung vermeiden wollen. Bei sehr weichem Bulbus mit weit zurückliegendem, kollaptischem Glaskörper können periphere Netzhautoedeme durch die sehr starke Verformung des Bulbus unter der Operation entstehen. Überhaupt beobachten wir ja nach Cataract-Extraktionen nicht selten in den ersten postoperativen Tagen in der Netzhaut ein deutliches, peripheres Oedem, auch Blutungen sind nicht ganz selten. Praeretinale Blutungen können u.U. aus einer Iridektomie bei kollabiertem Glaskörper nach hinten fließen und zu Glaskörpersträngen und Adhäsionen führen.

Wenn wir die schon normalerweise zu beobachtenden Veränderungen, wie sie uns Herr Straatsma gezeigt hat, in unsere Überlegungen einbeziehen oder die Altersveränderungen, auf die Sautter eingegangen ist, zudem noch die Gefäßveränderungen, so kann ein intraocularer Eingriff der letzte Anstoß zu schweren Komplikationen sein.

Besonders gefährdend im Hinblick auf periphere Netzhautablösungen sind aber Glaskörperkomplikationen unter der Operation. Die Rupturierung der vorderen Glaskörpermembran, oft auch erst Tage und Wochen nach der Operation mit gleichzeitigem Kollaps des Glaskörpers zu beobachten, kann in der Peripherie zu entsprechenden Degenerationen und Lochbildungen führen. Glaskörperverlust unter der Operation ist sicher eine schwerwiegende Komplikation. In mehreren großen Statistiken liegt die Häufigkeit der Aphakieablatio insgesamt bei 2,2% aller Fälle. Bei Auftreten von Glaskörperkomplikationen unter der Operation erhöht sich die Komplikationsrate um mehr als das Dreifache.

Gerade in diesem Jahr berichteten Forstott und Mitarbeiter im Juliheft des American Journal über Komplikationen bei Aphakiekeratoplastik. Bei 261 Patienten lag die Komplikationsrate insgesamt bei 3,8%. Bei 202 Patienten wurden Glaskörpermanipulationen vorgenommen. Es traten 10 Netzhautablösungen auf, d.h. 5%. Bei 59 Keratoplastiken bei Aphaken wurden keine Glaskörpermanipulationen vorgenommen, eine Ablatio wurde in diesen Fällen nicht beobachtet. Erstaunlicherweise waren die Ergebnisse bei kombinierten Operationen analog.

Auch unsere eigenen Untersuchungen haben ergeben, daß jede Manipulation am Glaskörper, ob freiwillig oder unfreiwillig, die Ablatiorate erheblich erhöht. Der Mechanismus der Entstehung geht auch hier wieder in aller Regel über periphere Netzhautoedeme und Netzhautblutungen mit Netzhautnekrosen bei gleichzeitiger Glaskörperanheftung. Es gilt daher festzuhalten, daß Glaskörperverlust bei einer Operation im Hinblick auf die Retina kein Kavaliersdelikt ist, welches man nach sauberer vorderer Vitrektomie und runder Pupille vergessen kann. Die Komplikationen durch Netzhautveränderungen sind signifikant erhöht.

In dieser gedrängten Übersicht konnten nur die wesentlichen Aspekte der peripheren traumatischen Netzhautveränderungen aufgezeigt werden. Es sollte besonders hervorgehoben werden, daß es sich in aller Regel um ein prozeßhaftes Geschehen handelt, in das therapeutisch einzugreifen uns mancherlei Möglichkeiten gegeben sind. Oft führen ja erst die schweren sekundären Veränderungen zu Funktionseinbußen. Daher ist es wichtig, daß wir die primären Unfallfolgen genau diagnostizieren, richtig einordnen und ihren Verlauf beobachten.

Postkontusionelle Retinanekrosen

R. Witmer (Zürich)

Im Auftrag der SOG haben wir 1970 in Lausanne aufgrund einer Gesamtschweizerischen Erhebung über die traumatische Amotio retinae ausführlich berichtet. Es fiel uns damals auf, daß die Zahl der nach stumpfen Verletzungen aufgetretenen Amotiones größer war, als nach perforierenden Verletzungen. Allerdings ist die Zahl der Kontusionen wesentlich größer als die der perforierenden Verletzungen. Ferner war überraschend, daß nach Kontusionen nicht nur Oraabrisse, sondern in 40% der Fälle auch klassische Hufeisenrisse und periphere Rundlöcher auftraten. Eine Kontrolle der bis 1970 an unserer Klinik behandelten schweren Kontusionen ergab den recht hohen Prozentsatz von 6% mit nachfolgender Amotio. Bei Perforationen des hinteren Bulbusabschnittes sind es über 10%.

Aufgrund dieser Studie sind wir seither bei der Behandlung von schweren Kontusionen viel vorsichtiger geworden. Vor allem haben wir alle Fälle möglichst früh, d.h. am 5.–6. Tage nach dem Unfall, oder bei schweren Vorderkammerblutungen unmittelbar nach Resorption derselben, in maximaler Mydriasis biomikroskopisch untersucht. Man kann dann häufig noch ein peripheres Netzhautoedem feststellen, nicht selten auch petechiale Blutungen und in einzelnen Fällen schon sehr früh eine eigentliche Einschmelzung oder Nekrose der Retina. Natürlich finden sich auch die klassischen Oraabrisses, vor allem im temporal oberen Quadranten. Sie treten aber eher später auf.

Befällt das postkontusionelle Netzhautoedem den hinteren Pol, so können Makulalöcher auftreten. Sie sind allerdings selten der Grund einer Amotio.

Das Intervall zwischen Kontusion und manifest-werden der Amotio ist außerordentlich variabel. In einzelnen Fällen, und die postkontusionellen Netzhautnekrosen scheinen dazu zu gehören, tritt die Ablösung fast unmittelbar mit der Rißbildung auf. Bei den klassischen Oraabrissen hingegen kann es Monate, ja Jahre dauern, bis sich die Amotio einstellt. Nicht selten, namentlich wenn der Abriß unten erfolgt, kann die Amotio partiell bleiben und auch eine Selbstheilung mit Pigmentierung zeigen. Es ist anzunehmen, daß die Amotio erst dann erscheint, wenn auch der Glaskörper sich in typischer Weise verändert und sich schließlich ablöst, was um so eher der Fall sein dürfte, je schwerer das Trauma war. Auch intravitreale Blutungen scheinen diesen Prozeß zu beschleunigen.

Was die *Pathogenese* der Netzhautnekrosen betrifft, so sind wir auf reine Vermutungen angewiesen, da es uns bis heute nicht gelungen ist die Frühstadien zu erfassen. Vor allem sind es schwere Kontusionen: Wasserstrahl, Fußball, Tennisball, Gummi. Es ist wahrscheinlich, daß das Kontusionsoedem, ähnlich wie das Oedem nach arteriellem Verschluß, durch Spasmen und Schädigungen der retinalen Gefäße zustande kommt. Primär braucht es noch nicht zu Einrissen der Netzhaut zu kommen, hingegen zu massiver Ischaemie. Erst nach Ablauf einiger Tage kommt es in den stärkst oedematösen Gebieten zum Einschmelzen der Netzhaut, wobei nicht nur Oraabrisse oder Hufeisenrisse entstehen, sondern multiple große runde oder ovale Löcher ohne Deckel. Wir haben im Zeitraum von 1971–1974 unter 32 postkontusionellen Ablösungen, 4 Fälle mit solchen Rundlöchern gefunden (Abb. 1 und 2).

Die Kenntnis dieser Möglichkeit ist wichtig, da man ja gewohnt ist, an der traumatischen Genese einer Amotio zu zweifeln, wenn nicht die klassischen Oraabrisse gefunden werden.

Es ist wahrscheinlich, daß auch bei dieser Form der traumatischen Amotio andere *disponierende Faktoren* eine Rolle spielen. Ich möchte deshalb hier noch einmal auf meine Ausführungen von 1970 hinweisen. Es ist beim Vorliegen eines fraglichen Traumas immer dann sehr

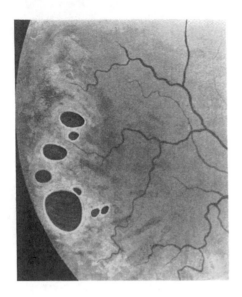

Abb. 1. Rundlöcher der temporalen Netzhautperipherie nach stumpfem Trauma

schwierig an eine rein traumatische Genese einer Ablösung zu glauben, wenn gleichzeitig auch eine eindeutige Disposition (z.B. hohe Myopie) vorliegt. Da es sich sehr häufig um Versicherungsfälle handelt, geht es meist darum, zu ermessen wie hoch der Prozentsatz des Traumas, und wie hoch derjenige der Disposition an der Genese der Amotio ist. Es braucht zur Entscheidung dieser Frage sicher eine große Erfahrung, aber man kann sich auch damit behelfen, daß man im folgenden Schema (Abb. 3) auf der Ordinate den Schweregrad der Verletzung (vom Reiben der Augen bis zur Perforation im hinteren Bulbusabschnitt) aufträgt, und auf der Abszisse die Disposition (vom normalen Auge über die Myopie bis zu schweren peripheren Degenerationen). Es ergibt sich dann z.B., daß eine Perforation oder schwere Kontusion schon im normalen Auge 100%ig an einer Ablösung schuld sein kann, daß aber andererseits ein sogenannt indirektes Trauma, wie starke körperliche Anstrengung, nur bei schwerer Disposition zur Ablösung führen kann und daß dann dem Trauma höchstens 25–50% Schuld an der Genese zugesprochen werden darf.

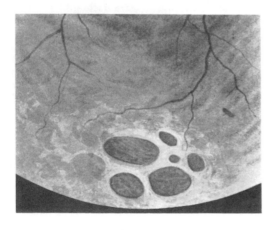

Abb. 2. Rundlöcher der unteren Netzhautperipherie nach stumpfem Trauma

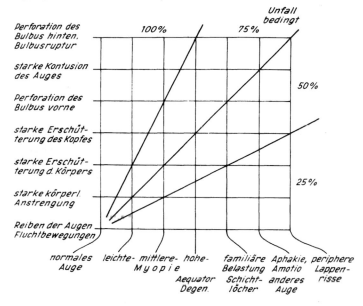

Traumatische Amotio und Disposition

Abb. 3. Schema zur Bedeutung des Traumas bei verschiedener Disposition zu Amotio

Es ist mit Hilfe dieses Schemas möglich, seine eigene Unsicherheit in der Beurteilung dieser oft komplexen Frage der traumatischen Amotio zu überwinden.

Als praktische *Schlußfolgerung* dieser kurzen Mitteilung müßte man folgende Punkte hervorheben:

1. Jede Kontusionsverletzung soll früh biomikroskopisch auf eventuelle Netzhauteinschmelzungen untersucht werden. Eine Indentation ist nicht unbedingt nötig!

2. Auch Rundlöcher, nicht nur Oraabrisse, können traumatisch bedingt sein.

3. Die Disposition spielt bei jeder traumatischen Amotio eine wichtige Rolle und muß entsprechend berücksichtigt werden.

Literatur

Witmer, R.: Die traumatische Amotio. Modern Probl. Ophthal. 10, 361–375 (1972). – Witmer, R.: Indikationen für eine Prophylaxe der idiopathischen Netzhautabhebung. Symp. Dtsche. Ophth. Ges. 1970 Wien, 57–65.

Aussprache

Herr Eisner:

Um kein Mißverständnis aufkommen zu lassen, möchte ich betonen, daß Untersuchungen der Augen unmittelbar nach Traumen selbstverständlich durchgeführt werden sollen. Die Indentation hingegen, bei welcher eine gewisse Gefährdung nicht ausgeschlossen werden kann, ist kednesweg dringend. Die von Waubke und Witmer gezeigten Läsionen sind auch ohne Indentation einwandfrei sichtbar. Mit der Diagnose von gewissermaßen „stummen" Orarissen hat es keine Eile.

Herr Waubke (Essen) zu Herrn Witmer und Frau Hermann:

Für die Ergänzung meines Referates durch Ihre interessanten Ausführungen möchte ich mich herzlich bedanken. Zu Herrn Witmer möchte ich im Hinblick nur auf die angeschnittene Begutachtungsfrage eine Bemerkung machen.

In der gesetzlichen Unfallentschädigung, d.h. bei den Berufsgenossenschaften und dem Versorgungsamt kennen wir in Deutschland keine Unterteilung zwischen Disposition und Unfallfolgen. Bei unserer Begutachtung wird für die Bejahung einer Zusammenhangsfrage verlangt, daß „eine einmalige richtunggebende Verschlimmerung eines anlagebedingten Leidens" gegeben sein muß. In diesen Fällen muß der Gesamtkomplex als Unfallfolge anerkannt werden. Es gibt nur ein „Alles oder Nichts". Wir wären sicher wesentlich glücklicher dran, wenn wir in manchen Fällen Disposition und Unfallfolgen aufspalten können.

Frau Hermann hatte unter ihren sehr schönen Fällen einen Patienten von 60 Jahren. Offensichtlich handelt es sich hier um einen passiven Teilnehmer der Fußballweltmeisterschaft. Hier waren zahlreiche Hufeisenrisse primär vorhanden. Das spricht für die These daß eine Disposition vorgelegen hat. In diesem Falle eine Altersdisposition, wie es Herr Deiter und Herr Eisner in sehr schöner Weise gezeigt haben.

Herr Wojnar:

Bei schweren Traumen liegen häufig Sphinkterrisse vor. Muß man ein Weiterreißen der Iris befürchten, wenn man kurz nach dem Trauma in maximaler Mydriasis untersucht?

Herr Thomann (Hagen):

Eine „Teilung der Ursache" ist in der BRD in der gesetzlichen Unfallversicherung nicht möglich. Die private Unfallversicherung sieht dagegen eine Kürzung der Leistung vor, wenn an einer Schädigung neben dem Unfallereignis auch Krankheiten oder Gebrechen mitbeteiligt waren (§ 10 der AUB). Für die Beurteilung derartiger Fälle von Netzhautablösungen könnte die von Herrn Witmer mitgeteilte Tabelle nützlich sein.

Herr Lisch (Wörgl):

Als seltene operative Traumatisierung der peripheren Netzhaut ist bei Kryo-Extraktion der in den Glaskörper luxierten Linse das Abreißen der Netzhaut im Bereich der Glaskörperbasis (intrabasal) zu erwähnen. Die Netzhaut hängt dann nur am Papillenrand nach Art eines auf Autobahnbrücken angebrachten Windsackes (Windsackphänomen).

Herr Rintelen:

Wir haben dieser Tage viel von den Gefährdungen der Netzhautperipherie gehört und gesehen, sowie deren Bedeutung für die Entstehung von Netzhautablösungen zur Kenntnis genommen. Nicht zur Sprache gekommen ist die Frage, warum die Ablatio retinae so selten ist. Nach unseren Basler Zahlen kommt sie nur bei etwa 1 % der an sich durch Alter oder Myopie besonders disponierten Individuen vor. Mir scheint ein Geschehen, das ich als primäre Kompensation – teleologisch – bezeichnet habe, nämlich die gleichzeitig mit Netzhaut- und Glaskörperdegeneration von der Ora gegen den Äquator verlaufende adhaesive Chorioretinose sei schützend dafür verantwortlich.

Herr Witmer (Schlußwort):

Ich danke allen Rednern, die sich an der Diskussion beteiligt haben. Herrn Wojnar möchte ich antworten, daß wir nie ein Weiterreißen der Iris bei Sphinkterrissen und nachheriger Dilatation beobachtet haben. – Zur Versicherungsfrage: die prozentuale Abgrenzung spielt in unserem Unfallversicherungsgesetz nicht für die Behandlung und Hospitalisation, aber für die spätere Zuteilung einer eventuellen Rente eine sehr wichtige Rolle.

Netzhautablösung nach Bulbusprellung mit Lederbällen

Ch. Hermann, H. Paulmann, H. Heimann (Universitäts-Augenklinik Köln)

Augenverletzungen beim Ballsport sind selten im Vergleich zu Verletzungen als Folge von Arbeitsunfällen:

Toppel errechnete einen Anteil der Augenverletzungen beim Fußballsport von etwa 0,5 %, wovon die Augenverletzungen durch direkte Balleinwirkung nur einen Bruchteil ausmachen. Innerhalb eines Jahres, zufällig im Jahre der Fußballweltmeisterschaft in Deutschland, konnten wir in kürzester Zeit 7 Fälle von Bulbuskontusionen durch direkte Balleinwirkung mit gravierenden Netzhautveränderungen beobachten. Nach Neubauer und Kyrieleis wird bei Kontusionen in Abhängigkeit von Art, Richtung und Stärke der Gewalteinwirkung sowie Stellung des Augapfels und seiner Schutzorgane im Moment der Schädigung der Bulbus ruckartig in die Orbita gedrückt und der Tiefe gegen das weiche Orbitalfettpolster gepreßt, wobei es zur Verformung des Augapfels kommt. Der Grad der hierbei entstehenden inneren Augapfelschädigung hängt nach Eisner von Ausmaß und Geschwindigkeit der Deformation ab. Dabei lokalisiert sich die Schädigung normalerweise dort, wo Gewebe verschiedener Elastizität miteinander verbunden sind: im Vorderabschnittsbereich, im Kammerwinkel und am Aufhängeapparat der Linse, im Bereich der mittleren und hinteren Augenabschnitte, an der Glaskörperbasis, der Ora serata und der Netzhautmitte.

Bei Traumen, die den Augapfel nur sekundär in Mitleidenschaft ziehen, wie dies bei Kontusionen durch großvolumige elastische Körper der Fall ist, wird durch vorstehende Knochen- und Weichteile geschützt, der Bulbus einer vergleichsweise geringen Deformierung, aber stärkeren Erschütterung ausgesetzt.

Bezogen auf die hier demonstrierten Fälle fanden wir bei allen 7 Patienten dort Veränderungen, wo Gewebe verschiedener Dehnbarkeit im Bereich der mittleren und hinteren Augenabschnitte miteinander verbunden sind, deren Zusammenhang aufgrund der plötzlichen Überdehnung gesprengt wurde, nämlich in der Fundusperipherie; dort, wo durch starke Erschütterungen frei bewegliche Gewebsbereiche zu abnormen Schleuderbewegungen veranlaßt wurden, nämlich im Bereich der frei flottierbaren Tractus vitreales im Glaskörperinneren. Entgegen den Erwartungen fanden wir keine Beteiligung der vorderen Augenabschnitte, wie wir sie

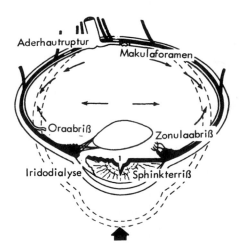

Abb. 1. Prädilektionsstellen für Traumafolgen bei stumpfen Bulbusprellungen

sonst bei kleinflächigen stumpfen Prellungen durch Tennisbälle, Federbälle, Hockeybälle, Sektkorken und dergleichen kennen.

In Abbildung 2 sind die persönlichen Daten der Patienten und Befunde zusammengefaßt. Geschlechts- und Altersverteilung entsprechen den Erwartungen im Hinblick auf die den Fußballsport ausübende Personengruppe. Bemerkenswert ist das sehr kurze zeitliche Intervall von 2 Tagen bis maximal 8 Wochen bis zum Auslösen des Symptoms Sehverschlechterung, das die Patienten schließlich zum Augenarzt führte. Eine Ausnahme mit 13 Monaten machte lediglich Patient Nr. 3, wobei auf einem amblyopen Auge die Ablatio sich langsam symptomfrei entwickeln konnte und sogenannte Hochwasserlinien das längere Bestehen anzeigten. Bei nachfolgender gezielter Befragung gaben allerdings alle Patienten an, daß unmittelbar nach dem Unfall eine gewisse Sehverschlechterung durch Schleier- oder Verschwommensehen sowie Symptome wie Blitzen und Leuchtsternchen aufgetreten seien.

Die unterschiedlichen Latenzzeiten, wenige Wochen bis zu mehreren Jahren, sind nach Schepens, Neubauer, Tasman und anderen bekannt. Nach Kyrieleis und Shanahan findet man bei direkter Traumatisierung des Bulbus und der Lider die Gruppierung in 3 hauptsächliche Foramenformen: Dialyse, große irreguläre Löcher und Maculaforamina.

	Latenzzeit Unfall-Op	VA	Befund	Retina	Visus präop	postop	Beobachtungszeitraum (postop)
1 (W.W., 28J. ♂)	1 Woche	Oberlid - hämatom		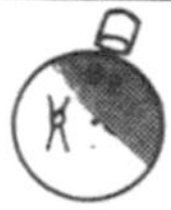	0.4	0.4	24 Monate
2 (H.H., 14J. ♂)	8 Wochen		G K - Blutung	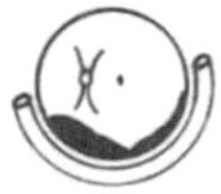	1,2	1.2	18 Monate
3 (D.W., 34J. ♂)	6 Wochen			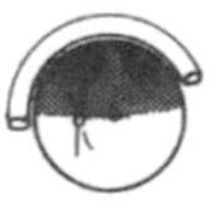	0.4	0.4	18 Monate
4 (P.H., 18J. ♂)	4 Wochen		Aderhautruptur	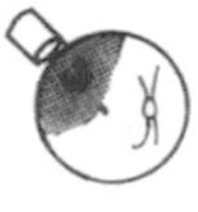	1/25	0.4	17 Monate
5 (K.H., 22J. ♂)	13 Monate	Ober- u. Unterlid- hämatom	Wiederanlegungs.- linien d. Retina Retinoschisis	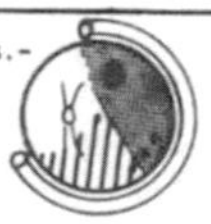	0.3	0.4	14 Monate
6 (M.D., 26J. ♂)	2 Tage		G K - Blutung Retina - Ödem u. intraretinale Blutung im Macula - Bereich	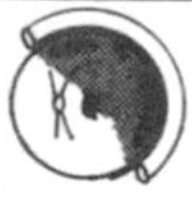	Fz	2/35	10 Monate
7 (K.W., 60J. ♂)	2 Tage			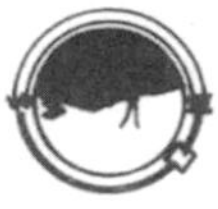	Fz	o.6	8 Monate

Abb. 2. Tabelle der beobachteten Fälle. Latenzzeit bis zur Ausbildung der Amotio, Lage der Amotio

Begleiterscheinungen sind Aderhautrupturen in der Peripherie und zentral, periphere Retina-ödeme, Ödeme im Bereich des hinteren Pols und chorioretinale Narben im Bereich der Glas-körperbasis.

Die Gegenüberstellung mit den hier demonstrierten Fällen zeigt, daß das Erscheinungsbild hinsichtlich der Foramenbildung differenzierter sein kann: man findet die gesamte Skala möglicher Foramina in der Peripherie angefangen vom Orariß, Hufeisenriß mit hochstehen-dem Deckel, Rundforamina, Serienhufeisenforamina und irregulären Löchern mit ausge-fetzten Rändern, Dialyse, wobei die Lochbildung in jedem Fall in offenbar nicht degenerativ veränderter Netzhaut auftrat, da die Partneraugen keine Degenerationen aufweisen.

Hinsichtlich der Entstehung der Netzhautablösung ist die Lage der Foramina bezogen auf die Glaskörperbasis von Bedeutung. Die biomikroskopische Untersuchung des Glaskörpers ergab generell folgenden Befund: Die hintere Glaskörpergrenzmembran war segmental in der oberen Hälfte abgehoben, möglicherweise durch traumatische Abscherung, dazu bestanden Adhären-zen der Glaskörpergrenzmembran am hinteren Foramenrand, zum Teil kombiniert mit voll-ständiger hinterer Glaskörperabhebung. Infolge der Traktion an den Foramenrändern durch die hintere Glaskörpergrenzmembran entstand mit Ausnahme des Falles 1 eine mehr oder weniger ausgedehnte Netzhautablösung. Die Lage der Foramina zur Glaskörperbasis erklärt in den einzelnen Fällen auch die Lochkonfiguration.

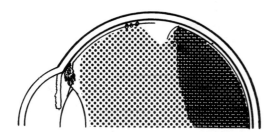

Abb. 3. Beziehung der Glaskörpergrenzmembran zum Foramen

Bei allen 7 Patienten erfolgte die Behandlung operativ durch eindellende Maßnahmen, lim-busparallele oder radiäre Silastikschaumplomben und Kryopexie. Mit einer Sehschärfe von durchschnittlich 0,4 ist ein verhältnismäßig gutes Operationsergebnis erzielt worden. Bei keinem Patienten trat ein Visusabfall ein, neuerliche therapeutische Maßnahmen wurden in keinem der Fälle notwendig.

Diese kurze Demonstration, die praktisch eine Bestätigung der vorausgegangenen Referate und Vorträge ist, erlaubt den Hinweis, daß bei stumpfen Bulbustraumen durch Lederbälle, auch wenn keine eindeutige Vorderabschnittsbeteiligung vorliegt, Retinarupturen innerhalb kürzester Zeit auftreten, die je nach der Lokalisation infolge Traktion durch den Glaskörper zur Ablatio führen können. Bei frühzeitiger operativer Versorgung haben sie jedoch im Gegen-satz zu den idiopathischen Netzhautablösungen eine günstige Prognose.

Literatur

Eisner, G.: Biomikroskopische Diagnose und Prognosestellung von postkontusionellen Netzhautrupturen. Mod. Probl. Ophthal., Vol. 10, pp. 418–423. – Gerhard, M., J.-P.: Le décollement de la rétine du sujet jeune. Bulletin Des Sociétés D'Ophthalmologie (France) 69, 669–677. – Haik, Hilliard, M., u.a.: Trauma-tic Retinal Detachment Southern Medical Journal 63, 12–17. – Hudson, J.R.: The Role of Trauma in Juvenile Retinal Detachment. Mod. Probl. Ophthal., Vol. 8, pp. 235–241 (1969). – Pannarale, M.R.:

Observations sur les décollements juvéniles au cours de 12 années à la clinique ophthalmologique de Rome. Probl. actuels Ophthal, Vol. 8, pp. 231–234 (1969). – Neubauer, H.: Die Netzhautablösung nach umschriebener Augapfelprellung mit kurzer Manifestationszeit. Klin. Mbl. Augenheilk. **141**, 1. Heft, Seite 122–129 (1962). – Neubauer, H.: Physikalische Kräfte bei Augenverletzungen. Zeitschrift für Arbeitsmedizin, Sozialmedizin, Arbeitshygiene, 3. Jahrgang, Dez. 68, Seite 314–315. – Shanahan, L.F.: Trauma and Retinal Detachment. Trans Ophthal. Soc. Australia **26**, 37–42 (1967). – Shapland, C. Dee: Retinal detachment in Juveniles. Mod. Probl. Ophthal., Vol. 8, pp. 242–248 (1969). – Toppel, L.: Augenverletzungen beim Ballsport. 70. Zusammenkunft DOG 1969, 209–214. München: J.F. Bergmann.

Aussprache

Herr Ullerich (Dortmund):

Auch wir haben zwei Patienten mit Lederballtraumen beobachten können, wobei der eine fünf, der andere sieben Lappenrisse in der Peripherie gezeigt hat. Wir sind zu der Überzeugung gekommen, daß die vordere Rißfront und die Aufhängung des Deckels jeweils genau mit der Grenze der hinteren Glaskörperabhebung übereinstimmt. Es handelt sich dabei also um ein Schleudertrauma des Glaskörpers. Wir glauben, daß dies eine sehr wichtige Deutung des Zusammenhanges ist, wenn man die kausale Verursachung anerkennen will.

Herr Weigelin (Bonn):

Es wird Zweifel daran geäußert, ob die oft sehr rigorose Ablehnung eines ursächlichen Zusammenhanges zwischen Trauma und Amotio berechtigt ist.

Herr Hruby:

Netzhautablösungen durch Bulbusprellung treten auch bei Boxern gar nicht selten auf. Hruby kann sich an einige solche Fälle genau erinnern; einige davon verloren das verletzte Auge. Die Gefahr einseitiger oder völliger Erblindung ist ein Argument gegen diesen „Sport".

Herr Krey (Gießen):

Es sind als Traumafolgen sowohl Oedeme als auch Nekrosen erwähnt worden. Dabei sind sowohl die Oedeme als auch die Nekrosen in der Regel die Folgen einer Ischämie. Meine Frage richtet sich an Herrn Wittmer, ob die erwähnten Traumafolgen nicht wiederum die Folgen einer lokalisierten Ischämie im Traumabereich sind. Es würde sich in erster Linie um solche Bereiche handeln, in denen die Netzhaut überwiegend chorioidalvasculär versorgt wird.

Fundusperipherie und Ablatio retinae
Äquatoriale und gittrige Degeneration

Differentialdiagnose der äquatorialen oder gittrigen Netzhautdegenerationen

B. von Barsewisch (Augenklinik der Ludwig-Maximilians-Universität München, Dir. Professor Dr. O.-E. Lund)

I. Abgrenzung, Definition

Der vorgegebene Titel dieses Referates wirft sofort nomenklatorische und definitorische Probleme bezüglich der hierhergehörenden Netzhautdegenerationen auf. Da auch so unterschiedlich gebrauchte Begriffe wie „Schneckenspuren" und „cystoide Degenerationen" zum Thema gehören, muß, trotz der vorangegangenen Referate, hier noch einmal definiert werden, was unter welchen Bezeichnungen zu verstehen ist. Viele der Ausdrücke sind eigentlich nur als Not-Namen zu betrachten, da sie von der klinischen Beobachtung ohne Kenntnis des pathologisch-anatomischen Substrates ausgingen. Da hier inzwischen weitere Erkenntnisse vorliegen, erreichen wir vielleicht eine Vereinheitlichung durch Verwendung der Bezeichnungen für die histologischen und histochemischen Substrate.

Einigkeit herrscht bei der Betrachtung eindeutiger, in der Äquatorgegend lokalisierter Degenerationsherde mit Gitterlinien, die durch ihre Neigung zu Cysten und primären Schwundlöchern der Netzhaut sowie Netzhauteinrissen klinisch bedeutsam werden können. Die Gitterlinien, auch Palisaden oder Heckenfiguren (Amsler und Klöti); sklerotische Areale (Pau, 1957, 1959) im anglo-amerikanischen Schrifttum nach der Schepens-Schule meist lattice degeneration (z. B. bei Chignell und Shilling als lattice nur bezeichnet, wenn Vogtsche weiße Linien vorhanden) sind jedoch nicht pathognomonisch. Zweifelsfrei gibt es zur Ablatio disponierende Degenerationen ohne Gefäßeinscheidungen (Meyer-Schwickerath und Mitarbeiter, 1975), nach Byer (1975) entwickeln überhaupt nur 30% der hierhergehörenden Degenerationen eingescheidete Gefäße. Wir verwenden deshalb den neutraleren Ausdruck „äquatoriale Netzhautdegenerationen". Auch dieser ist angreifbar. In der Nähe der Ora gibt es „Netzhauterosionen", die in ihrer Pathogenese den äquatorialen Degenerationen entsprechen, jedoch durch ihre Lage innerhalb der bleibend fest adhaerenten Glaskörperbasis eine Sonderform darstellen (Rutnin und Schepens, III, 1967; Foos, Spencer und Straatsma, 1969).

Im übrigen weisen 7% unserer sogenannten äquatorialen Degenerationen nach den Untersuchungen von Straatsma und Mitarbeitern (1974) einen starken Neigungswinkel zur Äquatorrichtung von 60 bis 90° auf. Diese radiären Degenerationen, wie wir sie bezeichnet haben, oder perivaskulären (Urrets-Zavalia, 1969), oder postäquatorialen (Cibis, 1965) Degenerationen gehören nach ihrem Aspekt, ihrem familiären Auftreten mit Disposition zur Ablatio durchaus in das Gebiet der zu besprechenden Erkrankungen. Da der degenerative Prozeß immer Netzhaut und Glaskörper gemeinsam betrifft, wäre folgende Bezeichnung am genauesten: „äquatornahe vitreoretinale Degeneration". Wir werden weiterhin die Kurzform „äquatoriale Degeneration" verwenden.

Zur Differentialdiagnose dieser äquatorialen Netzhautdegenerationen hat in jüngster Zeit Kanski (1975) sehr sorgfältige Zeichnungen publiziert. Sie zeigen einerseits die echten vitreoretinalen oranahen Degenerationen in ihren Varianten und zum anderen periphere Ver-

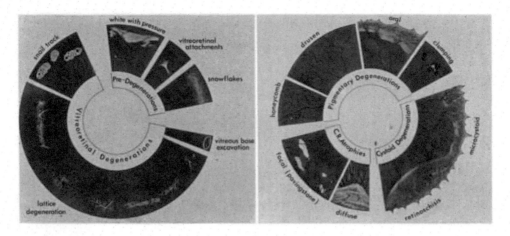

Abb. 1. Kanski (1975). Vitreoretinale Degenerationen und „Praedegenerationen"

Abb. 2. Kanski (1975). Äquator- und oranahe Veränderungen zur Differentialdiagnose der vitroeretinalen Degenerationen

änderungen die mehr äußerlich durch ihre äquatornahe Lage zu Verwechslungen Anlaß geben können und die im folgenden differentialdiagnostisch abgegrenzt werden sollen (Abb. 1 und 2). Auf dem ersten Bild ist noch eine Gruppe weißlicher peripherer Veränderungen eingezeichnet, die in ihrer Struktur Verwandtschaft zur äquatorialen Degeneration zeigen. Sie werden hier als Praedegenerationen bezeichnet, ein Ausdruck, der aus dieser Münchner Klinik stammt. Er entstand unter der inzwischen nicht mehr haltbaren Ansicht, daß diese Veränderungen immer Vorstadien echter äquatorialer Degenerationen seien.

Um diese differentialdiagnostisch besonders wichtigen Veränderungen abgrenzen zu können, muß man zuerst verstehen, aus was die äquatorialen Degenerationen selbst bestehen (Tab. 1).

Tabelle 1. Veränderungen bei äquatornahen vitreoretinalen Degenerationen

---

a) Obligat vorhanden, pathognomonisch
   1. Lokale Corpusverflüssigung
   2. Wandverdichtung der Corpusvakuole
   3. Netzhautverdünnung
b) Zusätzlich vorkommend, nur in äquatorialen Degenerationen
   1. Gefäß-Hyalinose
   2. PAS-positives Material
c) Zusätzlich vorkommend, innerhalb und außerhalb äquatorialer Degenerationen
   1. Glitzerpunkte = Lipidgranula
   2. „White with pressure" = argyrophiles Material, periphere Sklerose; „white without pressure" = · Corpusanheftung?
   3. Pigment

II. Substrat der äquatorialen Degenerationen

a) Pathognomonische Veränderungen

Obligat vorhanden sind eine lokale Corpusverflüssigung über dem degenerierten Netzhautbezirk, eine Wandverdichtung dieser Corpusvakuole, eventuell mit heraufreichenden Gliawucherungen an den Netzhautsäumen und eine Verdünnung der Netzhaut. Diese Befunde ergeben sich aus den histologischen Untersuchungen (Okun, 1961; Straatsma und Allen, 1962; Spencer und Mitarbeiter, 1969; Daicker, 1972; Straatsma und Mitarbeiter, 1974). Klinisch kann die beetartige Abgrenzung sehr variable Ausmaße haben. Byer (1975) fordert sie auch klinisch als obligat. (Nur Hunter scheint in frühen Phasen eine dichte Corpusanheftung anzugeben, soweit seiner kurzen Notiz zu entnehmen ist.)

b) Zusätzliche, nur in äquatorialen Degenerationen vorkommende Veränderungen

Sehr erleichtert wird die Diagnose, wenn wirklich echte Gitterlinien vorliegen, die schon Gonin (1934) und Arruga (1936) abbildeten und die Vogt (1934) mit Gefäßverläufen in Verbindung brachte. Sie sind Ausdruck einer Gefäßhyalinose, die mit längerem Bestehen der äquatorialen Degeneration zunimmt (Meyer-Schwickerath und Mitarbeiter, 1975; Byer, 1975, der auch eine Einteilung in vier Stadien mitteilt).

Nicht so markant wie die Gefäßhyalinose, aber ebenfalls charakteristisch und nur in äquatorialen Degenerationen vorkommend, können wir ein weiß-graues, bröckeliges Material in den äquatorialen Degenerationen beobachten. Straatsma und Mitarbeiter konnten 1974 an Flächenpräparaten demonstrieren, daß hier ein PAS-positives Material in bröckeliger, amorpher Anordnung vorliegt. Diese Substanz findet sich vor allem im Bereich vergröberter Kapillarmuster, teilweise locker an Gefäße angelagert, ist jedoch nicht mit der Hyalinose zu verwechseln (als drüsenartiges Material ist sie schon bei Okun, 1961 beschrieben, bei Streeten und Bert wurde sie 1972 abgebildet). Dieses PAS-positive Material findet sich häufiger als Gitterlinien, bzw. es kann auftreten, bevor diese sich entwickeln. Die Veränderungen, die nur in äquatorialen Degenerationen vorkommen, sind damit besprochen.

c) Zusätzliche, innerhalb und außerhalb äquatorialer Degenerationen vorkommende Veränderungen

1. *Glitzerpunkte.* Neben dem amorphen, grau-weißen, PAS-positiven Material finden wir in äquatorialen oder postäquatorialen Degenerationen auch scharf begrenzte, sehr feinkörnige und ziemlich gleichmäßig kalibrierte, brillant-weiße oder weiß-gelbe Punkte (Abb. 3 und 4). Die Bezeichnung Glitzerpunkte für diese Veränderungen geht schon auf Weber (1947) zurück (vergleiche ferner Eisner, 1973; glistening flecks bei Byer, 1965, der sie allerdings nicht von dem Straatsmaschen PAS-positiven Material unterscheidet, 1975; snow flakes bei Hirose und Mitarbeitern, 1974, sowie bie Kanski, 1975). Diese Glitzerpunkte sind aber nicht auf Beete äquatorialer Netzhautdegenerationen beschränkt. Sie können als nicht beetartig begrenzte, bandförmige Zonen in Äquator- bis Oranähe vorkommen, besonders bei Myopen (Abb. 5 und 6). Dieses ist der eigentliche „état givré" (vergleiche Daicker, 1972). Beide Veränderungen werden als „Schneckenspuren" bezeichnet. So trennen Amsler und Klöti (1961) in Abbildung und Beschreibung beide Formen nicht, ebenso Hyams und Neumann (1969); auch Daicker (1972) faßt beide Veränderungen zusammen. Cibis (1965) bezeichnet mit „snail track", „snail slime" die beetartig abgegrenzten Herde, ebenso Aaberg und Stevens (1972), die sie für nahe verwandt aber nicht identisch mit lattice-Degenerationen ansehen. Meyer-Schwickerath und Mitarbeiter (1975) betonen, daß diese zu den äquatorialen Degenerationen gehören.

Da zwei sicherlich völlig verschiedene Prozesse zugrundeliegen, haben wir die klinische Bezeichnung „Glitzerpunktbeet" und „Glitzerpunktzone" gewählt. Im ersten Fall handelt es sich um eine Veränderung mit scharfen Grenzen, innerhalb derer sich Glitzerpunkte alleine

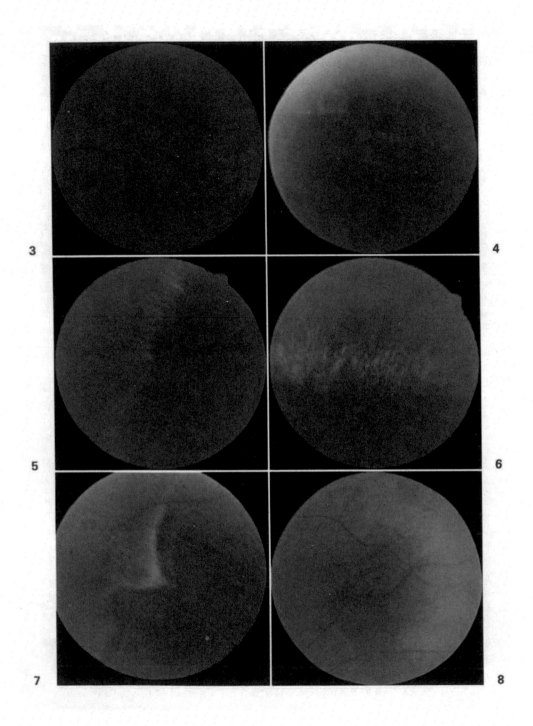

oder mit dem PAS-positiven Material finden und die zum Formenkreis äquatorialer Netzhautdegenerationen gehört. Im zweiten Fall handelt es sich um eine unspezifische allgemeine
degenerative Veränderung der Netzhautperipherie, gelegentlich in myopen Augen echten
äquatorialen Degenerationen benachbart, aber nicht mit diesen identisch und wahrscheinlich
auch kein Vorstadium derselben.

Abb. 3. Postäquatoriale vitreoretinale Degeneration. 35-jährige Patientin mit zusätzlich weiteren äquatorialen Netzhautdegenerationen. Das hier gezeigte Beet ist nur schwach abgegrenzt und zeigt außer einer paravasalen Pigmentierung nur Glitzerpunkte

Abb. 4. Äquatoriale Netzhautdegeneration mit Glitzerpunkten, Pigmenteinlagerungen und schwacher, beetartiger Abgrenzung. Zentral des Beetes „white without pressure", „Corpusanheftungszone". 30-jähriger Patient

Abb. 5 und 6. Nicht beetartig begrenzte Glitzerpunktzonen in der nasalen und temporalen Peripherie einer 31-jährigen myopen Patientin

Abb. 7. Ungewöhnlich deutliche Corpusanheftungslinie, „white without pressure" zwischen Äquator und mittlerer Peripherie. 33-jährige Patientin

Abb. 8. Bizarr geformte Corpusanheftungszonen, „geographic white without pressure". 22-jähriger Patient

Histochemisch konnte Daicker (1972 a) nachweisen, daß es sich um Lipide handelt (wie schon Amsler und Klöti vermuteten), die in Fettkörnchenzellen, Ganglienzellen, Müllerzellen sowie extrazellulär vorkommen (briefliche Mitteilung, 1975). Diese nicht beetartig begrenzten Glitzerpunkte kommen auch im Gebiet der oranahen Blessig-Iwanoff-Cysten vor. Sehr ausgedehnt, aber ebenfalls nicht beetartig begrenzt, können sie in manchen Retinoschisisfällen vorliegen und, wenn zusätzliche Gefäßobliterationen vorliegen, zu Fehldeutungen Anlaß geben. Sie sind hierbei ferner nicht zu verwechseln mit den Ansatzpunkten der Netzhautpfeiler in noch nicht total gespaltener Netzhaut.

2. Weiß mit Druck und ohne Druck. Rätselhaft und mit vielen Mißverständnissen belastet waren lange Zeit die Bezeichnungen „white with pressure" und „white without pressure". Der Befund als solcher wurde durch die Skleraleindellung durch Schepens erstmalig beschrieben (Schepens, 1952a, 1952b; Shea und Mitarbeiter, 1960; Rutnin und Schepens IV, 1967) und auch die Bezeichnungen gehen auf die Schepens-Schule zurück (s. Grignolo, 1965). Daicker (1975) übersetzt sie jetzt als „weiß mit Druck" und „weiß ohne Druck". Beim Eindellen auch gesunder peripherer Retina erhält diese einen weißlichen Aspekt, der besonders ausgeprägt sein soll bei Negern (vergleiche Rosenthal, 1965). Diese Weißfärbung, alleine durch den tangentialen Aufblick auf normale Netzhaut, ist nicht mit den hier zu besprechenden Veränderungen identisch, Rutnin und Schepens (IV, 1967) bezeichnen sie als „Pseudo-white-with-pressure". Es geht um festumgrenzte, zum Teil bizarr konfigurierte Zonen, die bei Eindellung eine deutliche Weißfärbung zeigen und diese teilweise auch ohne Eindellung aufweisen. Dieses white without pressure gilt als eine stärkere, „übertriebene" Ausdrucksform des white with pressure (Rutnin und Schepens IV, 1967). Diese Weiß-ohne-Druck-Veränderungen gleichen dem Berlinschen Oedem, wir sehen perlmuttartig schimmernde Bänder, die bei parallaktischer Verschiebung stärker rot oder weiß erscheinen, wie Moiré-Seide (Abb. 7). Wegen der sehr irregulären Begrenzungen wurden sie auch als „geographic white without pressure" (Welch, 1965) bezeichnet (Abb. 8). Wir begegnen dem Bild in sonst gesunden Augen, oder auch in Fällen mit äquatorialen Netzhautdegenerationen und speziell in deren Umgebung (s. Abb. 4). Bis vor kurzem wurden beide Veränderungen nach den Angaben von Watzke (1961; 1965) für eine besondere Ausprägung der vitreoretinalen Adhärenz-Zonen mit lokaler Netzhautatrophie gehalten (Meyer-Schwickerath, 1965; Welch, 1965) und mit lokaler Corpusverflüssigung in Verbindung gebracht (Meyer-Schwickerath und Mitarbeiter, 1975). Auch eine flache Retinoschisis wurde diskutiert (Grignolo, 1965).

Nun gelang es aber Daicker (1975), zu zeigen, daß Bezirke von white with pressure korreliert waren mit Gebieten argyrophiler Fasern und Spinnenkörper, die von der Gefäßadventitia und von vitreoretinalen Interdigitationen ausgehen. Diese argyrophilen Fasern kommen sowohl innerhalb als auch außerhalb äquatorialer Degenerationen vor. Für die Bezirke mit argyrophilen Fasern wählt er die Bezeichnung „periphere Sklerose". Für die Veränderungen „weiß ohne Druck" gibt er sklerotische Formationen mit zusätzlicher Verfettung an, woraus hervorgeht, daß sie mit der oben gegebenen Definition nicht ganz übereinstimmen können und daß man bis auf weiteres Corpus-Anheftungs-Zonen als Hauptursache für „white without pressure" annehmen darf. Daicker's Befunde entsprechen teilweise denen von Pau (1959), Wolter und Wilson (1959) sowie Streeten und Bert (1972).

3. Pigmentveränderungen. Pigment wird häufig in anliegenden oder ausgerissenen äquatorialen Netzhautdegenerationen gefunden. Es liegt teilweise intraretinal in Makrophagen. Stark pigmentierte äquatoriale Netzhautdegenerationen mit gleichzeitigen Gitterlinien oder anderen charakteristischen Merkmalen bereiten diagnostisch kaum Schwierigkeiten. In manchen Fällen ist aber die beetartige Begrenzung sehr zart oder ein spontaner Pigmentring um ein äquatoriales Rundloch kann den Aspekt komplizieren. Klinisch sollte man immer die vitreoretinalen Zeichen einer äquatorialen Degeneration suchen, um die Diagnose zu sichern. Nur in Ausnahmefällen dürfte sich diese auf die charakteristische Lokalisation pigmentierter Veränderungen stützen, um sie dem Formenkreis der äquatorialen Degenerationen zuzuweisen. Byer (1965) fand Pigmentierungen in 81% der von ihm untersuchten gittrigen Degenerationen, leicht pigmentierte Gebiete ohne Gitterlinien identifiziert er durch Skleraleindellung.

Neben Hyperpigmentierungen können auch Depigmentierungen auftreten und hier muß die Differentialdiagnose zu den Pflastersteindegenerationen erörtert werden. Dieser, von Meyer-Schwickerath 1959 geprägte Ausdruck hat sich allgemein durchgesetzt. Okun beschrieb sie noch ausführlich als periphere chorioretinale Atrophie, ebenso Dumas und Schepens, 1966. Die Veränderung als solche ist schon seit dem vorigen Jahrhundert bekannt (Donders, 1854; zit. nach Daicker, 1972b). Sie galt ursprünglich als gefährliches Erkrankungszeichen (Schweigger, 1871) und wurde meist als Entzündungsfolge gedeutet (vergleiche noch 1968 bei François: periphere atrophische Chorioretinitis). Sie sind jedoch ein sehr häufiger Befund, mit dem Alter und in Myopie-Augen an Häufigkeit zunehmend (Rehsteiner, 1928). Histologisch findet sich ein Schwund des retinalen Pigmentblattes, Degeneration der mittleren und in fortgeschrittenen Stadien auch der äußeren Netzhautschichten sowie eine feste Adhärenz der Netzhaut auf der Bruch'schen Membran, die ihrerseits intakt ist (siehe z.B. Foos u. Mitarb., 1969).

Die sehr schönen Gefäßpräparationen von Krey (1975) zeigen, daß außer dem Pigmentblattdefekt auch eine Rarefizierung bis Atrophie des chorioidalen Kapillarmusters vorliegt. In der äußeren Peripherie entspricht dieser Gefäßausfall der lobulären Anordnung der Chorioideavaskularisation, nach zentral wird diese Korrelation schwächer. Derartige vaskuläre Beziehungen waren schon von Straatsma und Mitarbeitern (1968) postuliert worden.

Klinisch imponieren die Pflastersteindegenerationen als kleinflächige oder größere, auch konfluierende Depigmentierungen, teilweise mit hyperpigmentierten Rändern. Manchmal überwiegt der Pigmentanteil die Depigmentierung. Dadurch kann eine Abgrenzung gegen ungewöhnliche Hyperplasien des Pigmentblattes in Einzelfällen erschwert werden.

Einzeln in der mittleren bis äußeren Peripherie liegende Pigmentverschiebungen können größere diagnostische Schwierigkeiten bereiten. Die klinischen und die pathologisch-anatomischen Beobachtungen sind bei diesem Gebiet noch nicht genügend in Zusammenhang gebracht worden. Es kann sich prinzipiell um lokalisierte vitreoretinale Adhärenzen handeln,

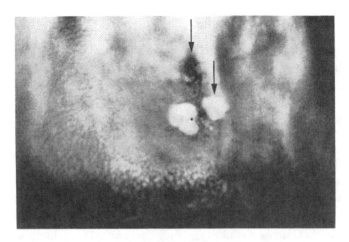

Abb. 9. Rosette der peripheren Netzhaut mit unterlagertem Pigment und Depigmentierung der Umgebung. Die Pfeile zeigen die Lage der Semi-Dünnschnitte (Abb. 10 und 11) an

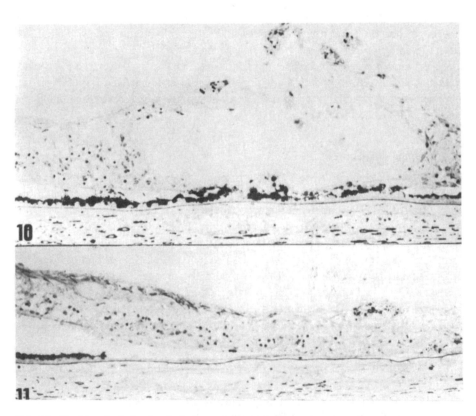

Abb. 10. Meridionalschnitt durch die Rosette. Netzhaut cystisch aufgelockert, Sinneszellen fehlen. Hyperplasie und Unregelmäßigkeiten des Pigmentepithels. Araldit-Einbettung, 1 μ-Schnitt, Färbung mit Toluidinblau, Vergr. 140 x

Abb. 11. Parallelschnitt durch die benachbarte Zone mit pflastersteinartiger Pigmentblattatrophie. Gleiche Vergrößerung wie Abb. 10

die durch Irritation zu Pigmentverschiebungen führen. Kanski (1975) trennt in seinen Abbildungen, wie Amsler und Klöti (1961), einfache Pigmentflecken („pigment clumping") und nicht pigmentierte vitreoretinale Adhärenzen. Die Schwierigkeit, im Einzelfall eine äquatoriale Degeneration zu sichern oder auszuschließen, soll durch folgende Zitate belegt werden: Rutnin und Schepens (IV, 1967) führen diese Pigmentierungen zum mindesten teilweise auf spontanpigmentierte Netzhautlöcher zurück. Dumas und Schepens (1966) fanden bei 26 von 100 Augen mit frischer Ablatio eine fokale Pigmentproliferation mit Beziehung zu einem Netzhautriß, aber ohne Gitterlinien (was andererseits eine äquatoriale Degeneration ja nicht ausschließt). Vitreoretinale Traktionen, die zu Pigmentblatthyperplasie führten, geben Morse und Eagle (1975) an. Speziell als Kontaktglasbefunde werden vitreoretinale Adhärenzen von Hymas und Neumann (1969) geschildert, sowie von Eisner (1973), der den Ausdruck „Angioide" für Mikroadhaesionen des Glaskörpers einführt.

Ein Teil der Pigmentklumpen mit ophthalmoskopisch aufgelockerter Oberfläche und Glaskörperadhaesion geht auf versprengtes Gewebe zurück. Teng und Katzin (1951) beschreiben dieses granuläre Gewebe (granular patches) und der klinische Aspekt wird bei Rutnin und Schepens (II, 1967) abgebildet. Eine feinere Untergliederung verschiedener „tractional tufts" findet sich bei Spencer und Mitarbeitern (1969). Am ausführlichsten sind wohl die Untersuchungen von Daicker (1972b), der epitheliale Exkreszenzen des Fundus extremus als „postorale Rosetten" beschreibt. Sie können Pigmentierungen aufweisen, durch Ausriß der Corpusansatzstelle zu Rundlöchern mit darüberschwebenden Deckeln führen, andererseits, durch darüberschwebende abgelöste Rosettenteile auch Netzhautdeckel vortäuschen. Sie stehen also mit der Differentialdiagnose äquatoriale Netzhautdegenerationen vielfältig in Verbindung. Dies demonstriert ein eigenes Beispiel: Bei einer funduskopisch schwer deutbaren Pigmentierung mit retinalen Exkreszenzen und zwei angrenzenden pflastersteinartigen Depigmentierungen liegt eine derartige Netzhautrosette mit Hypertrophie und Atrophie des retinalen Pigmentblattes zugrunde (Abb. 9 bis 11).

III. Veränderungen in Oranähe

1. Oranahes Pigment. Es sind nun noch Veränderungen der Ora und der mittleren Peripherie zu besprechen. Die Ora zeigt bekanntlich sehr viele Unregelmäßigkeiten, die manchmal, wenn sie gut sichtbar sind, wie bei Aphakie, mit äquatorialen Degenerationen verwechselt werden können. Mit zunehmendem Alter bilden sich größere Unregelmäßigkeiten im Pigmentblatt. Von der Ora her breitet sich dieser Bezirk weiter zum Äquator aus (Rutnin und Schepens III, 1968). Histologisch findet man eine Verdickung des Pigmentepithels, im Flächenpräparat die groben Unregelmäßigkeiten, die Daicker (1972b) als „état craquelé" bezeichnet. In manchen Fällen reichen die Pigmentierungen so weit nach hinten, daß sie mit der Funduskamera gut erreichbar werden. Die Pigmentausläufer können zungenförmig sein, es können auch die Meridionalfalten der Ora (Dumas und Schepens, 1966; Rutnin und Schepens II, 1967; Spencer und Mitarbeiter, 1969) mit der Funduskamera erreichbar werden.

2. Blessig-Iwanoff-Cysten. Eine weitere Veränderung der Oragegend sind die Blessig-Iwanoff-Cysten oder die cystoide Degeneration. Die Veränderung als solche ist schon seit der Mitte des vorigen Jahrhunderts an Autopsieaugen beschrieben worden (Blessig, 1855, zit. nach Daicker, 1972b; Iwanoff, 1869). (Neuere Beschreibungen bei Rutnin und Schepens III, 1967; Foos und Mitarbeitern, 1969; Daicker, 1972b; Eisner, 1973: „Primär eine Alterserscheinung und weder Ursache noch Folge eines pathologischen Prozesses"; Göttinger, 1975). Leider glaubte Vogt, daß diese histologisch bekannten Veränderungen identisch seien mit den von ihm abgebildeten Cysten in eindeutigen äquatorialen Netzhautdegenerationen („die cystoide Degeneration der Netzhautperipherie, deren klinisches Bild hier zum ersten Mal geschildert und abgebildet wird . . .", 1930; ähnlich 1934). Die dadurch hervorgerufene Verwirrung hält noch an (vergleiche Meyer-Schwickerath, 1959; Cibis, 1965). Da beide Arten von Cysten völlig verschiedene Bedeutung haben, haben wir das Wort cystoide Degeneration aus unserem Vokabular gänzlich gestrichen (Meyer-Schwickerath und Mitarbeiter, 1975).

Der Befund als solcher ist in der äußeren Netzhautperipherie sehr häufig (vgl. Abb. 9), auch bei Koagulationen in dieser Gegend besonders deutlich hammerschlagartig darstellbar. Neben den grobräumigen Blessig-Iwanoff-Cysten gibt es auch die innere oder reticuläre cystoide Degeneration, die sich histologisch nur auf die inneren Netzhautschichten erstreckt (Foos, 1970; Daicker, 1972b; Eisner, 1973; Göttinger, 1975). Straatsma und Foos (1973) leiten aus beiden Formen verschiedene Arten der Retinoschisis ab. Klinisch dürfte die reticuläre cystoide Degeneration schwer sichtbar sein, auch fand Göttinger in der Umgebung histologisch untersuchter Retinoschisen kein solches inneres Hohlraumsystem. Zu einer Retinoschisis führen die typischen Blessig-Iwanoff-Cysten nach immer höherer Streckung und schließlicher Zerreißung ihrer Pfeiler. Das punktförmige Muster der Pfeileransatzstellen kann ophthalmoskopisch gut sichtbar sein. Es kann auch in der Umgebung einer bereits eingetretenen kompletten Netzhautspaltung vorliegen und ist hier wiederum zu unterscheiden von dem feineren Punktmuster der eventuell zusätzlich vorkommenden Glitzerpunkte.

Die Beziehung der peripheren cystoiden Degeneration zu oranahen Rundlöchern als Ablatio-Ursache wird besprochen bei Teng und Katzin (1953), Okun (1961), sowie Dumas und Schepens (1966).

IV. Veränderungen der mittleren Peripherie

In der mittleren Fundusperipherie kommen senile Pigmentveränderungen (Pillat, 1950) vor, die knochenbälkchenartig die Gefäße begleiten (bei Rutnin und Schepens III, 1967 als honeycomb beschrieben). Durch die ebenfalls paravasalen Pigmentierungen postäquatorialer Degenerationen haben beide Veränderungen oberflächliche Ähnlichkeit (Meyer-Schwickerath, 1959).

Aus Autopsiebefunden ist eine Veränderung der mittleren Peripherie bekannt, die in ihrer Ausbreitung mit postäquatorialen Degenerationen Ähnlichkeit hat: juxtavenöse Netzhautgruben. Es liegen ausschließlich histologische Beschreibungen vor (Mayer und Kurz, 1963; Byer, 1965; Boniuk und Butler, 1968; Streeten und Bert, 1972). Es scheint, daß diese Veränderungen mit einem Defekt der Lamina limitans interna zwar an der postmortal getrübten Retina gut sichtbar sind, in vivo jedoch noch nicht beobachtet wurden. Ihre pathologische Bedeutung ist auch keineswegs gesichert.

Um Drusen der mittleren Netzhautperipherie können, ebenfalls als senile Veränderung, ringartige Pigmentanhäufungen auftreten (Pillat, 1950; Rutnin und Schepens, III, 1967). Es erscheint aber fraglich, ob wirklich die hellen, wie kleine Pflastersteine wirkenden Zentren der Pigmentringe immer Drusen enthalten.

V. Anhang

Eine bandförmige diffuse Depigmentierung in Äquatornähe demonstrierten Foos und Mitarbeiter (1969) als „tapetoretinale Degeneration".

Es soll an dieser Stelle noch diskutiert werden, ob eine diffuse chorioretinale Atrophie (Dumas und Schepens, 1966; danach auch Kanski, 1975) wirklich als selbständige Veränderung vorkommt. Nach der Beschreibung erscheint es wahrscheinlicher, daß hier sekundäre Veränderungen bei länger bestehender Ablatio bei jungen Myopen in der unteren Netzhauthälfte vorliegen, die Netzhautverdünnung also sekundärer Art ist.

Zusammenfassung

Um in der Vielfalt uneinheitlich gebrauchter Bezeichnungen sich zu verständigen, werden Begriffe der äquatorialen Netzhautdegenerationen oder genauer der äquatornahen vitreoretinalen Degenerationen und ihrer Differentialdiagnose definiert und beschrieben. Zu dem eigentlichen Bild der gittrigen oder nicht gittrigen äquatorialen Netzhautdegeneration gehören obligat eine Corpusverflüssigung, Wandverdichtung der Corpusvakuole und Netzhautverdünnung. Als zusätzliche, nur in diesen äquatorialen Degenerationen vorkommende Veränderungen werden ferner die Gefäßhyalinisierungen und die amorphen, PAS-positiven Materialbröckel geschildert. Innerhalb und außerhalb äquatorialer Degenerationen kommen Glitzerpunkte (Lipidgranula), „Weiß mit Druck" (periphere Sklerose, argyrophile Fasern und Spinnenfiguren), „Weiß ohne Druck" (Glaskörperanheftung?) sowie Pigmentierungen vor. Es werden die Pflastersteindegenerationen und die Pigmentierungen im Zusammenhang mit vitreoretinalen Adhärenzen der Peripherie beschrieben sowie die postoralen Rosetten. Die oranahen Pigmentverschiebungen und die cystoiden Degenerationen werden vom differentialdiagnostischen Standpunkt aus betrachtet, ebenso die senilen Pigmentierungen der mittleren Peripherie.

An dieser Stelle möchte ich für Überlassung von Originaldiapositiven folgenden Herren meinen Dank aussprechen:

Daicker (Basel), Göttinger (München), Kanski (London), Krey (Gießen) und Stefani (München).

Der Chem.-pharm. Fabrik Dr. Thilo + Co. sei für die Übernahme der Kosten für die Farbdrucke gedankt.

Literatur

Aaberg, T. M., Stevens, T. R.: Snail track degeneration of the retina. Am. J. Ophthal. 73, 270–276 (1972). – Amsler, M., Klöti, R.: Welches sind die gefährlichen Fundusherde, die mit der Lichtkoagulation anzugehen sind? Ophthalmologica 141, 329–333 (1961). – Arruga, H.: Die Netzhautablösung. Barcelona: 1936. – Boniuk, M., Butler, F. C.: An autopsy study of lattice degeneration, retinal brakes, and retinal pits. In: New and controversial aspects of retinal detachment (ed. A. McPherson), 59–75. New York: Harper and Row 1968. – Byer, N. E.: Clinical study of lattice degeneration of the retina. Trans. Am. Acad. Ophthal. Otolaryngol. 69, 1064–1081 (1965). – Byer, N. E.: A clinical definition of lattice degeneration of the retina and its variations. Mod. Probl. Ophthalm. 15, 58–67 (1975). – Chignell, A. H., Shilling, J.: Prophylaxis of retinal detachment. Brit. J. Ophthal. 57, 291–298 (1973). – Cibis, P. A.: Diskussionsbemerkung zu Byer, N. E.: Trans. Am. Acad. Ophthal. Otolaryngol. 69, 1077–1081 (1965). – Daicker, B.: Juxtavenöse Netzhautgruben. Albr. v. Graefes Arch. Ophthal. 171, 292–299 (1967). – Daicker, B.: Zur Kenntnis von Substrat und Bedeutung der sog. Schneckenspuren der Retina. Ophthalmologica, 165, 360–365 (1972). – Daicker, B.: Anatomie und Pathologie der menschlichen retino-ziliaren Fundusperipherie, ein Atlas und Textbuch. London–Basel–New York: Karger 1972. – Daicker, B.: Sind die Symptome „Weiß mit Druck" und „Weiß ohne Druck" durch die periphere Netzhautsklerose bedingt? Mod. Probl. Ophthal. 15, 82–90 (1975). – Daicker, B.: Briefliche Mitteilung 27.8.1975. – Dumas, J., Schepens, C. L.: Chorioretinal lesions predisposing to retinal breaks. Am. J. Ophthal. 61, 620–630 (1966). – Eisner, G.: Biomicroscopy of the peripheral fundus. Springer: Berlin–Heidelberg–New York: 1973. – Foos, R. Y.: Senile Retinoschisis, relationship to cystoid degeneration Trans. Am. Acad. Ophthal. Otol. 74, 33–51 (1970). – Foos, R. Y., Spencer, L. M., Straatsma, B. R.: Trophic degenerations of the peripheral retina. Symposium on retina and retinal surgery, 90–102. St. Louis: Mosby 1969. – François, J.: Some manifestations of retinal pathology involved in the pathogenesis of detachment. In: New and controversial aspects of retinal detachment (ed. A. McPherson), 53–58. New York: Harper and Row 1968. – Göttinger, W.: Senile Retinoschisis, über den morphologischen Zusammenhang von Hohlraumbildungen der Netzhautperipherie, seniler Retinoschisis und Schisis-Ablatio. Habilitationsschrift, München 1975. – Gonin, J.: Le decollement de la retine, pathogenie, traitement. Lausanne: Payot und Cie. 1934. – Grignolo, A.: Ophthalmoscopy and other methods of examination. In: Controversial aspects of the management of retinal detachment (eds. C. L. Schepens and C. D. J. Regan). Boston: Little, Brown and Co. 1965. – Hirose, T., Lee, K. Y., Schepens, C. L.: Snowflake degeneration in hereditary vitreoretinal degeneration. Am. J. Ophthal. 77, S. 143–153 (1974). – Hunter, D. M.: Lattice degeneration. Am. J. Ophthal. 67, 973 (1969). – Hyams, S. W., Neumann, E.: Peripheral retinal in myopia. Brit. J. Ophthal., 53, 300–306 (1969). – Iwanoff, A.: Beiträge zur normalen und pathologischen Anatomie des Auges. III. Das Oedem der Netzhaut. Albr. v. Graefes Arch. Ophthal. 15, II, 88–105 (1969). – Kanski, J. J.: The classification and terminology of peripheral retinal degeneration. Mod. Probl. Ophthal. 15, 103–111 (1975). – Kanski, J. J.: Peripheral retinal degenerations. Trans. Ophthal. Soc. U.K. 95, 173–179 (1975). – Krey, H.: Die Morphologie der peripheren Choriocapillaris in verschiedenen Lebensaltern. Klin. Mbl. Augenheilk. Sept. 1975. – Krey, H.: Briefliche Mitteilung vom 26.8.1975. – Meyer, E. Kurz, G. H.: Retinal pits. Arch. Ophth. 70, 640–646 (1963). – Meyer-Schwickerath, G.: Lichtkoagulation. Bücherei des Augenarztes Bd. 33, 1959. – Meyer-Schwickerath, G.: Discussion on significance of white with pressure. In: Controversial aspects of the management of retinal detachment (eds. C. L. Schepens, and C. D. J. Regan). Boston: Little, Brown and Co., 1965. – Meyer-Schwickerath, G., Lund, O.-E., Wessing, A., Barsewisch, B. v.: Classification and terminology of ophthalmological changes in the retinal periphery. Mod. Probl. Ophthal. 15, 50–52 (1975). – Morse, P. H., Eagle, R. C.: Pigmentation and retinal breaks. Am. J. Ophthal. 79, 190–193 (1975). – Okun, E.: Gross and microscopic pathology on autopsy eyes, Part II. Peripheral chorioretinal atrophy. Am. J. Ophth. 50, 574–583 (1960). – Okun, E.: Gross and microscopic pathology in autopsy eyes. Part III. Retinal breaks without detachment. Am. J. Ophth. 51, S. 369–391 (1961). – Okun, E.: Discussion on significance of white with pressure. In: Schepens, C. L. and C. D. J. Regan: Controversial aspects of the management of retinal detachment. Boston: Little, Brown and Co. 1965. – Pau, H.: Zur Histologie der „cystoiden Degenerationen" in der Netzhautperipherie. Albrecht v. Graefes Arch. Ophthal. 158, 558–567 (1957). – Pau, H.: Welche Netzhautareale disponieren zur idiopathischen Netzhautablösung und kommen damit zur prophylaktischen Operation in Betracht? Klin. Mbl. Augenheilk. 134, 848–862 (1959). – Pillat, A.: Die senile Pigmentierung der Netzhaut (senile Netzhautentartung). Albr. v. Graefes Arch. Ophthal. 150, 1–27 (1950). – Rehsteiner, K.: Ophthalmoskopische Untersuchungen über Veränderungen der Fundusperipherie in myopen und senilen Augen. Albr. v. Graefes Arch. Ophthal. 120, 282–316 (1928). – Rosenthal, M.: Discussion on significance of white with pressure. In: Controversial aspects of the management of retinal detachment (eds. Schepens, C. L. and C. D. J. Regan). Boston: Little, Brown and Co. 1965. – Rutnin, U., Schepens, C. L.: Fundus appearance in normal eyes. II. The standard peripheral fundus and developmental variation. Am. J. Ophthal. 64, 840–852 (1967). – Rutnin, U., Schepens, C. L.: Fundus appearance in normal eyes. III. Peripheral degenerations. Am. J. Ophthal. 64, 1040–1062 (1967). – Rutnin, U., Schepens, C. L.: Fundus appearance in normal eyes. IV. Retinal breaks and other findings. Am. J. Ophthal. 64, 1063–1078 (1967). – Schepens, C. L.: Symposium: Retinal detachment; diagnostic and prognostic factors as found in pre-operative examinations. Transact. Am. Acad. Ophthal. Otolaryngol. 56, 398–418 (1952). – Schepens, C. L.: Subclinical retinal detachments. Arch. Ophthal. 47, 593–606 (1952). – Schweigger, C.: Handbuch der speciellen Augenheilkunde, 1873. Berlin: Hirschwald 1871. – Shea, M., Schepens, C. L., Pirquet, S. R. von: Retinoschisis. I. Senile type; a clinical report on 107 cases. Arch. Ophthal. 63, 1–9 (1960). – Spencer, L. M., Straatsma, B. R., Foos, R. Y.: Tractional degenerations of the peripheral retina. Symposium on retina und retinal surgery, 103–127. St. Louis: Mosby, 1969. – Straatsma, B. R., Allen, R. A.: Lattice degeneration of the retina. Trans. Am. Acad. Ophth. Otolaryngol. 66, 600–613 (1962). – Straatsma, B. R., Allen, R. A., O'Malley, P., O'Malley, C. C.: Pathological and clinical manifestations of paving-stone degeneration of the retina. In: New and controversial aspects of retinal detachment (ed. McPherson, A.), S. 76. New York: Harper and Row 1968. – Straatsma, B. R., Foos, R. Y.: Typical and reticular degenerative retinoschisis. Am. J. Ophthal. 75, 551–575 (1973). – Straatsma, B. R., Zeegen, P. D., Foos, R. Y., Feman, S. S., Shabo, A. L.: Lattice degeneration of the retina. Amer. J. Ophthal. 77, 619–649 (1974). – Streeten, B. W., Bert, M.: The retinal surface in lattice degeneration of the retina. Am. J. Ophthal., 74, 1201–1209 (1972). – Teng, C. C., Katzin, H. M.: An anatomic study of the periphery of the retina. I. Non-pigmented epithelial cell proliferation and hole formation. Am. J. Ophthal. 34, 1235–1248 (1951). – Teng, C. C., Katzin, H. M.: An anatomic study of the peripheral retina. II. Peripheral cystoid degeneration of the retina; formation of cysts and holes. Am. J. Ophthal. 36, 29–39 (1953). – Urrets-Zavalia, A., jr.: Le Lésions prédisposantes dans le décollement de la rétine. L'année thérapeutique es clinique en Ophthalmologie. 20, 11–34 (1969). – Vogt, A.: Weitere Erfahrungen mit Ignipunktur des Netzhautloches bei Netzhautablösung. Klin. Mbl. Augenheilk. 84, 305–339

(1930). – Vogt, A.: Über zystoide Retinadegeneration und die begleitenden Liniennetze, und über die optischen Bedingungen der Sichtbarkeit der Zysten. Klin. Mbl. Augenheilk. 92, 743–747 (1934). – Watzke, R.C.: The ophthalmoscopic sign „white with pressure", a clinicopathologic correlation. Arch. Ophth. 66, S. 812–823 (1961). – Watzke, R.C.: Discussion on significance of white with pressure. In: Controversial aspects of the management of retinal detachment. (eds. C.L. Schepens, C.D.J. Regan). Boston: Little, Brown and Co. 1965. – Weber, E.: Das symptomlose Netzhautloch in der augenärztlichen Praxis. Ophthalmologica 114, 304–311 (1947). – Welch, R.: Discussion on significance of white with pressure. In: Controversial aspects of the management of retinal detachment (eds. C.L. Schepens and C.D.J. Regan). Boston: Little, Brown and Co. 1965. – Wolter, J.R., Wilson, W.W.: Degeneration of the peripheral retina. Am. J. Ophthal. 47, 153–166 (1959).

Lattice Degeneration of the Retina*

B. R. Straatsma (Department of Ophthalmology, Jules Stein Eye Institute, UCLA School of Medicine, Los Angeles, California 90024)

An interesting and important disorder, lattice degeneration of the retina in its typical form is a sharply demarcated, circumferentially oriented disease process located at or anterior to the equator and characterized by retinal thinning and abnormalities of the adjacent vitreous. This condition was recognized initially by Gonin in the early years of this century [1], clearly illustrated in the subsequent publications of Vogt [2] and Arruga [3], and further described in more recent reports by Schepens [4], Michaelson [5], Meyer-Schwickerath [6], Heinzen [7], Okun [8], Straatsma [9, 10], Byer [11], and others.

Throughout this period, the disease has been described by many names. For one form of the disorder, the term „Schneckenspuren" was used. Another type of peripheral retinal disease was described by Vogt [2] as „zystoide Degeneration mit weißen Gefäßliniennetzen".

Subsequently, these alterations were identified as variations of a single disease and this was reported under several names. Translated into English, the more common terms applied to this condition include superoexternal equatorial degeneration [3], lattice degeneration [4], equatorial degeneration [5], interlacing white line degeneration [6], and palisade degeneration [7]. Although no single name is comprehensive and fully descriptive, the term lattice degeneration of the retina, introduced by Schepens in 1952 [4], is vivid, calls attention to a distinctive feature of the process, and is widely utilized in histopathologic investigations and clinical reports.

Studies of autopsy eyes demonstrate lattice degeneration in 6% of cases [9]. Clinical studies of lattice degeneration indicate a comparable prevalence of 6% to 7% [11], note similar major features, describe autosomal dominant transmission in some families, add angiographic information, and contribute data concerning clinical course and the relationship between lattice degeneration and rhegmatogenous retinal detachment [10].

These reports provide valuable information concerning lattice degeneration of the retina, but leave important questions unanswered. This investigation, therefore, utilizes clinicopathologic material to establish the major features, principal variations, and basic histopathology of lattice degeneration. This information is used to develop a concept of pathogenesis and to formulate recommendations concerning clinical management.

Materials and Methods

Material incorporated in this investigation consisted of 800 autopsy cases, one surgical case of lattice degeneration suitable for electron microscopy, and 100 patients with lattice degeneration.

The 800 consecutive autopsy cases excluded stillbirths but included all other autopsy cases. Both eyes were available from 788 cases, so a total of 1,588 eyes were studied.

Results

In the autopsy study, the 800 consecutive cases presented the age range from birth to 86 years and an approximately equal incidence of males and females. Lattice degeneration of

* This study was supported in part by Public Health Service Research Grant EY-00331 from the National Eye Institute.

261

the retina, distinguished grossly and confirmed microscopically whenever necessary, was present in 86 cases (10.7%). The difference between the small incidence of lattice degeneration in the first decade and the greater incidence in the second decade was statistically significant, but the difference in incidence of lattice degeneration in subsequent decades was not statistically significant. There was no statistically significant preference for either sex or for either eye.

Both eyes were available in 81 cases; lattice degeneration was bilateral in 39 of these 81 cases (48.1%) and evident, therefore, in 125 of the 1,588 eyes (7.9%) in this series.

The 125 eyes with lattice degeneration contained a total of 286 separate lesions. Sixty-three eyes (50.4%) presented a single lesion, and the remaining eyes contained from two to ten lesions.

Topographically, the lesions were distributed in all meridians but lattice degeneration was most commonly located adjacent to the vertical meridian superiorly and inferiorly.

All lesions of lattice degeneration presented as discrete areas of retinal thinning with characteristic alterations in the adjacent vitreous (Fig. 1). Invariably, these lesions demonstrated additional features that were analyzed separately.

In length, there was substantial variation from short lesions that encompassed less than a clock hour to long bands that encompassed more than a quadrant. Indicative of this, measurements of the 286 lesions in this series revealed a range in length from 0.25 mm to 18.50 mm with a mean length of 2.12 ± 2.31 mm.

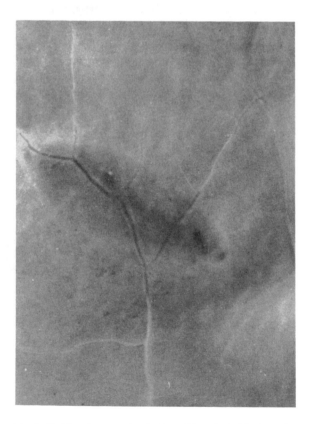

Fig. 1. Lattice degeneration lesion with retinal thinning, characteristic vitreous alterations, and other typical features

In anteroposterior width, there was variation from a narrow trough of degeneration to a broad zone. Lesions ranged in width from 0.15 mm to 3.50 mm with a mean width of 0.77 ± 0.48 mm.

The distance from the ora serrata to the anterior margin of the lattice degeneration was an extremely important feature. In some cases, lesions were close to the ora serrata, while in other cases, they were positioned posterior to the equator. Statistically, the distance from the ora serrata to the anterior margin of the lesion ranged from 0.10 mm to 9.00 mm with a mean of 2.18 mm ± 1.41 mm.

Orientation of lattice degeneration demonstrated that the long axis of the lesion was generally parallel to the ora serrata, but some lesions were radial and a few were actually perpendicular to the ora serrata. Grouped to indicate orientation, the long axis of the lesion was essentially parallel to the ora serrata in 195 lesions (68.2%), at an angle of 6° to 30° in 27 lesions (9.5%), at an angle of 31° to 60° in 19 lesions (6.6%), and at an angle of 61° to 90° in 21 lesions (7.3%).

Although length, width, distance from the ora serrata, and orientation were analyzed separately, these features were correlated in a general manner. Lesions close to the ora serrata tended to be linear, narrow, and circumferential in orientation (Fig. 2); while lesions posterior to the equator tended to be oval, wider, and more radial in orientation.

All lesions of lattice degeneration presented retinal thinning that was somewhat irregular and often associated with gray-white particles, vitreous liquefaction over the area of thinned retina, and exaggerated vitreoretinal attachments along the circumference of the thinned retina.

Augmenting these invariable features, retinal pigment abnormalities corresponding to the lattice degeneration were noted in 263 lesions (92.0%), white line vessels were noted in 21 lesions (7.3%), focal thinning of the retina within lattice degeneration was noted in 55 lesions (19.2%), full-thickness retinal holes were present in 52 lesions (18.2%), and retinal tears associated with lattice degeneration were encountered in only four lesions (1.4%). The tears extended along the posterior margin of the lattice lesion and progressed along one or both extremities of the lesion to produce an L-shaped or U-shaped retinal rupture. Signifi-

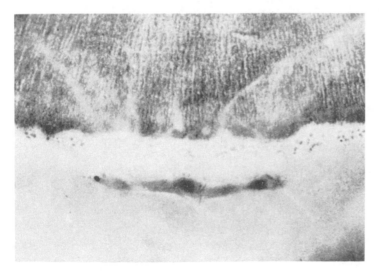

Fig. 2. Lesion close to ora serrate – linear, narrow, and circumferential in orientation, with focal thinning and full-thickness retinal hole

cantly, all eyes with retinal tears presented posterior vitreous detachment which was clearly related to the traction-induced retinal tears.

To evaluate the course and progression of lattice degeneration, each gross morphologic feature was statistically analyzed with computer techniques. This analysis demonstrated a statistically significant ($P < 0.05$) age-related increase in the degree of exaggerated vitreoretinal attachments at the margin of the lesion and in the incidence of retinal pigment abnormalities, white-line retinal vessels, full-thickness retinal holes, and retinal tears.

Trypsin digest preparations, light microscopy, and electron microscopy were employed to evaluate the pathologic conditions of lattice degeneration. With trypsin digest preparations, lattice degeneration demonstrated a sharply demarcated area of retinal thinning, liquefaction of the overlying vitreous, and exaggerated vitreoretinal attachments that produced a densely stained cuff at the margin of the lesion (Fig. 3).

Extensive vascular abnormalities were present in all lesions. These were characterized by a decrease in the number of capillaries within the lesions, a relative acellularity of all vessels within the lesion, and an obliterative fibrosis of the large and small vessels within the areas of degeneration. Direct correlations established that the white-line appearance of retinal vessels was related to stromal fibrosis, acellular thickening of the vessel wall, and encroachment on the vessel lumen. The gray-white particles within and at the margin of the lattice lesions were correlated with dense granules of PAS-staining material, shown by microscopy to represent extracellular products of cell breakdown and fibrosis.

Corroborating the trypsin digest studies and providing additional information, light microscopy studies of lattice degeneration revealed retinal thinning, vitreous liquefaction with loss of vitreoretinal attachments in the corresponding area and increased vitreoretinal attachments at the margin of the lesion.

Advanced lesions demonstrated generalized retinal thinning, due to loss of cells in all layers, abnormal thickening of large vessel walls, irregular intraretinal deposits of eosinophilic and

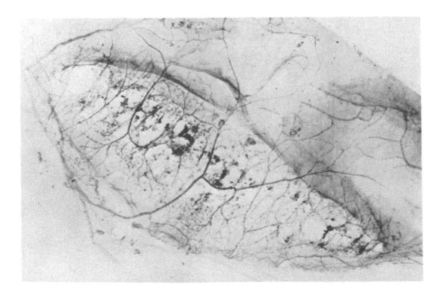

Fig. 3. Trypsin digest preparation of lattice degeneration lesion emphasizing liquifaction of overlying vitreous, dense, vitreoretinal attachment at margin of lesion, vascular abnormalities, and retinal hole

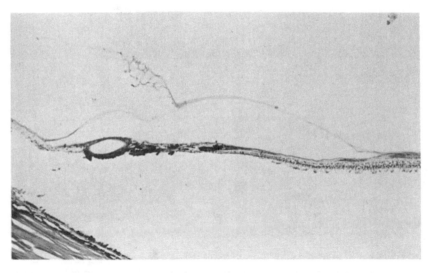

Fig. 4. Histologic preparation of postequatorial lesion with white-line vessels and marked pigment alterations. Note retinal thinning with disruption of all layers and conspicuous vitreous condensation at the interface of liquid and formed vitreous. In addition, there is abnormal thickening of vessel wall, intraretinal deposits of densely staining extracellular material and pigment within macrophages in perivascular spaces and adjacent retina (PAS, X75)

PAS-positive extracellular material, and abnormal pigment within macrophages located in perivascular spaces (Fig. 4).

In some advanced lesions of lattice degeneration, these histologic findings were supplemented by glial cell proliferation along the line of condensation at the interface between liquid and formed vitreous, glioses extending from retina into vitreous along this scaffold of condensed vitreous, severe obliterative fibrosis, and even occlusion of retinal vessels.

More detailed information concerning the pathology of lattice degeneration was provided by correlative light and electron microscopy. With advancement from the periphery to the center of the lesion, these studies demonstrated progressive thinning of the retina, advancing fibrosis of retinal blood vessels, increasing loss of retinal neurons, mounting accumulations of extracellular material, pigment abnormalities, and significant alterations in the inner limiting lamina of the retina. Offering insight into the development of this lesion, the inner limiting lamina of the retina at the periphery of the lesion was intact, wrinkled in the midperiphery, and intermittently absent in the center (Fig. 5).

In the clinical study, a representative sample of 100 alphabetically selected patients with lattice degeneration of the retina, examined by the author and followed for up to 15 years, was reviewed. The affected eyes varied in refractive error from a spherical equivalent of − 22.00 to + 2.75, with a significantly greater percentage of myopic refractive error than in the population as a whole. Visual acuity in every eye, unless altered by an unrelated disease or a retinal detachment, was 20/30 or better. Topographically, lattice degeneration was most prevalent adjacent to the vertical meridian superiorly and inferiorly.

On clinical examination, lattice degeneration presented a range of length, width, distance from the ora serrata, and orientation that corresponded to the autopsy series. The characteristic lesion appeared as a sharply demarcated, pre-equatorial, circumferentially oriented area of retinal thinning, and vitreous abnormalities (Fig. 6). Vitreous liquefaction overlying the

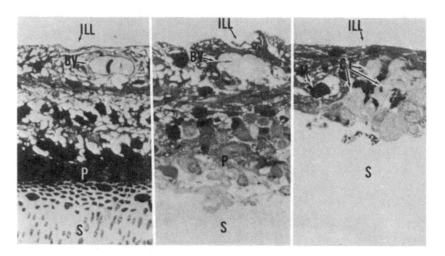

Fig. 5. Left, periphery or margin of lesion. Center, midperiphery. Right, center of lesion. Areas demonstrate progressive, thinning of entire retina from periphery to lesion center and progressive obliteration of blood vessels. In periphery of lesion (left), the laminae of vessels (*BV*) appear normal in size and are surrounded by thin rim of stromal connective tissue. Blood vessels in midperiphery (center) are partially obliterated, while those in center of lesion are absent and are replaced by dense, cord-like accumulations of connective tissue (*CT*) (right). Connective tissue masses extend beyond vascular profiles into intercellular spaces of thinned retina and occasionally project into subretinal space (*S*) (right). Third, normal cellular layers within retina are absent with residual structure composed of glial cell processes, scattered pigment-containing macrophages (*M*), and interspersed fibrous connective tissue (right). Varying degrees of neuronal and photoreceptor (*P*) degeneration are present in periphery and midperiphery (left and center), but none of these cell types is present in lesion center (right). Fourth, inner limiting lamina (*ILL*) is intact in periphery of lesion (left). In midperiphery (center), inner retinal surface is wrinkled, but inner limiting lamina maintains its integrity. Lesion center (right), inner limiting lamina is thinned and discontinuous (1 μ plastic embedded section, toluidine blue, X650)

retinal lesion, condensation at the interface of liquid and formed vitreous, and exaggerated vitreoretinal attachments at the margin of the lesion were best seen with contact lens biomicroscopy. Scleral depression, combined with contact lens biomicroscopy or indirect ophthalmoscopy, also emphasized the cuff of relatively dense, white with pressure, vitreoretinal attachments surrounding the area of retinal thinning.

The shaggy, irregular internal surface of the thinned retina was a conspicuous feature of both contact lens biomicroscopy and ophthalmoscopy. Irregular gray-white particles on the inner surface and within the thinned retina corresponded to the amorphous products of cell breakdown and extracellular fibrosis noted in the autopsy eyes and electron microscopy studies.

Focal thinning and full-thickness retinal holes were seen in some patients. These holes were round or oval in shape and usually located near one or both extremities of the lesion. Retinal tears that occurred with lattice degeneration were invariably associated with posterior vitreous detachment, and the rupture extended along the posterior border or lateral margins of the lesion.

All lesions of lattice degeneration studied with fluorescein photoangiography demonstrated retinal vascular abnormalities with relative avascularity in and adjacent to the lesion, or with abnormal vascular structures and flow dynamics within the lesion.

266

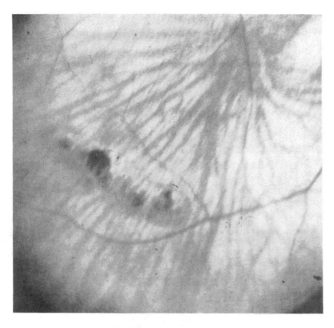

Fig. 6. Lattice degeneration. Oval-shaped, preequatorial, circumferentially oriented lesion in a 39-year-old white woman illustrating pigment abnormalities and irregular gray-white particles on the surface of and within the thinned retina

Variations in the clinical course of lattice degeneration were evident in this series of physicianenreferred patients. Lattice degeneration unassociated with retinal holes or tears remained, almost always, clinically unchanged for extended periods. In a few instances, one or more full-thickness retinal holes developed and, rarely, posterior vitreous detachment was associated with development of a retinal tear.

Lattice degeneration with full-thickness retinal holes usually remained stable for extended periods. Infrequently, a localized retinal detachment formed. Rarely, a progressive extensive retinal detachment developed.

Patients with retinal tears associated with lattice degeneration invariably presented posterior vitreous detachment. These traction-related retinal tears, particularly when located in the superior retina, were apt to cause retinal detachment.

Discussion

Although several aspects of this clinicopathologic study warrant attention, discussion of lattice degeneration of the retina is confined to a consideration of pathogenesis and management.

In regard to pathogenesis, gross, microscopic, ultrastructural and clinical observations emphasize that retinal vascular abnormalities are always present and correlate in area and degree with lattice degeneration. Vascular abnormalities consist of vessel acellularity, capillary loss, and obliterative fibrosis of the larger vessels. The resultant retinal ischemia causes neuronal loss, and a glial reaction with cytoplasmic proliferation and the production of extracellular material. Ischemic degeneration of the inner retinal layers disrupts vitreoretinal attachments, forms a pocket of liquefied vitreous over the retinal lesion, and stimulates vitreous condensation at the interface between liquid and formed vitreous.

The end product is a discrete area of thinned and collapsed retina with cell loss, glial fibrosis, vitreous abnormalities, and pigment alterations. This general concept of pathogenesis emphasizes the importance of the vascular system and is supported by analogous retinovitreal abnormalities produced by clinical and experimental disease [10].

The clinical management of lattice degeneration focuses on the prevention and treatment of rhegmatogenous retinal detachment. Although lattice degeneration is responsible for about 30% of the cases of rhegmatogenous retinal detachment, it must be recognized that the incidence of lattice degeneration and associated retinal breaks is much greater than the incidence of causally related retinal detachment. Thus, for prophylactic treatment the risk of development of retinal detachment is based on specific ocular findings, status of the opposite eye, general condition of the patient, and family history [10].

In general, lattice degeneration of the retina usually warrants prophylactic therapy when it is
(1) associated with full-thickness retinal tears;
(2) discovered in a patient with a history of retinal detachment in the opposite eye due to a similar lesion;
(3) significant in degree, extent, or posterior location and present in an eye that is aphakic, or likely to require cataract surgery; or
(4) encountered with full-thickness retinal holes and localized accumulation of subretinal fluid, high myopia, Marfan's syndrome, a history of retinal detachment in either eye, or a strong family history of retinal detachment.

Summary

Lattice degeneration of the retina, in a series of 800 consecutive autopsies, was present in 10.7% of the cases, bilateral in 48.1% of affected cases, and evident in 7.9% of the eyes examined.

Gross observations, trypsin digest preparations, light microscopy, electron microscopy, and clinical studies were employed to establish the major features, principal variations, and histopathology of lattice degeneration. This information was used to develop a concept of pathogenesis and recommendations concerning clinical management.

References

1. Gonin, M.: La pathogénie due décollement spontané de la rétine. Amn ocul 132, 30–55 (1904). – 2. Vogt, A.: Die operative Therapie und die Pathogenese der Netzhautablösung. Stuttgart: Ferdinand Enke 1936. – 3. Arruga, H.: Detachment of the Retina (R. Castroviejo, trans). New York: McGraw-Hill 1962. – 4. Schepens, C. L.: Subclinical retinal detachments. Arch Ophthalmol 47, 593–606 (1952). – 5. Michaelson, I. C.: Retinal detachment: Clinical evidence of the role of the choroid. Acta XVII Concilium Ophthalmologicum, vol. 1, pp 392–403, (1954). – 6. Meyer-Schwickerath, G.: Light Coagulation. St. Louis. C. V. Mosby Co. 1960. – 7. Heinzen, H.: Die prophylaktische Behandlung der Netzhautablösung. Stuttgart: Ferdinand Enke 1960. – 8. Okun, E.: Gross and microscopic pathology in autopsy eyes: Part III. Retinal breaks without detachment. Am. J. Ophthalmol 51, 369–391 (1961). – 9. Straatsma, B. R., Allen, R. A.: Lattice Degeneration of the Retina. Trans Am Acad Ophthalmol Otolaryngol 66, 600–613 (1962). – 10. Straatsma, B. R., Zeegan, P. D., Foos, R. Y., Feman, S. S., Shabo, A. L.: Lattice Degeneration of the Retina. Am. J. Ophthalmol 77, 619–649 (1974). – 11. Byer, N. E.: Clinical study of lattice degeneration of the retina. Trans Am Acad Ophthalmol Otolaryngol 69, 1064–1081 (1965). – 12. Pau, H.: Welche Netzhautareale disponieren zur idiopathischen Netzhautablösung und kommen damit zur prophylaktischen Operation in Betracht? Klin. Monatsbl. Augenheilkd. 134, 848–862 (1959). – 13. Wessing, A.: Fluorescenzangiographie bei Netzhautablösung und ihren Vorstadien. Isr. J. Med. Sci. 8, 1417 (1972).

Entstehung und Histologie der degenerativ-sklerotischen, zum Netzhauteinriß disponierenden peripheren Netzhautareale

H. Pau (Düsseldorf)

Schon seit über 100 Jahren wird dem Glaskörper eine besondere Rolle für die Entstehung einer Netzhautablösung zugeschrieben. Es wurde zum Teil an eine Zugwirkung des schrumpfenden Glaskörpers oder an eine Schrumpfung einer neugebildeten zellig-häutigen Gewebsschicht mit Netzhautfaltenbildung und Einrissen (Leber, 1916; Nordenson, 1887) gedacht. Gonin (1934) und Lindner (1931, 1937) wiesen besonders auf die Zugwirkung (Trägheitsmoment) des abgehobenen Glaskörpers im Bereiche von Glaskörper-Netzhautverwachsungen hin.

Schon mit der Spaltlampe lassen sich solche Verbindungen des abgelösten Glaskörpers mit dem vorderen Netzhautrißrande häufig direkt beobachten (Boeck, 1939, 1940; Fronimopoulos, 1939; Hruby, 1944, 1953). Bei diesen Verwachsungen wird an physiologische, normal anatomische Adhaerenzen zwischen Glaskörper und Netzhaut gedacht (Vogt, 1936, 1937, 1938; Rieger, 1943; Hruby, 1944, 1953; Hagedorn und Sieger, 1956; Gärtner, 1960, 1962, 1964 usw.). Besonders die engen Beziehungen zwischen Glaskörperanheftungsstelle und Netzhautgefäßen waren häufig beschrieben worden (Rieger, 1943; Boeck, 1939, 1940; Hruby, 1944, 1953).

Die schon ophthalmoskopisch zu sehenden, zum Netzhauteinriß disponierenden Areale werden je nach Pigmentierung, je nach Ausdehnung, je nach Lage, je nach Aussehen bezeichnet als: Äquatoriale Degeneration, degenerativ-sklerotische Areale, Schneckenspuren, moosartige Areale, milchstraßenartige Bänder, „zystoide Areale", lattice degeneration.

Byer 1965 fand bei 7% aller untersuchten Augen eine oraparallele Degeneration, wobei an einem Auge 1–19 Läsionen gefunden wurden. In 33,7% bestanden beiderseits Läsionen. Zwischen 10 und 39 Jahren war der Prozentsatz der befallenen besonders hoch. Er steigt also nicht mit dem Alter an. Netzhautlöcher traten dagegen mit steigendem Alter häufiger auf, genauso wie weiße Linien. In den Läsionen fanden sich Pigmentationen in 81,7%, weiße Flecken in 79,9%, Löcher in 14,6% und weiße Linien in 8,8%. Bei Straatsma und Mitarb. (1974), die in 10,7% der enucleierten Augen lattice degeneration fanden, nahm dagegen deren Häufigkeit mit dem Alter zu.

Diese degenerativ-sklerotischen Areale erscheinen ophthalmoskopisch als umschriebene, grau-braun-schwarze Pigmentverschiebungen in Form von meist konfluierenden Flecken, von 2–4 PD Länge und 1 PD Breite. Diese Areale können sehr viel größer oder kleiner, manchmal 1, 2 oder 3mal hintereinander liegen. Sie liegen überwiegend als limbusparallele Streifen oder Flecken zwischen Ora und Äquator, selten auch direkt an der Ora oder noch vor dem Äquator. Besonders charakteristisch sind die gelblich-weißen oder weißen fadenförmigen Streifen oder Linien, Gitterfiguren, die dendritisch, palisaden- oder hirschgeweihähnlich, eventuell stark verzweigt häufig im Bereiche der Pigmentareale liegen und überwiegend von vorne nach hinten verlaufen, entsprechend von Blutgefäßen, selten aber auch ganz limbusparallel liegen und sich dann gitterartig überkreuzen. Zwischen diesen Gitterfiguren erkennt man nicht selten kleine Defekte oder Löcher, die rot zwischen den weißen Linien liegen.

Immer aber kann man sowohl peripher als zentral verdichteten Glaskörper sehen, der am Rande dieser Areale ansetzt.

Histologisch wurden diese Veränderungen im Sektionsgut in 6% (Straatsma und Allen, 1962), 10,7% (Straatsma und Mitarb., 1974), 8% (Boniuk und Butler, 1968) oder 5% (Daicker, 1972) gefunden, sie treten häufig schon bei Jugendlichen auf (siehe unten).

1. Lage der sklerotischen Areale und Glaskörperansatz

Sklerotische Areale liegen fast immer oraparallel. Ganz bevorzugt zwischen Ora und Äquator, wenige (etwa 6%) direkt vor der Ora und auch noch hinter dem Äquator (Byer, 1965). Teng und Chi (1957), Daicker (1972) stellten fest, daß bei älteren Menschen die vitreoretinalen Adhaerenzen bis etwa 3 mm breit sind. Bei Kleinkindern läßt sich der Glaskörper bis über die Ora und über die Praeretina (hochzylindrische Ziliarepithelien) ablösen (Teng und Chi, 1957). Cibis (1967) rechnet zur Glaskörperbasis auch die praeäquatoriale Zone der vitreoretinalen Grenzschicht hinzu.

Bei Straatsma und Mitarb. (1974) lagen die Areale 0,1–9 mm hinter der Ora, durchschnittlich 2,18 (± 1,41) mm. Zentral vom Äquator liegende Areale sind dabei mehr radiär orientiert. 66% der Areale lagen zwischen 11–1 h und 5–7 h.

Nach Daicker (1972) entspricht beim Erwachsenen die retinale Basis des Glaskörpers in etwa dem Ort der gittrigen Degeneration, diese Glaskörperbasis sei aber bei Jugendlichen — bei denen diese Degenerationen schon vorliegen können —, noch nicht sehr ausgeprägt.

Bei jedem degenerativen sklerotischen Areal (lattice degeneration) ist ein Ansatz von verdichteten Glaskörperstrukturen erkennbar und zwar fast immer am vorderen und am hinteren Rande des Areals (Pau, 1959, 1966, 1970, 1971; Byer, 1965; Straatsma und Mitarb., 1974).

Erscheinen die hier ansetzenden Glaskörperstrukturen nicht deutlich verdichtet und vermehrt (wie das z.B. in der Abbildung des „Frühfalles" von Byer der Fall ist), dann war das in unseren Fällen ein Zeichen dafür, daß peripherere Partien und nicht der eigentliche zentrale Bezirk des degenerativ-sklerotischen Areals getroffen worden waren, oder daß die Fibrillenvermehrung histologisch nur schwer erkennbar ist. Es können auch paravaskuläre vitreoretinale Anheftungen gefunden werden. Besonders an Gefäßkreuzungen und an Gefäßteilungen kommt es zu solchen paravaskulären Glaskörperansätzen (Spencer und Foos, 1970; Daicker, 1967, 1972). Es kommt hier dann evtl. zu paravaskulären Löchern (Spencer und Foos, 1970).

Bei Ablösung der hinteren Glaskörpermembran entstehen an diesen Stellen der Adhäsion evtl. Teilausrisse oder Ganzausrisse der Netzhaut. Vitreovaskuläre Adhäsionen können sowohl histologisch (Gärtner, 1964) als auch anatomisch an unfixierten Augen (Eisner, 1973, 1975) beobachtet werden.

Bei aphaken Augen treten Netzhautrisse besonders häufig in der peripheren Netzhaut auf. Nach Staroperationen waren die Löcher in der Oragegend lokalisiert, bei Schepens (1951) ca. 66%, bei Malbran und Dodds (1964) in 45%. Kleine multiple oraparallele Defekte gelten als typisch für die Aphakie (Schepens und Okamura, 1956). Ursächlich wird eine Mobilisierung und Verlagerung des Glaskörpers für diese Löcher angenommen, wohinzu auch in diesen Fällen die hier vermehrten vitreoretinalen Adhäsionen eine bedeutende Rolle spielen (Malbran und Dodds, 1964; Klöti, 1965; Daicker, 1972).

Da Glaskörperrindenzellen Glaskörperfibrillen — auch neu (Pau, 1965) — bilden, erscheint es wichtig, daß sich diese Zellen vermehrt im Bereiche des Ansatzes der embryonalen Blutgefäße an der Netzhaut finden. Glaskörperrindenzellen werden später hauptsächlich an der pars plana corporis ciliaris, an der Ora serrata und an der Papille beobachtet. Diese Zellen kommen ferner angehäuft im Verlauf von nahe der vitreo-retinalen Grenzschicht gelegenen Netzhautgefäßen vor (Szirmai und Balasz, 1958; Gärtner, 1965). In der Embryonalzeit kommt es zur direkten Verbindung zwischen Glaskörperblutgefäßen und der Netzhaut (Pau, 1951, 1969; Manchot, 1958; Déjean, 1958).

Mit Kontaktglas können zwischen Ora und Äquator bis in den Äquatorbereich in 3% der Fälle grau-weiße, oraparallele Linien an der Netzhautoberfläche als Ansätze von Glaskörpermembranellen bzw. Anheftungslinien des hinteren Endes der Glaskörperbasis oder von peripheren vitreoretinalen Adhäsionen nachgewiesen werden (Gärtner, 1960, 1962). Besonders deutlich treten dabei vitreovaskuläre Adhärenzen auf. Gitterlinien, milchstraßenähnliche Ränder und Schneckenspuren liegen in der Gegend des Ansatzes von Glaskörperlamellen. In der Netzhautperipherie und am Äquator treten Glaskörperstränge bzw. vitreoretinale Glaskörperanostomosen als persistierende Netzhautadhärenzen auf (Gärtner, 1964).

Schepens (1954) fand histologisch an normalen Augen je nach untersuchten Augenquadranten eine Glaskörperadhäsion an der vorderen Netzhaut bis zu 10–12 mm hinter der Ora serrata. Auf die Bedeutung von kongenitalen retinovitrealen Adhäsionen für die Netzhautablösung weisen auch Hagedorn und Sieger (1956) hin.

2. Vererbung

Die sklerotischen Areale mit anhaftendem Glaskörper treten häufig symmetrisch und vererbt auf. Diese zur Netzhautablösung disponierenden Areale treten nicht selten in bestimmten Familien vermehrt auf (Vogt, 1936, 1938; Hruby, 1953). Die Vererbung kann evtl. autosomal dominant erfolgen (Everett, 1968; Cibis, 1965, Hagler und Grosswell, 1968) mit Vorrücken des Erkrankungsalters (Antizipation) in den folgenden Generationen. Wir konnten ein eineiiges Zwillingspaar (65 J.) beobachten, das nicht nur an beiden Augen genau die gleichen degenerativ-sklerotischen Areale aufwies, sondern bei denen es innerhalb von 3 Monaten am gleichen Auge zum Netzhauteinriß an der gleichen Stelle kam.

3. Entwicklung der vitreoretinalen Adhärenzen

Zur Erklärung des Auftretens von vitreoretinalen Adhärenzen und damit von degenerativ-sklerotischen Arealen muß die embryonale Entwicklung des Glaskörpers (Pau, 1969) herangezogen werden: Im Glaskörperraum bestehen zunächst die von der Papille divergierend nach vorne ziehenden Formationen des primären vaskulären Glaskörpers.

Es trifft nun nicht zu, daß der sich dann entwickelnde sekundäre gefäßfreie Glaskörper sich schon primär scharf begrenzt vom gefäßhaltigen primären Glaskörper entwickelt. Auch nach Ida Mann (1964) – auf die sich die meisten Autoren beziehen – bildet sich der sekundäre Glaskörper sowohl von der Netzhaut her, als auch durch Auswachsen aus den peripheren Abschnitten des vorhandenen primären Glaskörpers durch Atrophie der Glaskörpergefäße. Entsprechend dieser Vorstellung sieht man in den Zeichnungen von Ida Mann (1964) auch im älteren Stadium (Abb. B und C) Blutgefäße von vorne aus dem primären nach hinten in den später gefäßfrei werdenden sekundären Glaskörper hineinziehen. Diese Blutgefäße im sekundären Glaskörper werden bei Wiederabbildung dieser Zeichnungen überraschenderweise und unrichtig häufig einfach weggelassen. Der sekundäre Glaskörper soll dann in früher Jugend homogen und dicht strukturiert sein und erst im Laufe der Jahre würden sich erneut Glaskörperverdichtungen, die Tractus vitreales, zunächst in den vorderen, im höheren Alter auch in den hinteren Glaskörperpartien bilden. Es entstünden also nach dieser Meinung zweimal papillenzentrierte Trichter von Glaskörperstrukturen. Im Glaskörper von Menschen und zahlreichen Tieren besteht dann später ein trichterförmiges System aus Zonen unterschiedlicher Dichte und Membranellen (Tractus vitreales) (Eisner, 1975).

Anhand von Embryonaluntersuchungen konnten wir schon früher zeigen (Pau, 1951, 1969), daß der sogenannte sekundäre Glaskörper durch Obliteration der Glaskörperblutgefäße zunächst hinten gefäßfrei wird und daß die strenge Trennung zwischen gefäßfreiem, primärem und gefäßlosem sekundärem Glaskörper erst sekundär auftritt, wonach dann beide Glaskörperabschnitte – der sekundäre (gefäßfreie) mehr als der primäre – immer schärfer getrennt weiterwachsen.

Es erscheint hier wichtig, daß physiologisch sowohl vom Gefäßtrichter der Art. hyaloidea retrolental her, als von vorne um den Augenbecherrand, als von der Tunica vasculosa lentis

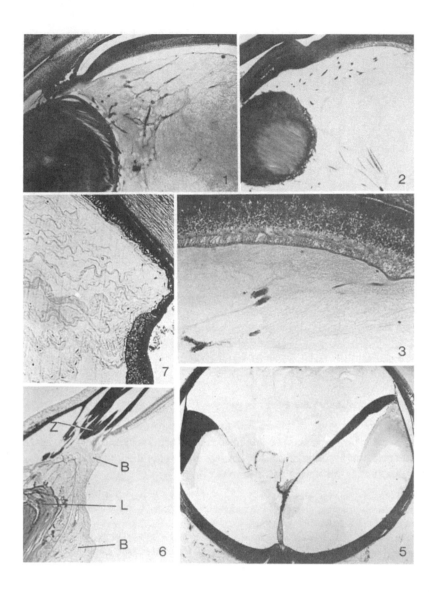

her noch längere Zeit zahlreiche embryonale Blutgefäße zum Äquator der Netzhaut ziehen (Abb. 1). Diese zum Teil in verschiedenen, hintereinander liegenden Schichten auftretenden Blutgefäße erreichen zum Teil die Netzhaut in Äquatorhöhe (Abb. 2, 3 und 4).

Die embryonalen Blutgefäße des Glaskörpers aus verschiedenen Embryonalzeiten können nun ausnahmsweise als art. hyaloidea persistens (Abb. 5) bestehen bleiben. Es erscheint mir besonders wichtig, daß in diesen Fällen der Gefäßtrichter der von der Papille – *von hinten* – kommenden Art. hyaloidea vorne wieder zwischen Ora serrata und Äquator ansetzen kann. Es entspricht in diesem Falle das Bild topographisch etwa dem Verlauf von embryonalen Glaskörperblutgefäßen des 65 mm Stadiums (Abb. 4). Umgekehrt setzt auch das den Glaskörperblutgefäßen topographisch entsprechende Bindegewebe bei der „Persistenz des primären Glaskörpers" mit zonulafaserähnlichen Fibrillen (Abb. 6) *von vorne* kommend (nicht am Ziliarkörper oder Ora serrata) wieder hinter der Ora serrata an der Netzhaut an. Es entspricht in diesem Falle das Bild topographisch etwa dem Verlauf von embryonalen Glaskörperblutgefäßen des 120 mm Stadiums (Abb. 4).

Abb. 1. Menschlicher Fet 50 mm. Die fächerförmig von der tunica vasculosa bzw. vom Trichter der Art. hyaloidea zur Netzhaut ziehenden Blutgefäße setzen sich z.T. als Fibrillenbündel fort, die kulissenartig als Fibrillenebenen (Membranen) an der Netzhaut ansetzen. Vergr. 1: 35

Abb. 2. Menschlicher Fet 52 mm. Zahlreiche Blutgefäße zwischen tunica vasculosa lentis sowie dem Trichter der Art. hyaloidea and dem Netzhautäquator. Vergr. 1:20

Abb. 3. Stärkere Vergrößerung von Abb. 2 Ansatz der von der tunica vasculosa lentis und dem Hyaloidetrichter kommenden Blutgefäße an der Netzhaut etwa in Äquatorhöhe. Gerichtet verlaufende Glaskörperfibrillen entsprechend dem Verlauf der obliterierten embryonalen Glaskörperblutgefäße. Vergr. 1:100

Abb. 5. Art. hyaloidea persistens. Die persistierenden Glaskörperblutgefäße bzw. die sie fortsetzenden Fibrillenverdichtungen setzen zwischen Äquator und Ora an der Netzhaut an. Verlauf topographisch entsprechend dem Verlaufe embryonaler Glaskörperblutgefäße (Hyaloideatrichter) etwa des 65 mm-Stadiums. Stärkere postmortale Blutung bzw. Blutanlagerung an die persistierenden Blutgefäße und Fibrillenverdichtungen. Vergr. 1: 2,5

Abb. 6. Sogenannter „persistierender primärer Glaskörper". Bindegewebe (und Fibrillen) topographisch entsprechend dem Verlaufe embryonaler Glaskörperblutgefäße (Hyaloideatrichter) etwa des 120 mm-Stadiums. Bindegewebe (B) (und Fibrillen) setzen – bei fehlender pars plana retinae – entsprechend den embryonalen Blutgefäßen direkt an der Netzhautperipherie an. Ziliarkörper (Z), Linse (L). Vergr. 1:20

Abb. 7. Gefältelte Glaskörpermembranen, kulissenartig an Ora, Netzhaut (und straff nach vorne laufenden Zonula-Glaskörperfasern) ansetzend. Vergr. 1:20

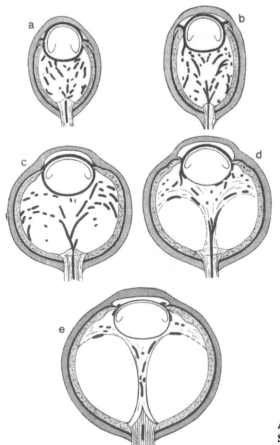

Abb. 4. Menschlicher Glaskörper: (a) 30 mm-Stadium; (b) 40 mm-Stadium; (c) 50 mm-Stadium; (d) 65 mm-Stadium; (e) 120 mm-Stadium

Bei der Obliteration dieser Blutgefäße bleiben gerichtet verlaufende Glaskörperfibrillen (Pau, 1969) (Abb. 1, 3) bestehen, die an der Netzhaut bzw. an Netzhautblutgefäßen ansetzen und zum Teil die Glaskörperbasis (Abb. 7) bilden, evtl. aber auch zur Bildung von oberflächlichen Netzhautdefekten und degenerativen Arealen führen können.

Glaskörperadhaerenzen zentral von der Ora wurden auch von Schepens (1960), Hagedorn und Sieger (1956) gefunden. Offenbar ist es so, daß dort, wo die embryonalen Blutgefäße im Glaskörper lange blutführend bleiben (Abb. 1–3), auch eher gerichtet verlaufende Fibrillen bestehen bleiben. Dichtere Fibrillen setzen also oraparallel an der Netzhaut an (Abb. 3/4). Es gibt dabei eine große Variationsbreite. Entsprechend den kulissenartig hintereinander verlaufenden Gefäßebenen können die späteren Fibrillen als breites Band, als Linie oder als mehrere hintereinander liegende Linien = Bänder an der Netzhaut ansetzen.

Dort, wo die Glaskörperstruktur (Fibrillenverdichtungen) an der Netzhaut ansetzt, sind auch vermehrt Glaskörperrindenzellen vorhanden. Ihrer Lage nach entsprechen, wie oben gezeigt, die degenerativ sklerotischen Areale Glaskörperansatzstellen an der Netzhaut (in Höhe der erweiterten Glaskörperbasis). Dabei ist es in diesem Zusammenhange unwichtig, ob die Verbindung zwischen Glaskörper und Netzhaut eine sehr feste — wie im Alter — oder eine geringere — wie in der Jugend — ist. Daß diese Fibrillenverdichtungen (gefälteten Membranen, Tractus vitreales) auch in früher Jugend — dann nur schlechter sichtbar — vorhanden sind, läßt sich leicht zeigen, wenn man den Glaskörper z.B. für einige Tage in physiologische Kochsalzlösung legt. Die grober werdenden Fibrillenzüge sind dann mit dem Spaltlicht deutlich erkennbar. Diese Glaskörperstruktur besteht also während des Lebens, wobei die gefälteten Membranen (Tractus vitreales) mit zunehmendem Alter durch Fibrillenneubildung immer deutlicher und auch die schon immer bestehenden vitreoretinalen Adhaerenzen immer fester und deutlicher erkennbar werden.

4. a) Histologie der degenerativ-sklerotischen Areale

Es handelt sich bei diesen sogenannten degenerativ-sklerotischen Arealen, äquatorialen Degenerationen, Schneckenspuren, lattice degeneration usw. um oraparallele, gürtelförmige Netzhautveränderungen, evt. mehrere hintereinander. Die Veränderungen können einzeln oder zahlreich in kurzen oder langen — meist in einer oraparallelen — Kette auftreten oder — besonders vor dem Äquator — parallel zu Netzhautgefäßen d.h. hier radiär verlaufen. Über das histologische Bild der degenerativ-sklerotischen Areale sind wir relativ gut unterrichtet (Pau, 1959, 1970, 1971; Okun, 1961; Straatsma und Allen, 1962; Byer, 1965; Straatsma und Mitarb., 1974 u.a.): Im Bereiche von oraparallelen Degenerationen kommt es entweder zu einem Fehlen der inneren Lagen der Netzhaut, wobei der Verdünnungsgrad in diesem Bereiche sehr unterschiedlich sein kann (Abb. 8, 9, 10, 12, 29); oder die Netzhaut wird zwischen den Glaskörperansätzen stark aufgelockert (Abb. 11, 12, 15, 16, 21) und zeigt eine Rarefizierung der Zellen, oder ein neugebildetes Bindegewebe (Glaskörperrindenzellen + Gefäßbindegewebe + Pigmentepithelien + Gliazellen) ersetzt zwischen den Glaskörperansätzen die Netzhaut (Abb. 17, 18, 20, 22) oder dieses Gewebe liegt scharf begrenzt und von der unterschiedlich verdünnten Netzhaut scharf getrennt evtl. schalenartig (Abb. 24, 25) der Netzhaut auf.

Soweit ich es beurteilen kann, ist es bisher noch nicht beachtet worden, daß im Bereiche von degenerativ-sklerotischen Arealen die Glaskörperstrukturen-Fibrillenverdichtungen meist nicht an der Netzhautoberfläche enden, sondern daß (in unseren Fällen und auch den Abbildungen anderer Autoren) diese Glaskörperverdichtungen kontinuierlich als verdichtete Fibrillen weiter in die Netzhaut hinein verlaufen (Abb. 10, 16, 20, 22) und so z.B. an einem

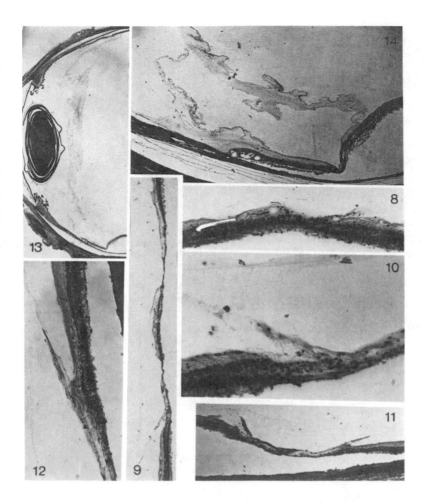

Abb. 8. Defekt der inneren Netzhautschichten (zwischen Ora und Äquator) mit Glaskörperansatz an den Rändern. Vergr. 1:35

Abb. 9. Zwei hintereinander liegende degenerative Areale zwischen Ora und Äquator. An den Rändern der beiden Netzhautverdünnungen setzen jeweils Glaskörperverdichtungen an. Vergr. 1:15

Abb. 10. Stärkere Vergrößerung von Abb. 9. Die Glaskörperverdichtungen setzen sich auf der verdünnten Netzhaut fort. Die inneren Netzhautschichten (bis zur äußeren Körnerschicht) fehlen. Kaum Gewebsreaktion im Netzhautdefekt. Vergr. 1:65

Abb. 11. Sklerotisch-degeneratives Netzhautareal zwischen Ora und Äquator mit Ansatz von Glaskörperverdichtungen an den Rändern. Vergr. 1:15

Abb. 12. Stärkere Vergrößerung von Abb. 11. Die Glaskörperverdichtungen setzen sich als zellarmes hyalinisiertes-sklerosiertes Bindegewebe in das stark verdünnte Netzhautgebiet fort. Scharfe Grenze zwischen normaler Netzhaut und sklerotischem Areal. Aufwachsen des sklerotischen Gewebes auf die Glaskörperverdichtung. Vergr. 1:35

Abb. 13. Degenerativ-sklerotische Netzhautareale beiderseits (oben und unten) zwischen Ora und Äquator mit Ansatz von Glaskörperverdichtungen von vorne und von hinten. Vergr. 1:2,5

Abb. 14. Stärkere Vergrößerung von Abb. 13 (unten): Von peripher und von zentral kommend setzt je eine Glaskörperverdichtung an einem degenerativ-sklerotischen Netzhautareal an. Großer Glaskörperverflüssigungsraum über dem Areal. Hintere Glaskörperablösung. Vergr. 1:7

275

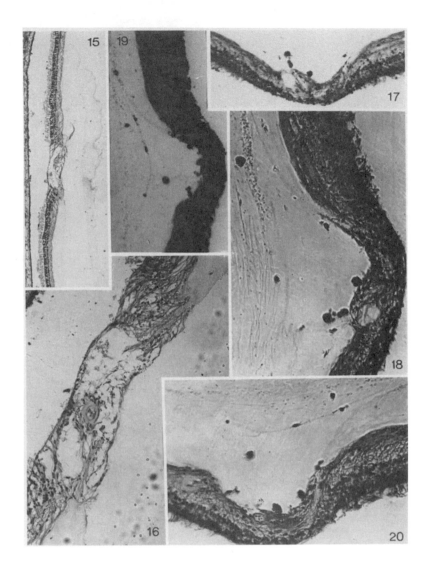

Abb. 15. Stärkere Vergrößerung von Abb. 13 (oben): Von peripher und von zentral kommend setzt je eine Glaskörperverdichtung an einem aufgelockerten degenerativ-sklerotischen Netzhautareal an. Das hier liegende Blutgefäß ist stark sklerosiert. Vergr. 1:15

Abb. 16. Bei stärkerer Vergrößerung wird deutlich, wie sich die Glaskörperverdichtung als fibrilläre Bindegewebsstruktur durch die aufgelockerte Netzhaut hin zum sklerosierten Blutgefäß fortsetzt. Vergr. 1:60

Abb. 17. Zwischen Ora und Äquator V-förmiger Ersatz der inneren Netzhautschichten durch zellarmes Bindegewebe. Hyalinisiertes Netzhautgefäß. Vergr. 1:45

Abb. 18. Phasenkontrastmikroskopie von Abb. 17. Am hyalinisierten Blutgefäß und am Bindegewebe setzen Glaskörperstrukturen – z.T., geschlängelte Fibrillen – an. Etwa dreieckige Glaskörperverflüssigung über dem Areal. Vergr. 1:60

Abb. 19. Die etwa dreieckige Glaskörperverflüssigung über dem Areal zwischen Ora und Äquator bei Überbelichtung deutlich. Vergr. 1:45

Abb. 20. Phasenkontrastmikroskopie von Abb. 19. Fortsetzung der Glaskörperstruktur als zellfreie Bindegewebsspange in die Netzhaut hinein. Vergr. 1:60

Netzhautgefäß (Abb. 16, 18, 22) im sklerotischen Areal ansetzen. Es können so sowohl von vorne als von hinten kommende Fibrillen-Bindegewebsverdichtungen an diesem Netzhautgefäß ansetzen, oder es vereinigen sich diese vom Glaskörper von vorne und von hinten in die Netzhaut ziehenden Fibrillen oder Bindegewebszüge (Abb. 18, 21) in der Netzhaut. Der Netzhautbezirk zwischen Glaskörperansatz und in die Netzhaut hineinziehenden Fibrillen

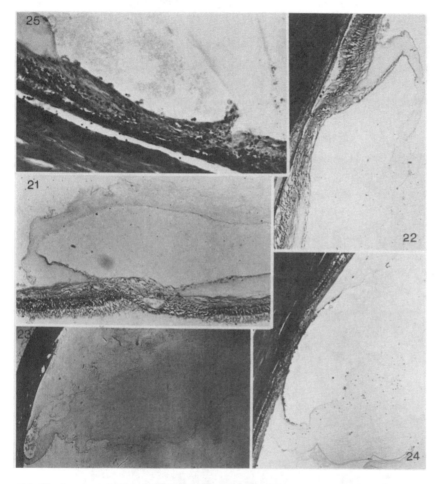

Abb. 21. Ansatz und Fortsetzung von Glaskörperverdichtungen von peripher und zentral (vor dem Äquator) an dem der aufgelockerten Netzhaut aufliegenden Bindegewebe und sklerosiertem Blutgefäß. Zwischen Bindegewebsauflagerung und verdünntem Netzhautrest „zystischer" Hohlraum. Vergr. 1:30

Abb. 22. Ersatz der Netzhaut durch Bindegewebe in einem degenerativ-sklerotischen, vor dem Äquator liegenden Netzhautareal. Sklerosiertes Blutgefäß und Aufwachsen von Gewebe auf die Glaskörperverdichtungen. Drusenartige Verdickung der lamina vitrea. Vergr. 1:30

Abb. 23. Glaskörperansatz von peripher und zentral an einem degenerativ-sklerotischen Netzhautareal hinter der Ora. Glaskörperverflüssigung über dem Areal. Hintere Glaskörperablösung. Vergr. 1:6

Abb. 24. Glaskörperansatz von peripher und zentral an einem degenerativ-sklerotischen, die Netzhaut ersetzenden Areal. Von diesem wächst Gewebe auf die Corpusverdichtung auf. Glaskörperverflüssigung über dem Areal. Hintere Glaskörperablösung. Vergr. 1:18

Abb. 25. Scharf begrenztes, relativ kernarmes Bindegewebe und Pigmentepithel als Fortsetzung von Glaskörperverdichtungen. Das sklerotische Gewebe liegt schalenartig in der Netzhaut. Vergr. 1:6

kann ganz fehlen und so ein kolobomartiger Defekt (Abb. 8) der inneren Netzhautschichten oder eine starke Verdünnung der Netzhaut (Abb. 9, 10, 11, 12, 29) bestehen. Häufiger ist dieser Netzhautbezirk stark aufgelockert oder durch sklerosierendes Gewebe ersetzt (siehe unten).

Zwischen den Netzhautansätzen des Glaskörpers bestehen also zunächst (angeboren) Netzhautveränderungen (V–U-förmige Defekte, Verdünnung, Auflockerung oder Bindegewebsersatz). Es kommt dann mit dem Alter zunehmend zu einer Vermehrung von (Glaskörperrindenzellen und Gefäß-)Bindegewebe, das sich wie kollagenes Bindegewebe anfärbt und stark sklerosiert (sklerotisches Areal Abb. 11, 12, 17, 25). Wieweit hierbei Gliazellen-Gewebe eine

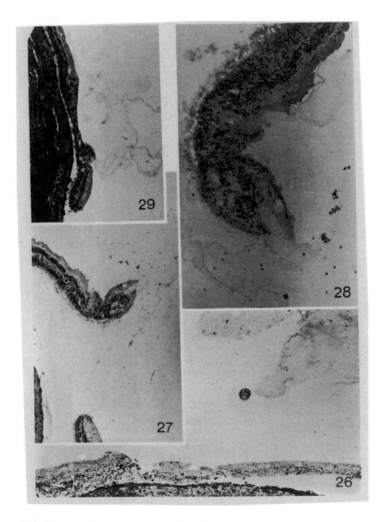

Abb. 26. Durch eine ansetzende Glaskörperverdichtungstruktur (im Bereiche eines degenerativen Areals, 3 Wochen nach Diathermiekoagulation) aus der Netzhaut gerissenes Gefäß. Vergr. 1 : 35

Abb. 27. Netzhauteinriß. Ansatz der peripheren und zentralen Glaskörperverdichtung am Deckel. Vergr. 1 : 35

Abb. 28. Stärkere Vergrößerung von Abb. 17: Ansatz der peripheren Glaskörperverdichtung am Netzhautgefäß, der zentralen Glaskörperverdichtung am Rißrande. Vergr. 1 : 85

Abb. 29. Stark verdünntes degenerativ-sklerotisches Netzhautareal mit Ansatz der peripheren und zentralen Glaskörperverdichtung. Hufeisenriß mit Einriß in normaler Netzhaut. Vergr. 1 : 35

Rolle spielen, läßt sich in unseren Präparaten nicht eindeutig entscheiden. Außer reichlich hyaliner Intercellularsubstanz treten unterschiedlich viele Pigmentepithelien (Abb. 17) auf. Das zwischen den verdichteten Glaskörper- und diese fortsetzenden Bindegewebsfibrillen bzw. Bindegewebe in der Netzhaut auftretende sklerosierte Bindegewebe liegt der hier ver-dünnten Netzhaut evt. so schalenförmig auf, daß manchmal eine scharfe Trennung zwischen bindegewebiger Auflage und Netzhautgewebe besteht (Pau, 1970) (Abb. 25). Es kann das neugebildete Gewebe aber auch als eine evtl. stark verdünnte sklerotische Bindegewebsplatte (Abb. 11, 12, 29) die ganze Netzhaut ersetzen. Seltener bilden sich im neugebildeten Binde-gewebe oder an seiner Grenze zur Netzhaut zystenartige Hohlräume (Abb. 21). Das dem sklerotischen Areal scharf begrenzt benachbarte Netzhautgewebe zeigt häufig eine gewisse Auflockerung (Abb. 25). Im sklerotischen Areal lassen sich die einzelnen Zellelemente (Ge-fäßbindegewebe, Glaskörperrindenzellen, Pigmentepithelien) kaum noch nach ihrer Herkunft differenzieren. Es kommt zunehmend zum Aufwachsen von Zellen des sklerotischen Areals auf die ansetzende Glaskörperverdichtung (Abb. 12, 21, 22, 24). Im Areal kommt es zur Sklerosierung mit Hyalinisierung der Zwischensubstanz (Abb. 12, 17, 25). Die durch das sklerotische Areal ziehenden Blutgefäße zeigen verdichtete, hyalinisierte Wände (Abb. 16, 17, 28) bis zur Gefäßobliteration (Abb. 17, 18). Vor und auch hinter dem Areal sind die Blut-gefäße – falls es nicht zur vollständigen Obliteration kommt – wieder regelrecht. Bei ober-flächlicher Lage kann die verdichtete, am Gefäß ansetzende Glaskörperstruktur dieses Gefäß von der Unterlage ab in den Glaskörper zerren (Abb. 26). Bei tiefer reichenden sklerotischen Arealen sind auch die Pigmentepithelien reaktiv verändert und bilden zum Teil starke, drusen-artige Verdickungen der lamina vitrea (Abb. 22). Im Glaskörper liegen im Bereiche und in der Nähe von stärker entwickelten sklerotischen Arealen Zellen (Abb. 17, 18, 24, 28), die zum Teil als freie Pigmentepithelien (Abb. 18), zum Teil als Glaskörperrindenzellen erscheinen. Das später von den Rändern der sklerotischen Areale auf die Glaskörperstrukturen aufwach-sende neugebildete Gewebe bildet richtige Zellschichtenmembranen (Abb. 12, 22). Der Netzhauteinriß erfolgt stets hinter dem zentralen Ansatz der Glaskörperstruktur an der Netzhaut bzw. dem degenerativ-sklerotischen Areal (Abb. 27, 28) und setzt sich dann in die normale Netzhaut fort (Abb. 29).

4. b) Histologie der dendritischen, gittrigen Degenerationen

Häufig sind die weißen Linien abgebildet worden (Vogt, Heinzen u.a.), die sich unregelmäßig in verschiedenen Winkeln kreuzen und in den sklerotisch degenerativen Arealen oraparallel oder senkrecht zur Ora (gefäßparallel) verlaufen; diese gittrigen Degenerationen fand Byer, 1965 klinisch in 8,8% der Fälle mit peripheren Netzhautveränderungen.

Entstehung und Histologie dieser gittrigen Degenerationen, Palisaden, hirschgeweihähnlichen, dendritischen Veränderungen sind – soweit es sich nicht um Blutgefäße handelt – noch weitgehend unbekannt. Wie schon ophthalmoskopisch lange bekannt ist (Vogt), entsprechen diese weißen Linien häufig obliterierten oder teilobliterierten Blutgefäßen, die durch das degenerativ-sklerotische Areal ziehen (Venen und Arterien).

Histologisch haben die Blutgefäße dabei eine stark verdickte hyalinisierte Wand (evtl. mit noch dünnem Gefäßlumen oder) mit vollständiger Obliteration (Abb. 17). Wie oben mitge-teilt, setzen sich die am Rande des degenerativ-sklerotischen Areals ansetzenden Glaskörper-verdichtungen, Fibrillenvermehrungen als gerichtetes Bindegewebe bzw. fibrilläre Struktur kontinuierlich durch die inneren Netzhautschichten hindurch bis zu dem im degenerativ-skle-rotischen Areal liegenden Netzhautblutgefäß fort.

Auch umgekehrt kann gesagt werden:

Von diesem stets mehr oder weniger obliterierten und sklerosierten Gefäß in den oberflächlichen oder mittleren Schichten der Netzhaut aus ziehen an manchen Stellen Bindegewebs-
bzw. Fibrillenverdichtungen zur Netzhautoberfläche, die sich als verdichtete Glaskörperfibrillen fortsetzen. Glaskörperverdichtungen können sich auch ohne Netzhautblutgefäß in
die Netzhaut hinein als fibrilläre Struktur bzw. gerichtetes Bindegewebe fortsetzen. Es kann
so in der Netzhaut eine V- oder U-förmige, evtl. hyalinisierte Bindegewebsstruktur entstehen
(Spangen, Abb. 20). Weiße Linien und weiße Spangen der dendritischen Areale bestehen
somit in unseren Fällen entweder aus (obliterierten) hyalinisierten Gefäßen oder aus hyalinisierten Fibrillen-Bindegewebssträngen in der Netzhaut, an denen kontinuierlich Glaskörperverdichtungen ansetzen.

5. Entstehung von Netzhauteinrissen durch Glaskörperzug

Straatsma, B. R. und R. A. Allen (1962) fanden, daß Degenerationen am häufigsten oben
temporal, dann unten temporal, etwas weniger häufiger oben und unten nasal auftreten.
Demgegenüber kam es zu Netzhauteinrissen mit Netzhautablösung fast nur im Bereiche der
oberen temporalen und weniger der oberen nasalen Degenerationen, dagegen kaum in den
unteren Veränderungen. Diese Beobachtung weist auf die besondere Bedeutung des Zuges
des Glaskörpers und hier besonders der Schwerkraft bzw. der hinteren oberen Glaskörperabhebung für das Auftreten von Netzhauteinrissen hin.

6. Geschwindigkeit der Bildung sklerotischer Areale

Während sich die degenerativ-sklerotischen Areale im allgemeinen nur sehr langsam in Jahren
verändern, tritt eine Zunahme der Veränderungen ausnahmsweise schon nach sehr kurzer
Zeit auf: Im Bereiche der zum Einriß disponierenden Areale kann es in Wochen bis Monaten
nach Heinzen zur Entstehung von Netzhauteinrissen kommen. Auch Amsler und Klöti (1961)
fanden Palisaden-Heckenfiguren, bei denen es sich wahrscheinlich nicht um obliterierte Gefäße handelt, häufig oraparallel evtl. in wenigen Wochen entstehend. Dazwischen treten evtl.
Löcher auf. Lemcke und Pischel konnten bei 11 Patienten (13 Augen) eine schnelle Entwicklung von lattice degenerations von 1 Monat bis zu 30 Monaten zeigen.

7. Zeitpunkt des Auftretens degenerativ-sklerotischer Netzhautareale

Schon beim 17 Monate (Balian und Falls, 1960) bzw. 4 Jahre (Daicker, 1972) alten Kinde
wurden degenerative Netzhautareale gefunden. Und gerade in der Jugend zwischen dem
10. und 39. Lebensjahr fand Byer den Prozentsatz der befallenen Augen besonders hoch,
dieser steigt also dann nicht mehr mit dem Alter an. Straatsma und Mitarb. (1974) fanden
eine Zunahme der Stärke der Veränderungen mit dem Alter. Oraparallele Degenerationen
sind offenbar bei zunehmendem Alter nicht häufiger (Daicker, 1972), sondern ändern sich.
Es handelt sich also bei den degenerativ-sklerotischen Veränderungen der Netzhautperipherie
überwiegend um angeborene Veränderungen, deren Ausmaß zunimmt.

8. Mechanik des Netzhauteinrisses am degenerativ-sklerotischen peripheren Netzhautareal

Daicker konnte mechanisch durch Pinzettenzug am Glaskörper in der nahen Umgebung
vitreoretinaler Adhäsionsstellen an Sektionsaugen verschiedene Netzhautrißformen erzeugen.
Da bei einer sogenannten hinteren oberen Glaskörperablösung der Zug des Glaskörpers durch
Schwerkraft und bei Augenbewegungen hauptsächlich am hinteren Rande der oben liegenden
sklerotischen Areale ansetzt — der nur kleine, nicht abgelöste Teil des Glaskörpers zwischen

vorderem Rande des sklerotischen Areals und Ora serrata löst sich primär kaum von der Netzhaut ab —, kommt es in erster Linie zum Ab- und Ausriß der oben liegenden sklerotischen Areale am zentralen Rande. Das Areal liegt dann im Deckel des (Hufeisen-) Risses (Abb. 27, 28, 29). Der Riß setzt sich häufig noch als Hufeisenriß in die gesunde Netzhaut hinein fort (Pau, 1960, 1970) (Abb. 29). Hruby (1953) unterscheidet Netzhautrisse (Lappenrisse, Ausrisse), deren (peripherer) Rißrand oder Deckel mit dem Glaskörper in Verbindung steht, von (degenerativen oder sekundären) Lochbildungen, bei denen keine Verbindung zum Glaskörper bestand. Netzhautrisse treten infolge des Glaskörperzuges im Gegensatz zu den Löchern — ganz überwiegend in der oberen Fundushälfte und hier am häufigsten — temporal oben auf.

9. Diskussion

Degenerativ-sklerotische, periphere Netzhautareale treten dort auf, wo der Glaskörper an der Netzhaut adhaerent ist. Das ist je nach Vererbung zirkulär zwischen Ora und Äquator, selten auch zentral vom Äquator oder (evtl. radiär) parallel zu peripheren Blutgefäßen oder im Bereiche von Kreuzungsstellen von Blutgefäßen der Fall. Solche primären vitreoretinalen Adhaerenzen treten dort auf, wo ehemalige embryonale Glaskörperblutgefäße (später: Glaskörperfibrillenverdichtungen, gefältelte Membranen, Tractus vitreales) an bzw. in der Netzhaut ansetzten. Von besonderer Bedeutung für die degenerativ-sklerotischen Areale ist es, daß es sich bei diesen überwiegend nicht um die physiologischen vitreoretinalen Adhäsionen handelt, die die Glaskörperbasis bilden, sondern daß es sich offenbar um embryonale Gefäßbereiche bzw. auch Gefäßanomalien handelt, in denen bei diesen Patienten besonders starke Glaskörperstrukturen bestehen bleiben. Diese Anomalien sind vererbt und treten in etwa 50% bilateral auf. Es kommt in diesen Fällen zu einem Ansatz des peripheren tractus vitrealis von zentral her am zentralen Rande des sklerotischen Areals (Abb. 18, 19, 20) und vom peripheren Rande des Areals ziehen wieder Glaskörperstrukturen (Abb. 18, 19, 20) (peripherer tractus vitrealis) weiter zur Glaskörperbasis. Die vitreoretinalen Adhäsionen bzw. die zwischen diesen liegenden sklerotischen degenerativen Areale können entsprechend der Lage der ehemaligen embryonalen Glaskörperblutgefäße — in einer Linie-Band, oder in mehreren, hintereinander liegenden Linien — Bändern auftreten. Die unterschiedlichen, vererbten oraparallelen Netzhautareale sind schon in der Jugend (viele wahrscheinlich schon angeboren) vorhanden.

Mit zunehmendem Alter werden sowohl die gefältelten Glaskörpermembranen (tractus vitreales) deutlicher, als auch die Glaskörperbasis — die vitreoretinalen Adhaerenzen — durch zunehmende Fibrillenvermehrung fester.

Es kommt also bei degenerativen Netzhautarealen besonders häufig zum Ansatz einer Glaskörperverdichtung, die von vorne und einer Corpusverdichtung, die von hinten her an dieser Netzhautstelle ansetzt. Zwischen beiden und damit über dem degenerativen Areal ist der Glaskörper immer verflüssigt. Histologisch lassen sich die ansetzenden Fibrillenverdichtungen leicht als von vorne und hinten kommende Glaskörperstruktur (gefältelte Membranen) (Abb. 18) erkennen. Da — jedenfalls in der Jugend — der übrige Glaskörper strukturiert ist, entsteht eine etwa dreieckige röhrenförmige Glaskörperverflüssigung begrenzt von: Netzhautdefekt oder sklerotischem Areal der Netzhaut, verdichteten Glaskörperfibrillen der vitreoretinalen Adhaerenzen und regelrechter Glaskörperstruktur, die netzhautparallel innen den peripheren tractus vitrealis begleitet und daher das verflüssigte Glaskörpergebiet innen begrenzt (Abb. 19, 20, 21). Kommt es nun zur zunehmenden Verflüssigung des Glaskörpers, dann tritt diese faktisch nur im Bereiche der zentral des peripheren tractus vitrealis liegenden Glaskörperstruktur auf. Das bedeutet, daß der im Durchschnitt zunächst etwa dreieckige röhrenförmige Bezirk die zentrale Begrenzung immer weiter verliert (Abb. 23, 24, 14), während die Seiten, d.h. die verdichteten, vitreoretinalen Fibrillenzüge und das sklerotische Areal erhalten bleiben. Es entsteht so ein offener Winkelbezirk von erhaltenen, am sklerotischen Areal ansetzenden Glaskörperfibrillenverdichtungen mit darüberliegenden, sich immer mehr vergrößernder Glaskörperverflüssigung (Abb. 21, 22). Bei der dann häufigen hinteren Glaskörperablösung wird der unterschiedlich intakt bleibende Glaskörperbezirk zwischen peripherem, am sklerotischen Areal ansetzenden, von hinten kommenden tractus vitrealis und der Netzhaut von dieser abgelöst (Abb. 14, 23, 24) und kann bei jeder Augenbewegung am Ansatz der vitreoretinalen Adhaerenz am sklerotischen Areal ziehen (Mikrotrauma).

Besondere Bedeutung für die degenerativ-sklerotischen Areale hat es offenbar, daß angeborene Glaskörperverdichtungen relativ häufig nicht nur an der Netzhautoberfläche ansetzen, sondern sich durch die Netzhautoberfläche hindurch als fibrilläres Bindegewebe fortsetzen und sich in der Netzhaut vereinigen oder zu Netzhautgefäßen ziehen. Das erscheint deshalb nicht so ungewöhnlich, da sich ja auch die topographisch der Glaskörperstruktur entsprechenden embryonalen Glaskörperblutgefäße in die Netzhaut hinein fortsetzten und auch Zonulafasern können nach Roll, Hofmann, Reich (1975) in der Netzhautperipherie noch bis zur Basalmembran des Pigmentepithels beobachtet werden, wobei in der unmittelbaren Nähe dieser Zonulafasern Fibroblasten liegen. Besonders charakteristisch ist es, daß sich in den Fällen von degenerativ-sklerotischen Arealen ganz bevorzugt von vorne und die von hinten kommenden Glaskörperfibrillen als Bindegewebsfibrillen bzw. -strukturen in die Netzhaut fortsetzen und sich hier in spitzem oder stumpfem Winkel V–U-förmig vereinigen – häufig an einem Blutgefäß oder an einer Bindegewebsverdichtung.

Zwischen den sich in die Netzhaut fortsetzenden und sich in diesen vereinigenden Glaskörper-Bindegewebsfibrillen kann die Netzhaut ganz fehlen, wodurch ein etwa dreieckiger V- oder U-förmiger Netzhautdefekt mit Basis innen und Spitze außen, oder auch ein flächiger Netzhautdefekt entstehen kann. Bei breitem degenerativem Areal kann zwischen den Glaskörperverdichtungen dann auch nur eine stark verdünnte Restnetzhaut aus den äußeren Netzhautabschnitten vorhanden sein. Es kann auch das Areal zwischen den ansetzenden Glaskörperfibrillen ein aufgelockertes Netzhautgewebe aufweisen und schließlich kann die ganze Netzhaut zwischen den Fibrillenverdichtungen bindegewebig (plus Pigmentepithelien) ersetzt sein.

Da die degenerativ-sklerotischen Areale als Fortsetzung von Glaskörperstrukturen (-bindegewebe) auftreten, ist es nicht verwunderlich, daß sie sich in erster Linie aus Bindegewebszellen (+ Pigmentepithel) zusammensetzen; der Anteil von Gliazellen läßt sich in unseren Präparaten nicht sicher klären.

Während die wahrscheinlich angeborenen und vererbten Netzhautveränderungen im Bereiche dieser vererbten Glaskörperansätze zunächst nur gering sind, kommt es mit zunehmendem Alter, offenbar durch den bei jeder Augenbewegung erfolgenden intermittierenden Zug der infolge einer Verflüssigung noch stärker beweglich werdenden Glaskörperstruktur an der Netzhaut im Sinne von Mikrotraumen, zu einer weiteren Kernrarefizierung, Gewebsauflockerung und Verdünnung der Netzhaut mit reaktiver Wucherung von Glaskörperrinden- und Gefäßbindegewebszellen bzw. Gliazellen. Es kommt schon sehr bald auch zur vermehrten Einwanderung von Pigmentepithelien. Das neugebildete Gewebe (Bindegewebe, Glia- und Pigmentepithelien) liegt entweder schalenartig, evtl. scharf begrenzt, der verdünnten Netzhaut auf, oder ersetzt die Netzhaut immer mehr und schließlich vollständig. Es kommt zu einer zunehmenden Hyalinisierung und Sklerosierung der reichlich entstehenden Interzellularsubstanz (sklerotisches Areal), evtl. auch zur Drusenbildung der lamina vitrea durch die geschädigten Pigmentepithelien. Das sklerotische Areal kann histologisch sehr unterschiedlich von relativ dick bis maximal dünn erscheinen. Die Beziehungen der Glaskörperverdichtungen und der sklerotischen Areale zu Netzhautblutgefäßen sind (siehe embryonale Entwicklung) meist sehr enge. Zwischen den sklerotischen Arealen und der normalen Netzhaut besteht häufig eine Rarefizierung der Kerne und der Struktur. Am zentralen Ende des sklerotischen Areals kann (durch Glaskörperzugwirkung bei Bewegung der Augen) an dieser Übergangsstelle zur normalen Netzhaut leicht ein Einriß erfolgen (Pau, 1971).

Vom sklerotischen Areal wächst das Bindegewebe + Pigmentepithel (+ Glia) evtl. auf die Glaskörperverdichtung auf und erzeugt so fester werdende Gewebsschürzen im Glaskörper.

Da Glaskörperrindenzellen selbst wieder neue Glaskörperfibrillen bilden können (Pau, 1965), können auch solche neugebildeten Fibrillen z.B. nach Perforationen, Periphlebitis usw. evtl. durch Zug zu Netzhauteinrissen führen. Diese Einrisse sind natürlich unabhängig von der ursprünglichen Glaskörperstruktur.

Zusammenfassung

1. In der Embryonalzeit wird der Glaskörperraum von hinten her von Ästen der Art. hyaloidea und von vorne her von um den Augenbecherrand in den Glaskörperraum bzw. zur tunica vasculosa lentis und von dieser in den Glaskörper ziehenden Gefäßen durchsetzt.

Zuerst wird der Glaskörper hinten und peripher durch Gefäßobliterationen gefäßfrei. Beim Wachsen des Bulbus wird die zunächst nicht vorhandene Grenze zwischen dem sich schneller vergrößernden gefäßfrei gewordenen (sekundären) und dem noch gefäßhaltigen (primären) Glaskörper immer schärfer. Postmortal bleiben auch im sekundären Glaskörper in Bereichen von ehemaligen embryonalen Blutgefäßen gerichtete Fibrillenzüge als gefältelte Membran oder tractus vitreales bestehen.

Dieses Glaskörpergerüst entspricht also topographisch embryonalen Blutgefäßen. Beim Wachsen des Glaskörpers werden die Fibrillen dieses Glaskörpergerüstes offenbar hauptsächlich von Fibroblasten (Hyalozyten) gebildet, die im Bereiche der ehemaligen embryonalen Gefäße vermehrt vorhanden bleiben.

2. An Bildern einer Art. hyaloidea persistens (topographisch etwa einem embryonalen 65 mm-Stadium entsprechend) oder eines sogenannten „persistierenden primären Glaskörpers" (topographisch etwa einem embryonalen 120 mm-Stadium entsprechend) lassen sich spätere Verläufe von Glaskörperfibrillen — gefältelten Membranen — nach erfolgter Gefäßobliteration deutlich zeigen.

3. Dort, wo besonders dichte Fibrillenzüge lokal (zirkulär) an der Netzhaut ansetzen (vitreoretinale Adhaerenzen) d.h. zwischen Ora serrata und Äquator und evtl. etwas zentral vom Äquator oder perivaskulär kommt es bei dazu disponierten Menschen als Anomalie zu offenbar angeborenen Netzhautveränderungen, die im Laufe des Lebens und besonders nach Glaskörperverflüssigung ganz erheblich zunehmen. Über diesen Arealen und damit meist zwischen den am vorderen und hinteren Rande liegenden Glaskörperansätzen ist der Glaskörper taschenförmig verflüssigt (fehlt jede Corpusstruktur).

Der periphere tractus vitrealis, d.h. die netzhautparallele Glaskörperverdichtung setzt hier von hinten kommend am zentralen Rande, von vorne kommend am peripheren Rande des sklerotischen Areals an. Die nach innen dem äußeren tractus vitrealis anliegenden Corpusstrukturen ziehen geradlinig über den (durch Ansatz des tractus vitrealis an der Netzhaut entstandenen) im Schnitt dreieckigen, verflüssigten Strukturdefekt des Glaskörpers hinweg. Bei Verflüssigung des Glaskörpers vergrößert sich dieser Strukturdefekt immer mehr, so daß schließlich nur noch die sich vermehrenden Fibrillen der vitreoretinalen Adhaerenzen als Struktur bestehenbleiben. Besonders deutlich sind diese Verhältnisse bei den dendritischen Streifen oder

Gitterfiguren. Hier setzen sich die verdichteten Glaskörperfibrillenzüge als fibrilläres Bindegewebe durch die inneren Netzhautschichten hindurch bis zu hyalinen Bindegewebsspangen (Gefäße mit hyalinisierten Wänden oder obliterierten Gefäßen als hyalinisierte Spangen oder hyalinisierte Fibrillenverdichtungen) fort.

Relativ häufig ziehen beide — sowohl die von vorne, als die von hinten kommenden — Glaskörperfibrillenverdichtungen als fibrilläre Bindegewebsstrukturen durch die oberflächliche Netzhaut hindurch zu einem hier zunehmend sklerotisierenden Blutgefäß (weiße Linien), oder die verdichteten, sich vom Glaskörper in die Netzhaut fortsetzenden fibrillären Bindegewebsstränge verdichten sich zu einem Bindegewebe, das als hyalinisierte weiße Spange imponiert. Das umschriebene Eindringen der Glaskörperfibrillenstruktur in die Netzhaut erscheint deshalb nicht überraschend, weil auch die dieser topographisch entsprechenden embryonalen Glaskörperblutgefäße in die Netzhautoberfläche eindringen. Zwischen den Glaskörperverdichtungen bzw. intraretinalen Bindegewebssträngen ist die Netzhaut stets verändert: Sie kann leicht aufgelockert, stark aufgelockert sein oder hier ganz fehlen. Es besteht dann ein V-, U- oder keilförmiger, oder auch ein breitflächiger Defekt der Netzhaut, wobei an den retinalen Rändern die Glaskörperverdichtungen sitzen. Es kann so ein evtl. angeborener Defekt — wie ein Kolobom oder ein breitflächiges Fehlen der inneren Netzhautschichten — bestehen. Es kann aber auch unterschiedlich stark zur Neubildung eines zunehmend sklerosierenden Gewebes (siehe unten) über dem Netzhautdefekt oder in der veränderten Netzhaut zwischen dem Ansatz der Glaskörperfibrillen kommen.

4. Zwischen den von vorne und von hinten ansetzenden Glaskörperverdichtungen, die sich als (z.T. fibrilläre) Bindegewebsstrukturen in die Netzhaut hinein fortsetzen, und die sich dann in dieser vereinigen, kommt es zu den degenerativ-sklerotischen Arealen (lattice degeneration), Ersatz der Netzhaut durch Bindegewebe (Glaskörperrindenzellen, Gefäßbindegewebszellen) Glia- und Pigmentepithelien. Es kommt zur starken Sklerosierung (sklerotisches Areal) und Hyalinisierung des Gewebes und der evtl. reichlichen Zwischensubstanz. Die Blutgefäße hyalinisieren und obliterieren evtl. im Arealbereiche. Es kommen Drusen der lamina vitrea und Aufwachsen des neugebildeten Gewebes auf die ansetzenden Glaskörperschürzen zur Beobachtung. Schließlich kann das sklerotisch-degenerative Areal zentral an der Grenze zur normalen Netzhaut einreißen.

5. Von entscheidender Bedeutung für den Ablauf dieses Prozesses sind außer den entwicklungsgeschichtlich und vererbt auftretenden Veränderungen offenbar die Mikrotraumen durch den intermittierenden Zug des an der Netzhaut an umschriebener Stelle verstärkt adhaerenten Glaskörpers bei jeder Augenbewegung. Es kommt dadurch zu einer ständigen umschriebenen Schädigung der Netzhaut mit reaktiver Vermehrung von Bindegewebszellen, Glia- und Pigmentepithelien. Die große Bedeutung des Zuges der Corpusstrukturen — besonders bei Glaskörperabhebung, -verflüssigung — wird auch daran erkennbar, daß es

a) zum Netzhauteinriß nur am zentralen Rand der sklerotischen Areale kommt, da nur hier der gesamte bewegliche Glaskörper (bei Glaskörperablösung) einwirken kann, während an der am vorderen Rande ansetzenden Glaskörperschürze nur wenig — und nicht abgehobener — Glaskörper haftet und

b) daß es zum Netzhauteinriß ganz bevorzugt nur an den in der oberen Netzhauthälfte liegenden sklerotisch-degenerativen Arealen kommt, an denen der Glaskörper zusätzlich zu den Mikrotraumen bei Bulbusbewegungen noch durch seine Schwere (Schwerkraft) zieht.

Summary. 1. In the embryonic period the vitreous body space is penetrated from behind by branches of the hyaloid artery and from in front by vessels running round the rim of the eyecup into the vitreous body space or to the tunica vasculosa lentis and from there to the vitreous body.

First the vitreous body becomes free of vessels behind and peripherally by vascular obliterations. With the growing eyeball the originally non-existant border between the more rapidly growing and now avascular (secondary) vitreous body and the still vascular (primary) vitreous body becomes steadily sharper. Postmortally in the secondary vitreous body strands of fibrils are preserved as folded membrane or vitreous tracts in the direction of former embryonic vessels.

This vitreous body structure thus corresponds topographically to embryonic vessels. With the growing vitreous body the fibrils of this structure are apparently formed mainly by fibroblasts (hyalocytes) which remain in larger numbers in the region of former embryonic vessels.

2. In pictures of a persisting hyaloid artery (topographically corresponding to an embryonic stage of about 65 mm) or a so-called persisting primary vitreous body (topographically corresponding to an embryonic stage of 120 mm) the later course of vitreous body fibrils — folded membranes — after vessel obliteration can be shown clearly.

3. Where particularly dense strands of fibrils are attached to the retina in a circular manner (vitreoretinal adherences), i.e. between ora serrata, equator and perhaps slightly central to the equator or perivascular, predisposed people develop apparently congenital changes (snail tracks) which increase considerably during life and especially after liquefaction of the vitreous body. Over these areas, i.e. mostly between the vitreous body attachments at the anterior and posterior margin, the vitreous body is liquefied in pockets (any corpus structure being absent).

The peripheral tractus vitrealis, i.e. the thickening in the vitrous body, parallel to the retina, is attached here, coming from behind at the central border and from the front at the peripheral border of the sclerotic area. The corpus structures lying internal to the outer tractus vitrealis form a straight line away above the liquified structural defects in the vitreous which are triangular in section (arising through the insertion of the tractus vitrealis in the retina). These structural defects are increased still more by the liquefaction of the vitreous, so that finally, only the multiplying fibrils of the vitreoretinal adherences remain behind as structures. These relationships are particularly clear in the dendritic strips or lattice shapes. Here the row of compacted vitreous body fibrils is continued as fibrillar connective tissue through the inner layers of the retina as far as the hyaline connective tissue lamina (vessels with hyalinised walls or obliterated vessels as hyalinised threads or hyalinised condensations or thickenings).

Relatively frequently both vitreous fibril thickenings — that coming from the front and that from the back — pass through the superficial layers of the retina as fibrillar connective tissue structures to an increasingly sclerotic blood vessel here (white lines), or the thickened fibrillar connective tissue cords continuing from the vitreous into the retina consolidate to a connective tissue which takes on the appearance of a hyalinised white cord. The circumscribed penetration of the vitreous fibril structure into the retina does not, therefore, seem surprising, because the embryonic blood vessels corresponding to these topographically, also penetrate the surface of the retina. Between the vitreous thickenings and intra-retinal strands of connective tissue, the retina is always altered: it may be slightly loosened, very loose or missing altogether here! There is then a V-shaped, U-shaped or wedge-shaped, or even a broad flat defect in the retina, the vitreous thickenings being situated at the margins of the retina. A possible congenital defect may thus exist, such as a coloboma or a broad flat defect of the inner layers of the retina. There may also be various degrees of regeneration of an increasingly sclerosed tissue (see below) over the retina defect or in the altered retina between the insertion of the vitreous fibrils.

4. Between the vitreous thickenings coming from in front and from behind, which continue into the retina as (sometimes fibrillar) connective tissue structures, and which then unite there, there are the degenerative sclerotic area (lattice degeneration), replacement of the retina by connective tissue (vitreous cortical cells, vascular connective tissue cells) and pigmented epithelium. Marked sclerosis develops (sclerotic area) and hyalinisation of tissue and sometimes plentiful interstitial substance. The bloos vessels hyalinise and sometimes become obliterated in the limits of the area. Plaques of the lamina vitrea and growing of newly formed tissue on the attached vitreous body aprons are observed. Eventually the sclerotic-degenerative area may tear centrally at the border with the normal retina.

5. Apart from embryological and congenital changes this process is apparently decisively influenced by microtraumas in the form of the intermittent pull of the vitreous body, more adherent to the retina in circumscribed places, which occurs with any ocular movement. This leads to constant circumscribed damage to the retina with a reactive increase of connective tissue cells, Glia and pigmented epithelia. The great importance of the pull of corpus structures – especially with vitreous body detachment

285

liquefaction – is also shown by the fact that a) the retina tears only at the central border of the sclerotic areas because the entire mobile vitreous body (in cases of detachment) can only act here while only little (non-detached) vitreous body adheres to the vitreous body apron attached to the anterior margin, and b) the retina tears most frequently in the sclerotic-degenerative areas in the upper half of the retina where in addition to the microtraumas with eyeball movements the vitreous body exerts a pull by gravity.

Literatur

Amsler, M., Klöti, R.: Welches sind die gefährlichen Fundusherde, die mit der Lichtkoagulation anzugehen sind? Ophthalmologica (Basel) 141, 329–333 (1961). – Balian, J.V., Falls, H.F.: Congental vascular veils in the vitreous: hereditary retinoschisis. Arch. Ophthal. 63, (1960) 92–101. – Boniuk, M., Butler, F.C.: An autopsy study of lattice degeneration, retinal breaks and retinal pits. In: McPherson: New and controversial aspects of retinal detachment (ed. McPherson), pp. 59–75. New York: Hoeber 1968. – Byer, N.E.: Clinical study of lattice degeneration of the retina. Trans. Amer. Acad. Ophthal. Otolaryng. 69, 1064–1081 (1965). – ·Böck, J.: Über den klinischen Nachweis der Anheftung des Glaskörpers am Rißrand bei Netzhautablösung. Albrecht v. Graefes Arch. Ophthal. 140, 468–481 (1939). – Böck, J.: Weitere klinische Befunde über die Verbindung des Glaskörpers mit der Netzhaut bei Netzhautabhebung. Klin. Mbl. Augenheilk. 105, 276–285 (1940). – Cibis, P.A.: Vitroretinal pathology and surgery in retinal detachment, pp. 56–61. St. Louis: Mosby 1965. – Cibis, P.A.: Vitreous cavity and retinal detachment. Mod. Probl. Ophthal. vol. 5, pp. 59–92. Basel: Karger 1967. – Cibis, P.A.: Lattice degeneration of the retina. Trans. Amer. Acad. Ophthalm. Otolaryng. 69, 1077–1081 (1965). – Daicker, B.: Juxtavenöse Netzhautgruben. Albrecht v. Graefes Arch. klin. exp. Ophthal. 171, 292–299 (1967). – Daicker, B.: Anatomie und Pathologie der menschlichen retinociliaren Fundusperipherie. Basel–New York: S. Karger 1972. – Déjean, Cl.: Embryologie du corps vitré. In: l'Embryologie à l'oeil et sa tératologie. Masson et Cie: Paris 1958. – Eisner, G.: Autoptische Spaltlampenuntersuchung des Glaskörpers I–III. Albrecht v. Graefes Arch. klin. exp. Ophthal. 182, 1–40 (1971). – Eisner, G.: Biomicroscopy of the peripheral fundus. Berlin–Heidelberg–New York: Springer 1973. – Eisner, G.: Zur Anatomie des Glaskörpers. Albrecht v. Graefes Arch. klin. exp. Ophthal. 193, 33–56 (1975). – Everett, W.G.: Study of a family with lattice degeneration and retinal detachment. Amer. J. Ophthal. 65, 229–232, (1968). – Fronimopoulos, J.: Ein Betrag zur Klinik der Glaskörperabhebung. Albrecht v. Graefes Arch. Ophthal. 140, 482–496 (1939). – Gärtner, J.: Klinische und histologische Beobachtungen über präformierte ora-parallele Strukturen der Glaskörpergrenzmembran. Klin. Mbl. Augenheilk. 137, 273–285 (1960). – Gärtner, J.: Klinische Beobachtungen über den Zusammenhang der Glaskörpergrenzmembran mit Glaskörpergerüst und Netzhautgefäßen in der Ora-Äquator-Gegend. Klin. Mbl. Augenheilk. 140, 524–545 (1962). – Gärtner, J.: Über persistierende, netzhautadhärente Glaskörperstränge und vitreoretinale Gefäßanastomosen. Albrecht v. Graefes Arch. Ophthal. 167, 103–121, (1964). – Gärtner, J.: Elektronenmikroskopische Untersuchungen über Glaskörperrindenzellen und Zonulafasern. Z. Zellforschung 66, 737–764 (1965). Gonin, J.: Le décollement de la rétine. Lausanne: Payot et Cie. 1934. – Hagedorn, A., Sieger, W.A.: Idiopathic retinal detachment. Amer. J. Ophthal. 41, 660–667 (1956). – Hagler, W.S., Crosswell, H.H.: Radial perivaculär chorioretinal degeneration and retinal detachment. Trans. Am. Acad. Ophthalmol. Otolaryngol 72, 203–216 (1968). – Heinzen, H.: Die prophylaktische Behandlung der Netzhautablösung. Stuttgart: Ferd. Enke 1960. – Hruby, K.: Klinische Untersuchungen zur Entstehung von Netzhautrissen und Netzhautlöchern. Albrecht v. Graefes Arch. Ophthal. 147, 364–409 (1944). – Hruby, K.: Spaltlampenmikroskopie. Wien–Innsbruck: Urban u. Schwarzenberg 1950. – Hruby, K.: Zur Entstehung, Verteilung und Prognose der Netzhautdefekte. Albrecht v. Graefes Arch. Ophthal. 154, 283–294 (1953). – Klöti, R.: Diagnose, Prognose und Therapie der Netzhautablösung. Habilschr. Zürich (1965). – Leber, Th.: Die Netzhautablösung. Graefe Saemisch. Hdbch. Bd. VII. Teil II Kap. X (1916). – Lembke, H., Pischel, D.K.: The time interval in the development of lattice degeneration of the retina. Amer. J. Ophthal. 61, 1216–1221 (1966). – Lindner, K.: Ein Beitrag zur Entstehung der idiopathischen und der traumatischen Netzhautablösung. Albrecht v. Graefes Arch. Ophthal. 127, 177–295 (1931). – Lindner, K.: Zur Klinik des Glaskörpers III: Glaskörper und Netzhautablösung. Albrecht v. Graefes Arch. Ophthal. 173, 157–202 (1937). – Malbran, E., Dodds, R.: Retinal detachment and aphakia. Ophtahlmologica 147, 343–384 (1964). – Mann, I.: The development of the human eye. London: Butler u. Tanner 1964. – Nordensen, E.: Die Netzhautablösung. Wiesbaden: J.F. Bergmann 1887. – Okun, E.: Gross and microscopic pathology in autopsy eyes. Amer. J. Ophthal. 51, 369–391, (1961). – Pau, H.: Beitrag zur Physiologie und Pathologie des Glas-Körpers. Albrecht v. Graefes Arch. Ophthal. **152**, 201–247 (1951). – Pau, H.: Die Entstehung der idiopathischen Netzhautablösung. Klin. Mbl. Augenheilk. **128**, 568–573 (1956). – Pau, H.: Reaktive Zellveränderungen in Hornhaut und Netzhaut. Halle: Verlag Carl Marhold 1957. – Pau, H.: Zur Histologie der „cystoiden Degenerationen" in der Netzhautperipherie. Albrecht v. Graefes Arch. Ophthal. **158**, 558 (1957). – Pau, H.: Welche Netzhautareale disponieren zur idiopathischen Netzhautablösung und kommen damit zur prophylaktischen Operation in Betracht? Klin. Mbl. Augenheilk. **134**, 848–862 (1959). – Pau, H.: Die Bedeutung der embryonalen Blutgefäße für die Struktur, sowie für degenerative und entzündliche Veränderungen des Glaskörpers. Klin. Mbl. Augenheilk. **147**, 335–348 (1965). – Pau, H.: Die Neubildung des Glaskörpers und seiner Fibrillen. Albrecht v. Graefes Arch. Ophthal. **168**, 521–528 (1965). – Pau, H.: Zur Histologie des Netzhauteinrisses. Albrecht v. Graefes Arch. Ophthal. **169**, 340–349 (1966). – Pau, H.: Die Strukturen des Glaskörpers in Beziehung zu embryonalen Blutgefäßen und Glaskörperrindenzellen. Albrecht v. Graefes Arch. Ophthal. **177**, 261–270 (1969). – Pau, H.: Pathogenese und Histologie von sklerotischen Arealen und Netzhauteinrissen bei „idiopathischer" Netzhautablösung. Bücherei des Augenarztes, Heft 53, Amotio, 94–108, Stuttgart: Enke 1970. – Pau, H.: Histologie von zum Einriß disponierenden degenerativen bzw. sklerotischen Arealen der Netzhaut. In: Die Prophylaxe der idiopathischen Netzhautabhebung. Symposion der Dtsch. Ophth. Ges. 26–39. München: J.F. Bergmann 1971. – Pillat, A.: Die obere Glaskörperabhebung. Klin. Mbl. Augenheilk. **97**, 60–69 (1936). – Rieger, H.: Zur Histologie der Glaskörperabhebung. Albrecht v. Graefes Arch. Ophthal. **146**, 305–335, 447–462 (1943). – Schepens, C.L.: Retinal detachment and aphakia. Arch. Ophthal. Chicago **45**, 1–16 (1951a). – Schepens, C.L.: Ophthalmoscopic observations related to vitreous body; In: Importance of the vitreous body in retina surgery, pp. 112–123. St. Louis: Mosby 1960. – Schepens, C.L., Bahn, G.C.: Examination of the ora serrata. Its importance in retinal detachment. Arch. Ophthal. Chicago **44**, 677–690 (1950). – Schepens, C.L., Okamura, Z.: The peripheral retina; anatomy and clinical observations. 34. Retina Foundation. 5th Congress Pan-Americano de Oftalmologia. Actas, vol. 1, pp. 373–379 Santiago de Chile, 1956. – Spencer, L.M., Foos, R.Y., Straatsma, B.R.: Meridional folds and meridional complexes of the peripheral retina. Trans. Amer. Acad. Ophthal. Otolaryng. **73**, 204–217 (1969). – Spencer, L.M., Foos, R.Y.: Paravascular vitreoretinal attachment. Arch. Ophthal. (Chic.) **84**, 557–564 (1970). – Straatsma, B.R., Allen, R.A.: Lattice degeneration of the retina. Trans. Amer. Acad. Ophthal. Otolaryng- **66**, 600–613 (1962). – Straatsma, B.R., Zeegen, P.D., Foos, R.Y., Feman, S.S., Shabo, A.L.: Lattice degeneration of the retina. Am. J. Ophthalm. **77**, (1974) 619–649. – Szirmai, J., Balasz, E.A.: Studies on the structure of the vitreous body III. Cells in the cortical layer. Am. Arch. Ophthalm. **59**, 34–48 (1958). – Tamler, E.: The pathology of retinal detachment and retinal detachment surgery. Eye Ear. Nose Thr. Monthly. **36**, 600–604 (1957). – Teng, C.C., Chi, H.H.: Vitreous changes and the mechanism of retinal detachment. Amer. J. Ophthal. **44**, 335–356 (1957). – Urrets-Zavalia, A.: Le décollement de la rétine. Paris: Masson et Cie. 1968. – Vogt, A.: Die operative Therapie und Pathogenese der Netzhautablösung. Stuttgart: Enke 1936. – Vogt, A.: Histologischer Befund eines weiteren Falles von relativ frischer, spontaner (senil-myoper) Netzhautablösung. Klin. Mbl. Augenheilk. **98**, 735–750 (1937). – Vogt, A.: Symmetrische Beziehungen von Rißgruppen zu Endgefäßen. Klin. Mbl. Augenheilk. **101**, 861–864 (1938).

Stereoskopische Untersuchungen der Fundusperipherie beider Augen bei Ablatio Retinae

A. Bernardczykowa (Augenabteilung des Mehr-Fächer Krankenhauses Poznań, Chefarzt: Doc. dr habil. A. Bernardczykowa)

Die Untersuchung der Netzhaut, sowie des morphologischen Grenzgebietes des Glaskörpers und der Netzhaut ist eng verbunden mit dem Problem der Prophylaxe der idiopathischen Netzhautabhebung.

Ein paralleles Auftreten von Krankheitsprozessen der Netzhaut und des Glaskörpers in beiden Augen von älteren Personen, bei Myopen, oder erblich belasteten Personen, läßt darauf schließen, daß im Falle des Auftretens einer Netzhautablösung in einem Auge, der Krankheitsprozeß auch das andere Auge befallen kann. Wichtig ist daher die genaue Untersuchung beider Augen.

Duke-Elder berichtet, daß der Zeitabschnitt, in dem auch im zweiten Auge eine Netzhautablösung erscheinen kann, 5 Jahre beträgt. Auf Grund des Schrifttums gibt er an, daß sich eine beiderseitige Netzhautablösung auf 8−32% beläuft.

Von 132 Patienten mit einseitiger Netzhautablösung, fand Everett in 24,2% degenerative Netzhautveränderungen, die symmetrisch im Verhältnis zu Netzhautlöchern, der ersten Augen angeordnet waren. Er hat den Begriff eines „Fellow Eye-Syndroms" eingeführt, in dem er feststellte, daß Augen mit derartigen Veränderungen von einer beiderseitigen Netzhautablösung besonders bedroht sind.

Eine immer mehr allgemeine Anwendung von Kontaktgläsern (in Verbindung mit der Spaltlampe) und mit dem binokularen Ophthalmoskop bei der Untersuchung des Fundus ermöglicht eine genauere stereoskopische Beurteilung der Veränderungen am Glaskörper und an der Netzhaut. Desgleichen wird auch bei einer klinischen Untersuchung der Einblick in die bisher unsichtbare äußere Peripherie ermöglicht.

Der Zweck unserer Arbeit ist die Untersuchung, ob eine stereoskopische Beurteilung der Fundusperipherie eines Auges mit Netzhautablösung und eines predisponierten (zweiten) Auges, bei Anwendung mehrerer Methoden uns mehr Aufschluß geben kann. Dies bezieht sich auf das Verhalten der Glaskörpermembran, der Gefäße der Netzhautperipherie, sowie der Netzhaut und Aderhaut im Bereich der Ora und des Äquators.

Material

Bei 40 behandelten Patienten mit einseitiger Netzhautablösung haben wir die Untersuchung beider Augen mittels 3 Methoden durchgeführt, die eine stereoskopische Beurteilung des Fundus ermöglichten. Die Partner-Augen [39] waren niemals krank mit Ausnahme von festgestellten Refraktionsfehlern. Darauf verwies die Auskunft sowie die klinischen Untersuchungen. Das Alter der Patienten schwankte zwischen 12−73 Jahren (bis zu 20 Jahren −3, von 21 bis 40 − 8, von 41 bis 60 −11 und über 61 −18). Die Anzahl der Augen mit Hyperopie bis + 3,0 D betrug 20, der Augen mit Aphakie −9, mit Emmetropie −19, mit Myopie bis −15,0 D betrug 31.

Untersuchungsmethode

Sobald eine Netzhautablösung, meistens mit einem gewöhnlichen Ophthalmoskop, festgestellt war, begannen wir die Untersuchung der Fundusperipherie mit dem Dreispiegelkontakt-

glas von Goldmann, mit dem Ophthalmoskop von Fison, mit dem Ophthalmoskop im Photokoagulator von Zeiss nach einer maximalen Erweiterung der Pupille (1% Atropin und 10%
Neosynefrin). Die Untersuchungen wurden meistens ohne und nur in ausgewählten Fällen
mit Hilfe eines Skleraldepressors vorgenommen.

Vor der Operation haben wir beide Augen untersucht und nach der Operation untersuchten
wir nur das behandelte Auge (35 Heilungen nach der ersten Operation). Eine weitere Beurteilung des Befundes der Netzhautperipherie unternahmen wir bei Kontrollen in Zeitabständen
von 1/2 bis 1 Jahr nach der Operation. Die Beobachtungszeit aller Kranken betrug von 1/2
bis 2 Jahren.

In unseren Untersuchungen haben wir Veränderungen der Ora serrata nicht berücksichtigt, da
diese für eine Netzhautablösung nicht ausdrücklich pathogen sind. Besonderes Augenmerk
haben wir auf die Fundusperipherie gerichtet.

In der Fundusperipherie unterscheiden wir eine orale und eine äquatoriale Zone [2, 14]. Die
bemerkten Veränderungen in diesen beiden Zonen haben wir auf dem Fundusschema von
Amsler als farbige Zeichnungen aufgetragen, nach dem in der Retina Clinic im Moorfields
Krankenhaus angewandten Muster. Außerdem haben wir auf einem räumlichen Schema ein-
farbige Zeichnungen angebracht. Diese räumlichen Schemen wurden von der Verfasserin und
von Szczypiński bearbeitet [4].

Außer der Zone der Netzhautablösung haben wir nur Änderungen des Glaskörpers und der
Netzhaut notiert, die möglicherweise einen Zusammenhang mit der Ablatio haben.

I. Seitens des Glaskörpers: hintere Ablösung, Collaps, Adhaesionen zwischen Glaskörper und
Netzhaut, Pigmente, Blutung, die Richtung der Wirkung pathologischer Traktionskräfte des
Glaskörpers.

II. Seitens der Netzhaut: Typische äquatoriale Degenerationen mit Gitterlinien, äquatoriale
Degenerationen mit „Erosionen", Schneckenspuren, Löcher.

III. Von milden Veränderungen der Netzhautperipherie haben wir notiert: Retinoschisis,
zistische Degenerationen, Veränderungen des Pigmentes, Veränderungen der Gefäße, Pflastersteine.

Tabelle 1. Anzahl von Informationen, die auf Grund einer Untersuchung mittels 3 Methoden gesammelt
wurden

Peripherer Glaskörper

Art der Veränderungen	Untersuchung mit dem					
	Dreispiegel-kontaktglas		Fison Ophthal-moskop		Ophthalmoskop im Photokoagulator	
	K.A.	P.A.	K.A.	P.A.	K.A.	P.A.
Hintere Glaskörperablösung	36	28				
Collaps	18	6				
Adhesionen zwischen Glaskörper und Netzhaut	13	3			+2	+1
Pigmente	34	2				
Blutung	7					
Die Richtung der Wirkung pathologischer Traktionskräfte des Glaskörpers	11	2				

K.A. – krankes Auge   P.A. – Partnerauge

Tabelle 2. Anzahl von Informationen, die auf Grund einer Untersuchung mittels 3 Methoden gesammelt wurden

Periphere Netzhaut

Art der Veränderungen	Untersuchung mit dem					
	Dreispiegel-kontaktglas		Fison Ophthal-moskop		Ophthalmoskop im Photokoagulator	
	K.A.	P.A.	K.A.	P.A.	K.A.	P.A.
Typische äquatoriele Degenerationen mit Gitterlinien	13	6	+ 1			
Äquatoriele Degenerationen mit „Erosionen"	4	1	+ 1		+ 2	
Schneckenspuren	3		+ 1			+ 1
Löcher	in 37 A[a]	in 3 A	in + 2 A	in + 1 A	in + 1 A	
Retinoschisis	1				+ 1	+ 1
Zystische Degenerationen	11	5	+ 2	+ 1		
Veränderungen des Pigmentes	12	7	+ 2			
Veränderungen der Gefäße	12	6			+ 2	+ 2
Pflastersteine	8	5	+ 3	+ 1		

K.A. – krankes Auge   P.A. – Partnerauge

[a] Zusammen in 44 Augen – 97 Löcher

Die Tabelle 1 umfaßt die Veränderungen in der Glaskörperperipherie, präoperativ; die Tabelle 2 – die präoperativen Veränderungen in der Netzhautperipherie.

Die Grundlage für die Angaben in den Tabellen waren die Ergebnisse der Untersuchungen mittels des Dreispiegelkontaktglases. Die Angaben in den übrigen Rubriken sind Ergänzungen, die mit Hilfe der anderen Methoden gefunden wurden.

Postoperative und fernere Kontrolluntersuchungen ermöglichten uns die Aufdeckung sekundärer Adhäsionen des Glaskörpers und der Netzhaut (als Resultat eines Eingriffes), sowie einer Retinoschisis, die während der Heilung zurücktrat.

Unsere Untersuchungen haben erwiesen, daß gleichzeitige Veränderungen in beiden Augen öfters im peripheren Glaskörper auftraten, als in der peripheren Netzhaut.

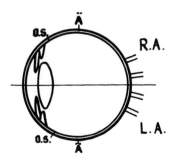

1. HINTERE GLASKÖRPERABHEBUNG —
2. COLLAPS
3. ADHESIONEN ZWISCHEN GLASKÖRPER UND NETZHAUT
4. PIGMENTE
5. BLUTUNG
6. DIE RICHTUNG DER WIRKUNG PATHOLOGISCHER TRAKTIONSKRÄFTE DES GLASKÖRPERS
7. NETZHANTABLÖSUNG
8. PROLIFERETIONEN

MERIDIAN DES DURCHSCHNITTES H.....   Abb. 1a

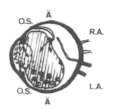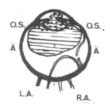

Meridian des
Durchschnittes h 12-6

Meridian des
Durchschnittes h-3-9

Abb. 1b

Da die Netzhautperipherie keinen Flächenausschnitt, sondern den Ausschnitt einer Kugel bildet, haben wir die Änderungen auf ein räumliches Schema in 2 ausgewählten, zueinander senkrechten Ebenen aufgetragen.

Dieses Schema haben wir vom Gesichtspunkt der Abhängigkeit von Änderungen des Glaskörpers und der Netzhaut bearbeitet. Abbildung 1a und 1b ist ein Beispiel für diese Art der Dokumentation.

Besprechung

Die Ergebnisse unserer Untersuchungen haben erwiesen, daß die Anwendung von mehreren Methoden, die die stereoskopische Beobachtung ermöglichen, die Auffindung einer größeren Anzahl von Fundusveränderungen gestatten, als bei der Anwendung nur einer Methode.

Dieses Problem ist nicht von grundsätzlicher Wichtigkeit in „post mortem" Untersuchungen der Augen. In klinischen Untersuchungen der Augen dagegen hat es große Bedeutung, da Veränderungen bei einer Netzhautablösung in der Linse oder im Glaskörper oder in einem Auge, das von einer Netzhautablösung bedroht ist, oft die Fundusperipherie verschleiern.

Die größten Erfahrungen haben wir mit der Anwendung eines Dreispiegelkontaktglases bei Untersuchungen [1–3]. Diese Untersuchungen waren deshalb Grundlage für das Einsammeln von Befunden über den Zustand des Glaskörpers und der Netzhaut. Erst seit 4 Jahren führen wir die Untersuchungen mittels Fison-Ophthalmoskop aus (die Anwendung dieses Geräts haben wir in der von Lorimer Fison geleiteten Retina Clinic kennengelernt). Seit 2 Jahren beobachten wir desgleichen den Fundus im binokularem Ophthalmoskop, das im Zeiss Photokoagulator eingebaut ist.

Stereoskopische Beobachtungen der Fundusperipherie beider Augen betrafen die Glaskörpermembran und Glaskörperperipherie, die Gefäße der Netzhautperipherie, die Gegend der Ora serrata und des Äquators der Netzhaut und Gefäßhaut. Die Glaskörpermembran und ihre Lage im Verhältnis zur Netzhautperipherie hat große Bedeutung bei der Beurteilung postoperativer Komplikationen und bei der Aufstellung von Indikationen für weitere operative Eingriffe [3, 8, 10]. Der Zustand der Gefäßwände war am besten im Dreispiegelkontaktglas sowie im Ophthalmoskop des Fotokoagulators sichtbar.

Die Strukturen des Glaskörpers sowie der morphologischen Grenzgebiete mit der Netzhaut kontrastieren wenig. Deswegen ist während der Untersuchung der Wechsel der Filter, der Beleuchtungsintensität und der Bildgröße in der uns interessierenden Funduszone von großer Wichtigkeit. Alle diese Modifikationen der Untersuchung können am besten bei Anwendung des Dreispiegelkontaktglases von Goldmann erfüllt werden.

Im Zeiss-Photokoagulator ist ein großes reflexloses Ophthalmoskop eingebaut. Bei Untersuchungen mit einem binokularen Ophthalmoskop im Zeiss-Photokoagulator ist es möglich, die Fundusperipherie in maximaler Vergrößerung zu beobachten. Die Vergrößerung der Netzhaut ist 15-fach, man sieht sie in einer gewissen Entfernung, also nicht nur dreidimensional, aber auch perspektivisch.

Ausgezeichnet ist die Beobachtung der Äquatorzone, deren Veränderungen in der Pathogenese der Netzhautablösung besonders wichtig sind. Die Orazone dagegen ist sogar bei einer Eindellung der sclera schlechter sichtbar, als mit Hilfe eines Kontaktglases, oder des Fison-Ophthalmoskops.

In Fällen eines beginnenden, zentralen oder peripheren Stars, gibt uns eine Untersuchung mit den Fison-Ophthalmoskop mehr Aufschluß, als die vorhin erwähnten Untersuchungsmethoden, obwohl wir die Funduseinzelheiten in kleinerer Vergrößerung und in gewisser Entfernung beobachten. Ein dreidimensionales Bild und eine sehr intensive Beleuchtung bei gleichzeitiger Ausschaltung solcher Fehler wie Aphakie und hohe Myopie ermöglichen eine genauere Untersuchung und erleichtern das Suchen von Netzhautlöchern.

Bei 2 von unseren Patienten hat in einem Auge mit Netzhautablösung erst eine Untersuchung mit dem Fison-Ophthalmoskop das Bestehen eines Loches erwiesen. Unserer Ansicht nach ermöglicht das Fison-Ophthalmoskop die beste Beurteilung der krankhaft veränderten Netzhaut, da der Apparat die Sichtbarkeit des Glaskörpers eliminiert und die beste Beleuchtung gewährt. Der Eindruck der Tiefe erleichtert auch eine kritische Beobachtung der fortschreitenden Degenerationen der Netzhautperipherie (Fison).

Bei einem Patienten mit komplizierter hinterer Glaskörperabhebung im Partner-Auge mit Symptomen flottierender Trübungen mit Pigmenten hat erst die Untersuchung mit dem Fison-Ophthalmoskop das Bestehen von Löchern und eine Netzhautablösung ausgeschlossen. Bei einem anderem Patienten hingegen hat eine Untersuchung mit dem Fison-Ophthalmoskop das Bestehen eines hufeisenförmigen Loches auf der Peripherie erwiesen und zwar noch ohne Netzhautablösung.

In unserem Material haben wir das „fellow eye syndrom" mit spiegelartig verlaufenden Veränderungen der Glaskörper und der Netzhautperipherie nur in 4 Augen festgestellt. Während der Beobachtungszeit (1—2 Jahre) kam es in keinem Falle zu einer beiderseitigen Netzhautablösung. Nur in einem Auge haben wir das Bestehen eines hufeisenförmigen Loches festgestellt. In diesem Falle war das ein geeigneter Hinweis für eine prophylaktische Lichtcoagulation. In Anbetracht eines gewissen Risikos bei jeder prophylaktischen Lichtcoagulation [9, 11, 15] sollten gerade diese Fälle mittels mehrerer Methoden untersucht werden.

Eine photographische Aufnahme der festgestellten peripheren Veränderungen ist mit Hilfe eines Dreispiegelkontaktglases und eines Biomikroskops möglich, das zum Photographieren des vorderen Augenabschnittes eingerichtet ist. Möglichkeiten einer photographischen Aufnahme der Fundusperipherie mit dem Zeiss-Photokoagulator sind weniger günstig. Die Beobachtung der Fundusperipherie mit dem Fison-Ophthalmoskop ermöglicht ein gleichzeitiges Zeichnen auf einem Schema, da eine Hand frei bleibt. Nur bei Anwendung des Fison-Ophthalmoskops ist eine gleichzeitige Untersuchung durch 2 Personen möglich, was eine grundsätzliche Bedeutung zum Zweck der Schulung besitzt.

Eine Untersuchung während der Operation ist sowohl mit dem Fison-Ophthalmoskop als auch in manchen Fällen mit dem binokularem Ophthalmoskop im Zeiss-Photokoagulator möglich. Nach den Anweisungen von Meyer-Schwickerath [12] haben wir ebenfalls in letzter Zeit damit begonnen, im Ophthalmoskop des Zeiss-Photokoagulators das Operationsgebiet zu beobachten und die Operation durch Lichtcoagulationen zu ergänzen.

Eine von uns vorgeschlagene Methode der Dokumentation von Glaskörperveränderungen kann eine Ergänzung der Fundusskizzen von Meyer-Schwickerath und Wessing darstellen [13]. Dies bezieht sich jedoch nur auf eine Netzhautablösung und auf diabetische Retinopathie.

In diesen beiden Krankheiten nämlich besteht eine enge Verbindung zwischen Änderungen im Glaskörper und in der Netzhaut, besonders in der Peripherie.

Allgemein wurden bei Untersuchungen der Netzhautperipherie entweder das Dreispiegelkontaktglas oder das Ophthalmoskop von Fison oder Schepens angewandt. Dies genügt in der täglichen Praxis. Zum Zweck genauer wissenschaftlicher Untersuchungen sollte man möglichst viele Methoden anwenden. Eine Untersuchung mittels mehrerer Methoden ist unbedingt für die Beurteilung des progressiven Zustandes von typischen äquatorialen Degenerationen mit Gitterlinien erforderlich, besonders bei der Suche nach wenig kontrastierenden Löchern im aphakischen Auge, bei dem Bestehen von Blut im Glaskörper, sowie bei der Beurteilung des Verhältnisses von Löchern zum anliegenden Glaskörper.

Da jede der Methoden einer stereoskopischen Untersuchung in irgendeiner Beziehung den übrigen überlegen ist, scheint ein Vergleich von Untersuchungen mit mehreren Methoden angebracht zu sein. Das bezieht sich besonders auf schwere klinische Fälle wie z.B. große Destruktion des Glaskörpers, anfänglicher Star, der die Fundusperipherie verschleiert. Dies ist auch angezeigt vor dem Entschluß für eine Reoperation, bei der Erscheinung einer Netzhautablösung im Partner-Auge und bei Mißerfolg von früheren Operationen im ersten Auge.

Schlußfolgerungen

1. Die beste Beurteilung der Abhängigkeit zwischen dem Glaskörper und Netzhaut in der Fundusperipherie ist bei einer Untersuchung mit dem Dreispiegelkontaktglas möglich.

2. Die Untersuchung mit dem Fison-Ophthalmoskop gestattet die beste Beleuchtung der Netzhautperipherie. Dabei werden kleine Veränderungen der Linse und des Glaskörpers eliminiert. Beide Personen können gleichzeitig die Fundusperipherie beobachten und die Netzhautdegeneration beurteilen.

3. Die Untersuchung mit dem binokularen Ophthalmoskop im Zeiss-Lichtcoagulator gibt uns die beste Grundlage für die Beurteilung der untersuchten Zone der Netzhautperipherie und der darunterliegenden Aderhaut. Die Fundusperipherie sieht man in maximaler Vergrößerung.

4. Bei der Beurteilung von pathologischen Veränderungen des peripheren Glaskörpers und der Netzhaut in Augen mit Ablatio Retinae ist ein räumliches Schema des Bulbus in 2 Projektionen behilflich.

5. Die Dokumentation der Fundusperipherie mit Photographie ist mit dem Dreispiegelkontaktglas möglich, weniger mit dem Zeiss-Photokoagulator. Die gleichzeitige Zeichnung der Netzhautperipherie während der Untersuchung ist mit dem Fison-Ophthalmoskop möglich.

6. Ein gleichzeitiges Auftreten von Krankenheitsprozessen im Glaskörper ist größer als in der Netzhautperipherie bei Personen mit einseitiger Ablatio Retinae. Die Veränderungen des peripheren Glaskörpers entstehen vermutlich früher als in der Netzhautperipherie.

Zusammenfassung

Bei einer Anzahl von Patienten wurde eine stereoskopische Untersuchung der Fundusperipherie mit Hilfe des Kontaktglases von Goldmann, des Fison-Ophthalmoskop und des binokularen Ophthalmoskop durchgeführt, der in den Zeiss Lichtcoagulator eingebaut war. Die genaueste Auskunft über den Zustand der Netzhautperipherie, sowie des anliegenden Glaskörpers, gibt nach Erfahrung der Verfasserin die Untersuchung jedes Auges mit allen diesen 3 Methoden.

Stereoscopic investigations of the fundus periphery of both eyes in ablatio retinae

Summary. In several patients a stereoscopic examination of the fundus periphery has been performed, making use of Goldman's 3-mirror contact glass, of Fisons ophthalmoscop and of the binocular ophthalmoscope which is built-in in the Zeiss photocoagulator.

According to the experience of the author, the use of all these three methods gives the most exact information about the condition of the retinal periphery and of the adjacent vitreous body in every eye as well.

Literatur

1. Bartkowska-Orlowska, M., Bernardczykowa, A.: Biomicroscopy of fundus periphery of the fellow eye in cases of retinal detachment. Polish Medical Journal S. 1567–1571 (1970). – 2. Bernardczykowa, A., Bartkowska-Orlowska, M.: Fizjopatologia obwodu dna oka. Klin. Oczna 41, 273–281 (1971). – 3. Bernardczykowa, A.: Znaczenie blony szklistej w leczeniu i powiklaniach pooperacyjnych u chorych z odwarstwieniem siatkówki. III Symp. Retinologicum. Klin. Oczna 43, 535–541 (1973). – 4. Bernardczykowa, A., Szczypiński, J.: Dokumentacja zmian w ciele szklistym. IV Symp. Retonologicum. Klin. Oczna 44, 969–973 (1974). – 5. Duke-Elder, S., Dobree, J. H.: System of Ophthalmology, Vol. X. Diseases of the retina. London: Kimpton 1967. – 6. Everett, W. S.: The fellow-eye syndrome in retinal detachment. Amer. J. Ophthal. 56, 739–748 (1963). – 7. Fison, L.: Pers. Mitteilung. – 8. Gärtner, J.: Die vitreoretinale Grenzschicht und ihre Bedeutung für die Pathogenese der Netzhautablösung. In: Amotio retinae, 109–135. Stuttgart: Enke 1970. – 9. Hruby, K.: Indiakationen zur aktiven Ablatioprophylaxe 48–53. In: Die Prophylae der idiopatischen Netzhautabhebung. München: J. F. Bergmann 1971. – 10. Klöti, R.: Die Bedeutung vitreo-retinaler Beziehungen für Pathogenese und Therapie der Amotio retinae. In: Amotio retinae, 76–93. Stuttgart: Enke 1970. – 11. Meyer-Schwickerath, G.: Risiko der prophylaktischen Therapie bei Netzhautablösung, 168–171. In: Die Prophylaxe der idiopatischen Netzhautabhebung. München: J. F. Bergmann 1971. – 12. Meyer-Schwickerath, G.: Koagulacja świetlna a operacyjne leczenie odwarstwienia siatkówki. IV Symp. Retinologicum. Klin. Oczna 44, 1137–1143 (1974). – 13. Meyer-Schwickerath, G., Wessing, A.: Fundusschema und Augenquerschnitt. Klin. Mbl. f. Augenheilk. 166, 373–377 (1975). – 14. Rutnin, U., Schepens, C. Z.: Fundus appearance in normal eyes III Peripheral degenerations. Amer. J. Ophthal. 64, 1040–1062 (1967). – 15. Witmer, R.: Indikationen für eine Prophylaxe der idiopatischen Netzhautabteilung. 57–65. In: Die Prophylaxe der idiopatischen Netzhautabhebung. München: J. F. Bergmann 1971.

Ophthalmoskopie und Fluoreszenzangiographie äquatorialer und gittriger Degenerationen

A. Wessing (Tübingen)

Ist schon das Ophthalmoskopieren der Fundusperipherie mit einigen Schwierigkeiten verbunden, so ist es das Photographieren und Angiographieren erst recht. Infolgedessen sind auch die Berichte über Gefäßveränderungen bei Netzhautablösung und peripheren Degenerationen relativ selten und auf Einzelbeobachtungen beschränkt. Die Kenntnisse sind lückenhaft, die Vorstellungen nur wenig repräsentativ (Rosen, 1968; Amalric, 1969; Amalric und Rebière, 1970; Wessing, 1971; Alfieri, 1971, Sato et al., 1971; Sato, 1972; Straatsma et al., 1974; Tatsuyama und Shimizu, 1974; Wessing, 1974; Amalric et al., 1975; Tillmann, 1975). Schwerwiegender noch: Das fluoreszenzangiographische Bild der normalen und unveränderten peripheren Netzhaut ist so gut wie nicht bekannt. Nur eine Arbeit zu diesem Thema liegt vor (Sato, 1974).

Bei dem Symposion über die Prophylaxe der Netzhautablösung, das die DOG 1970 in Wien abgehalten hat, hatte ich zum erstenmal über die Ergebnisse von eigenen angiographischen Untersuchungen bei äquatorialen Degenerationen berichtet (Wessing, 1971). Ich darf daran anknüpfen.

1. Äquatoriale Degenerationen

Gitterlinien in äquatorialen Degenerationen entsprechen fibrotisch umgewandelten Netzhautgefäßen. Angiographisch erweisen sie sich in vielen Fällen als vollständig obliteriert. Nur selten haben sie noch ein geringes Restlumen mit starken Kaliberunregelmäßigkeiten. Dringt in diesem Fall Farbstoff in das Gefäß ein, so färbt sich in der Spätphase des Angiogramms auch die Gefäßwand an, als Zeichen für die schwere strukturelle, wahrscheinlich ischämische Wandschädigung.

Besondere Aufmerksamkeit verdienen allerdings andere Veränderungen! In der Umgebung des eigentlichen Degenerationsherdes fällt eine eigentümliche Gefäßarmut auf. Bereits in einem gewissen Abstand zentralwärts der äquatorialen Degeneration brechen die Gefäße ab; über kleine Seitenäste wird der Farbstoffstrom in die zugehörigen Venen abgeleitet. Auf diese Weise entstehen rechtwinklige Gefäßabknickungen und strickleiterartige Bildungen. Besonders eindrucksvoll ist dieser Befund an den Venen zu sehen, deren periphere orawärtigen Anteile gelegentlich noch in der Spätphase des Angiogramms retrograd aufgefüllt werden. Schon die normale Fundusperipherie ist relativ gefäßarm (Sato, 1974). Mit dem Auftreten von äquatorialen Degenerationen aber wird offenbar die gesamte periphere Randzone des Gefäßnetzes nach zentralwärts verlagert. Arterio-venöse Verbindungen, die den ursprünglichen peripheren Shuntkapillaren entsprechen, entwickeln sich nun an weiter zentralgelegener Stelle neu.

Solche Befunde stehen ganz im Gegensatz zum ophthalmoskopischen Bild, das eigentlich nie grobe Gefäßveränderungen zeigt. Hingegen steht es im Einklang mit histologischen Untersuchungen. Diese zeigen nämlich Obliterationen und Fibrosierung ausgedehnter Kapillarareale, wobei die arteriovenöse Verbindung im Degenerationsbereich vollständig unterbrochen wird (Straatsma et al., 1974).

Gefäßobliterationen in ophthalmoskopisch unauffälligen Netzhautbereichen haben für die prophylaktische Behandlung der Degenerationen eine gewisse Bedeutung. Prophylaktische Koagulationen können in der herdnahen dystrophischen Netzhaut unter Umständen

Foramina erzeugen, so daß die Empfehlung dahin geht, bei allen Koagulationsverfahren eine relativ große Sicherheitszone zu koagulieren oder bei Lichtkoagulationen nach der sogenannten keep-off Technik die Degeneration in einem gewissen Abstand erst einzufassen.

Es sei hinzugefügt, daß die hier beschriebenen Gefäßverschlüsse nicht nur bei den klassischen Gitterlinien vorkommen. Sie finden sich auch schon im Frühstadium der zarten Pigmentverwerfungen oder bei Schneckenspuren.

Das Pigmentepithel ist immer am Prozeß beteiligt. Es finden sich mehr oder weniger große Fenestrierungen bis hin zum völligen Verlust des Pigmentepithels im gesamten Degenerationsbereich. Ein Teil des freiwerdenden Pigmentes wird in groben Plaques abgelagert. Die Choriokapillaris dagegen ist lange Zeit noch intakt, was man an einer kräftigen Untergrundfluoreszenz leicht feststellen kann. Extravasate aus der Aderhaut treten indessen nicht auf.

Ausgedehnte Pigmentepitheldestruktionen zeigen auch die radiären paravenösen Degenerationen des vitreoretinalen Syndroms. In großen Abschnitten liegt zu beiden Seiten der Vene die Aderhaut frei. Das Pigment ist zu groben Schollen zusammengesintert und hat sich teilweise an die Vene angelagert. Die Durchblutung in diesen Gefäßen ist im allgemeinen nicht gestört. In Gegensatz zu Tillmann (1975) sowie Straatsma et al. (1974) finden wir in den von uns untersuchten Fällen keine Zirkulationsstörungen.

2. Netzhautforamina

Das Bild ändert sich mit dem Auftreten von Netzhautrissen. Indem diese die Grenze der Degeneration und des undurchbluteten Netzhautbereiches überschreiten, erreichen sie Gebiete mit intaktem Gefäßsystem und lösen dort eine kräftige Gefäßreaktion aus. Bei noch anliegenden Netzhautlöchern zunächst nur in Andeutung zu sehen, erweitern sich die Kapillaren und werden zu mehr oder weniger weitlumigen, arteriovenösen Kurzschlüssen. Gelegentlich zeigen sie auch aneurysmatische Erweiterungen. Rosen (1968) hatte bereits früher ähnliche Befunde beschrieben, die wir hier bestätigen.

Mit dem Einsetzen der Netzhautablösung erfährt das Bild dann eine geradezu dramatische Änderung. Das gesamte periphere Gefäßnetz in der Umgebung des Foramens ist kräftig erweitert, die Kapillaren bilden ein großes, weitmaschiges Netzwerk. Arteriolen und Venolen ziehen als breite Kanäle zwischen ihnen hindurch. Ganz ähnliche Befunde haben Sato (1972) sowie Tatsuyama und Shimizu (1974) beschrieben. Girlandenförmig umrahmen die großen Gefäße das Foramen. Ihre Shuntfunktion wird deutlich sichtbar. Zwar ist es dasselbe Gefäßmuster, das wir in einzelnen Aufnahmen am normalen Fundus gesehen haben und das uns aus histologischen Präparaten geläufig ist; nun aber ist es durch die allgemeine Gefäßdilatation hervorgehoben und betont.

Große Gefäße, die über ein Foramen hinwegziehen, werden nur verzögert aufgefüllt. Da es sich meist um Venen handelt, liegt die Ursache dafür auf der Hand. Ein solches Gefäß im Lochbereich ist von seinen seitlichen Zuflüssen vollständig abgeschnitten.

Liegt das akute Ereignis des Netzhauteinrisses noch nicht allzu lange zurück, so kommt es zu kräftigen Farbstofflecagen. Diese entstammen nicht allein den am Lochrand abgerissenen Kapillaren, sie kommen auch aus den großen Gefäßen. Vor allem an den Venen entwickeln sich breite Begleitstreifen oder ganze Fahnen von Fluorescein, die sich schließlich über dem gesamten Loch ausbreiten.

Die Schädigung der Gefäßwand scheint ein recht komplexer Vorgang zu sein. Die Zerstörung der Gefäße am Ort des Einrisses bedarf keiner Erklärung. Indessen findet man auch in der weiteren Umgebung eines Foramens erhebliche Permeabilitätsstörungen, und das selbst bei recht kleinen Lochbildungen. Die äußeren oranahen Gefäßarkaden und Shuntgefäße sind dabei besonders schwer betroffen. In diesen Fällen ist der Netzhauteinriß ganz offensichtlich nur das lokale Geschehen bei einem wesentlich weiträumigeren Krankheitsprozeß.

Die eigentümliche Vasodilatation in Lochnähe kommt nicht nur in der Netzhautperipherie vor. Wir haben sie auch in der Nähe zentraler Foramina gefunden; immer allerdings vorausgesetzt, daß die Netzhaut abgehoben ist. Bei anliegender Netzhaut bleiben die Gefäße intakt. Ist es jedoch einmal zu einer Gefäßreaktion gekommen, so geht die Normalisierung offenbar nur sehr langsam von statten. Auf Buckelkanten nach Plomben- oder Cerclageoperationen kann man gar nicht selten persistierende Gefäßerweiterungen und grobmaschige Kapillarnetze sehen. Gelegentlich sind sogar Mikroaneurysmen vorhanden, so daß sich die Befunde von Rosen (1968) und Sato (1972) aufs neue bestätigen.

Die auffällige Gefäßarmut bei äquatorialen Degenerationen auf der einen und die kräftige Kapillardilatation bei abgehobenen Netzhautlöchern auf der anderen Seite führen zu dem von Tillmann (1975) beschriebenen Phänomen, daß bei äquatorialen Degenerationen die Kreislaufzeiten in der Fundusperipherie verlängert, bei abgehobener Netzhaut dagegen verkürzt sind. Allerdings sollte man solche Befunde nicht verallgemeinern. Gefäßdilatation bedeutet nicht von vornherein erhöhte Zirkulationsgeschwindigkeit. Es gibt Netzhautablösungen mit stark verlängerten Zirkulationszeiten. Wahrscheinlich spielen das Alter einer Ablatio und die Dauer ihres Bestehens eine Rolle. Mit der Atrophie der Netzhaut bei langer Zeit bestehender Ablösung werden offensichtlich auch die Kreislaufbedürfnisse abgebaut.

3. Sonderformen äquatorialer Degenerationen

Gestatten Sie mir noch einmal einen Sprung zurück zu den äquatorialen Degenerationen. Ich möchte Ihr Augenmerk auf eine besonders interessante, weil pathogenetisch anders gelagerte Sonderform richten. Schon mit dem Ophthalmoskop fallen gelegentlich Fälle auf, bei denen die äquatorialen Degenerationen ganz entgegen dem bisher gesagten von besonders viel Gefäßen umgeben sind. Es sind dünne langgestreckte Gefäße, die hier im äquatorialen Vorfeld liegen. Aus einzelnen großen Gefäßstämmen besenreiserartig entspringend, ziehen sie bis in den Degenerationsherd hinein. Ihre dichte Packung erweckt den Eindruck starker Gefäßvermehrung. Den peripheren Abschluß bilden große oraparallelverlaufende Gefäßarkaden. Diese Abschlußbögen sind im Angiogramm recht weitlumig, und häufig auch tragen sie Mikroaneurysmen. Farbstoffleckagen kommen so gut wie nie vor.

Äquatoriale Degenerationen mit Gefäßveränderungen dieser Art sind unter der Vielzahl der Fälle relativ selten. Wir haben in der Essener Klinik im Verlauf von 10 Jahren vierzehn einschlägige Fälle beobachten können. Betroffen sind jüngere Patienten zwischen dem 15. und 30. Lebensjahr. Die Augen sind mit 7 bis 9 Dioptrien mittelgradig myop. Auf den klinischen Verlauf, die Bildung von Netzhautrissen, die Entstehung einer Netzhautablösung und die Prognose der Behandlung scheinen die ungewöhnlichen Befunde keinen Einfluß zu haben.

Zweifellos besteht ein krasser Gegensatz zwischen den hier genannten Fällen und dem eigentlich typischen Erscheinungsbild äquatorialer Degenerationen. Die Deutung der Befunde und eine Erklärung für die Gefäßanomalien ist schwierig. Ähnlichkeiten mit der Ealesschen Erkrankung klingen an. Doch besteht ein grundsätzlicher Unterschied in der fehlenden Permeabilitätsstörung. Amalric (1969) hat ähnliche Bilder publiziert und sie mit der hereditären Retinoschisis in Verbindung gebracht. Eher aber mag man noch an abortive Formen der Retinopathia prämaturorum denken. Besenreiserartige Gefäßaufsplitterungen und oranahe Abschlußarkaden sind klassische Symptome der frühen retrolentalen Fibroplasie. Die Tatsache, daß die Veränderungen meist in der temporalen Fundushälfte gefunden wurden, spricht in gleichem Sinne. Frühgeburten- und Inkubatoranamnese allerdings fehlen, indessen ist bekannt, daß die retrolentale Fibroplasie auch bei Kindern, die normal ausgetragen und nie in einer Sauerstoffatmosphäre gewesen sind, vorkommen kann (Brockhurst und Chishti, 1975). Möglicherweise haben wir hier die Reste frühkindlicher Fehlentwicklungen des retinalen Gefäßsystems vor uns.

Schlußfolgerungen

Die Auswahl von Fällen und Fotos, die ich Ihnen heute gezeigt habe, erhebt keinerlei Anspruch auf Vollständigkeit, und die Frage, ob äquatoriale Degenerationen Folge einer primären Gefäßerkrankung sind, kann damit nicht beantwortet werden. Es bleibt im Moment lediglich der Tatbestand, daß gravierende Zirkulationsstörungen vorhanden sind. Aber es sollte der Anlaß sein, zukünftige Untersuchungen auch in dieser Richtung wieder zu intensivieren.

Literatur

Alfieri, G.: La fluorobiomicroscopie dans le décollement idiopathique de la rétine. In: Angiographie fluorescéinique (Hrsg. P. Amalric), 606–607. Basel: Karger 1971. – Amalric, P.: Angiographie fluorescéinique dans le décollement juvénile. Mod. Probl. Ophthal. 8, 394–406 (1969). – Amalric, P., Cenac, P., Novati, M.: Angiographie fluorescéinique de la périphérie retinienne. Mod. Probl. Ophthal. 15, 91–97 (1975). – Amalric, P., Rebière, P.: La périphérie rétinienne par l'angiographie (Problème des déchirures). Bull. Soc. Ophthal. Fr. 70, 1190–1194 (1970). – Brockhurst, R. J., Chishti, M. I.: Cicatricial retrolental fibroplasia, its occurance without oxygen administration and in full term infants. Graefes Arch. Ophthal. 195, 113–128 (1975). – Rosen, E. S.: A photographic investigation of simple retinal detachment. Trans. Ophthal. Soc. U. K. 88, 331–342 (1968). – Sato, K.: Shunt formation in lattice degeneration and retinal detachment. A fluorescein angiographic study. Mod. Probl. Ophthal. 10, 133–134 (1972). – Sato, K.: Fluorography of the peripheral retina in normal ocular fundus. In: Fluorescein-Angiography (Hrsg. K. Shimizu), 153–154. Tokyo: Igaku Shoin 1974. – Sato, K., Tsunakawa, N., Yanagisawa, Y.: Fluorescein angiography on retinal detachment and lattice degeneration. Part. I. Equatorial degeneration with idiopathic retinal detachment. Acta Soc. Ophthal. Jap. 75, 635–642 (1971). – Straatsma, B. R., Zeegen, P. D., Foos, R. Y., Feman, S. S., Shabo, A. L.: Lattice degeneration of the retina. Trans. Amer. Acad. Ophthal. Otolaryng 78, 87–113 (1974). – Tatsuyama, C., Shimizu, K.: Fluorography of the fundus periphery with detached retina. In: Fluorescein Angiography (Hrsg. K. Shimizu), 148–152. Tokyo: Igaku Shoin 1974. – Tillmann, W.: Kreislaufzeiten in der Netzhautperipherie bei Amotio retinae. Graefes Arch. Ophthal. 195, 207–214 (1975). – Wessing, A.: Fluoreszenzangiographie bei Netzhautablösung und ihren Vorstadien. In: Die Prophylaxe der idiopathischen Netzhautablösung (Hrsg. H. Fanta und W. Jaeger), 92–101. München: J. F. Bergmann 1971. – Wessing, A.: New aspects of angiographic studies in retinal detachment. Mod. Probl. Ophthal. 12, 202–206 (1974).

Loch- und Rißbildungen unabhängig von äquatorialen Degenerationen als Ursache idiopathischer Ablatio retinae

H. Liesenhoff (Direktor der Augenklinik am Klinikum Mannheim der Universität Heidelberg)

Pathologische Veränderungen der peripheren Netzhaut, die die Ursache für Loch- und Rißbildungen darstellen und nicht den äquatorialen Degenerationen zuzuordnen sind, werden von verschiedenen Autoren bis zum heutigen Tage völlig unterschiedlich interpretiert. Diese unterschiedliche Interpretation bezieht sich sowohl auf die Pathogenese als auch auf ihre Abgrenzung zu den äquatorialen Degenerationen wie auch auf die Beurteilung ihres Ursachenwertes für eine Ablatio retinae. In den letzten Jahren wurden umfangreiche Studien an Eyebank Augen oder auch an gesunden Augen durchgeführt (Teng und Chi [23], Teng und Katzin [24], Foos [6], Eisner [5], Okun [18]), die Hinweise auf die noch offenen Fragen brachten. Studien an umfangreichem Amotiokrankengut wurden ebenfalls zur Klärung dieser Frage herangezogen (Schepens [21], Klöti [10], Cibis [1], Liesenhoff [11].

Im September 1970 traf sich unsere Gesellschaft in Wien, um über die Prophylaxe der idiopathischen Netzhautablösung zu diskutieren. Schon damals wurde die Unsicherheit bei der Klassifizierung der verschiedenen peripheren Netzhautveränderungen deutlich.

Die Diskussion konnte bis heute nicht abgeschlossen werden, wie das ja auch der Verlauf dieser Tagung zeigt. Kanski [9] gab uns auf dem letzten Meeting des Gonin-Clubs im Frühjahr 1974 in La Boule eine Klassifikation und Terminologie peripherer Netzhautdegenerationen. Für den Kliniker scheint mir die richtigste und wichtigste Einteilung die zu sein, bei der die degenerativen Netzhautveränderungen auf der einen Seite stehen und die Traktionskräfte des Glaskörpers auf der anderen Seite. So wie es die Schule von Straatsma vorschlägt (Foos et al. [7]).

Zwischen diesen Extremen werden wir Mischformen einzuordnen haben, deren Zuordnung zu den beiden reinen Klassen schwierig sein kann.

Wenn ich heute eine Übersicht über Loch- und Rißbildungen gebe, deren Ursache unabhängig von äquatorialen Degenerationen ist, die zu einer Ablatio retinae führen, so sind darin sicher nicht die Löcher und Risse enthalten, deren Ursache die Ihnen allen bekannten typischen äquatorialen Gitterlinien ist und über deren Differenzialdiagnose Herr von Barsewich soeben berichtete.

Unsicherheit besteht bereits dann, wenn es gilt, die sogenannten Schneckenspuren oder Snailtracks einzuordnen. Im amerikanischen Schrifttum werden diese beiden von uns Klinikern gerne als unterschiedlich erkannten Veränderungen nicht speziell differenziert (Wittmer [26], Daicker [3]). Gemeinsam haben diese Veränderungen, daß sie in starker Wechselwirkung zwischen degenerativen Prozessen des Glaskörpers und degenerativen Prozessen der Netzhaut stehen. Diese beiden Typen kommen auch gemischt vor und gehen ineinander über. Wie hoch der Ursachenwert dieser Veränderungen für eine Amotio geschätzt wird, wird jedenfalls davon abhängen, in welche Klasse man bestimmte Veränderungen einordnet. Nur so sind die großen Unterschiede zwischen den einzelnen Statistiken zu erklären.

Kann man die Schneckenspuren zusammen mit den Gitterlinien als vitreoretinale Degenerationen klassifizieren (Foos [6] und damit als äquatoriale Degenerationen aus diesem Thema ausklammern, so wird man die Rundlöcher nicht in diese Klasse einordnen können. Jedenfalls nicht ausnahmslos. Am Beispiel der Rundlöcher läßt sich die Schwierigkeit einer Klassifizierung peripherer Netzhautveränderungen sehr gut zeigen. Im deutschen Schrifttum wird nicht konsequent und exakt zwischen der Bezeichnung Loch und Riß unterschieden. Es ist von Hufeisenlöchern sooft wie von Hufeisenrissen die Rede, obwohl wir wissen, daß ein Netzhautdefekt, der die Form eines Hufeisens besitzt, immer ein Riß ist. Also durch Glaskörperzug an der dazu disponierten Netzhaut entstanden ist.

Ist nun von Rundlöchern die Rede, so können wir es sowohl mit einem runden Riß als auch mit einem runden Loch zutun haben. Für den Kliniker ist die Unterscheidungsmöglichkeit manchmal nur sehr schwer gegeben.

Keine Schwierigkeit besteht dann, wenn vor der abgelösten Netzhaut deutlich sichtbar ein vom Glaskörper abgerissener sogenannter Deckel schwebt, also das aus der Netzhaut herausgerissene Netzhautstück sichtbar ist. Sehr oft sieht man in diesem Netzhautstück Gitterlinien oder Pigmentklumpen als Zeichen einer vitreoretinalen Degeneration. In solchen Fällen sollte man nicht von Rundlöchern sprechen. Es kann auch sein, daß runde Netzhautdefekte als solche Deckelrisse entstehen, die Deckel aber so stark schrumpfen, daß sie nicht mehr erkannt werden. Die Netzhautdefekte imponieren dann als echte Rundlöcher.

Das echte degenerative Rundloch ohne vitreoretinale Komponente, wie wir es vom Makulaloch alle kennen, ist in der Netzhautperipherie wahrscheinlich sehr selten, es findet sich gehäuft bei Jugendlichen und bei Aphaken in Oranähe.

Eine Sonderstellung können Rundlöcher einnehmen in Arealen degenerativer Netzhaut z.B. in Beeten von Schneckenspuren bzw. Gitterlinien, also echten äquatorialen Degenerationen, aber auch bei der Retinoschisis. In Bezirken solcher äquatorialer Degenerationen finden wir oft kleine Rundlöcher oder Schichtlöcher ohne Deckelriß. Diese Rundlöcher sind oft die Ursache für eine umschriebene Netzhautablösung.

Erst später, wenn die vitrealen Kräfte größer werden, kommt es zum Einriß der Netzhaut, also zu Hufeisenlöchern unabhängig von bestehenden Rundlöchern. Wir sehen in solchen Fällen die Rundlöcher im Deckel des Hufeisenforamens. In den Amotio-Statistiken findet man kaum eine Differenzierung der Rundlöcher. Dies ist dadurch erklärt, daß eine solche bei abgelöster Netzhaut oft doch schwerer ist als bei anliegender Netzhaut.

Handelt es sich um einen runden Deckelriß, so kann man damit rechnen, daß der Glaskörper im Lochbereich völlig von der Netzhaut abgelöst ist, wodurch der Schweregrad einer Amotio günstiger zu beurteilen ist. Die degenerativen Rundlöcher dagegen führen über lange Zeit zu umschriebenen Amotionen, solange der Glaskörper noch anliegt. Kommt es jedoch aus irgendwelchen Gründen zur Glaskörperschrumpfung, z.B. nach einer Cataract-Extraktion, dann kann der Schweregrad einer solchen Amotio hoch sein. Man wird also wiederum bei der Klassifizierung mehr Wert auf die Beurteilung der Glaskörperverhältnisse legen müssen als auf die Art des Loches. In meinem Amotio-Krankengut, welches ich 1970 in der Heidelberger Klinik analysierte, fand ich, daß die Rundlöcher gleichmäßig auf Gruppen verschiedener Schweregrade verteilt waren, während die eindeutigen Deckelrisse gehäuft in der Klasse leichteren Schweregrades lagen. Dagegen fand ich bei der statistischen Analyse der jugendlichen Netzhautablösung dieses Krankengutes, daß Rundlöcher bei Jugendlichen bis zu 19 Jahren gehäuft zu finden waren (Liesenhoff [12]). Wir haben dies damals als Hinweis darauf gedeutet, daß diese Häufung als ein Zeichen anlagebedingter degenerativer Netzhautprozesse bei Jugendlichen zu werten ist, da ja die Glaskörperverhältnisse bei jugendlichen Patienten meistens gesund sind; also wenig Traktionslöcher bzw. Risse zu erwarten sind.

Der Kliniker kennt die Amotionen mit schwer auffindbaren kleinen Rundlöchern, die oft nasal oben oder auch unten lokalisiert sind bei aphaken Patienten. Der diagnostizierte Anteil der Rundlöcher im Amotio-Krankengut steigt mit Verfeinerung der Untersuchungstechnik. Viele Netzhautabhebungen ohne Loch entpuppen sich als Ablationen, die durch kleinste Rundlöcher verursacht werden.

Eine weitere Veränderung unabhängig von äquatorialen Degenerationen stellt der Orariß dar. Auch müssen wir hier wie bei den Rundlöchern mindestens 2 Typen unterscheiden. Es gehören nicht die Riesenrisse dazu, solange sie äquatorial ihren Anfang nehmen. Der bei Jugendlichen sehr oft symmetrisch im temporal unteren Bereich anzutreffende Orariß ist kein Riß im eigentlichen Sinne. Er ist mit dem degenerativen Rundloch vergleichbar. Man sollte besser von Oradialyse oder Dehiszenz sprechen. Bei diesen jungen Patienten, in der Regel männlichen Geschlechts, findet sich in der äußeren Peripherie als Zeichen degenerativer Prozesse degenerative Veränderungen der Aderhaut mit Pigmentverschiebungen. Der Glaskörper liegt über dem Defekt vollständig an und ist peripher vom Lochrand nur im Orabereich fixiert.

Diese Oraabrisse bleiben lange Zeit ohne Netzhautabhebung oder die Amotio steigt flach bei anliegendem Glaskörper langsam zur Makula mit den allen bekannten sogenannten Hochwasserlinien auf. Die Prognose dieser Netzhautablösung ist sehr günstig.

Dies gilt nicht für den eigentlichen Oraabriß, der meistens einseitig ist und in der Regel eine Traumaanamnese hat. Bei diesem Typ ist der Glaskörper am zentralen Lochrand adhärent. Der Glaskörper ist flüssig und das Gerüst geschrumpft. Dadurch steht der zentrale Lochrand unter Zug. Die Prognose wird damit schlechter. Aus solchen Orarissen können manchmal Riesenrisse entstehen, bei denen der zentrale Lochrand durch Glaskörperzug nach vorne gerollt ist. Diese unter Glaskörperzug stehenden Orarisse kommen nicht nur bei jugendlichen Männern vor, sondern sind stark von dem Faktor Trauma abhängig. Es ist einzusehen, daß die Heilungschance dieser Oraabrisse mit Netzhautablösung schlechter ist.

Ähnlich wie bei den Rundlöchern konnten wir zeigen, daß die Oraabrisse, in dem von uns analysierten Krankengut, auf die verschiedenen Schweregrade gleichmäßig verteilt waren. Wir sollten also in Zukunft die Oraabrisse besser differenzieren (Liesenhoff [11]).

Obwohl von einigen Autoren Netzhautabhebungen bei Veränderungen des Glaskörpers und der Aderhaut beschrieben wurden, die erstmals von Wagner [25] als Degeneratio hyoloretinalis 1938 bezeichnet wurden, glaube ich nicht, daß diese Veränderungen alleine die Ursache für Loch- und Rißbildungen sein können. Wir sollten diese seltenen Veränderungen, wie auch Mißbildungen, also Kolobome oder entzündliche, sekundäre Veränderungen, aus dieser Betrachtung ausklammern.

Es seien noch kurz hier die radiär verlaufenden Gitterlinien angesprochen, die nicht äquatorial liegen, sondern an Gefäßbiegungen nach zentral weiterlaufen und als sehr gefährliche Ursache von Deckelrissen bekannt sind. Sie liegen zwar nicht äquatorial, sie sind aber sicher den typischen äquatorialen Gitterlinien gleichzusetzen und brauchen deshalb in diesem Zusammenhang nur angedeutet zu werden.

Das degenerative Pendent dazu sind die paravasal liegenden, fast radiär geschlitzten Löcher in der mittleren Peripherie unmittelbar neben größeren Netzhautgefäßen.

Eine andere wichtige, degenerative Erkrankung der Netzhautperipherie muß noch zur Darstellung kommen, die Retinoschisis oder Netzhautspaltung. Bei der Retinoschisis löst sich das innere, gefäßführende Blatt ab, das äußere Blatt liegt der Aderhaut auf. Zwischen diesen beiden Blättern findet sich fadenziehende Flüssigkeit. Es ist hier nicht die Aufgabe, auf die Frage einzugehen, wann von Retinoschisis und wann von Netzhautcysten die Rede sein soll. Ich halte eine Unterscheidung dieser Begriffe nicht für angebracht.

Streng unterscheiden sollte man in dem hier interessierenden Zusammenhang zwischen der congenitalen bzw. juvenilen Retinoschisis und der senilen Retinoschisis. Die senile Retinoschisis wird in ihren dezenten Anfängen praktisch bei allen Menschen über 50 Jahren gefunden. Sie kennen sie alle als die Iwanoff'schen Cysten der Ora.

Diese Oracysten können zu großen flachen Cysten confluieren oder zu bullösen Cysten und bis über den Äquator nach hinten vorkommen (Eisner, 1973). Man findet dann meistens andere senile Degenerationszeichen der Netzhautperipherie wie zarte Pigmentverschiebungen und Sklerose der Aderhaut sowie Wucherungen der Neuroglia, die als weißliche Streifen im inneren Netzhautblatt imponieren. In der so verdünnten Netzhaut kommt es leicht zu degenerativen Löchern, sowohl im inneren als auch im äußeren Blatt. Diese Netzhautlöcher wiederum sind dann als Ursache einer Amotio anzusehen. Eisner (1969) beschrieb bei 10% aller der von ihm gefundenen senilen Retinoschisisfälle Netzhautlöcher. Ich fand in meinem 1968 hier unserer Gesellschaft vorgestellten Material bei 379 Netzhautablösungen 32mal eine Kombination mit einer Retinoschisis, wobei bei 25 Patienten die Retinoschisis die Ursache für die Amotio war (Liesenhoff [16], Richardson [19]. Eine Netzhautablösung kommt natürlich nur dann zustande, wenn es zu Netzhautlöchern sowohl im inneren als auch im äußeren Blatt gekommen ist. Da die Netzhautlöcher manchmal schwer zu erkennen sind, sollte eine Prophylaxe bei Retinoschisis erfolgen, sobald ein Loch in einem der beiden Blätter diagnostiziert wird.

Ist eine Amotio bereits vorhanden, sollte bei der Operation darauf geachtet werden, daß alle sichtbaren Löcher, auch wenn es nur Löcher in einem der beiden Blätter sind, sorgfältig verschlossen werden.

Auch bei abgelöster Netzhaut läßt sich die Schisis in der Regel gut erkennen. Man findet dann auf die eigentliche schwappende, faltige Amotio aufgesetzt die Netzhautspaltung mit ihren Löchern, die zum Teil ausgedehnt und groß im äußeren Blatt sind, wie wir es auf der Abbildung sehen. Im inneren Blatt genügt dann ein kleines, degeneratives Rundloch, um die Amotio zu verursachen. Ich fand in meinem Material die Verteilung der Lochgrößen im inneren und äußeren Blatt nicht unterschiedlich (Liesenhoff [16]). Etwa 3% aller Amotionen sind durch senile Retinoschisis verursacht.(Liesenhoff [16], Hagler und Woldoff [8]). Ganz anders sind Veränderungen bei der juvenilen Retinoschisis zu werten. Bei der juvenilen Retinoschisis kommt es immer zu großen Löchern im inneren Netzhautblatt, so daß Verwechselungen mit echten Oraabrissen vorkommen können. Die juvenile Retinoschisis führt in ganz seltenen Fällen spontan zu einer Amotio retinae. Deshalb sollte eine Prophylaxe meines Erachtens unterbleiben. Die prophylaktische Lichtkoagulation führt bei solchen Fällen leicht zu iatrogenen Löchern im inneren Blatt, die dann die Ursache für eine Amotio werden. Ich selbst habe einen solchen Fall erlebt. Anderseits hatte ich Gelegenheit, die 1940 von Cibis erstmals beschriebenen Zwillinge mit juveniler Retinoschisis 1965 nachzuuntersuchen. Es war zu keiner Progredienz der Schisis gekommen (Liesenhoff [14]). Auch zu keiner Amotio retinae. Nur das Sehvermögen war über das cystische Makulaleiden schlechter geworden.

Diese kurze Zusammenfassung der Loch- und Rißbildungen als Ursache der Amotio unabhängig von äquatorialen Degenerationen, also den klassischen Deckelrissen, wäre unvollständig, würde nicht kurz auf Netzhautlöcher eingegangen, die primär zwar nicht die Ursache einer Amotio sind, es aber sekundär sein können. Sie alle kennen die Krankheitsbilder, bei denen eine unvollständige Netzhautablösung im temporal oberen Quadranten vorliegt, bei denen aber in anliegenden Netzhautbereichen weitere Netzhautlöcher liegen. Dies können äquatoriale Risse sein, aber auch Löcher anderer Pathogenese. Wir haben deshalb immer zu unterscheiden, zwischen dem die Amotio verursachenden Netzhautloch, das ist wahrscheinlich immer nur eins, und denen, die eine Amotio erhalten können. Das können unter Umständen Löcher sein, die primär nicht einmal in die Amotio einbezogen waren. Waren sie aber in eine Amotio mit einbezogen, so steigt ihre Disposition eine Amotio zu erhalten bzw. eine Re-Amotio zu verursachen an.

Die Kenntnis dieser Überlegungen ist nötig, wenn wir eine weitere Lochgruppe vorstellen wollen, die im Rahmen dieses Themas angesprochen werden muß, das sind die Löcher der Pars plana, die wie Daiker es nennt, die Löcher des Fundus extremus. Meines Wissens hat erstmals Tasman [22] auf die klinische Bedeutung von Pars-plana-Defekten hingewiesen, über die es sehr wohl zu einer Amotio kommen kann. In erster Linie verdienen die Pars-plana-Defekte als Ursache einer Amotio Beachtung wegen ihrer Potenz, eine Amotio zu erhalten. Sie verursachen also oft Amotio-Rezidive. Über die Entstehung dieser Defekte haben wir heute Kenntnis durch Daicker [2] erhalten. Kommen starke Glaskörpertraktionen hinzu, z.B. nach Verletzungen oder komplizierten Aphakien, sind die Pars-plana-Defekte auch primäre Ursache einer Amotio retinae. Bei diesen Defekten sehen wir Teilung ihrer Ursache wiederum in degenerative und Traktionskräfte. Es sind also Veränderungen, deren Ursache wie ein roter Faden alles bisher Besprochene verbindet.

Auch die Überlegungen, die wir bei der Retinoschisis anstellten, gelten für die Region der Pars plana. Ich konnte 1968 eine Patientin vorstellen, die neben einer Retinoschisis auch eine intraepitheliale Ciliarkörpercyste hatte, also eine Spaltung der Epithelschicht des Ciliarkörpers, der analogen Schicht der Netzhaut. Würde man diese Cyste anschneiden, so bekäme man eine direkte Verbindung des intraretinalen Raumes mit der Vorderkammer. Man hätte, wenn Sie so wollen, ein artificielles Loch in der Retinoschisis, also eine erhöhte Disposition zur Amotio geschaffen (Liesenhoff [13]).

Auch eine Iridektomie bei der Staroperation kann meines Erachtens unter Umständen ein die Netzhautablösung erhaltendes Loch darstellen.

Ich selbst hatte in meinem Mannheimer Krankengut kürzlich einen aphaken jungen Mann, ein Auge war wegen Amotio nach Staroperation zugrunde gegangen. Das letzte Auge war staroperiert. Es hatte in den Glaskörper geblutet, der Glaskörper war geschrumpft. Die Netzhaut circulär abgehoben. So kam er in meine Klinik. Nach einigen Tagen war der Einblick besser. Die Pars plana war total circulär mitabgehoben, einschließlich des Epithels der Iris. Im Bereich der Iridektomie war deutlich das Loch zu sehen, durch das die Vorderkammer in direkter Verbindung zum subepithelialen Raum stand und damit auch zum subretinalen Raum. In der unteren Hälfte fand sich an der Ora ein oraparalleler Defekt im Sinne eines Orarisses. Die sonst übliche Anheftung der Netzhaut im Orabereich bestand nicht. Sie war ebenfalls abgehoben. Es bestand also eine totale Abhebung der Netzhaut, der Pars plana und des Irisepithels. Es ist uns gelungen, durch Cerclage und durch Diathermieriegel, die bis auf die Pars plana gezogen wurden, den Oradefekt zu verschließen. Auch den vorderen Rand zur Pars plana hin. Die Abhebung auf der Pars plana, die über die Iridektomie mit dem Kammerwasser in Verbindung stand, hat noch fast ein halbes Jahr lang bestanden. Sie ist dann langsam ausgetrocknet. Die Netzhaut liegt jetzt allseits an.

Die hier von mir angesprochenen Loch- und Rißbildungen haben zwar im Verhältnis einen geringeren Anteil an unserem Amotio-Krankengut. Wegen ihrer manigfaltigen Besonderheiten sollte man sie jedoch kennen, um die Heilungschancen, der durch die verursachten Ablösungen zu verbessern und die prophylaktischen Maßnahmen rechtzeitig und gezielt vornehmen zu können.

Literatur

1. Cibis, P.: Vitreoretinal pathology and surgery in retinal detachment. St. Louis: The C. V. Mosby Company 1965. — 2. Daicker, B.: Anatomie und Pathologie der menschlichen retinoziliaren Fundusperipherie. Basel: S. Karger 1972. — 3. Daicker, B.: Zur Kenntnis von Substrat und Bedeutung der sogenannten Schneckenspuren der Retina. Ophthalmologica (Basel) 165, 360–365 (1972). — 4. Eisner, G.: Zur Spaltlampenmikroskopie der Ora serrata und pars plana corporis ciliaris III. Albr. v. Graef. Archiv Ophthal.

177, 232–247 (1969). – 5. Eisner, G.: Autoptische Spaltlampenuntersuchung des GK. Der GK an äquat. Deg. A. V. Graef. Archiv Ophthal. 187, 1–4 (1973). – 6. Foos, R. Y.: Tears of the peripheral retina; Pathogenesis. Incidence and Classification in Autopsy Eyes. Mod. Probl. Ophthal. (Basel) 15, 68–81 (1965). – 7. Foos, R. Y., Spencer, L. M., Straatsma, B. R.: Trophic degeneration of the peripheral retina. Symp. on retina, 90–102, Homton Mosby 1969. – 8. Hagler, W. S., Woldoff, H. S.: Retinal detachment in relation to senile retinischisis. Brans Amer. Acod. Ophthal. 77, 0899–113 (1973), Zentralbl. 109, 166(1972). – 9. Kanski, J. J.: The Classification and Terminology of peripheral retinal degeneration. Mod. Prob. Ophthal. (Basel) 15, 103–111 (1975). – 10. Klöti, R.: Netzhautablösung, klinisch-therapeutische und experimentelle Aspekte. Bibl. ophthalmologica (Basel) 67, 1–146 (1965). – 11. Liesenhoff, H.: Versuch einer mathematischen Schweregradeinteilung der Amotio retinae. Habilitationsschrift vorgelegt der Med. Fakultät der Rupprecht-Karl-Universität Heidelberg 1970, 1–235. – 12. Liesenhoff, H.: Eine statistische Analyse wesentlicher Merkmale bei der Netzhautablösung im Jugend- u. Kinderalter. Mod. Prob. Ophthal. (Basel) 8, 274–283 (1969). – 13. Liesenhoff, H.: Über die Kombination intraepithelialer Ziliarkörpercysten mit Retinoschisis. Klin. Mbl. f. Augenheilk. 153, 71–74 (1968). – 14. Liesenhoff, H.: Verlaufskontrolle über 25 Jahre an einem eineiigen Zwillingspaar mit rezessiv-geschlechtsgebundener Form der idiopathischen Netzhautspaltung. Ber. d. Dtsch. Ophthal. Ges. München: J. F. Bergmann 1965. – 15. Liesenhoff, H.: Ursachen der Netzhautablösung im Kindesalter Behandlungsmöglichkeiten. Klin. Mbl. f. Augenheilk. 152, 60–69 (1968). – 16. Liesenhoff, H.: Die Retinoschisis als Komplikation und Ursache der Amotio retinae. Ber. Dtsch. Ophthal. Ges. 69. Zsk., 522–525. München: J. F. Bergmann. – 17. Manschot, W. A.: Hereditäre Veränderungen und Netzhaut. Sympos. DOG 1970 5–19 Wien. München: J. F. J. F. Bergmann 1971. – 18. Okun, E.: Gross and microscopic pathology in autopsy eyes Part III, Retinal breaks without detachment. Amer. J. Ophthal. 51, 369–375 (1961). – 19. Richardson, J.: Juvenile Retinoschisis, anterior retinal dialysis and retinal detachment. Brit. J. Ophthal. 57, 34–40 (1973). – 20. Schepens, C. L., Morden, D.: Data on the natural history of retinal detachment. Further characterisation of certain unilateral nontraumatic cases. Amer. J. Ophthal, 61, 213–226 (1966). – 21. Schepens, C. L.: Data on the natural history of retinal detachment. Arch. Ophthal. 66, 632–642 (1961). – 22. Tasman, W.: Retinal detachment with breaks in the pars plana. Brit. J. Ophthal. 52, 181–183 (1968). – 23. Teng, C. C., Chi, H. H.: Vitreous changes and the mechanisme of retinal detachment. Amer. J. Ophthal. 44, 334–335 (1957). – 24. Teng, C. C., Katzin, H. M.: An anatomic study of the periphery of the retina I. Nonpigmented epithelial cell proliferation and holeformation. Amer. J. Ophthal. 34, 1237–1248 (1951). – 25. Wagner, H.: Ein bisher unbekanntes Erbleiden des Auges (degeneratio hyaloideo-retinalis hereditaria) beobachtet im Kanton Zürich. Klin. Mbl. f. Augen 100, 840 (1938). – 26. Wittmer, R.: Indikationen für eine Prophylaxe der idiopathischen Netzhautablösung. Symposium DOG Wien. München: J. F. Bergmann 1970.

Lochbildung, Rißbildung, Ablatio

G. Meyer-Schwickerath (Essen)

Dieser Vortrag hat *nicht* den Mechanismus der Lochentstehung zum Thema. Er soll nicht die alte Streitfrage wieder aufrollen, ob dem Glaskörper oder den retinalen Veränderungen die Priorität zukommt. Es geht vielmehr um die Frage, wie hoch der Anteil von Netzhautdefekten ist, der auf äquatoriale (gittrige) Degenerationen zurückzuführen ist.

In meinem Büchlein über die Lichtkoagulation habe ich auf Seite 45 (resp. S. 58 der englischen Ausgabe) eine eigene Statistik angeführt von 1100 Fällen von Ablatio oder Rißbildung ohne Ablatio. Davon fanden sich äquatoriale Degenerationen in 65%.

In seiner Edward Jackson-Memorial Lecture über die äquatorialen (gittrigen) Degenerationen der Retina gibt Straatsma (1974) nach einer älteren Statistik an, daß nur etwa 30% der Fälle von idiopathischer Ablatio auf äquatoriale (gittrige) Degenerationen der Retina zurückzuführen seien.

Wir haben über diese Diskrepanz schon korrespondiert. Ich brauche das Vollbild der äquatorialen Degenerationen nicht nochmals darzulegen, da ich mit den Darstellungen von Straatsma, von Barsewisch, Pau und Wessing übereinstimme. Nur einige Bilder sollen es noch einmal verdeutlichen.

Hierbei ist zunächst festzustellen, daß es grundsätzlich 2 verschiedene Lochtypen bei äquatorialen Degenerationen gibt:

1. der typische Hufeisenriß (mehr oder weniger breit), wobei die Retina meist am zentralen Rand der äquatorialen Degenerationen einreißt.

2. Rundlöcher, oft zu längeren Löchern zusammenfließend, die sich aus den von Straatsma als Erosionen bezeichneten Verdünnungen in der Mitte von äquatorialen Degenerationen entwickeln. Die Rundlöcher sind vor allem bei jugendlichen myopen Patienten Ursache von Ablatio retinae.

Beide Lochtypen können in der gleichen Familie, beim gleichen Patienten und im selben Auge vorkommen. Man sollte sie also ätiologisch zusammenfassen.

Unsere neue Statistik umfaßt 156 aufeinanderfolgende Augen. Folgende Fälle wurden ausgesondert: Aphakie, voroperierte Rezidive, sehr schlechter Einblick, Riesenrisse (im Äquator und an der Ora), posttraumatische Fälle, Fälle ohne Lochbefund, Maculalöcher und Conuslöcher.

Die Statistik, auf 2 Stationen unserer Klinik erhoben, hatte folgendes Ergebnis:

1. Löcher und (Hufeisen)-Risse mit äquatorialen Degenerationen	71 = 45,5%
2. wie 1), aber außerdem Löcher oder Risse *ohne* äquatoriale Degenerationen im Lochbereich	27 = 17,4%
3. Netzhautrisse oder Rundlöcher *ohne* äquatoriale Degenerationen im Lochbereich, *aber* äquatoriale Degenerationen in der Nähe oder in anderen Quadranten	18 = 11,5%
4. Netzhautrisse oder Rundlöcher *ohne* äquatoriale Degenerationen, auch nicht in anderen Quadranten	40 = 25,6%

Die Analyse zeigt uns, daß nur 1/4 aller Netzhautdefekte ohne äquatoriale Degenerationen zustandekommen, daß sie aber offenbar ophthalmoskopisch und mit der Spaltlampe nicht immer *erkannt* werden können. Für die Gruppe 2 ist das *sehr* wahrscheinlich, für die Gruppe 3 wahrscheinlich.

Außerdem zeigt uns eine Beobachtung von Pau, daß histologisch typische äquatoriale Degenerationen ophthalmoskopisch vorher nicht sichtbar waren (Fall 1, Areal 4). Das gleiche ergibt sich aus Erfahrungen bei der prophylaktischen Photokoagulation. Es handelt sich um die sogenannten falschen negativen Fälle. Das sind Augen, die wegen Ablatio am Partnerauge oder in der Familie untersucht wurden und bei denen eine Prophylaxe *nicht* durchgeführt wurde, weil eindeutige Defekte oder äquatoriale Degenerationen nicht festzustellen waren. Ein leider beträchtlicher Anteil dieser Patienten (er liegt nach unserer Statistik bei 4%) entwickelt trotzdem eine Ablatio, die von Löchern oder Rissen an vorher unverdächtigen Stellen ausgeht. Auch hier muß man annehmen, daß die Veränderungen zwar vorhanden waren, aber weder mit der Spaltlampe noch mit dem Ophthalmoskop (rotfrei!) sichtbar waren.

Fassen wir die Gruppen 1 und 2 zusammen, so kommen wir auf einen Prozentsatz von 62,9%, die Netzhautdefekte in Kombination mit äquatorialen Degenerationen hatten. Die Zahl paßt sehr genau zu der von mir vor 15 Jahren angegebenen Zahl von 65%.

Fügen wir die Gruppe 3 hinzu, so kommen wir auf einen Prozentsatz von 74,4%.

Im Gegensatz zu Straatsma bin ich also der Meinung, daß nicht nur etwa 30%, sondern etwa 60–70% von idiopathischen Ablatiofällen mit äquatorialen Degenerationen zusammenhängen (ursächlich).

Einschränkend muß aber gesagt werden, daß der Zusammenhang bei etwa 20% der Fälle nur auf Indizien begründet ist. Vielleicht hilft uns die Fluoreszenzangiographie weiter, was nach dem Referat von Herrn Wessing zu hoffen ist.

Einige Nebenbeobachtungen bei unserer statistischen und photographischen Untersuchung sollen noch aufgezählt werden:

1. Äquatoriale Hufeisenrisse können nach zentral in Richtung der Nervenfasern weiterreißen und dadurch sehr zentrale Defekte erzeugen.

2. „Äquatoriale" Degenerationen biegen nicht selten zum Zentrum ab und werden dann zu „radiären" Degenerationen. Sie sind dann besonders gefährlich.

3. Seit vielen Jahren verfolgen wir die zeitlichen Veränderungen dieser retinalen Degenerationen durch Photos. Die Veränderungen sind *sehr* gering. Eine geringe Zunahme der weißen „Gitterlinien" und der Pigmentierung ist im Verlauf von vielen Jahren festzustellen. Deutliche Veränderungen entstehen erst im Augenblick, wo ein Netzhautloch oder -riß zur Ablatio führt.

4. Äquatoriale Degenerationen können sowohl zu Rundlöchern wie auch zu variablen Hufeisenrissen führen. Die Kombination beider Netzhautdefekte kann sowohl in der gleichen Familie, beim gleichen Patienten in beiden Augen, im gleichen Auge, ja, im gleichen Defekt vorkommen. (Loch im Deckel eines Hufeisenrisses!)

5. Neben diesen Defekten, die sich aus den äquatorialen Degenerationen entwickeln, gibt es eine Vielzahl von Netzhautdefekten (Maculaloch, Conusloch, Schichtlöcher, Löcher bei Retinoschisis usw.) die mit äquatorialen Degenerationen *sicher nichts* zu tun haben!

Zusammenfassend glaube ich, daß 60–75% aller Fälle von idiopathischer Ablatio retinae mit äquatorialen Degenerationen zusammenhängen.

Literatur

Straatsma, B. R.: Lattice Degeneration of the Retina. Amer. J. Ophthalm. 77, 619–649 (1974). – Meyer-Schwickerath, G.: Lichtkoagulation. Enke 1959. Lightcoagulation. Mosby 1960. – Pau, H.: Reaktive Zellveränderungen in Hornhaut und Netzhaut. Halle: Karl Marhold 1957.

Modellversuche zur Beleuchtung der Entstehung der Elevation bei Netzhautablösung

B. Rosengren (Uppsala) und S. Österlin (Malmö)

Schon sehr lange hat man den engen Zusammenhang zwischen Glaskörper und Netzhautablösung betont. Bei kritischer Prüfung der Literatur findet man jedoch, daß die Untersuchungen über diesen Zusammenhang hauptsächlich auf einen Sektor begrenzt gewesen sind, nämlich die schädliche Einwirkung von vitreoretinalen Adhaerenzen als Ursache von Netzhautrupturen. Als eine Tatsache von generellem Interesse ist daneben betont worden, daß Netzhautablösung vor allem in Augen mit hinterer Glaskörperabhebung eintritt. Untersuchungen über die Kräfte, die bei den Bewegungen des Auges im Glaskörper ausgelöst werden, liegen jedoch nicht vor, auch nicht Untersuchungen über das Vorkommen und die Bedeutung von Strömungen im Glaskörper als Ursache der Netzhautablösung. Mit einer Ausnahme: In den dreißiger Jahren lieferte Karl Lindner einen Beitrag zur Frage der Flüssigkeitsströmungen an Modellversuchen. Diesen Lindnerschen Untersuchungen schenkte man wenig Aufmerksamkeit. Sie werden nicht mehr angeführt.

Daß man das Vorkommen von Strömungen im Glaskörper so wenig beachtet hat, ist bemerkenswert, da die klinische Erfahrung eine recht deutliche Sprache spricht. Bekannt ist, daß, wenn Fälle von Netzhautablösung durch Bettruhe und Augenverband immobilisiert werden, in einem Teil dieser Fälle die Ablösung verschwindet. Wird die Immobilisierung abgebrochen, so daß sich der Patient ohne Augenverband frei bewegen kann, tritt die Ablösung wieder ein, in einigen Fällen bemerkenswert schnell (Rosengren, 1955), oft innerhalb einer halben Stunde. Da das einzige okulare Moment, das bei Abbruch der Immobilisierung hinzukommt, Bewegungen des Bulbus sind, kann man nur schwer die Möglichkeit ausschließen, daß im Glaskörper Strömungen entstanden sind, die eine direkte Einwirkung haben.

Die Frage ist nun, ob alle Bewegungen gleich gefährlich sind, ob sowohl bei translatorischen wie bei rotatorischen Bewegungen des Auges Strömungen im Glaskörper entstehen können. Wie Lindner bereits 1933 an Modellversuchen gezeigt hat — und es hat von uns bestätigt werden können — entstehen bei translatorischen Bewegungen keine Strömungen, um so mehr aber bei rotatorischen. Da die Bewegungen des Auges von ausgesprochen rotatorischer Art sind, ist der Versuch gemacht worden, am Modell zu studieren, ob rotatorische Strömungen einen Effekt haben können, der dem Vorgang bei einer Netzhautablösung gleicht.

Das Entstehen von rotatorischen Strömungen bei Rotation eines Flüssigkeitsbehälters ist in erster Linie ein physikalisches Problem. Bei Rotation des Behälters entsteht eine Mitbewegung der Flüssigkeit, die unmittelbar an der Wand des Behälters maximal ist und bei den inneren Schichten kontinuierlich abnimmt. Die Übertragung der Rotation hängt mit der Viskosität der Flüssigkeit zusammen: je höher die Viskosität, desto stärker die Mitbewegung. Bei kontinuierlicher Rotation greift die Strömung auch auf zentrale Teile der Flüssigkeit über, und wenn der Flüssigkeitsbehälter gebremst wird, bleibt die Bewegung infolge der Trägheit bestehen.

Wenn der Flüssigkeitsbehälter in der Art der eigenen Bewegungen des Auges bewegt wird, d.h. mit ruckartigen hin- und zurückgehenden Rotationen, entsteht lediglich peripher eine Strömung, da die kurzandauernden Rotationen die Bewegung nur auf die äußerste Schicht zu übertragen vermögen.

Technik

Auf der Innenseite eines Flüssigkeitsbehälters wurde ein Gummihäutchen angebracht: Dicke 0.1 mm, Diameter 45 mm, zentral ein Loch von 2 mm/Diam. Das Fixieren des Häutchens an der Glaswand geschah, indem ein kreisrundes Gebiet, dem Rand des Häutchens entsprechend, mit Zelluloseleim bestrichen wurde und danach 12 Stunden trocknete. Alternativ wurde ein Häutchen von 0.15 mm Dicke, 50 x 50 mm Größe und mit einem zentral angebrachten Loch von 2 mm/Diam. gebraucht. Das Häutchen wurde mit Tesafilmstreifen an der Innenseite der Wand befestigt, darüberhinaus an den Ecken mit Zelluloseleim verstärkt.

Da es bei dem Experiment darum ging, zu untersuchen, ob ein lose anliegendes Häutchen von rotatorischen Strömungen emporgehoben werden kann, mußte das Häutchen an der Wand anliegen, ohne gespannt und ohne fest mit ihr verbunden zu sein. Identische Resultate erhielt man am sichersten, wenn man das Häutchen nur für einen einzigen Versuch verwandte. Der Behälter wurde mit Wasser gefüllt und auf einem drehbaren Stativ angebracht, das in den Halter der Hruby-Linse des Haag-Streitschen Cornealmikroskopes eingesetzt werden kann (Abb. 1).

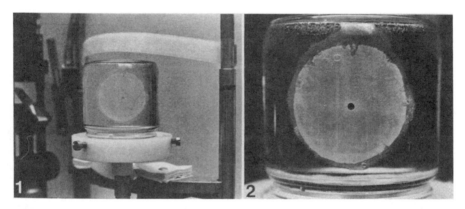

Abb. 1. Der auf einem drehbaren Stativ angebrachte Flüssigkeitsbehälter mit dem Gummihäutchen

Abb. 2.. Das Häutchen vor den rotatorischen Bewegungen

Resultate

Bei translatorischen Bewegungen des Flüssigkeitsbehälters sieht man keine Bewegungen des Häutchens. Anders verhält es sich bei rotatorischen Bewegungen, wenn diese ruckweise und kurzandauernd ausgeführt werden, ähnlich den eigenen Bewegungen des Auges. Beobachtet man das mit der Ruptur versehene Häutchen, kann man anfänglich feststellen, daß es an der Wand anliegt (Abb. 2). Bei der angewandten Technik befindet sich jedoch zwischen dem Häutchen und der Wand immer eine dünne Flüssigkeitsschicht, was man in der Spaltlampe sehen kann, und die Oberfläche des Häutchens ist oft etwas uneben. Nachdem man den Behälter eine Weile ruckweise hat rotieren lassen, merkt man indessen, daß eine flatternde Bewegung des Häutchens mit deutlichen Faltenbildungen hinzugekommen ist (Abb. 3), und im Spalt kann man sehen, daß eine Elevation entstanden ist. Die flatternde Bewegung kann sehr deutlich werden und war in einigen Fällen so bedeutend, daß sich die geleimte Kante löste.

Um die Einwirkung der Ruptur bei dieser Elevation zu beleuchten, ist in mehreren Fällen die Öffnung mit einem Stück Tesafilmstreifen versiegelt worden, was zur Folge hat, daß die

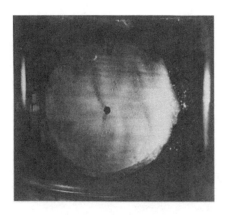

Abb. 3. Das Häutchen nach den rotatorischen Bewegungen

Bewegung des Häutchens aufhört, unter der Voraussetzung, daß die Kante dicht bleibt. Entfernt man den Tesafilmstreifen, kommt die Bewegung zurück.

Außer einem zentralen Loch ist auch eine hufeisenförmige Öffnung angewandt worden. Man sieht dann bei rotatorischen Bewegungen, daß die kleine Klappe im Häutchen sich schnell öffnet und schließt (Abb. 4), was auf eine Passage durch die Ruptur schließen läßt.

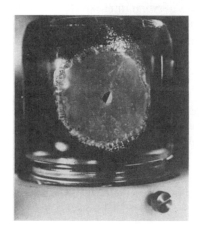

Abb. 4. Hufeisenförmige Ruptur, die sich bei rotatorischen Bewegungen öffnet

Das Vorhandensein einer Strömung durch die Öffnung der Membran kann auch direkt beobachtet werden, wenn man der Flüssigkeit lipoide Partikeln, wie z.B. Paraffinemulsion, beimengt. Wenn man im Cornealmikroskop die Öffnung des Häutchens beleuchtet, kann man bei 25-facher Vergrößerung die lipoiden Teilchen im Lichtweg sehen. Auch bei kleinen rotatorischen Bewegungen des Behälters entsteht ein Strömen der Partikeln durch die Öffnung, in einigen Fällen in Richtung auf den Zwischenraum zwischen Häutchen und Behälterwand hin, in anderen in die entgegengesetzte Richtung. Bei translatorische Bewegungen keine Strömung.

Die Einwirkung der rotatorischen Strömungen auf das Häutchen ist kompliziert. Eine gewisse Anleitung gibt vielleicht folgende Beobachtung: Führt man ruckartige Rotationen des mit der Längsachse horizontal liegenden Flüssigkeitsbehälters aus, kann man, wenn kleine Luftblasen in der Flüssigkeit zwischen Häutchen und Wand vorhanden sind, deutlich eine Bewegung der Flüssigkeit beobachten. Bei ruckartigen Rotationen des Behälters entsteht eine hin- und hergehende Bewegung, ähnlich etwa den Schwingungen eines Pendels. Diese

Form von Strömung könnte, wenn sich ein Loch im Häutchen befindet, eine Erklärung dafür sein, daß bei anliegendem Häutchen die in der Öffnung befindliche Flüssigkeit nach den Seiten hin zwischen das Häutchen und die Glaswand gepreßt wird, dabei eine Elevation hervorrufend. Durch die erwähnte Strömung kann diese Elevation dann noch größer werden.

Diskussion

Die Möglichkeit, die Ergebnisse des Modellversuchs auf das Auge in vivo zu übertragen, ist eine wesentliche Fragestellung.

Was ein Auge mit *normalem* Glaskörper betrifft, verhindert das äußerst feine kollagene Netzwerk die Einwirkung der Strömungen, so auch in ähnlicher Weise die Hyaluronsäure. Das kollagene Netzwerk bildet ein durch die Hyaluronsäure stabilisiertes Gel, und irgendwelche nennenswerten Strömungen können nicht entstehen.

Eine ganz andere Situation liegt bei *hinterer Glaskörperabhebung* vor. Das kollagene Netzwerk ist bei diesem Zustand mehr oder weniger kollabiert und liegt oft unten und vorn im Glaskörperraum, während übrige Teile desselben von Glaskörperflüssigkeit ausgefüllt werden, dem verflüssigten Glaskörper. Darin können Strömungen vorkommen, und unter solchen Verhältnissen gelten, prinzipiell gesehen, die Ergebnisse des Modellversuchs.

Man muß jedoch beachten, daß bei wechselndem Hyaluronsäuregehalt mit dadurch bedingter variierender Viskosität eine Ablösung mehr oder weniger leicht hervorgerufen werden kann. Ein anderer Faktor ist die anatomische Einstellung der Rupturränder im Verhältnis zu den rotatorischen Strömungen, lauter Faktoren, die eine variierende Tendenz zur Ablösung erklären können.

Summary. The concept of a close connection between retinal detachment and vitreous pathology is of long standing though only occasional attempts have been made to study the influence of currents created in the vitreous. In model experiments a thin latex membrane has been attached to the inner wall of a small fluid filled container. Provided there is a hole in the membrane rotatory movements of the container will cause an elevation of the membrane.

Résumé. L'idée d'une relation étroite entre le corps vitré et le décollement de la rétine est de vieille date mais très peu d'essais continus ont été faits pour étudier l'influence des courants engendrés dans le corps vitré.

Nous avons fait des essais de maquettes, où une fine membrane de caoutchouc a été attachée à la paroi intérieure d'un récipient rempli d'eau.

A la condition qu'il y ait un trou dans la membrane il s'ensuit une élévation de celle-ci pendant les mouvements rotatoires du récipient.

Literatur

Balazs, E. A.: The molecular biology of the vitreous. In: McPherson New and controversial aspects of retinal detachment, pp. 3–15. New York: Harper and Row 1968. – Favre, M., Goldmann, H.: Zur Genese der hinteren Glaskörperabhebung. Ophthalmologica. 132, 87–97 (1956). – Lindner, K.: Über die Herstellung von Modellen zu Modellversuchen der Netzhautabhebung. Klin. Mbl. Augenheilk. 90, 289–300 (1933). – Lindner, K.: Zur Klinik des Glaskörpers. III. Glaskörper und Netzhautabhebung. Albr. v. Graefes Arch. Ophthal. 137, 157–202 (1937). – Rosengren, B.: Discussion to Fison, L.: Observations on retinal detachments. Trans. ophthal. Soc. U. K. 75, 43–50 (1955).

Licht- und elektronenmikroskopische Untersuchungen zur Pathogenese äquatorialer Netzhautdegenerationen

H. Witschel, R. McMahon, Ben S. Fine (Universitäts-Augenklinik Freiburg i. Br. und Washington, USA)

Die charakteristischen feingeweblichen Veränderungen äquatorialer Netzhautdegenerationen waren bereits Gegenstand etlicher Veröffentlichungen und wurden in jüngerer Zeit mehrfach zusammenfassend dargestellt (Boniuk und Butler, 1968; Pau, 1970 und 1971; Spencer et al., 1969; Straatsma et al., 1974). Elektronenmikroskopische Untersuchungen sind dagegen bisher auf wenige Einzelfälle beschränkt geblieben (Straatsma et al., 1974, Streeten und Bert, 1972). Da die mitgeteilten Befunde sich fast ausschließlich auf fortgeschrittene, ausgeprägte Läsionen beziehen, ist ihre Aussagekraft hinsichtlich der Pathogenese der äquatorialen Degenerationen natürlich begrenzt. Vereinfachend dargestellt stehen sich im wesentlichen zwei Anschauungen hinsichtlich der Entstehungsursache gegenüber: Einerseits wird Veränderungen der Netzhautgefäße entscheidendes Gewicht beigemessen (z.B. Straatsma et al., 1974), andererseits soll die Glaskörpertraktion an Stellen physiologischer oder pathologischer vitrioretinaler Adhärenzen die primäre Rolle spielen (z.B. Pau, 1965 und 1970). Ziel unserer Studie war es, durch die Untersuchung einer größeren Zahl möglichst beginnender Läsionen weiteren Aufschluß über die Pathogenese und Histogenese äquatorialer Degenerationen zu gewinnen.

Insgesamt 57 Degenerationsherde verschiedener Form und Entwicklungsstufe wurden untersucht und etwa zur Hälfte in Paraffin, zur anderen Hälfte in Epon eingebettet. Serien- und Stufenschnitte für Licht- und Elektronenmikroskopie wurden angefertigt.

Aus der Vielzahl der von uns erhobenen Befunde können hier nur wenige herausgegriffen und in ihrer Bedeutung für die Pathogenese der äquatorialen Netzhautdegenerationen zur Diskussion gestellt werden. Der Schluß von der Momentaufnahme eines histologischen Bildes auf ein dynamisches Geschehen ist immer problematisch, auch wenn Serien- oder Stufenschnitte vorliegen. Trotzdem halten wir aufgrund unserer Ergebnisse den folgenden Schluß für berechtigt: Bei der Entstehung der äquatorialen Netzhautdegenerationen kommt dem Glaskörper eine entscheidende Rolle zu. Ein Nebeneinander von Glaskörperzug und Eindringen von Glaskörper in oberflächliche Netzhautdefekte ist charakteristisch, besonders für frühe Veränderungen.

Ein histologischer Schnitt durch eine typische fortgeschrittene gittrige Degeneration (Abb. 1) zeigt neben den bekannten Fakten, wie überliegender Glaskörperspalt, verstärkte Glaskörperhaftung am Rande, Verdünnung und Gliose der Netzhaut, Sklerose der Gefäße und Verlust der Fotoreceptoren, vor allem auffallende PAS-positive Bänder, die von den verstärkten Haftstellen des Glaskörpers an den Ecken in die Tiefe ziehen und sich scheinbar mit dem Gefäßbindegewebe vereinigen. Auf Semidünnschnitten läßt sich die Natur dieser Bänder leichter feststellen. Man erkennt unschwer (Abb. 2), daß es sich bei diesen Strängen vorwiegend um Glaskörper handelt, der von den Ecken der Läsion her tief in die degenerierte Netzhaut hineinzieht und dort manchmal auf zungenförmige Ausläufer der Gefäßwand stößt. Zu diesen Glaskörpereinschlüssen kommt es offenbar dadurch, daß Defekte der inneren Netzhaut von seitlich nachrutschendem Glaskörper teilweise ausgefüllt werden. Proliferierende Glia wächst dann darüber und bildet eine neue Oberfläche.

An einer sehr frühen Läsion lassen sich die genannten Vorgänge sozusagen „en minature" studieren. Im Eponschnitt (Abb. 3) sieht man wieder das oberflächliche Eindringen von Glaskörper am Rande. Im Herd fehlt der Glaskörper, die Netzhautoberfläche wirkt verändert.

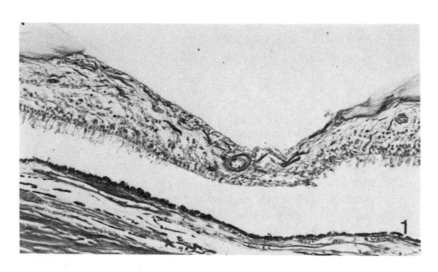

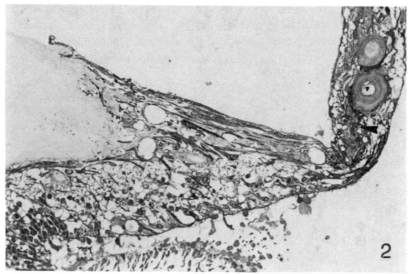

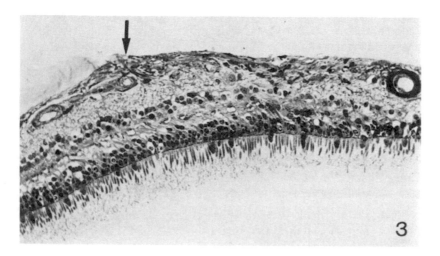

312

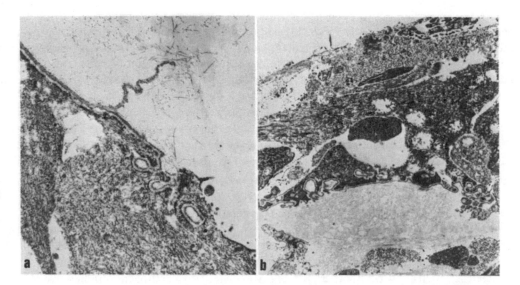

Abb. 4. Elektronenmikroskopische Bilder der beginnenden Degeneration von Abb. 3. (a) Die innere Grenzmembran wird an der Ecke von anhaftendem Glaskörper hochgezogen. Glaskörperfibrillen dringen zwischen die oberflächliche Glia ein, welche offenbar neue Basalmembran gebildet hat (10000 X). (b) Tiefer in der Läsion finden sich Züge von Kollagen, offenbar Glaskörper, in der oberflächlichen Netzhaut, gegen die umgebende Glia teilweise durch Basalmembranen abgegrenzt. Die innere Oberfläche der Läsion wird von Gliazellen mit Mikrovilli und Desmosomen gebildet. Die innere Grenzmembran fehlt hier (2000 X)

Das elektronenmikroskopische Bild (Abb. 4a) zeigt eine Ablösung der inneren Grenzmembran, die von anhaftendem Glaskörper hochgezogen wird. Glaskörperfibrillen dringen zwischen die oberflächliche Glia ein, die offenbar neue Basalmembran gebildet hat. Etwas tiefer in die Läsion geschnitten (Abb. 4b) sieht man Züge von Kollagen, offenbar Glaskörper, in der oberflächlichen Netzhaut, gegen die umgebende Glia teilweise durch Basalmembranen abgegrenzt. Auffallend stark ausgeprägte, Desmosomen-ähnliche Verbindungen von Gliazellen finden sich ebenfalls in der Umgebung dieser Glaskörperzüge. Die innere Netzhautoberfläche wird von Gliazellfortsätzen mit Mikrovilli und Desmosomen gebildet, innere Grenzmembran und Glaskörper fehlen hier.

Die geschilderten Befunde weisen u.E. darauf hin, daß dem Glaskörper in der Histogenese der äquatorialen Degenerationen eine entscheidende Rolle zukommt. Neben einem Eindringen von Glaskörper in die Netzhaut fanden wir Hinweise auf eine verstärkte Glaskörpertrak-

---

◁ Abb. 1. Typische gittrige Netzhautdegeneration. PAS-positive Stränge ziehen von den Haftstellen des Glaskörpers am Rande in die degenerierte Netzhaut und treffen auf ein verdicktes Gefäß (Paraffin, PAS, 120 X)

Abb. 2. Rand einer typischen gittrigen Netzhautdegeneration. Vom anhaftenden Glaskörper ziehen Stränge in die Netzhaut und verbinden sich mit zungenförmigen Ausläufern der Gefäßwand (Pfeil). (Epon-Semidünnschnitt, Toluidin-Blau, 195 X)

Abb. 3. Beginnende äquatoriale Netzhautdegeneration. Von der Glaskörperhaftstelle am Rande (Pfeil) ziehen feine Glaskörperstränge in die oberflächliche, gliös umgewandelte Netzhaut. In der Läsion (rechts) fehlen Glaskörper und innere Grenzmembran. (Epon-Semidünnschnitt, Toluidin-Blau, 210 X)

313

tion in praktisch allen Herden. Bei einer relativ frühen, oranahen Degeneration zum Beispiel, hatte der Glaskörper die inneren Netzhautteile förmlich herausgerissen. Das herausgerissene Stück bot Zeichen vermehrter Glaskörperhaftung und Vermischung von Glaskörperfibrillen mit der oberflächlichen Glia. Die elektronenmikroskopische Untersuchung bewies, daß es sich tatsächlich um ausgerissenes Netzhautgewebe handelte, nicht nur um aufgewachsene Glia. Am Beginn einer anderen Degeneration erscheint die Netzhaut förmlich eingerissen zu sein, und zwar bis zur sogenannten mittleren Grenzmembran hinab. Dahinter gelegene, paravaskuläre Netzhautgruben könnten als ein zusätzlicher Hinweis auf mechanische Faktoren angesehen werden. Aber auch in bereits bestehenden äquatorialen Degenerationen kann es durch punktförmig haftende Glaskörper zu weiterem Gewebsverlust kommen.

Eine besondere Rolle bei der Entwicklung der Degenerationen scheinen die Gefäße insofern zu spielen, als sie einmal Stellen verstärkter Glaskörperhaftung und damit verstärkter Traktion sind (Spencer und Foos, 1970), was zur Degeneration des umliegenden Gewebes führen kann. Auf die Frage, ob die Verdickung der Gefäßwand, wie sie typischerweise in äquatorialen Degenerationen gesehen wird, immer primär oder nicht eher sekundär ist, kann ich hier nicht eingehen. Zum anderen ist die innere Grenzmembran über den Gefäßen sehr dünn und kann leicht einreißen, wie z.B. oft am Rande beginnender Degenerationen. Auf diese Weise kann Glaskörper in die oberflächliche Netzhaut eindringen und sich mit der Gefäßwand verbinden, ein Befund, der sich uns immer wieder bot. Derartige Glaskörpergefäßverbindungen fanden sich auffallend häufig am zentralen Rand beginnender Läsionen, als ob von hier aus nach peripher zu der Ein- bzw. Ausriß von inneren Netzhautschichten erfolgte. Zuweilen fand sich ein Gefäß im Bereich der Läsion völlig von Glaskörper umgeben.

Aber auch unabhängig von den Gefäßen zeigte die Netzhautperipherie vielfältige Veränderungen, die Vorstufen der äquatorialen Degeneration sein könnten. Glaskörperlamellen mit Traktionszipfelchen der inneren Grenzmembran, kleine Einrisse derselben mit lokaler Abhebung oder Eindringen von Glaskörper unter die teilweise defekte Grenzmembran mit reaktiver Gliose, Befunde wie sie als „degenerative remodelling“ (Foos, 1972) oder, stärker ausgeprägt, als „periphere Netzhautsklerose“ (Daicker, 1975) beschrieben wurden.

Wir glauben, daß die dargestellten Befunde zu der bereits erwähnten Hypothese berechtigen, daß in der Pathogenese der äquatorialen Netzhautdegenerationen dem Glaskörper eine entscheidende primäre Rolle zufällt. Ein möglicher Entstehungsablauf wäre der folgende:

1. Degenerative Veränderungen der vitreo-retinalen Grenzschicht, wobei dauernder Glaskörperzug eine Rolle spielen könnte (ebenso wie bei der sicher oft reaktiven Wandverdickung oberflächlicher Netzhautgefäße).

2. Einriß bzw. Ausriß innerer Netzhautteile.

3. Dabei Spaltung bzw. Taschenbildung in der überliegenden Glaskörperrinde (von einer Glaskörperverflüssigung sollte man u.E. nicht sprechen).

4. Eindringen von Glaskörper in die oberflächlichen Netzhautdefekte.

5. Reaktive Proliferation von Glia mit der Bildung neuer, verstärkter Glaskörperhaftstellen.

6. Parallel dazu reaktive Proliferation von retinalem Pigmentepithel und Gefäßwandzellen. Die reaktiven Veränderungen verstärken wiederum die Netzhautdegeneration im Sinne eines „circulus vitiosus“.

Zu erwähnen ist noch, daß die Fotorezeptoren meist schon recht früh im Verlauf der Entwicklung einer äquatorialen Degeneration zugrundegehen, wobei ihre Kerne noch eine Weile erhalten bleiben. Zug und Reibung könnten dabei ebenfalls eine Rolle spielen, evtl. auch eine Aktivierung des retinalen Pigmentepithels. Jedenfalls fanden wir die Choriocapillaris praktisch immer intakt, zumindest unter den Läsionen nicht mehr geschädigt als an Stellen außerhalb der Degenerationen. Lediglich unter dem Zentrum alter, ausgeprägter Herde zeigten sich Stellen lokaler Chorioidalsklerose.

Da die geschilderten Befunde bei verschiedenen Formen äquatorialer Degenerationen praktisch gleich waren, nehmen wir auch einen gemeinsamen pathogenetischen Mechanismus an. Das gilt für alle von uns untersuchten sogen. degenerativen Rundlöcher, für die Glaskörper-Basis-Exkavationen, für die bandförmigen Läsionen, die weite Teile der Circumferenz bedeckten, für die typischen gittrigen Degenerationen, aber auch für die sogen. postäquatorialen radiären Degenerationen.

Zusammenfassung

Licht- und elektronenmikroskopische Untersuchungen von insgesamt 57 äquatorialen Degenerationsherden ergaben als charakteristische Befunde, vor allem bei beginnenden Läsionen, ein Nebeneinander von Glaskörperzug und Eindringen von Glaskörper in die innere Netzhaut. Wir nehmen daher an, daß dem Glaskörper in der Pathogenese der äquatorialen Netzhautdegeneration eine entscheidende primäre Rolle zukommt.

Summary. 57 Lesions of equatorial degeneration of the retina were examined by light- and electron-microscopy. Vitreous traction as well as penetration of vitreous into the inner retina were characteristic findings especially in early stages of the disease. We therefor assume that the vitreous plays a decisive role in the pathogenesis of lattice degeneration of the retina.

Literatur

Boniuk, M., Butler, F. C.: An autopsy study of lattice degeneration, retinal breaks, and retinal pits. In: New and controversial aspects of retinal detachment (ed. McPherson), pp. 59–75. New York: Harper and Row 1968. – Daicker, B.: Sind die Symptome „Weiß mit Druck" und „Weiß ohne Druck" durch die periphere Netzhautsklerose bedingt? Mod. Probl. Ophthal. 15, 82–90 (1975). – Foos, R. Y.: Vitreoretinal juncture: topographical variations. Invest. Ophthal. 11, 801–808 (1972). – Pau, H.: Die Bedeutung der embryonalen Blutgefäße für die Struktur sowie für degenerative und entzündliche Veränderungen des Glaskörpers. Klin. Mbl. Augenheilk. 147, 335–348 (1965). – Pau, H.: Pathogenese und Histologie von sklerotischen Arealen und Netzhauteinrissen bei „idiopathischer" Netzhautablösung. Bücherei des Augenarztes, Heft 53, 94–108 (1970). – Pau, H.: Histologie von zum Einriß disponierenden degenerativen bzw. sklerotischen Arealen der Netzhaut. 70 Ber. Dtsch. Ophthal. Ges., 26–47. München: J. F. Bergmann 1971. – Spencer, L. M., Foos, R. Y.: Paravascular vitreoretinal attachment. Arch. Ophthal. 84, 557–564 (1970). – Spencer, L. M., Straatsma, B. R., Foos, R. Y.: Tractional degenerations of the peripheral retina. In: Symposium on retina and retinal surgery, pp. 103–127. Mosby: St. Louis 1969. – Straatsma, B. R., Zeegen, P. D., Foos, R. Y., Feman, St. S., Shabo, A. L.: Lattice degeneration of the retina. XXX. Edward Jackson memorial lecture. Am. J. Ophthal. 77, 619–649 (1974). – Streeten, B. W., Bert, M.: The retinal surface in lattice degeneration of the retina. Am. J. Ophthal. 74, 1201–1209 (1972).

Aussprache

Herr Pau:

Ihre und unsere heute vorgetragenen Befunde stimmen faktisch überein. Ich nehme für die in die Netzhaut eingedrungenen Glaskörperfibrillen keine allmähliche Entstehung an, sondern einen primären Ansatz von Fibrillen, die topographisch ehemaligen embryonalen Blutgefäßen entsprechen. Dafür spricht m.E., daß die sklerotisch-degenerativen Areale schon beim Kinde auftreten können, daß diese Areale beim gleichen Menschen immer an der gleichen Stelle bestehen bleiben und sich hier nur im Laufe der Zeit verstärken. Diese letzteren Veränderungen und die spätere Zunahme der Glaskörperfibrillen möchte ich als rein reaktive-sekundäre Veränderungen ansehen.

Herr Ullerich (Dortmund):

Sie haben ein Bild gezeigt mit Palisaden, die in der oberen Zirkumferenz ungewöhnlich peripher liegen. Eine derartige Beobachtung haben wir in wenigen Fällen auch gemacht. Ich habe mir immer vorgestellt, daß der Glaskörper bis zu dieser Zone abgehoben ist. Und dann die cystoiden Degenerationen nicht mehr deckt. Der Glaskörper verhindert ja sonst, daß die cystoiden Degenerationen aufreißen. In den genannten Fällen würde es zu einem saumförmigen Riß im Bereich der cystoiden Degenerationen kommen. Ich glaube, daß dies eine ganz besondere Rißlokalisation darstellt, hervorgerufen durch das Aufreißen der Glaskörpergrenzmembran oben im Bereich unmittelbar vor der Ora an den dort gelegenen cystoiden Degenerationen. Ich möchte Herrn Witschel fragen, ob er auch diese Erklärung für wahrscheinlich hält. Es wäre außerordentlich begrüßenswert, wenn die histologischen Befunde noch einmal genau mit den klinischen Befunden verglichen werden könnten, da aus dieser Zusammenarbeit noch eine Reihe neuer Erkenntnisse zu erwarten ist.

Herr Witschel (Schlußwort):

Zu Herrn Pau:

Im Einzelfall ist es natürlich oft unmöglich zu beurteilen, ob ein in die Netzhaut ziehender Glaskörperstrang eine primäre, schon vorhandene vitreoretinale Adherenz darstellt oder durch sekundäres Eindringen von Glaskörper in Netzhautdefekte zustande kam. Häufig konnten wir jedoch in Serien- oder Stufenschnitten darstellen, wie ein solcher Glaskörpereinschluß entsteht. Wir neigen daher mehr der zweiten Erklärung zu. Möglicherweise kommen aber beide Mechanismen, also primäre Adherenzen und sekundäres Eindringen von Glaskörper, nebeneinander vor.

Zu Herrn Ullerich:

In dem Auge mit der sehr peripheren bandförmigen äquatorialen Degeneration war der Glaskörper nicht abgehoben. Die Läsion lag tatsächlich im Bereich der oranahen zystoiden Degenerationen. Diese beiden Veränderungen schließen sich gegenseitig nicht aus. Es können typische äquatoriale Degenerationen im Bereich präexistenter, oranaher zystoider Degenerationen entstehen, sich sozusagen aufpfropfen. Zum anderen fanden wir häufiger in der Umgebung weiter zentral gelegener äquatorialer Degenerationen isolierte Areale typischer zystoider Netzhautdegenerationen, wohl als Folge verstärkter Glaskörpertraktion in diesem Gebiet.

316

Zur Form der Netzhautrisse

W. Tillmann (Universitäts-Augenklinik Düsseldorf, Dir. Prof. Dr. H. Pau)

Der Hufeisenriß mit seinem nach zentral gerichteten Rißdeckel gilt allgemein als die typische Rißform bei der idiopathischen Amotio retinae. Eine Analyse von Fundusphotographien und Fluoreszenzangiographien im Bereich von Rißbildungen in der oberen Netzhauthälfte ergab nun, daß klassische Hufeisenrisse gar nicht so häufig sind. Andere Rißformen finden sich insbesondere beim Vorliegen von äquatorialen Degenerationen (Meyer-Schwickerath) bzw. sklerotischen Arealen (Pau) und von bandartigen Pigmentveränderungen an Gefäßen (Hagler und Crosswell).

Sklerotische Areale spielen für die Entstehung der Amotio in 31% eine Rolle (Straatsma und Allen). Die oraparallelen Bänder sind — abgesehen von den Schneckenspuren — meist stark pigmentiert und weisen manchmal Gitterlinien auf. Im Vergleich zur anliegenden Netzhaut sind sklerotische Areale bei Ablösung sowohl ophthalmoskopisch als auch photographisch schwieriger zu erkennen, da dann die Pigmentationen kaum noch sichtbar sind. Der Netzhautriß verläuft praktisch immer am zentralen Rand des Areals und setzt sich dann meist an einer seitlichen Begrenzung des Areals fort, so daß sich die Form eines Winkelhakens ergibt (Abb. 1). Solche Winkelhakenrisse stellen die häufigste Rißform an äquatorialen Degenerationen dar. Wenn das Areal nur kurz ist und der Riß beide seitlichen Begrenzungen mit einbezieht, resultiert ein Hufeisenriß (Abb. 2). Werden die sklerotischen Areale, die der Netzhaut oraparallel wie mit einem Stempel aufgeprägt zu sein scheinen, von größeren, radiär verlaufenden Netzhautgefäßen gekreuzt, so ziehen die Rißbildungen in der Regel über diese Gefäße hinweg, ohne sie in Mitleidenschaft zu ziehen. Meist stellen sich die kreuzenden Gefäße sogar noch fluoreszenzangiographisch dar (Abb. 2).

Den sklerotischen Arealen verwandt sind bandartige Pigmentveränderungen an Gefäßen, die sich mit Vorliebe an Venen nach temporal oben oder temporal unten finden. In zentraleren Fundusanteilen verlaufen sie radiär, in der Peripherie nach einer Gefäßverzweigung oft auch oraparallel. Die Netzhautrisse sind wie bei den sklerotischen Arealen am Rand der Pigmentationen gelegen, immer ist der zentrale Rand mit einbezogen. Setzt sich der Riß an einer seitlichen Begrenzung fort, ergibt sich wiederum ein Winkelhakenriß (Abb. 3). Es kann aber auch ein Hufeisenriß vorkommen, dessen Rißdeckel nach seitlich gerichtet ist, wenn nämlich der Riß, außer am zentralen und einem seitlichen, auch am peripheren Rand eines kurzen radiären Pigmentbandes verläuft (Abb. 4).

Stehen Rißbildung in keinem erkennbaren Zusammenhang mit sklerotischen Arealen oder radiären Pigmentbändern, handelt es sich meist um eine typische Hufeisenform. Diese Hufeisenrisse verlaufen fast immer an größeren Netzhautgefäßen, ohne sie (im Gegensatz zu Rissen an sklerotischen Arealen) zu kreuzen. Manchmal wird die besondere Lage des Hufeisenrisses zum retinalen Gefäßsystem erst durch die Fluoreszenzangiographie sichtbar; so stellt sich z.B. im zentralen Rißrand des Hufeisenrisses von Abbildung 5 eine dichotome Arteriengabelung dar.

Sieht man von Riesenrissen und (den meist traumatischen) Orarissen ab, so lassen sich fast alle anderen Risse bezüglich ihrer Form den in Abbildung 6 schematisch dargestellten Variationsmöglichkeiten zuordnen. Es muß dabei allerdings berücksichtigt werden, daß bei Amotio die ursprüngliche Rißform um so schwieriger zu erkennen ist, je faltiger und welliger die Netzhaut im Rißbereich abgehoben ist und je mehr der Riß klafft. Die eigentliche Rißform wird dann manchmal erst beim Andrücken bzw. während der Netzhautoperation deutlich, wenn der Riß auf den Eindellungsbuckel (Custodis-Plombe, Sklararesektion) zu liegen kommt.

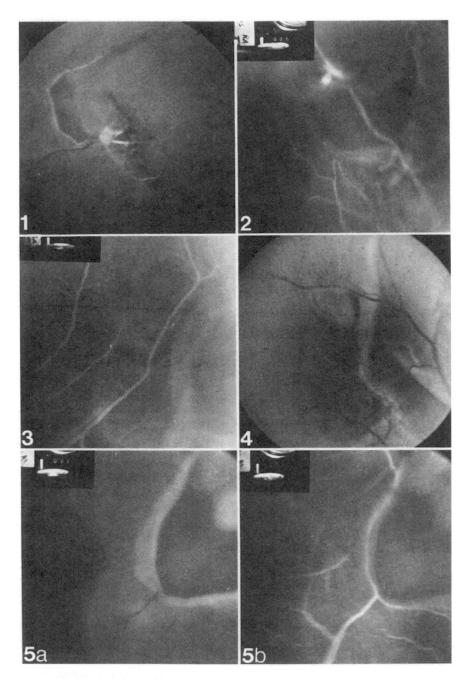

Abb. 1. Amotio mit Winkelhakenriß am zentralen und oberen seitlichen Rand eines sklerotischen Areals, OS, 2 h. Im Areal selbst einige Rundlöcher zwischen Gitterlinien

Abb. 2. Amotio mit Hufeisenriß am zentralen und den beiden seitlichen Rändern eines kurzen sklerotischen Areals, OD, 11 h. Die über den Riß hinwegziehende Vene stellt sich fluoreszenzangiographisch dar

Abb. 3. Amotio mit Winkelhakenriß am zentralen und unteren seitlichen Rand des Pigmentbandes an einer Vene, OS, 2 h. Die Vene stellt sich fluoreszenzangiographisch dar

Abb. 4. Amotio mit Hufeisenriß, OS, 10 h. Der Riß verläuft am zentralen, unteren seitlichen und peripheren Rand eines kurzen Pigmentbandes an einem Gefäß. Der Rißdeckel ist nach seitlich bzw. unten gerichtet

Abb. 5. Amotio mit Hufeisenriß, OD, 2 h (a). Im Fluoreszenzangiogramm (b) wird eine Arteriengabel im zentralen Rißrand sichtbar

318

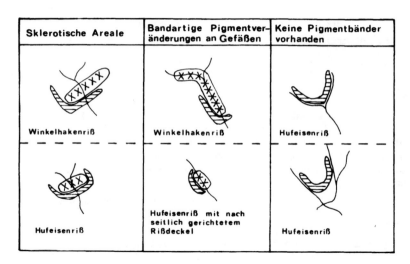

Sklerotische Areale	Bandartige Pigmentver- änderungen an Gefäßen	Keine Pigmentbänder vorhanden
Winkelhakenriß	Winkelhakenriß	Hufeisenriß
Hufeisenriß	Hufeisenriß mit nach seitlich gerichtetem Rißdeckel	Hufeisenriß

Schematische Darstellung verschiedener Formen von Netzhautrissen

Zeichenerklärung: ⨂ Pigmentband

⌣ Netzhautriß

⌐ Netzhautgefäß

Abb. 6

Sklerotische Areale und die größeren Netzhautgefäße stellen offenbar feste Netzhautstrukturen dar, die einen Einfluß auf die Form der Rißbildungen an ihren Rändern haben. Auf die Festigkeit der sklerotischen Areale weisen schon die histologischen Befunde von Pau hin; es handelt sich danach um reaktive Zellwucherungen von Glaskörperrindenzellen, Gefäßbindegewebe und Pigmentepithelien mit starker Sklerosierung der Zwischensubstanz und der Wände hier verlaufender Gefäße. Daß auch die größeren Netzhautgefäße ein ziemlich festes Gerüst der Netzhaut darstellen, geht u.a. daraus hervor, daß sie quer verlaufenden Rißbildungen am zentralen Rand von sklerotischen Arealen standhalten.

Von wesentlicher Bedeutung für die Form des Netzhautrisses sind aber sicherlich auch die vitreoretinalen Adhäsionen: diese beeinflussen durch die Form der Ansatzfläche die Form des Rißdeckels (als peripherem Rißrand) und damit auch des Risses selbst. Bei den sklerotischen Arealen setzt die verdichtete Glaskörperstruktur, die Pau auf ehemalige embryonale Glaskörperblutgefäße zurückführt, an den Rändern des Areals an. Das Ansatzgebiet des Glaskörpers entspricht somit der Ausdehnung des Areals. Die Netzhautrisse ohne erkennbare Pigmentveränderungen, die durch ihren Verlauf an größeren Netzhautgefäßen charakterisiert sind, stehen offensichtlich in Zusammenhang mit paravaskulären vitreoretinalen Adhäsionen, wie sie von Spencer und Foos an Leichenbulbi festgestellt worden sind und als anatomische Variante angesehen werden.

Zusammenfassung

Photographische und fluoreszenzangiographische Untersuchungen der Amotio retinae zeigen, daß die Netzhautrisse bei Vorliegen von äquatorialen Degenerationen bzw. sklerotischen Arealen an deren Rand verlaufen und von radiären größeren Netzhautgefäßen gekreuzt werden können. Fehlen dagegen Pigmentbänder, sind die Risse in der Regel am Rand von Gefäßen und in Gefäßgabelungen gelegen. Sklerotische Areale als feste Strukturen und die größeren Gefäße als ein Gerüstwerk der Netzhaut beeinflussen offenbar die Form der Rißbildungen (Winkelhakenriß, Hufeisenriß) in der unmittelbaren Nachbarschaft von vitreoretinalen Adhäsionen.

On different forms of retinal tears

Summary. Photographic and angiographic studies of retinal detachment show, that in case of lattice degeneration the retinal tears are located at the edge of these areas, sometimes crossed by major radial retinal blood-vessels. If there is no degeneration, normally the tears are placed along the vessels and in vessel's ramifications themselves. Lattice degeneration as a solid structure and the major vessels as a frame of the retina obviously influence the form of retinal tears (square tear, horseshoe tear) in nearest surroundings of vitreoretinal attachments.

Etudes aux formes des déchirures rétiniennes

Résumé. Des études photographiques et angiographiques du décollement de la rétine montrent, que en cas de dégénérescence équatoriale les déchirures sont situées au bord des pigmentations, quelques fois croisées des vaisseaux radiales. Quand les dégénérescences manquent, les déchirures rétiniennes sont placées aux vaisseaux sanguins et en bifurcations des vaisseaux. Des dégénérescences équatoriales comme structures solides et les vaisseaux plus grands comme une charpente rétinienne influent sur la forme des déchirures (équerre, fer à cheval) en voison des adhérences du vitré à la rétine.

Literatur

Custodis, E.: Die Behandlung der Netzhautablösung durch umschriebene Diathermiekoagulation und einer mittels Plombenaufnähung erzeugten Eindellung der Sklera im Bereich des Risses. Klin. Mb. Augenheilk. **129**, 476–495 (1956). – Hagler, W. S., Crosswell, H. H.: Radial perivascular chorioretinal degeneration and retinal detachment. Trans. Amer. Acad. Ophthal. Otolaryng. **72**, 203–216 (1968). – Meyer-Schwickerath, G.: Lichtkoagulation. In: Bücherei des Augenarztes, Heft 33, (Hrsg.Thiel, R.). Stuttgart: Enke 1959. – Pau, H.: Histologie von zum Einriß disponierenden degenerativen bzw. sklerotischen Arealen der Netzhaut. In: Die Prophylaxe der idiopathischen Netzhautabhebung (Hrsg. Fanta, H., Jaeger, W.). München: J.F. Bergmann 1971. – Spencer, L.M., Foos, R.Y.: Paravascular vitreoretinal attachments. Role in retinal tears. Arch. Ophthal. (Chicago) **84**, 557–564 (1970). – Straatsma, B.R., Allen, R.A.: Lattice degeneration of the retina. Trans. Amer. Acad. Ophthal. Otolaryng. **66**, 600–613 (1962).

Periphere Rundlöcher der Netzhaut und Amotio retinae

W. Schuur und H. Hübner (Universitäts-Augenklinik Kiel)

Über die Tatsache, daß durchgehende, alle Schichten durchsetzende Defekte der Netzhaut die wichtigsten der zur Amotio disponierenden Veränderungen darstellen, herrscht weitgehend Einigkeit. Weniger klare Vorstellungen hingegen existieren über die Gefährlichkeit der einzelnen Lochbildungen in Bezug auf ihre Größe, Form und Lage. Rundlöcher, insbesondere peripher gelegene, werden vielfach als relativ harmlos angesehen, während Hufeisenrisse, vor allem wenn sie im Äquatorbereich liegen, als ausgesprochen bedrohlich gelten (Lincoff, 1961; Witmer, 1970).

Wir sind daher an einer größeren Anzahl von Netzhautablösungen der Frage nachgegangen, in welchem Umfange und unter welchen Umständen periphere Rundformania am Zustandekommen einer Amotio beteiligt sind. Untersucht wurden insgesamt 1438 nicht ausgewählte Augen mit einer Netzhautablösung aus den Jahren 1960 bis 1974. Zur Form- und Lagebeurteilung der einzelnen Loch- und Rißbildungen dienten dabei die Befundaufzeichnungen in den Krankenblättern, insbesondere die stets vorhandenen Fundusskizzen auf den Schemata nach Amsler und Dubois, ferner die im Operationsbericht verzeichneten Angaben über den Limbusabstand der Foramina sowie die Angaben über Limbusdistanz und Breite des geschaffenen Sklerabuckels. Als peripher gelegen wurden diejenigen Löcher angesehen, die sich in Oranähe bis etwa zur Mitte der Ora-Äquatordistanz fanden. Jedes Foramen mit annähernd rundlicher Form wurde als Rundloch bezeichnet, wohl wissend, daß in einer faltig abgehobenen Netzhaut die Beurteilung der ursprünglichen Lochform nicht immer exakt möglich ist.

Nun zu den Ergebnissen:

Von den insgesamt 1438 Ablationes waren 1217 eindeutig rhegmatogen bedingt. 77 mal fand sich ein Orariß, 7 mal ein echtes Makulaforamen als Ursache der Amotio. Interessant ist in diesem Zusammenhang die Feststellung, daß alle 7 Augen mit einem Makulaloch entweder myop (5 Augen) oder aphak (2 Augen) waren. Die restlichen 1133 Augen mit einer Amotio wiesen periphere oder im Äquatorbereich gelegene Risse und Lochbildungen auf. In 914 Fällen fanden sich dabei Lappenrisse oder äquatoriale Rundlöcher, in 219 Fällen nur periphere Rundforamina. Wir haben dieses Kollektiv von 1133 Augen in verschiedene Gruppen unterteilt und für jede Gruppe getrennt den Anteil peripherer Rundlöcher untersucht (Tab. 1).

Tabelle 1

	Zahl der Augen	Lappenrisse äqu. Rundl.	periphere Rundlöcher	Anteil der periph. Rundl.
Emmetropie, Hyperopie	636	597	39	6,1%
Myopie insgesamt	292	241	51	17,5%
1–5 dptr.	129	106	23	14,5%
6–10 dptr.	86	70	16	19,6%
über 10 dptr.	77	65	12	15,6%
Aphakie (zuvor Emmetropie oder Hyperopie)	126	58	68	54,0%
Aphakie (zuvor höhere Myopie)	15	8	7	46,6%
Schisisamotio	64	10	54	84,3%
Insgesamt	1133	914	219	19,3%

Fanden sich bei einer Netzhautablösung sowohl periphere als auch zentrale Lochbildungen, so wurde sie als durch zentrale Risse hervorgerufen angesehen und eingestuft.

Bei der ersten Gruppe handelte es sich um emmetrope oder hyperope, phake Augen, insgesamt 713 an der Zahl. Periphere Rundlöcher waren hier nur in 39 Fällen an der Amotio beteiligt, was einem Prozentsatz von 6,1 entspricht.

Anders sieht es bei der zweiten Gruppe von 292 myopen, phaken Augen aus. Abhängig vom Grade der Kurzsichtigkeit wurde hier eine weitere Unterteilung getroffen in Myopien von 1–5, 6–10 und Myopien von über 10 Dioptrien. Nennenswerte Unterschiede gab es zwischen den 3 Untergruppen jedoch nicht. Der Anteil peripherer Rundforamina betrug zwischen 14,5 und 19,6%. Er liegt damit 3 mal so hoch wie bei den emmetropen Augen.

Eine noch größere Rolle spielten periphere Rundlöcher bei den Aphakien. Unter 126 linsenlosen, vor der Staroperation emmetropen oder hyperopen Augen wurde die Amotio in 68 Fällen = 54% durch periphere Rundforamina hervorgerufen. Ein ähnlicher Prozentsatz ergab sich bei den 15 aphaken, zuvor höhergradig kurzsichtigen Augen, von denen 7 – also fast die Hälfte – nur periphere Runddefekte aufwiesen.

Eindeutig dominierten die peripheren Rundlöcher bei der Gruppe der Schisis-Amotiones. Die Angabe „peripheres Rundloch" bezieht sich hier auf die Defekte im inneren Netzhautblatt, während die Lage der äußeren Schichtrupturen bei der Einteilung nicht berücksichtigt wurde. Von den insgesamt 64 Augen mit einer Schisis-Amotio zeigten 54 ausschließlich rundliche, periphere innere Schichtlöcher; dies entspricht einem Prozentsatz von etwa 84.

Damit ist, wie unsere Untersuchungsergebnisse zeigen, die Bedeutung peripherer Rundlöcher der Netzhaut im Hinblick auf eine mögliche Ablösung durchaus unterschiedlich einzuschätzen, je nachdem, ob wir ein emmetropes oder ein myopes, ein phakes oder ein aphakes Auge vor uns haben oder ob gar eine Retinoschisis vorliegt. Diese Erkenntnis ist nicht neu; sie erfährt indessen durch die vorliegenden Zahlen eine weitere Stütze. Leider ließ sich anhand des uns zur Verfügung stehenden Materials, das nur selten detaillierte Beschreibungen der Glaskörperverhältnisse enthielt, nicht herausfinden, worauf diese Unterschiede zurückzuführen sind: warum also periphere Rundforamina im normalsichtigen linsenhaltigen Auge selten, im linsenlosen Auge dagegen relativ häufig zur Amotio führen. Vermutlich sind die Gründe hierfür in einer unterschiedlichen Glaskörpersituation zu suchen.

Immerhin glauben wir, aufgrund der gewonnenen Daten bezüglich der Frage einer aktiven Amotioprophylaxe folgende Schlüsse ziehen zu dürfen:

1. periphere Rundlöcher in emmetropen phaken Augen stellen keine allzu große Gefahr dar. Obwohl sie nach den Untersuchungen von Neumann und Hyams (1972) sowie Friedmann, Neumann und Hyams (1973) etwa ein Drittel aller Netzhautdefekte in Augen ohne Amotio ausmachten, waren sie in unserem Krankengut nur zu 6,1% an der Entstehung der Netzhautablösung beteiligt. Sie bedürfen vermutlich nur dann einer prophylaktischen Abriegelung, wenn gleichzeitig schwerste destruktive Glaskörperveränderungen vorliegen.

2. Periphere Rundlöcher in myopen phaken Augen sollten bereits als Indikation zur aktiven Prophylaxe angesehen werden, da sie in unserem entsprechenden Krankengut in etwa einem Fünftel aller Fälle für die Amotioentstehung verantwortlich waren. Außerdem muß man berücksichtigen, daß nach den Untersuchungen von Böhringer (1956) und Rintelen (1962) das kurzsichtige Auge gegenüber einem normalsichtigen in einem 6–45-fach höheren Maße von einer Netzhautablösung bedroht ist.

3. Bei Aphakien und bei einer Retinoschisis mit peripheren Rundlöchern sollte unbedingt eine Koagulationsbehandlung vorgenommen werden, da die Gefährdung durch das periphere Rundloch hier genauso groß ist wie die Gefährdung durch zentrale Rundlöcher oder Lappenrisse.

4. Makulalöcher bedürfen vermutlich nur in myopen oder aphaken Augen einer prophylaktischen Abriegelung.

Zusammenfassung

Von 1133 untersuchten rhegmatogenen Netzhautabhebungen waren insgesamt 219 (19,3%) durch periphere Rundlöcher bedingt. Bei phaken, nichtmyopen Augen betrug der Anteil der durch periphere Rundlochbildungen hervorgerufenen Ablationes 6,1%, bei phaken myopen Augen 17,5%, bei aphaken, nicht myopen Augen 54,0%, bei aphaken myopen Augen 46,6% und bei Augen mit einer Schisisamotio sogar 84,3%. Die Indikation zur Amotioprophylaxe bei peripheren Rundlöchern der Netzhaut wird diskutiert.

Summary. 219 of 1133 rhegmatogenous retinal detachments (19.3%) were caused by round peripheral holes. In phakic nonmyopic eyes the percentage of detachments due to round peripheral breaks was 6.1; in phakic myopic eyes 17.5; in aphakic nonmyopic eyes 54.0 and in aphakic myopic eyes 46.6. In eyes with retinoschisis-detachment the percentage was 84.3. Based on these results the indications for prophylactic procedures are discussed.

Literatur

Böhringer, H.R.: Statistisches zu Häufigkeit und Risiko der Netzhautablösung. Ophthalmologica (Basel) 131, 331–334 (1956). – Friedman, Z., Neumann, E., Hyams, S.: Vitreous and peripheral retina in aphakia. Brit. J. Ophthal. 57, 52–57 (1973). – Lincoff, H.A.: The prophylactic Treatment of Retinal Detachment. Arch. Ophthal. (Chicago) 66, 48–60 (1961). – Neumann, E., Hyams, S.: Conservative management of retinal breaks. Brit. J. Ophthal. 56, 482–486 (1972). – Rintelen, F.: Zur Frage der Häufigkeit der Netzhautablösung und zum Phänomen kompensatorisch-gerontologischer Prozesse. Ophthalmologica (Basel) 143, 291–195 (1962). – Witmer, R.: Indikationen für eine Prophylaxe der idiopathischen Netzhautabhebung. In: Die Prophylaxe der idiopathischen Netzhautabhebung (Hrsg.: Fanta und Jäger), S. 57–65. München: J.F. Bergmann 1971.

Klinische Beobachtungen während der Vereisung degenerativer Erkrankungen der Fundusperipherie

Claus Hilsdorf (Teufen)

Das Auffinden und die Beurteilung kleiner Netzhautdefekte der Fundusperipherie können selbst biomikroskopisch schwierig sein. Besonders Medientrübungen und Strukturunregelmäßigkeiten der peripheren Fundusabschnitte können das Erkennen der einzelnen Defekte verhindern. Während der Vereisung bestimmter Netzhautbezirke wird die normalerweise weitgehend transparente Retina im behandelten Gebiet weiß. Ihre Struktur wird starr, und es entsteht so ein verändertes Bild, das ergänzende Hinweise über das entsprechende Netzhautareal liefert.

Bei weit über eintausend Retinokryopexien wurden während der Vereisung degenerativer Erkrankungen der Fundusperipherie folgende biomikroskopische Beobachtungen gemacht:

1. Degenerationen ohne Defekt werden mit leicht unterschiedlicher Struktur immer weiß.
2. Schichtdefekte zeigen im weißen Feld eine Farbtonänderung.
3. Durchgehende Netzhautdefekte zeichnen sich gegenüber der weißen Umgebung deutlich rot ab.

Unter der Vereisung der Retina tritt nur dort eine Weißfärbung ein, wo das retinale Gewebe intakt ist. Unterbrechungen innerhalb der weißen Fläche zeigen einen retinalen Defekt an. Je nachdem, ob dieser alle Schichten der Retina oder nur einen Teil von ihr erfaßt, fällt die Farbtonänderung verschieden aus. Schichtdefekte treten als dunklere Felder vor. Löcher und Risse heben sich rot gegenüber der in gefrorenem Zustand weißen Netzhaut ab. Sie werden dadurch besonders gut sichtbar. Alle diese Befunde treten konstant auf.

Dadurch entstehen bei jeder biomikroskopisch kontrollierten Retinokryopexie neben ihrer therapeutischen Nutzanwendung gleichzeitig diagnostische Informationen. Diese können unter der Vereisung die vorher gestellte Indikation für den Eingriff erhärten und bei erschwert auffindbaren Netzhautdefekten von entscheidender Bedeutung sein. Beim Eingefrieren dafür vorgesehener Netzhautdegenerationen wird deutlich, ob ein durchgehender oder nur ein Schichtdefekt besteht. Innerhalb cystischer Degenerationen oder Palisaden stößt man gelegentlich unerwartet auf kleine Rundlöcher oder auch auf ganze feine Rißketten. Die im allgemeinen gut sichtbaren Schichtlöcher in Retinoschisisblasen erkennt man im gefrorenen Zustand noch besser, und manchmal kommen noch zusätzliche Defekte zum Vorschein. Kleine, leicht übersehbare Löcher auf hellen Fundusarealen treten als deutliche rote Flecken vor. Rißränder von Lappenrissen kontrastieren intensiv rot gegenüber dem eigentlichen retinalen Defekt. In den Randzonen von Lappenrissen begegnet man hin und wieder kleinen, vorher nicht erkannten weiteren Defekten. Diese Tatsache erklärt unter Umständen das gelegentliche Auftreten von Amotionen aus einem vorher nicht ausreichend photokoagulierten Rißgebiet. In einzelnen Fällen von Amotio retinae, bei denen zwar Degenerationen aber kein eigentliches Foramen ausgemacht werden können, hilft die Vereisung der Degenerationen unter der Operation doch noch das die Netzhautablösung verursachende Loch zu finden.

Der operative Eingriff kann der so entstandenen neuen Situation angepaßt werden, unter Umständen unnötige umschnürende Operationen können vermieden werden. Zusammenfassend kann festgestellt werden: Die biomikroskopische Beobachtung während der Vereisung peripherer Netzhautdegenerationen liefert neben ihrer therapeutischen Nutzanwendung zugleich diagnostische Informationen. Daraus ergeben sich für die Praxis zwei Vorteile:

1. Hilfe beim Auffinden versteckter Netzhautdefekte innerhalb degenerativer Bezirke.
2. Unterscheidung zwischen einem durchgehenden und einem Schichtdefekt der Retina.

Zur Lokalisation der Netzhautdefekte im temporal oberen Quadranten

B. Schwab und J. Gärtner (Netzhautabteilung der Universitäts-Augenklinik Mainz, Vorsteher: Prof. Dr. J. Gärtner)

Die bevorzugte Lokalisation von Netzhautdefekten im temporal oberen Quadranten, insbesondere im Ansatzgebiet des M. obl. sup., ist seit langem bekannt. Im Gegensatz zum M. obl. inf. hat der M. obl. sup. einen breiten, flächenhaft-sehnigen Ansatz. Die Breite der Insertion variiert zwischen 7 und 18 mm, wovon der größere Anteil hinter dem Äquator liegt. Die schräge Insertion bedingt, daß die vordere Muskelecke einen Abstand von 12 bis 14 mm, die hintere einen Abstand von 17 bis 19 mm zum Limbus hat.
Demgegenüber weist der M. obl. inf. eine sehr kurze Sehne auf und inseriert somit fast unmittelbar in der Sklera. Die Breite der Insertion variiert zwischen 5 und 14 mm. Die Insertion selbst ist winkel- bis bogenförmig, mit einer Konkavität nach vorne. Der hintere Rand der Insertion hat einen Abstand von 3 mm zum N. opt. und von 1 bis 2 mm zur Macula (nach Hogan-Alvarado-Wedell, 1971).
Die vorliegende Arbeit hat zum Ziel, die Beziehungen der Netzhautdefekte im temporal oberen Quadranten zum Ansatz des M. obl. sup. mit neuer Methodik zu untersuchen.

Material und Methodik

Bei einem unausgewählten Krankengut von 96 Patienten, die in der Universitäts-Augenklinik Mainz wegen ein- oder beidseitiger Netzhautablösung operiert wurden, nahmen wir nach Er-

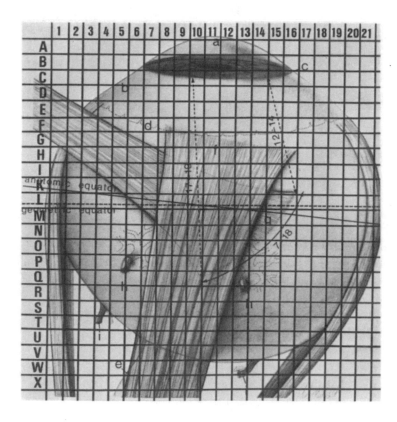

Abb. 1.
Lokalisationsschema
zur Lokalisation in der
oberen Bulbushälfte

325

öffnung der Bindehaut eine genaue Lokalisation der Netzhautdefekte unter indirekter Ophthalmoskopie mit Hilfe des Kugellokalisators nach Meyer-Schwickerath vor und trugen die Lage der Netzhautrisse oder -löcher in ein mit der entsprechenden Abbildung von Hogan-Alvarado und Wedell kombiniertes Koordinatenschema ein (Abb. 1). Untersucht wurden 100 Augen, die einen oder mehrere Hufeisenrisse oder Rundlöcher in den beiden oberen Quadranten aufwiesen. Aphakieamotiones, traumatische Netzhautablösungen sowie Orarisse wurden von der Untersuchung ausgeschlossen. Fälle mit besonders hoher Abhebung wurden ebenfalls ausgeschieden, da hierbei eine exakte Lokalisation nicht möglich war.

Ergebnisse

Bei den 100 untersuchten Augen von 96 operierten Patienten wurden 101 Hufeisenrisse und 11 Rundlöcher in den beiden oberen Quadranten lokalisiert (Abb. 2). Die genaue Lage der Risse und Löcher ist aus Abbildung und Tabelle ersichtlich (Tab. 1). 66 Risse (59%) und 8 Rundlöcher (7%), also insgesamt 66% der gefundenen Netzhautdefekte, lagen im Bereich des Ansatzes des M. obl. sup.

Tabelle 1. Lokalisation von insgesamt 101 Hufeisenrissen und 11 Rundlöchern in den beiden oberen Quadranten

	Hufeisen-risse	%	Rund-löcher	%	insgesamt	%
Im Bereich der vorderen Hälfte des Ansatzes des M. obl. sup. und in dem Dreieck zwischen dem lateralen Ansatz des M. rect. sup. und dem vorderen Ansatz des M. obl. sup.	66	59%	8	7%	74	66%
Im nasal oberen Quadranten vor dem Äquator	20	18%	1	1%	21	19%
Im Bereich des Ansatzes des M. rect. sup.	6	5%	1	1%	7	6%
Sonstige Lokalisation in den beiden oberen Quadranten vor und hinter dem Äquator	9	8%	1	1%	10	9%
	101	90%	11	10%	112	100%

Besprechung der Ergebnisse

Bartels (1933) hat erstmals auf anatomische und funktionelle Gesichtspunkte bei der Wirkung der geraden und schrägen Augenmuskeln auf die Entstehung von Netzhautdefekten aufmerksam gemacht. Die Frage, weshalb so auffallend viel Risse im Bereich des oberen Obliquusansatzes auftreten, beantwortet er wie folgt:

1. Der M. obl. sup. wird als Senker bei den seitlichen Augenbewegungen, besonders beim Blick nach unten, sehr viel stärker beansprucht als der M. obl. inf.

2. Der M. obl. sup. zeigt einen breiten, sehnigen Ansatz gegenüber dem mehr elastischeren des M. obl. inf. Dadurch kann die Sklera, wenn auch minimal, in entgegengesetzter Weise gezerrt werden.

3. Der Ansatz des M. obl. inf. liegt viel weiter zentral, als der des M. obl. sup.

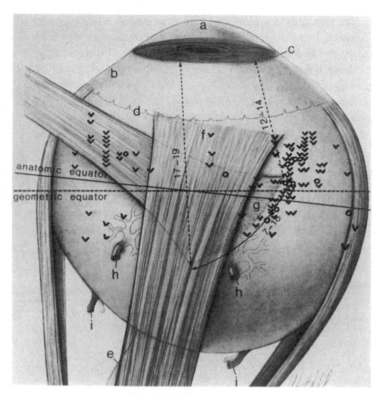

Abb. 2. Lokalisation von 101 Hufeisenrissen und 11 Rundlöchern in den beiden oberen Quadranten
v = Hufeisenriß, o = Rundloch

Auch Krückmann (1936) mißt der Insertion des M. obl. sup. eine besondere Bedeutung bei
der Entstehung von Netzhautrissen bei. Er meint, daß der obere Schräge im Gegensatz zum
unteren Schrägen gleichsam wie ein Schwimmvogelfuß in die Sklera eingreife und sie dadurch wie ein Tuch raffen könne. Bartels ergänzt später (1941) seine Ansichten dahingehend, daß er bei aufrechter Körperhaltung eine dem Zug des M. obl. sup. entgegengesetzte
Glaskörpertraktion an der Netzhaut nach unten als zusätzlichen Faktor bei der Rißentste-
hung annimmt; außerdem disponiere der mehr zentrale Ansatz des M. obl. sup. eher zur Entstehung eines Risses, als die im Bereich der Ora serrata ansetzenden geraden Augenmuskeln.
Demgegenüber führt Best (1942) an, daß die Übertragung eines örtlichen Zuges an der star-
ren Sklera auf die inneren Augenhäute nur schwer vorstellbar sei. Auch sei die Zugwirkung
der geraden Augenmuskeln sehr viel größer als die der Obliqui. Krümmel (1951) findet bei
523 idiopathischen Netzhautablösungen die auffallende Häufung unter dem Ansatz des
M. obl. sup. bestätigt. Er erklärt dies mit den ruckartigen Augenbewegungen, besonders beim
Blick nach unten (z.B. beim Lesen) und der damit verbundenen Schleuderbewegung des
Glaskörpers. Weiter beobachtete er, ähnlich wie Garhavi (1952), streifenförmige Atrophien
der Sklera im Ansatzbereich des M. obl. sup. und erblickte darin eine mögliche Folge der
Zugwirkung des M. obl. sup. Wir haben solche Atrophien ebenfalls in einem unserer Fälle ge-
sehen. Hruby (1953) stellte bei 207 Netzhautabhebungen ein Verhältnis von primären Netz-
hautrissen zu primären degenerativen Lochbildungen von 2:3 fest. Hierbei bevorzugten die
Netzhautrisse die *obere* temporale und die *Netzhautlöcher* die *untere* temporale Hälfte.
Stagni (1959), der bei 72 Patienten während der Operation unter Berücksichtigung der Mus-

kelansätze eine genaue Rißlokalisation auf der Sklera vornahm, fand in 47 Fällen den Riß am Muskelansatz. Bei 25 Patienten lag der Riß unter der Kreuzung zwischen einem geraden und einem schrägen Muskel. Auch die von uns graphisch dargestellte Lokalisation der Risse und Löcher macht deutlich, daß die bekannte Häufung im temporal oberen Quadranten größtenteils durch ein auffallend zahlreiches Auftreten der Risse und Löcher im Einflußbereich der Wirkung des M. obl. sup. verursacht wird. Der überwiegende Teil liegt dabei im Bereich der *vorderen* Hälfte des Muskelansatzes. In dem Dreieck, das von dem temporalen Teil des Ansatzes des M. rec. sup. und dem sehnigen, breitflächigen Ansatz des M. obl. sup. gebildet wird, scheint offenbar eine besondere Disposition für das Auftreten von Netzhautdefekten zu bestehen.

Goldmann (1957, 1962) hat darauf hingewiesen, daß der Glaskörper des menschlichen Auges unter dem Ansatz des M. obl. sup. eine gegen die Netzhaut gerichtete fibrilläre Struktur aufweist und daß für die Ausbildung einer derartigen Struktur während des Lebens auftretende biophysikalische Kräfte eine Rolle spielen könnten. Bei spannungsoptischen Untersuchungen am Glaskörpermodell (Hochgesand und Gärtner, 1970) hat sich gezeigt, daß ein besonderes Spannungstrajektorienbild genau an der Stelle nachgewiesen werden kann, an der im menschlichen Auge die von Goldmann beschriebene besondere Struktur vorhanden ist, nämlich unter dem Ansatz des M. obl. sup.

Die im zitierten Schrifttum mitgeteilten Befunde und unsere eigenen Beobachtungen sprechen dafür, daß das tägliche, sozusagen „direkte Trauma" (Gärtner, 1974) der Zugwirkung des M. obl. sup. tatsächlich eine für die vitreoretinalen Beziehungen relevante biophysikalische Kraft darstellt.

Zusammenfassung

Es wird über die mit Hilfe des Kugellokalisators nach Meyer-Schwickerath unter indirekter Ophthalmoskopie vorgenommene intraoperative Lokalisation von 101 Hufeisenrissen und 11 Rundlöchern in den beiden oberen Quadranten von insgesamt 100 Augen berichtet. Dabei fanden sich 66 Risse (59%) und 8 Rundlöcher (7%), also insgesamt 66% aller gefundenen Netzhautdefekte, im Bereich des vorderen Ansatzes vom M. obl. sup. sowie in dem Dreieck, das zwischen dem lateralen Ansatz des M. rec. sup. und dem vorderen Ansatz des M. obl. sup. gebildet wird.

Literatur

Bartels, M.: Über die Entstehung von Netzhautablösungen. Klin. Mbl. Augenheilk. 91, 437 (1933). – Bartels, M.: Entstehung der Netzhautablösung, besonders der Hufeisenrisse. Albr. v. Graefes Arch. Ophthal. 143, 69 (1941). – Best, F.: Die Wirkung der bei Augenbewegungen auftretenden Fliehkraft und Zerrung. Beitrag zur Entstehung der Netzhautablösung Albr. v. Graefes Arch. Ophthal. 144, 653 (1942). – Gärtner, J.: Über die Rolle des Traumas bei der Entstehung der Netzhautablösung. Ophthalmologica (Basel) 168, 1 (1974). – Garhavi, R. A.: Zum Problem der chirurgischen Therapie der Netzhautablösung. Vestn. Oftal. 31, 23 (1952). – Goldmann, H.: Le corps vitré. In: Busacca-Schiff-Wertheimer: Biomicroscopie du corps vitré et du fond de l'oeil. Paris; Masson & Cie 1957. – Goldmann, H.: Senescenz des Glaskörpers. Ophthalmologica (Basel) 143, 153 (1962). – Hochgesand, P., Gärtner, J.: Photoelastische Untersuchungen zur Glaskörperstruktur. II. Versuche mit ebener und räumlicher Spannungsoptik. Albr. v. Graefes Arch. klin. exp. Ophthal. 181, 36 (1970). – Hogan, M.J., Alvarado, J.A., Weddell, J.E.: Histology of the human eye. An Atlas and Textbook. Philadelphia–London–Toronto: W. B. Saunders Company 1971. – Hruby, K.: Zur Entstehung, Verteilung und Prognose der Netzhautdefekte. Albr. v. Graefes Arch. klin. exp. Ophthal. 154, 283 (1953). – Krückmann, E.: Netzhautablösung und indirektes Trauma. Ber. 51 Zskft. DOG Heidelberg, 304. München: J.F. Bergmann 1936. – Krümmel, H.: Zur Topik des Risses bei idopathischer Netzhautablösung. Klin. Mbl. Augenheilk. 119, 388 (1951). – Stagni, S.: Rapporto tra la forma delle soluzioni die continuo retiniche, la proiezione sclerale delle stesse e l'inserzione dei muscoli estrinseci. Ann. Ottal. 85, 389 (1959).

Amotio retinae: Netzhautbefunde des Partnerauges

H. Bleckmann und T. Engels, (Augenklinik des Klinikums Charlottenburg der Freien Universität Berlin, Dir. Prof. Dr. med. J. Wollensak)

Die Netzhautbefunde von Partneraugen der Patienten mit Amotio retinae werden von Everett [1] unter dem Begriff des „fellow eye syndrome" zusammengefaßt. Wichtigstes Kennzeichen dieser nosologischen Einheit ist die hohe Rate von Netzhautablösungen am Partnerauge.

Wir haben die Netzhautveränderungen aller Partneraugen der von uns operierten Amotionen analysiert. Insgesamt wurden die Befunde von 504 Partneraugen ausgewertet über einen Zeitraum von 6 Jahren von Mitte 1969 bis Mitte 1975. Entsprechend der „National Cooperative Study in the Prevention of Retinal Detachment" über die Merin u.a. [2] berichten sind in dieser Arbeit die Partneraugen mit Ablösungen traumatischer Genese (21 Fälle) sowie die Befunde von 70 Patienten unter 40 Jahren eingeschlossen. 11 Partneraugen konnten wegen starker Medientrübung nicht berücksichtigt werden.

Die Befunde wurden unter anderem mit dem Drei-Spiegel-Kontaktglas nach Goldmann erhoben und zeichnerisch dokumentiert.

Insgesamt handelt es sich um 214 Männer und 290 Frauen. Wir unterschieden zwischen nicht-behandlungsbedürftigen und behandlungsbedürftigen Veränderungen.

Nicht-behandlungsbedürftige Veränderungen

In der ersten Tabelle sind die nicht-behandlungsbedürftigen Veränderungen dargestellt, die wir an 138 von 504 Partneraugen (= 27,4%) fanden. Die Gesamtzahl aller einzelnen Veränderungen beträgt 452. Davon wurden 246 (= 54,4%) als nicht-behandlungsbedürftig angesehen (Tab. 1).

Tabelle 1. Nicht-behandlungsbedürftige Netzhautveränderungen an 138 von 504 Partneraugen. Gesamtzahl aller Veränderungen: 452

Pflastersteine	52	=	11,5%
Sklerotische Areale	75	=	16,6%
Pigmentierte Areale	66	=	14,6%
Glitzerpunkte	53	=	11,7%
Zusammen	246	=	54,4%

27,4% aller Partneraugen sind betroffen, das ist ein niedriger Prozentsatz, wenn man die Angaben anderer Autoren heranzieht. So finden Merin u.a. [2] bei der Hälfte der Partneraugen nicht-behandlungsbedürftige Veränderungen. Wir erklären uns das mit der Schwierigkeit, auch kleinste Veränderungen als solche zu dokumentieren bzw. zu ignorieren. Zu diesen nicht-behandlungsbedürftigen Anomalien zählen wir Pflastersteine, sklerotische Areale, pigmentierte Areale und Glitzerpunkte.

Behandlungsbedürftige Netzhautveränderungen

Behandlungsbedürftige Veränderungen wurden an 154 von 504 Partneraugen (= 30,6%) gefunden. Bezogen auf die Gesamtzahl aller Veränderungen wurden 45,6% als behandlungsbedürftig angesehen. Sie teilen sich auf in: 23,2% mit Foramen, 16,8% ohne Foramen und in 5,5% mit Retinoschisis (Tab. 2).

Tabelle 2. Behandlungsbedürftige Netzhautveränderungen an 154 von 504 (= 30,6%). Gesamtzahl aller Veränderungen: 452

Hufeisenforamen	40		
Rundlöcher	38	= 23,2%	mit Loch
Gitterleisten mit Loch	27		
Gitterleisten ohne Loch	22		
Glitzerbeete	15	= 16,8%	ohne Loch
Glaskörperanheftungen	39		
Schisis	25	= 5,5%	
Zusammen	206	= 45,5%	

Bei vergleichbaren Untersuchungen in Israel an 966 Partneraugen ließen sich sehr ähnliche Verhältnisse nachweisen. Merin u.a. [2] berichten, daß 63% aller Partneraugen Veränderungen irgendeiner Art aufweisen; dem steht die Zahl von 58% in unserer Statistik gegenüber. In der gleichen Arbeit wird berichtet, daß in 19,4% Lochbildungen auftreten. Bei unserer Auswertung waren es 23,2%. Das Verhältnis von Veränderungen mit Lochbildung zu allen anderen degenerativen Veränderungen wird in der gleichen Arbeit mit 1:3,3 charakterisiert. Setzen wir unsere 23,2% mit Lochbildung den Veränderungen ohne Lochbildung zusätzlich zu den nicht-behandlungsbedürftigen Veränderungen entgegen, so ergibt sich ein Quotient von 1:3,1. Das bedeutet, daß wir geringfügig mehr Foramina im Verhältnis zu allen anderen Veränderungen finden.

Netzhautablösungen beider Augen

Die Tabelle 3 gibt Auskunft über die Häufigkeit der Amotionen am Partnerauge, das heißt bilateral aufgetretenen Amotionen. Insgesamt fanden wir 41 Ablösungen am Partnerauge. Das ergibt in den 6 Jahren unserer Auswertung mit 504 Amotio-Patienten eine statistische Häufung von 8,1% pro Jahr.

Tabelle 3. Amotio am Partnerauge (Amotio beidseits) Gesamtzahl 41 bei 504 Amotio-Patienten

1969 (2. Hälfte)	3	=	7,3%
1970	8	=	19,4%
1971	4	=	9,4%
1972	10	=	24,4%
1973	3	=	7,6%
1974	7	=	17,3%
1975 (1. Hälfte)	6	=	14,6%
Zusammen	41	=	100%

Die Angabe der Bilateralität von 8,1% steht in Übereinstimmung mit den Angaben von Merin u.a. [2], Benson u.a. [3] und Morax u.a. [4].

Aphakie und Aphakieamotionen des Partnerauges

Die Tabelle 4 zeigt die Aphakien am Partnerauge zum Zeitpunkt der Untersuchung. Insgesamt fanden wir 40 Aphakien am Partnerauge, das sind 7,9% des Gesamtkollektivs. In der linken Spalte sind die Aphakien, in der rechten Spalte die Aphakieamotionen sowie deren Zuordnung zu den entsprechenden Jahrgängen registriert.

Tabelle 4

	Aphakien am Partnerauge	Aphakieamotionen am Partnerauge
1969 (2. Hälfte)	2	–
1970	4	1
1971	7	2
1972	5	1
1973	5	1
1974	8	2
1975 (1. Hälfte)	9	3
Zusammen	40 = 7,9%	10 = 25%

Insgesamt sind es 10 Aphakieamotionen, von denen bis auf eine alle beidseitig aphak waren. Diese 10 Aphakieamotionen ergeben 25% gemessen an der Zahl der Aphakien der Partneraugen.

Bei Benson u.a. [3] finden sich vergleichbare Zahlen von 26%, wobei die Cataraktoperation zur Zeit der Untersuchung stattfand. Bei einem anderen Kollektiv seiner Untersuchung, das bereits längere Zeit aphak war, trat diese Komplikation in 13% auf.

Das Risiko einer Amotio steigt nach Benson u.a. [3] durch Aphakie um das Vierfache. Ashrafzadeh u.a. [5] fanden an 1500 aphaken Patienten die Amotio in 36% bilateral. Dabei sind ausdrücklich subklinische Amotionen eingeschlossen. Campbell u.a. [6] gibt die Höhe der zu erwartenden Aphakieamotionen mit 25% an, wenn auf dem ersten Auge bereits eine Netzhautablösung vorliegt.

Lokalisation der Netzhautveränderungen mit Loch

In der Abbildung 1 ist die Lokalisation aller Lochbildungen an Partneraugen stundenmäßig dargestellt, und zwar so, daß alle temporal gelegenen Foramina den Uhrzeiten 1 bis 5 h und alle nasal gelegenen den Uhrzeiten 7 bis 11 h zugeordnet sind. Dabei sind sämtliche Foramina ohne Ansehen der Konfiguration, der Multiplizität und der Lage zur Peripherie ausgewertet. Die größte Ansammlung von Löchern findet sich mit 23% temporal oben und der niedrigste Wert mit 1% nasal unten. Zusammengefaßt sind 53% der Foramina den Uhrzeiten 11, 12 und 1 h zugeordnet und über 77% den Uhrzeiten zwischen 11 und 4 h. Bei vergleichbaren Untersuchungen von Merin u.a. [2] ergibt sich in etwa die gleiche Verteilung. Allerdings erfolgte in den meisten Veröffentlichungen die Lokalisation der Löcher lediglich in Quadranten. Desgleichen ergibt sich kein wesentlicher Unterschied der Lokalisation von Foramina im Hinblick auf erste und Partneraugen, wie auch Ashrafzadeh u.a. [5] zeigten.

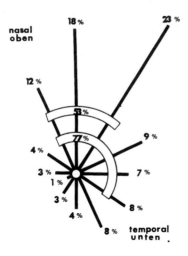

nasal oben

18% 23% 12% 53% 77% 9% 4% 3% 1% 3% 4% 7% 8% 8%

temporal unten

Abb. 1. Lokalisation der Netzhautlöcher

Prophylaktische Koagulationen

Es kamen die verschiedenen Thermokoagulationsverfahren zur Anwendung: Diathermie (7 Fälle), Kryopexie (13), Lichtkoagulation (53) und Laserkoagulation (65). Seit 1973 wurden mit wenigen Ausnahmen die Retinopexien mit dem Argon-Lasergerät durchgeführt.

Insgesamt sind 138 Partneraugen prophylaktisch behandelt worden. Das ist gering weniger als die Zahl von 154 behandlungsbedürftigen Partneraugen. Die Differenz erklärt sich dadurch, daß nicht jede Retinoschisis behandelt wurde, auch wenn sie unter den behandlungsbedürftigen Veränderungen genannt ist. Prozentual wurden 26,4% aller Partneraugen der prophylaktischen Koagulation unterzogen. Das ist etwas weniger als in der Arbeit von Morax u.a. [7] beschrieben wurde, wo gut ein Drittel aller Patienten behandelt ist.

Unter den 138 prophylaktisch behandelten Partneraugen sahen wir vier, die trotzdem eine Netzhautablösung bekamen. Das ist mit fast 10% ein relativ hoher Anteil verglichen mit der Angabe von Meyer-Schwickerath [8], der mit etwa 4% rechnet.

In der Arbeit von Kansky u.a. [9] wird anhand eines Literaturvergleichs von 10 Autoren eine mittlere Rate von 4,1% Amotionen trotz Prophylaxe angegeben, wobei die Zahlen der einzelnen Autoren zwischen 1,0 und 13,7% liegen. Es handelt sich dabei jedoch nicht ausdrücklich um Partneraugen.

Über den Wert der prophylaktischen Koagulation an Partneraugen berichten Boniuk u.a. [10], die die Rate der Amotionen am zweiten Auge auf 4,5% senken konnten.

Es erscheint uns deshalb erforderlich, den betreffenden Personenkreis in vierteljährlichem Abstand im ersten Jahr, danach in sich verlängerndem Intervall eingehenden Funduskontrollen zu unterziehen und die Indikation zur Prophylaxe großzügig zu stellen.

Literatur

1. Everett, W. G.: The fellow eye syndrome in retinal detachment. Am. J. Ophth. 56, 739 (1963). – 2. Merin, S., Feiler, V., Hyams, S., Ivry, M., Krakowski, D., Landau, L., Maythar, B., Michaelson, I.C., Scharf, J., Schul, A., Ser, I.: The fate of the fellow eye in retinal detachment. Am. J. Ophth. 71, 477 (1971). – 3. Benson, W.E., Grand, M.G., Okun, E.: Aphakic retinal detachment. Arch. Ophth. 93, 245 (1975). – 4. Morax, S., Haut, J., Pasticier, M., Thomine, A., Limon, S.: Avenir du deuxième oeil après traitement éventuel de ses lésions rétiniennes, chez 571 malades ayant présenté un décollement rétinien du premier oeil. I. Etude statistique. Arch. Ophth. (Paris) 34, 193 (1974). – 5. Ashrafzadeh, M.T.,

Schepens, C. L., Elzeneiny, I. I., Moura, R., Morse, P., Kraushar, M. F.: Aphakic and phakic retinal detachment. I. Preoperative findings. Arch. Ophth. 89, 476 (1973). – 6. Campbell, C. J., Rittler, M. C.: Cataract extraction in the retinal detachment-prone patient. Am. J. Ophth. 73, 17 (1972). – 7. Morax, S., Haut, J., Limon, S., Pasticier, M., Thomine, A.: Avenir du deuxième oeil après traitement éventuel de ses lésions rétiniennes chez 580 malades ayant présenté un décollement rétinien du premier oeil. II. Etude des décollements survenus dans cette population. Arch. Ophth. (Paris) 34, 569 (1974). – 8. Meyer-Schwickerath, G.: Risiko der prophylaktischen Therapie bei Netzhautablösung. In: Die Prophylaxe der idiopathischen Netzhautabhebung. Symposion der DOG 1970 in Wien (Hrsg. Fanta, H. und W. Jaeger). München: J. F. Bergmann 1971. – 9. Kanski, J. J., Daniel, R.: Prophylaxis of retinal detachment. Am. J. Ophth. 79, 197, 1975. – 10. Boniuk, I., Okun, E., Johnston, G. P., Arribas, N.: Xenon photocoagulation vs. cryotherapy in the prevention of retinal detachment in "Limitations and prospects for retinal surgery", Mod. Probl. Ophth. (Basel) 12, 81–92.

Pathologische Zufallsbefunde in der Netzhautperipherie scheinbar gesunder Augen

W. Doden und F. Struck (Zentrum der Augenheilkunde der Johann Wolfgang Goethe-Universität Frankfurt/Main, Dir. Prof. Dr. W. Doden)

Zusammenfassung

Bericht über behandlungsbedürftige Zufallsbefunde, die anläßlich von Untersuchungen aus anderen Gründen in der Netzhautperipherie anscheinend gesunder Augen erhoben wurden. Diskussion der klinischen und gutachterlichen Bedeutung dieser Befunde.

In den letzten Jahren werden in zunehmendem Maße pathologische, behandlungsbedürftige Befunde in der Netzhautperipherie scheinbar gesunder Augen erhoben. Wir haben derartige Befunde für die Zeit vom 1.1.1974 bis zum 31.4.1975, also für einen Zeitraum von 16 Monaten, zusammengestellt.

Es handelt sich um 35 zweiäugige Patienten mit 48 Augen mit pathologischen Veränderungen (Zufallsbefunde) der Netzhautperipherie. Unter Zufallsbefund wird hier verstanden, daß der Patient aus anderen Gründen untersucht wurde (Tab. 1).

Tabelle 1. Anlaß zur augenärztlichen Untersuchung von Patienten, bei denen dann ohne sonstige Hinweise pathologische Befunde in der Netzhautperipherie erhoben wurden;
a) primäre Patienten der Poliklinik,
b) von Augenärzten überwiesene Patienten

a)			b)		
Neuritis N. optici	2		Kontrolle der Brille	10	
Strabismus	3		zunehmende Katarakt	1	
Makuladegeneration	1		Retinopathia diabetica	1	
Heterophorie	1		Unterlidtumor	1	
Doppelbilder	1		Hypertonie	1	
Hordeolum	1			14	
Basaliom	1				
Blepharochalasie	1				
Lidschwellung	1				
Tränenwegstenose	1				
Haarbalgabszeß	1				
Fremdkörpergefühl	1				
Augenbrennen	1				
Augenschmerzen	1				
Blendungsgefühl	1				
Kopfschmerz	1				
Musterungsuntersuchung	1				
Brillenersatz	1				
	21				

Die 35 Patienten bilden zwei Gruppen. Die 1. Gruppe betrifft Patienten, die der Klinik von Augenärzten wegen der zufällig gefundenen Netzhautveränderungen überwiesen wurden. Für diese 14 Patienten gibt es keine Bezugszahl, die die Häufigkeit des Vorkommens derartiger Netzhautveränderungen erkennen ließe, weil wir die Praxisfrequenzen der einweisenden Ärzte nicht kennen. Die übrigen 21 Patienten entstammen unserem eigenen poliklinischen Krankengut mit jährlich 15.000 neuen Untersuchungen. Patienten mit behandlungsbedürftigen Zufallsbefunden in der Netzhautperipherie ohne sonstige Hinweise und Symptome bilden also einen geringen Bruchteil des poliklinischen Krankengutes.

Die pathologischen Befunde wurden überwiegend bei myopen Personen erhoben (Abb. 1), fast unabhängig vom Lebensalter (Abb. 2). Die pathologischen Befunde waren deutlich bevorzugt in der oberen Netzhauthälfte lokalisiert (über 2/3 aller Veränderungen).

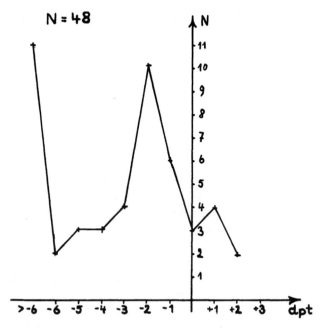

Abb. 1. Refraktionsverteilung der Augen mit pathologischen Zufallsbefunden in der Netzhautperipherie

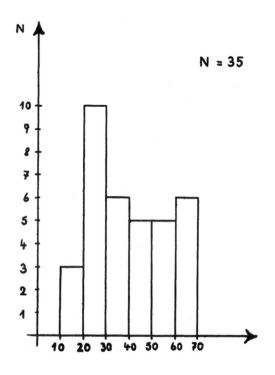

Abb. 2. Altersverteilung der Patienten mit pathologischen Zufallsbefunden in der Netzhautperipherie

Die Befunde selbst, die stets zu einer Lichtkoagulation Veranlassung geben, lassen sich folgendermaßen einteilen, wobei verständlicherweise mehr Befunde notiert worden sind als Augen untersucht wurden, weil viele Augen mehrere Veränderungen gleichzeitig aufwiesen (Tab. 2).

Tabelle 2. Einteilung der zufällig gefundenen pathologischen peripheren Netzhautveränderungen

Erhebliche periphere Netzhautdegenerationen, im Sinne von Pau und Amsler, insbesondere äquatoriale Gitterlinien	47
Rundlöcher mit Deckel a) ohne grauen Wall	22
b) mit grauem Wall	5
schmale abgehobene periphere Netzhautzungen (mit Traktion)	12
Hufeisenlöcher	5

Es handelte sich also um bis dahin unbekannte und symptomlose pathologische periphere Netzhautveränderungen bei überwiegend myopen Menschen ohne erkennbare Altersbevorzugung. Die Veränderungen gelten als „Vorstufen" einer Netzhautablösung, die jedoch bis dahin in keinem Falle vorlag. Demnach müssen diese Augen als disponiert gelten, wobei offenbleiben muß, wie lange die beobachteten Veränderungen schon bestanden und welche zusätzlichen Faktoren zur Amotio führen können. In Betracht kommen Glaskörperadhaerenzen und Glaskörperverflüssigung, direkte Traumen und der sicher sehr wichtige aber bis jetzt in seinem Ausmaß nicht zu bestimmende Zeitfaktor. Dem indirekten Trauma kann nach den Untersuchungen von Doden und Stärk keine wesentliche Bedeutung zukommen. Hierfür sprechen auch die auf andere Weise gewonnenen Ergebnisse anderer Autoren (Kleberger u. Hövener, Liesenhoff, Gärtner, Pau u.a.), die zum Teil von katamnestischen Erhebungen, zum Teil von feingeweblichen Untersuchungen ausgegangen sind.

Entsprechende Zurückhaltung ist deshalb in gutachtlichen Äußerungen bei der positiven Beurteilung kausaler Zusammenhänge hinsichtlich der Entstehung von Netzhautablösungen zu beachten.

Literatur

Doden, W., Stärk, N.: Klin. Mbl. Augenheilk. 164, 32 (1974). – Gärtner, J.: Ophthalmologica (Basel) 168, 1 (1974). – Kleberger, E., Hövener, G.: Klin. Mbl. Augenheilk. 159, 90 (1971). – Liesenhoff, H., Plog, G.: Mod. Problems of Ophthalmology, Vol. X, p. 474. 1974. – Pau, H.: Symposium d. Dtsch. Ophthalm. Ges. 21.–23.9.1970 in Wien, S. 26. München: J. F. Bergmann 1971.

Bilaterale Netzhautablösung verursacht durch Desinsertionen an der Ora serrata
Bericht über 15 Fälle
Klinik und Therapie

J. L. Menezo und R. Suarez (Augenklinik. Klinikum der Versicherungsanstalten „La Fe",
Valencia, Spanien; Vorstand: Dr. Med. J. L. Menezo)

Die nicht traumatischen Netzhautdesinsertionen an der Ora serrata werden meist bei jüngeren Leuten festgestellt, obwohl man sie auch in anderen Altersgruppen finden kann. Sie sind häufig die Ursache einer Netzhautablösung [14].

Shapland [16] und Gonin [3] waren diejenigen Autoren, die auf deren wichtige pathologische Bedeutung hingedeutet hatten. Leber hatte schon zu seiner Zeit über dieses Krankheitsbild berichtet.

Die Netzhautablösung beginnt in der extremen Peripherie und schreitet sehr langsam fort. Die Maculagegend wird deswegen relativ spät betroffen. Eine frühe Diagnose und Therapie begünstigt deshalb die Resultate [4]. Verdaguer et al. [18, 19] und andere [17, 10, 9, 2, 20, 13] glauben diese Krankheit wäre genetisch bedingt und zwar auf eine autosomale Weise. Andere wiederum schließen einen genetischen Faktor aus [4].

Wir möchten über 15 Fälle von nicht traumatischen bilateralen Desinsertionen an der Ora serrata, mit Netzhautablösung, berichten. Die wichtigsten klinischen Merkmale wurden klassifiziert wie: Geschlecht, Alter, Refraktion, präoperativer Visus, Lokalisation, Größe der Desinsertionen und Ablösung. Bemerkenswerte Miscellanea wurden auch notiert. Wir beschrieben gleichfalls die chirurgischen Techniken und bewerten die anatomischen und funktionellen Resultate. Schließlich folgen einige Kommentare über einige typische postoperative Komplikationen.

Befunde

Wir haben 387 Krankengeschichten mit Netzhautablösung bearbeitet. Traumatische Fälle sowie operierte, überwiesene Patienten von anderen Krankenhäusern wurden ausgeschlossen. Ein Total von 449 Funduskopieschemata wurden bewertet. 30 von diesen (15 Patienten) zeigten eine bilaterale Netzhautablösung, verursacht durch eine oder mehrere Desinsertionen an der Ora serrata. Sie entsprechen 6,66% der gesamten Kasuistik von nicht traumatischen Ablösungen unseres Klinikums.

Die Funduskopie wurde mit dem binokularen indirekten Ophthalmoskop und dem Dreispiegel-Kontaktglas, ohne und mit Eindellungsfingerhut durchgeführt.

Tabelle 1 (siehe nächste Seite)

Tabelle 2

Alter: Verteilung der Fälle	
Weniger als 40 Jahre	Mehr als 40 Jahre
10 = 66,60%	5 = 33,30%

Tabelle 3. Erscheinung der Symptome

Zeit	Fälle	Prozente
weniger als 1 Woche	0	
weniger als 1 Monat	3	19,98%
weniger als 3 Monate	9	59,94%
weniger als 6 Monate	2	13,32%
mehr als 6 Monate	1	6,66%

Tabelle 1. Übersicht der Charakteristiken der 15 Fälle

Lokalization der Desinsertionen

| | | | | P. V. | | Größe und Ablösung | |
A	GS	R	SE	RA	LA	RA	LA
6	W	Mi	2 Wo.	0,3	0,4	1 G TO M (−)	2 G TO NU M (−)
20	M	E	4 Mo.	0,1	FZ 2 m	1 G TU M (+)	1 G TU M (+)
29	W	Mi	2 Mo.	0,2	0,4	1 KL NU M (+)	2 KL NU M (−)
29	M	E	3 Mo.	1,0	FZ 2 m	1 MG TU M (−)	3 KL TU M (+)
30	M	E	6 Wo.	0,1	0,05	1 G TU M (+)	1 MG TU M (+)
32	M	E	2 Mo.	0,05	0,2	1 MG TO M (+)	1 KL TO M (−)
35	M	Mi	1 Mo.	HB 1 m	0,05	1 MG TU M (−)	1 MG TU M (+)
36	M	Mi	8 Wo.	0,1	FZ 2 m	2 KL TU M (+)	1 KL TU M (+)
37	W	Mi	2 Mo.	FZ 2 m	0,2	1 G TO M (+)	3 KL TU M (−)
39	M	Mi	1 Mo.	0,4	0,6	1 MG TU NU M (+)	1 MG TU M (−)
43	M	E	2 Mo.	0,1	0,05	1 MG TU M (−)	1 TU M (+)
44	W	H	12 Mo.	0,1	0,8	1 G TU TO M (+)	1 G TU TO M (−)
47	M	E	2 Wo.	0,9	0,1	3 KL TU M (−)	1 G TU M (+)
64	W	H	6 Wo.	HB 1 m	0,4	2 KL TU M (+)	2 MG 1 KL TU M (−)
71	M	H	2 Mo.	0,05	HB 1 m	2 KL TO	3 KL TU Tot. Abl.
						2 KL TU M (+)	

Legende der Abkürzungen

A	= Alter	GS	= Geschlecht
C	= Kryotherapie	H	= weitsichtig
D	= Diathermie	HB	= Handbewegung
DK	= Auto-Demarkationslinien	KL	= Klein ca. 25° od. weniger
E	= Emmetropie	LA	= Linkes Auge
Episk.	= Episkleral	M (+)	= Makula betroffen
FZ	= Finger zählen	M (−)	= Makula nicht betroffen
G	= Groß ca. 90°	MG	= Mittelgroß ca. 45°

In Tabelle 1 haben wir sämtliche zusammengestellten Charakteristika übersichtlich eingetragen. 66,60% der Patienten sind unter 40 Jahre alt (Tab. 2). 33,30% von diesen sind weiblichen Geschlechts. 39,96% sind emmetrope Augen, 39,96% kurzsichtig und 19,98% weitsichtig. 59,94% wiesen hauptsächlich eine Visusabnahme während der ersten 3 Monate auf (Tab. 3). Bei den meisten von ihnen war die Maculagegend betroffen. Diese Tatsache erklärt die niedrige präoperative Sehschärfe.

In Schema I zeigen wir die prozentuelle Verteilung der Desinsertionen in den 4 Quadranten jeden Auges. Der am meisten betroffene ist der temporal unten. Im allgemeinen waren diese mittelgroß (ca. 45°) bis klein (ca. 25° oder weniger).

Die chirurgischen Eingriffe sind in Tabelle 4 zu sehen. Die am meisten angewandten Techniken waren episklerale Plomben aus Silikon mit Kryotherapie und „trap door" mit Diathermie. Die komplizierten Techniken wurden nur bei großen (ca. 90° oder mehr) Desinsertionen mit Ablatio von mehr als 2 Quadranten durchgeführt. Eine Cerclage wurde meistens nur bei Fällen mit einem Redidiv gelegt, und zwar mit fascia lata oder Kollagenfaden. 3 Augen wurden mit dem Argon Laser 800 von Coherent Radiation koaguliert.

| Chirurgische Eingriffe | | Komplikationen | | Post. V. | | Miscellanea | |
RA	LA	RA	LA	RA	LA	RA	LA
Episk. Pl. + C	Episk. Pl. + C	Pl. Abstoß	MGT	0,4	ME	Catarakt con.	
Schepens Tech.	Schepens' Tec.	–	Pl. Abstoß + Uveitis	0,3	0,1	2 Ret. Zyst. DK	2 Ret. Zyst. DK
Episk. Pl. + C	Episk. Pl. + C	–	–	0,6	0,7	–	–
Trap door + D	Trap door + D	–	–	1,0	0,1	–	2 Ret. Zyst.
Trap door + D	Trap door + D	–	–	0,4	0,7	–	–
Episkl. Pl. + C	Episkl. Pl. + C	–	–	0,5	0,7	–	–
Paufique's Ta.	Paufique's Ta.	–	–	0,05	0,1	Amblyopie	–
Trap door + D	Episkl. Pl. + C	–	–	0,5	0,4	–	–
Schepens' Tec.	Koag. Argon Laser	Rezidiv Makul. Loch	– –	ME	0,2	Plombe migrierte sub Ret.	–
Trap door + D	Koag. Argon L.	–	–	0,6	0,6	DK –	DK –
Koag. Argon L.	Episkl. Pl. + C	–	Rezidiv 2 x	0,6	ME	–	MGT
Episkl. Pl. + D	Trap door + D	Pl. Abstoß	–	0,2	1,0	DK –	DK –
Trap door + D	Paufique's Ta	–	–	1,0	0,5	DK	DK
Paufique's Ta.	Episkl. Pl. + C	Rezidiv 2 x	–	ME	0,6	MGT	–
Cerclage m. fascia lata + C	Episkl. Pl. + Cerclage + C	Rezidiv 2 x	–	ME	0,1	MGT	–

ME	= Mißerfolg	Post V.	= Postoperativer Visus
Mi	= Kurzsichtig	R	= Refraktion
MGT	= Massive vitreo-retinale Traktion	RA	= Rechtes Auge
NO	= Nasal oben	SE	= Symptom-Erscheinung
M	= Männliches Geschlecht	Ta.	= Tasche
NU	= Nasal unten	TO	= Temporal oben
Pl.	= Plombe	TU	= Temporal unten
P.V.	= Präoperativer Visus	W	= Weibliches Geschlecht

Tabelle 4. Chirurgische Eingriffe

Operation	Fälle
Episklerale Plombe + Cryotherapie	10
Trap Door	9
Paufiques' Tasche	4
Schepens' Technique	3
Lichtkoagulation mit Argon Laser	3
Episklerale Plombe + Diathermie	2
Cerclage mit Fascia lata	2
Episklerale Plombe mit Cerclage	2
Cerclage mit Kollagenfaden	1

Die anatomischen und funktionellen Resultate sind in Tabelle 5 zusammengefaßt. 83,25% der Augen wurden geheilt. 69,93% erzielten eine Verbesserung der Sehschärfe.

Tabelle 5

Anatomische Resultate	
Geheilte Augen	Ungeheilte Augen
25–83,25%	5–16,96%

Funktionelle Resultate		
Verbesserung	Verschlechterung	Gleich
21–69,93%	4–13,32%	5–16,65%

Besprechung

Wir haben 15 Fälle von nicht traumatischen bilateralen Netzhautablösungen, verursacht durch Desinsertionen an der Ora serrate, vorgestellt. Dies entspricht 6,66% aller nicht traumatischen Fälle; diese Anzahl liegt innerhalb der Prozentzahl schon bekannter Veröffentlichungen [5, 9, 13, 18, 19, 16]. Unsere Auskunft über die Betroffenheit bei Familienmitgliedern ist nicht ausreichend, um eine erbliche Ursache dieses Leidens postulieren zu können. In Übereinstimmung anderer Autoren haben wir überwiegend männliche Patienten jüngeren Jahrgangs [14] gefunden. Der Refraktionsfehler ist zu: 39,96% kurzsichtig, 39,96% Emmetropie und 19,98% Weitsichtigkeit, im Gegensatz zu höheren mitgeteilten Inzidenzen in Berichten von Shapland [16], Arruga [1] und Gonin [3].

Rechtes Auge   Linkes Auge

	Rechtes Auge		Linkes Auge		
	6	0	2	3	
	19,98%	–	6,66%	9,99%	
TE					TE
	16	4	4	19	
	53,28%	13,32%	13,32%	63,27%	

Schema 1. Lokalisation der Desinsertionen

Im Schema 1 zeigen wir die prozentuelle Verteilung der Desinsertionen in den 4 Quadranten beider Augen. Da es öfters mehrere Desinsertionen in einem Auge gab, wurde jede einzelne gezählt. Deswegen haben wir mehr Dialysen als Augen aufgezeichnet. Ein besonderes Merkmal dieser Fälle ist, daß die Lokalisation der Desinsertionen in den Quadranten meist spiegelbildlich auftritt (Schema 1). Der untere temporale Quadrant ist fast immer betroffen [13, 19, 19]. Bei 2 Fällen haben wir auch große, degenerative intraretinale Zysten gesehen, die sich allerdings nach der Operation zurückbildeten (Abb. 1).

Die Größe der Dialysen war verschieden. Bei 9 Augen waren sie groß (ca. 90° und manchmal mehr), bei 9 Augen mittelgroß (ca. 45°, Abb. 2) und bei 12 Augen klein (25° oder weniger). Die Netzhautablösung, verursacht durch die nichttraumatische Desinsertion hat einige charakteristische Merkmale, die sich von anderen Formen der Ablösung unterscheiden. Sehr oft bleibt sie in dem Quadranten lokalisiert, wo die Dialysen gefunden werden. Im allgemeinen haben sie einen flachen subretinalen Erguß. Bei den länger bestehenden (ca. 3 Monate), tra-

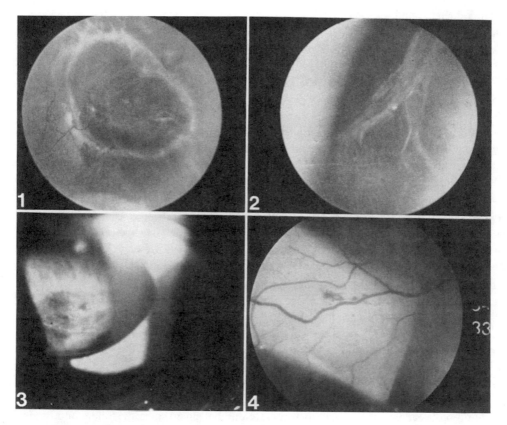

Abb. 1. Intra-retinale Zysten

Abb. 2. Mittelgroße Dialyse am Quadrant temporal unten

Abb. 3. Skleraeindellung mit anliegender Dialyse

Abb. 4. Komplikation. Silikon-Plombe sub-retinal nach Perforation der Aderhaut

ten Abgrenzungspigmentlinien oder Autodemarkationslinien und degenerative intraretinale Zysten auf (Abb. 1). Auffällig ist, daß sehr selten feste Netzhautfalten zu sehen sind. Dort, wo die Desinsertionen gelegen hatten, fanden wir ausgeprägte degenerative Veränderungen der Netzhaut, hauptsächlich in Form von Gitterlinien, Pigment- und Schneckenspuren ähnlich Mikrozysten.

Sehr häufig findet man die Glaskörperbasis fest mit dem freien Rand der Dialysen verbunden. Bei vielen findet man die Maculagegend später betroffen, woraufhin viele Fälle mit Verzöge-rung diagnostiziert werden. Die Ausbreitung der Ablösung ist meistens über zwei Hälften der Netzhaut zu sehen.

Die Ursache dieser Desinsertionen konnte bis heute nicht geklärt werden, obwohl zahlreiche Theorien aufgestellt worden sind. Für manche Autoren sind sie das Ergebnis einer Retino-schisis oder einer zystischen Degeneration der peripheren Netzhaut [9, 15, 16, 17, 10]. Ande-rerseits begünstigen anatomische Faktoren doch die Entstehung der Desinsertionen an der Ora serrata in dem unteren temporalen Quadranten. Dort hat die Retina nur 2 Schichten, statt der üblichen 10, die normalerweise zu finden sind. In dieser Gegend entwickelt sich die Netz-haut embryologisch später und ist außerdem gefäßlos. Diese Tatsachen bringen es mit sich, daß diese dort schwächer und dünner wird.

In den Tabellen 1 und 4 zeigen wir die durchgeführten chirurgischen Eingriffe. Bei den großen Desinsertionen haben wir meistens ein „trap door" mit Silikonplombe und Diathermie angewendet (10 Augen). Bei 4 Augen machten wir eine Paufique's Tasche mit Diathermie. Bei den schwierigeren Fällen operierten wir nach Schepens Technik. Cerclages wurden wenig durchgeführt, im Gegensatz zu Hagler et al. [4], die sie relativ häufig ausführen. Bei den mittelgroßen und kleinen Dialysen verwendeten wir Episkleralplomben aus Silikon und Kryotherapie.

Bei 3 Augen führten wir Lichtkoagulationen mit dem Argon-Laser 800 von Coherent Radiation durch. Es handelte sich um Netzhautablösungen geringer Ausdehnung, die im Anfangsstadium entdeckt wurden. Eine Koagulationssperre am hinteren Rand der Ablösung genügte, um sie zu blockieren. Diese frühe Diagnose beruhte auf einen Zufall, da der Patient uns wegen Beschwerden am anderen Auge konsultiert hatte.

Bei allen Fällen war es notwendig, den subretinalen Erguß zu entfernen. Dieser war dickflüssig und klebrig. Durch diesen Umstand ist es unwahrscheinlich, daß er von sich resorbiert wird. Gleichzeitig erreicht man damit einen engen Kontakt der Skleraeindellung mit der Netzhaut (Abb. 3). Viermal hatten wir ein erstes Rezidiv und zweimal ein zweites.

Mit diesen Techniken erreichten wir eine anatomische Heilung bei 83,25% der Augen. Ähnliche Ergebnisse wurden von anderen Autoren ebenfalls erzielt [3, 8, 12]. Bei 69,93% der Augen registrierten wir eine Visusverbesserung, obwohl bei vier Fällen die Maculagegend betroffen war. Dieses ist erklärlich, weil die Ablösungen meistens flach waren und somit einen gewissen Kontakt der Retina mit den unteren Schichten und Pigmentepithels hatten. Eine partielle Ernährung der Zellen blieb dadurch erhalten.

Als Komplikationen beobachteten wir 5 ungeheilte Augen (16,96%), ausgelöst durch massive vitreo-retinale Traktion (MGT). Bei 3 Augen mußten wir die Plombe entfernen, weil diese bei 2 Augen die Bindehaut durchgebrochen hatte und bei einem sogar die Sklera und Bindehaut.

Es gab keine Infektion und die Retinae blieben angeheftet. Diese Komplikation tritt häufiger bei diesen Operationen auf, da man die Plombe ziemlich nah am Limbus anbringen muß [6, 7]. Als andere relativ häufige Komplikation, die wir bei Augen, die mit Kryotherapie behandelt worden sind, sahen wir eine Pigmentzerstreuung. Dies war besonders der Fall bei Dialysen, wo mehrere und länger andauernde Kryoapplikationen notwendig waren. Somit wird Pigment aus dem Netzhautepithel mobilisiert. Glücklicherweise hat diese Komplikation keinen negativen Einfluß auf die funktionellen Resultate [11].

Eine tragische Komplikation erlebten wir bei einer Patientin mit − 10 Dptr., die in einem Auge mit einem „trap door" und Silikonplombe operiert wurde. Dieses Auge erlitt ein Rezidiv der Ablösung, verursacht durch ein rundes Loch an der Macula. Beim Einlegen eines Klöti-Ringes als zweite Operation, perforierte die Silikonplombe die dünne Sklera, migrierte unter die Netzhaut und setzte sich am Äquator im unteren temporalen Quadranten fest. Daraufhin entstand eine totale Ablatio, die nicht wieder zu operieren war (Abb. 4).

Zusammenfassung

Wir berichten über 15 Fälle von nicht traumatischen bilateralen Netzhautablösungen, verursacht durch Desinsertionen an der Ora serrata. Es wird eine klinische und chirurgische Studie vorgestellt. Die wichtigsten klinischen Merkmale der Fälle werden aufgestellt sowie die chirurgischen Techniken, die angewendet wurden. Eine sehr bemerkenswerte Erscheinung bei diesen Patienten ist das spiegelbildliche Auftreten der Dialysen in beiden Augen. Wir haben eine anatomische Heilungsquote von 83,25% erreicht und 69,93% der Patienten haben eine signifikante Sehschärfenverbesserung, obwohl bei sehr vielen von ihnen die Makula-Gegend betroffen war. Die gefundenen postoperativen Komplikationen werden ebenfalls erwähnt und kommentiert.

Summary. We report on 15 cases of non traumatic bilateral retinal detachments caused by desinsertions at the ora serrata. We present a commented clinical and surgical study. The main clinical features of these cases are analysed and correlated with each other. Also the performed surgical procedures are shown and commented upon. One very important characteristic of these patients is the mirror like appearance of the dialysis in the affected quadrants of each eye. We have obtained an 83,25 % of anatomical cures and 69,93 % of the patients show an important visual recuperation, although very many of them had the macular region affected. The complications encountered after surgery are also mentioned and discussed.

Literatur

1. Arruga, H.: Condiciones fisiologicas generales de los individuos atacados de desprendimiento de retina. XIV Conc. Ophthal. 21, 8 (1933). − 2. Francois, J.: L'heredité en ophthalmologie, pp. 573−74. Paris: Masson 1958. − 3. Conin, J.: Le decóllement de la retine. Pathogenie, T ..tment. Lausanne: Payot 1934. − 4. Hagler, W., North, A.: Retinal dialyses and retinal detachment. Arch. Ophthal. (Chicago) 376−388 (1968). − 5. Honrubia, F., Menezo, J.: Desprendimiento de la retina por desinserciones en ora: clinica y tratamiento. Arch. Soc. Esp. Oftal., 33, 10, 879−894 (1973). − 6. Honrubia, F., Menezo, J., Vila, E.: Estudio bacteriológico en la cirugía del desprendimiento de retina. Arch. Soc. Esp. Oftal. 32, 169 (1972). − 7. Honrubia, F., Menezo, J., Perez Salvador, J.: La intolerancia de los implantes de silicona en la cirugia del desprendimiento de retina. Arch. Soc. Esp. Oftal. 32, 265 (1972). − 8. Johuston, G., et al.: Juvenile retinal detachment. Mod. Prob. Ophthal., 8, 209 (1969). − 9. Leffertstra, L.: Desinsertions at the ora serrata. Ophthalmologica 119 (1950). − 10. Levy, J.: Inherited retinal detachment. Brit. J. Ophthal. 36, 626−636 (1952). − 11. Menezo, J., Honrubia, F.: Etude sur la mobilisation de l'epitelium pigmente apres la cryoretinopexie. LXXIX Reun. Soc. Fran. d'Ophtal., Paris, 1972. − 12. Muiños, A.: Juvenil retinal detachment at the Barraquer Clinic. Mod. Prob. Ophthal., 8, 284 (1969). − 13. Schmelzer, H.: Doppelseitige Netzhautablösung mit symetrischem Orariß bei nicht kurzsichtigen jugendlichen Brüdern. Klin. Mbl. Augenheil. 96, 19−26 (1936). − 14. Schepens, C. et al.: Data on the natural history of retinal detachment. Amer. J. Ophthal. 61, 213 (1966). − 15. Schepens, C.: Discussion of intraretinal macrocyst and retinal detachment. Trans. Amer. Acad. Ophth. Otolahryng. 71, 454 (1967). − 16. Shapland, C.: Anterior retinal dialysis. Proc. Roy. Soc. Med. 42, 609 (1949). − 17. Urrets-Zavalia, A.: Le décollement de la retine. Paris: Masson 1968. − 18. Verdaguer, T. et al.: Desprendimiento de retina por desinserción simple de la ora serrata. Arch. chil. Oftal. 28, 366−377 (1971). − 19. Verdaguer, T. et al.: Genetical studies in non traumatic retinal dialyses. Mod. Probl. Phthal. (Basel) 15, 34−39 (1975). − 20. Waardenburg, P.: Genetics and ophthalmology, pp. 1287. Oxford. Blackwell 1963.

Aussprache

Herr Dannheim:

Zum Vortrag S. 329:
Ähnliche Beobachtungen kann man auch bei Licht- und Laserkoagulationen machen. Dennoch wäre eine tatsächliche Amotioretinae eine Kontraindikation gegenüber jeglicher Koagulation.

Zum Vortrag S. 337:
In keinem Foto war die typische Zähnelung der Ora-Dialyse sichtbar. Außerdem wurden häufig gittrige Degenerationen beobachtet. Beides könnte dafür sprechen, daß manche der Fälle keine Ora-Dialysen, sondern sogenannte Orarisse waren, d.h. oranahe, oraparallele Risse. Auch die Lokalisation der Fälle, die nicht im temporal-unteren Quadranten lagen, läßt Zweifel an der Diagnose Desinsertio bzw. Oradialyse aufkommen.

Herr Hilsdorf (Schlußwort) zum Vortrag S. 324:
Die Feldgröße des Kältekoagulationsherdes ist im Vergleich zum Laser- und Photokoagulationsherd im allgemeinen größer, dementsprechend ist auch das mit einem einzigen Kälteherd erfaßte Gebiet breiter.

Die Wahrscheinlichkeit, einen versteckten Netzhautdefekt unter der Koagulation zu entdecken, steigt mit zunehmender Koagulationsfläche, und ist damit bei der Kryopexie eher gegeben. Bei jeder therapeutisch indizierten, optisch kontrollierten Kryopexie fallen zusätzlich diagnostische Informationen an, die unter Umständen für die weitere Behandlung des Auges von Bedeutung sein können. Eine rein auf die Diagnostik bezogene Kroypexie ohne therapeutischen Gesichtspunkt ist nicht zu empfehlen.

Herr Menezo (Schlußwort) zum Vortrag S. 337:

Die eingehenden Untersuchungen mit dem Goldmann-Kontaktglas mit und ohne Einbuckelung ergaben, daß es sich bei unseren Patienten doch um echte Desinsertionen handelte.

Herr Straatsma (San Franzisco) Schlußwort:

Ich möchte mich für diese große Zahl hervorragender Vorträge herzlich bedanken. Ich bin sicher, daß wir unser Material auch weiterhin gemeinsam untersuchen sollten. Besondere Aufmerksamkeit sollte der Klassifikation und Terminologie zugewendet werden. Die fotografische Dokumentation ermöglicht es, diese Fälle auch nach Jahren noch zu diskutieren. Nochmals herzlichen Dank für die zahlreichen und wertvollen Beiträge.

Netzhautabhebungen in der Peripherie – Ultraschalldiagnostische Befunde und therapeutische Konsequenzen

W. Buschmann und D. Linnert (Universitäts-Augenklinik Würzburg, Dir. Prof. Dr. Dr. h.c. W. Leydhecker)

Die Netzhautperipherie und das Ziliarkörpergebiet sind nicht nur optisch, sondern auch echografisch schwieriger zu untersuchen als die hinteren Fundusabschnitte. Bisher sind nur wenige A- oder B-System-Echogramme dieser Region veröffentlicht worden; meist gelingt die echografische Darstellung nur bei erheblichen krankhaften Veränderungen. Viel öfter fehlen Ziliarkörper und periphere Fundusabschnitte in den Echogrammen gänzlich. (Coleman, 1972; Coleman et al., 1969; Baum, 1971).

Die Darstellung von vorn wäre leicht möglich, da der Ultraschall die Sklera durchdringen kann. Aber die Sklera reflektiert so intensive Echos, daß die unmittelbar anliegende Netz- und Aderhaut von diesen überlagert wird. Dasselbe gilt auch für den Ziliarkörper, obwohl da die Verhältnisse schon etwas günstiger sind (Abb. 1).

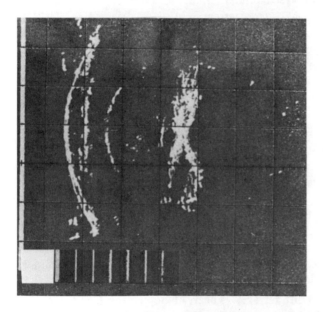

Abb. 1. Compound-B-Scan (linear und sector) eines gesunden Auges. Gerät: 7100 MA (Kretztechnik), mit B-Gerät B 108. Schallkopf: NM10 5K Nr. 6, maximale Gesamtempfindlichkeit, TGC 0.
Das Auflösungsvermögen erlaubt, die Hornhaut (links im Bild) zumindest streckenweise durch zwei getrennte Linien darzustellen (entsprechend der Epithel- und Endotheloberfläche). Trotzdem gelang keine befriedigende Darstellung des Ziliarkörpers. – Im Bild unten sind Zeitmarken abgebildet (4 μsec Abstand). Das Auge ist in axialer Richtung verkürzt dargestellt, da das B-Gerät vom Hersteller nicht auf die richtige Schallgeschwindigkeit eingestellt wurde

Die Untersuchung von der gegenüberliegenden Seite des Bulbus ist bisher weitaus erfolgreicher. Die Schallimpulse durchdringen den Glaskörper und erreichen von daher die Netzhaut. Das (schwächere) Netzhautecho wird dann zuerst reflektiert und *vor* dem intensiven Echo der Sklera dargestellt, so daß es nicht zu einer Überlagerung durch das letztere kommt. Mit den Flachstielschallköpfen, die von Kretztechnik auf unsere Anregung hin entwickelt wurden,

345

kann man das gegenüberliegende Netzhautgebiet am Bulbusäquator gut untersuchen; das Schallbündel wird dabei stets senkrecht auf die Bulbuswand gerichtet. In vielen Meridianen erreicht man bei entsprechenden Blickbewegungen des Patienten aber auch die davor liegende Fundusperipherie; dazu muß der Schallkopf entsprechend weit hinter dem Äquator aufgesetzt werden.

Dagegen ist das Ziliarkörpergebiet so nicht zu erreichen. Hierfür wäre eine Bindehautinzision erforderlich, um den Schallkopf weit genug nach hinten einführen zu können. Bei Verdacht auf Ziliarkörpertumor wäre ein solches Vorgehen wohl gerechtfertigt, sonst aber nicht – insbesondere, solange die Schallköpfe nicht einwandfrei sterilisiert werden können.

Unsere nachfolgend beschriebenen Untersuchungen sind dementsprechend ohne Bindehautinzision, aber mit Ankopplung des Schallkopfes an der gegenüberliegenden Bulbuswand (im Äquatorbereich und dahinter) vorgenommen worden.

Ophthalmoskopisch oder mit dem 3-Spiegel-Kontaktglas erkennbare Sanddünenphänomene oder höhere Netzhautabhebungen weisen in der Regel auf eine primäre Netzhautablösung hin. Ein Netzhautriß ist oft nachweisbar, die Therapie der Wahl ist die entsprechende Ablatio-Operation.

Sanddünenphänomene oder prominente Netzhautareale findet man mit Kontaktglas oder Augenspiegel aber auch bei anderen Krankheitsprozessen. Ischämische Ödeme bei Infarkt der Aderhaut und entzündliche Netzhaut-Aderhautödeme sind optisch oft nicht sicher gegenüber primären Netzhautablösungen abzugrenzen. Die Ultraschalluntersuchung gibt Auskunft über das Gebiet hinter der prominenten Netzhautoberfläche. Der Nachweis oder Ausschluß subretinaler, echofreier Flüssigkeitsansammlungen erlaubt eine sichere Abgrenzung der primären Ablatio retinae von den genannten andersartigen Prozessen und damit die Wahl der zweckmäßigsten Therapie.

Wenn die Netzhaut flottiert oder ein Netzhautriß mit optischen Mitteln gefunden wurde, wird man in der Regel auf eine Ultraschalluntersuchung verzichten können. Bei starrer Netzhaut, leicht unscharfen Gefäßkonturen (Netzhautödem!) oder fehlendem Foramen-Nachweis ist dagegen eine echografische Darstellung des subretinalen Raumes indiziert. Bei ischämischen Ödemen und bei Entzündungsprozessen der Netz- und Aderhaut findet man meist keinen echofreien subretinalen Raum, sondern eine Vielzahl schwächerer Echos hinter dem Echo der Netzhautoberfläche. Intraokulare Fremdkörper, die im Bereich der Bulbusrückwand aufgeschlagen sind, lösen an der Aufschlagstelle meist eine proliferative Chorioiditis (oder Chorioretinitis) aus (Ballantyne und Michaelson, 1970), welche sich in die Umgebung ausbreiten kann und dann ebenfalls viele subretinale Echos zur Anzeige gelangen läßt.

Hierzu ein Beispiel: Der Patient M.P. erlitt am 17.1.75 beim Abklopfen von Blech eine perforierende Hornhautverletzung des RA mit traumatischer Katarakt. Die auswärts durchgeführte Röntgenlokalisation ergab fälschlich eine extrabulbäre Lage des Fremdkörpers, erst 6 Wochen später wurde der Patient wegen zunehmendem intraokularen Entzündungszustand an unsere Klinik überwiesen. Der intraokulare Fremdkörper wurde extrahiert. Der Visus war auf Handbewegungen in 30 cm Abstand und richtige Lichtscheinprojektion abgesunken. 2 Wochen nach Ablassen der traumatischen Katarakt wurden temporal unten, anschließend an das vor dem Äquator liegende Extraktionsgebiet, welches mit Kryopexieherden abgeriegelt worden war, Sanddünenphänomene der Netzhaut erkennbar. Die Narbe selbst war deutlich pigmentiert, im Glaskörper fanden sich noch reichlich Blutreste und Fibrinschwarten. Das Gesichtsfeld war erheblich eingeschränkt (Abb. 2a).

Abb. 2. Gesichtsfeld des rechten Auges, Patient M.P., (a) 4 Wochen nach Fremdkörperextraktion, 2 Wochen nach Linsenablassung. (b) 4 Monate später (konservative Behandlung) ▷

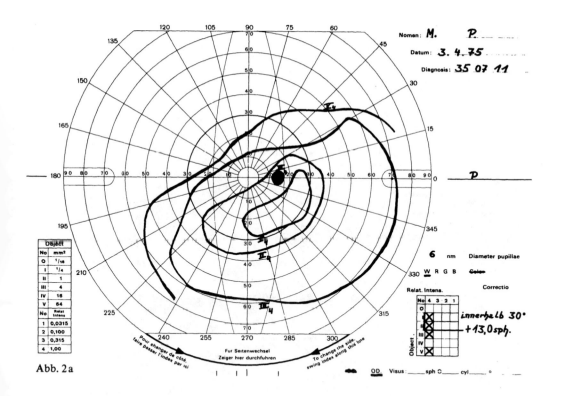

Abb. 2a

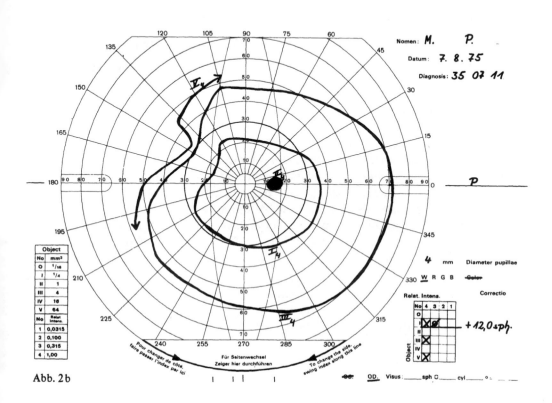

Abb. 2b

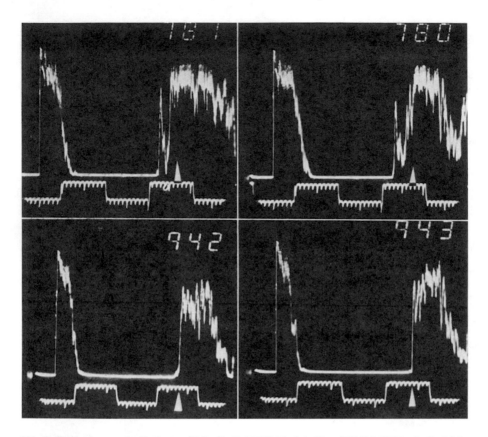

Abb. 3. Echogramme des Patienten M. P., Gerät 7200MA, Schallkopf NM10 5K Nr. 6; die Pfeile markieren die Position der Sklera.
780, 781: Befund 4 Wochen nach Fremdkörperextraktion; 80 dB Gesamtempfindlichkeit (= 63 mm durchdringbare Ölstrecke).
942, 943: dieselben Richtungen, nach 5 Monaten (konservative Behandlung). Auch mit herabgesetzter Gesamtempfindlichkeit (65 dB = 44 mm Ölstrecke) ist keine sichere Prominenz mehr nachzuweisen

Die Ultraschalluntersuchung (Abb. 3) zeigte multiple Echos hinter der deutlich prominenten Netzhautoberfläche; ein echofreier Exsudatraum war nicht vorhanden. Unter konservativer lokaler Behandlung mit Scherofluron, Refobacin (subkonjunktival), Mydrial-Atropin, Vit. A und Bepanthen-Salbe sowie Wärme zeigte sich echografisch nach 3 Wochen eine deutliche Verdichtung des subretinalen Gewebes. Bei gleicher Untersuchungstechnik und Geräteeinstellung ergaben sich so intensive Echos aus dem Herdbereich, daß die Sklerainnenfläche bei hoher Gesamtempfindlichkeit gar nicht mehr herauszufinden war. Das Sehvermögen (0,3) und das Gesichtsfeld besserten sich. Ophthalmoskopisch waren noch immer Sanddünenphänomene erkennbar.

4 Monate später lag die Netzhaut ophthalmoskopisch an, das Sehvermögen war auf 0,4 angestiegen, das Gesichtsfeld war größer geworden (Abb. 2b). Es bestanden vor allem im Narbengebiet noch Glaskörpertrübungen; im Echogramm zeigte sich eine deutliche Rückbildung des prominenten Herdes (Abb. 3, untere Reihe).

Eine intraokulare Entzündung (*ohne* i.o. Fremdkörper) kann ähnliche Symptome zeigen. Im folgenden Fall war die Verlaufskontrolle zunächst nur echografisch möglich. Der Patient V.A.

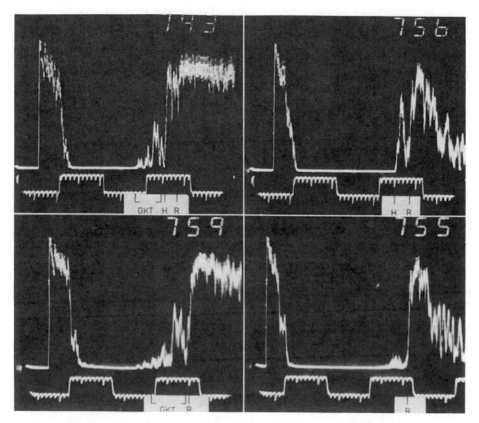

Abb. 4. Echogramme des Patienten V. A.: Gerät: 7200 MA, Schallkopf NM10 5K Nr. 6;
743, 756: Echogramme vom 3.4.75, 80 bzw. 65 dB Gesamtempfindlichkeit (= 63 bzw. 44 mm durchdringbare Ölstrecke).
759, 755: Echogramme vom 8.9.75, dieselben Richtungen und Einstellungen.
GKT = Glaskörpertrübungen, H = Oberfläche des prominenten Netzhaut-Aderhautherdes, R = normale Position der Bulbusrückwand

erlitt am 25.2.75 eine perforierende Hornhaut-Skleraverletzung mit Iris- und Glaskörperprolaps. Hyphaema, traumatische Katarakt und Glaskörpertrübungen verhinderten die ophthalmoskopische Beurteilung des Fundus. Nach Vitrektomie, Reposition des Irisprolapses und Naht der Wunde kam es zu passageren Druckanstiegen und einem 6 Wochen anhaltenden heftigen i.o. Entzündungszustand. Anfangs war die Lichtscheinprojektion noch aus allen Richtungen richtig, später nur noch von temporal. Bei der 1. Ultraschalluntersuchung am 3.4.75 wurde unten in der Peripherie eine Netzhaut-Aderhautschwellung mit deutlicher Prominenz der Netzhautoberfläche nachgewiesen (Abb. 4). Ein echofreier subretinaler Exudatraum fand sich nicht, vielmehr zeigten sich auch hier subretinal viele Echos. Nach massiver örtlicher und allgemeiner antibiotischer Therapie mit Refobacin und Totocillin besserte sich der Entzündungszustand endlich. In den folgenden 3 Wochen konnte echografisch schon eindeutig eine Rückbildung der Netzhaut-Aderhaut-Prominenz nachgewiesen werden. Eine optische Beurteilung des Fundus war noch nicht möglich.

In den folgenden 4 Monaten besserte sich unter konservativer Behandlung der Zustand weiter. Die Lichtscheinprojektion konnte wieder aus allen Richtungen richtig angegeben werden, von unten ist Fingerzählen in 50 cm Abstand möglich. Das Gesichtsfeld konnte anfangs nur mit dem Friedmann Analyser untersucht werden. Der Vergleich zeigt die allmähliche Rückbildung des Ausfallgebietes (Abb. 5). Oben ist die Netzhaut jetzt erkennbar und unauffällig. Schwadenförmige Glaskörpertrübungen und die traumatische Trübung der hinteren Linsenrinde verhindern noch immer die ophthalmoskopische Beurteilung des Fundus im Zentrum und in den unteren Quadranten. Echografisch sind die dichten Glaskörpertrübungen in der unteren Bulbushälfte bei maximaler Gesamtempfindlichkeit noch sehr deutlich nachzuweisen. Die Prominenz von Netz- und Aderhaut im Herdgebiet hat sich dagegen völlig zurückgebildet (Abb. 4).

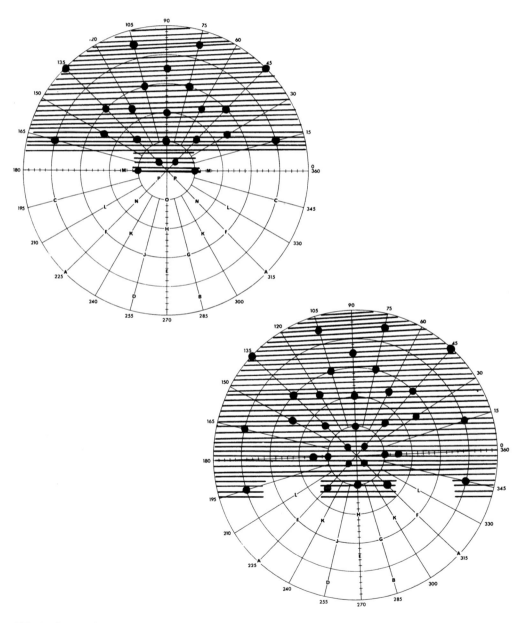

Abb. 5. Gesichtsfelduntersuchung des Patienten V.A. vom 7.7.75 (Abb. 5a) und vom 11.8.75 (Abb. 5b)

350

Bei beiden Patienten wären Netzhautoperationen sicher nicht indiziert gewesen, da ein narbenbildender Entzündungsprozeß ohnehin schon im Gange war. Zur rechtzeitigen Erkennung des Krankheitsbildes, zur Wahl der zweckmäßigsten Therapie (in diesen Fällen konservative Therapie) und zur Verlaufskontrolle kann die Ultraschalluntersuchung wesentlich beitragen.

Zusammenfassung

Sanddünenphänomene und eine mit dem Augenspiegel schon meßbare Prominenz der Netzhautoberfläche weisen auf eine flache Netzhautablösung hin. Ophthalmoskopisch ist es jedoch oft nicht sicher möglich, ein Netzhaut-Aderhautoedem von einer beginnenden Netzhautablösung zu unterscheiden. Der echografische Befund entscheidet die Differentialdiagnose und bestimmt damit die Wahl des zweckmäßigsten therapeutischen Vorgehens.

Literatur

Ballantyne, A. J., Michaelson, I. C.: Foreign-body injury of the retina. Textbook of the Fundus of the Eye; S. 456–458. Edinburgh and London: E. u. S. Livingston 1970. – Baum, G.: Problems in ultrasonographic diagnosis of retinal disease. Amer. J. Ophthal. 71 (3), 723–739 (1971). – Coleman, D.J.: Reliability of ocular and orbital diagnosis with B-scan ultrasound. Amer. J. Ophthal. 73 (4), 501–516 (1972). – Coleman, D.J., Konig, W.F., Katz, L.: A hand-operated ultrasound scan system for ophthalmic evaluation. Amer. J. Ophthal. 68 (2), 255–263 (1969).

Operative Ablatioprobleme

Über die Verwendung des Operationsmikroskops bei Netzhautablösungsoperationen

J. Draeger und I. Pape (Augenklinik Bremen, Direktor: Prof. Dr. J. Draeger)

Der Gebrauch des Mikroskopes hat sich für die Vorderabschnittschirurgie längst eingebürgert, hat dort unsere Methoden und Ergebnisse fraglos verbessert.

Man muß sich fragen, warum bei der Amotiochirurgie eine ähnliche Entwicklung noch nicht eingesetzt hat. Es liegt dies sicherlich z.T. an der andersartigen Gewebsstruktur, an der fehlenden Transparenz, mit der wir es hier zu tun haben, so daß der Gebrauch des Mikroskops nicht von vornherein einleuchtend erscheint.

Zum anderen liegt es aber auch an eingefahrenen Gewohnheiten, von denen sich zu lösen schwer fällt. Außerdem spielt der ja für Amotiooperationen typische Wechsel zwischen Funduseinblick und episkleraler Beobachtung während der Präparation eine Rolle.

Da sich für die Fundusbeobachtung während der Operation mehr und mehr der Gebrauch binokularer indirekter Ophthalmoskope eingebürgert hat, wird nun der Einfachheit halber für die andere Phase der Operation, also vorwiegend für die episkerale Arbeit, auch kein Mikroskop eingesetzt. Dazu kommen gewisse technische Probleme, die bisher fast alle Operateure von der Anwendung des Mikroskops abgeschreckt haben. Ohne für diesen Verwendungszweck entsprechend konstruierte Geräte war der Gebrauch des Mikroskops einfach mühsam. Dies galt allerdings früher auch für die Vorderabschnitts-Chirurgie — auch hier hat es Jahrzehnte gedauert, bis uns neuentwickelte Geräte zur Verfügung standen, die optimal unseren operativen Bedingungen angepaßt waren.

Seit Koeppe (1918), vor allem aber seit Goldmann (1954) wissen wir, daß die Spaltlampenuntersuchung mit Hilfe von Kontaktgläsern eine neue Dimension der Fundusbeobachtung erschlossen hat. Für die *diagnostische* Beurteilung ist dies längst Selbstverständlichkeit, für die Beurteilung von operativen Situationen wird jedoch noch kaum davon Gebrauch gemacht.

Klöti (1966) hat zunächst versucht, wenigstens mit der Lupenbrille den besseren Einblick durch das Kontaktglas zu nutzen, Lotmar und Fankhauser (1969) haben bereits ein stereoskopisches Stirnmikroskop für den gleichen Zweck vorgeschlagen.

Dabei entsprach die Beleuchtung der der sonst üblichen indirekten binokularen Opthalmoskope, ermöglichte also kein Spaltbild, schon gar nicht unter variablem Winkel. Wir haben deshalb (Draeger, 1969) die Anforderungen an ein geeignetes Beleuchtungssystem zum Operationsmikroskop definiert. Es kommt vor allem auf einen verhältnismäßig geringen Winkel zwischen Beobachtungs- und Beleuchtungsstrahlengang an, um auch bei nicht allzuweiter Pupille beide Strahlengänge auf dem Fundus vereinigen zu können. Darüber hinaus sollte die Drehbarkeit des Spaltes erhalten bleiben, um der Rotation des Kontaktglases ohne Drehung des ganzen Mikroskops folgen zu können.

Hilsdorf (1971, 1972) hat später ebenfalls auf den Vorteil der Kontaktglasuntersuchung während der Amotiooperation hingewiesen.

Ein speziell für diese Verwendungszwecke entwickeltes Operationsmikroskop (Draeger, 1975) erlaubt nun erstmals durch einfache Umschaltung den Übergang von der üblichen Schrägbeleuchtung zur annähernd koaxialen Beleuchtung, wie sie für diese Zwecke erforderlich ist. (Abb. 1).

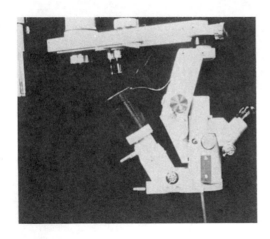

Abb. 1. Mikrochirurgisches Operationsmikroskop, Koaxialbeleuchtung

Auf diese Weise wird die Verwendung verschiedener Spaltleuchten für unterschiedliche Beleuchtungsrichtungen oder der Gebrauch zusätzlicher Reduzierprismen vermieden: Durch einfachen Hebeldruck kann die Beleuchtung der operativen Situation angepaßt werden.

Selbstverständlich bleibt auch bei koaxialer Beleuchtung die Möglichkeit zur Spaltdrehung erhalten, außerdem kann das Mikroskop um seine Querachse geneigt werden.

Dies erlaubt nun gleichzeitig die Verwendung des Mikroskops nicht nur zur Fundusbeurteilung während der Operation, sondern vielmehr auch zur Präparation, zur Naht, ggf. zur Drainage, auch unter erschwerten räumlichen Verhältnissen. Neigung und Koaxialbeleuchtung zusammen lassen die mikroskopische Beobachtung des Operationsfeldes auch bei großem Limbusabstand mühelos zu. Die Fokussierung in der Schrägen, sowie der Überblick über ein seitlich ausgedehnteres Operationsfeld bereitet mit Hilfe der Lateralverschiebung des Operationsfeldes keine Schwierigkeiten. Der mikrochirurgische Operationstisch wird, ebenso wie die übrigen, während der Operation benötigten Funktionen, vom Stuhl der mikrochirurgischen Einheit aus in allen Koordinaten ferngesteuert. Die Lateralbewegung erfolgt mit einer Geschwindigkeit von 2 mm/sec., die einer mittleren Vergrößerung zwischen 10- und 16-fach angepaßt ist. (Abb. 2).

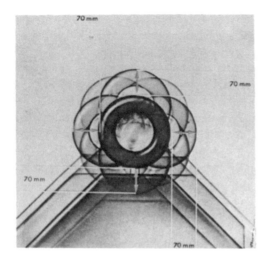

Abb. 2. Lateralverschiebung des mikrochirurgischen Operationstisches

Außerdem bietet dieser Tisch die Möglichkeit, auch beim Sitzen seitlich des Patientenkopfes — wie es gerade bei der Amotiochirurgie häufig zweckmäßig ist — ohne Beeinträchtigung der Kniefreiheit entspannt zu sitzen.

Die Operationstechnik unter Verwendung des Mikroskops für die verschiedenen Phasen des Eingriffs sei im folgenden nur kurz skizziert:

Nach Eröffnen der Bindehaut und dem Legen von Haltefäden durch die geraden Muskeln zuerst Aufsetzen des Dreispiegel-Kontaktglases zur Funduskontrolle bei koaxialer Beleuchtung (Abb. 3). Anschließend Lokalisation des oder der Foramen unter dem Kontaktglas und Markierung auf der Sklera.

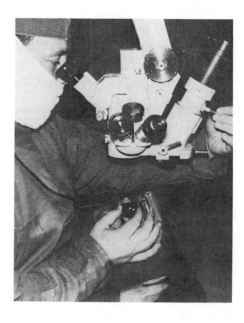

Abb. 3. Funduskontrolle mit dem Kontaktglas

Kippung des Operationsmikroskops aus der Vertikalen in eine schräge Achse zum Legen der Nähte, deren Tiefe in der Sklera makroskopisch vor allem bei weitem Abstand vom Limbus nicht sicher abgeschätzt werden kann (Abb. 4).

Die Fokussierung geschieht in dieser Phase durch die ferngesteuerte Lateralbewegung des Tisches.

Danach ggf. Drainage der subretinalen Flüssigkeit unter dem Mikroskop, soweit dies im Einzelfall erforderlich ist. Nach Abschluß der Bulbuseindellung Kontrolle des Walls und seiner Beziehung zu den Foramina, nunmehr in vertikaler Mikroskopeinstellung, bei unverändert koaxialer Beleuchtung und variabler Vergrößerung.

Diathermie- bzw. Kryokoagulation soweit nötig. Verschluß der Bindehaut bei seitlicher Beleuchtung. Die gesamte Operation von der Eröffnung bis zum Verschluß der Conjunctiva erfolgt also unter dem Mikroskop.

Diese Technik wird seit 1971 angewendet. Inzwischen ist für alle Operateure der Gebrauch des Kontaktglases bei Amotiooperationen zur Routine geworden. Diese Methode bedarf einiger Übung was aber für den Gebrauch des Binokularophthalmoskops ebenfalls gilt.

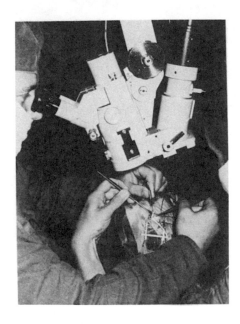

Abb. 4. Kippung des Mikroskops, Skleranaht

Sie setzt die selbstverständliche Beherrschung aller Funktionen der Operationseinheit voraus. Auch die jüngeren Kollegen, die von Anfang an in die mikrochirurgische Operationstechnik des Vorderabschnitts eingeführt werden, haben keine Schwierigkeiten mit der geschilderten Technik.

Wir glauben, daß mit der Kombination von mikrochirurgischer Operationseinheit und angeschlossenem Operationstisch nunmehr die technischen Voraussetzungen für die konsequente Anwendung mikrochirurgischer Methoden auch für die Netzhautchirurgie gegeben sind.

Literatur

Draeger, J.: Beitrag zur technischen Verfeinerung der Goniotomie. Ber. Dtsch. Ophthal. Ges. 69, S. 259–261. München: J.F. Bergmann 1968. – Draeger, J.: Erweiterte Anwendungsmöglichkeiten des Operationsmikroskops. Ber. Dtsch. Ophthal. Ges. 69, S. 89–93. München: J.F. Bergmann 1970. – Draeger, J.: Technischer Fortschritt bei Kontaktglas-Untersuchungen des Augenhintergrundes. Ber. Dtsch. Ophthal. Ges. 72, S. 298–301. München: J.F. Bergmann 1973. – Draeger, J.: Microscope Development. Adv. ophthal. 30, 2–4 (1975). – Goldmann, H.: Zwei Vorlesungen über Biomikroskopie des Auges. S. 19–31 (1954). – Hilsdorf, C.: Amotiochirurgie mit Kontaktglas. Klin. Mbl. Augenheilkunde 161, 505–509 (1972). – Hilsdorf, C.: Stativspaltlampe mit Winkelreduzieraufsatz 22° zu Untersuchungen und Behandlungen mit dem Kontaktglas. Ber. Dtsch. Ophthal. Ges. 71, S. 401–404. München: J.F. Bergmann 1972. – Klöti, R.: Glaskörperchirurgie. Ophthalmologica (Basel) 152, 303–309 (1966). – Koeppe, L.: Die Untersuchungen des Auges im polarisierten Licht der Gullstrandschen Nernst-Spaltlampe Albrecht v. Graefes Arch. Ophthal. 97, 346 (1918). – Lotmar, W., Fankhauser, F.: Ein stereoskopisches Operations-Mikroskop für Netzhaut und Glaskörperchirurgie. Albrecht v. Graefes Arch. 177, 166–174 (1969).

Massive periretinale Proliferation

H. Laqua, R. Machemer (Bascom Palmer Eye Institute, Miami, Florida 33136, U.S.A.)

I. Histologie

Eine der häufigsten Ursachen für das Mißlingen einer Netzhautoperation ist eine Komplikation, die als Massive Glaskörper Retraktion oder als Windenblüten Ablatio bezeichnet wird (Abb. 1). Diagnostisch für diese besondere Form der Netzhautablösung sind fixierte Netzhautfalten und starre, oft pigmentierte Glaskörperstränge und Membranen. Die Pathogenese dieser Komplikation ist bisher weitgehend ungeklärt und wurde auf Grund klinischer Beobachtungen meist auf die Kontraktion eines pathologisch veränderten Glaskörpers zurückgeführt [1, 2]. Interessanterweise kann man dieselbe Komplikation auch bei experimentell erzeugter Netzhautablösung bei Eulenaffen beobachten (Abb. 2) [3], womit sich zum ersten Mal eine Möglichkeit ergab, dieses Krankheitsbild ausführlich histologisch zu studieren. Unsere Untersuchungen ergaben, daß die pathognomonischen fixierten Netzhautfalten und pigmentierten Glaskörperstränge und Membranen durch Glia und Pigmentepithel-Membranen hervorgerufen werden. Glia und Pigmentepithelproliferationen sind Ausdruck eines reaktiven, zellulären Prozesses, der in unterschiedlichem Ausmaß in nahezu allen Augen mit Netzhautablösung auftritt. Wir nennen diesen Prozeß Massive Periretinale Proliferation (MPP) [4–6].

Glia-Membranen findet man entweder an der Innenseite oder der Außenseite der abgelösten Netzhaut. Retinale Gliazellen wachsen aus der Netzhaut aus und bilden prae- oder subretinale Membranen, welche typischerweise mit der Netzhaut über eine Gewebebrücke verbunden bleiben (Abb. 3) [5].

Histologische Befunde sollen dieses Konzept unterstützen.

Praeretinale Glia-Membranen bestehen aus spindelförmigen, cytoplasmareichen unpigmentierten Zellen, welche eine Tendenz haben, sich parallel anzuordnen. Auf Serienschnitten

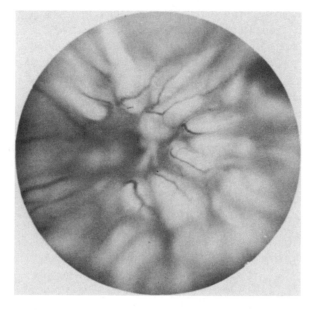

Abb. 1. Vollbild der Massiven Periretinalen Proliferation beim Menschen

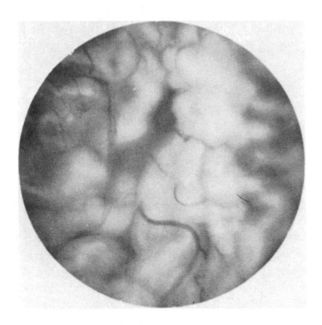

Abb. 2. Vollbild der Massiven Periretinalen Proliferation beim Eulenaffen

erkennt man deutlich, daß retinale Zellen durch einen Bruch in der inneren Grenzmembran aus der Netzhaut auswandern und für die Bildung der praeretinalen Membran verantwortlich sind. Typischerweise ist die Netzhaut im Bereich der Membran gefaltet (Abb. 4). Subretinale Glia-Membranen sind ebenfalls aus spindelförmigen, unpigmentierten Zellen aufgebaut, die morphologisch völlig identisch zu den praeretinal gefundenen Zellen sind. Die äußere Netzhaut ist heftig gefaltet und zwischen der Membran und der Netzhaut bestehen echte Gewebebrücken (Abb. 5).

Elektronenmikroskopische Untersuchungen der prae- und subretinalen Membran bestätigen, daß es sich um retinale Gliazellen handelt, genauer gesagt um reaktive, fibröse Astrocyten. Charakteristisch sind Basalmembranbildung, Zellverbindungen vom Typ der Desmosomen und Zonula adherens und insbesondere die reichlich vorkommenden cytoplasmatischen Filamente (Abb. 6).

Häufiger als Glia-Membranen findet man jedoch Pigmentepithel-Membranen, wobei wir uns die Dynamik der intraocularen Pigmentepithel Proliferation folgendermaßen vorstellen: Im Bereich der Netzhautablösung lösen sich einzelne Pigmentepithelzellen aus dem Verband der Pigmentepithel-Schicht, runden sich ab und schwimmen als runde pigmenthaltige Einzelzellen

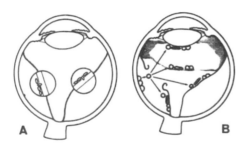

Abb. 3. Schematische Darstellung der intraocularen Glia Proliferation (A) und Pigmentepithel Proliferation (B) bei experimenteller Netzhautablösung des Eulenaffen

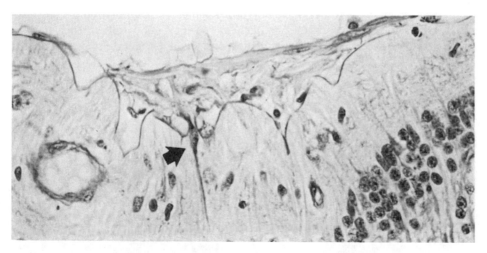

Abb. 4. Praeretinale Glia-Membran und gefaltete innere Netzhautschichten. Eine retinale Zelle (←) wandert aus der Netzhaut durch einen Bruch in der inneren Grenzmembran aus. (Vergr. 300-fach, PAS)

in der subretinalen Flüssigkeit. Da ein Netzhautloch besteht, gelangen sie auch in den Glaskörperraum. Diese pigmentierten Einzelzellen setzen sich an allen verfügbaren intraocularen Strukturen fest: an der Außenseite der abgelösten Netzhaut, an deren Innenseite, an Glaskörperstrukturen und sogar an der Linsenrückfläche. Da die Hauptfunktion dieser Zellen Phagozytose zu sein scheint, sie aber gleichzeitig vom Pigmentepithel abstammen, haben wir diesen Zelltyp Pigmentepithel-Makrophage genannt. Pigmentepithel Makrophagen können weiter proliferieren und bilden Membranen, welche lichtmikroskopisch aus zwei, nur scheinbar ver-

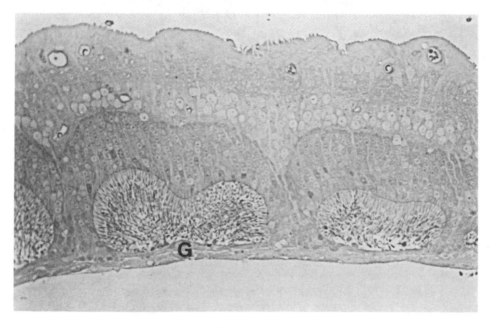

Abb. 5. Subretinale Glia-Membran (G) mit Verbindung zur äußeren, heftig gefalteten Netzhaut. (Vergr. 120-fach, Paraphenylendiamine)

schiedenen Zellen aufgebaut sind. Der erste Zelltyp ist kuboid und lichtmikroskopisch nahezu identisch zu hochdifferenzierten Pigmentepithel-Zellen wie sie auf der Bruchschen Membran gefunden werden. Der zweite Zelltyp ist spindelförmig und lichtmikroskopisch nicht

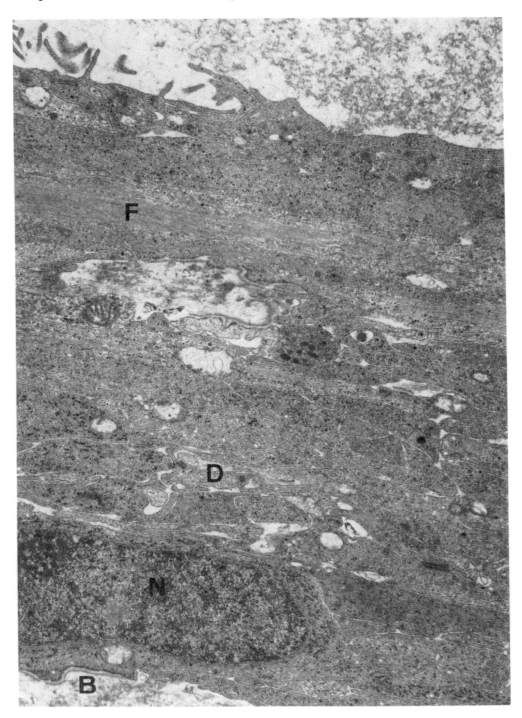

Abb. 6. Elektronenmikroskopie fibröser Astrocyten. *N* = Zellkern, *B* = Basalmembran, *D* = Desmosom, *F* = Cytoplasmatische Filamente (Vergr. 20 000-fach)

mehr als Pigmentepithelzelle zu identifizieren. Elektronenmikroskopisch behält dieser zweite Zelltyp jedoch noch genügend Charakteristika, die eine Identifizierung als Pigmentepithelzelle erlauben. In Augen mit Netzhautablösung findet man somit 3 verschiedene Typen von Pigmentepithelzellen: runde Pigmentepithel Makrophagen, hochdifferenzierte Pigmentepithelzellen und spindelförmige, metaplastische Pigmentepithelzellen (Abb. 3) [4]. Histologische Befunde sollen dieses Konzept unterstützen.

In Augen mit abgelöster Netzhaut sitzen die Pigmentepithel-Zellen breitbasig der Bruchschen Membran auf, haben aber ihre freie Oberfläche in typischer Weise abgerundet. Die Pigmentgranula sammeln sich nahe der freien Oberfläche an, während der Zellkern nahe der Basis gefunden wird. Die Morphologie dieser hochdifferenzierten Pigmentepithelzellen (Abb. 7) ist so charakteristisch, daß auch bei ektopischen Wachstum ihre Identifizierung sehr einfach ist. Zum Beispiel findet man dieselben hochdifferenzierten Zellen in praeretinalen Membranen auf der Innenseite der abgelösten Netzhaut. Genaue Betrachtung der Membran zeigt jedoch, daß diese hochdifferenzierten Pigmentepithelzellen allmählich und kontinuierlich in spindelförmige, nur wenig pigmentierte Zellen übergehen, bei denen es sich um die erwähnten metaplastischen Pigmentepithelzellen handelt (Abb. 8).

Bemerkenswert ist, daß die Netzhaut insbesondere im Bereich der metaplastischen Pigmentepithelzellen heftig gefaltet ist.

Ähnliche Pigmentepithel-Membranen mit hochdifferenzierten und spindelförmigen, metaplastischen Zellen findet man weiterhin an der Außenseite der abgelösten Netzhaut, an der Linsenrückfläche und besonders häufig an Glaskörperstrukturen (Abb. 9). Um alle Zweifel am Ursprung der spindelförmigen Zellen auszuschließen, haben wir deren ultrastrukturellen Merkmale untersucht. Wir fanden elektronenmikroskopisch Zellen mit einer angedeuteten Tendenz zur Polarisierung, Basalmembranbildung, Zellverbindungen vom Typ der Zonula occludens und Desmosomen, Pigmentgranula und Glykogen — alles Merkmale, die auch ultrastrukturell eine sichere Identifizierung als Pigmentepithelzellen erlauben (Abb. 10).

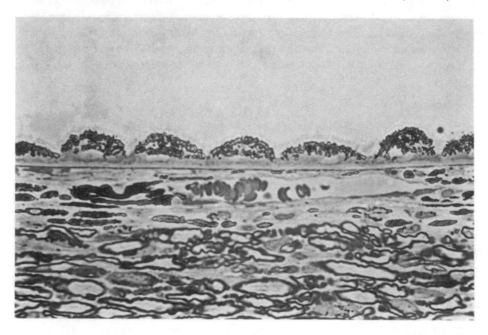

Abb. 7. Pigmentepithel-Zellen auf der Bruchschen Membran in einem Auge mit experimenteller Netzhautablösung (Vergr. 300-fach, Paraphenylendiamine)

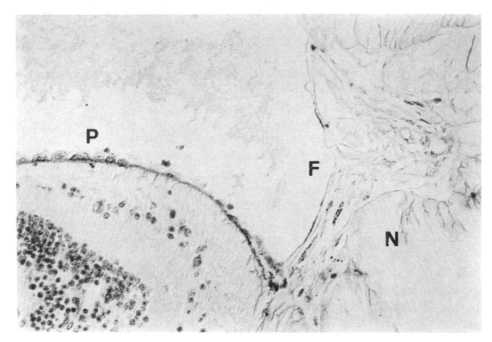

Abb. 8. Praeretinale Pigmentepithel Membran mit hochdifferenzierten (*P*) und spindelförmigen, metaplastischen (*F*) Pigmentepithel-Zellen. Die Netzhaut (*N*) ist besonders im Bereich der spindelförmigen Pigmentepithel-Zellen heftig gefaltet. (Vergr. 300-fach, PAS)

Glia und Pigmentepithelproliferationen können in nahezu allen Augen mit Netzhautablösung gefunden werden und sind Ausdruck eines reaktiven, zellulären Prozesses, den wir *Massive Periretinale Proliferation* nennen. Die massive Bildung und Kontraktion von Glia und Pigmentepithelmembranen verursacht beim Eulenaffen ein klinisches Bild, welches identisch ist zur sog. Massiven Glaskörper Retraktion oder sog. Windenblüten Ablatio beim Menschen [6].

Zusammenfassung

In Augen mit experimenteller Netzhautablösung beobachtet man histologisch intravitreale, praeretinale und subretinale Membranen, die von metaplastischen Pigmentepithel und von Glia-Zellen gebildet werden. Pigmentepithel und Gliaproliferationen werden als Ausdruck eines reaktiven, zellulären Prozesses interpretiert, den wir *Massive Periretinale Proliferation* nennen.

Literatur

1. Havener, W.: Massive Vitreous Retraction. Ophthalmic Surgery 1973, 4/2, 22–67. – 2. Tolentino, F.I., Schepens, Ch., Freeman, H.M.: Massive Preretinal Retraction. A biomicroscopic study. Arch. Ophthalmol. 78, 16–22 (1967). – 3. Machemer, R.: Norton, E.D.W.: Experimental retinal detachement in the owl monkey. I. Methods of production and clinical picture. Amer. J. Ophthal. 66, 388–396 (1966). – 4. Machemer, R., Laqua, H.: Pigmentepithelium Proliferation in Retinal Detachement (Massive Periretinal Proliferation). Amer. J. Ophthalmol. 80, 1–23 (1975). – 5. Laqua, H., Machemer, R.: Glial Proliferation in Retinal Detachement (Massive Periretinal Proliferation). Amer. J. Ophthalmol (In Press). – 6. Laqua, H., Machemer, R.: Clinical Pathological Correlation in Massive Periretinal Proliferation. Amer. J. Ophthalmol. (In Press).

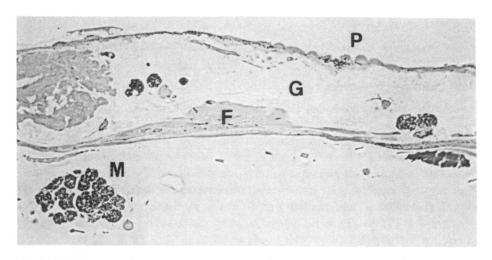

Abb. 9. Pigmentepithel Proliferationen an einem Glaskörperstrang. *P* = Hochdifferenzierte Pigmentepithelzellen, *F* = Spindelförmige, metaplastische Pigmentepithelzellen, *M* = Pigmentepithel Makrophagen, *G* = Glaskörpergerüst (Vergr. 200-fach, Paraphenylendiamine)

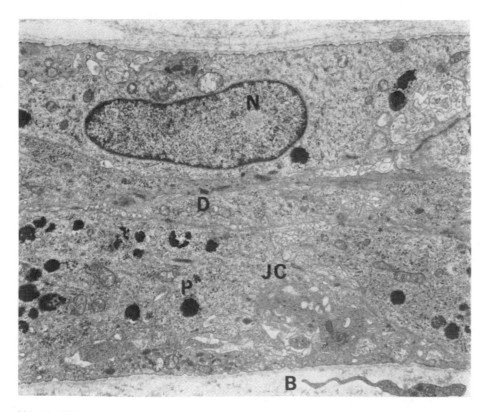

Abb. 10. Elektronenmikroskopie spindelförmiger, metaplastischer Pigmentepithelzellen, ähnlich zu denen in Abb. 9.
N = Zellkern, *B* = Basalmembran, *P* = Pigmentgranula, *D* = Desmosom, *JC* = Junctional Complex (Vergr. 20 000-fach)

Massive periretinale Proliferation

H. Laqua, R. Machemer (Bascom Palmer Eye Institute, Miami, Florida 33136, U.S.A.)

II. Klinisch Pathologische Korrelation

In nahezu allen Augen mit experimenteller Netzhautablösung findet man histologisch Pigmentepithel und Gliaproliferationen, die als Ausdruck eines reaktiven, zellulären Prozesses interpretiert werden. Wir nennen diesen Prozeß *Massive Periretinale Proliferation* (MPP) [1, 2]. Klinische Zeichen für den MPP-Prozeß sind dort zu erwarten, wo Pigmentepithel und Gliaproliferationen histologisch gefunden wurden, nämlich an Glaskörperstrukturen, an der Innenseite der abgelösten Netzhaut und an deren Außenseite. Die wichtigsten klinischen Zeichen des sich abspielenden Proliferationsprozesses sind 1. Pigmentierung von Glaskörperstrukturen und sog. Tabakstaub im Glaskörper, 2. starre Glaskörperstränge und Membranen und 3. Fixierte Netzhautfalten [3].

Pigmentierung von Glaskörperstrukturen oder frei im Glaskörper schwimmende pigmentierte Zellen – oft als Tabakstaub bezeichnet – können in nahezu jeder Netzhautablösung beobachtet werden. Histologisch handelt es sich dabei um Pigmentepithel Makrophagen, die frei im Glaskörper schwimmen aber sich an Glaskörperstrukturen abgesetzt haben. Die Pigmentierung von Glaskörperstrukturen scheint uns deswegen von besonderer klinischer Wichtigkeit weil sie ein guter Parameter für das Ausmaß des gesamten Proliferationsprozesses darzustellen scheint (Abb. 1). Ein weiteres Zeichen sind starre Glaskörperstränge und Membranen, die als weißliche, solide Strukturen im Glaskörperraum beobachtet werden. Histologisch handelt es sich dabei nicht etwa um kondensierten Glaskörper sondern um Pigmentepithel Membranen, die entlang existierender Glaskörperstrukturen gewachsen sind. Diese Pigmentepithel Membranen haben zur Folge, daß der Glaskörper seine Transparenz verliert und solide und starr erscheint (Abb. 2).

Das klinisch wichtigste Zeichen für den sich abspielenden Proliferationsprozeß ist jedoch das Auftreten von fixierten Netzhautfalten, welche durch die Kontraktion von Pigmentepithel oder Gliamembranen verursacht werden. Entsprechend der Lokalisation dieser Membranen sind verschiedene Typen von fixierten Falten zu erwarten. Eine in Äquatorhöhe durch den Glaskörperraum ziehende Membran verursacht eine charakteristische äquatoriale Faltenbil-

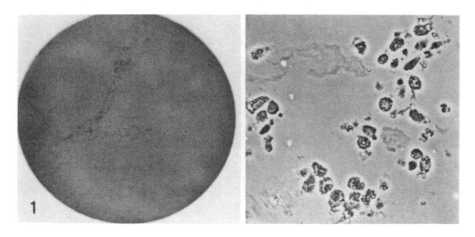

Abb. 1. Pigmentierter Glaskörperstrang, an dem histologisch Pigmentepithel Makrophagen nachweisbar sind

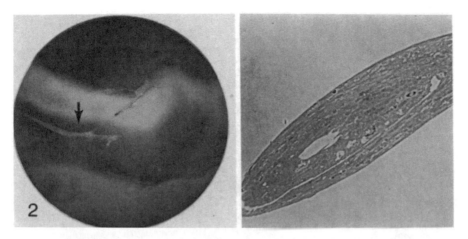

Abb. 2. Solide und starr erscheinender Glaskörperstrang (←), der histologisch nahezu ausschließlich aus Pigmentepithel Zellen besteht

dung. Praeretinale und subretinale Membranen können sehr lokalisiert bleiben und lassen Sternfalten entstehen. Sind die Membranen dagegen ausgedehnter, bilden sich irreguläre Falten. Beispiele sollen dieses Konzept verdeutlichen.

Eine äquatoriale Faltenbildung entsteht, wenn eine in Äquatorhöhe quer durch den Glaskörperraum ziehende Membran gegenüberliegende Netzhautanteile einander nähert. Diese Membran erscheint typischerweise starr und solide, ist stellenweise pigmentiert und in der Peripherie mit der peripheren Netzhaut und der Glaskörperbasis verbunden. Die Verbindung zur Netzhaut und Glaskörperbasis erlaubt eine Übetragung der Kontraktionskräfte und resultiert in der charakteristischen Faltenbildung. Histologische Untersuchungen zeigen eine Glaskörperstruktur, an deren Oberfläche Pigmentepithelproliferationen nachweisbar sind (Abb. 3).

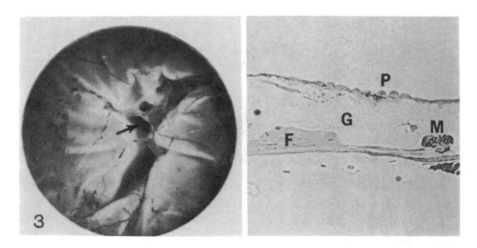

Abb. 3. Äquatoriale Faltenbildung der Netzhaut hervorgerufen durch eine äquatoriale Membran (←), an der histologisch Pigmentepithel-Zellen nachweisbar sind. P = hochdifferenzierte Pigmentepithel Zellen, M = Pigmentepithel Makrophagen, F = metaplastische, spindelförmige Pigmentepithel-Zellen, G = Glaskörpergerüst

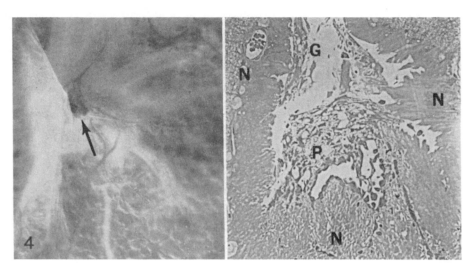

Abb. 4. Sternfalte mit pigmentierter, praeretinaler Membran im Zentrum (←). Die Membran besteht sowohl aus Pigmentepithel (*P*) als auch aus Glia-Zellen (*G*). *N* = Netzhaut

Sternfalten sind ein weiterer charakteristischer Typ von fixierten Falten, die immer dann entstehen, wenn eine sehr lokalisierte prae- oder subretinale Membran die Netzhaut faltet [4]. Praeretinale Membranen verursachen Sternfalten mit einem konkaven Zentrum, in dem die Membran häufig aufgrund ihrer Pigmentierung zu erkennen ist (Abb. 4). Sternfalten mit einem konvexen Zentrum lassen auf das Vorhandensein von subretinalen Membranen im Zentrum der Sternfalte schließen.

Größere Membranen resultieren in irregulärer Faltung größerer Netzhautbezirke. Praeretinale Membranen sind als solche klinisch nicht immer zu erkennen, da sie oft nur aus einer einzigen Zellschicht bestehen (Abb. 5). Die Faltung der Netzhaut, irreguläre Reflexe der Netzhaut-

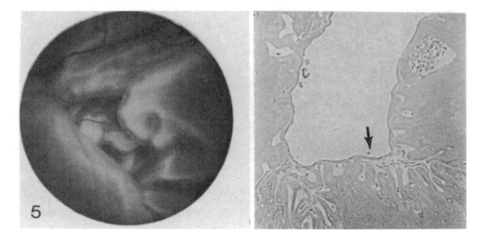

Abb. 5. Irreguläre fixierte Faltenbildung der Netzhaut, hervorgerufen durch eine einschichtige praeretinale Pigmentepithel-Membran (←)

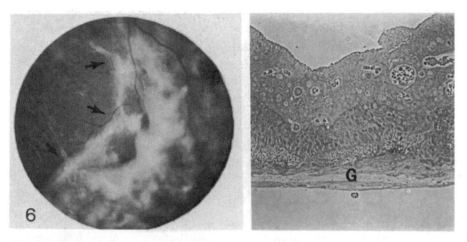

Abb. 6. Irreguläre fixierte Faltenbildung der Netzhaut, (←) hervorgerufen durch eine subretinale Glia-Membran (*G*)

oberfläche, praeretinale Pigmentierung und das scheinbare Verschwinden von kleinen Gefäßen sind jedoch indirekte Zeichen, die auf die Existenz einer praeretinalen Membran schließen lassen.

Irreguläre fixierte Falten können auch von subretinalen Membranen hervorgerufen werden. Die Netzhaut erscheint typischerweise verdickt und hat einen auffällig gelblich-weißen Farbton. Histologisch findet man meist eine subretinale Gliamembran mit festen Gewebebrücken zur äußeren, heftig gefalteten Netzhaut (Abb. 6).

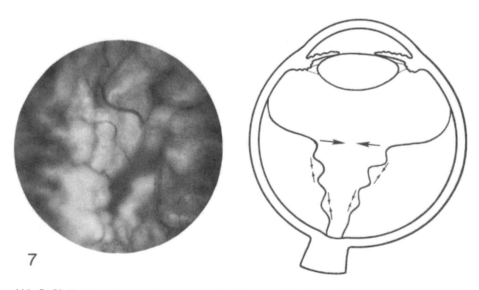

Abb. 7. Vollbild der Massiven Periretinalen Proliferation. Histologisch findet man typischerweise intravitreale, praeretinale und subretinale Membranen. Kontraktion der Membranen entlang der angegebenen Hauptzugrichtungen (←) resultiert in äquatorialer Faltenbildung und irregulärer Faltung der posterioren Netzhaut

Bei sehr sorgfältiger klinischer Untersuchung des Glaskörpers und der Netzhaut findet man in nahezu allen Augen Hinweise für den sich abspielenden Proliferationsprozeß, wobei intravitreale Pigmentierung am häufigsten ist und auch am einfachsten zu erkennen ist. In nur wenigen Augen jedoch ist der proliferative Prozeß so massiv, daß sich das Vollbild der Massiven Periretinalen Proliferation entwickelt. Dieses ist klinisch identisch zur sog. Massiven Glaskörper Retraktion oder der sog. Windenblütenablatio. Massive intravitreale, praeretinale und subretinale Proliferationen treten hierbei gleichzeitig auf und verursachen Pigmentierung von Glaskörperstrukturen, starre Glaskörperstränge und Membranen und fixierte Netzhautfalten (Abb. 7). Es soll jedoch betont werden, daß es sich bei diesem Vollbild der Massiven Periretinalen Proliferation nur um eine besonders massive Form eines zellulären, reaktiven Prozesses handelt, der in geringerem Ausmaß in jedem Auge mit Netzhautablösung auftritt.

Zusammenfassung

Pigmentepithel und Gliamembranen in Augen mit Netzhautablösung verursachen ein breites Spektrum von klinischen Läsionen. Von besonderer Wichtigkeit sind fixierte Netzhautfalten: Äquatoriale Falten, Sternfalten und lokalisierte, irreguläre Falten.

Exzessive Membranbildung ist selten und verursacht das klinische Bild der *Massiven Periretinalen Proliferation*. Dieses ist identisch mit der sog. Windenblütenablatio bzw. der sog. Massiven Glaskörper Retraktion. Es wird betont, daß es sich jedoch nicht um eine primäre Glaskörpererkrankung, sondern um einen reaktiven, zellulären Prozeß handelt.

Literatur

1. Machemer, R., Laqua, H.: Pigment Epithelium Proliferation. In Retinal Detachement (Massive Periretinal Proliferation) Am. J. Ophthalmol. 80, 1–23 (1975). – 2. Laqua, H., Machemer, R.: Glial Proliferation. In Retinal Detachement (Massive Periretinal Proliferation) Am. J. Ophthalmol (In press). – 3. Laqua, H., Machemer, R.: Clinical Pathological Correlation. In Massive Periretinal Proliferation. Am. J. Ophthalmol (In Press). – 4. Laqua, H., Machemer, R.: Sternfalten bei Netzhautablösung. Eine klinisch-elektronenmikroskopische Korrelation. Albrecht v. Graefes Arch. klin. exp. Ophthal. 191, 273–283 (1974).

Aussprache

Herr Schott (Essen):

Herrn Machemer einen Glückwunsch zur Heilung seiner Windenblütenablatio. Frage: Wie groß ist die Gefahr, mit dem Vitrektomiegerät selbst die Netzhaut zu verletzen und wie groß das Risiko, durch Zug an den praeretinalen Membranen eine Verletzung der Retina hervorzurufen?

Herr Laqua zu der Frage von Herrn Schott (Essen):

Schlußwort: Eine vorsichtige Berührung der abgelösten frei flottierenden Netzhaut mit dem Vitrektomie-Gerät führt nicht zur Lochbildung. Das Abziehen präretinaler Membranen jedoch kann zum Einreißen der Netzhaut führen, insbesondere wenn es sich um lange bestehende Fälle von massiver periretinaler Proliferation handelt, bei denen die Verbindung zwischen präretinaler Membran und Netzhaut oft sehr fest ist. Man würde die entstandenen Netzhautlöcher transoitreal mit Kryo oder Diathermie behandeln und zusätzlich SF-6 Gas injizieren, welches die Netzhaut dem Pigmentepithel nähert.

Über periphere retinale Riesenrisse mit umgeschlagener Netzhaut

W. Doden und H. Schmitt (Zentrum der Augenheilkunde der Johann Wolfgang Goethe-Universität Frankfurt am Main, Direktor: Prof. Dr. W. Doden)

Bericht über operative Probleme und Resultate bei der Behandlung peripherer Netzhaut-Riesenrisse mit nach innen umgeschlagener Netzhaut

Ausgedehnte Netzhautablösungen mit Riesenrissen stellen den Operateur vor besondere Probleme. Die Prognose ist durchweg ungünstiger als bei Amotiones mit den viel häufigeren Hufeisenrissen. Sehen wir von den posttraumatischen Amotioformen ab, so gilt das ganz besonders für äquatoriale Riesenrisse, während die Prognose von Riesenrissen im Orabereich deutlich günstiger ist (Wessing und Mitarb.). Die Erfolgsquoten schwanken bei äquatorialen Riesenrissen zwischen 50 bis 60% (Kanski, Norton und Mitarb.), bei reinen Orarissen um 80% (Wessing und Mitarb.).

Therapeutisch werden bei ausgedehnten Amotiones mit Riesenrissen Plombenaufnähungen und Silikoncerclagen angewendet, oft kombiniert mit Injektionen von Luft oder von Ringerlösung in den Glaskörper. Zusätzlich werden in der Regel Kryo- oder Diathermie- und/oder Fotokoagulationen im Bereiche des Riesenrisses gemacht.

Besonders schwierig zu operieren und prognostisch sehr ungünstig sind Amotiones mit Riesenrissen, deren zentraler Rand in einem meist weiten Bereich nach innen umgeschlagen oder eingerollt ist — eine Form der Amotio, die gelegentlich auch im deutschen Schrifttum (Faulborn) als „rolled-over"-Amotio bezeichnet wird. Die umgeschlagene Netzhaut bildet ein schwer zu überwindendes Hindernis für eine wirksame operative Behandlung. Renelt und Meyer-Schwickerath haben deshalb versucht, bei jüngeren Patienten, deren Allgemeinzustand ein solch drastisches Vorgehen nicht verbietet, die Netzhauteinrollung durch gerichtetes extremes Zentrifugieren des gesamten Kranken, insbesondere seines Kopfes, zum Verschwinden zu bringen, um dadurch eine günstigere Ausgangslage für die Operation zu schaffen. Dies gelingt anscheinend bei frischen Netzhautablösungen in etwa der Hälfte der Fälle. Dann ist nach Meyer-Schwickerath die weitere Operation angezeigt, sonst nicht.

Wir selbst haben in den letzten acht Jahren acht Patienten (davon 7 myop, 1 emmetrop) mit peripheren Riesenrissen und umgeschlagener Netzhaut gesehen. Davon wurden 2 Kranke wegen offenbarer Aussichtslosigkeit, wie es uns damals schien, nicht operiert. Zwei jüngere Kranke wurden auf unsere Veranlassung in Essen mit der Zentrifuge behandelt, leider ohne Erfolg. Zwei ältere Kranke wurden von uns erfolglos mittels Cerclage äquatorial operiert. Zwei jüngere Kranke konnten erfolgreich operiert werden. Es handelt sich um einen 46-jährigen Mann mit einer Myopie von − 14 Dpt und fast totaler Amotio mit eingerollter Netzhaut bei großem äquatorialem Riesenriß. Die Heilung wurde erreicht mittels Cerclage äquatorial, Diathermie- und Fotokoagulation. Visusverbesserung von Fingerzählen vor dem Auge auf 0,1 für die Ferne und 0,3 für die Nähe. Der zweite Fall betrifft eine 17-jährige emmetrope Patientin, die außer dem peripheren Riesenriß mit umgeschlagener Netzhaut noch 2 Hufeisenrisse aufwies. Es wurde eine große Silikonplombe mit tiefer Sklerafaltung aufgenäht, wiederum kombiniert mit Diathermie- und Fotokoagulation. Die Visusverbesserung ging von 0,1 auf 0,4 für Ferne und Nähe. — Bei 4 der 8 Patienten wurden als erster Eingriff am Partnerauge prophylaktisch Fotokoagulationen wegen peripherer Foramina bei anliegender Netzhaut gemacht.

Wir wünschen zu bemerken, daß man auch in so verzweifelten Fällen mit Riesenrissen, umfangreicher Amotio retinae und mit eingerollter Netzhaut mit relativ einfachen operativen

Maßnahmen zum Ziele kommen kann. Man sollte deshalb die Operation nicht wegen Aussichtslosigkeit ablehnen oder widerraten, sondern nach gebührender Aufklärung des Patienten den Versuch unternehmen, die abgelöste Netzhaut wieder zur Anlegung zu bringen.

Literatur

Faulborn, J.: Klin. Mbl. Augenheilk. 165, 974 (1974). – Kanski, J.: Amer. J. Ophthal. 79, 846 (1975). – Norton, W.D., Aaberg, Th., Fung, W., Curtin, V.T.: Amer. J. Ophthal. 68 1011 (1969). – Renelt, P., Meyer-Schwickerath, G.: Mod. Probl. Ophthalm. Vol. 10, p 88. Basel: 1972. – Wessing, A., Spitznas, M., Palomar, A.: Albrecht v. Graef. Arch. klin. exp. Ophthal. 192, 277 (1974).

Mersilene-Band-Cerclage bei prognostisch ungünstiger Netzhautablösung

G. Kommerell und R. Dünzen (Freiburg i.Br.)

Die Cerclage des Auges wird von fast allen Netzhautchirurgen zur Behandlung prognostisch ungünstiger Netzhautablösungen angewandt. Seit bekannt wurde, daß Fäden im Laufe der Jahre durch die Sklera schneiden, verwendet man heute allgemein mehr oder weniger breite Gürtel. Die meisten Operateure bevorzugen ein glattes, dehnbares Material, wie z.B. Silicon-Gummi (Everett u. Sharrer, 1961; Girard u. McPherson, 1962; Regan u. Mitarb., 1962; Mortada, 1972). Im Gegensatz dazu haben wir, einer Anregung meines ehemaligen Tübinger Konassistenten Dr. W. Kreuzer folgend, seit 1968 das rauhe und undehnbare Mersilene-Band der Firma *Ethicon* angewandt (Kommerell, 1971), welches ursprünglich für die gynäkologische Indikation der Cervix-Insuffizienz entwickelt worden war. Das Band besteht aus einem Polyester-Gewebe von 5 mm Breite und 0,28 mm Dicke. Die Textur ist so steif, daß die einzelnen Fasern nicht zu einem engen Strang zusammenrutschen können. Die eindellende Kraft verteilt sich also auf die ganze Fläche des Bandes, so daß der Gürtel eine breite und flache Furche am Äquator erzeugt (Abb. 1).

Die rauhe Oberfläche bietet den Vorteil, daß das Band nicht von der Sklera abrutscht. Verankerungsnähte sind daher überflüssig. Bei der Operation kann das Band unter ophthalmoskopischer Kontrolle so oft verschoben werden, bis der Cerclage-Wulst genau die gewünschte Stelle des Fundus vorbuckelt. Es entfällt wiederholtes Anstechen der Sklera beim Verlegen von Verankerungsnähten. Auch Plomben halten unter dem Mersilene-Band ohne besondere Naht (Abb. 1). Daher kann der Plombensitz sehr leicht korrigiert werden.

Wegen der fehlenden Dehnbarkeit des Mersilene-Bandes muß bei der Operation retroretinale Flüssigkeit abgelassen werden. Der Bulbus erhält bereits am Ende des Eingriffs seine endgültige Form. Wir punktieren die Aderhaut unter dem Mikroskop und können dadurch die Läsion größerer Gefäße vermeiden.

Unsere Operationsmethode haben wir anhand aller zugänglichen Krankengeschichten der Patienten, die zwischen Januar 1968 und Oktober 1974 mit der Mersilene-Band-Cerclage behandelt wurden, überprüft. Wir können über 135 Augen berichten. Es handelte sich durchweg um prognostisch ungünstige Netzhautablösungen mit starken Glaskörpertraktionen oder multiplen Netzhautlöchern, oder auch um Netzhautablösungen, bei denen kein Riß gefunden worden war. An 14 Augen wurde die Mersilene-Band-Cerclage angewandt, nachdem eine vorangegangene Plombenoperation nicht zum Erfolg geführt hatte. Die Umgürtelungen ent-

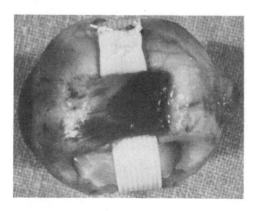

Abb. 1. Mersilene-Band-Cerclage mit untergeschobener Silicon-Gummi-Plombe (halbierter 5-mm-Stab). Präparation an einem Leichenauge

sprechen 20% aller im gleichen Zeitraum ausgeführten eindellenden Ablatio-Operationen. Bei den weniger komplizierten Netzhautablösungen waren meist Plomben aufgenäht worden.

Unsere Operationstechnik wurde 1971 vor der DOG in einem Film dargestellt. Hier wollen wir nur die wichtigsten Punkte wiederholen: Sklera und Augenmuskeln werden von einem Limbusschnitt aus freipräpariert. Im Bereich der Netzhautlöcher erfolgt Kryopexie. Anschließend wird das Mersilene-Band, dessen Enden mit dem Glühkauter verschweißt sind, unter den Muskeln so durchgezogen, daß die Enden über der Stelle, an welcher die stärkste Eindellung gewünscht wird, vereinigt werden können. Eine U-Naht zum Schluß des Gürtels wird vorgelegt. Nach Sklerotomie wird die Aderhaut unter dem Mikroskop perforiert und soviel subretinale Flüssigkeit abgelassen, daß der Gürtel dem Glaskörperzug entsprechend angezogen werden kann, ohne den Augendruck auf pathologische Werte zu erhöhen. Eine typische dabei resultierende Skleraform zeigt Abb. 1. An weit abgezogenen Rissen werden Plomben unter den Gürtel geschoben.

In Abbildung 2 sind die anatomischen Befunde bei der letzten Routineuntersuchung dargestellt. Insgesamt lag die Netzhaut bei 99 Fällen an. Diese Quote von 73% erscheint uns in Anbetracht der durchweg ungünstigen Ausgangslage als akzeptabel. Die ungünstigen Verläufe beruhten meist auf einer massiven Glaskörperschrumpfung bzw. „periretinalen Proliferation".

In den meisten Fällen war die postoperative Überwachung schon bald in die Hände niedergelassener Kollegen gegeben worden. Um uns über möglicherweise spät auftretende Komplikationen zu informieren, haben wir eine unausgelesene Gruppe von 21 Patienten 3 bis 4 Jahre nach der Operation einbestellt (Abb. 3). Bei den 19 Patienten, die zur Nachuntersuchung erschienen, lag die Netzhaut ausnahmslos an. Bei 2 Patienten, die der Einbestellung nicht

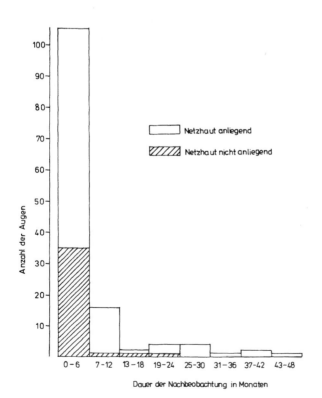

Abb. 2. Anatomische Befunde bei der letzten Routineuntersuchung

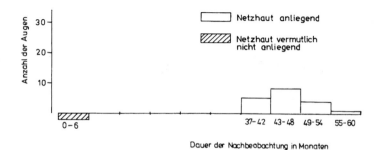

Abb. 3. Anatomische Befunde bei einer einbestellten Gruppe von 21 Patienten

Folge leisteten, nehmen wir an, daß das operierte Auge erblindet war, da die Netzhaut bereits bei der letzten Routinekontrolle nicht angelegen hatte.

Die Komplikationen sind in Tabelle 1 zusammengestellt. Viermal erlebten wir ein String-Syndrom, also eine Ischämie des vorderen Bulbus-Abschnitts (Easty u. Chignell, 1973), zweimal mit Ausgang in totale Netzhautablösung. Die meisten der übrigen Komplikationen trugen nicht zu einem ungünstigen Endergebnis bei. Insgesamt entsprechen Art und Häufigkeit der Komplikationen etwa derjenigen anderer Umgürtelungstechniken.

Einer besonderen Diskussion bedarf die fehlende Dehnbarkeit des Mersilene-Bandes. Wegen dieser Eigenschaft kann man nicht, wie bei der Verwendung des Silicon-Gummis, eine Vorspannung geben, die erst im postoperativen Verlauf zur gewünschten Eindellung führt. Die mangelnde Dehnbarkeit ist also dann ein *Nachteil*, wenn man glaubt, auf die Ablassung subretinaler Flüssigkeit verzichten zu können. Bei unseren Cerclage-Indikationen hielten wir eine Drainage aber stets für wünschenswert. Die Frage, wann eine Ablassung subretinaler Flüssig-

Tabelle 1. Komplikationen: 47 von 135 Augen

Komplikationen	Netzhaut anliegend	nicht anliegend
String-Syndrom	2	2
Aderhautabhebung, Schmerzen, Druckanstieg, Vorderkammerexsudation, subretinale Blutung		
Subretinale Blutung	10	
Subretinale Blutung und Glaskörperblutung	1	
Glaskörperblutung	4	1
Subretinale Blutung, Glaskörperblutung und Druck- atrophie der Sklera	1	
Subretinale Blutung und Aderhautamotio	1	
Subretinale Blutung und Bindehautperforation	1	
Aderhautabhebung	11	2
Aderhautabhebung und vorübergehender Druckanstieg	1	
Vorübergehender Druckanstieg	3	1
Eintrübung der Linse	2	
Bindehautperforation und Infektion	2	1
Druckatrophie der Sklera		1
	39	8
	47	

keit ausgeführt werden sollte, wurde bei der Tagung des Jules-Gonin-Clubs in La Baule ausführlich diskutiert. Bemerkenswert erscheint uns, daß selbst Lincoff und Mitarb. (1974) als prononcierte Anhänger der „Non-Drainage" bei 60% ihrer Cerclage-Operationen drainiert haben. Einen *Vorteil* der mangelnden Dehnbarkeit des Mersilene-Bandes sehen wir darin, daß die Tiefe der Bulbus-Eindellung nicht vom intraokularen Druck abhängt. Bei gummiartigen Gürteln ist dies anders: Stellt sich postoperativ z.B. ein Druck um 20 mm Hg ein, so wird der Cerclage-Wulst relativ flach bleiben. An Augen, deren Druck sich auf 10 mm Hg einpendelt, wird die Cerclage dagegen tiefer eindellen.

Bei einer Katarakt-Extraktion können gummiartige Gürtel zu einer spezifischen Komplikation führen: Öffnet man das Auge, so sinkt der intraokulare Druck auf null ab. Dies führt dazu, daß sich die Cerclage kontrahiert und den Glaskörper vor die Wunde treiben kann. Diese von Martola und Copenhaver (1964) und Zayed, Shalash und Amalric (1975) beschriebene Komplikation ist bei Verwendung des festen Mersilene-Bandes nicht zu befürchten.

Zusammenfassend sind wir der Meinung, daß man die Vorteile des Mersilene-Bandes nützen sollte, wenn eine Cerclage mit Punktion subretinaler Flüssigkeit geplant ist.

Mersilene Band Encirclement in Prognostically Unfavourable Retinal Detachments: A Report of 135 Cases
Summary. A band made out of woven polyester material has been used since 1968 for encircling procedures in the treatment of retinal detachments. The unstretchable band is 5 mm wide and 0.28 mm thick (Mersilene-Cervix-Ligature, Ethicon). This material produces a wide and smooth equatorial buckle. Its rough surface prevents sliding on the sclera, so that fixation with sutures is unnecessary. Additional radial plombs can be pushed underneath the band, frictional forces keeping the plomb in place. Adjustments in the position of the encircling band and the radial plomb can be made under ophthalmoscopic control without needing to replace sutures. The use of a Mersilene band always requires the drainage of subretinal fluid. The amount of subretinal fluid to be released depends on the devised height of the encircling buckle. The globe attains its final shape at the end of the operation. There is no potential energy in the band, as opposed to silicone rubber straps which constrict when the intraocular pressure falls in the postoperative period. Due to this mechanism, vitreous loss has been reported during subsequent cataract extraction in eyes with a silicone rubber encirclement. This complication would not be expected with unstretchable material.

In this report, the results in 135 eyes operated on using a Mersilene band are reviewed. This technique was used in cases judged to have a poor prognosis, approximately 20% of all detachment operations carried out in Freiburg between 1968 and 1974. Anatomically satisfactory reattachment was achieved in 73% of cases. No specific complications associated with the use of this material were encountered. Because of its technical advantages, Mersilene band encirclement is recommended in cases where drainage of subretinal fluid is indicated.

Literatur

Easty, D. L., Chignell, A. H.: Fluorescein angiography in anterior segment ischaemia. Brit. J. Ophthal. 57, 18–26 (1973). – Everett, W. G., Sharrer, M. C.: A new type of silicone rod for scleral buckling. Trans. Amer. Acad. Ophthal. Otolaryng. 65, 197 (1961). – Girard, L. J., McPherson, A. R.: Scleral buckling – Full thickness and circumferential, using silicone rubber rodding and photocoagulation. Arch. Ophthal. (Chic.) 67, 409–420 (1962). – Kommerell, G.: Cerclage mit 5 mm breitem Mersilene-Band. Ber. Dtsch. Ophthal. Ges. 71, 644–645 (1971). – Lincoff, H., Ramirez, V., Kreissig, I., Baronberg, N., Kaufman, D.H.: Encircling operations without drainage of subretinal fluid. Proc. IXth Meeting of the Jules Gonin Club, La Baule (1974), Mod. Probl. Ophthal. 15, 188–196 (Karger, Basel 1974). – Martola, E.-L., Copenhaver, R.M.: A complication during cataract extraction resulting from an elastic encircling silicone band. Am. J. Ophthal. 57, 567–568 (1964). – Mortada, A.: Retinal detachment surgery – Encircling silastic 3-mm band without evacuation of subretinal fluid. Brit. J. Ophthal. 56, 840–843 (1972). – Regan, C.D.J., Schepens, C. L., Okamura, I. D., Brockhurst, R. J., McMeel, J.W.: The scleral buckling procedures – VI. Further notes on silicone in primary operations. Arch. Ophthal. (Chic.) 68, 313–328 (1962). – Zayed, A., Shalash, B., Amalric, P.: Silastic rod encirclement in retinal detachment surgery. Brit. J. Ophthal. 59, 78–80 (1975).

Aussprache

Herr Ehrich (Homburg/Saar):

Die Oberflächenrauhigkeit spielt auch noch eine andere Rolle. Es rutscht das Cerclageband nicht so leicht von der Sklera ab. Es wird das Band aber nach unseren Erfahrungen mit einem geflochtenen Seidenband (1 mm weniger im Durchmesser) von Narbengewebe anwachsen. Plombenmaterial, welches zu lose liegt, wird auf die Dauer leicht abgestoßen. Manchmal muß man wegen Ciliarkörperneuralgien das Cerclageband entfernen. Wir exzidieren ein 1 cm breites Stück möglichst im Bereich des Knotens und es gelingt meist ohne Mühe, das ganze Band herauszuziehen. Dieser Eingriff ist für die Netzhaut dann unschädlich, wenn die Operation etwa 4 Wochen zurückliegt.

Herr Weber (Bremen):

Machen Sie die Sklerainzision elektrisch oder nicht elektrisch? Lokalisieren Sie mit Hilfe des Kontaktglases, um bei der Inzision Verletzungen von Netzhautgefäßen zu vermeiden?

Herr Hommer (Linz):

Um wie viele Millimeter wird bei Ihrer Cerclage der Bulbusumfang verkleinert bzw. wie hoch ist letzten Endes der durch das breite Mersilene-Band bewirkte bleibende Cerclagewulst.

Herr Liesenhoff (Mannheim):

Man sollte noch etwas zu den elastischen Eigenschaften der Cerclage sagen. Der Vorteil der elastischen Cerclage ist, daß postoperativ der Buckel zunehmen kann. Aber die Vorstellung, daß über lange Zeit die Cerclage unter einem gewissen Druck stehen würde, stimmt wahrscheinlich nicht. Wenn man die Cerclage postoperativ unter eine bestimmte Spannung setzt und damit den Augeninnendruck erhöht, dann wird sich der erhöhte intraokulare Druck im Laufe der nächsten Stunden versuchen zu normalisieren. Spätestens wird dies in den nächsten Tagen passieren. Wenn die Cerclage zu stark angezogen wird, dann kann sich der intraokulare Druck nicht mehr normalisieren. Dann kommt es zu den von Herrn Kommerell genannten Komplikationen. Es ist aber sicher nicht zutreffend, anzunehmen, daß der intraokulare Druck durch die Cerclage über Tage, Wochen ja sogar Monate erhöht bleibt. Man kann dies auch bei Cataractextraktionen beobachten, die bei Augen durchgeführt werden, an denen früher eine Cerclage angelegt wurde. Es kommt bei diesen Augen keineswegs zu einem häufigerem Vortreten des Glaskörpers, etwa ausgehend von der Überlegung, daß der Druck der Cerclage den Glaskörper nach vorne drängen würde.

Herr Ullerich (Dortmund):

Die elastischen Eigenschaften von Kunststoffmaterial sind sehr verschieden, je nachdem, ob sie über kurze oder längere Zeit unter Spannung stehen. Wenn Sie einen Kunststoff-Faden über kurze Zeit spannen, so ist diese Überdehnung reversibel. Wird der Kunststoff-Faden jedoch über Nacht gespannt, so ist die Überdehnung nicht mehr reversibel. Wir müssen aus diesem Grunde den Elastizitätsmodul der verschiedenen Materialien, die wir zur Cerclage verwenden, bei sowohl kurzzeitiger als auch langzeitiger Belastung überprüfen. Es kann durchaus sein, daß ein ursprünglich elastisches Material nach einer gewissen Zeit seine elastischen Kräfte erschöpft und nicht mehr elastisch bleibt. Diese Eigenschaften müssen schon deshalb überprüft werden, weil die Situation nach längerer Zeit sicher eine andere ist, als nach frischem Anlegen einer Cerclage.

Herr Schlegel (Homburg/Saar):

Den Ausführungen von Herrn Kommerell kann ich aus eigener Erfahrung beipflichten. Auch wir haben vor etwa 10 Jahren eine Serie von Cerclagen mit Mersilene-Band durchgeführt. Nicht zuletzt aus Angst vor der Möglichkeit des Durchschneidens von Seidenfäden (Wäscheleinenphänomen).
Wir kamen von dem Gebrauch des Mersilene-Bandes aber aus zwei Gründen wieder ab. Erstens war uns seine Gleitfähigkeit auf der feuchten Bulbusoberfläche zu groß, zweitens war uns der Einbuckelungseffekt – gerade bei prognostisch ungünstigen Netzhautablösungen – wegen der Breite des Bandes zu gering. Wir verwenden seitdem für diesen Zweck die im Durchmesser größte, also dickste Seide, die wir auf dem Markt, allerdings nach langem Suchen, gefunden haben. Das ist die Type 15 A von Braun-Melsungen. Sie hat neben ihrem erheblichen Kaliber den großen Vorteil, daß sie auf der Skleraoberfläche nicht rutscht und nach korrigierenden Verschiebungen unter dem Eingriff in der gewünschten Position verbleibt. Zusätzliche Nähte zur Verankerung dieses Seidengürtels erübrigen sich.

Herr Mackensen (Freiburg):

Aus der Homburger Klinik werden die Vorteile einer distinkter imprimierenden Cerclage mittels eines Seidenfadens dem breitflächiger und damit auch flacher eindellenden Mersileneband gegenüber herausgestellt. Kann diese Ansicht dadurch konkretisiert werden, daß angegeben wird, wie häufig das sog. „stringsyndrom" beim Seidenfaden auftritt?

Herr Heimann (Köln):

Nach meinen Erfahrungen sind die neuralgiformen Beschwerden nicht von der Höhe des Buckels einer Amotio-Operation abhängig. Eine weitere Überlegung zu der Mersilenband-Cerclage geht dahin, daß wir mit zunehmendem Hospitalismus damit rechnen müssen, daß Plombeninfektionen auftreten. In Deutschland finden sich zur Zeit etwa 1 bis 2% Plombeninfektionen, in USA 5%. Wir müssen zumindest damit rechnen, daß die Cerclagen sich infizieren. Und wenn das Material sehr rauh ist, so bereitet die Entfernung solcher Cerclagen sicher sehr viel mehr Schwierigkeiten als die Entfernung glatter Silikon-Bänder.

Herr Kommerell (Freiburg). Schlußwort:

Zu den Herren Ehrich und Schlegel:

Auch ein Teil unserer Patienten klagte über neuralgiforme Schmerzen, die aber spätestens 6 Wochen nach der Operation verschwunden waren. Eine Durchschneidung der Cerclage haben wir aus dieser Indikation nie durchgeführt. – Zur Form des Cerclage-Wulstes ist folgendes zu sagen: Ziemlich häufig liegen die Löcher und Glaskörper-Adhärenzen nicht auf einer äquator-parallelen Linie sondern in unterschiedlichem Abstand vom Limbus. Unter diesen Bedingungen ist die Breite des Mersilene-Bandes ein besonderer Vorteil. Die flache Form des Wulstes bietet den Vorzug, daß der Fundus in allen Teilen übersehbar bleibt, „tote Winkel" am zentralen Abhang der Cerclage also vermieden werden. Wenn ein Loch nach Ausführung der Cerclage noch weit vom Wulst absteht, so halten wir es meist für besser, im entsprechenden Meridian eine Plombe unter den Gürtel zu schieben, als die Cerclage stärker anzuziehen.

Zu Herrn Heimann:

Die Textur des Mersilene-Bandes ist so dicht, daß kein Narbengewebe durchdringen kann. In den 3 Fällen, in denen wir eine Bindehaut-Dehiszenz mit lokalisierter Infektion erlebt haben, gelang es leicht, das Band herauszuziehen, nachdem es in zwei gegenüberliegenden Radien durchtrennt worden war.

Zu Herrn Liesenhoff:

Die Kräfte, welche im Anschluß an das postoperative Einpendeln des intraokularen Drucks auf die Sklera einwirken, sind ganz unabhängig vom Elastizitätskoeffizienten des Cerclage-Materials. Maßgebend für die Druck- und Zugkräfte, welchen die Sklera unter einem Gürtel ausgesetzt ist, sind zwei andere Faktoren, nämlich die Höhe des intraokularen Drucks und die Form der Cerclage-Furche. Der intraokulare Druck wiederum wird (mit Ausnahme des unmittelbar postoperativen Zeitabschnitts) vom Minutenvolumen des Kammerwassers und vom Abflußwiderstand diktiert. – Die Dehnung eines gummiartigen Gürtels durch den intraokularen Druck stellt eine potentielle Energie dar, die sich auswirkt, sobald der intraokulare Druck gesenkt wird (wie z.B. bei einer operativen Eröffnung des Bulbus).

Zu Herrn Ullerich:

Untersuchungen über die Langzeit-Veränderungen der Elastizität des Silicon-Gummis im Gewebe sind mir nicht bekannt. Sollte dieses Material im Laufe der Jahre starrer werden, so würde sich das Risiko des Glaskörpervorfalles bei einer späteren Katarakt-Extraktion vermindern. – Narbige Reaktionen in der Umgebung eines Gürtels können wahrscheinlich Zugspannungen, nicht aber Druck aufnehmen. Es ist also anzunehmen, daß Narben zwar eine äquatoriale Ausdehnung des Bulbus bei Durchtrennung einer Cerclage verhindern, nicht aber die Zusammenziehung eines „Gummibandes" bei einer Eröffnung des Bulbus.

Das klinische und histologische Bild der peripheren Netzhaut nach Polyviol-Plombenaufnähung

E. Damaske und K.-M. Müller (Münster/Westf.)

In der Amotiochirurgie kommt dem gezielten Lochverschluß eine entscheidende Bedeutung zu. Was den Lochverschluß betrifft, so hat die Custodis-Technik, wie sie zwischen 1946 und 1951 entwickelt worden ist, das Werk Gonins am besten fortgesetzt. Wegen der guten Elastizität und Anpassung an die Sklera sowie schneller Normalisierung des intraocularen Druckes findet an unserer Klinik die Original-Custodis-Plombe (Polyviol) in der Netzhautchirurgie regelmäßig Anwendung.

Die toxische Wirkung des im Polyviol enthaltenen Kongorots läßt sich durch 8-stündiges Einlegen in Periston-N- und Nebacetinlösung weitgehend eliminieren (Custodis, 1961; Niedermeier, 1961; Böke, 1968).

In den letzten 5 Jahren wurde als Komplikation nach Polyviol-Plombenaufnähung nur eine postoperative intraoculare Infektion gesehen, dies bei einer durchschnittlichen Operationszahl von 280 Netzhautoperationen pro Jahr. Eine höhere Komplikationsrate ist unseres Erachtens auf die Benutzung ungewässerter Plomben zurückzuführen. In diesem Zusammenhang sei an die Arbeiten von Lincoff (1965), Lincoff et al. (1970), Russo und Ruiz (1971), Flindall et al. (1971), Ruben und Fitzgerald (1972) sowie Hitchings et al. (1974) erinnert, die auf infektiöse Skleraabzesse und aseptische Uveitis unter Anwendung von Silicon-Plomben hinweisen. Eigene klinische Beobachtungen bei Rezidivoperationen zeigen, daß die Druckatrophie der Sklera nach Polyviol-Plombenaufnähung selbst nach einer Dauer von 10 bis 20 Jahren nicht stärker ist als die Sklerareaktion nach episkleraler Silicon-Plombe.

Die hier mitgeteilten Befunde stützen sich auf die Sklerabeurteilung bei Rezidivoperationen sowie auf die histologische Untersuchung zweier Bulbi mit beidseitiger Polyviol-Plombenaufnähung (Abb. 1 u. Abb. 2). Das linke Auge war 4 Jahre, das rechte Auge 5 Tage vor dem Tod der Patientin (Lungenembolie am 5. postoperativen Tag) operiert worden. Die ophthalmoskopisch nachweisbaren Veränderungen der peripheren Retina nach Polyviol-Plombenaufnähung sind folgendermaßen charakterisiert:

1. Umschriebene, gleichmäßig graue Netzhautverfärbung im Plombenbereich als Zeichen einer geringen exsudativen Chorioretinitis in der 1. postoperativen Woche.

2. Rasch zunehmende Pigmentierung auf dem Plombenhang bis zur Bildung geldrollenartig angeordneter Pigmentstraßen ab der 2. postoperativen Woche als Folge der chorioretinalen Adhäsion.

3. Atrophie im Netzhaut-, Aderhautbereich zwischen den Pigmentstraßen nach Wiederanlegung der Netzhaut bei flacherwerdender Prominenz.

Entspechend den fundusskopischen Befunden der peripheren Netzhaut sind auch mikroskopisch in verschiedenen Phasen nach der Plombenaufnähung charakteristische Befunde zu erheben:

Als Frühveränderungen nach Polyviol-Plombenaufnähung findet sich eine starke frisch entzündliche Reaktion als Reaktion auf den Fremdkörperreiz im Bereich von Sklera und Tenon'scher Kapsel sowie in der Nachbarschaft der Supramid-Fäden (Abb. 3).

Im Bereich der Aderhaut ist in dieser Phase neben einem lockeren entzündlichen Zellinfiltrat eine starke Proliferation der Pigmentzellen mit unterschiedlich langen braungefärbten tentakelartigen Ausläufern nachweisbar (Abb. 4). Die Netzhaut liegt an. Die Bruch'sche Membran

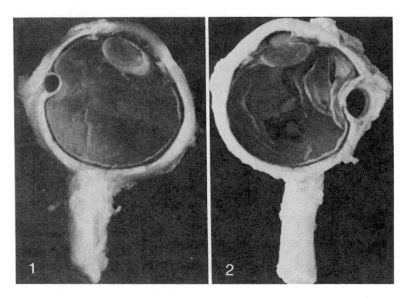

Abb. 1. Eröffneter linker Bulbus mit äquatornaher, episkleraler Polyviolplombe 4 Jahre nach Operation. Anliegende Netzhaut (S. Nr. 855/74)

Abb. 2. Eröffneter rechter Bulbus mit äquatornaher, episkleraler Polyviolplombe 5 Tage nach Operation. Hufeisenforamen durch hohe Plombenprominenz tamponiert (S. Nr. 855/74)

ist intakt. In der anliegenden Netzhaut sind alle Schichten erhalten. Das Pigmentepithel der Netzhaut zeigt keine wesentlichen Proliferationszeichen.

4 Jahre nach Polyviol-Plombenaufnähung ist die Plombe reizlos eingeheilt. Am Plombenrand findet sich ein radiär gestellter Kranz von Histiozyten mit einzelnen mehrkernigen Riesenzellen. Auf der Plombenprominenz zeigen Netzhaut und Aderhaut atrophische und regressive

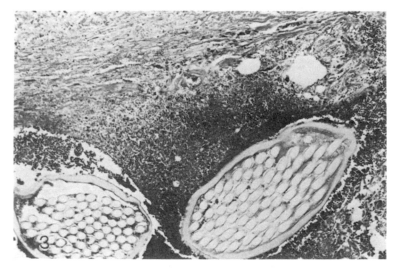

Abb. 3. Starke entzündliche Reaktion im Bereich von Sklera und Tenon'scher Kapsel 5 Tage nach Polyviolplombenaufnähung (S. Nr. 855/74, HE, Vergr. 85 x)

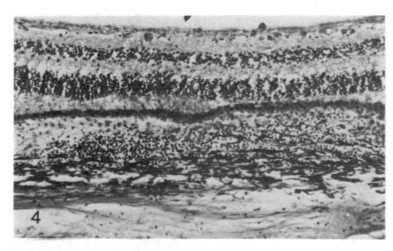

Abb. 4. Aderhaut und anliegende Netzhaut 5 Tage nach Polyviolplombenaufnähung. Lockeres entzündliches Infiltrat und starke Pigmentzellproliferation in der Aderhaut (S. Nr. 855/74, HE, Vergr. 140 x)

Veränderungen mit wechselnd starker Verschmälerung, Zellreduktion und depigmentierten Aderhautarealen.

Diskussion

Klinische Verlaufbeobachtungen und histologische Befunde von 2 enukleierten Bulbi 5 Tage und 4 Jahre nach Polyviol-Plombenaufnähung zeigen, daß bei sachgerechter Vorbereitung der Polyviol-Plombe (Entwässerung der Plombe in Periston-N- und Nebacetin-Lösung für die Dauer von 12 Stunden) in der Netzhautchirurgie die toxische Reaktion des Polyviols auf ein Minimum herabgesetzt werden kann.

Die Einheilung geht nach dem Aufnähen auf die Sklera mit anfänglich reaktiver Entzündung, deutlicher Pigmentzellproliferation und Hyperämie, besonders der äußeren Aderhautschichten, über in eine feste bindegewebige Organisation mit nur geringfügiger restierender Fremdkörperreaktion. Eine starke Pigmentzellproliferation in der Aderhaut ist bereits wenige Tage nach der Operation (5. Tag) nachzuweisen.

Im Gegensatz zur Lichtkoagulation, Diathermie und Kryo-Applikation sind keine auffälligen Veränderungen im Bereich der Photorezeptoren, des Pigmentepithels der Netzhaut und der Bruch'schen Membran nachzuweisen. Der Vergleich der Befunde eines Auges 5 Tage nach der Operation mit dem 2. Auge derselben Patientin 4 Jahre nach Polyviol-Plombenaufnähung zeigt, daß die entzündlichen Veränderungen nur in den ersten Wochen nach Polyviol-Plombenaufnähung auftreten und trotz Verbleibens der Plombe auf der Sklera völlig abklingen. Später kommt es zu regressiven Veränderungen mit dem typischen Bild der Netzhaut- und Aderhautatrophie im Plombenbereich. In diesem Stadium ist nur noch gelegentlich im Bereich der Aderhaut eine Pigmentzellvermehrung nachweisbar. Die beschriebenen Gewebswirkungen nach Polyviol-Plombenaufnähung erklären die Tatsache, daß bei solitären Netzhautforamina vorbehaltlich exakter Lage der Plombe zusätzliche Maßnahmen zur Retinopexie wie Kryo-Applikation, Diathermie und Lichtkoagulation in der Regel nicht erforderlich sind. Die Untersuchungsergebnisse entsprechen im wesentlichen den Befunden von Vucicevic und Mitarb. (1968 a. b. c.) über die Gewebsreaktion nach Silicon-Plombenaufnähung bei Hunden.

Zusammenfassung

Klinische und morphologische Befunde nach Polyviol-Plombenaufnähung in der Netzhaut-chirurgie werden demonstriert. Die histologische Untersuchung erfolgte an 2 Bulbi derselben Patientin, bei der das rechte Auge 4 Jahre, das linke Auge 5 Tage vor dem Tod mit einer episkleralen Plombe versorgt worden war. Den in Frühphasen ophthalmoskopisch zu beobach-tenden Pigmentstraßen am Plombenhang entspricht mikroskopisch eine starke Pigmentzell-proliferation im Rahmen einer entzündlichen Reaktion von Aderhaut und Lederhaut als Reaktion auf den Plombenreiz. Nach erfolgter Plombeneinheilung stehen im Vordergrund wechselnd fortgeschrittene Atrophisierungsprozesse aller Wandschichten des Bulbus in Plombennähe bei fester chorioretinaler Adhäsion. Bei sachgerechter Anwendung kommt der Polyviol-Plombe in der Netzhautchirurgie auch heute noch eine besondere Bedeutung zu.

Literatur

Böke, W.: Revisions- und Rezidivoperationen bei Netzhautablösung. Klin. Mbl. Augenheilk. 152, 321–336 (1968). – Böke, W.: Die Custodis-Technik in der Netzhautchirurgie. Klin. Mbl. Augenheilk. 162, 147–159 (1973). – Custodis, E.: Bedeutet die Plombenaufnähung auf die Sklera einen Fortschritt in der operativen Behandlung der Netzhautablösung? Ber. dtsch. ophthalm. Ges. 58, 102–105 (1953). – Custodis, E.: Lecture, New York Eye and Ear Infirmary, March 1961. – Custodis, E.: Eignung und Verwendung ver-schiedener Kunststoffe bei der operativen Behandlung der Amotio. Ber. 65. Vers. Dtsch. Ophthal. Ges., 532 (1963). – Flindall, R. J., Norton, E. W. D., Curtin, V. T., Gass, I. D. M.: Reduction of extrusion and infection following episcleral silicone implants and cryopexy in retinal detachment surgery. Amer. J. Ophthal. 71, 835 (1971). – Heydenreich, A.: Weitere klinische und experimentelle Erfahrungen mit Ge-websplomben bei der Operation der Netzhautablösung. Klin. Mbl. Augenheilk. 145, 568–577 (1964). – Hitchings, R. A., Levy, J. S., Chignell, A. H.: Acute infection after retinal detachment surgery. Brit. J. Ophthal. 58, 588–590 (1974). – Lincoff, H. A., Baras, J., McLean, J. M.: Modifications to the Custodis procedure for retinal detachment. Arch. Ophthal. (Chic. 73, 160–163 (1965). – Lincoff, H. A., Nadel, A., O'Connor, P.: Ibid. 84, 421 (1970). – Niedermeier, S.: Netzhautoperation mittels Elektrokoagulation und Eindellung der Sklera durch Aufnähen von Ohrknorpel, Klin. Mbl. Augenheilk. 138, 69 (1961). – Rubin, M. L., Fitzgerald, C. R.: The episcleral partial-thickness sponge for scleral buckling, Mod. Probl. Ophthal., Vol. 12, pp. 495–501. Basel: Karger, 1974. – Russo, C. E., Ruiz, R. S.: Silicone sponge Rejection, Arch. Ophthal. (Chic.) 85, 647 (1971). – Vucicevic, Z. M., Nazarian, J. H., Scheie, H. G., Burns, W. P., Edwards, D. P.: Klinische und pathohistologische Beurteilung der verschiedenen Skleral-plomben, angewandt in der Netzhautchirurgie. Ber. 68. Vers. Dtsch. Ophthal. Ges. Heidelberg 184–186 (1968 a). – Dies: Klin. Mbl. Augenheilk. 153, 194–202 (1968 b). – Vucicevic, Z. M., Nazarian, I. H., Burns, W. P.: Klinische und pathohistologische Beurteilung der verschiedenen Skleralplomben, angewandt in der Netzhautchirurgie, Teil II: Sklera und Fascia lata, Klin. Mbl. Augenheilk. 153, 629–635 (1968 c).

Ist unser Plombenmaterial biologisch inaktiv?

W. Ehrich (Augenklinik der Universität des Saarlandes, Homburg/Saar, Dir.: Prof. Dr. H. J. Schlegel)

Einleitung

Bei Netzhautoperationen wurden früher Plomben aus Polyvinylalkohol verwendet. Sie mußten häufiger wieder entfernt werden als die heutigen Plomben aus Siliconkautschuk. Wir vermuten, daß die biologische Verträglichkeit weitgehend abhängig von dem verwendeten Kunststoffmaterial ist. Chemische, physikalische und physikalisch-chemische Methoden sind offensichtlich zu grob, um biologische Unverträglichkeiten von Kunststoffen festzustellen. Deshalb muß man eine biologische Arbeitsmethode wählen.

Methodik

Wir haben nach einigen Vorversuchen eine recht gut zu standardisierende Methode angewandt, die wir inzwischen an 30 Kaninchen erprobten. Es zeigte sich dabei, daß wir mit unserem Vorgehen reproduzierbare Ergebnisse bekommen und schon bei Anwendung an zwei Versuchstieren entscheiden können, ob z.B. ein Kunststoff gut, nicht so gut oder überhaupt nicht biologisch verträglich ist. Einige unserer Aussagen sind auch von anderen Autoren durch andere Methoden bestätigt worden, z.B. durch Einpflanzung von Kunststoff ins Hornhautparenchym. Da der operative Eingriff hierbei erheblich ist und Anfangsreizungen innerhalb von 4 Wochen ebenso gut auch auf die Schwere des operativen Traumas zurückgeführt werden können, ist diese Methode u.E. kein verläßlicher Indikator für die Verträglichkeit eines Kunststoffes.

Wir eröffnen beim Kaninchen beiderseits die Vorderkammer mit einem Lanzenschnitt von cranial her und schieben in die Vorderkammer des Versuchsauges ein Kunststoffplättchen. Das 2. Auge erhält als Kontrollauge kein Kunststoffplättchen. Die Eingriffsdauer beträgt pro Tier höchstens 3 Minuten, eine Hornhautnaht ist wie beim Menschen nicht notwendig. Die Vorderkammer stellt sich postoperativ nach dem Glattstreichen der Wundränder sofort wieder her. Der Eingriff wird in Allgemeinnarkose und unter sterilen Kautelen durchgeführt.* Durch das Fenster „Hornhaut“ wird nun das Verhalten von Regenbogenhaut, Kammerwasser und Hornhaut fotografisch an der Spaltlampe kontrolliert, und zwar am 4., 7., 11. und 28. Tag jeweils zusammen mit dem Kontrollauge. Danach spielt dieses keine Rolle mehr, weil die Narbe inzwischen zart und reizfrei verheilt ist. Ein halbes Jahr lang wird jeden Monat das Versuchsauge spaltlampenfotografisch überprüft.

Um vergleichbare Ergebnisse zu erhalten und um mechanische Reizungen auszuschließen, kommt es darauf an, daß die Kunststoffplättchen nur eine bestimmte Größe und eine bestimmte Dicke aufweisen. Uns haben sich Plättchen von 0,25 mm Dicke mit einem 1,5 mm großen Durchmesser bewährt.

* Herrn Prof. Dr. med. G. Harbauer, Direktor des Institutes für experimentelle Chirurgie, 665 Homburg/ Saar, danken wir für seine Unterstützung.

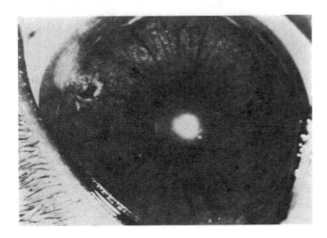

Abb. 1. Am 11. Tag ist das Siliconkautschuk-Plättchen mit Fibrin belegt: Ausdruck einer Anfangsreizung von Seiten der Iris (wie am 4. Tag)

Ergebnisse

Am 4. Tag sieht man das Siliconplättchen in der Nähe des Lanzenschnittes, am 7. Tag ist eine geringe Frühreizung des Irisgewebes erkennbar. Es setzt sich mit dem Kunststoff auseinander und bildet dabei feine Fältchen. Am 11. Tag sieht man im Lanzenschnittbereich Eiweißanlagerungen am Plättchen.

Am 28. Tag ist das Plättchen nach 6 h herabgesunken und liegt annähernd reizfrei, teilweise im Kammerwinkel. Eine Reaktion der Regenbogenhaut im Lanzenschnittbereich ist nicht mehr festzustellen. Der Befund verändert sich nach 2, 3, 4, 5 und 6 Monaten kaum. Das Plättchen gerät nur mehr und mehr in den Kammerwinkel. Die Limbuszone bleibt auch an dieser Stelle vollkommen unauffällig. Man sieht lediglich vom 28. Tag an, daß im Bereich der peripheren Iris das Gewebe sich ein wenig „krausig" verhält, ohne daß es in irgendeiner Form entzündlich reagiert.

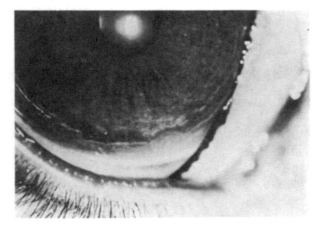

Abb. 2. Ab dem 28. Tag liegt das Kunststoffplättchen fast reizfrei bei 6 h in der Vorderkammer. Während der folgenden 5 Monate ändert sich der Befund nicht

Besprechung der Ergebnisse

Das getestete Netzhautplombenmaterial (Siliconkautschuk) halten wir nur für annähernd biologisch verträglich. Es war eine geringe Anfangsreizung vom 4. bis 11. Tag nachweisbar, später verhielt sich diese Substanz inaktiver.

Anfangsreizungen lassen sich möglicherweise auf die „Klebrigkeit" des Siliconmaterials zurückführen.

Durch künstliche Erwärmung verliert es diese Eigenschaft und wird reizfrei verträglich. Je nach Charge sehen wir manchmal stärkere Anfangsreizungen oder auch Spätreaktionen. Diese laufen wie eine chronische, lokale Iritis ab, die vom 4. bis zum Ende des 6. Monats weder abheilt, noch sich verschlimmert, also gleichförmig verläuft.

Zusammenfassung

Die biologische Verträglichkeit von Kunststoffen ist nur mit biologischen Arbeitsmethoden nachweisbar. Runde, glatte Plättchen vom Durchmesser 1,5 mm und einer Mittendicke von 0,25 mm werden mit einem Lanzenschnitt in die Vorderkammer des Kaninchenauges geschoben. Der Befund wird ein halbes Jahr lang in ganz bestimmten Zeitabständen spaltlampenmikroskopisch durch das Fenster „Hornhaut" überprüft. Die Ergebnisse sind für Siliconkautschuk-Plombenmaterial nur zufriedenstellend, sie können von Charge zu Charge unterschiedlich sein.

Literatur

Choyce, D.: Intra-cameral and intra-corneal implants. Trans. ophthal. Soc. U. K. 86, 507−525 (1967). − Doden, W., Schmitt, H.: Veränderungen an Kunststoff-Fäden nach langer Verweildauer im Hornhautgewebe. Klin. Mbl. Augenheilk. 164, 155−159 (1974). − Dohlman, C. H., Refojo, M. F., Rose, J.: Synthetic polymers in corneal surgery. Amer. Arch. Ophthalm. 77, 252−257 (1967). − Domke, H., Schmidt, G.: Tierexperimentelle Untersuchungen über die Verträglichkeit von Kunststoffimplantaten in der Hornhaut. In: Augenheilkunde in Forschung und Praxis Hrsg. K.-E. Krüger und N. Tost, S. 182−183, Halle (Saale): 1972. − Ehrich, W.: Abheilungsverzögerungen des Hornhautepithels durch Siliconöl. Albrecht v. Graefes Arch. klin. exp. Ophthal. 191, 109−120 (1974). − Ehrich, W.: Untersuchungen zur Verträglichkeit von Kontaktlinsenmaterialien. In: Einführungs- und Fortbildungsvorträge der Allerheiligentagungen, Wiesbaden 1966−1973, Arbeitskreis Kontaktlinsen im Berufsverband der Augenärzte Deutschlands, Düsseldorf 1976. − Ehrich, W.: Zur biologischen Testung von Kontaktlinsenmaterial − Vor- und Nachteile verschiedener Arbeitsmethoden. 5. Ann. Gen. Meet. Vienna 1975. European contact lens Soc. ophthal. − Igersheimer, J.: Das Auge als Experimentalorgan zur Aufklärung und Differenzierung infektiöser Prozesse. In: Handbuch der biologischen Arbeitsmethoden Hrsg. E. Abderhalden/Abt. VIII, Teil 2, Seite 610 und Seite 624−625, Berlin und Wien: Urban & Schwarzenberg 1927. − Mester, U., Roth, K., Dardenne, U.: Versuche mit 2-Hydroxy-aethyl-methacrylat-Linsen als Keratophakiematerial. Ber. dtsch. ophthal. Ges. 72, 326−329 (1972). − Schmitt, H., Doden, W.: Mikroskopische und bakteriologische Untersuchungen an Kunststoff-Fäden nach längerer Verweildauer im Hornhautgewebe. Klin. Mbl. Augenheilk. 161, 654−658 (1972). − Stone, W. J., Herbert, E.: Experimental Study of Plastic Materiales Replacement of the cornea; A preliminary Report. Amer. J. ophthalm. 36, II, 168−173 (1953).

Aussprache

Herr Mackensen (Freiburg):

Ich möchte Herrn Ehrich fragen, ob die Vorderkammer das günstigste Modell zum Studium der biologischen Wirkungen von Kunststoffen ist. Es ist weitgehend vom Zufall, von den Pupillenbewegungen und von der physikalischen Konstellation abhängig, wo die zu prüfenden Stücke letztlich liegen und welche Gewebekontakte sie bekommen.

Frau Schmitt (Frankfurt):

Nach eigenen Untersuchungen ruft eine intracorneale Implantation von Teflonplatten mit einem Durchmesser von 4 mm und einer Dicke von 0.125 oder 0.5 mm keinen nennenswerten Reizzustand hervor, vorausgesetzt daß keine Nähte gelegt werden und keine exogene Infektion erfolgt.

Herr Ehrich (Homburg/Saar), Schlußwort:

Das Symptom von mechanischen Schädigungen des Kunststoff-Tests in der Vorderkammer ist das Endothelödem. Ein solches hat aber nicht vorgelegen. Man darf nicht die Lanzenschnittnarbe mit einem Hornhautödem verwechseln. Außerdem ist die Größe und die Oberflächenbeschaffenheit unserer Kunststoffscheibchen so, daß mechanische Schädigungen ausgeschlossen sind. An Plexiglasscheibchen gleicher Größe können wir zeigen, daß die scharfen Kanten solche mechanischen Schädigungen hervorrufen.

Eine intralamelläre Einpflanzung von Kunststoffscheiben in die Hornhaut ist vergleichsweise zum Lanzenschnitt eine eingreifendere Operation.

Lichtkoagulation und Laserprobleme

Fluoreszenzmikroskopische Befunde nach Photokoagulation der mittleren und peripheren Netzhaut im Tierexperiment

H. Baurmann, G. Chioralia, L. Schomacher, P. Hendrickson, V. Dragomirescu (Univ.-Augenklinik Bonn, Direktor: Prof. Dr. W. Best und Klinisches Institut für experimentelle Ophthalmologie der Universität Bonn, Direktor: Prof. Dr. E. Weigelin)

In Fortsetzung unserer bisherigen Untersuchungen über die feingeweblichen Reaktionen aus der Sicht der Fluoresceindiffusionsverhältnisse im Bereich von Retina und Chorioidea nach Photokoagulation, die wir mit dem Laserstrahl durchführten (Baurmann u. Mitarb., Sasaki u. Mitarb., Chioralia u. Mitarb.), führten wir diesmal Vergleichsuntersuchungen über die Reaktionen der Retina und Chorioidea auf Xenon- und Laserkoagulationen durch. Für unsere Untersuchungen bedienten wir uns weiblicher pigmentierter Ratten vom gleichen BDE-Stamm und pigmentierter weiblicher Kaninchen. In Allgemeinanaesthesie wurde jeweils an einem Auge *Xenonlicht* mit Normallast bei Stufe III (= 1,9 kVA), Bildfeldblende 0,5 (= 0,15 mm), Expositionszeit ca. 1 Sekunde appliziert, am anderen Auge *Argon-Laserlicht* 300 mW, 100 μ spot-Durchmesser, Expositionszeit 0,2 Sekunden. Direkt nach der Koagulation wurden Coloraufnahmen der behandelten Fundusareale angefertigt. In wöchentlichen Abständen erfolgten ophthalmoskopische Kontrollen und weitere Color-Fundusaufnahmen. Nach 6 Wochen fertigten wir nach erneuten Coloraufnahmen von jedem der photokoagulierten Augen ein Fluoreszenzangiogramm an (Baurmann u. Mitarb., u.a.). Anschließend wurden die Augen enukleiert und vermittels der von uns mehrfach mitgeteilten Technik (Lyophilisierung) für die fluoreszenzmikroskopische Untersuchung aufgearbeitet (Baurmann u. Mitarb., Sasaki u. Mitarb., Chioralia u. Mitarb.).

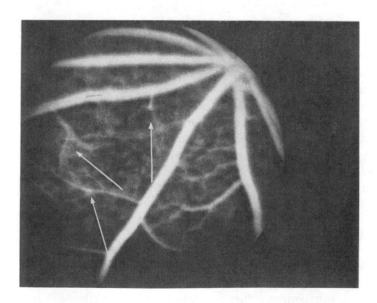

Abb. 1. Angiogrammausschnitt 6 Wochen nach *Xenonkoagulation*, schwache Farbstoffdiffusion (Pfeile) im Koagulationsbereich, pigmentierte Ratte

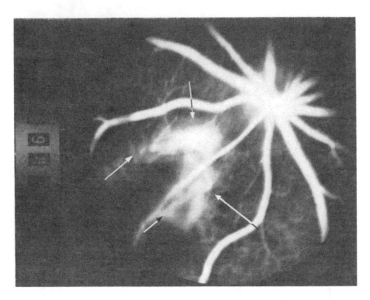

Abb. 2. Angiogrammausschnitt 6 Wochen nach *Laserkoagulation*, deutlich sichtbare Farbstoffdiffusion (Pfeile) im Koagulationsbereich, pigmentierte Ratte

Ab der 3. Beobachtungswoche konnten wir ophthalmoskopisch keine weiter hinzutretenden Befundänderungen feststellen; um die Sicherheit eines stabilen Endzustandes im Rahmen des Möglichen zu gewährleisten, dehnten wir die Beobachtungszeit auf 6 Wochen aus.

Die Reaktionen waren bei Ratten und Kaninchen nicht ganz übereinstimmend; daher werden die Ergebnisse im Folgenden für beide Tierarten getrennt besprochen.

1. Ratten

Unter den eingangs genannten Bedingungen beobachteten wir an den Fundi der mit *Xenon* behandelten Ratten 1 Stunde nach Koagulation deutliche, mit mäßigem Oedem behaftete Effekte, während 1 Stunde nach *Laserbehandlung* das Oedem wesentlich stärker ausgeprägt erschien. Außerdem beobachteten wir bei unseren Tieren nach Laserbehandlung recht häufig kleinere, manchmal auch größere Blutungen; bei den xenonbehandelten Ratten blieben solche bis jetzt aus. *6 Wochen später* war der Narbenbereich der Xenon-Koagulationsfläche zart abgegrenzt; Einzelkoagulationen der eingangs genannten Intensität waren kaum wiederzufinden. Der Laserkoagulationsbereich wies rechts grobe Narben auf, und die Einzeleffekte waren meist gegeneinander und in sich schärfer abgegrenzt. Im *Fluoreszenzangiogramm*, ebenfalls 6 Wochen nach der Koagulation, erkennt man in späteren Bildern noch zu dieser Zeit im *xenonkoagulierten* Bereich (Abb. 1) eine zarte, demgegenüber im *laserbehandelten* Areal (Abb. 2) eine wesentlich deutlichere Farbstoffdiffusion. Im Laserbezirk sind außerdem recht kompakte Pigmentansammlungen sichtbar. Die dazu gehörigen histologischen Schnitte zeigen *fluoreszenzmikroskopisch* jeweils 6 Wochen nach der Intervention bei *Xenoneffekten* hauptsächlich Pigmentproliferationen und Gefäßveränderungen der äußeren Capillarschicht der Retina (Abb. 3); nach *Laser* sind dagegen eine ausgesprochene Tiefenwirkung und von der Choriokapillaris ausgehende Neovaskularisationen mit unterschiedlicher Farbstoffdiffusion zu bemerken (Abb. 4). Diese Gefäßneubildungen liegen jeweils am Rande der Effekte sowohl bei Solitärkoagulationen als auch bei Koagulationsfeldern.

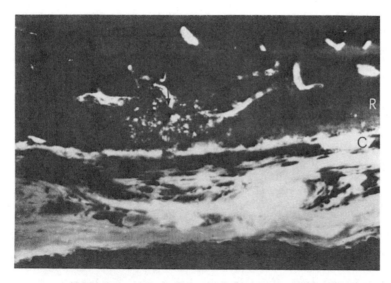

Abb. 3. Histologischer Schnitt unter dem Fluoreszenzmikroskop 6 Wochen nach *Xenonkoagulation*, pigmentierte Ratte, dasselbe Auge wie in Abb. 1.; Pigmentproliferationen und Gefäßveränderungen in der äußeren Capillarschicht (Pfeil). R = Retina, C = Choriodea

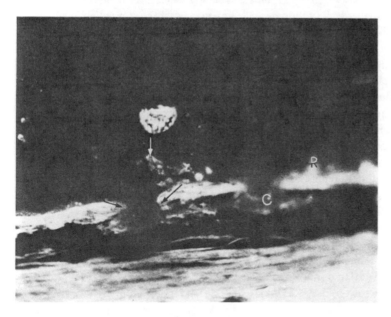

Abb. 4. Histologisches Bild unter dem Fluoreszenzmikroskop 6 Wochen nach *Laserkoagulation*, pigmentierte Ratte, dasselbe Auge wie in Abb. 2; ausgesprochene Tiefenwirkung (Pfeile), von der Chorioidea ausgehende Neovaskulate oberhalb des rechten Pfeils

2. Kaninchen

6 Wochen nach Behandlung zeigen die Narbenbereiche von Xenon- und Laserbezirken einander recht ähnliche Bilder. Bei den Einzelkoagulationen durch Laser sehen die Effekte kleiner und in sich abgegrenzter aus. Die *Angiogrammausschnitte* zum selben Zeitpunkt zeigen *nach Xenon* vorwiegend an den Rändern fluoreszierende Effekte während *nach Laser*

deutlichere, wohl als Folge der Tiefenwirkung stärker in sich fluoreszierende Effekte entstanden sind. Bei beiden Narbentypen ist angiographisch keine Farbstoffdiffusion zu bemerken — im Gegensatz zu den Ratten.

Beim Kaninchen zeigten die *fluoreszenzmikroskopischen* Bilder insofern unter den oben angegebenen Bedingungen bei Xenon- und Laserkoagulationen mehr Übereinstimmung der Wirkung als beide Koagulationsarten keine gröberen Veränderungen in der Chorioidea hinterließen. Im Gegensatz zu den Ratten konnten wir bei den Kaninchen auch keine Neovaskularisationen entdecken. Eine graduell etwas unterschiedliche Pigmentproliferation war nach beiden Koagulationsarten zu erkennen; bei den laserbehandelten Tieren war sie auf engeren Raum abgegrenzt und insgesamt stärker.

Besprechung der Ergebnisse

Die Literatur bringt hinsichtlich der Entstehung von Neovaskularisationen durch Photokoagulation und hinsichtlich des Diffusionsverhaltens solcher Gefäßneubildungen manche Hinweise. Sie beziehen sich sowohl auf die menschliche diabetische Retinopathie und zentralseröse Retinopathie (Meyer-Schwickerath, 1974; Greite u. Birngruber, 1975; Wessing, 1973, u.a.) als auch auf Beobachtungen im Tierexperiment, vor allem an Affen (Ring, 1974; Hamilton et al., 1975, u.a.). Die Autoren solcher Mitteilungen gingen jedoch weitgehend von anderen Voraussetzungen und Gesichtspunkten aus. Ein Vergleich ihrer bemerkenswerten Ergebnisse mit den unseren ist leider schon deshalb nur sehr beschränkt möglich, weil andere Methoden und andere Tiere verwandt wurden. Wie wir zeigen konnten, erhielten auch wir bei der Verwendung zweier verschiedener Tierarten teilweise von einander abweichende Ergebnisse. Die Beurteilung hinsichtlich einer stattfindenden oder nicht stattfindenden Farbstoffdiffusion im Bereich von beobachteten Neovaskulaten wurde von allen genannten und anderen Autoren nur fluoreszenzangiographisch vorgenommen. Da die Fluoresceinangiographie eine relativ grobe Methode darstellt, mit der feinste Diffusionsvorgänge nicht beobachtet werden können, vor allem dann nicht, wenn sie sich in der Tiefe abspielen, nahmen wir für unsere Untersuchungen sowohl die Fluoreszenzangiographie als auch die *Fluoreszenzmikroskopie* zu Hilfe. In unseren histologischen Schnitten konnten wir bei beiden Methoden, der Xenon-Photokoagulation und der Laser-Photokoagulation, *Pigmentproliferationen* beobachten; sie sind in unseren Bildern nach Xenonapplikation breiter gestreut, nach Laseranwendung auf engerem Raum konzentrierter angeordnet. Unter unseren experimentellen Bedingungen wurden von uns *Neovaskularisationen* bei Ratten nach Xenon kaum, nach Laser dagegen ziemlich regelmäßig beobachtet; bei Kaninchen sahen wir bis jetzt weder nach Xenon noch nach Laser Gefäßneubildungen. Eine *Farbstoffdiffusion* konnten wir noch 6 Wochen nach der Intervention durch Xenonbehandlung in schwacher Form, durch Laserkoagulation etwas stärker sowohl in der Tiefe als auch oberflächlich wahrnehmen. Interessant sind in diesem Zusammenhang die Beobachtungen der Arbeitsgruppe Hamilton u. Mitarb. (1975). Bei Affen stellten sie nach experimentellen Gefäßverschlüssen verschiedene Arten der Gefäßneubildungen fest, welche sich auch elektronenmikroskopisch unterscheiden ließen: intraretinale Neovaskulate ohne Farbstoffdiffusion und praeretinale Gefäßneubildungen mit Farbstoffdiffusion — ebenfalls angiographische Beobachtungen.

Wir konnten in unseren fluoreszenzmikroskopischen Präparaten klar erkennen, daß die *Hauptwirkung* der *Xenon*-Koagulation in die Breite geht unter weitgehender Schonung des retroretinalen Bereichs, eine Beobachtung, die auch Ring (1974) hervorhebt; die Laserwirkung ist beim Kaninchen der Xenonwirkung recht ähnlich; bei der Ratte hat sie jedoch eine ausgesprochene Tiefenwirkung mit z.T. erheblicher Beeinträchtigung der retroretinalen Gewebe.

Meyer-Schwickerath (1974) hat darauf hingewiesen, daß bei der Bekämpfung von Neovaskularisationen seiner Meinung nach die Photokoagulation mit Xenonlicht vorzuziehen sei, da mit ihr leichter, sicherer und rascher Flächenkoagulationen zu erzeugen seien; auch träten Komplikationen wie Blutungen bei Verwendung des Xenonkoagulators seltener auf. Unter unseren gewählten Versuchsbedingungen erwiesen sich hiermit übereinstimmend die Koagulationen mit Xenonlicht als schonender. Bei einer sehr gezielten Indikationsstellung kann die Dosierung der Photokoagulation mit Laserlicht sicherlich einfacher sein, wie überhaupt die relativ einfache Handhabung des Argonlaser verführerisch wirken kann. Ein Vergleich der beiden Methoden für den klinischen Bereich stößt auch heute noch auf manche Schwierigkeiten — dies nicht zuletzt deshalb, weil der Strahlengang bei beiden Methoden recht verschieden ist.

N. B. Die hier publizierten Untersuchungen wurden von der Deutschen Forschungsgemeinschaft großzügig unterstützt. Frau Barbara Polenz und Frau Elke Oellers sind wir sehr dankbar für ihre unermüdliche Unterstützung in photographischen Fragen.

Literatur

Baurmann, H., Sasaki, K., Chioralia, G.: Investigations on Laser Coagulated Rat Eyes by Fluorescence Angiography and Microscopy. Albrecht v. Graefes Arch. klin. exp. Ophthal. 193, 245–252 (1975). – Baurmann, H., Sasaki, K., Chioralia, G., Hendrickson, P., Hata, N.: Experimentelle fluoreszeinangiographische Untersuchungen an laserbehandelten Tieraugen. 17. Tgg. Österr. Ophthal. Ges., 29.–31.5.75, Innsbruck (im Druck). – Chioralia, G., Baurmann, H., Schomacher, L., Dragomirescu, V.: Fluorescein findings after coagulation of the retina with different laser intensities in animal experiments. 16th meeting of the Association of Eye Research, Leiden, Sept. 7th–10th, 1975 (im Druck). – Greite, J. H., Birngruber, R.: Low intensity argon laser coagulation in central serous retinopathy. Ophthalmologica 171, 214–223 (1975). – Hamilton, A. M., Marshall, J., Kohner, E. M., Bowbyes, J. A.: Retinal new vessel formation following experimental vein occlusion. Exp. Eye Res. 20, 493–497 (1975). – Meyer-Schwickerath, G.: Diabetic retinopathy treatment with Argon-Photocoagulation and Xenon-Photocoagulation. Int. Symp. on Laser and Eye, May 19th–24th, 1974, Albi/France (im Druck). – Ring, H. G.: Xenon photocoagulation and the retinal vasculature. A. M. A. Arch. Ophthal. 91, 389–393 (1974). – Sasaki, K., Lemmingson, W., Baurmann, H., Chioralia, G., Hendrickson, P.: Observation of injected fluorescein diffusion after laser treatment of cat fundi. An experimental study with angiography and microscopy: Albrecht von Graefes Arch. klin. exp. Ophthal. (im Druck). – Wessing, A.: Changing concept of central serous retinopathy and its treatment. Trans. American Acad. Ophthalm. Otolaryng. 77, 275–280 (1973). – Francois, J., De Laey, J. J., Cambie, E., Hanssens, M., Victoria-Troncoso, V.: Neovascularization after Argon laser photocoagulation of macular lesions. Amer. J. Ophthal. 79, 206–210 (1975).

Variation der Metabolite im Glaskörper nach Lichtkoagulation

M. Schunk, E. Schütte, D. Klaas (Augenklinik der Medizinischen Fakultät der Rheinisch-Westfälischen-Technischen-Hochschule Aachen, Vorstand: Prof. Dr. med. M. Reim)

Nach der Lichtkoagulation der Netzhaut sehen wir besonders bei Verabfolgung von viel Energie pro Zeiteinheit Trübungen des Glaskörpers, die gelegentlich zu einem kurzfristigen Visusabfall des Patienten führen. Wir sind deshalb der Frage nachgegangen, ob es nach der Lichtkoagulation der Retina zu meßbaren Metabolitverschiebungen in Glaskörper, Kammerwasser und in der Hornhaut kommt. Da es je nach verabfolgter Energie zu sichtbaren Zellverschiebungen im regenerierenden Gewebe der Retina und Chorioidea kommt, wäre es denkbar, daß auch die Metabolite dieser Gewebe eine Veränderung erfahren (Inomata, 1975). Da die vitreo-retinale Grenzschicht bei der Lichtkoagulation ebenfalls verändert wird, ist ein Einstrom niedermolokularer Metabolite in den Glaskörper möglich.

Methodik

Wir haben zunächst die Metabolite Lactat und Pyruvat im Glaskörper und Kammerwasser und in der Hornhaut von Kaninchen in einer normalen Serie bestimmt. Anschließend wurden in einer 2. und 3. Serie je 12 Augen 70 bzw. 140 Lichtkoagulationsherde appliziert.

Bei dem graugefärbten Kaninchenwildstamm konnten auf diese Weise bei gleicher Intensität, Blende und Zeitdauer annähernd gleiche Lichtkoagulationseffekte auf der Netzhaut erzielt

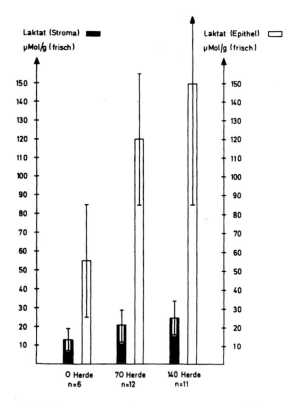

Abb. 1. Mittelwerte und Standardabweichung der Mittelwerte des Lactatgehaltes von Hornhautepithel und -stroma des Kaninchens 24 Stunden nach Lichtkoagulation der Netzhaut

werden, ähnlich wie in der Arbeit von Brihaye, v. Geertruyden (1975). Die Behandlung erfolgte nach medikamentöser Pupillenerweiterung in Allgemeinnarkose mit Nembutal. Anschließend wurde Polyspectran-Augensalbe in den Conjunktivalsack gegeben. 24 Stunden später erfolgte die Entnahme der Gewebe wie früher beschrieben (Schütte et. al., 1975). Die Metabolite wurden am gleichen Tage im optisch-enzymatischen Test bestimmt.

Ergebnisse

Betrachtet man den Lactatgehalt des Corneaepithels 24 Stunden nach Lichtkoagulation der Retina, so erkennt man deutlich den von der Zahl der Lichtkoagulationsherde abhängigen Anstieg der Spiegel dieser Metabolite (Abb. 1).

Wegen der geringen Epitheleinwaage variieren die Standardabweichungen der Mittelwerte allerdings erheblich.

Weniger ausgeprägt steigt der Lactatspiegel im Hornhautstroma an. Vergleicht man jedoch den Lactat-Pyruvat-Quotienten der behandelten Augen mit den unbehandelten Augen, so erkennt man ebenfalls einen steilen Anstieg dieses Quotienten im Vergleich mit der Null-Serie.

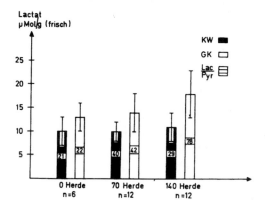

Abb. 2. Mittelwerte und Standardabweichung der Mittelwerte des Lactatgehaltes von Kammerwasser und Glaskörper 24 Stunden nach Lichtkoagulation der Kaninchenretina. Der Lactat-Pyruvat-Quotient der Gewebe ist in die Säulen eingezeichnet

Auffallend niedrig wurde der Lactatspiegel im Kammerwasser gemessen (Abb. 2). Die Werte unterschieden sich kaum von denen der Null-Serie. Deutliche Differenzen fanden sich bei der Bestimmung von Lactat und Pyruvat im Glaskörper. Der Lactatanstieg nach Applikation von 70 Herden war signifikant verschieden im Vergleich mit den beiden anderen Serien. Der hohe Lactat-Pyruvat-Quotient im Glaskörper nach der Lichtkoagulation der Retina ist nicht nur Ausdruck der Lactat-Erhöhung, sondern auch der Pyruvaterniedrigung nach 24 Stunden.

Diskussion

Die Zunahme der Lactatspiegel und der Lactat-Pyruvat-Quotienten im Corneaepithel und im Glaskörper nach der Lichtkoagulation der Retina lassen vermuten, daß die betroffenen Gewebe mehr Lactat produzieren. Da diese Parameter im Kammerwasser praktisch konstant bleiben, müssen die Veränderungen im Glaskörper und im Corneaepithel voneinander unabhängig sein.

Histologisch fanden wir im Corneaepithel keine Zeichen einer sichtbaren Zellschädigung, allerdings eine Abflachung des gesamten Epithels auf nur 2 bis 3 Schichten Kubischer Zellen.

Betrachtet man dagegen die erheblichen histologischen Veränderungen nach der Lichtkoagulation, dann sieht man, daß die Grenzen zwischen Netzhaut und Glaskörper und das Pigmentepithel nicht mehr intakt sind. Außerdem sieht man Zerstörungen der Zellen in der Retina und im Pigmentepithel. Durch die Schädigung der Zellen der Retina ist eine Öffnung zum Glaskörper denkbar, die den Einstrom von Metaboliten möglich erscheinen läßt. Das in der Retina schon normalerweise in reichem Maße produzierte Lactat (Meyerhof, 1927; Graymore, 1966; Bleeker et. al., 1968; Warburg, 1926) könnte leicht in den Glaskörper übertreten und sich dort verteilen. Bekanntlich ist ja in geschädigten Geweben die Lactatbildung noch erheblich gesteigert (Hohorst et. al., 1961; Reim et. al., 1966).

Versucht man den Metabolitgehalt des der Retina nahen und fernen Glaskörpers getrennt zu analysieren, so findet man nach 24 Stunden keinen eindeutigen Konzentrationsgradienten. Diese Untersuchung steht im Einklang zu der Mitteilung von Bourwieg (1974). Die geringe Zahl der Zellen im Glaskörper kann eine solche Erhöhung des Lactatspiegels in diesem Gewebe nicht allein erklären. Wir nehmen daher an, daß die Lactatzunahme im Glaskörper vorwiegend auf die Schädigung der Retina zurückzuführen ist. Denn der Lactatgehalt ist vermutlich dort wesentlich höher als im Glaskörper. Es wäre zu prüfen, ob durch die Zerstörung der „vitro-retinalen Schranke" mit Hilfe der Lichtkoagulation oder durch ähnliche Maßnahmen, wie Kryopexie oder Diathermie, intravenös applizierte Substanzen, die diese Barriere normalerweise nicht durchdringen können, vermehrt in den Glaskörper eingeschleust werden.

Zum Lactatanstieg im Corneaepithel wäre zu bemerken, daß es sich hier um eine Beobachtung handelt, die unabhängig von den Veränderungen in Retina und Glaskörper ist. Es kann sich hier um eine unmittelbare Schädigung durch die durchtretenden intensiven Lichtstrahlen handeln. Obwohl im Lichtkoagulator UV-Filter eingebaut sind, kann doch noch ein erheblicher UV-Anteil die Cornea treffen, das Epithel schädigen und die vermehrte Lactatproduktion herbeiführen. Es müßte durch weitere Experimente untersucht werden, ob es sich hier um ein biochemisches Symptom der Keratitis photoelektrica handelt.

Zusammenfassung

24 Stunden nach der Lichtkoagulation der Retina wurden bei Kaninchen die Metabolite Lactat und Pyruvat im Hornhautepithel und Hornhautstroma sowie im Kammerwasser und im Glaskörper gemessen. Insgesamt wurden 3 Serien mit verschiedener Herdzahl bei gleicher Intensität verglichen. Neben der Lactaterhöhung im Hornhautepithel kommt es in Abhängigkeit von der Herdzahl zu einem signifikanten Lactatanstieg im Glaskörper. Da der hohe Lactatspiegel wegen der begrenzten Zellzahl im Glaskörper dort nicht entstanden sein kann, ist ein Lactateinstrom aus der an diesem Metaboliten reichen Retina denkbar.

Summary. 24 hours after photocoagulation of the rabbit retina lactate and pyruvate levels of the anterior segment and the vitreous body were determined. Comparing three series with different numbers of coagulations we observed increasing levels of lactate in the vitreous suggesting a breakdown of the vitreous barrier after light coagulation of the retina.

Résumé. La concentration de lactate et de pyruvate du segment anterieur et du corps vitré fut mesurée 24 heures après la photocoagulation de la retine de lapin. On compare 3 series différents par le nombre de foyes de coagulations. On observe une augmentation de la concentration de lactate dans le vitré, ce qui de penser à une ouverture de la barrière vitriale après une coagulation intense.

Literatur

Bleeker, G. M., van Haeringen, J. N., Glasius, E.: Urea and the Vitreous Barrier of the Eye. Expe. Eye Res. 7, 30–36 (1968). – Bourwieg, H., Hoffmann, K., Riese, K.: Über Gehalt und Verteilung nieder- und hochmolekularer Substanzen im Glaskörper. Albr. v. Graefes Arch. klin. exp. Ophthal. 191, 53–65 (1974). – Brihaye-van Geertruden, M., Herzeel, R., Demoils, E., Willekens, B.: Laser coagulation of human retina. Ophthal. Res. (in Press). – Graymore, C. N.: Lactic acid Dehydrogenase (LDH) in Cornea. Expe. Eye Res. 5, 315–325 (1966 a, b). – Hohorst, H. J., Kreutz, F. H., Reim, M.: Steady state equilibria of some DPN-linked reactions and the oxidation-reduction state of the DPN-DPNH system in the cytoplasmatic compartment of liver cells in vivo. Biochem. Biophys. Res. Commun. 4, 159 (1961). – Inomata, H.: Wound healing after Xenon Arc Photocoagulation in the Rabbit Retina. Ophthalmologica, Basal 170, 462–474 (1975). – Meyerhof, O., Lohmann, K.: Über Atmung und Kohlenhydratumsatz tierischer Gewebe I. Milchsäurebildung und Milchsäureschwund in tierischen Geweben. Biochem. Z. 171, 381 (1926). – Reim, M., Schmidt, F., Meyer, D.: Die Metabolite des energieliefernden Stoffwechsels in der Hornhaut verschiedener Säugetiere. 68. Ber. dtsch. ophthal. Ges., S. 164 München: J. F. Bergmann 1966. – Schütte, E., Werner, R. D., Reim, M.: Intravenous Fructose Infusion Ophthal. Res. 7, 73–79 (1975). – Warburg, O.: In: über den Stoffwechsel der Tumoren. Berlin: Springer 1926.

Aussprachen

Herr Reim (Aachen) zum Vortrag S. 385:

Zu Herrn Baurmann:
Kann man die Menge des Fluorescein, die in den Glaskörper austritt quantitativ erfassen?

Schlußwort Herr Baurmann: Zu Herrn Reim
Die Überlegung, quantitativ das in den Glaskörper übertretende Fluorescein zu messen, haben wir auch schon angestellt, wir sind der Verwirklichung jedoch noch nicht näher getreten. Man muß dabei berücksichtigen, daß auch aus dem Bereich des Ciliarkörpers Fluorescein in den Glaskörper übertritt und im Glaskörper nach intravenöser Fluorescein-Injektion ein vom Ciliarkörper zum hinteren Glaskörperbereich meßbarer Farbstoffgradient entsteht (Cunha-Vaz, 1966/67).

Herr Baurmann zum Vortrag S. 390:

Zu Frau Schunk:
Was verstehen Sie unter der Retina-Glaskörper-Schranke? Der Sinn dieser Frage ist der folgende: Über das anatomische Substrat der Blut-Retina-Schranke ist bis heute nichts sicheres bekannt (Ashton). Es würde interessieren, ob für die Retina-Glaskörper-Schranke ein solches Substrat bekannt ist, oder ob wir bei dieser Schranke, ähnlich wie bei der Blut-Retina-Schranke, einstweilen nur wissen, daß sie funktioniert, aber nicht wie, und wie sie aussieht.

Herr Reim für Frau Schunk:
Aufgrund der bisher vorliegenden Befunde können wir eine Definition und eine Lokalisation der Diffusionschranke zwischen Glaskörper und Retina nicht geben.

Experimentelle Untersuchungen zur transskleralen Retinopexie mit dem Argonlaser

F. Dannheim (Universitäts-Augenklinik Hamburg-Eppendorf,
Direktor Prof. Dr. Dr. h. c. H. Sautter)

Einleitung

Im Rahmen einer Strahlenschutzstudie erwähnten Smith und Stein mögliche Schädigungen von Sklera, Chorioidea und Retina des Kaninchens bei transskleraler Bestrahlung mit einem Rubin- und Neodym-Laser. Bei ähnlichen Kaninchenexperimenten mit einem Argon-Laser beobachteten wir ebenfalls Koagulationseffekte in diesen Geweben, die bei mittlerer Dosierung Adhärenzen zwischen Retina und Chorioidea ergaben, bei starker Dosissteigerung bis zur Bulbusperforation führten.

Methodik

An 30 Kaninchenaugen wurden Argon-Laser-Läsionen von 80 μm Durchmesser auf die Sklera über peripherer Netzhaut plaziert, wobei auf annähernd rechtwinklige Einstrahlungsrichtung geachtet wurde. Die Impulsdauer wurde zwischen 3,2 ms und 6 s variiert, die Leistung war 400 und 4000 mW. Die Enukleation erfolgte sofort nach Koagulation und in Abständen bis zu 42 Tagen später. Zur histologischen Auswertung wurden 8 μm Serienschnitte nach HE und PAS gefärbt.

Ergebnisse

1. Sofortreaktion

Erste morphologisch faßbare Veränderungen findet man bei 10 ms Impulsdauer und 400 mW Leistung. Etwa jede zweite Läsion führt zu einer ganz umschriebenen Adhärenz zwischen Retina und Chorioidea. Im Laufe der histologischen Präparation löst sich jedoch die zarte Adhärenz meist wieder ab.

Bei 10 ms Impulsdauer und 4000 mW Leistung läßt sich regelmäßig eine umschriebene Adhärenz erzeugen, die allerdings − wie in dem hier gezeigten Fall (Abb. 1) − den mechanischen Belastungen der Präparation häufig nicht standhält. Man erkennt dennoch eine um-

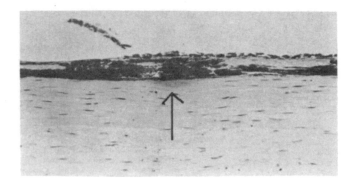

Abb. 1. Schwache transsklerale Argonlaser-Läsion unmittelbar nach Koagulation mit 10 ms Impulsdauer und 4000 mW Leistung. Netzhaut artifizell abgehoben, zarte Reaktion in Aderhaut und Lederhaut. HE x 133

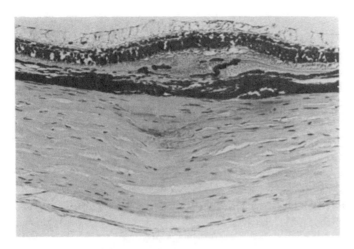

Abb. 2. Mittelstarke transsklerale Argonlaser-Läsion unmittelbar nach Koagulation mit 400 mW und 1000 ms. Koagulationsnekrose etwas weiter ausgedehnt, Exsudat zwischen Netzhaut und Aderhaut. HE x 52

schriebene Pigmentanhäufung in der beim Kaninchen ohnehin kräftig pigmentierten Chorioidea und eine ganz zart vermehrte Anfärbung der angrenzenden Skleralamelle. Diese Reaktion entspricht also einer schwachen Dosierung.

Bei einer mittelstarken Dosierung (Abb. 2, 1000 ms und 400 mW), ist der Koagulationseffekt deutlich kräftiger und weiter ausgedehnt. Er umfaßt die äußeren Netzhautschichten, die Aderhaut und die halbe Dicke der angrenzenden Lederhaut. Zwischen sensorischer Netzhaut und Aderhaut befindet sich eiweißreiches Exsudat. Das Pigmentepithel ist explosionsartig aufgeworfen und unterbrochen. Die Aderhaut ist vermehrt pigmentiert, die angrenzende Sklera halbkreisförmig versintert.

Eine weitere Dosissteigerung läßt die Koagulationsnekrose stetig weiter ausbreiten, bis die gesamte Bulbuswand erfaßt ist. Bei einer Dosierung von 1000 ms und 4000 mW wird zusätzlich eine Perforation aller Schichten mit stärkeren vitreoretinalen Adhärenzen beobachtet.

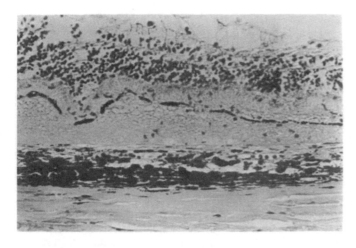

Abb. 3. Mittelstarke transsklerale Argonlaser-Läsion 2 Tage nach Koagulation mit 100 ms und 4000 mW. Exsudative Phase noch unverändert. HE x 133

395

2. Heilungsverlauf

Diejenigen Läsionen, welche durch die schwache Dosierung zu minimalen Sofortreaktionen geführt hatten, lassen sich zu späteren Zeitpunkten nicht mehr mit Sicherheit finden. Sowohl die lupenmikroskopisch erkennbaren Adhärenzen als auch die histologischen Veränderungen sind noch schwächer ausgeprägt. Die mittelstarken Läsionen (Abb. 3, 1000 ms und 400 mW) zeigen zwei Tage nach Koagulation noch reichlich Exsudat zwischen Pigmentepithel und Aderhaut. Auch die Koagulationsnekrose in der Sklera ist noch unverändert.

Etwa vom 6. Tag nach Koagulation an werden große pigmentbeladene Zellen in der desorganisierten Netzhaut sichtbar (Abb. 4, 1000 ms und 400 mW, 18 Tage nach Koagulation). Die an die Aderhaut grenzende Sklera ist jetzt nicht mehr aufgequollen, sondern durch zellreiches Narbengewebe verdichtet.

Die von starken Läsionen verursachten Bulbusperforationen werden nach 1–2 Wochen durch eine bindegewebige, verdünnte Narbe verschlossen.

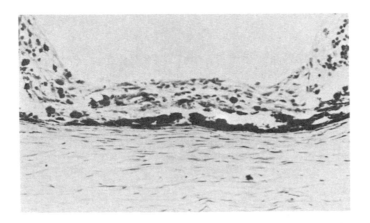

Abb. 4. Transsklerale Argonlaser-Läsion 18 Tage nach Koagulation mit 1000 ms und 400 mW. Netzhaut desorganisiert, Einlagerung von großen, pigmentierten Zellen. Sklera bindegewebig vernarbt. HE x 133

Diskussion und Zusammenfassung

Die Wirkung des gebündelten Argonlaserstrahls auf die Sklera besteht also in einer Koagulationsnekrose, die sich vom Auftreffpunkt in der Aderhaut mit steigender Dosierung kugelförmig ausbreitet, bis sie alle Bulbusschichten erfaßt und letztlich zur Perforation führt. Bei mittlerer Dosierung entsteht eine chorioretinale Adhärenz, die sich zumindest aufgrund dieses Kaninchenexperiments beim menschlichen Bulbus im Sinne einer Retinopexie nutzen lassen könnte. In weiteren Versuchen muß geklärt werden, wieweit diese Experimente am Kaninchen mit der kräftigen Pigmentierung der Chorioidea bei relativ dünner Sklera bezüglich der Dosierung auf die menschlichen Verhältnisse übertragbar sind und ob andere Laserquellen noch günstigere Wirkungen besitzen.

Literatur

Smith, R. S., Stein, M. N.: Ocular hazards of transscleral laser rediation II. Intraocular injury produced by ruby and neodymium lasers. Am. J. Ophth. 67, 100–110 (1969). – Beckman, H., Kinoshita, A., Rota, A. N., Sugar, H. S.: Transscleral ruby laser irradiation of the ciliary body in the treatment of intractable glaucoma. Trans. A. A. O. O. 76, 423–435 (1972).

Erfahrungen mit dem Argonlaser bei der prophylaktischen Koagulation von Amotio-Vorstufen

W. Lüllwitz (Hamburg)

Die prophylaktische Koagulation der Ablatio-Vorstufen mittels Argonlaser ist inzwischen vielerorts zu einem Routineverfahren geworden. Wir möchten uns nachfolgend hauptsächlich mit Fragen der Indikation und mit den Komplikationen befassen und dabei beides unter dem Gesichtspunkt der Prophylaxe im allgemeinen erörtern.

Grundlage unseres Beitrages sind 1200 behandelte Augen, diese Zahl hat sich inzwischen auf über 2000 erhöht. 645 Augen hatten äquatoriale Degenerationen, 335 stumme oder asymptomatische Löcher und 220 symptomatische Löcher.

Die allgemeinen Gesichtspunkte zur Prophylaxe sollen an Hand konkreter Fragen besprochen werden, in deren Mittelpunkt die Frage steht: Ist die Prophylaxe überhaupt erforderlich.

1. Das Risiko des prophylaktischen Eingriffes
2. Die Wirksamkeit der prophylaktischen Maßnahme
3. Die Belastung des prophylaktischen Eingriffes
4. Zum Risiko des unbehandelten Verlaufs

1. Zum Risiko des prophylaktischen Eingriffes

An dieser Stelle möchten wir zuerst über die von uns beobachteten Komplikationen berichten: In 8 Augen trat nach der Koagulation eine Ablatio auf. In 4 Fällen kam es trotz Koagulation vom behandelten Areal ausgehend zur Netzhautablösung; in den 4 anderen Augen nahm die Ablatio ihren Ausgang von einem neuen Loch. In den 4 „Trotz-Fällen" handelt es sich um 2 Augen mit äquatorialen Degenerationen und 2 Augen mit symptomatischen Netzhautlöchern. Durch die Koagulation wurde die Situation in 2 Augen dadurch verschlechtert, daß im Bereich bereits abgehobener Netzhaut koaguliert wurde und so neue Lochbildungen entstanden. Hier wurde gegen die von Meyer-Schwickerath immer wieder betonte Regel verstoßen, daß die abgehobene Netzhaut eine Kontraindikation für die Lichtkoagulation darstellt. Dies gilt selbstverständlich auch für die Laser-Koagulation.

In einem weiteren Fall wurde eine Schädigung der Linse in Form von kleinen subepithelialen Trübungen in der vorderen Rinde beobachtet. Der Befund blieb über einen Zeitraum von 2 Jahren stationär, eine Visusminderung trat nicht auf.

Die besonders gefürchtete Komplikation der postkoagulativen Maculopathie oder eine Glaskörperschrumpfung haben wir bislang im Rahmen unserer prophylaktischen Koagulationen nicht beobachtet.

Fassen wir unsere Komplikationen zusammen, so handelt es sich um 11 von 1200 behandelten Augen, das sind weniger als 1%. Von diesen Komplikationen sind zudem noch über die Hälfte dem Operateur und nicht der Methode anzulasten.

Unter dem Eindruck dieser beschriebenen Verläufe haben wir unsere Koagulationstechnik etwas geändert. Den ursprünglich verwendeten 50 bis 80 u großen Koagulationsfleck haben wir verlassen und benutzen nunmehr fast ausschließlich den 200 u großen Fleck. Die Expositionszeit wurde auf 200 ms verlängert. Geht man davon aus, daß für das Zustandekommen einer ausreichenden chorioretinalen Vernarbung die Kontaktaufnahme der Müller-Zelle mit der Bruchschen Membran oder dem Pigmentepithel erforderlich ist, so wird dieser Vernarbungsvorgang nur durch eine ausreichend kräftige Koagulation induziert.

2. Zur Wirksamkeit des prophylaktischen Eingriffes

Eine zuverlässige Beurteilung der Wirksamkeit der prophylaktischen Koagulation ist nur am zweiten Auge möglich. Vergleicht man die Häufigkeit der Netzhautablösung des Partnerauges ohne und mit Prophylaxe, so zeigt sich, daß durch eine prophylaktische Koagulation die Ablatio-Frequenz des zweiten Auges von etwa 20 auf 5% vermindert wurde. Hiermit ist der Wert der prophylaktischen Koagulation eindeutig belegt. Wer erwartet, daß die prophylaktische Koagulation eine absolute Sicherheit bedeutet und eine Ablatio grundsätzlich ausschließt, verkennt das Wesen der Ablatio-Krankheit. Bei den Ablatio-Vorstufen und auch bei der Ablatio handelt es sich nämlich nicht um einen Zustand, sondern um einen Prozeß (Hruby). Nur durch eine konsequente Überwachung dieser Patienten ist eine weitere Minderung der Ablatio-Frequenz vorstellbar.

3. Belastung des prophylaktischen Eingriffes

Die prophylaktische Argonlaser-Koagulation bedeutet für den Patienten keine nennenswerte Belastung, sie wird in der Regel ambulant durchgeführt. Eine Tropfanästhesie war in jedem Fall ausreichend. Im Durchschnitt dauert eine solche Behandlung etwa 15 min.

4. Nun zum Risiko des unbehandelten Verlaufs und damit zur Frage: Ist die Prophylaxe überhaupt erforderlich?

Zunächst zu den äquatorialen Degenerationen.

Nach Meyer-Schwickerath gehen 90% aller Lochbildungen im Äquatorbereich auf äquatoriale Degenerationen zurück. 40% aller Netzhautablösungen bei jugendlichen Myopen nahmen ihren Ausgang von Rundlöchern im Gebiet äquatorialer Degenerationen. Insgesamt darf man annehmen, daß etwa 70% der idiopatischen Netzhautablösungen auf äquatoriale Degenerationen zurückgehen. Manschott hat 1970 auf dem DOG-Symposion in Wien die Frequenz der Ablatio bei gittriger Degeneration ohne Myopie mit 6% angegeben. Es gibt aber auch Autoren, die die äquatorialen Degenerationen für mehr oder minder harmlos halten und die Auffassung vertreten, daß sie nur in etwa 0,5% der Fälle zu einer Ablatio führen.

Auch für die stummen, asymptomatischen Netzhautlöcher gibt es keine einheitliche Beurteilung über die Ablatio-Frequenz, die Angaben schwanken hier zwischen 0 und 10% (Tab. 1). Nach unserer Meinung führen sie seltener zur Ablatio als äquatoriale Degenerationen. Jenem Argument, daß bei so geringer Ablatio-Frequenz auf ihre prophylaktische Koagulation verzichtet werden könne, da im Falle einer Ablatio eine durchschnittliche Heilung von 80% erreicht wird, können wir uns nicht anschließen: Untersucht man die funktionellen Resultate nach operativer Ablatio-Behandlung, so zeigt sich, daß nur 40% aller eine Sehschärfe von mehr als 0,3 erreichen und damit einen brauchbaren Nahvisus erhalten. Für den Betroffenen ist die Sehschärfe wichtiger als die Feststellung, er sei anatomisch geheilt.

Über die Notwendigkeit der Behandlung der mit Symptomen einhergehenden Netzhautlöcher gibt es weniger Meinungsverschiedenheiten. Die Ablatio-Frequenz wird hier zwischen

Tabelle 1. Ablatiohäufigkeit bei asymptomatischen Netzhautlöchern

Neumann u. Hyams	1972	46 phake Augen (1–6 Jahre)	= Ø
Byer	1974	125 phake Augen (3–9 Jahre)	= Ø
Davis	1974	111 (6) phake Augen (6–16 Jahre)	= 5%
Davis	1974	183 Augen (6 Monate–16 Jahre)	= 5–10%

Tabelle 2. Ablatiohäufigkeit bei symptomatischen Netzhautlöchern

Coleyear u. Pischel	1955	15 (4 Monate–7 1/2 Jahre)	= 33%	
Coleyear u. Pischel	1960	42 (5–16 Jahre)	= 28%	
Davis	1974	39 (6 Monate–16 Jahre)	= 38%	
			(30–50%)	

28 und 50% angegeben (Tab. 2). Dufour hat immerhin bei 20 bis 28% seiner Ablatio-Patienten den Eindruck gewonnen, daß eine prophylaktische Behandlung durchaus möglich gewesen wäre, wenn der Betroffene besser aufgeklärt und die Augenärzte etwas aufmerksamer gewesen wären.

Teilt man die Überzeugung, daß es sich bei den äquatorialen Degenerationen und Loch- und Rißbildungen der noch anliegenden Netzhaut um Ablatio-Vorstufen handelt, so sollte man diese auch prophylaktisch koagulieren. Da es sehr problematisch ist, das individuelle Ablatio-Risiko sicher zu beurteilen, haben wir alle Augen, in denen Ablatio-Vorstufen gefunden wurden, koaguliert. Mit dem Argonlaser ist eine solch breite Prophylaxe mit minimalem Risiko bei geringer Belastung für den Patienten und insgesamt geringem Aufwand möglich.

Literatur

Böhringer, H. R.: Statistisches zu Häufigkeit und Risiko der Netzhautablösung. Ophthalmologica (Basel) 131, 331 (1956). – Byer, N. E.: Clinical study of lattice degeneration of the retina. Trans. Amer. Acad. Ophthal. Otolaryng. 69, 1064–1081 (1965). – Byer, N. E.: Clinical study of retinal breaks. Trans. Amer. Acad. Ophthal. Otolaryng. 71, 461–473 (1967). – Byer, N. E.: Change in and Prognosis of Lattice degeneration of the retina. Trans. Amer. Acad. Ophthal. Otolaryng. 78, 114–125 (1974). – Byer, N. E.: Prognosis of Asymptomatic Retinal Breaks. Arch. Ophthal. Vol. 72, 208–210 (1974). – Chudzinski, L.: Prophylaktische Lichtkoagulation an der Augenklinik Essen von 1959–1961. Med. Probl. Ophthal., Vol. 4, 145–149 (1966). – Colyear, B. H. jr., Pischel, D. K.: Clinical tears in the retina without detachment. Amer. J. Ophthal. 41, 773–792 (1956). – Colyear, B. H. jr., Pischel, D. K.: Preventative treatment of retinal detachment by means of light coagulation. Trans. Pac. Coast Otoophthalmol. Soc., 41, 193–215 (1960). – Davis, M.: Natural History of Retinal Breaks without Detachment. Arch. Ophthal. 92, 183–194 (1974). – Dufour, R., Thilges, V.: Symptomes d'alerte et traitement préventif du décollement rétinien. Mod. Probl. Ophthal. (Basel) 4, 109–116 (1966). – Foos, R. Y., Allen, R. A.: Retinal tears and lesser lesions of the peripheral retina in autopsy eyes. Amer. J. Ophthal. 64, 643–655 (1967). – Foos, R. Y.: Tears of the Peripheral Retina; Pathogenesis, Incidence and Classification in Autopsy Eyes. Mod. Probl. Ophthal. Vol. 15, 68–81 (1975). – Hruby, K.: Indikationen zur aktiven Ablatioprophylaxe. In: Die Prophylaxe der idiopathischen Netzhautabhebung. DOG Symposion 1970, S. 48–53. München: J. F. Bergmann 1971. – Manschot, W. A.: Hereditäre Veränderungen und Netzhautabhebung. In: Die Prophylaxe der idiopathischen Netzhautabhebung. DOG Symposion 1970, S. 5–19. München: J. F. Bergmann 1971. – Meyer-Schwickerath, G.: The prophylactic treatment of retinal detachment. Trans. Canad. Ophthal. Soc. 26, 9–15 (1963). – Meyer-Schwickerath, G.: Risiko der prophylaktischen Therapie bei Netzhautablösung. In: Die Prophylaxe der idiopathischen Netzhautabhebung. DOG Symposion 1970, S. 168–171. München: J. F. Bergmann 1971. – Neumann, E., Hyams, S.: Conservative management of retinal breaks. Brit. J. Ophthal. 56, 482–486 (1972). – Pischel, D. K.: The preventive treatment of idiopathic and secondary retinal detachment. Concilium Ophthalmologicum (XVIII, Brüssel, 1958) Acta I, 1012 (1960). – Robertson, D. M., Norton, E. W. D.: Long-term follow-up of treated retinal breaks. Amer. J. Ophthal. 75, 395–404 (1973). – Söllner, F.: Erfahrungen mit der prophylaktischen Lichtkoagulation. Med. Probl. Ophthal. Vol. 4, 150–156 (1966). – Straatsma et al.: Lattice degeneration of the retina. Trans. Amer. Acad. Ophthal. Otolaryng. 78, 87–113 (1974). – Witmer, R.: Indikationen für eine Prophylaxe der idiopathischen Netzhautabhebung. In: Die Prophylaxe der idiopathischen Netzhautabhebung. DOG Symposion 1970, S. 57–64. München: J. F. Bergmann 1971.

Konzept zur Optimierung von Licht-/Laserkoagulation

O.-E. Lund (Augenklinik der Universität München, Direktor: Professor Dr. O.-E. Lund)

Seit 5 Jahren beschäftigt sich an der Augenklinik der Universität München eine Gruppe von Medizinern und Physikern gemeinsam mit der Gesellschaft für Strahlen- und Umweltforschung mit Problemen der Intensivlichteinwirkung auf das Auge. Im Vordergrund stehen hierbei experimentelle Untersuchungen mit Lasern zur Frage der Schwellenwerte, der Schadensausbreitung, der Transmissions- und Absorptionsverhältnisse an der Netzhaut.

Angekündigt waren weitere experimentelle Untersuchungen zur möglichen Optimierung von Licht- und Laserkoagulationen und ihre theoretischen Grundlagen. Über einige weitere Resultate unserer Arbeitsgruppe möchten wir heute berichten.

Wichtigste *Parameter* für eine Intensivlichtkoagulation — sei es Lichtkoagulation oder Laserkoagulation — sind:

1. die Wellenlänge
2. die Expositionszeit
3. die Größe des bestrahlten Areals.

Zur Wellenlänge

Wesentlich für die Wahl der optimalen Wellenlänge ist vor allem die Transmission der durchstrahlten Strukturen, vornehmlich somit der brechenden Medien. Bedeutungsvoll ist fernerhin das Ausmaß der Absorption an den einzelnen Strukturen des Augenhintergrundes in Abhängigkeit von der Wellenlänge.

Dem Pigmentepithel kommt die entscheidende Bedeutung in der Entstehung thermischer Schäden am Fundus zu. Die Absorption weist eine funktionale Abhängigkeit vom Ort am Augenhintergrund einerseits und von der Wellenlänge andererseits auf. Die individuellen Absorptionsunterschiede am Fundus im sichtbaren und infraroten Spektral-Bereich sind außerordentlich hoch. Die optimale Absorption im Bereich des Pigmentepithels liegt bei 450 bis 550 nm, somit in der Nähe des Argon-Lasers. Die Effektivität der Koagulation nimmt mit zunehmender Wellenlänge ab. Wesentliche Bedeutung kommt schließlich der Absorption in den Strukturen zu, die nicht betroffen werden sollten, diese werden durch Infrarot-Anteile natürlich erheblich belastet.

Zur Expositionszeit

Der Laser erlaubt aufgrund seiner hohen Energie-Dichte Expositionszeiten im gesamten Bereich zwischen adiabatischem Grenzfall und Langzeitwirkung bis ins thermische Gleichgewicht.

Untersuchungen vermittels Fundusreflektometrie der Laser-Koagulationsherde werden Ihnen zeigen, wie bei gegebener Koagulationsstärke über eine Optimierung der Expositionszeit eine Verringerung der eingegebenen Energie erreicht werden kann. Wir erkennen ferner, wo das Optimum dieser Zeit liegt. Voraussetzung für einen solchen Optimierungseffekt mit bedeutsamer Verringerung der Strahlenbelastung sind natürlich genügend intensive Koagulatoren, wie z.B. der Laserstrahler. Die Gewebsreaktionen sind ganz unterschiedlich bei unterschiedlichen Verhältnissen von Energie zu Leistung.

Zur Größe des bestrahlten Areals

Wichtig hierbei ist zu wissen, wie die optische Leistung des Systems „Auge" ist. Wir müssen die minimale Fokusgröße auf der Retina bestimmen, um damit zu erkennen, wie in diesem Fokus die eingestrahlte Energie konzentriert wird; da ein wesentlicher Teil des Lichtes aus dem Fokus herausgestreut wird.

Über diese Untersuchungen hinaus interessiert ganz besonders die Möglichkeit der Koagulation intravitrealer Gefäße. Die Primärwirkung des Lasers z.B. auf Gefäße ist kaum bekannt, vor allem im Bereich einer nicht absorbierenden Umgebung, d.h. unter Ausschluß des indirekten Wärmeeffektes der Unterlage. Intravitalmikroskopische Untersuchungen führen weiter und können Aufschluß geben über die erforderliche Koagulationstechnik, die geeignete Strahlenquelle und Summierungseffekte.

Gelingt es schließlich über Rubin-Riesenimpuls Linsenläsionen zu erzeugen, so interessiert die Morphologie der Veränderungen je nach Fokussierung in den verschiedenen Abschnitten der Linse, die Höhe der erforderlichen Intensität und ganz entscheidend die Korrelation von konsekutiven Schäden an Netz- und Aderhaut, die offensichtlich beträchtlich sind.

Die Kenntnisse grundsätzlicher Parameter von Schädigung und Nutzen durch Intensivlicht lassen sich aufgrund der hohen Ausgangsleistung, der Monochromasie, der gleichmäßigen Energieverteilung im Strahlungsquerschnitt nur anhand von Laser-Untersuchungen gewinnen. Sie liefern Voraussetzungen für eine gezielte, schonende Anwendung dieser Intensivlicht-Technik.

Linsenläsionen, erzeugt durch Rubinlaser-Riesenimpulse

F. H. Stefani*, R. Birngruber*, F. Hillenkamp**, V.-P. Gabel*

1974 haben Hillenkamp und Mitarbeiter über Experimente mit Rubinlaser-Riesenimpulsen (sog. Q-switched Impulsen) an Kaninchenlinsen berichtet, bei denen sie explosive, blasenartige Veränderungen sahen, die etwa 20 mal größer als der Fokus waren.

Während damals das Interesse der Frage galt, welche physikalischen Prozesse zu Schäden an nicht absorbierenden brechenden Medien führen, berichten wir heute über die dabei auftretenden Reaktionen in der Kaninchenlinse. Mit diesem Versuchsaufbau ist es möglich, relativ kleine mechanische Läsionen in jeder Tiefe der Linse zu erzeugen, ohne den Bulbus zu traumatisieren oder zu eröffnen und dann die Gewebsreaktion über einen längeren Zeitraum zu beobachten. Da an der Linse als Gewebsreaktion vornehmlich eine Trübung zu erwarten war, galt die Untersuchung besonders der Frage, wann und in welchem Ausmaß treten cataractöse Veränderungen auf.

Abweichend von dem Versuchsaufbau von 1974 verwendeten wir kein Kontaktglas mehr. Die Wellenlänge betrug 694 nm, die Impulsdauer 20—30 ns, der Fokusdurchmesser in der Linse etwa 40 μm; Energien von 6—8 mJ führten reproduzierbar zu Linsenläsionen, das entspricht einer Intensität von etwa 10^{10} W/cm². Von dieser Intensität ist bekannt, daß aufgrund nichtlinearer optischer Prozesse auch normalerweise transparente Objekte Energie aus dem Lichtstrahl aufnehmen.

An 10 erwachsenen Chinchilla-Kaninchen haben wir Läsionen in verschiedenen Tiefen der klaren Linse erzeugt und an 5 Tieren unmittelbar anschließend, an 5 weiteren nach einem Beobachtungszeitraum von 3 Wochen bis 4 Monaten morphologisch untersucht.

Am Ort der Fokussierung entsteht immer eine Blase, die biomikroskopisch leer ist (Abb. 1). Einen Flüssigkeitsspiegel haben wir auch nach längerer Beobachtung nicht gesehen. Führt ein Effekt zur Eröffnung der vorderen Linsenkapsel, dann kann man die Gasblase einige Sekunden später aus der Linse austreten und im Kammerwasser aufsteigen sehen.

Fokussierung in den Linsenkern führt i.A. zu solitären, runden Gasblasen; Doppelblasen oder kleinere Satellitenblasen treten seltener auf und birnenförmige Läsionen sind teilweise durch spätere Formveränderung bedingt. Die eingeschnürte Form, z.B. entstand aus einer runden Gasblase einige Sekunden nach dem Effekt durch Ausbreitung zwischen die vor ihr gelegenen Linsenfasern.

Lichtmikroskopisch sind die Läsionen leer, die Wand ist glatt und die angrenzenden Linsenfasern zeigen keine Veränderung.

Diese Kernvakuolen werden innerhalb von 14 Tagen deutlich kleiner, und nach 3 Wochen besteht nur noch eine dann unveränderliche glitzernde Trübung mit feinen perifokalen Trübungszonen.

Fokussierung unter die Linsenkapsel führt zu andersartigen Läsionen als im Kern; die Gasblasen sind größer und mehrere kleine Satellitenblasen sind häufig. Wird bei hinteren Linsenläsionen (Abb. 2) die Kapsel nicht eröffnet, kann die Vakuole zu einer hinteren Linsenvorwölbung führen; im hinteren Cortex entstehen gleichzeitig schalenartige Trübungen. Kommt

---

* Augenklinik der Universität München (Direktor: Professor Dr. O.-E. Lund)
** Gesellschaft für Strahlen- und Umweltforschung m.b.H., Neuherberg b. München
Dieser Arbeit liegen Ergebnisse aus einem Forschungsvorhaben zugrunde, das vom Bundesministerium für Forschung und Technologie finanziell gefördert wird.

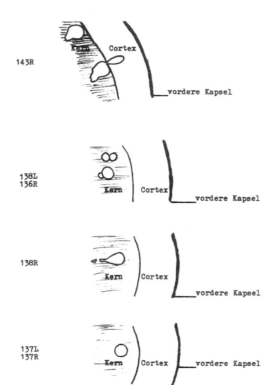

143R

Kern   Cortex

vordere Kapsel

138L
136R

Kern   Cortex

vordere Kapsel

138R

Kern   Cortex

vordere Kapsel

137L
137R

Kern   Cortex   vordere Kapsel

Abb. 1. Effekte im Linsenkern

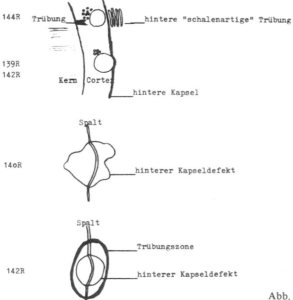

144R   Trübung   hintere "schalenartige" Trübung

139R
142R

Kern   Cortex

hintere Kapsel

Spalt

14oR

hinterer Kapseldefekt

Spalt

142R

Trübungszone

hinterer Kapseldefekt

Abb. 2. Effekte unter der hinteren Linsenkapsel

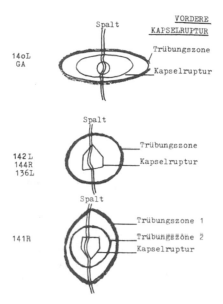

Abb. 3. Effekte unter der vorderen Linsenkapsel

es zur Ruptur der hinteren Kapsel, kann der Defekt unregelmäßig begrenzt oder rund sein; Linsenmaterial drängt sich durch ihn hindurch und wölbt sich nach hinten vor. An der Linsenvorderseite (Abb. 3) sind die Läsionen nach Fokussierung unter die Kapsel prinzipiell gleichartig; unregelmäßig begrenzte Kapselrupturen wie an der Hinterseite haben wir jedoch nicht beobachtet. Eine zentrale Einsenkung in dem zur Vorderkammer hin durch den Kapseldefekt vorgedrängten Linsenmaterial weist auf den Fokus hin, in dem sich die rupturierende Gasblase gebildet hatte. Der Kapseldefekt ist immer größer als diese zentrale Einsenkung. Lichtmikroskopisch zeigt sich an der Vorder- und Rückfläche der Linse der rupturierende Rand der Linsenkapsel aufgerollt und die Linsenfasern angeschwollen. In Dünnschnitten finden sich interzelluläre Vakuolen. Elektronenmikroskopisch ist das Ende der Kapselruptur völlig glattrandig und neben interzellulären Vakuolen finden sich rupturierende Linsenfasern.

Die oberflächlichen Vakuolen und Randtrübungen nach Fokussierung unter die Kapsel ohne Eröffnung der Kapsel erinnerten bis zu einem gewissen Grad an die corticalen, extrazellulären Vakuolen nach elektrischem Trauma (Fraunfelder u. Hanna, 1972; Hanna u. Fraunfelder, 1972; Thomas u. Hanna, 1974), die zunächst kleiner werden und dann in einigen Fällen zur Cataract führen. Oberflächliche Läsionen nach Q-switched Rubinlaser-Effekten werden ebenfalls kleiner und nach zwei Monaten bestehen nur noch flache Trübungszonen; eine fortschreitende Cataractbildung haben wir nicht gesehen.

Effekte mit Linsenkapseleröffnung werden an der Linsenvorderfläche entweder durch hintere Synechierung abgedichtet oder innerhalb von 14 Tagen durch Epithelproliferation begrenzt und bilden so umschriebene Trübungen. Diese Tendenz, kleine Schäden lokal zu begrenzen, ist beim Kaninchen bekannt und stärker ausgebildet als beim Menschen (Duke-Elder, 1969); ein Grund könnte darin liegen, daß der Kapseldefekt meist größer als der Epitheldefekt gewesen war. In diesem Zusammenhang möchten wir eine interessante Beobachtung erwähnen: unmittelbar nach Eröffnung der vorderen Kapsel sieht man Schwaden eines klaren, im Kammerwasser löslichen Materials aus der Linsenläsion abfließen, worauf trotz Atropinisierung ganz allmählich eine Miosis eintritt, die wir nur als Muskelkontraktion durch Linsenmaterial deuten können. Eventuell ist eine Histaminfreisetzungsreaktion die Ursache. Das histologische Bild der abgedichteten Kapseleröffnung gleicht nach zwei Monaten dem Reparationsvorgang an der rupturierten Descemet'schen Membran; kleine extrazelluläre Vakuolen sind auch nach dieser Zeit noch vorhanden.

Bei Läsionen der hinteren Kapsel kommt es immer zu einer rasch zunehmenden Eintrübung innerhalb von 14 Tagen, deren wahres Ausmaß durch perifokale Cortextrübungen immer mehr verdeckt wird. Nach 4 Monaten kann sich dann ein weißer Trübungspilz an der Linsenrückfläche gebildet haben. Die zelluläre Reaktion ist dabei auffallend gering und besteht im Auftreten einiger Makrophagen. Eine linseninduzierte Endophthalmitis haben wir nicht beobachtet.

Impulse mit unserer Art der Fokussierung, die einen Effekt in der Linse herbeiführen, sind immer von einer Netzhaut-Aderhaut-Ruptur begleitet, aus der es erheblich blutet. Krasnov's Versuche (1975) mit einem Q-switched Rubinlaser eine sog. Phakopunktur an Kaninchenlinsen und bei senilen und kongenitalen Cataracten als Ersatz für die Diszision zu erzielen, sind mit unseren Experimenten nicht vergleichbar. Eine direkte Linsenkapseleröffnung ohne pigmentierte Absorptionszentren konnte er nicht erzielen, wobei unserer Ansicht nach die von ihm verwendeten 300 mJ auch dann noch zu Netzhaut-Aderhautschäden führen müssen, wenn die Linse vollständig eingetrübt ist.

Literatur

Duke-Elder, St.: System of Ophthalmology. Vol. XI, S. 16. London: H. Kimpton, 1969. – Fraunfelder, F. T., Hanna, C.: Electric cataracts. I. Sequential changes, unusual und prognostic findings. Arch. Ophthal. 87, 179–183 (1972). – Hanna, C., Fraunfelder, F. T.: Electric cataracts. II. Ultrastructural lens changes. Arch. Ophthal. 87, 184–191 (1972). – Hillenkamp, F., Birngruber, R., Gabel, V.-P., Wallow, I. H. L.: Interaction processes between laser-light and biological tissue and their relevance to the photocoagulation of the eye. Conference. Laser and Eye, Albi, 20.–24.5.1974. – Krasnov, M. M.: Laser-phakopuncture in the treatment of soft cataracts. Brit. J. Ophthal. 59, 96–98 (1975). – Thomas, A. H., Hanna, C.: Electric cataracts. III. Animal model. Arch. Ophthal. 91, 469–473 (1974).

Licht- und elektronenmikroskopische Untersuchungen von Neodymlaserläsionen bei Kaninchen

D. Rauhut*, V.-P. Gabel*, R. Birngruber** und F. Hillenkamp**

Wie Gabel und Mitarbeiter [1] gezeigt haben, trägt der nahe Infrarotanteil zum eigentlichen Koagulationseffekt praktisch nichts bei. Es soll hier untersucht werden, inwieweit dieser Anteil des Spektrums schädigende Einflüsse auf Aderhaut und Sklera hat. Als experimentelle Lichtquelle ist dazu der Neodymlaser mit einer Wellenlänge von 10600 Å gut geeignet. Wir haben deshalb bei Kaninchen ca. 50 Neodymlaserläsionen mit einer Leistung von 75 bis 150 mJ einer Expositionszeit von 150 msec und einer Fleckgröße von 20 μ gesetzt. Verglichen wurden die Neodymlaserläsionen mit Argonlaserläsionen. Die Läsionen wurden 1/2 Stunde bis 18 Tage nach Exposition licht- und elektronenmikroskopisch untersucht.

In Abbildung 1 und Abbildung 2 sieht man eine vergleichbar intensive, wenige Tage alte Neodymlaserläsion und eine Argonlaserläsion. Gemeinsam ist beiden Läsionen eine Schädigung aller Netzhautschichten und der Aderhaut, die sich lichtmikroskopisch in einer Invasion mit pigmentbeladenen Makrophagen manifestiert. Bei der Neodymlaserläsion fällt zusätzlich an diesem mit Standardtechnik zur Elektronenmikroskopie aufgearbeiteten Semidünnschnitt eine schlechtere Anfärbbarkeit der Sklera im Bereich der Läsion mit Toluidinblau auf. Diese Skleraschädigung war bei den 1 Tag alten Läsionen nur ausnahmsweise zu finden, bei den 6 Tage alten Läsionen fast immer. Bei Argonlaserläsionen war manchmal eine ganz schmale Aufhellungszone im Bereich der innersten Skleralamelle nachweisbar, die sich jedoch elektronenoptisch nicht als typisch (wie später beschrieben) darstellen ließ.

Im folgenden soll die Aderhaut- und Skleraschädigung anhand einer 1 Tag alten Neodymlaserläsion genauer dargestellt werden (Abb. 3). Aus der Aderhaut werden repräsentative

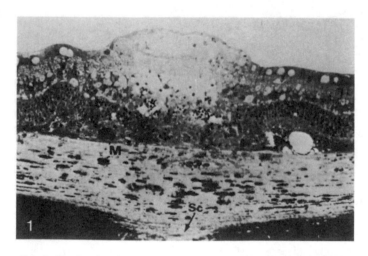

Abb. 1. Neodymlaserläsion: 147 mJ, 150 msec, 20 μ Fleckgröße, 6 Tage alt. Makrophagen (*M*), Skleraläsion (*Sc*). (x 54)

* Augenklinik der Universität München (Direktor: Professor Dr. O.-E. Lund)
** Gesellschaft für Strahlen- und Umweltforschung m.b.H., Neuherberg b. München
Dieser Arbeit liegen Ergebnisse aus einem Forschungsvorhaben zugrunde, das vom Bundesministerium für Forschung und Technologie finanziell gefördert wird.

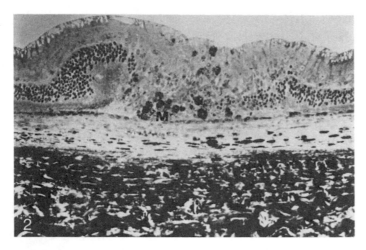

Abb. 2. Argonlaserläsion: 225 mW, 125 msec, 10 Tage alt. Makrophagen (*M*). (x 67)

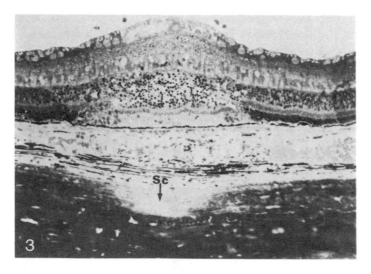

Abb. 3. Neodymlaserläsion: 135 mJ, 150 msec, 20 μ Fleckgröße, 1 Tag alt. Skleraläsion (*Sc*). (x 54)

Bezirke, nämlich Choriocapillaris bis zu den großen Aderhautgefäßen, Übergang Aderhaut-gefäße-Melanozyten und die Aderhautmelanozyten herausgegriffen.

In Abbildung 4 b sieht man aus einem Bezirk neben der Läsion Pigmentepithel, Bruch'sche Membran, Choriocapillaris und Kollagenfaserbündel, die zum Teil schon zum Gefäßmantel der großen Aderhautgefäße gehören. Im Bereich der Läsion (Abb. 4 a) erkennt man eine fast immer intakte Bruch'sche Membran; die Endothelzellen der Choriocapillaris lassen sich nicht mehr abgrenzen; die Kollagenfasern in den Gefäßwänden sind nicht mehr identifizierbar.

Abbildung 5 zeigt den Übergang große Gefäße – Melanozyten. Im Bereich der Läsion läßt sich die Gefäßwand nicht mehr abgrenzen. Man sieht diffus im Stroma liegend Erythrozyten und Leukozyten.

408

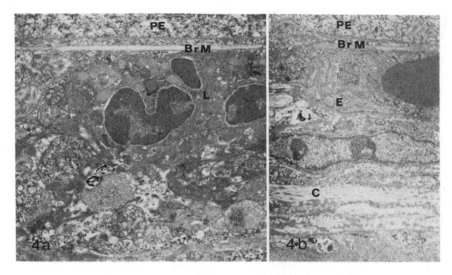

Abb. 4. (a) Neodymlaserläsion aus Abb. 3: Pigmentepithel (*PE*), Bruchsche Membran (*BrM*), Leukozyt (*L*). (x 6930). (b) Neben der Läsion: Pigmentepithel (*PE*), Bruchsche Membran (*BrM*), Endothel der Choriocapillaris (*E*), Kollagen (*C*). (x 6930)

Abbildung 6 a demonstriert die zerstörten Melanozyten. Im Vergleich dazu Melanozyten mit intakten Zellgrenzen und Zellorganellen (Abb. 6 b).

Die Sklera aus der Nachbarschaft der Läsion stellt sich aus Bündeln quer- und schräggeschnittener Kollagenfasern mit wenig Interzellularsubstanz und langgestreckten Fibroblasten dar (Abb. 7 b). Im Bereich der Läsion (Abb. 7 a) fällt eine Homogenisierung bzw. Rarefizierung der Kollagenfasern auf. Die Fibroblasten sind stellenweise vermindert, meistens jedoch intakt.

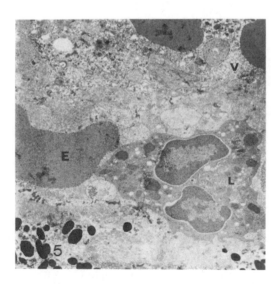

Abb. 5. Neodymlaserläsion aus Abb. 3: Gefäß (*V*), Leukozyt (*L*), Erythrozyt (*E*). (x 6930)

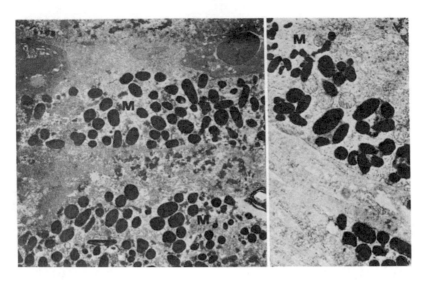

Abb. 6. (a) Neodymlaserläsion aus Abb. 3: Melanozyt (*M*). (x 6480). (b) Neben der Läsion: Melanozyt (*M*). (x 8190)

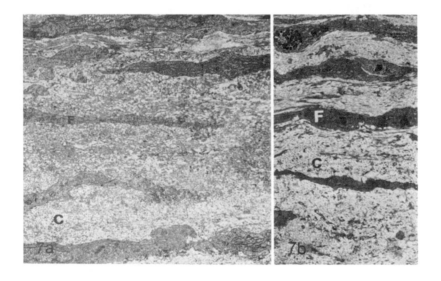

Abb. 7. (a) Neodymlaserläsion aus Abb. 3: Sklera. Quergeschnittene Kollagenfasern (*C*), Fibroblasten (*F*). (x 3240). (b) Neben der Läsion: Quergeschnittene Kollagenfasern (*C*), Fibroblasten (*F*), (x 3240)

Nach Kontrastierung mit Phosphorwolframsäure stellen sich die Kollagenfasern besonders schön dar. Man sieht hier im Bereich der Läsion (Abb. 7 a), eingestreut in ein homogenes Material, einzelne Faserquerschnitte. Als Vergleich ein Bezirk normaler Sklera neben der Läsion (Abb. 8 b).

Bei höherer Vergrößerung wieder in normaler Kontrastierung (Abb. 9 a) läßt sich an den längsgeschnittenen Fasern keine Periodik mehr nachweisen. Man hat den Eindruck, daß die Kollagenfasern zu Fibrillen zerfallen sind. Dafür sprechen auch die Untersuchungen von

Nagy und Mitarbeitern 1974 [2], die an Rattenkollagen nach Erwärmung auf 65 °C eine maximale Kontraktion auf bis 36% der Ausgangslänge nach Verlust der Periodik und Zerfall in 4 bis 8 Å dicke Fibrillen im Hochauflösungselektronenmikroskop gefunden haben.

Zusammenfassend kann gesagt werden, daß bei klinisch vergleichbaren Argon- und Neodym- läsionen der Schaden bei den Neodymläsionen bis in die Sklera reicht. Wie kann man das er- klären? Wir mußten, um klinisch vergleichbare Netzhautläsionen zu erzielen, beim Neodym- laser eine etwa fünfzehnmal so hohe Energie anwenden, da die Absorption im Pigmentepithel

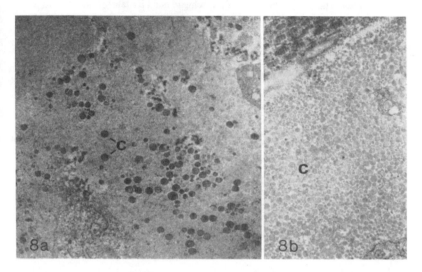

Abb. 8. (a) Neodymlaserläsion aus Abb. 3: Sklera, Quergeschnittene Kollagenfasern (C). (Phosphorwolf- ramsäure, x 13500). (b) Neben der Läsion: Sklera. Quergeschnittene Kollagenfasern (C). (Phosphor- wolframsäure, x 13500)

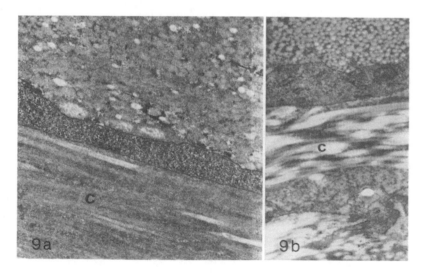

Abb. 9. (a) Neodymlaserläsion aus Abb. 3: Sklera. Längsgeschnittene Kollagenfasern (C). (x 14400). (b) Neben der Läsion: Längsgeschnittene Kollagenfasern (C) mit Periodik. (x 14400)

nur ein Bruchteil im Vergleich zum Argonlaser beträgt. Berücksichtigt man außerdem die Transmissionsunterschiede in den brechenden Medien, so erreicht die Sklera beim Neodym-laser eine mindestens 30-fach höhere Energie als beim Argonlaser und eine auch nur sehr ge-ringe Absorption in der Sklera bedeutet eine erhebliche Energiedeponierung in derselben.

Als Resumee dieser histologischen Untersuchungen ergibt sich erneut die schädigende Wir-kung des infraroten Anteils des Spektrums.

Literatur

1. Gabel, V.-P., Birngruber, R., Hillenkamp, F.: Individuelle Unterschiede der Lichtabsorption am Augen-hintergrund im sichtbaren und infraroten Spektralbereich. 74. Tagung der Deutschen Ophthalmologischen Ges., Essen, 1975. − 2. Nagy, Z. S., Toth, V. N., Verzar, F.: High Resolution Electron Microscopy of Thermal Collagen Denaturation in Tail Tendons of Young Adult and Old Rats. Connective Tissue Research, 2, 265−272 (1974).

Messung der Fokusgröße beim Kaninchenauge

E. Drechsel*, R. Birngruber**, V.-P. Gabel*, F. Hillenkamp**

Beim Vorgang der Licht- und Laserkoagulation wird das eingestrahlte Licht vom optischen System „Auge" auf die Retina fokussiert. Es ist daher wichtig, die Leistung dieses Systems bei der Fokussierung zu kennen.

Ziel der Untersuchungen war es daher, erstens die minimale Fokusgröße auf der Retina zu messen und zweitens den Anteil der eingestrahlten Energie zu bestimmen, der in diesem Fokus konzentriert wird. Vor allem letzteres Ziel erforderte es, den Ort des Fokus den Messungen direkt zugänglich zu machen, und schloß eine indirekte Meßmethode z.B. durch Untersuchung des von der Retina reflektierten Lichtes aus.

Zum Experimentieren dienen Kaninchenaugen. Sie werden zunächst in vivo mit der Spaltlampe untersucht. Augen mit sichtbaren groben Fehlern in den brechenden Medien werden ausgeschieden. Mit dem Ophthalmometer (Javal) wird der Hornhautradius gemessen. Nach der dann folgenden Enukleation wird die Mydriasis aufrechterhalten und das Auge in einen den Maßen des Kaninchenauges angepaßten Halter gebracht (Abb. 1). In diesem Halter werden mit einem motorgetriebenen 6-mm-Trepan am hinteren Augenpol, wo der Fokus zu erwarten ist, Sklera, Chorioidea, Pigmentepithel und Retina vorsichtig abpräpariert. Diesen Vorgang zeigt Abbildung 2. Die gesamte Präparation wird so schonend wie möglich durchgeführt, um die Form des Auges aufrechtzuerhalten. Einen Begriff von der Güte der Präparation gibt Abbildung 3, wo man durch das trepanierte Loch von hinten durchs Auge schauend die Textur des darunterliegenden Tuches vergrößert sehen kann. Dieses Loch wird dann mit einem Plexiglasdeckel abgedeckt, so daß kein Glaskörper verloren gehen kann. Abbildung 4 zeigt ein Schema von Halter, Auge und Plexiglasdeckel sowie dem Deckel, der zur Fixierung des Auges während des Trepanierens benutzt wird. Die Cornea wird während der Präparation in einem Ringerbad und während der Messungen durch Bespritzen mit Ringerlösung feucht gehalten.

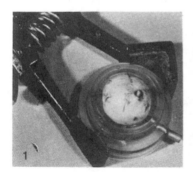 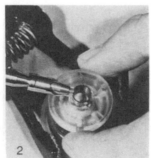 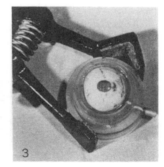

Abb. 1. Enukleiertes, sauber präpariertes Kaninchenauge im Halter

Abb. 2. Trepanation eines 6-mm-Loches am hinteren Augenpol

Abb. 3. Trepaniertes Versuchsauge im Halter; man beachte, daß von hinten durchs Auge schauend die Textur des Tuches darunter vergrößert zu sehen ist

* Augenklinik der Universität München (Direktor: Prof. Dr. O.-E. Lund)
** Gesellschaft für Strahlen- und Umweltforschung m.b.H., Neuherberg b. München

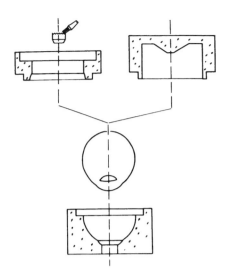

Abb. 4. Schema der Augenhalterung; links Deckel zur Fixierung während des Trepanierens, rechts Plexiglasdeckel zum Abdecken des trepanierten Loches

Das präparierte Auge wird in seiner Halterung in den optischen Meßaufbau gebracht, dessen Schema Abbildung 5 verdeutlicht. Ein He-Ne-Laserstrahl von etwa 1,2 mm Durchmesser fällt durch einen durchbohrten Spiegel auf die Cornea des Versuchsauges und wird von diesem fokussiert. Der Fokus wird mit einer Linse nachvergrößert. Eine 5-μm-Blende dient zum Abtasten des vergrößerten Fokus. Die direkt hinter der Blende angeordnete Photodiode mißt die jeweils auftreffende Intensität, die in Abhängigkeit vom Ort der Blende von einem Schreiber automatisch registriert wird. Augenhalterung, Linse, Spiegel und Blende sind fein justierbar. Zur Kontrolle, ob die Anatomie der brechenden Medien des Auges erhalten geblieben ist, wurde während des gesamten Meßvorganges über den durchbohrten Spiegel mit einem Ophthalmometer nach Javal der Hornhautradius des Versuchsauges gemessen. Dabei betrug die maximale Abweichung vom in vivo gemessenen Wert 0,2 mm. Damit war in einem gewissen Grade gewährleistet, daß durch die Präparation die Brechkraft des Auges höchstens geringfügig verändert worden war, da die Hornhaut fast 50% zur Brechkraft des Kaninchenauges beiträgt.

Zunächst wird der Einfluß der Meßapparatur auf das Ergebnis mit einer Glasoptik bestimmt, die eine dem Kaninchenauge äquivalente Brechkraft hat. Die damit gemessene Intensitätsverteilung zeigt Abbildung 6.

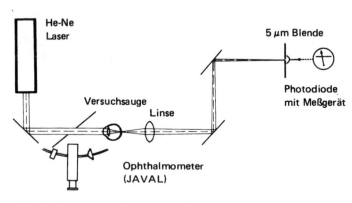

Abb. 5. Schema des Aufbaus zur Fokusmessung

414

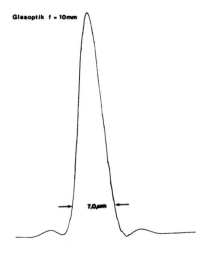

Abb. 6. Intensitätsverteilung im Fokus einer Glasoptik mit einer dem Kaninchenauge äquivalenten Brechkraft. Abszisse: Ort; Ordinate: Intensität; Eingangsapertur: 1,2 mm; Fokusgröße gemessen beim $1:e^2$-Wert der maximalen Intensität

Beim Tierauge tragen zum Erscheinungsbild des Fokus eine Reihe von Faktoren bei wie Beugung, Streuung in den brechenden Medien und kleinste Fehler im Lichtweg durchs Auge, z.B. Corneamikroläsionen oder zarte Trübungen, meist durch Verwachsungslinien hervorgerufen. Bisher wurden 22 Augen von 14 Kaninchen untersucht, von denen etwa die Hälfte auswertbare Ergebnisse brachten.

Bringt man ein Versuchsauge in den Strahlengang, so mißt man zunächst etwa eine Intensitätsverteilung wie sie Abbildung 7 zeigt. Durch Justierung versucht man den Strahl zentral, d.h. längs der optischen Achse das Auge durchsetzen zu lassen. Dies führt zu besseren Ergebnissen, wie z.B. Abbildung 8. Erst sehr feine Nachjustierungen führen dann zu Ergebnissen, wie sie durch die Intensitätsverteilung in Abbildung 9 repräsentiert werden. Diese Intensitätsverteilung zeigt deutlich, daß der Fokus optimal gefunden ist. Abbildung 9 zeigt einen Fokus von 7,1 μm Durchmesser, übereinkunftsgemäß gemessen an den Stellen des $1:e^2$-Wertes der maximalen Intensität. Bei den auswertbaren Augen wurden auf diese Art Foki von 10,4 μm bis 6,8 μm Durchmesser (Abb. 10) gemessen, wobei die Werte 7,1 μm (Abb. 9) und 6,8 μm

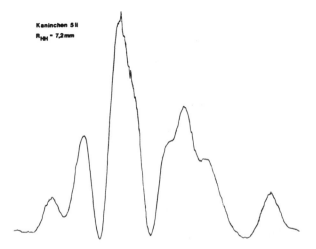

Abb. 7. Intensitätsverteilung im Fokus eines Kaninchenauges, unvollkommene Justierung

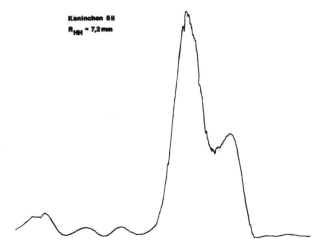

Abb. 8. Intensitätsverteilung im Fokus eines Kaninchenauges, bessere Justierung

(Abb. 10) bemerkenswert mit dem Wert bei beugungsbegrenzter Abbildung durch die äquivalente Glasoptik (Abb. 6) übereinstimmen.

Die Schwankungen der Meßwerte von 6,8 μm bis 10,4 μm lassen sich nicht allein mit der Variation der Brechkraft der verschiedenen Versuchsaugen erklären. Jedoch spricht die Tatsache, daß die Justierungen jedesmal sehr schwierig waren, dafür, daß kleinste Inhomogenitäten in den brechenden Medien der Augen für diese Schwankungen verantwortlich sind. Es konnte nämlich nur unter Schwierigkeiten, wenn überhaupt, ein fehlerfreier optischer Weg durchs Auge, vor allem längs der optischen Achse, gefunden werden. Als Ergebnis bleibt aber festzuhalten: Das Kaninchenauge kann bei der benutzten Eingangsapertur von etwa 1,2 mm bei der Fokussierung im Prinzip beugungsbegrenzt arbeiten.

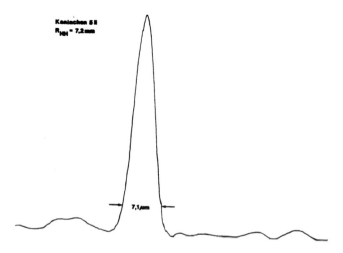

Abb. 9. Intensitätsverteilung im Fokus eines Kaninchenauges nach feinster Justierung, Fokus optimal gefunden. Abszisse: Ort; Ordinate: Intensität; Eingangsapertur: 1,2 mm; Fokusgröße gemessen beim $1:e^2$-Wert der maximalen Intensität

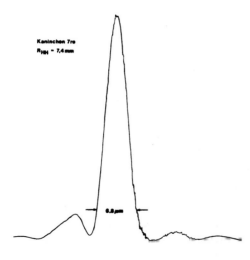

Kaninchen 7re
R_{HH} = 7,4 mm

6.8 μm

Abb. 10. siehe Legende von Abb. 9

Wie anfangs erwähnt, war vor allem für Probleme der Koagulation neben der Messung der Größe des Fokus auch der Anteil der in diesem Fokus konzentrierten Energie zu bestimmen. Es ist bekannt, daß ein wesentlicher Teil des Lichtes aus dem Fokus herausgestreut wird. Ausgehend von Schädigungsschwellenwertmessungen fand man, daß die tatsächlichen Schädigungen geringer waren als die nach theoretischen Berechnungen zu erwartenden. Dies führte dazu, daß verschiedene Modelle der Energieverteilung im Fokus diskutiert wurden, so etwa eines von Sliney, das in Abbildung 11 verdeutlicht wird. Die Intensität des Fokus ist 100-mal größer als die des den Fokus umgebenden gestreuten Lichtes; das gestreute Licht ist jedoch über eine Fläche von 500 μm verteilt, während der Fokus einen Durchmesser von 10 μm hat. Die jeweilige Energie wird durch das Volumen des hohen Zylinders (Fokus) und der flachen Scheibe (Streulicht) repräsentiert. In diesem Modell enthält der Fokus lediglich etwa 5% der Gesamtenergie. Die bisherigen Messungen an 5 Kaninchenaugen reichen für eine endgültige Aussage zu diesem Problem noch nicht aus, jedoch steht mit Sicherheit fest, daß das Kaninchenauge bei der Eingangsapertur von 1,2 mm mindestens 30% der eingestrahlten Energie im Fokus konzentriert.

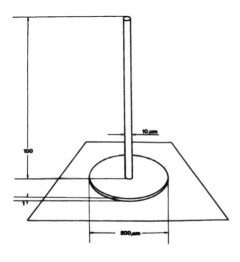

10 μm

100

1

500 μm

Abb. 11. Von Sliney diskutiertes Modell zur Energieverteilung im Fokus (Schema)

Individuelle Unterschiede der Lichtabsorption am Augenhintergrund im sichtbaren und infraroten Spektralbereich

V.-P. Gabel*, R. Birngruber** und F. Hillenkamp**

Bei dem Versuch, die Licht- und Laserkoagulation zu optimieren, spielt die Anpassung der Koagulationsparameter an die Absorptionsverhältnisse am Augenhintergrund eine ganz entscheidende Rolle. Es wurden hierzu umfangreiche mikrospektralphotometrische Untersuchungen an Flachpräparaten von Aderhaut und Pigmentepithel durchgeführt.

Es wird über einige in diesem Zusammenhang besonders wichtige Ergebnisse berichtet: die Wellenlängenabhängigkeit und die individuelle Schwankungsbreite der Lichtabsorption im Pigmentepithel.

Außer der prinzipiell bekannten, bereits früher mitgeteilten und in Abbildung 1 dargestellten Wellenlängenabhängigkeit sind die Unterschiede der Lichtabsorption von Individuum zu Individuum einerseits und die systematische Ortsabhängigkeit andererseits von Bedeutung. Über die Ortsabhängigkeit berichteten wir ausführlich bei der letzten DOG in Heidelberg. Es sei daran erinnert, daß sich bei allen Individuen die Absorption zwischen der dunkelsten Stelle, der Orazone, und der hellsten Stelle, dem hinteren Pol, etwa um den Faktor 2 unterscheidet. Abbildung 2 zeigt diese Absorptionsunterschiede für das Individuum K. R. Diesen regionalen Unterschieden innerhalb eines Auges muß man die Schwankungen der absoluten Höhe der Absorption bei verschiedenen Individuen jeweils an einem vorgegebenen Ort gegenüberstellen:

Aus diesem Grunde wurden Absorptionsmessungen bei insgesamt 16 enukleierten Augen verschiedener Menschen durchgeführt und neben der genannten ortsabhängigen Verteilung die

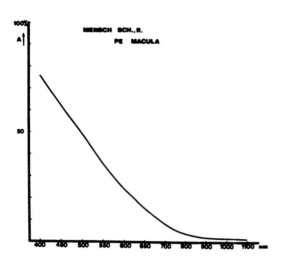

Abb. 1. Wellenlängenabhängigkeit der Absorptionsmittelwerte des Pigmentepithels eines Menschen: Macula

* Augenklinik der Universität München (Direktor: Professor Dr. O.-E. Lund)
** Gesellschaft für Strahlen- und Umweltforschung m.b.H., Neuherberg b. München
Dieser Arbeit liegen Ergebnisse aus einem Forschungsvorhaben zugrunde, das vom Bundesministerium für Forschung und Technologie finanziell gefördert wird.

418

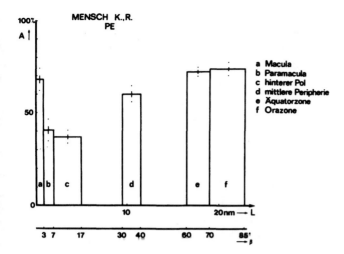

Abb. 2. Ortsabhängigkeit der Absorptionsmittelwerte mit Standardfehler und -abweichung des Pigment-epithels eines Menschen bei 500 nm

Schwankungen der Absorption von Individuum zu Individuum ermittelt. Diese individuellen Schwankungen werden beispielhaft an der Region „hinterer Pol" gezeigt, da auch die anderen Augenhintergrundsregionen eine prinzipiell ähnliche Verteilung zeigen. Abbildung 3 zeigt die Verteilung der Absorptionswerte der 16 Individuen bei einer Wellenlänge von 500 nm. Auf der Abszisse sind Absorptionsbereiche, auf der Ordinate die Häufigkeit angegeben. Es zeigt sich, daß die Absorption zwischen 20 und 90% liegt. Hieraus ergibt sich eine individuelle Schwankungsbreite etwa um den Faktor 4, also weitaus mehr als die systematischen lokalisationsbedingten Absorptionsunterschiede an einem Auge ausmachen können.

Wüßte man also die individuelle Absorption des Pigmentepithels an einem Ort des Augenhintergrundes, so könnte man daraus die Absorption für alle Regionen mit guter Genauigkeit vorhersagen. Da aber eine solche Absolutmessung der Lichtabsorption bis jetzt nicht möglich

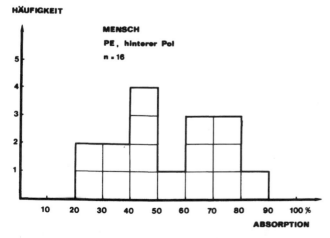

Abb. 3. Häufigkeit von Absorptionsbereichen (bei 500 nm) von Pigmentepithel von 16 verschiedenen Menschen; hinterer Pol

ist, lag es nahe, eine Beziehung mit der übrigen Pigmentierung des Körpers zu suchen. Eine brauchbare Klassifizierung der Hautpigmentierung konnte jedoch nicht gefunden werden. Wir versuchten daher zu überprüfen, ob die von koagulationserfahrenen Klinikern häufig geäußerte Vermutung, das Absorptionsvermögen stünde in Beziehung zur natürlichen Haarfarbe des Patienten, zutrifft: Für eine solche Korrelation ergab sich zumindest bei dieser Testgruppe von 16 Patienten kein Hinweis; ja sogar der Patient, dessen Auge die geringste Absorption zeigte, hatte schwarze Haare.

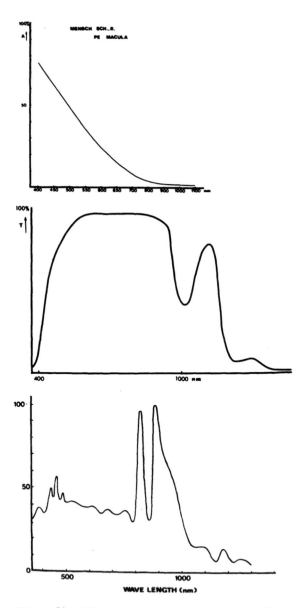

Abb. 4. *Obere Kurve:* Wellenlängenabhängigkeit der Absorptionsmittelwerte des Pigmentepithels
Mittlere Kurve: Transmissionseigenschaften der brechenden Medien des Menschen (Geeraets, 1968)
Untere Kurve: Emissionsspektrum der Xenon-Höchstdrucklampe (Fa. Zeiss)

Zuletzt sie kurz auf einen klinisch wichtigen Aspekt der Wellenlängenabhängigkeit der Absorption des Pigmentepithels eingegangen.

Umfangreiche Messungen über die Lichtabsorption im Infrarotbereich zeigen das Problem des Infrarotanteiles bei nicht monochromatischen Lichtquellen für die Koagulation. Vergleicht man, wie in Abbildung 4, die eingangs gezeigte Kurve der Pigmentepithel-Absorption mit der darunter dargestellten Transmissionskurve der brechenden Medien, so zeigt sich, daß Licht jenseits von 700 nm praktisch nichts mehr zur Koagulation beiträgt. Andererseits wird aber bei etwa 1000 nm 50% des eingestrahlten Lichtes in den brechenden Medien absorbiert. Betrachtet man dazu die Emissionskurve einer Xenon-Höchstdrucklampe, wie sie z.B. im Zeiss-Koagulator verwendet wird, so erkennt man, daß gerade in diesem Infrarotbereich die Hauptmaxima der Emission liegen. Es wäre deshalb wünschenswert, wenn bei diesen Xenon-Koagulatoren Filter fest eingebaut wären, die den Infrarot-Teil wegnehmen und im sichtbaren Bereich keine nennenswerten Verluste haben. Ob diese unnötige Energiebelastung einerseits der brechenden Medien und andererseits auch der Aderhaut und Sklera unerwünschte Effekte haben kann, zeigt der folgende Beitrag von Herrn Rauhut.

Fundusreflektometrie während Laserkoagulationen

R. Birngruber*, V.-P. Gabel** und F. Hillenkamp*

Seit Einführung der Lichtkoagulation durch Meyer-Schwickerath dient die Weißfärbung am Fundus als Dosierungskriterium einer Koagulation. Je stärker eine Koagulationsstelle verfärbt ist und je stärker sie sich vom rötlichen Augenhintergrund abhebt, desto stärker wird einstrahlendes Licht von dieser Stelle reflektiert. Die Reflektion ist also ein Maß für die Weißfärbung einer Läsion. Gelingt es nun, das vom Koagulationsort reflektierte Licht gleichzeitig mit dem Koagulationsvorgang zu messen, so kann der zeitliche Verlauf der Weißfärbung und dadurch die Entstehung einer Läsion direkt dargestellt werden. Durch eine solche Darstellung können die Einflüsse wichtiger Koagulationsparameter wie z.B. Expositionszeit und Expositionsenergie auf den Koagulationseffekt direkt meßbar gemacht und somit Anhaltspunkte für eine Optimierung von Koagulationen gewonnen werden. Über die optimalen Koagulationszeiten, z.B. existieren ganz unterschiedliche Vorstellungen. Von einigen werden wegen der guten Dosierbarkeit Koagulationszeiten im Bereich von Sekunden propagiert, von anderen hingegen Expositionszeiten von msec, um die Wärmeleitung in benachbartes Gewebe auszuschalten.

Wir wollen mit unseren Reflektionsmessungen an Kaninchenaugen untersuchen, inwieweit sich für eine gegebene Koagulationsstärke durch Verkürzung der Expositionszeit eine Reduzierung der gesamten eingestrahlten Energie erreichen läßt. Dabei wird sich zeigen, daß es eine sog. kürzeste Koagulationszeit gibt, unter der es grundsätzlich nicht mehr möglich ist, einen thermischen Schaden in der Netzhaut zu erzeugen, wie er für eine chorioretinale Adhaesion unbedingte Voraussetzung ist.

Methode

Abbildung 1 zeigt oben (a) den experimentellen Aufbau und unten (b) eine Prinzipzeichnung. Wir haben mit dem Argonlaser über eine Spaltlampen-Kontaktglas-Anordnung koaguliert und das von einem gleichzeitig eingespiegelten Helium-Neonlaser am Koagulationsort reflektierte Licht über einen Strahlenteiler am Beobachtungsmikroskop gemessen. Das Licht des Argon- und Helium-Neonlasers gelangt gleichzeitig über einen Lichtteiler und einen Spiegel ins Versuchsauge. Vom Spaltlampenmikroskop wird ein Teil des reflektierten Lichtes einer mikrophotometrischen Anordnung zugeführt. Vor dem Multiplier befindet sich ein Interferenzfilter, das nur die Helium-Neon-Wellenlänge transmittiert. Der Photomultiplier mißt also nur das von der Koagulationsstelle reflektierte Licht des zeitlich konstanten Helium-Neon-Lasers. Der zeitliche Verlauf des Multipliersignals wird von einem Oszillographen aufgezeichnet.

Mit dieser Anordnung haben wir mit Expositionszeiten im Bereich von 3 msec bis 5 sec und Energien, die vom Schwellenbereich bis zu Läsionen mit Blutungen reichten an Kaninchenaugen koaguliert. Die Fokusgröße an der Retina war dabei immer 500 μm.

* Gesellschaft für Strahlen- und Umweltforschung m.b.H., Neuherberg bei München
** Augenklinik der Universität München (Direktor: Professor Dr. O.-E. Lund)
Dieser Arbeit liegen Ergebnisse aus einem Forschungsvorhaben zugrunde, das vom Bundesministerium für Forschung und Technologie finanziell gefördert wird.

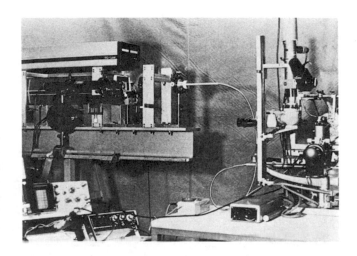

a

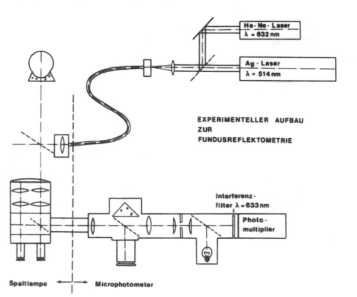

b

Abb. 1a und b. Experimenteller Aufbau (a) und Prinzipzeichnung (b) zur Fundusreflektometrie bei gleichzeitiger Funduskoagulation

Ergebnisse

Wir möchten anhand einer Serie von Koagulationen, bei der successive die Expositionszeit verkürzt wurde, unsere Ergebnisse schildern.

In den nachfolgenden Abbildungen ist links immer die Läsion im Fundusbild und rechts das dazugehörige Reflektionsoszillogramm gezeigt. Als erstes in Abbildung 2 eine Koagulation mit einer Expositionszeit von 2 sec und einer Energie von 340 mJ. Zunächst zeigt sich ein steiles Ansteigen der Weißfärbung, das allmählich immer flacher wird und schließlich in die Sättigung geht. Nach ca. 1 sec nimmt die Weißfärbung im Zentrum praktisch nicht mehr zu, d.h. wir befinden uns zu diesem Zeitpunkt schon im isothermischen Grenzfall, in dem die eingestrahlte Energie praktisch nichts mehr zur Koagulation beiträgt.

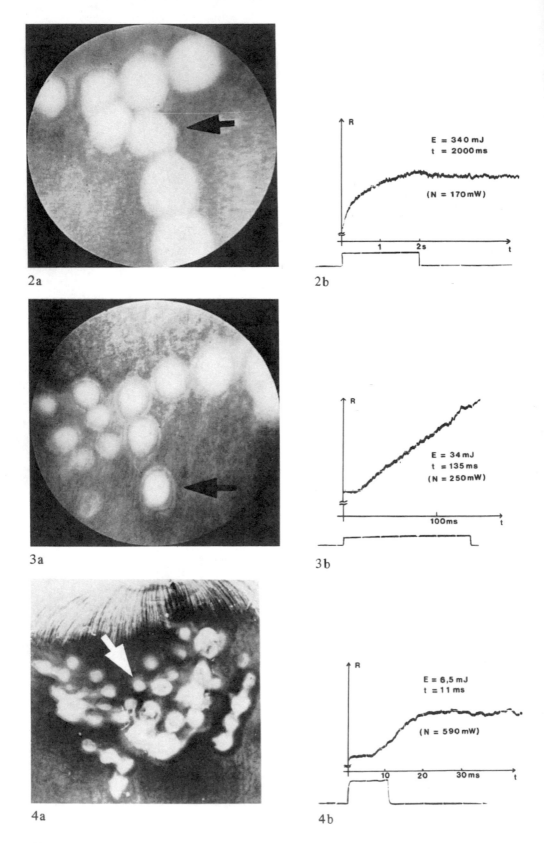

2a

2b

E = 340 mJ
t = 2000 ms

(N = 170 mW)

3a

3b

E = 34 mJ
t = 135 ms
(N = 250 mW)

4a

4b

E = 6,5 mJ
t = 11 ms

(N = 590 mW)

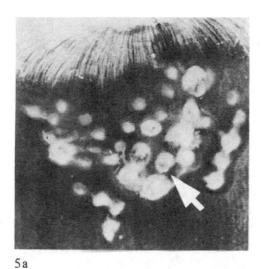

5a

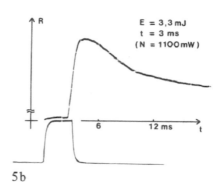

E = 3,3 mJ
t = 3 ms
(N = 1100 mW)

5b

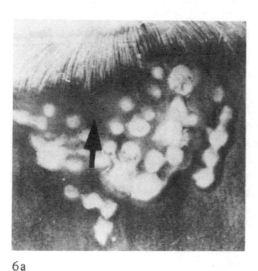

6a

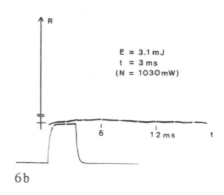

E = 3,1 mJ
t = 3 ms
(N = 1030 mW)

6b

Abb. 2a und 2b bis 6a und 6b. Fundusbilder (a) und Reflexionsoszillogramme (b) der im Text näher erläuterten Koagulationen. Bei den Oszillogrammen ist oben die Reflexionsleuchtdichte und unten der Koagulationsimpuls in Abhängigkeit von der Zeit aufgetragen

Verringert man nun die Koagulationszeit auf 135 msec, so zeigt sich folgendes Bild (Abb. 3): Zunächst fällt auf, daß jetzt nurmehr ein Zehntel der Energie, nämlich 34 mJ zur Koagulation mit gleich guter Weißfärbung notwendig ist. Weiterhin ist besonders bemerkenswert die Zeitverzögerung der Weißfärbung am Anfang und Ende der Exposition. Am Anfang setzt erst nach ca. 10 msec die Weißfärbung ein, dauert aber auch nach Ende der Exposition noch an. (Leider ist auf diesem Bild das Ende der Weißfärbung nicht mehr sichtbar.)

Bei weiterer Verringerung der Expositionszeit auf ca. 10 msec zeigt sich folgendes Bild (Abb. 4):

Die zur Koagulation notwendige Energie beträgt jetzt nur noch 6,5 mJ, konnte also gegenüber dem vorigen Fall noch einmal um den Faktur 5 verringert werden. (Im übrigen bei einer

425

Leistung von ca. 600 mW, wie sie bei jedem Laserkoagulator zur Verfügung steht.) Auch hier fällt die Zeitverzögerung der Weißfärbung wieder auf. Es vergeht jetzt schon mehr als die Hälfte der Impulszeit, bis die Weißfärbung einsetzt und nach der Koagulation wird der Endwert der Weißfärbung erst 10 msec später erreicht. Eine Erklärung für diesen Verzögerungseffekt möchte ich am Ende des Vortrages geben.

Die Abbildung 5 zeigt eine Koagulation mit einer Expositionszeit von nur 3 msec. Die Energie beträgt jetzt nur noch 3,3 mJ. Was Sie nun hier sehen, unterscheidet sich grundsätzlich von allen anderen gezeigten Bildern. Nach der nun schon bekannten Zeitverzögerung beobachtet man ganz am Ende des Pulses plötzlich einen sehr steilen Anstieg des reflektierten Lichtes. Dieser schnelle Anstieg innerhalb von Bruchteilen einer msec schließt eine biologische Reaktion, wie sie bei den vorher gezeigten thermischen Läsionen zu beobachten war, aus. Beachten Sie bitte die subretinale Blutung auf dem Fundusfoto, die ebenso wie der steile Reflektionsanstieg auf einen mechanischen Defekt hinweist. Diese Koagulation zeigt also sicher einen unerwünscht starken Effekt.

Deshalb ist in Abbildung 6 eine Koagulation bei der gleichen Zeit von 3 msec und einer Energie von 3,1 mJ, also nur 10% weniger Energie als bei der Abbildung 5 gezeigt. Man erkennt, daß hier überhaupt keine Weißfärbung stattgefunden hat. Bei diesen Koagulationszeiten ist es also nur möglich, entweder keinen oder einen unerwünscht starken Effekt zu erzielen.

Diskussion

Die Frage ist nun, wie lassen sich unsere Beobachtungen erklären und welche Konsequenzen können daraus gezogen werden? Zunächst muß man sich vergegenwärtigen, daß die Weißfärbung des Augenhintergrundes nichts anderes als eine Trübung der transparenten neutralen Netzhaut ist. Unter dieser Voraussetzung ist die immer zu beobachtende Zeitverzögerung der Weißfärbung gegenüber dem Laserimpuls leicht zu erklären. Es ist nämlich die Zeit, die notwendig ist, bis genügend Energie vom Absorptionsort, dem Pigmentepithel, zum Beobachtungsort der Weißfärbung, der Netzhaut, durch Wärmeleitung transportiert wird. Auf der anderen Seite findet auch nach dem Ende der Koagulation immer noch ein Wärmetransport in die Netzhaut statt, was das Ansteigen der Weißfärbung auch über den Koagulationsimpuls hinaus

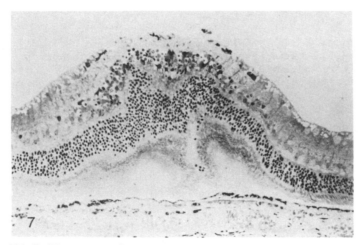

Abb. 7. Histologischer Schnitt der Läsion, die in Abb. 5 gezeigt ist. Man erkennt deutlich die mechanischen Aufwerfungen der Netzhaut im Zentrum der Läsion und am Rand eine Spaltung zwischen Netzhaut und Pigmentepithel. Die äußere Körnerschicht erscheint nur gering geschädigt

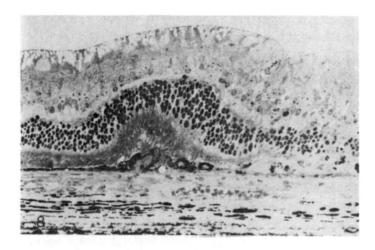

Abb. 8. Histologischer Schnitt der Läsion die in Abb. 3 gezeigt ist. Es zeigt sich das typische Bild eines thermischen Schadens an Pigmentepithel und Netzhaut. Die äußere Körnerschicht ist deutlich pyknotisch. Mechanische Defekte sind nicht erkennbar

erklärt. Bei Erhöhung der Leistung und gleichzeitig überproportionaler Verkürzung der Expositionszeit, also im Ganzen Verringerung der Energie, verkürzt sich die Zeit für den Energietransport zur Netzhaut. Man erreicht aber unter den hier gegebenen Bedingungen bei ca. 5 msec die Grenze, wo durch zu schnelles Aufheizen des Pigmentepithels dort dann explosionsartige Effekte auftreten. Daß bei diesen kurzen Zeiten mechanische Effekte die Hauptrolle spielen, sollen abschließend noch die beiden Abbildungen 7 und 8 zeigen.

Als Konsequenz daraus ergibt sich also, daß bei Koagulatoren mit genügend großer Leuchtdichte, wie z.B. bei allen Laserkoagulatoren, die optimalen Koagulationszeiten für Retinopexiekoagulationen im Bereich zwischen 10 und 50 msec liegen.

Intravitalmikroskopische Untersuchungen zur selektiven Koagulation kleiner Gefäße mit Argonlaser

K.-P. Boergen*, R. Birngruber**, V.-P. Gabel* und F. Hillenkamp**

Die Gefäßkoagulation ist neben der Photokoagulation der Netzhaut ein wichtiges Anwendungsgebiet des Argonlasers. Trotz ihrer klinischen Bedeutung ist über die Primärwirkungen von Laserlicht auf Gefäße kaum etwas bekannt. Im Rahmen eines umfassenden Programms zur Optimierung der Lichtkoagulation haben wir deshalb experimentelle Untersuchungen durchgeführt mit dem Ziel, insbesondere zwei Fragen zu klären:

1. Welche Effekte lassen sich mit dem Argonlaser an kleinen Gefäßen in nicht absorbierender Umgebung erzielen und sind diese geeignet, zum Gefäßverschluß zu führen oder dazu beizutragen?

2. Welche Energiedichten sind hierfür erforderlich und liegen diese in einem Bereich, der für eine Anwendung am Auge tragbar erscheint?

Hierzu führten wir Koagulationsversuche an Gefäßen des Rattenmesenteriums unter vitalmikroskopischer Beobachtung durch.

Der Laserstrahl (Abb. 1) wurde über einen Lichtleiter und eine umgebaute Zeicheneinrichtung in den Auflichtstrahlengang eines Orthoplan-Großfeldmikroskops (Firma Leitz, Wetzlar) eingespiegelt, ein konstanter Anteil wurde zur Energiedichtemessung abgezweigt. Koaguliert wurde über ein Trockenobjektiv, oder, für Übersichten, mit 2 1/2-facher Objektivvergrößerung. Als Versuchstiere dienten männliche, 25 Tage alte Albinoratten, die 4 Tage mangelernährt wurden, um das Mesenterialfett gering zu halten. Durch einen kleinen Medianschnitt wurde eine Darmschlinge extracorporal verlagert und mit körperwarmer Ringerlösung irrigiert. Von den Koagulationsparametern (Tab. 1) wurden die Fleckgröße und die Expositionszeit konstant gehalten.

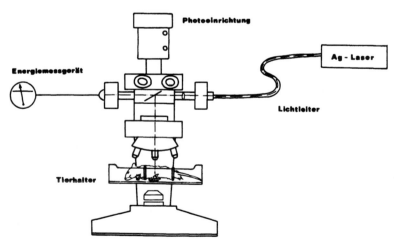

Abb. 1. Schemazeichnung des Versuchsaufbaus

---

* Augenklinik der Universität München (Direktor: Professor Dr. O.-E. Lund)

** Gesellschaft für Strahlen- und Umweltforschung m.b.H., Neuherberg b. München

Dieser Arbeit liegen Ergebnisse aus einem Forschungsvorhaben zugrunde, das vom Bundesministerium für Forschung und Technologie finanziell gefördert wird.

Tabelle 1. Koagulationsparameter

– Gefäßdurchmesser	35–350 μ
– Wellenlänge d. Argonlasers	488 nm
– Fleckgröße	70 μ
– Expositionszeit	23 msec
– Energie	2,86–23,76 mJ
– Leistung	124–1033 mW
– Bestrahlungsstärke	$3,23 \cdot 10^3 - 26,83 \cdot 10^3$ W/cm^2

Von unseren bisherigen Ergebnissen soll ein Teil im folgenden dargestellt werden. Insgesamt führten wir bisher 240 Expositionen an insgesamt 42 Ratten durch. Die bei der Koagulation vitalmikroskopisch beobachteten Phänomene lassen sich in drei Gruppen einteilen:

1. Keine oder nur funktionelle Veränderungen (z.B. Einengungen am Applikationsort).
2. Intravasale Thrombusbildung.
3. Blutungen.

Für die Fragestellung nach Ereignissen, die eventuell zu einem Gefäßverschluß führen, ist die zweite Gruppe am interessantesten.

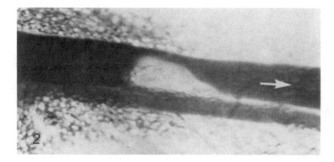

Abb. 2. Thrombus in kleiner Vene ($\emptyset$ = 210 μ) 10′ nach Laserexposition (N = 170 mW). (→) = Strömungsrichtung

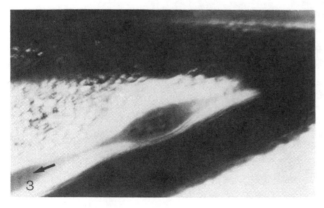

Abb. 3. Kleine Arterie ($\emptyset$ = 140 μ), ca. 1′ nach Laserexposition (N = 220 mW). Starke proximale und distale Einengung

Bei Überschreitung bestimmter Energiedichten bildet sich innerhalb weniger Sekunden nach einer Einzelexposition (Abb. 2) ein endovasaler Thrombus. Bei Arteriolen fallen außerdem unmittelbar nach der Exposition proximal und distal der Applikationsstelle auftretende Einengungen auf (Abb. 3), die innerhalb von 2—5 Minuten reversibel sind (Abb. 4). Vereinzelt wurden auch lumenfüllende Thromben (Abb. 5) mit kurzfristiger Strömungsunterbrechung nach Einzelexpositionen beobachtet.

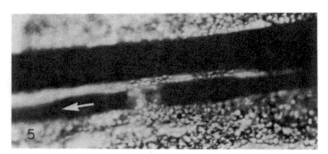

Abb. 4. Dieselbe Arterie wie in Abb. 3 ca. 3' nach Laserexposition: beginnende Wiedererweiterung

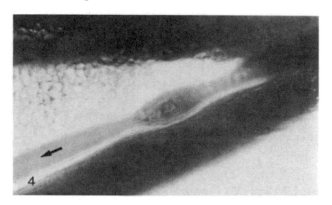

Abb. 5. Kleine Arterie ($\emptyset$ = 140 μ) ca. 10' nach Laserexposition (N = 450 mW): kurzfristige Strömungsunterbrechung durch lumenfüllenden Thrombus

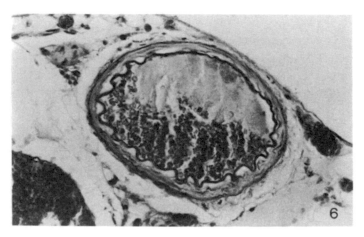

Abb. 6. Kleine Arterie ($\emptyset$ = 175 μ) nach Laserexposition (N = 600 mW): Wandständiger Thrombus (Elastica - v. Gieson)

Die histologische Untersuchung der in Glutaraldehyd fixierten Präparate zeigte jeweils einen wandständigen Thrombus, der bei schwächeren Läsionen (Abb.6) auf einer lichtmikroskopisch intakt erscheinenden, aber gestreckten Membrana limitans interna sitzt. Bei stärkeren Läsionen dagegen (Abb.7) kommt es zu einer Ruptur der Membrana elastica interna mit Zerstörung der Muscularis und Ausbildung eines intramuralen Hämatoms. Trotz der schweren Wandschäden kommt es bei Arteriolen erst bei wesentlich höheren Energiedichten zu Blutungen nach außen.

Angesichts dieser teilweise schweren Gefäßwandschäden hat uns die Frage interessiert, ob auch in der ersten Schadensgruppe, bei der vitalmikroskopisch kein Thrombus zu beobachten war, histologische Wandveränderungen nachweisbar sind. Hierzu wurde eine Venole und die benachbarte Arteriole mit derselben Leistungsdichte koaguliert (Abb.8). Diese reichte aus, um in der Venole einen Thrombus zu erzeugen. In der Arteriole fand sich auch histolo-

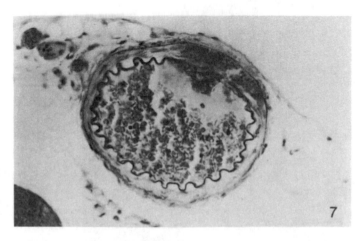

Abb. 7. Kleine Arterie (⌀ = 175 μ) nach Laserexposition (N = 900 mW) Ruptur der Membrana elastica interna, intramurales Hämatom

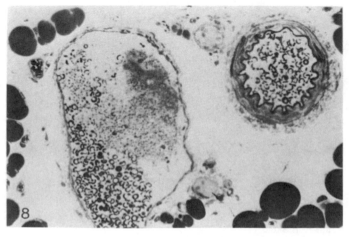

Abb. 8. Kleine Arterie (⌀ = 140 μ) und Begleitvene nach Laserexposition mit gleicher Leistung (N = 190 mW): Thrombusbildung in Vene; Wandschädigung in Arterie (Einbettung in Epoxy-Harz; Semi-Dünnschicht, Färbung mit Toluidinblau)

431

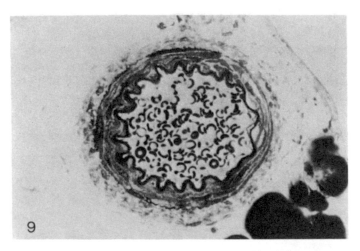

Abb. 9. Dieselbe Arterie wie in Abb. 8 bei stärkerer Vergrößerung

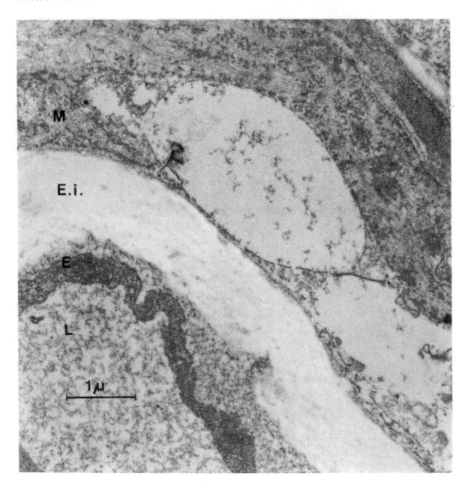

Abb. 10. Läsionsbereich der Arterie aus Abb. 8 und 9:
L = Gefäßlumen, E = von der Unterlage abgehobenes, geschädigtes aber kontinuierlich erhaltenes Endothel, E.i. = Membrana elastica interna, M = geschädigte Muscularis (Kontrastierung Uranylacetat-Bleicitrat; Primärvergrößerung 9500fach)

gisch an entsprechender Stelle kein Thrombus, sondern eine deutliche Wandschädigung mit Fragmentierung der Muscularis und Vakuolenbildung (Abb.9). Die Streckung der Membrana elastica interna im Läsionsbereich ist möglicherweise Folge des umschriebenen Verlusts der Kontraktionsfähigkeit der glatten Muskulatur. Das Ausbleiben einer Thrombusbildung in diesem Fall ließ vermuten, daß das Endothel im Bereich der Läsion intakt geblieben war. Diese Vermutung konnte durch die elektronenmikroskopische Untersuchung bestätigt werden (Abb.10).

Das Beispiel zeigt ferner, daß offenbar zur Erzeugung von Thromben in Arteriolen und Venolen unterschiedlich hohe Energiedichten notwendig sind. Dies zeigt auch die statistische Auswertung aller Einzelexpositionen (Abb.11 und 12). Daraus geht ferner hervor, daß die Blutungsgefahr bei Venolen wesentlich größer als bei Arteriolen ist. Eine effektive Koagulation von Venolen scheint demnach nicht möglich zu sein.

Unsere bisherigen Untersuchungen haben damit folgendes gezeigt:

1. Sowohl in Arteriolen als auch in Venolen können mit dem Argonlaser selektiv endovasale Thromben erzeugt werden, die vereinzelt sogar zu kurzfristigem Gefäßverschluß führen können. Diese Thrombenbildung ist sicher auch für die klinische Gefäßkoagulation von Bedeutung, läßt sich allerdings nur unter vitalmikroskopischer Beobachtung feststellen, weshalb sie bei der klinischen Gefäßkoagulation bisher nicht beobachtet worden sein dürfte.

2. Die zur Thrombuserzeugung notwendigen Energiedichten liegen erheblich unter den heute für die klinische Gefäßkoagulation verwendeten und zwar in Bereichen, die man für die Koagulation der Netzhaut benötigt. Dies ist um so erstaunlicher, als es sich bei unseren Versuchen um Gefäße in nicht absorbierender Umgebung handelte, also keine zusätzliche Absorption durch benachbartes Gewebe erfolgt ist.

Abschließend kann gesagt werden, daß sich eine Optimierung der Gefäßkoagulation sicher nur durch die Entwicklung einer Koagulationstechnik erreichen läßt, welche die am Gefäß auftretenden Primäreffekte berücksichtigt.

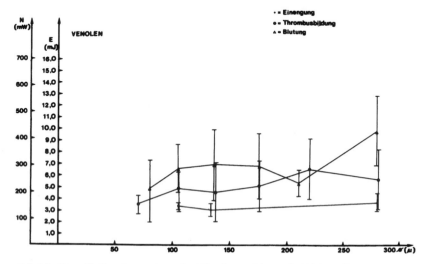

Abb.11. Quantitative Auswertung der Einzelexpositionen bei kleinen Venen (n = 121) mit Angabe der Standardabweichungen:
Abszisse: Gefäßdurchmesser (μ)
Ordinate: Energie bzw. Leistung (mJ bzw. mW)

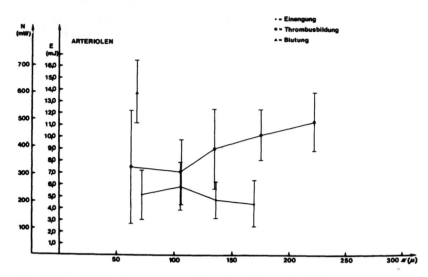

Abb. 12. Quantitative Auswertung der Einzelexpositionen bei kleinen Arterien (n = 119)

Entzündliche, degenerative und metabolische Erkrankungen der Fundusperipherie

Periphere Uveo-Retinitis
(Uveo-Vitreo-Retinales Entzündungs-Syndrom)

W. Böke (Kiel)

Das folgende Referat befaßt sich mit einem intraokularen Entzündungsprozeß, dessen klinische Symptome zunächst in der extremen Fundusperipherie, also im hinteren Anteil des Ziliarkörpers und der oranahen Netzhaut manifest werden, dort die epivitreale Region oder auch den Glaskörper selbst beteiligen und früher oder später auf mehr zentral gelegene Glaskörper- und Fundusanteile übergehen können. Die Frage, ob primär eine Erkrankung der Uvea, der Retina oder gar des Glaskörpers vorliegt, ist ebenso offen wie die, ob es sich um ein eigenständiges Krankheitsbild oder um konkomitierende Symptome verschiedener Uveitis-Formen (Eisner, 1973) handelt. Ich glaube, meiner Aufgabe hier am besten gerecht zu werden, wenn ich zunächst die Entwicklung des Krankheitsbegriffes sowie die bisher publizierten Beobachtungen zusammenfasse und danach auf die Frage der Eigenständigkeit zurückkomme.

Wenn entsprechende Fälle auch früher bekannt gewesen sein dürften (E. Fuchs, 1907*, 1913; Meller, 1922; Duke-Elder, 1941), so hat doch erst Schepens (1950) die entzündlichen Veränderungen der Fundusperipherie näher beschrieben und mit seinen Mitarbeitern (Brockhurst et al., 1960, 1961, 1968) studiert. Die Befunde wurden von weiteren Autoren bestätigt (Welch et al., 1960; Martenet, 1964, 1970; Hogan et al., 1965; Maumenee, 1970; Gerhard und Flament, 1972; Smith et al., 1973) und durch die Anwendung des Impressions-Kontaktglases (Slezak, 1962, 1967; Eisner, 1969, 1973) ergänzt. Gleichzeitig wurden aber auch sehr unterschiedliche Bezeichnungen für das Krankheitsbild geprägt (Tab. 2); es soll im folgenden „Uveo-Vitreo-Retinales Entzündungs-Syndrom" (UVRES) genannt werden. Die bisherigen Publikationen heben folgende

klinische Symptome

hervor: vornehmlich jüngere Patienten sind betroffen. Nicht selten beginnt die Erkrankung im Kindesalter, oft so schleichend, daß die ersten Stadien subjektiv nicht bemerkt werden. Die Patienten klagen — wenn überhaupt — über Flockensehen oder diffuse Sehstörungen. Meist sind beide Augen befallen; sie sind äußerlich reizfrei, Schmerzen fehlen. In der Vorderkammer findet man selten mehr als eine geringe Opaleszenz und einzelne Zellen, nur gelegentlich Hornhauthinterwandpräzipitate. Die Iris ist praktisch normal. Hintere Synechien sind ungewöhnlich. Der Visus ist nicht oder nur geringgradig herabgesetzt, der Fundus erscheint normal.

Die Gonioskopie und die Funduskopie mit dem Kontaktglas, insbesondere die gleichzeitige Impression der retroziliaren Bulbuswand lassen in den frühen Stadien meist folgende Veränderungen erkennen: der Kammerwinkel ist normal oder zeigt geringe exsudative Auflagerungen und Goniosynechien. Der Glaskörper ist zellig infiltriert; er zeigt staub- und flockenförmige

---

* „Reine Zyklitis ohne Iritis, kommt nur in der chronischen Form vor. Es bestehen keine oder geringe entzündliche Erscheinungen, die Iris ist von normalem Aussehen, die Pupille meist etwas erweitert. Die Hauptsymptome sind Präzipitate an der Hornhaut sowie Glaskörpertrübungen."

Trübungen und präzitipatartige Verdichtungen. Die pars plana corporis ciliaris — sofern einzusehen — und die benachbarten präoralen Netzhautanteile werden entweder unverändert gefunden, zeigen gelblich-graue Infiltrate oder lassen grau-weißliche Exsudate in die angrenzende Glaskörperbasis erkennen (Slezak, 1967). Solche Exsudate treten als umschriebene kugel-, fleck- oder fingerförmige weißlich-gelbliche Konglomerate auf (Abb. 1), die zunächst zwischen Glaskörper und Netzhaut zu liegen scheinen. Seltener entwickeln sich ausgedehnte und kompakte Exsudatmassen („en plaques", „cloudbank", „snowbank"; (Abb. 2)), die nach vorn meist nicht abzugrenzen sind und sich intravitreal, bei abgehobenem Glaskörper auch epivitreal oder präretinal ausbreiten (Slezak, 1967). Man findet sie fast ausschließlich in der unteren Fundusperipherie (Brockhurst et al., 1960; Welch et al., 1960), wohin sie offenbar infolge ihrer Schwerkraft absinken („Glaskörperhypopyon" nach Welch, 1960, „Hypopyon posterius" nach Eisner, 1969). Umschriebene wie massive Exsudate können

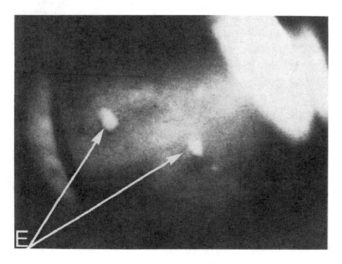

Abb. 1. „Ameiseneier"-ähnliche Exsudate im peripheren Glaskörper (Priv.-Doz. Dr. Martenet, Zürich)

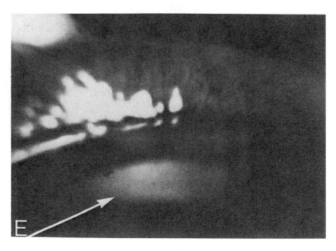

Abb. 2. „Massives" weißliches Exsudat in der pars plana-Region nach Eindellung der Fundusperipherie (Dr. R. O'Connor, San Francisco)

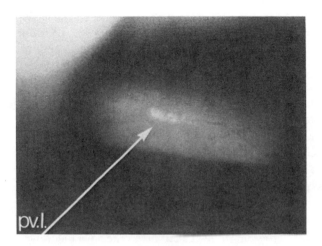

Abb. 3. Periphere-perivenöse Einscheidungen bei UVRES

durch Glaskörperschrumpfung und -traktion von der Netzhaut gelöst und tiefer in den Glaskörper verlagert werden. Im ersten Fall werden sie zu frei flottierenden Konglomeraten von schneeball- oder ameiseneier-ähnlichem Aussehen, die bei der Ophthalmoskopie Schatten auf die Netzhaut werfen. Eine Retraktion massiver Exsudate ist häufig der Beginn schwerwiegender Netzhautkomplikationen.

Früher oder später, nicht selten schon mit den ersten faßbaren Symptomen, kommt es zur Erweiterung der peripheren Netzhautvenolen und zu perivaskulären, vornehmlich periphlebitischen Erscheinungen (Brockhurst et al., 1960; Welch et al., 1960; Hogan und Kimura, 1961; Kimura und Hogan, 1964; Maumenee, 1970; Pruett, 1974; (Abb. 3)). Diese sind gelegentlich von feinen Pigmentierungen der Netzhaut begleitet. Vereinzelt wurden auch chorioiditische (Slezak: Chorioiditis anterior) und retinitische (Welch et al., 1960; Slezak, 1962, 1967) Herde in der Fundusperipherie als zum Bild gehörend beschrieben.

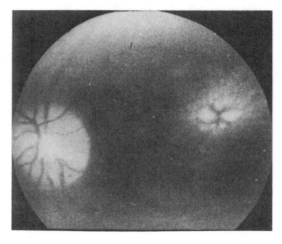

Abb. 4. Zystoides Makulaödem bei „peripherer Uveitis". Fluoreszenzangiographische Darstellung, Spätphase (Dr. R. O'Connor, San Francisco)

Langfristig stellt sich fast immer ein zystoides Makulaödem (Abb. 4) mit entsprechender Visusbeeinträchtigung und häufig auch ein Papillenödem ein. Zwischen Äquator und Zentrum bleiben Netzhaut und Aderhaut meist ophthalmoskopisch unverändert. Die Linse kann frühzeitig feine hintere subkapsuläre Trübungen zeigen.

Die *klinische Diagnose* der Erkrankung wird durch Spaltlampenmikroskopie, indirekte Ophthalmoskopie und Kontaktglasuntersuchung mit Skleraeindellung in maximaler Mydriasis gestellt. Sie kann ergänzt werden durch biomikroskopische Untersuchungen der pars plana nach intravenöser Fluoreszenzinjektion. Diese zeigt im gesunden Auge keinerlei Anfärbung, gibt aber die aktive Entzündung durch diffusen oder herdförmigen Farbaustritt zu erkennen (Eisner, 1965). Die Exsudate bleiben ungefärbt, doch mag es zur Ausbreitung des Farbstoffes in den Glaskörper oder in den Raum zwischen Glaskörper und Netzhaut kommen (Slezak, 1967).

Die *Fluoreszenzangiographie* (Maumenee, 1970; Pruett et al., 1974; Steinbach und Will, 1975) kann die peripheren Befunde nicht erfassen; sie zeigt aber nicht selten Veränderungen der zentralen oder perizentralen Netzhautgefäße, nämlich eine Dilatation und Tortuositas der Venen, während der arteriovenösen Phase multiple Aufhellungsflecken, vornehmlich an den Venen und Venolen (Abb. 5) sowie während der Spätphase einen Fluoreszenzaustritt aus den Kapillaren im Bereich von Makula und Papille, sofern diese bereits beteiligt sind. Die Choreoidea zeigt in keiner Phase eine pathologische Fluoreszenz.

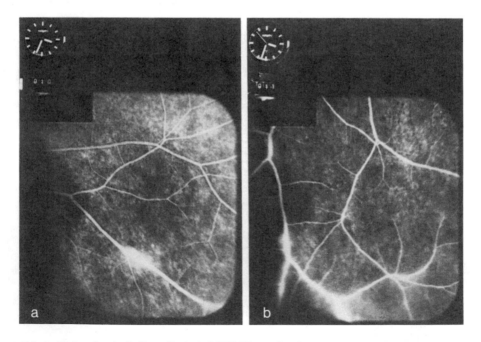

Abb. 5. Perivenöse Aufhellungsflecke bei UVRES, mittlere Peripherie, Fluoreszenzangiographie

Histologie

Nur wenige Befunde liegen vor; einige davon lassen vorwiegend Infiltrationen der Uvea, andere nur solche der Retina erkennen. Schließt man jene Fälle aus, in denen der vorangegangene klinische Befund nicht genügend präzisiert werden kann, (Welch et al., 1960; Daiker, 1972) oder die dem typischen Krankheitsbild nicht zu entsprechen scheinen (Hogan und Kimura, 1964: 51-jährige Frau mit akut beginnender und schwerer Uveitis!), d.h. berücksichtigt man nur solche Fälle, in denen die charakteristische Symptomatik klinisch nachgewiesen wurde (Brockhurst et al., 1961; Maumenee, 1970), so muß man annehmen, daß entzündliche Veränderungen der Netzhaut (chronische, nicht granulomatöse Retinitis mit Organisation der Glaskörperbasis, Perivaskulitis retinae) bei nahezu entzündungsfreier Uvea im Vordergrund stehen. Befunde von klinisch eindeutigen Fällen aus der Frühphase fehlen allerdings noch ganz. Sofern man eine von E. Fuchs (1913) publizierte Beobachtung hierher rechnen darf, scheinen tatsächlich entzündliche Veränderungen der Uvea zunächst kaum nachweisbar zu sein.

Verlauf und Varianten des Krankheitsbildes

Im weiteren Verlauf mag das eine oder andere Symptom besonders hervortreten. Dementsprechend hat man diffus-entzündliche und massiv-exsudative (Welch et al., 1960) oder seröse, infiltrative und exsudative Formen (Slezak, 1967) zu unterscheiden versucht; sie dürften im Einzelfall kaum streng voneinander abzugrenzen sein. Hinsichtlich der weiteren Entwicklung und damit der Prognose wurden folgende Möglichkeiten aufgezeigt (Brockhurst et al., 1960):

1. Am ehesten (etwa 46% der Fälle) ist mit einem über Jahre chronisch schleichenden Verlauf zu rechnen. Akute Schübe und nachfolgende Remissionen lösen einander mit unterschiedlichen Zeitspannen ab. Relativ lange bleibt eine brauchbare Funktion erhalten. Schließlich kommt es zur Abnahme des Visus durch zunehmende Linsen- und Glaskörpertrübungen oder durch membranähnliche Formationen im Glaskörper, zystoides Makulaödem, Papillenbeteiligung, Sekundärglaukom oder Amotio retinae.

2. Seltener klingen alle Symptome allmählich ab: Die Exsudate werden resorbiert und hinterlassen eine mehr oder minder ausgeprägte Narbenbildung im pars plana Bereich. Ein solcher Ausgang wurde in 28% der Fälle beobachtet.

3. In einem Teil (12%) geht der Krankheitsprozeß in eine periphere exsudative Aderhautablösung über, die u.U. zirkulär auftreten und als Cyclitis annularis pseudotumorosa imponieren kann. Diese Verlaufsform kann auch von einer Netzhautablösung ohne Netzhautriß begleitet sein. Netzhaut- und Aderhautabhebung gelten als praktisch inoperabel.

4. Gelegentlich (8%) kommt es zur progredienten okklusiven Vasculitis retinae mit sekundärer Optikusatrophie, zunehmender Gesichtsfeldeinschränkung und Verlust des zentralen Visus.

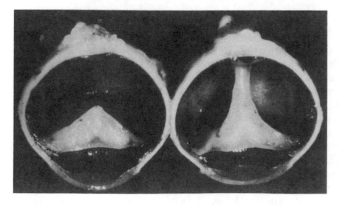

Abb. 6. Y-förmige Glaskörper-Netzhaut-Schwarte als Endzustand einer „zyklitischen Membran"

5. Als besonders bösartig gilt die – glücklicherweise nur in 6% der Fälle beobachtete – Progression der grau-gelben Exsudate über die Oraregion hinaus und deren Neovaskularisation vom Glaskörper her. Es kommt zunehmend zur Ausbildung von „zyklitischen Membranen" und narbigen Schwarten, die zunächst in der Fundusperipherie zu erkennen sind, durch Schrumpfungen aber sekundär zur Netzhautablösung unter dem Bild einer Y-förmigen Glaskörpernetzhautschwarte („Pseudogliom"; Abb. 6) führen. Dieses Bild wird ausschließlich bei Kindern und jugendlichen Patienten beobachtet (Progressiv-maligne Form nach Brockhurst). Auch Blutungen aus den neugebildeten Gefäßen wurden beobachtet.

Komplikationen

Sie können in Form von Linsentrübungen (hintere subkortikale Katarakt) schon relativ frühzeitig auftreten. Mit sekundären Drucksteigerungen ist zu rechnen. Zystoides Makulaödem und Papillitis sind häufige Spätfolgen. Glaskörper-Abhebung, -Blutungen, -Schrumpfung, exsudative Aderhaut- und Netzhautablösung scheinen häufiger als bei anderen intraokularen Entzündungen zu drohen. Sie kennzeichnen ebenso wie okklusive Vaskulitis retinae, die bis zur Netzhautmitte fortschreiten und zur Optikusatrophie führen kann, die ungünstigen Verlaufsformen. Langfristig droht eine rißbedingte Amotio (nach Brockhurst et al., 1968 in etwa 50% der Fälle), deren Prognose von der Schwere des primären Krankheitsbildes bestimmt wird und deren Heilungschancen begrenzt sind. Als Folge der Erkrankung können sich periphere Netzhautzysten entwickeln (Schepens, 1950).

Diagnose und Differentialdiagnose

Relativ jugendliches Alter, schleichender Beginn, praktisch symptomfreie vordere Augenabschnitte, zunächst und über lange Zeit geringgradige Glaskörpertrübungen, rundlich-kugelige, präretinale Glaskörperverdichtungen und/oder präretinale, intra- oder epivitreale gelblichweißliche Exsudate, erweiterte z.T. eingescheidete Venolen in der extremen Netzhautperipherie, fluorenzenzangiographische Veränderungen der Netzhautgefäße, später auch ein zystoides Makulaödem und Papillenschwellung sind als die wesentlichen klinischen Symptome der Erkrankung zu nennen.

Differentialdiagnostische Überlegungen haben zwei Aspekte zu berücksichtigen:

1. die Frage ob und welche Sonderstellung das hier genannte Syndrom unter den intraokularen Entzündungen einnimmt, insbesondere ob es als eigenständige Erkrankung gegen andere Entzündungsprozesse abgegrenzt werden kann.

2. an welche sonstige Augenkrankheiten angesichts der hier aufgezeigten Symptome zu denken ist.

ad 1) Zellen, Exsudate und entzündlich-destruktive Veränderungen im vorderen Glaskörper sind bei nahezu allen Formen von Iritis und Iridozyklitis zu finden. Das typische UVRES unterscheidet sich von den übrigen vorderen Uveitiden (akute Iritis, akute Iridozyklitis, chronische Iridozyklitis) wohl vornehmlich durch den nahezu unmerklichen Beginn, den reizfreien äußeren Augenabschnitt, das Fehlen einer ziliaren oder gemischten Injektion und von Fibrinausscheidungen in die Vorderkammer, durch die geringe Neigung zu hinteren Synechien und durch den zunächst relativ geringen Glaskörperbefund.

Ähnliche Kriterien gelten auch für den Begriff der chronischen Zyklitis: sie beginnt schleichend, meist ohne äußeren Reizzustand und kann mit Vaskulitis retinae, zystoidem Makulaödem und Papillenveränderungen einhergehen, mag aber etwas eher Sehstörungen herbeiführen. Ob indessen der Begriff „periphere Uveitis" mit dem der chronischen Zyklitis voll identifiziert werden kann (Kimura und Hogan, 1964; Hogan et al., 1965; Martenet, 1970; Smith et al., 1973) sei dahingestellt. Selbst, wenn man davon ausgehen könnte, daß das hier diskutierte Syndrom eine chronische Zyklitis und damit primär eine Uveitis darstellt, bleibt zu klären, ob es den ganzen Ziliarkörper oder nur Teile davon befällt. Slezak (1967) hat versucht, verschiedene Formen der chronischen Zyklitis wie folgt zu differenzieren:

1. Cyclitis posterior = periphere Uveitis im engeren Sinne: pars plana befallen, pars plicata frei.
2. Cyclitis chronica = periphere Uveitis im weiteren Sinne: pars plana und pars plicata befallen.
3. Cyclitis anterior = chronische Entzündung des Ziliarkörpers ohne nennenswerte Beteiligung der pars plana.

Eisner (1973) läßt dagegen nur die umschriebene („fokale") pars-plana-Zyklitis als echte „periphere Uveitis" oder „Cyclitis posterior" gelten und empfiehlt, diese von der „Sedimentation intravitrealer Exsudate in die untere Peripherie" sorgfältig abzugrenzen. Aufgrund seiner Analyse des Problems kommt Eisner zu dem Schluß, daß klinisch sichtbare Exsudate in der extremen Fundusperipherie keineswegs nur als Symptome der pars-plana-Zyklitis und damit der „peripheren Uveitis" im engeren Sinne gedeutet werden dürfen, sondern daß solche bei der Uveitis anterior, bei der pars plana-Entzündung und auch bei der Uveitis posterior („periphere Chorioretinitis") beobachtet werden können. Den Begriff der Cyclitis posterior oder der pars-plana-Entzündung möchte er jedenfalls auf jene Fälle beschränkt wissen, bei denen lokalisierte granulomatöse Entzündungsherde „ringsum auf der pars plana" identifiziert werden können. Sie verhalten sich wie „chorioretinitische Herde" und bilden ähnlich pigmentierte Narben, sind aber oft erst nach Abheilung des Prozesses zu erkennen. Demnach könne die Differentialdiagnose einer pars plana-Entzündung (Vernarbung vor der Ora) von einer peripheren Chorioretinitis (Vernarbung hinter der Ora) nur im Narbenstadium gestellt werden.

Tabelle 1. Zur Differentialdiagnose des UVRES

Symptome des UVRES	Differentialdiagnose.
1. Periphere Glaskörpertrübungen	vitreoretinale Degenerationen.
2. Schneeball-Präzipitate im Glaskörper	sonstige Formen der Uveitis, Retinoblastom.
3. Zyklitische Membranen	persistierender primärer Glaskörper, retrolentale Fibroplasie, traumatische Glaskörperschwarten.
4. Retinale Gefäßeinscheidungen	Eales disease, Behcet-Syndrom, Sarkoidose, Retinitis septica. multiple Sklerose, sonstige Periphlebitis u. Vaskulitis.
5. Papillenödem	Stauungspapille, Papillitis, Pseudoneuritis.
6. Zystoides Makulaödem	Trauma, Chorioretinitis serosa centralis, Vasculitis retinae, Irvine-Gass-Syndrom, Parasiten, sonstige entzündliche Makulaödeme.
7. Netzhautablösung	primäre rißbedingte Amotio, Vogt-Koyanagi-Harada, Scleritis posterior, Tenonitis, uveale Effusion, Retinitis Coats, Parasiten, Tumor-Amotio.
8. Periphere Netzhaut-Glaskörperblutungen	Eales disease, sonstige Periphlebitis, Vaskulitis, Netzhautriß, Bluterkrankungen, Kollagenkrankheiten, Diabetes, retrolentale Fibroplasie,
9. Periphere Ziliarkörper- und Netzhautzysten	Retinoschisis.

Es erscheint wünschenswert, die damit getroffenen Ansätze zur Differenzierung verschiedener Formen einer „peripheren Uveitis" (Zyklitis und Zyklochorioretinitis) durch weitere klinische Kasuistik und womöglich durch histologische Befunde zu unterbauen. Solange wir aber nicht wissen, ob dem Syndrom primär eine Uveitis zugrunde liegt, dürften derartige Termini problematisch bleiben.

ad 2) Die übrigen differentialdiagnostischen Überlegungen werden wesentlich davon abhängen, welche klinischen Symptome des UVRES für den Untersucher jeweils im Vordergrund stehen (Tab. 1;). Da die einzelnen Krankheitszeichen sehr diskret sein können, sollte man bei folgenden Symptomen an das UVRES denken

1. periphere vordere Synechien und Kammerwinkelsynechien,
2. zellige Glaskörpertrübungen, besonders in der Peripherie,
3. periphere Glaskörperverdichtungen und vitreoretinale Adhaerenzen,
4. Cataracta complicata,
5. zystoides Makulaödem, unklare „Makuladegeneration",
6. Papillenödem,
7. Einscheidungen der extrem-peripheren, mittel-peripheren oder zentralen Netzhautgefäße,
8. Okklusive Vaskulitis retinae mit oder ohne Optikusatrophie,
9. periphere Netzhautablösung exsudativer Art und ohne Rißbildung, insbesondere bei gleichzeitigen peripheren Glaskörpertrübungen oder peripheren Netzhautblutungen,
10. spontane Aderhautabhebung mit oder ohne begleitende Netzhautablösung.

Subjektive Klagen des Patienten über unklare aber nicht gravierende Sehstörungen, insbesondere Klagen über Flockensehen bei jungen Erwachsenen sollten stets an das UVRES denken lassen. Ob auch die Cyclitis annularis pseudotumorosa und das Posner-Schlossman-Syndrom damit zusammenhängen, wird diskutiert. Die Heterochromie-Zyklitis und die „uveale Effusion" (Schepens und Brockhurst, 1963; Brockhurst und Lam, 1973) würde ich dagegen als eigenständige Krankheitsbilder ansehen.

Ätiologie und Pathogenese

Die Ursache der Erkrankung ist unbekannt. Klinische Untersuchungen und Laboratoriumsbefunde haben bisher keine konkreten Hinweise ergeben (Welch, 1960; Brockhurst et al., 1961). Vermutungen über den Zusammenhang mit der Sarkoidose (Martenet, 1964, 1970), der disseminierten Enzephalomyelitis (Breger und Leopold, 1966; Giles, 1970) oder mit einer Toxocara-Infektion (Hogan et al., 1965) sind nicht allgemein anerkannt.

Die auffallende Lage der pathologischen Veränderungen in der direkten Umgebung der Ora serrata hat man vornehmlich durch die morphologischen Besonderheiten dieser Region zu erklären versucht. Der Entzündungsprozeß spielt sich offenbar in einem Gebiet ab, das der ziliaren und retinalen Basis des Glaskörpers entspricht. Hier können nach Daiker (1972) zellfreie Exsudate und Zellen aus der Präretina leicht in die Glaskörperbasis eindringen und sich entsprechend der Lage der Glaskörper-Fibrillen im Traktus Retzii und der Membran hyaloidea gürtelförmig über der Ora serrata ablagern. Ihr Absinken nach unten wird meist als Folge der Schwerkraft solcher Exsudate gedeutet.

Gärtner (1967, 1971), der den Krankheitsprozeß für eine „periphere Hyalitis" oder „Hyalo-Uveitis" hält und meint, daß Uvea und Netzhaut nur sekundär beteiligt sind, vermutet einen Immunmechanismus als Grundlage der Erkrankung. Er unterstellt eine Antikörperbildung gegen das zilio-zonuläre Basalmembran-Netzwerk der Glaskörperrinde oder eine Akkumulation von Immunkomplexen in diesem Bereich. Diese Deutung ist spekulativ. Konkrete Hinweise auf eine immunpathologische Genese des Krankheitsprozesses gibt es noch nicht.

Derzeit kann noch nicht einmal die Frage klar beantwortet werden, ob der Entzündungsprozeß primär eine Erkrankung der Uvea, der Retina oder des Glaskörpers ist. Klinische (Slezak, 1967; Eisner, 1973) und histologische Befunde (Kimura und Hogan, 1964; Daiker, 1972) mögen für eine primäre Uveitis sprechen. Fluoreszenzangiographische (Pruett et al., 1974) und andere histologische Befunde (Maumenee, 1970) scheinen auf eine primäre Netzerkrankung hinzuweisen. Die Idee einer primären Reaktion in der Glaskörperrinde (Gärtner, 1967; Steinbach und Will, 1975) mag diskutabel erscheinen (vgl. auch histologische Befunde von E. Fuchs,

1913), wenn man davon ausgeht, daß die Glaskörperrindenzellen („Hyalozyten") eine mesodermale Potenz haben. Die Hypothese einer primären Zellvermehrung in der Glaskörperperipherie wird aber kaum die Entstehung der Exsudate erklären können, wenn nicht als sekundäre Reizung des uvealen oder retinalen Gefäß-Systems.

Bezeichnungen und Definition

Bei der weitgehend unklaren Natur der Erkrankung ist es nicht verwunderlich, daß — wie bereits eingangs angedeutet — zahlreiche und divergente Krankheitsbezeichnungen geprägt wurden (Tab. 2).

Tabelle 2. Bisherige Bezeichnungen für das UVRES

Schepens, 1950:	Inflammation de la région de l'ora serrata.
Brockhurst et al., 1960:	Peripheral uveitis.
Welch et al., 1960:	Peripheral posterior segment inflammation, pars planitis, peripheral exsudative retinitis.
Hogan und Kimura, 1961:	Chronic cyclitis and peripheral chorioiditis.
Böck, 1964:	Orbiculitis.
Hogan et al., 1965:	Peripheral retinitis and chronic cyclitis.
Duke-Elder und Perkins, 1966:	Chronic posterior cyclitis.
Gärtner, 1967:	Periphere Hyalitis, Uveo-Haylitis.
Gass, 1968:	Vitritis.
Martenet, 1970:	Cyclites chroniques.
Eisner, 1972:	Entzündungen des Ziliarkörpers, lokalisiert in der pars plana, diffus oder fokal.

Vom Präsidenten unserer Gesellschaft, Herrn Prof. Meyer-Schwickerath wurde ich beauftragt, hier über die „periphere Uveo-Retinitis" zu sprechen.

Alle Bezeichnungen bleiben unbefriedigend. Nachdem, was wir heute wissen, können wir weder von einer reinen Uveitis (Zyklitis) noch von einer Beschränkung des Krankheitsprozesses auf die peripheren Fundusanteile oder auf den Glaskörper sprechen. Insgesamt handelt es sich um ein uveo-vitreo-retinales Entzündungssyndrom (UVRES), von dem man zur Zeit nicht sagen kann, welche Veränderungen primär und welche sekundärer Natur sind.

Damit komme ich zurück auf die eingangs gestellte Frage nach der Eigenständigkeit des Krankheitsbildes. Einerseits sollte man das gesamte Syndrom nicht zu eng fassen, etwa mit dem Begriff der Pars-plana-Zyklitis oder der Cyclitis posterior. Andererseits scheint es mir von den klassischen Uveitiden (akute Iritis, akute und chronische Iridozyklitis, typische Chorioiditis disseminata oder Chorioretinitis juxtapapillaris usw.) abgrenzbar zu sein, am wenigsten allerdings von der chronischen Zyklitis. Da unsere heutigen Kenntnisse nicht ohne weiteres erlauben, das UVRES der chronischen Zyklitis zuzuordnen, würde ich in diesem Sinne vorläufig seine Eigenständigkeit für vertretbar halten. Weitere Untersuchungen zur Differenzierung dieser beiden intraokularen Entzündungszustände sind wünschenswert.

Therapie

Eine Kausaltherapie gibt es nicht. Die Symptome lassen sich aber fast immer durch Kortikosteroide unterdrücken. Deren Effekt kann im Spaltlampenbild, mit dem Kontaktglas und auch mit der Fluoreszenzangiographie (Pruett et al., 1974) objektiviert werden. Die lokale, insbesondere subkonjunktivale und parabulbäre Applikation (Witmer und Körner, 1966) ist der systemischen Anwendung ebenbürtig oder überlegen, im Hinblick auf die systemischen Nebenwirkungen sogar vorzuziehen. Die bei der chronischen Natur der Erkrankung notwendige langfristige, lokale Kortikoidtherapie führt nicht selten zur Kortison-Katarakt und zum Kortison-Glaukom. Eine kontinuierliche Kortikoidapplikation ist daher möglichst zu vermeiden. Eine Intervall-Therapie, d.h. die Anpassung der Steroidgaben an die jeweiligen Remissionen und Rezidive ist daher stets in Betracht zu ziehen (Hogan et al., 1965; Martenet, 1970).

Da meist Kinder und junge Erwachsene, nicht selten junge Frauen betroffen sind, bleibt die von einigen Autoren empfohlene zytostatische Therapie (Newell et al., 1966; Gills, 1968; Martenet, 1970) problematisch, auch wenn günstige Therapieeffekte beobachtet wurden. Mydriatika sind nicht generell erforderlich, wohl aber wenn hintere Synechien drohen.

Versuche, die peripheren entzündlichen Veränderungen durch chirurgische Maßnahmen (lamelläre Diathermie, Kryothermie) zur Vernarbung und damit zur Ausheilung zu bringen (Welch et al., 1960; Gills, 1968; Aaberg et al., 1973) wurden als zumindest in einem Teil der Fälle erfolgreich beurteilt, sind jedoch wenig sinnvoll, wenn man die Erkrankung als primäre Vasculitis retinae auffaßt (Pruett et al., 1973).

Zusammenfassung

Der Autor referiert über das in der Literatur unter verschiedenen Bezeichnungen (Tab. 2), vornehmlich als „periphere Uveitis" beschriebene uveo-vitreo-retinale Entzündungssyndrom (UVRES). Es ist gekennzeichnet durch Glaskörpertrübungen, Exsudate im Bereich von pars plana und Ora serrata, Netzhautgefäßveränderungen, zystoide Makulopathie und Papillenödem. Zyklitische Membranen, Aderhaut- und Netzhautablösung, intraokulare Blutungen oder Optikusatrophie können folgen. Die Differentialdiagnose wird diskutiert. Ätiologie und Pathogenese der Erkrankung sind unbekannt. Lokale Kortikosteroid-Anwendung ist die Therapie der Wahl.

Summary: The author reports on a "uveo-vitreo-retinal inflammatory syndrome" that has been described in the literature under several different terms (Table 2), but is most generally known as "peripheral uveitis". It is characterized by vitreous opacities, exudates adjacent to the ora serrata on the pars plana, retinal vascular disorders, cystoid maculopathy and papilledema. Cyclitic membranes, choroidal detachment, retinal detachment, intraocular hemorrhages, and optic atrophy may develop. The differential diagnosis is discussed. The etiology and pathogenesis of this disease are still unknown. Topical application of corticosteroids is the therapy of choice.

Résumé. L'auteur décrit le syndrome inflammatoire uvéo-vitréo-rétinien; celui-ci est désigné dans la littérature sous des titres très différents, mais principalement comme "uvéite périphérique".

Ce syndrome se caractérise par des opacités du vitré, des exsudats dans la région de la pars plana et de l'ora serrata, des modifications des vaisseaux rétiniens, une maculopathie cystoide et un oedème papillaire.

L'évolution peut-être marquée par l'apparition de membranes cyclitique, de décollement de la choroide et de la rétine, d'hémorragies intra-oculaires ou d'atrophie optique.

Le diagnostic différenciel est discuté.

L'étiologie et la pathologie de cette maladie sont inconnues. L'application locale de corticoides est le traitement de choix.

444

Literatur

Aaberg, T. M., Cesarz, T. J., Flickinger, R. R.: Treatment of peripheral Uveoretinitis by cryotherapy. Amer. J. Ophthal. 75, 685–688 (1973). – Böck, J.: Diskussionsbemerkungen zu Martenet 1964. – Breger, B. C., Leopold, I. H.: The incidence of uveitis in multiple sclerosis. Amer. J. Ophthal. 62, 540–545 (1966). – Brockhurst, R. J., Schepens, C. L., Okamura, M. D.: Uveitis II: Peripheral uveitis; clinical description, complications and differential diagnosis. Amer. J. Ophthal. 49, 1257–1266 (1960). – Brockhurst, R. J., Schepens, C. L., Okumara, M. D.: Uveitis III. Peripheral Uveitis: Pathogenesis, Etiology and Treatment. Amer. J. Ophthal. 51, 19–26 (1961). – Brockhurst, R. J., Schepens, C. L.: Uveitis IV. Peripheral Uveitis: The complication of retinal detachment. Arch. Ophthal. (Chic.) 80, 747–753 (1968). – Brockhurst, R. J., Lam, K. W.: Uveal effusion. II. Report of a case with analysis of subretinal fluid. Arch. Ophthal. (Chic.) 90, 399–401 (1973). – Daiker, B.: Anatomie und Pathologie der menschlichen retino-ziliaren Fundusperipherie. S. 199–204. Basel: Karger 1972. – Duke-Elder, St.: Textbook of Ophthalmology. Vol. III, 2186–2188. St. Louis: Mosby 1941. – Duke-Elder, St., Perkins, E. S.: Diseases of the uveal tract. System of Ophthalmology, Vol. IX, 200–202, 1966. – Eisner, G.: Biomikroskopische Untersuchungen nach Fluoreszein-Injektion. Ophthalmologica 150, 371–385 (1965). – Eisner, B.: Zur Spaltlampenmikroskopie der Ora serrata und des pars plana corporis ciliaris. VIII: Entzündliche Veränderungen in der äußersten Fundusperipherie. Graef. Arch. Ophthal. 178, 230–245 (1969). – Eisner, G.: Biomicroscopy of the peripheral Fundus. S. 63–69. Berlin–Heidelberg–New York: Springer 1973. – Fuchs, E.: Lehrbuch der Augenheilkunde. 11. Auflage, Leipzig–Wien: F. Deutike 1907. – Fuchs, E.: Über chronische endogene Uveitis. Graef. Arch. Ophthal. 84, 201–292 (1913). – Gärtner, J.: Beziehungen zwischen Fundusdiagnostik und Elektronenmikroskopie dargestellt am Beispiel der Glaskörperrinde in der Ora-serrata-Gegend. Mod. Probl. Ophthal. 5, 154–169. Basel–New York: Karger 1967. – Gärtner, J.: The fine structure of the vitreous base of the human eye and pathogenesis of pars planitis. Amer. J. Ophthal. 71, 1317–1327 (1971). – Gass, J. D. M.: A Fluorescein Angiographic Study of macular dysfunction secondary to retinal vascular disease. VI. X-Ray, Irradiation, Carotid Artery Occlusion, Collagen vascular disease and vitritis. Arch. Ophthal. (Chic.) 80, 606–617 (1968). – Gerhard, J. P.; Flament, J. A.: A propos du diagnostic et de l'evolution des inflammations de la pars plana. Bull. soc. ophthal. 72, 383–387 (1972). – Giles, C. C.: Peripheral uveitis in patients with multiple sclerosis. Amer. J. Ophthal. 70, 17–19 (1970). – Gills, J. P.: Combined medical and surgical therapy for complicated cases of peripheral uveitis. Arch. Ophthal. (Chic.) 79, 723–728 (1968). – Hogan, M. J., Kimura, S. J.: Cyclitis and peripheral Chorioretinitis. Arch. Ophthal. (Chic.) 66, 667–677 (1961). – Hogan, M. J., Kimura, S. J., O'Connor, R. G.: Peripheral retinitis and chronic cyclitis in children. Tr. Ophthal. soc. U. K. 85, 39 (1965). – Hogan, M. J., Kimura, S. J., Spencer, W. H.: Visceral larva migrans and peripheral retinitis. J. A. M. A. 194, 1345–1347 (1965). – Kimura, S. J., Hogan, M. J.: Chronic Cyclitis. Arch. Ophthal. (Chic.) 71, 193–201 (1964). – Martenet, A. C.: A propos d'un term nouveau dans le cadre des uvéites: la pars planitis. Ophthalmologica (Basel) 147, 282–290 (1964). – Martenet, A. C.: Les cyclites chroniques. Arch. Ophthal. (Paris) 33, 533–540 (1970). – Maumenee, A. E.: Clinical entities in „uveitis". An approach to the study of intraocular inflammation. Amer. J. Ophthal. 69, 1–27 (1970). – Meller, J.: Über die Mitbeteiligung der Netzhaut an der Iridozyklitis. Z. Augenheilk. 47, 247–257 (1922). – Newell, F. W., Krill, A. E.: The treatment of uveitis with 6-Mercaptopurin. Amer. J. Ophthal. 61, 1250–1255 (1966). – Pruett, R. C., Brockhurst, R. J., Letts, N. F.: Fluorescein-Angiographic of peripheral uveitis. Amer. J. Ophthal. 77, 448–453 (1974). – Schepens, C. L.: L'inflammation de la région de l'ora serrata et ses séquelles. Bull. soc. ophthal. Franc. 73, 113–124 (1950). – Schepens, C. L., Brockhurst, R. J.: Uveal effusion. I. Clinical picture. Arch. Ophthal. (Chic.) 70, 189–201 (1963). – Slezak, H.: Biomikroskopische Untersuchungen bei peripherer Uveitis. Klin. Mbl. Augenheilk. 140, 88–95 (1962). – Slezak, H.: Zur Klinik, Pathogenese und Differential-Diagnose der peripheren Uveitis Graef. Arch. Ophthal. 174, 9–33 (1967). – Smith, R. E., Godfrey, W. A., Kimura, S. J.: Chronic cyclitis. I. course and visual prognosis. Tr. Amer. Acad. Ophthal. Otol. 77, 760–768 (1973). – Steinbach, P. D., Will, V.: Zur Entstehung des Makulaödems bei der Pars planitis. Ophthalmologica (Basel) 170, 326–333 (1975). – Welch, R. B., Maumenee, A. E., Wahlen, H. F.: Peripheral posterior segment inflammation, vitreous opacities and oedema of the posterior pole ("pars planitis") Arch. Ophthal. 64, 540–549 (1960). – Witmer, R., Körner, G.: Uveitis im Kindesalter. Ophthalmologica (Basel) 152, 277–282 (1966).

Altersveränderungen der Fundusperipherie

H. Sautter und W. Lüllwitz (Universitäts-Augenklinik Hamburg-Eppendorf,
Dir.: Prof. Dr. Dr. h.c. H. Sautter)

Während Alterungsprozesse am vorderen Augenabschnitt uns im klinischen Alltag durchaus geläufig sind — erwähnt seien nur der Arcus senilis, das Glaukom mit offenem und gonioskopisch normalem Kammerwinkel und die senile Katarakt — war es nach Streiff noch 1963 umstritten, ob auch die Netzhaut echte Altersveränderungen aufweist. Heute erscheint allerdings als gesichert, daß einige wohldefinierte retinale Befunde durchaus als altersbedingt einzuordnen sind.

Zur Untersuchung ist dabei die binoculare Ophthalmoskopie unerläßlich. Wir bevorzugen das Kontaktglas von Goldmann, weil es überdies an der Spaltlampe eine Vergrößerung von 20fach oder mehr und somit eine echte „Biomikroskopie" erlaubt. Auf diese Weise werden wir der bei uns geübten Gewohnheit, nämlich den ophthalmoskopischen Befund topographisch einzuordnen und mit dem histologischen vorstellungsmäßig zu korrelieren, am ehesten gerecht.

Die Beantwortung der Frage, was als altersabhängig und gleichzeitig als pathologisch aufzufassen ist, setzt die Kenntnis dessen voraus, was noch als normal bzw. als Normvariante zu gelten hat. Hierauf ist jedoch bereits in früheren Referaten dieser Tagung eingegangen worden.

Wenden wir uns darum sogleich den Veränderungen zu, die wir wohl eindeutig als alterungsbedingt anzusprechen haben. Dabei möchten wir in dem Bemühen um eine Systematisierung einteilen in .

1. Pigmentierungen und Depigmentierungen
2. intraretinale Hohlraumbildungen
3. degenerative Rundforamina
4. Pars-plana-Cysten
5. das Verhalten der Glaskörper-Basis.

1. *Unregelmäßigkeiten der Pigmentierung.*

Hier ist grundsätzlich zu bedenken, daß das Pigmentepithel eine größere Fähigkeit zur Reaktion und zur Regeneration besitzt als die Aderhaut und erst recht natürlich als die Netzhaut.

Es überrascht daher nicht, daß sich im Bereich des Pigmentepithels mit zunehmendem Alter, wie auch bei einer Reihe von Erkrankungen, die meisten Veränderungen abspielen. Wechselnde Pigmentierungsgrade der Fundusperipherie findet man praktisch in jedem Auge. Sie sind auch individuell verschieden, ganz abgesehen von genetischen Anomalien, beispielsweise dem Albinismus, ferner von rassischen Gegebenheiten oder der Abhängigkeit von der Refraktion, etwa einer exzessiven Myopie, wovon hier aber nicht die Rede sei.

Wir glauben, das altersabhängige Pigmentverhalten der Fundusperipherie zwanglos in diffuse und in umschriebene, fleckförmige Pigmentierungen bzw. Depigmentierungen einteilen zu können.

1.1. Zunächst zu den *diffusen.* Schon im Kindesalter beginnt sich die periphere, oranahe Zone des retinalen Pigmentblatts umzugestalten. Bis ins höhere Erwachsenenalter nimmt dieser Prozeß stetig zu und erreicht schließlich eine Intensität und Ausdehnung, die ihn klinisch, speziell biomikroskopisch, leicht erkennen lassen. Dabei sind die Übergänge von den juvenilen, unter Umständen nur mikroskopisch nachweisbaren zu den oft recht massiven senilen Veränderungen fließend. Im einfachen Fall äußern sie sich in einer von der Ora gegen den

Äquator bandförmig zirkulär fortschreitenden Pigmentierung. Es ist jedoch keineswegs die Regel, vielmehr eher eine Ausnahme, daß die oranahe Zone im Alter noch eine klare Begrenzung beibehalten hat. Häufiger ist vielmehr eine fast völlige Aufhebung ihrer Strukturierung, wobei die Depigmentierung überwiegt. Der gesamte Bereich um die Ora erweckt dann einen geradezu ausgewaschenen Eindruck, und es ist nur noch mit Schwierigkeit möglich, Einzelheiten der anatomischen Zuordnung auszumachen.

1.2. Mannigfaltiger und bedeutungsvoller sind jedoch die *fleckförmigen* degenerativen *Pigmentveränderungen*. Hierher gehören

1.2.1. erstens die netzartig angeordneten Pigmentierungen der Peripherie, wie besonders Pillat sie beschrieben und als *Pseudo-Pigmentosa* bezeichnet hat. Ihre differentialdiagnostische Abgrenzung gegen eine echte tapeto-retinale Degeneration ist, zumal diese auch sektorenförmig vorkommt, allein vom ophthalmoskopischen Bild her nicht immer möglich.

1.2.2. Die zweite Form ist die bekannteste. Gemeint sind jene scharf abgesetzten, depigmentierten Areale, nicht selten mit kräftig pigmentierter Randzone, die man üblicherweise als „*Pflastersteine*" bezeichnet, obwohl sie, nicht wie Kopfsteinpflaster erhaben, vielmehr als Zeichen einer Atrophie eine wechselnd deutliche Niveauverminderung aufweisen. Sie kommen hauptsächlich in der unteren Zirkumferenz, namentlich temporal unten, vor, und zwar nicht nur solitär, sondern mehr oder weniger disseminiert. Sie sind von recht unterschiedlicher Größe, können sich schließlich girlandenartig aneinander reihen und so ein ausgedehntes, zusammenhängendes Areal einnehmen. Rutnin und Schepens fanden sie in 28 % der von ihnen untersuchten Augen, dabei in 41 % bilateral. Rein erfahrungsgemäß hätten wir noch wesentlich häufiger Doppelseitigkeit angenommen. Eine pathologische Bedeutung kommt ihnen nicht zu, im Gegenteil, bei der Ausbreitung einer Ablatio bilden sie eher eine Barriere, etwa einer chorioiditischen Narbe vergleichbar.

Während also ein ausgeprägter Pflasterstein an sich unproblematisch ist, kann er allerdings in statu nascendi durchaus einmal zu Fehldeutungen, auch im Sinne einer Lochbildung, Anlaß geben.

1.2.3. Eine dritte, oft zu beobachtende Form alterungsbedingter peripherer Pigmentveränderungen sind kleinfleckige, rundliche Aufhellungen, wie sie im Prinzip auch die trockene Maculadegeneration charakterisieren. Daicker spricht vom „*peripheren Drusenfundus*". In stärkerer Ausprägung ist eine gewisse sensorische Beeinträchtigung im Sinne einer Einschränkung der Gesichtsfeldaußengrenzen sowie einer leichteren Hemeralopie und Herabsetzung der elektrischen Erregbarkeit möglich. Korrelationen zu Alterungserscheinungen im übrigen Organismus sind in ähnlicher Weise wie bei der trockenen Maculadegeneration gegeben.

Neben diesen drei häufigen, eigentlich klassisch zu nennenden degenerativen Alterationen des Pigmentverhaltens am peripheren Augenhintergrund seien außerdem genannt:

1.2.4. *Pigmentierungen*, wie sie nicht selten *in Arealen von äquatorialer oder gittriger Degeneration* anzutreffen sind. Bei diesen von Amsler auch als Palisadendegeneration bezeichneten Veränderungen handelt es sich bekanntlich primär um eine vitreo-retinale Erkrankung und nicht um einen reinen Alterungsprozeß, zumal das Maximum ihrer Häufigkeit bereits beim 30. Lebensjahr liegt. Sie stellen also einen klar definierten pathologischen Befund dar, der eindeutig den Charakter von Ablatio-Vorstufen besitzt. Wir pflegen sie deshalb auch prophylaktisch mit dem Argonlaser zu koagulieren. Die später hinzugetretene Beteiligung des Pigmentepithels ist dann nur sekundär.

1.2.5. Ferner finden sich klumpige *Pigmentanhäufungen* gelegentlich *in der Umgebung einer älteren retinalen Lochbildung*. Dabei ist prinzipiell zu bedenken, daß sie nicht als Indikator für eine vermehrte Festigkeit der Netzhaut gelten dürfen; wissen wir doch, daß eine Haftung nur dann zustande kommt, wenn ein Kontakt der Müller-Zelle mit der Bruchschen Membran oder mit dem Pigmentepithel induziert wird.

1.2.6. Erwähnt sei schließlich noch, daß sich, nunmehr wiederum als ausgesprochener Alterungsvorgang, unmittelbar hinter der Ora eine Schicht neugebildeter Gefäße zwischen Bruchscher Membran und Pigmentepithel einschiebt, ein schon von Sattler und Reichling beobachteter, neuerdings von Daicker genauer analysierter Befund, den er aufgrund seiner ophthalmoskopisch sichtbaren Eigentümlichkeit als *Degeneratio linearis vasculosa* bezeichnet hat. Eine pathologische Bedeutung kommt ihm nicht zu.

2. Unsere zweite übergeordnete Gruppe der peripheren Altersveränderungen, nämlich die *intraretinalen Hohlraumbildungen*, findet sich praktisch in jedem Erwachsenenauge. Im Prinzip nur graduell sind hier zu unterscheiden die peripheren cystoiden Degenerationen und die senile Retinoschisis.

2.1. *Die sog. peripheren cystoiden Degenerationen* wurden früher auch als Blessig-Iwanowsches Ödem bezeichnet. Sicherlich wäre es nicht korrekt, sie per se als reines Alterssymptom anzusprechen. Da sie andererseits mit zunehmendem Alter immer häufiger und im 7. bis 9. Lebensjahrzehnt wohl stets vorhanden sind, spielt der Prozeß der Alterung ohne Zweifel eine Rolle. Nicht selten kommunizieren sie miteinander und können dann nach einer treffenden Charakterisierung von Daicker als „Fraßgänge" imponieren. Diese intraretinalen Hohlraumbildungen pflegen sich lange Zeit auf die äußere retikuläre Schicht zu beschränken. Wenn sie aber die mittlere Grenzmembran durchbrechen und dann zu einer ausgedehnteren Kontinuitätstrennung führen, entsteht

2.2. *die senile Retinoschisis.* Ihre Symptomatik und Behandlung ist bereits ausführlich Gegenstand von Referaten (Straatsma, Ullerich) gewesen. Ich möchte mich deshalb auf folgenden Hinweis beschränken. Bekanntlich einer Retinoschisis sehr ähnlich sehen kann eine über lange Zeit bestehende Ablatio. Sog. Hochwasserlinien oder „Anlegungsstreifen" haben wir aber nie bei einer Schisis beobachtet; sie sind bei nicht auffindbarem Foramen ein hilfreiches Kriterium für die Differentialdiagnose: Schisis oder Ablatio.

3. Des weiteren sind die *degenerativen Rundforamina* zu erwähnen. Hierbei handelt es sich um kleinere, rundliche Defektbildungen ohne Deckel in der oranahen Netzhaut. Ihre Häufigkeit wird in der Literatur ziemlich einheitlich mit 6 bis 8%, ihre Altersabhängigkeit jedoch nicht so eindeutig angegeben. Sie zeigen oft einen pigmentierten Saum sowie eine gliöse Verdichtung in ihrer nächsten Umgebung. Zu einer Ablatio führen sie in aller Regel nicht, worauf schon Okun 1961 hingewiesen hat.

4. Als letzte umschriebene Veränderung sind noch die *Pars-plana-Cysten* zu nennen. Von mehreren Autoren ist eine Häufung derselben mit zunehmendem Alter nachgewiesen worden. Sie beruhen auf einer umschriebenen Trennung von Ciliarepithel und Pigmentblatt und dürfen im allgemeinen als harmlos gelten.

5. Sodann sei noch kurz auf das Verhalten der *Glaskörper-Basis* im Alter eingegangen. Nach Hogan und Alvarado ist sie in einer Zone zu suchen, die von der Ora aus 2 mm auf die Pars

plana und durchschnittlich etwa 4 mm auf die Netzhaut reicht. Die Flächenadhäsion des Glaskörpers an der peripheren Netzhaut nimmt mit fortschreitendem Alter an Festigkeit zu und dehnt sich von der Ora äquatorwärts aus. Selbst bei totaler hinterer Glaskörperabhebung erfolgt in jener Zone zwischen Ora und Äquator in der Regel keine Trennung von Netzhaut und Glaskörper. Diese engen anatomischen Beziehungen im Bereich der Glaskörper-Basis besitzen natürlich für die traumatische Entstehung von Netzhautrissen entscheidende Bedeutung.

Zum Schluß möchten wir noch mit einigen Worten auf jene Kombination von praeseniler Katarakt, vorzeitiger grober Destruktion des Glaskörpers und peripheren Altersveränderungen der Netzhaut eingehen, die wir als *arteriosklerotisches Frühsyndrom* bezeichnet und beschrieben haben. Bei der Katarakt handelt es sich um einen praesenilen hinteren Rindenstar, der eine gewisse, hier nicht näher wiederholte, morphologische Spezifität besitzt. Das Durchschnittsalter zum Zeitpunkt der Extraktion am ersten Auge lag in dem Krankengut, über das wir seinerzeit (1962 und 1967) berichteten, um das 54. Lebensjahr. In der Fundusperipherie finden sich im Verhältnis zum Alter auffallende, oft großflächig ineinandergehende, im Grunde aber unspezifische Depigmentierungen und Pigmentverdichtungen von der Art der geschilderten „Pflastersteine" — bei meist deutlich sichtbarer Glaskörper-Basis.

Bezüglich der *Ablatio-Häufigkeit bei Aphakie* ist in diesem Zusammenhang interessant, daß sie in diesen Fällen wesentlich früher liegt, als es der Häufigkeitskurve der Aphakie bei gewöhnlicher seniler Katarakt entspräche. Nach Ashrafzadeh und Schepens fällt sie offenbar mit derjenigen ohne Aphakie, also der idiopathischen Ablatio, praktisch zusammen.

Bemerkenswert ist auch, daß äquatoriale Degenerationen als *Ursache der Ablatio bei der Aphakie* signifikant weniger häufig angetroffen werden, nämlich nur in rund 34%, im Vergleich zur nicht-aphakischen Ablatio mit 44%. Demnach dürfte — und das bestätigt unsere Auffassung — die Ursache für die Aphakie-Ablatio bei unserem arteriosklerotischen Frühsyndrom meistens in der Peripherie zu suchen sein. Ferner wissen wir, daß bei der Aphakie-Ablatio das Loch seltener gefunden wird als bei der nicht-aphakischen Ablösung und dies, obgleich bei der Aphakie der Fundus erheblich, und zwar, wie wir seinerzeit errechneten, bei Emmetropie um 7° weiter in die Peripherie eingesehen werden kann. Diese Gesichtspunkte dürften, neben dem Verhalten des Glaskörpers, wesentliche Gründe dafür sein, daß die Heilungsrate der Ablatio bei Aphakie unter derjenigen der idiopathischen, nicht-aphakischen liegt. Es kann sich eben mit zunehmendem Alter immer schwieriger gestalten, Details in der Netzhautperipherie auszumachen und pathologische Befunde eindeutig als solche zu erkennen.

Beachtung verdienen endlich noch einige *andere klinischen Eigenschaften dieses arteriosklerotischen Frühsyndroms*. So zeigt es eine signifikant höhere Neigung zur Glaskörperschrumpfung sowie auch zur Aderhautabhebung und bei Koagulationen eine deutlich verstärkte exsudative Reaktion der Uvea und im Glaskörper. Und überdies gehen diese vorzeitigen Alterungssymptome am Auge — wie wir korrelationsstatistisch belegen konnten — oft mit einer entsprechenden, auffallenden Stigmatisierung der Gesamtpersönlichkeit, besonders häufig mit einer manifesten Cerebralsklerose, einher.

Das Altern an sich ist ein physiologischer Vorgang. Es vollzieht sich schon längst in einem dem Bewußtsein noch weit entrückten Zeitraum, eigentlich bereits seit der Geburt.

Die Entstehung pathologischer Symptome aber beruht nicht allein auf dem abstrakten Lebensalter; vielmehr spielen konditionale Faktoren, beispielsweise Erbanlagen oder der Zustand des Gefäßsystems, eine wesentliche Rolle. Das Alter selbst braucht keine Krankheit zu sein!

Literatur

Ashrafzaden, M. T., Schepens, Ch. L.: Aphakic und phakic retinal detachment. Arch. Ophthal., Chicago, Vol. 89, 475 (1973). – Daicker, B., Eisner, G.: Die Drusen der Ora serrata, ihre Klinik und pathologische Anatomie. Graefes Arch. Ophthal. 174, 336–343 (1968). – Daicker, B.: Anatomie und Pathologie der menschlichen retino-ziliaren Fundusperipherie. Basel: S. Karger 1972. – Daicker, B.: Lineare Degenerationen des peripheren retinalen Pigmentepithels. Eine pathologisch-anatomische Studie. Graefes Arch. Ophthal. 186, 1–12 (1973). – Gärtner, J.: Periphere zystoide Degenerationen der menschlichen Netzhaut. Eine elektronenmikroskopische Untersuchung. In: Normale und Pathologische Anatomie, Monographien in zwangloser Folge: Heft 29, Stuttgart: Georg Thieme Verlag 1974. – Goldmann, H., Schmidt, Th.: Ein Kontaktglas zur Biomikroskopie der Ora serrata und der Pars plana. Ophthalmologica 149, 481–483 (1965). – Hogan, M. J., Alvarado, J. A., Weddell, J. E.: Histology of the human eye, Atlas and Textbook. Philadelphia: Saunders Company 1971. – Meyer-Schwickerath, G., Lund, O. E., Wessing, A., Barsewisch, B. v.: Classification and terminology of ophthalmological changes in the retinal periphery. Mod. Probl. Ophthal., Vol. 15, pp. 50–52 (1975). – Okun, E.: Gross and microscopic pathology in autopsy eyes. II. Peripheral chorioretinal atrophy. Amer. J. Ophthal. 50, 574–583 (1960 b). – Okun, E.: Gross and microscopic pathology in autopsy eyes. IV. Pars plana cysts. Amer. J. Ophthal. 51, 1221–1228 (1961 b). – O'Malley, P. F., Allen, R. A., Straatsma, B. R., O'Malley, C. C.: Paving-stone degeneration of the retina. Arch. Ophthal., Chicago, 73, 169–182 (1965). – Pillat, A.: Die senile Pigmentierung der Netzhaut (Senile Pigmententartung). Graefes Arch. Ophthal. 150, 1–27 (1950). – Pillat, A.: Beitrag zur Morphologie des Alterns der Netzhaut. Wien. klin. Wschr. 64, 927–932 (1952). – Reichling, W., Klemens, F.: Über eine gefäßführende Bindegewebsschicht zwischen dem Pigmentepithel der Retina und der Lamina vitrea. Graefes Arch. Ophthal. 137, 515–526 (1937). 2. Mitteilung. Graefes Arch. Ophthal. 141, 500–512 (1940). – Rutnin, U.: Fundus appearance in normal eyes. The Choroid. Amer. J. Ophthal., Vol. 64, Nr. 5 (Nov. 1967). – Rutnin, U., Schepens, Ch. L.: Fundus appearance in normal eyes. II. The Standard peripheral Fundus and developmental Variations. Amer. J. Ophthal., Vol. 64, Nr. 5 (Nov. 1967). – Fundus appearance in normal eyes. III. Peripheral Degeneration. Amer. J. Ophthal., Vol. 64, Nr. 6 (Dez. 1967). – Sautter, H.: Ein „arteriosklerotisches Frühsyndrom" am Auge. Ber. dtsch. ophthal. Ges. 65, 379–384 (1964). – Sautter, H., Utermann, D.: Weiterer Beitrag zur Klinik und Pathogenese des „arteriosklerotischen Frühsyndroms" am Auge. Ber. dtsch. ophthal. Ges. 68, 43–48 (1968). – Straatsma, B. R., Foos, R. Y.: Typical and reticular degenerative retinoschisis. Amer. J. Ophthal., 75, 551 (1973). – Straatsma, B. R. et. al.: Lattice degeneration of the Retina (XXX Edward Jackson Memorial Lecture). Trans. Amer. Acad. Ophthal. Otolaryng. 78, 87–113 (1974). – Trantas, A.: Moyens d'explorer par l'ophtalmoscope – et par translucidité – la partie antérieure du fond oculaire, le cercle ciliaire y compris. Arch. Ophthal., Paris, 20, 314–326 (1900). – Zimmerman, L. E., Naumann, G.: The pathology of retinoschisis; in McPherson: New and controversial aspects of retinal detachment, pp. 400–423. New York: Hoeber 1968.

Veränderungen der peripheren Retina bei angeborenen Stoffwechselerkrankungen

J. François (Universitäts-Augenklinik Gent, Dir. Prof. Dr. Dr. h.c. J. François)

Teil I. Angeborene Störungen des Fettstoffwechsels

I. Sphingolipidosen

A. Gangliosidosen

Bei der Gangliosidose G_{M2} Typ I (Tay-Sachs-Krankheit) und der Gangliosidose G_{M2} Typ II (Sandhoffsche Krankheit) scheinen die okulären Symptome ophthalmoscopisch nur das makuläre Gebiet zu betreffen, in dem man eine charakteristische weißlich-graue rund Zone sieht, die in ihrem Zentrum einen kirschroten Fleck aufweist (Abb. 1). Histologische Untersuchungen der Retina zeigen dagegen, daß die Schädigungen nicht auf das makuläre Gebiet beschränkt sind, sondern daß sie weiter ausgedehnt sind (Greenfield, 1951; Anderson et al., 1958; Cogan und Kuwabara, 1959; François, 1961; Dhermy, 1962; Rajkovits et al., 1964; Larsen und Ehlers, 1965; Harcourt und Dobbs, 1968; Cogan und Kuwabara, 1968; Manschot, 1968).

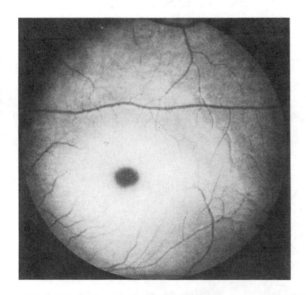

Abb. 1. Tay-Sachssche Krankheit. Weißlich-graues makuläres Gebiet mit kirschrotem Fleck

Die Ganglienzellen sind überall in der Retina aufgebläht und geschwollen und haben ein schaumartiges und körniges Zytoplasma und einen exzentrischen Kern (Abb. 2). Sie enthalten G_{M2}-Gangliosidablagerungen. Diese aufgeblähten Ganglienzellen können platzen und das Material setzt sich dann extrazellulär ab, ohne eine signifikante Gliose hervorzurufen. Gangliosidablagerungen können auch in der inneren Körnerschicht und der inneren retikulären Schicht der Retina gefunden werden. Die äußere Körnerschicht, die äußere retikuläre Schicht und das Neuroepithel, sowie das Pigmentepithel und die Chorioidea sind normal. Die Nervenfaserschicht ist degeneriert, und die optische Atrophie ist unveränderlich. Das Elektro-

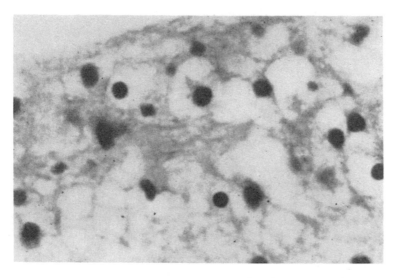

Abb. 2. Gangliosidose G_{M1} Typ I. Geschwollene Ganglionzellen. (x 675) (nach Emery et al., 1971)

nenmikroskop zeigt, daß das Zytoplasma der Ganglienzellen zahlreiche Membrankörper von 0.6–2 μm enthält, die aus dicht zusammengefügten Doppelmembranen mit einer schichtförmigen konzentrischen Struktur bestehen und von einer einzelnen Membran umgeben sind (Lysosomen) Abb. 3. Diese Körper sind bei der Sandhoffschen Krankheit eher pleomorpher (Garner, 1973).

Die größere Anzahl der Ganglienzellen im makulären Gebiet erklärt einen kumulativen Effekt mit sich daraus ergebender stärkerer Opazität der zentralen Zone, während die Speichersubstanz, die in den einzelnen peripheren Ganglienzellen vorhanden ist, ophthalmoskopisch unsichtbar bleibt.

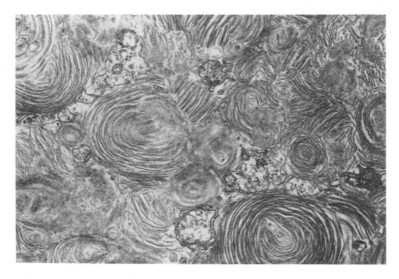

Abb. 3. Tay-Sachssche Krankheit. Ganglionzellen mit Membrankörper, die aus dicht zusammengefügten Doppelmembranen von einer einzelnen Membran umgeben bestehen (nach Cogan und Kuwabara, 1968)

Das ERG ist nicht ausgelöscht und kann sogar vollständig normal sein (Franceschetti et al., 1955; François et al., 1956; Straub und Schmidt, 1969; François, 1975). Dies kann dadurch erklärt werden, daß der pathologische Prozeß nicht das Neuroepithel umfaßt, das funktionell unversehrt bleibt.

Bei der Gangliosidose G_{M2} Typ III (jugendliche Form von Berheimer-Seitelberger) sieht man häufig eine pigmentäre Retinopathie mit einer unregelmäßigen Pigmentation der Peripherie, besonders im Endstatium (Van den Heuvel, 1966; Manschot, 1968; Volk et al., 1969). Eine Beeinträchtigung des Sehvermögens tritt im Verlaufe der Krankheit ziemlich spät ein, wobei diese späte visuelle Schädigung im Gegensatz zu dem frühen Auftreten der pigmentäre Retinopathie und der Sehstörungen bei der Battenschen Krankheit steht (O'Brien et al., 1971).

Wolter und Allen (1964), sowie Manschot (1968) konnten eine histologische Untersuchung durchführen. Sie beobachteten eine Abnahme der Anzahl und eine Degeneration der Ganglienzellen, als auch eine Verringerung und eine Atrophie der Nervenfaserschicht. Die Ganglienzellen waren vergrößert und aufgebläht. Die Stäbchen und Zapfen waren praktisch verschwunden. In den äußeren retinalen Schichten wurden Pigmenthaufen beobachtet. Das Pigmentepithel war atrophisch und zeigte eine unregelmäßige Pigmentation. Der optische Nerv war atrophisch. Dies war in der Tat das histologische Bild einer tapetoretinalen Degeneration.

Die Gangliosidose G_{M1} Typ I (generalisierte Gangliosidose oder Landingsche Krankheit) ist in der Tat eine Mukolipidose. Neben einer leichten kornealen Trübung infolge Akkumulation von Keratansulfat (Weiss et al., 1973), werden kirschrote Flecken beobachtet, genau wie bei den Gangliosidosen G_{M2} Typ I oder II (François, 1975), und die histologischen Schädigungen sind die gleichen (Seringe et al., 1970).

Die Gangliosidose G_{M1} Typ II (jugendliche generalisierte Gangliosidose von Derry) ist auch eine Mukolipidose. Es kann eine beträchtliche visuelle Störung vorhanden sein, die aber ziemlich spät im Verlaufe der Krankheit auftritt, infolge einer pigmentären Retinopathie, was bei 2 von 9 Fällen beobachtet worden ist (Berman, 1974).

B. Lipidosen

Die Battensche Krankheit oder Neuronoceroidlipofuszinose

Die Neuronoceroidlipofuszinose scheint identisch zu sein mit der chronischen jugendlichen Form der amaurotischen familialen Idiotie, die von Batten (1903), Vogt (1905) und Spielmeyer (1905) beschrieben wurde, ebenso mit der späten infantilen Form, die von Jansky (1910) und Bielschowsky (1913) beschrieben wurde, sowie mit der erwachsenen amaurotischen Idiotie, die von Kufs (1925) und Hallervorden (1938) beschrieben wurde, mit ihrer myoklonischen Variante, die von Seitelberger (1952) und Bartsch (1970) beschrieben wurde, und mit der infantilen Variante, die von Santavuori (1972) beschrieben wurde.

Die Battensche Krankheit, die zwischen dem 1. und 25. Lebensjahr, aber meistens zwischen dem 3. und 7. Lebensjahr manifest wird, ist gekennzeichnet durch:

1. Verschlechterung der Psychomotorik.

2. Konvulsionen, Myoklonie, Muskelhypotonie und Ataxie.

3. Charakteristische mehrphasige Spitzen des EEG's während der photischen Stimulation (Pampiglione und Lehovsky, 1968) und danach eine Abnahme der rhythmischen Aktivität, die sich schnell der Isoelektrizität nähert (Santavuori et al., 1973).

4. Retinale Degeneration.

5. Keine Speicherung eines bestimmten Lipids oder Sphingolipids.

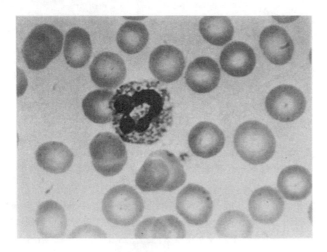

Abb. 4. Battensche Krankheit. Azurophile Körnchen in den neutrophilen Leukozyten (x 900) (nach Zeman, 1973)

6. Azurophile Körnchen in den neutrophilen Leukozyten, die wahrscheinlich aus Ceroidlipo-fuszin bestehen, einem Endprodukt des Fettstoffwechsels (Donahue et al., 1968), Abb. 4.

7. Autofluoreszierende Lipopigmente in den Neuronen und in manchen viszeralen Geweben, wie der Milz (Zeman und Dijken, 1969), Abb. 5.

8. Multilamellare Zytosome oder krummlinige Körper mit Fingerabdruckeinschlüssen werden elektronenmikroskopisch in den Neuronen und ebenso in den zirkulierenden Lymphozyten gefunden (Zeman und Donahue, 1963).

9. Manchmal vakuolige periphere Lymphozyten (Plum und Teglbjaerg, 1960), Abb. 6.

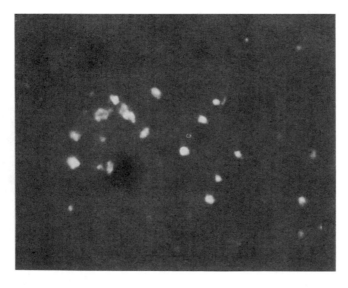

Abb. 5. Battensche Krankheit. Autofluoreszierende Lipopigmente in den Neuronen (x 360) (nach Zeman und Siakotos, 1973)

454

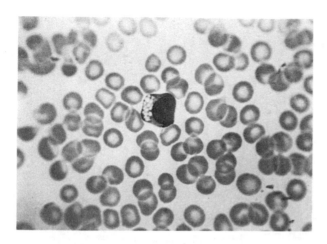

Abb. 6. Battensche Krankheit. Vakuolige Lymphozyten (nach Zeman und Siakotos, 1973)

Bei der großen Mehrzahl der Fälle von Battenscher Krankheit wird eine *periphere pigmentäre Retinopathie* oder retinale Dystrophie mit geflecktem Aussehen, verdünnten Gefäßen, wachsähnlichen oder atrophischen Papillen, Pigmentstörungen und hypopigmentierten Gebieten beobachtet (Zeman et al., 1970), Abb. 7 und 8. Osteoblastische Pigmente können vorhanden sein oder fehlen. Die chorioidalen Gefäße können deutlich sichtbar sein und die Retina kann einen erhöhten Glanz zeigen. Die retinale Degeneration kann auch vom „Pfeffer- und Salz"-Typ sein (Göttinger und Minauf, 1971). Periphere Gesichtsfelddefekte (Ringskotom), Abnahme der Sehschärfe und Nachtblindheit treten auf.

Das ERG kann elektronegativ oder ausgelöscht sein (Straub und Schmidt, 1969). Es kann auch nur subnormal sein (François und De Rouck, 1958). Es scheint jedoch, daß die Verschlechterung des ERG's progressiv ist, wobei zuerst eine Abnahme der photopischen *b*-Welle auftritt (Copenhaver und Goodman, 1960; Thiel und Behnke, 1971). Das EOG kann am Anfang normal sein und später pathologisch werden.

Die ophthalmoskopischen retinalen Symptome können vorhanden sein, wenn die Sehschärfe nicht gestört ist, oder sie können fehlen, wenn der Patient blind ist (Zeman et al., 1970).

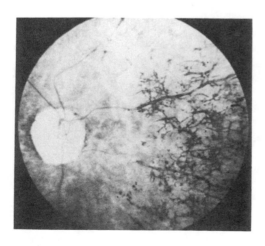

Abb. 7. Battensche Krankheit. Pigmentäre Retinopathie

455

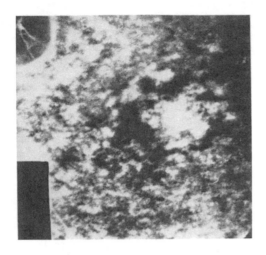

Abb. 8. Battensche Krankheit. Pigmentäre
Retinopathie (nach Raitta, 1973)

Die pigmentäre Retinopathie kann an eine makuläre Degeneration gekoppelt sein (Thiel,
1968; Zeman et al., 1970; Thiel und Behnke, 1971). Es scheint sehr oft so zu sein, daß die
Krankheit als makuläre Degeneration beginnt, und daß sich die Schädigungen von da aus zur
Peripherie hin ausdehnen (Walsh und Hoyt, 1969; Santavuori, 1972).

Die okulären Symptome können den anderen klinischen Anzeichen vorangehen, aber sie
können auch später auftreten (Menkes et al., 1971).

Histopathologie. Histologische Untersuchungen haben eine bedeutende Abnahme sowohl des
Neuroepithels als auch des Pigmentepithels ergeben, wobei eine Wanderung von Pigmenten
in die Retina erfolgt (Abb. 9 und 10). Die Ganglienzellschicht bleibt unversehrt, solange keine
totale Atrophie der Retina besteht (Stock, 1908; Batten und Mayou, 1915; Greenfield, 1951;
Wolter und Allen, 1964; Manschot, 1968; Hagberg et al., 1968; Zeman et al., 1970).

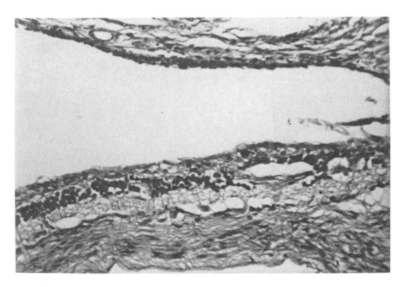

Abb. 9. Battensche Krankheit. Verschwinden des Neuroepithels und des Pigmentepithels mit Wanderung
von Pigmenten in die Retina (nach Zeman et al., 1970)

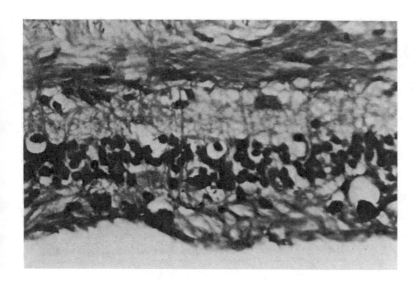

Abb. 10. Battensche Krankheit. Verschwinden des Neuroepithels und des Pigmentepithels mit Wanderung von Pigmenten in die Retina (nach Zeman et al., 1970)

Außerdem fanden Zeman et al. (1970), Goebel et al. (1974) Lipopigmentkörnchen in den Stäbchen und Zapfen, in der äußeren Körnerschicht, in den Ganglienzellen und in der inneren Körnerschicht.

In einigen Fällen von Blindheit, in denen keine ophthalmoskopischen Anomalien beobachtet wurden, waren die Stäbchen und Zapfen zerstört (Stock, 1908; Zeman et al., 1970).

Die Schädigungen beginnen meistens im Zentrum und breiten sich von dort nach der Peripherie hin aus. Bei der klassischen pigmentäre Retinopathie ist es gerade umgekehrt. Manchmal ist jedoch die Peripherie mehr degeneriert als der hintere Pol, und die Krankheit scheint sich von der Peripherie zum Zentrum hin ausgebreitet zu haben (Göttinger und Minauf, 1971).

Das Elektronemikroskop zeigt eine Akkumulation von krummlinigen und gelegentlich auch Fingerabdruckkörpern in den Ganglienzellen (Goebel et al., 1974), Abb. 11. Eine Mischung dieser Organellen war in den Wandzellen der Blutgefäße vorhanden.

C. Die Niemann-Picksche Krankheit

Was wir über die Gnagliosidosen G_{M2} Typ I und II gesagt haben, kann für die Niemann-Picksche Krankheit wiederholt werden. Das gespeicherte Lipid in den retinalen Ganglienzellen ist hier Sphingomyelin (Larsen und Ehlers, 1965).

D. Die meerblaue Histiozytose

Bei dieser Krankheit sind keine Veränderungen des peripheren Fundus erwähnt worden.

E. Die Gauchersche Krankheit

Diese Glukozerebrosidlipidose ist selten kompliziert durch Fundusveränderungen (Frederickson und Sloan, 1972). Collier (1961) fand jedoch in der peripheren Retina dreieckige atrophische und pigmentierte Zonen, wobei die vorderen Stützpunkte bis zum äquatorialen Gebiet reichten.

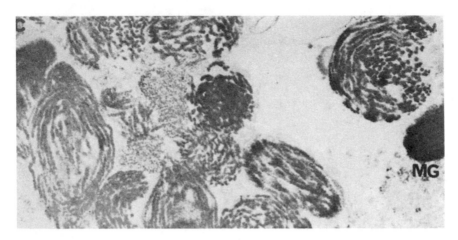

Abb. 11. Battensche Krankheit. Krummlinige Körper in die Retina mit melanin (MG) (x 35.000) (nach Goebel et al., 1974)

F. Leukodystrophien

1. Die orthochromatische Pelizaeus-Merzbacher-Leukodystrophie

In einem Falle dieser neurologischen Krankheit (Rahn et al., 1968) schienen die Augen zunächst klinisch normal zu sein, aber mit 7,5 Jahren traten eine Blässe der Papille, eine Verengung der Arteriolen, kleine zerstreute Gebiete von vereinzelten Pigmentanhäufungen mitten in der Peripherie und eine Sichtbarkeit der Chorioideagefäße auf.

Bei einer erwachsenen Form, die bei 2 Brüdern (41 und 55 Jahre) und deren Schwester (38 Jahre) beobachtet wurde, fanden Böhringer und Bischoff (1959) eine typische tapetoretinale Degeneration mit peripheren Pigmentationen und chorioidaler Sklerose. Das Sehvermögen war bis zur Wahrnehmung von Licht herabgesetzt.

In einem dieser Fälle konnte eine histologische Untersuchung durchgeführt werden. Es wurden die typischen Schädigungen der pigmentären Retinopathie und der chorioretinalen Atrophie gefunden.

2. Die Schildersche sudanophile Leukodystrophie

Bei einem 8,5 Monate altem Kind, daß an einer progressiven spastischen Paralyse und Dementia litt, fand Nover (1955) eine Retinopathia punctata albescens, die histologisch tatsächlich eine dysorische Retinopathie war.

3. Die metachromatische Leukodystrophie (Sulfatidlipidose)

Diese Myelindegeneration der weißen Substanz, die durch mentale Veränderungen, gefolgt von einer Psychose und später einer motorischen Inkoordination, charakterisiert ist, beruht auf einer Sulfatidspeicherung. Das auffallendste ophthalmologische Anzeichen ist der foveale kirchrote Fleck, der von einem anomalen Grau des makulären Gebietes umgeben ist (Hammami et al., 1973). Wir müssen hier die gleichen Anmerkungen machen wie bei den Gangliosidosen G_{M2} Typ I und II. Histologisch findet man metachromatische Körnchen nicht nur in den Ganglienzellen, sondern auch in den anderen retinalen Schichten (Renard et al., 1963; Cogan und Kuwabara, 1968; Hammami et al., 1973), Abb. 12. Cogan und Kuwabara (1968) konnten im Elektronenmikroskop zeigen, daß diese Körnchen aufgeblähte Lysosomen sind, da sie membranartige Schichten enthalten, die von einer einfachen Membran umgeben sind.

458

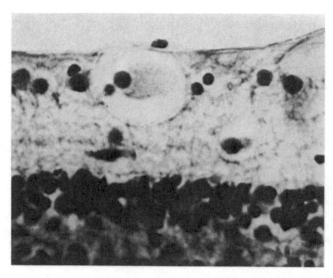

Abb. 12. Metachromatische Leukodystrophie. Geschwollene Ganglionzellen (nach Renard et al., 1963)

Bei einer Variante der metachromatischen Leukodystrophie, nämlich der Mukosulfatidose, die eine Kombination der metachromatischen Leukodystrophie und der Mukopolysaccharidose ist, beobachteten Cogan et al. (1970) eine leichte korneale Trübung und eine anomale schwache Grautönung der Makula mit einem dunklen Zentrum. Eine Untersuchung der Retina im Elektronenmikroskop zeigte sphärische Körper in den Ganglienzellen. Diese aufgeblähten Lysosomen waren auch in den amakrinen und den Gliazellen vorhanden. Bei einigen Patienten wurde eine retinale Hypopigmentation gefunden.

G. Die Krabbesche Krankheit (Leukodystrophie der Globuszellen)

Bei dieser Galaktosylceramidlipidose fanden Norman et al. (1961) eine Verringerung der Ganglienzellen, die jedoch normal waren. In der Nervenfaserschicht um die Papille wurden PAS-positive Körnchen gefunden. Ophthalmoskopisch war die Retina normal.

H. Die Farbersche Krankheit (ausgebreitete Lipogranulomatose)

Diese Krankheit, die durch eine heisere Stimme, starkes knotenförmiges Anschwellen der Gelenke, charakteristische subkutane Knoten und viszerale und neurologische Symptome gekennzeichnet ist, kann mit Fundusveränderungen gekoppelt sein. Cogan et al. (1966) beobachteten ein 5 Monate altes Kind. Sie fanden eine diffuse, leicht graue Trübung des makulären Gebietes mit einem schwach kirschroten Zentrum. Im Alter von 10 Monaten war das ophthalmoskopische Bild verschieden: Man sah eine pfefferartige Pigmentation des gesamten Fundus mit einer anomalen makulären Pigmentation. Das Kind schien jedoch eine normale Sehfunktion zu haben. Histologisch wurden in der Retina Ablagerungen von doppelbrechenden Glykolipidkörnchen in sonst normalen Ganglienzellen gefunden. Das Pigmentepithel war ungleichmäßig.

I. Die Fabrysche Krankheit (Sphingoglykolipidose)

Bei dieser Krankheit, die auch Angiokeratoma corporis diffusum genannt wird, und die ophthalmologisch durch die Cornea verticillata gekennzeichnet ist, scheint die Retina normal zu sein, obwohl die Blutgefäße oft geschlängelt sind (Abb. 13). Wallace (1958) beobachtete

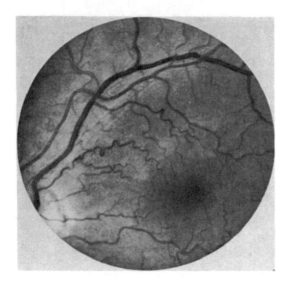

Abb. 13. Fabrysche Krankheit. Geschlängelte
Netzhautgefäße (nach Velzeboer und De Groot,
1971)

eine zystische periphere Degeneration, aber diese Anomalie war vielleicht ein zufälliges Zusammentreffen.

J. Die Laktosylceramidose

Dieses Sphingolipidsyndrom ist gekennzeichnet durch eine progressive neurologische Verschlechterung mit zerebellarer Ataxie, eine Hepatosplenomegalie und eine makrozystische
Anämie. Dawson und Stein (1970) und Weiter und Farkas (1973) fanden eine schwach rote
oder blaß graue Makula. Histologisch beobachteten Weiter und Farkas (1973), daß die Anzahl
der Ganglienzellen merklich verringert war. Die verbliebenen Ganglienzellen waren geschwollen und enthielten ein schaumartiges, vakuolig aussehendes Material. Histologische Untersuchungen zeigten PAS-positive Körnchen im Zytoplasma. Im Elektronenmikroskop sah man
viele durch Membranen festgehaltene Zytoplasmakörper, die aufgeblähte Lysosomen sein
müssen, wie sie bei anderen Sphingolipidosen beobachtet werden. Der Durchmesser dieser
membranartigen Zytoplasmakörper schwankte von 0,25 bis 1,0 μm. Sie waren aus zahlreichen dünnen konzentrischen oder parallelen Lamellen zusammengesetzt, die 5 nm breit waren
und von einer einzelnen Membran zusammengehalten wurden. In diesen Körpern sah man auch
granuläre und amorphe Gebiete.

II. Neutrale Lipidosen

Wir kennen zwei neutrale Lipidosen: (1) die Wolmansche Krankheit und (2) den familiären
Lezithin-Cholesterin-Acyltransferase-Mangel. Bei der Wolmanschen Krankheit, die durch
eine Hepato-splenomegalie, gastro-intestinale Anzeichen und eine bilaterale adrenale Vergrößerung gekennzeichnet ist, fand Warburg (1972) geschwollene retinale Ganglienzellen mit
schaumartigem Zytoplasma, obwohl die Fundi ophthalmoskopisch normal waren.

III. Die Refsumsche Krankheit (Heredopathia atactica hemeralopica polyneuritiformis)

Die Refsumsche Krankheit, die auf einem Mangel an Phytansäure-α-hydroxylase und dadurch
bedingter Speicherung von Phytansäure beruht, ist gekennzeichnet durch (1) zerebellare
Ataxie, (2) periphere Neuropathie, (3) einen erhöhten Proteinspiegel in der zerebrospinalen
Flüssigkeit, (4) Nerventaubheit, (5) ichtyoseartige Hautveränderungen, (6) epiphyseale

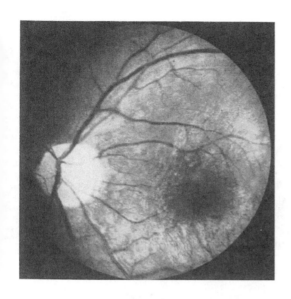

Abb. 14. Refsumsche Krankheit. Pigmentäre Retinopathie mit makulärer Degeneration (nach Rougier, 1970)

Dysplasie und (7) vor allem durch eine *pigmentäre Retinopathie* (Abb. 14 und 15). Außerdem ist das früheste Symptom immer Nachtblindheit.

Eine tapetoretinale Degeneration ist von vielen Autoren beobachtet worden (Reese und Bareta, 1957; Billings et al., 1957; Toussaint et al., 1959; Erdström et al., 1959; Gordon und Hudson, 1959; Jager et al., 1960; Veltema und Verjaal, 1961; Toussaint, 1962; Franceschetti et al., 1963; Hoffmann, 1963; Ardouin et al., 1963; Nordhagen und Gröndahl, 1964; Baum et al., 1965; Bider, 1966; Rougier, 1970; Levy, 1970; Toussaint und Danis, 1971; McDonald, 1972). Es kann eine typische oder atypische (Pfeffer und Salz) pigmentäre Retinopathie sein mit albinoidem Fundus, Hemeralopie, Verengung der Gesichtsfelder und anomalem ERG. Das ERG ist tatsächlich immer stark verschlechtert, genau wie bei der klassischen pigmentären Retinopathie. Es kann entweder ausgelöscht sein (Franceschetti et al., 1963; Rougier, 1970),

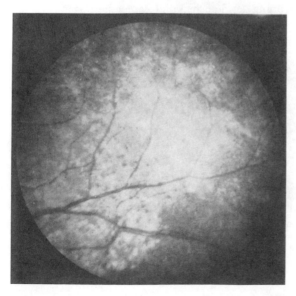

Abb. 15. Refsumsche Krankheit. Pigmentäre Retinopathie (nach Rougier, 1970)

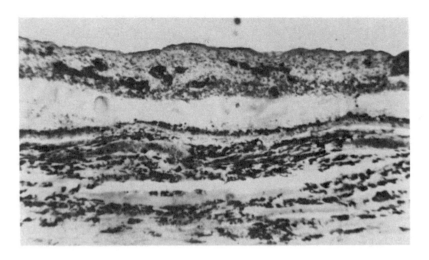

Abb. 16. Refsumsche Krankheit. Äquator. Ablagerung von Fettstoffen im Pigmentepithel. Sudan III (x 27) (nach Toussaint und Danis, 1971)

oder subnormal (Rougier, 1970), oder photopisch ohne Aktivität der Stäbchen (Veltema und Verjaal, 1961). Es kann eine makuläre Degeneration vorhanden sein.

Die *histologische Untersuchung* der Augen (Toussaint und Danis, 1971) zeigt einen vollständigen Schwund der Stäbchen- und Zapfenschicht. Die äußere Körnerschicht und die äußere retikuläre Schicht sind vollständig atrophisch. Die innere Körnerschicht ist dünner geworden. Die Anzahl der Ganglienzellen ist geringer. Die Nervenfaserschicht ist infolge starker Vermehrung der Glia dicker geworden. Die Netzhautgefäße sind verengt und manche sind verstopft. Es gibt eine starke Ablagerung von Fettstoffen, vermutlich Phytansäure, in den Gefäßwänden und im Pigmentepithel (Abb. 16 und 17). Das letztere fehlt entweder oder ist gestört. Pigmenthaufen dringen in die äußeren Schichten der Retina ein. Die anomale Lipidakkumulation kann die Übertragung von Sehpigment zwischen dem Pigmentepithel und den Photorezeptoren behindern, und folglich zu der Zerstörung der Stäbchen und Zapfen beitragen (Berman, 1974). Levy (1970) fand einen erhöhten Phytansäurespiegel in der Retina.

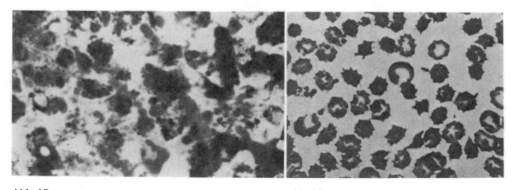

Abb. 17   Abb. 18

Abb. 17. Refsumsche Krankheit. Ablagerung von Fettstoffen im Pigmentepithel. Sudan III (x 450) (nach Toussaint and Danis, 1971)

Abb. 18. Bassen-Kornzweig-Syndrom. Akanthozytose

IV. Familiäre Lipoproteinmangelkrankheiten

Wir haben (1) die Abetalipoproteinämie, (2) die kongenitale Hypobetalipoproteinämie und (3) die Hooftsche Krankheit zu betrachten. Bei der Tangerkrankheit (Hypo-alphalipoproteinämie) sind keine Fundusveränderungen erwähnt worden.

A. Das Bassen-Kornzweig-Syndrom (Abetalipoproteinämie)

Dieses Syndrom ist gekennzeichnet durch (1) Akanthozytose (sternförmige Erythrozyten) (Abb. 18), (2) schlechte Absorption von Fett mit Erbrechen und Steatorrhoe, (3) progressive spinozerebellare Ataxie, (4) Herzstörungen, (5) Verringerung von beinahe allen Plasmalipiden mit vollständigem Fehlen von β-Lipoprotein und (6) *atypische pigmentäre Retinopathie mit Nachtblindheit* (Abb. 19).

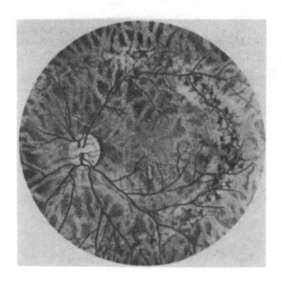

Abb. 19. Bassen-Kornzweig-Syndrom. Pigmentäre Retinopathie (nach Jampell und Falls, 1958)

Diese Retinopathie ist unfehlbar (Kornzweig, 1970), obwohl der Fundus bei kleinen Kindern normal sein kann (Becroft et al., 1965). Die Retinopathie kann in jedem Alter auftreten: zwischen 2 und 6 Jahren (Salt et al., 1960; Wolff et al., 1964) wie zwischen 13 und 19 Jahren (Springer et al., 1952; Jampel und Falls, 1958). Bei dem Fall von Wolff et al. (1964) war die früheste Anomalie das Auftreten von feinen bläulichen Pigmentkörnchen im makulären Gebiet. Ähnliche Körnchen erschienen später in der äußersten Peripherie der Retina, zusammen mit winzigen hellen gelblichen Punkten (Pfeffer- und Salz-Aussehen). In anderen Fällen wurde eine eher typische Retinitis pigmentosa (Singer et al., 1952; Kornzweig und Bassen, 1957) oder eine perizentrale pigmentäre Retinopathie (Jampel und Falls, 1958) und in weiteren Fällen eine Retinitis punctata albescens (Druez, 1959; Mier et al., 1960) gefunden.

Das Gesichtsfeld ist konzentrisch eingeengt (von Sallmann et al., 1969). Es kann ein Ringskotom vorhanden sein (Jampel und Falls, 1958; Schwartz et al., 1963).

Im Anfangsstadium der Retinopathie kann das ERG normal sein (Wolff et al., 1964), aber es wird schnell sehr subnormal, wobei die skotopischen Komponenten verschwinden und eine photopische Aktivität andauert (Lamy et al., 1961; Braun-Vallon et al., 1962; Bach et al., 1967; Gouras, 1970; Carr, 1970). Schließlich ist das ERG ausgelöscht (Bassen und Kornzweig, 1950; Kornzweig und Bassen, 1957; von Sallmann et al., 1969; Carr, 1970; Gouras, 1970; Sperling et al., 1972).

Von Sallmann et al. (1969) beobachteten einen 27 Jahre alten Mann, der eine Abetalipoproteinämie und eine pigmentäre Retinopathie mit ausgelöschtem ERG und beträchtlich eingeengten Gesichtsfeldern aufwies. Das *histologische Bild* stimmte ganz mit dem einer fortgeschrittenen Retinitis pigmentosa überein (Abb. 20). Der Schwund der Stäbchen und Zapfen und der äußeren Körnerschicht war vollständig, außer in dem makulären Gebiet, wo die äußere Körnerschicht aus einer oder zwei Reihen von Kernen bestand. Die äußeren Segmente der Rezeptoren fehlten oder waren verformt. Die Ganglienzellen waren gut erhalten. Die Pigmentzellschicht wies einige Defekte und eine fleckenartige Wucherung auf. Jenseits der Makula waren die äußeren Schichten der Retina zerstört und die bipolare Zellschicht war entvölkert. Die Pigmentepithelzellen drangen in der Mitte der Peripherie in die Retina ein und bildeten dicke Überzüge um die Gefäße.

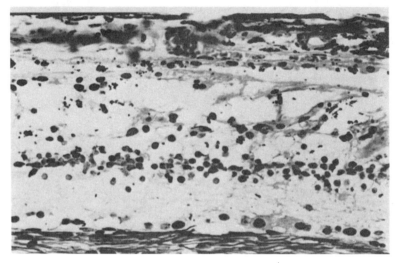

Abb. 20. Bassen-Kornzweig-Syndrom. Verschwinden der Rezeptoren. Defekt des Pigmentepithels. Zerstörung der inneren Körnerschicht. (x 360) (nach von Sallmann et al., 1969)

B. Die kongenitale Hypobetalipoproteinämie (familiärer Mangel von wenig dichtem Lipoprotein)

Diese Krankheit, die durch eine Verringerung des β-Lipoproteins im Serum gekennzeichnet ist, ist gewöhnlich nicht mit einer pigmentären Retinopathie gekoppelt, wie es bei dem Bassen-Kornzweig-Syndrom beobachtet wird, obwohl von einer „leichten" pigmentären Retinopathie in einem Falle berichtet worden ist (von Buchem et al., 1966).

C. Die Hooftsche Krankheit

Die Hooftsche Krankheit ist eine familiäre Hypolipidämie mit verspäteter Entwicklung, aber ohne Steatorrhoe. In einem Falle wurde von François und De Blond (1963) eine diffuse tapetoretinale Degeneration gefunden (Abb. 21). Die Papillen waren etwas blaß, und es gingen nur einige wenige Gefäße von ihnen aus. Das makuläre Gebiet schien von einer Art Schneckenschleim bedeckt zu sein. Um den hinteren Pol wurde ein ringförmiges Band mit retinaler

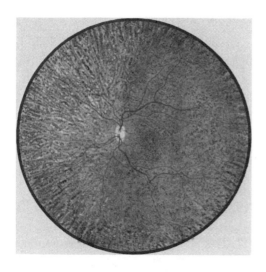

Abb. 21. Hooftsche Krankheit. Tapetoretinale Degeneration

Degeneration beobachtet, das sich bis zum Äquator erstreckte. Kleine degenerative Herde von gräulich-gelber Farbe und von ungleichmäßig runder Form wurden beobachtet, unter denen kleine Pigmentflecke unterschieden werden konnten, die der Retina einen schmutzig-grauen Farbton gaben. Ab und zu konnten größere Pigmentakkumulationen gesehen werden. Die äußerste Peripherie war noch gräulich ohne degenerative Herde. Die Sehschärfe war 0,5 für jedes Auge. Das ERG war auf beiden Seiten ausgelöscht.

V. Primäre Hyperlipoproteinämien (Hyperlipidämien)

Es wurden keine anderen Fundusveränderungen als eine lipaemia retinalis beobachtet.

Teil II. Angeborene Störungen des Lipid- und des Mukopolysaccharidstoffwechsels (Mukolipidosen)

Die Mukolipidosen stellen eine Gruppe von Speicherkrankheiten dar, die sowohl Anzeichen der Mukopolysaccharidosen (Gargoyl Facies, Skelettdysplasie, Trübung der Cornea) als auch der Sphingolipidosen (Viszerale und mesenchymale Sphingolipid- und/oder Glykolipidakkumulation), aber eine normale Exkretion in den Urin von sauren Mukopolysacchariden aufweisen. Wir kennen heute mindestens 11 Mukolipidosen. Einige von ihnen, wie die G_{M1} Gangliosidose Typ I und II, die juvenile Sulfatidose, die Farbersche Krankheit und das meerblaue Histiozytensyndrom, sind in dem Kapitel über Sphingolipidosen untersucht worden. Bei anderen, wie der Fukosidose und der Mannosidose, sind bis jetzt keine ophthalmologischen Erscheinungen erwähnt worden.

Bei der Mukolipidose Typ I (Lipomukopolysaccharidose) sind kirschrote Flecken beobachtet worden (Bérard et al., 1968; Spranger et al., 1968; Guazzi et al., 1968; Ghetti et al., 1970).

Bei der Mukolipidose Typ II (I-Zellkrankheit, Inklusionzellkrankheit) und bei der Mukolipidose Typ III (Pseudo-Hurler-Polydystrophie) sind bis jetzt keine Fundusveränderungen erwähnt worden.

Beim Goldberg-Cotlier-Syndrom sind sowohl ein makulärer kirschroter Fleck als auch eine Trübung der Cornea gefunden worden (Goldberg et al., 1971).

Teil III. Angeborene Störungen des Mukopolysaccharidstoffwechsels (Mukopolysaccharidosen)

Wir kennen heute mindestens 7 Mukopolysaccharidosen.

Die Mukopolysaccharidose I (Hurlersche Krankheit) ist gekennzeichnet durch (1) Gargoyl-ähnliche Facies (Abb. 22) mit Makrozephalie und Skelettmißbildungen, (2) progressive mentale Retardation, (3) Hepatosplenomegalie und (4) kardiovaskuläre Anomalien. Sie beruht auf einem α-L-Iduronidasemangel mit Speicherung von Dermatan und Heparansulfat. Neben der Trübung der Cornea ist in vielen Fällen eine *tapetoretinale Degeneration* (Pigmentäre Retinopathie mit optischer Atrophie und Arteriolenverengung) beobachtet worden, wenn der Fundus nicht durch die korneale Opazität verdunkelt war (Hooper, 1952; Sapuppo, 1953; McKusick, 1960; Gills et al., 1965; Paufique et al., 1965; Markakis, 1967; Gollance und D'Amico, 1967; Leung et al., 1971; Schafer und Rodl, 1972).

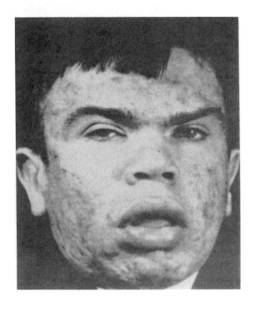

Abb. 22. Hurlersche Krankheit. Gargoyl-ähnliche Facies

Ein subnormales ERG, das erlöschen kann, ist in fast allen Fällen vorhanden (Jayle und Fantin, 1963; Paufique et al., 1965; Gills et al., 1965; Leung et al., 1971; Goldberg, 1971; Fukunaga et al., 1971). Es können jedoch auch normale ERG's vorhanden sein (François und De Rouck, 1960; Reim et al., 1971).

Das EOG wurde subnormal gefunden (Fukunaga et al., 1971).

Obwohl die Retina histologisch normal sein kann (Kressler und Algerter, 1938; Berliner, 1939), wird oft eine typische Retinitis pigmentosa gefunden (Linday et al., 1948). Diese Autoren beobachteten auch geschwollene Zellen mit klarem Zytoplasma in der Schicht der bipolaren Zellen. Newell und Koistinen (1955) untersuchten 5 Augen und fanden vakuolige und geschwollene Ganglienzellen. Sie fanden auch geschwollene Zellen mit Vakuolen und einem hellen Halo um den dezentrierten Kern in der inneren Körnerschicht. Die äußeren retinalen Schichten waren normal. Der Melaningehalt der Pigmentepithelzellen war verringert (Newell, 1969).

Die Mukopolysaccharidose II (Huntersche Krankheit). — Bei dieser Krankheit, die geschlechtsgebunden rezessiv ist, wird auch eine pigmentäre Retinopathie beobachtet (Hooper, 1952;

Gills et al., 1965; Goldberg und Duke, 1967; Topping et al., 1971). Einige Patienten haben ein normales, andere ein abnormales ERG. Leung et al. (1971) fanden 2 Fälle (von 3) mit einem pathologischen ERG.

Eine pigmentäre Degeneration der Retina, die histologisch nicht von der Retinitis pigmentosa unterscheidbar ist, wurde von Goldberg und Duke (1967) gefunden. An einigen Stellen war das Pigmentepithel spärlich oder fehlte. Viele der übriggebliebenen Epithelzellen hatten wir Pigment verloren. Der Gesamtschwund von Stäbchen und Zapfen über die Retina war auffallend. Es war eine Atrophie der äußeren Körnerschicht vorhanden, die in der Stärke auf 1 oder 2 Zellen verringert war, und eine Atrophie der bipolaren Zellschicht. Einige wenige Ganglien-

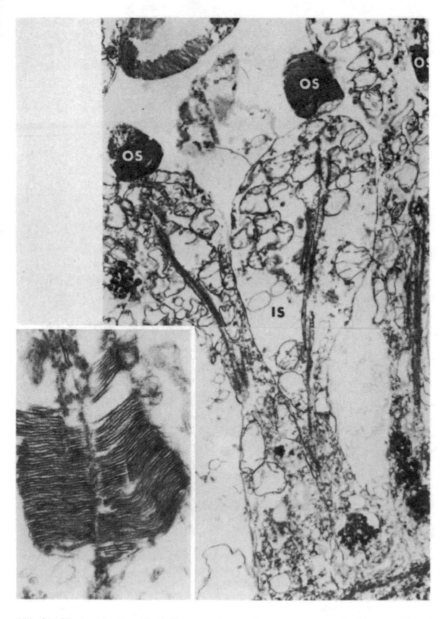

Abb. 23. Huntersche Krankheit. Degeneration der Rezeptorzellen (x 9.600) (nach Topping et al., 1971)

zellen waren übriggeblieben. Eine Gliose der Nervenfaserschicht wurde beobachtet. Pigmente waren in die Retina hineingewandert.

Topping et al. (1971) machten die gleichen Beobachtungen (Abb. 23 und 24). In der Feinstruktur fanden sie, ebenso wie Cogan und Kuwabara (1968), membranartige lamelläre Vakuolen im Zytoplasma der retinalen Ganglienzellen. Diese lamellären Vakuolen bestehen wahrscheinlich aus Glykolipiden und relativ kleinen Mengen von saurem Mukopolysaccharid. Sie haben membranartige Lamellen, die von einer äußeren begrenzenden Membran umgeben

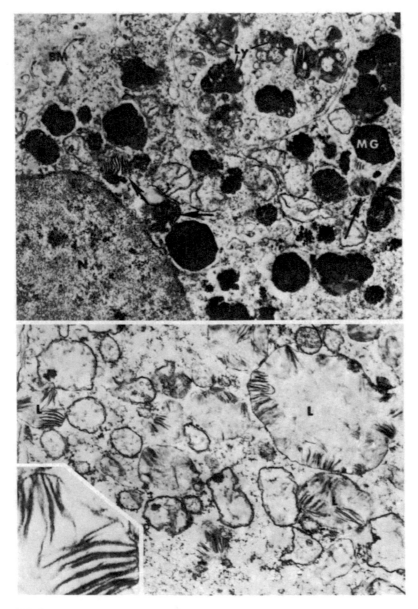

Abb. 24. Huntersche Krankheit. Oben: Wandern der Pigmentepithelzellen in die innere Schichten der Retina. Sie enthalten Melaninkörnchen (*MG*) und membranartige Vakuolen (x 20.000). Unten: membranartige lamelläre Vakuolen im Zytoplasma der Ganglienzellen (*L*) (x 25.000) (nach Topping et al., 1971)

sind und sind von Vakuolen ähnlich, die man bei der Tay-Sachs-Krankheit sieht. Im Elektronenmikroskop waren die Rezeptorzellen degeneriert und besaßen deutlich verkürzte äußere Segmente. Pigmentepithelzellen waren in die inneren Schichten der Retina gewandert. Sie enthielten Melaninkörnchen und membranartige Vakuolen, ähnlich wie jene der Ganglienzellen. Die Chorioidea war normal, enthielt aber Fibroblasten mit den gleichen membranartigen Vakuolen.

Danis und Toussaint (1971) fanden einige geschwollene Ganglienzellen, die ein granuläres, PAS-positives Lipidmaterial enthielten. Dieses war auch in dem inneren Teil der bipolaren Schicht zu sehen. Einige bipolare Zellen waren geschwollen, und ihr Zytoplasma enthielt eine große Vakuole. Große Zellen, die Lipide enthielten, wurden in der inneren Körnerschicht gefunden. Das Neuroepithel war normal. Diese Beobachtung zeigt, daß eine pigmentäre Retinopathie kein konstantes Kennzeichen ist.

Bei der Mukopolysaccharidose III (Sanfilipposche Krankheit) kann auch eine typische tapetoretinale Degeneration mit subnormalem oder ausgelöschtem ERG vorhanden sein (Gills et al., 1965; Leung et al., 1971). Das ERG kann subnormal sein, selbst wenn der Fundus normal zu sein scheint.

Bei der *Mukopolysaccharidose IV (Morquiosche Krankheit)* ist keine Retinopathie erwähnt worden. Außerdem ist das ERG normal (Gills et al., 1965; Leung et al., 1971).

Bei der *Mukopolysaccharidose V (Scheiesche Krankheit)*, die eine allele Variante der Hurlerschen Krankheit ist, ist eine typische oder atypische pigmentäre Retinopathie beobachtet worden (Gills et al., 1965; Bessière et al., 1967; Leung et al., 1971). Das ERG ist ausgelöscht (François und De Rouck, 1960), wenn es auch in einigen Fällen normal sein kann (Konstas et al., 1967; Leroy und Neetens, 1975).

Bei der *Mukopolysaccharidose VI (Maroteaux-Lamy-Krankheit)* ist eine Beteiligung der Retina nicht bekannt, und das ERG ist normal (Leung et al., 1971). In einem Falle war die Retina histologisch normal (Kenyon et al., 1972).

Teil IV. Aminoazidopathien

I. Aliphatische Aminoazidopathien

1. Zystinurie

Brook et al. (1949) berichteten von der Kopplung einer Zystinurie mit einer pigmentären Retinopathie in einer Familie: Schwester und Bruder, wobei die Eltern blutsverwandt waren. Vecchione et al. (1973) beobachteten eine Retinitis punctata albescens mit Hemeralopie bei zwei Brüdern mit Zystinurie, die zu einer Familie gehörten, in der Zystinurie auftrat. Ihre Eltern waren blutsverwandt.

2. Homozystinurie

Diese Störung, die durch das Fehlen von Zystathioninsynthetase und eine dadurch bedingte Speicherung von Homozystin verursacht wird, ist gekennzeichnet durch (1) mentale Retardation, (2) Skelettanomalien, (3) Anomalien der Haut und des Haares, (4) kardiovaskuläre Anomalien, (5) Hepatomegalie, (6) eine positive Brandsche Reaktion und (7) eine Dislokation der Linse.

Als Fundusveränderungen können beobachtet werden:

1. Myope Choroidose (Komrower und Wilson, 1963; Lieberman et al., 1966; Thomas et al., 1966; Spaeth und Barber, 1966; François et al., 1968).

2. Eine periphere zystische Degeneration der Retina (Gerritsen und Waisman, 1964; Carson et al., 1965; Lieberman et al., 1966; Spaeth und Barber, 1966; Presley und Sidbury, 1967; Danis et al., 1972; Ramsey et al., 1972).

3. Netzhautablösung, die in 5% der Fälle beobachtet wird (Carson et al., 1965; Lieberman et al., 1966; Presley und Sidbury, 1967; François et al., 1968).

4. Sklerotische Veränderungen und Umhüllung der retinalen Arterien (Mukuno et al., 1967).

5. Okklusion der zentralen retinalen Arterie (Lieberman et al., 1966; Wilson und Ruiz, 1969).

6. Retinale Dystrophie oder chorioretinale Atrophie (François et al., 1968; Feuvrier et al., 1968) mit subnormalem Elektroretinogramm und Veränderung der photopischen Aktivität (François et al., 1968). Zavala et al. (1973) beobachteten einen Fall von pigmentärer Retinopathie assoziert mit Homozystinurie.

7. Ramsey et al. (1972) fanden eine periphere Degeneration der Retina mit Pigmentwanderung zwischen der ora serrata und dem Äquator bei 7 Augen.

II. Aromatische Aminoazidopathien

1. Albinismus

Albinismus (Abb. 25) ist eine ererbte Störung des Melaninstoffwechsels und gekennzeichnet durch eine Herabsetzung oder ein Fehlen des Melanins in der Haut, den Haaren und den Augen. Es beruht wahrscheinlich auf einem Mangel an Tyrosinase.

Er kann in drei Gruppen eingeteilt werden; (1) okulokutaner Albinismus (vollständiger oder unvollständiger generalisierter Albinismus, der autosomal rezessiv ist, (2) okularer Albinismus, der intermediär geschlechtsgebunden ist und (3) kutaner Albinismus oder Leuzismus, der autosomal dominant ist, wie es bei dem Waardenburg-Klein-Syndrom der Fall ist.

Das albinotische Auge ist gut bekannt: rosa oder rote Pupille, graue oder blaue Iris, Myopie und Astigmatismus, Nystagmus, Photophobie und geringes Sehvermögen. Der Fundus zeigt ein Fehlen von Pigmenten in der Retina und der Chorioidea. Er hat eine charakteristische helle orange Farbe, wobei sowohl die chorioidalen als auch die retinalen Gefäße klar abgegrenzt von der Sklera zu sehen sind. Das ERG ist normal, aber das EOG ist supranormal (Rees et al., 1970).

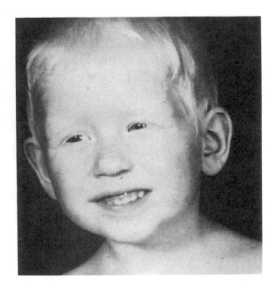

Abb. 25. Generalisierter okulo-kutaner Albinismus

Beim *generalisierten Albinismus* beobachtete Cockayne (1933) eine pigmentäre Degeneration. Beim Chediak-Higashi-Syndrom, das durch zytoplastische Körnchen in den Leukozyten gekennzeichnet ist, ist eine retinale Dystrophie mit subnormalem Elektroretinogramm erwähnt worden (Santino und Scialfa, 1966).

Pinckers et al. (1973) beobachteten eine Familie, bei der ein autosomal rezessiver okulokutaner Albinismus mit einer autosomal dominanten Corneadystrophie nach Groenouw und einer autosomal rezessiven tapetoretinalen Degeneration assoziiert war.

Der *okulare Albinismus* ist in ophthalmologischer Hinsicht sehr interessant. Die betroffenen Männer haben ein typisch albinotisches Auge (Abb. 26), während die weiblichen Genüberträger eine Durchsichtigkeit der Iris und charakteristische Fundusveränderungen ohne funktionelle Störungen aufweisen (Abb. 27). Im makulären Gebiet kann es eine regelmäßige und homogene punktweise Anordnung von Pigment geben (François und De Weer, 1952; Covelli Negrelli, 1959). Die retinale Peripherie ist mit Pigment vom „Pfeffer- und Salz-Typ" zerstreut (Vogt, 1942) oder zeigt eine schokoladenbraune Pigmentation (Falls, 1951), einen schwärzlich-braunen Pigmentstaub, der kleine Haufen gebildet hat, die unregelmäßig verteilt sind und sich gegenüber einem hellen Hintergrund abheben, in dem die chorioidalen Gefäße sichtbar sind (François und De Weer, 1952), eine polymorphe gräulich-braune Pigmentation (Ohrt, 1956; Gillespie, 1961), oder unregelmäßig verteilte schwärzlich-braune Pigmentkörnchen, die ein wahres Mosaik von Flecken bilden und Öltröpfchen auf einer Wasseroberfläche ähneln (Covelli Negrelli, 1959). Fundusveränderungen bei weiblichen Genüberträgern wurden auch beschrieben von Dubois et al. (1970), Renwick et al. (1970) und Johnson et al. (1971).

2. Die Alkaptonurie

Diese Krankheit, die durch eine kongenitale Homogentisinazidurie infolge Mangel an Homogentisinsäure-Oxidase und durch eine Ochronose und eine Arthritis gekennzeichnet ist, kann von einer pigmentären Retinopathie mit Ringskotom begleitet sein (Maciejasz und Frendo, 1966).

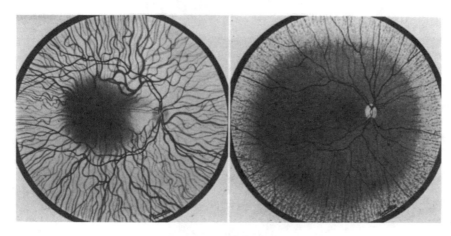

Abb. 26   Abb. 27

Abb. 26. Albinotischer Fundus beim okularen Albinismus der Männer

Abb. 27. Okularer Albinismus. Fundus eines weiblichen Genüberträgers. Schwärzlich-brauner Pigmentstaub, der sich gegenüber einem hellen Hintergrund in der retinalen Peripherie abhebt

III. Generalisierte Hyperaminoazidurien

1. Die Wilsonsche Krankheit

Die Wilsonsche Krankheit oder hepatolentikulare Degeneration steht in Zusammenhang mit einer Anomalie des Kupferstoffwechsels, die durch einen Mangel an Coeruloplasmin bedingt ist. Sie ist gekennzeichnet durch (1) eine Degeneration des lentikulären Kerns mit extrapyramidalen motorischen Symptomen, (2) Leberzirrhose mit Ikterus, (3) renale Tubulopathie mit generalisierter Aminoazidurie, (4) mentale Anzeichen und (5) okuläre Symptome (Kayser-Fleischer-Ring – Abb. 28 – und Sonnenblumen-Katarakt).

Hemeralopie ist mehrere Male erwähnt worden (Fleischer, 1922; Metzger, 1922; Gala, 1925; Pillat, 1933; Konowalow, 1948; Klaus, 1955; Segal et al., 1957) und kann ein frühes Anzeichen sein. Einige Autoren glauben, daß eine Avitaminose A hepatischen Ursprungs verantwortlich ist, andere glauben, daß die Hemeralopie auf retinalen degenerativen Veränderungen infolge der biochemischen Störungen der Wilsonschen Krankheit beruht.

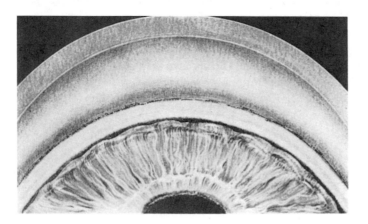

Abb. 28. Wilsonsche Krankheit. Kayser-Fleischer-Ring

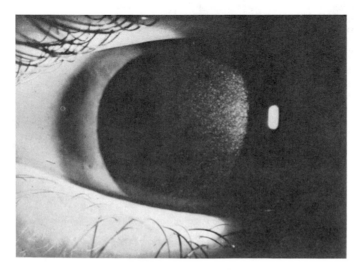

Abb. 29. Zystinose. Zystinspeicherung in der Cornea

Pillat (1933) beobachtete weiße Flecken in der Retina mit diffuser Dystrophie, und Funder (1954) sah eine peripapilläre chorioidale Sklerose. Fleischer (1912) stellte histologisch Kupferablagerungen in der Bruchschen Membran fest.

2. Die Zystinose

Die Zystinose ist gekennzeichnet durch: (1) renale Tubulopathie mit generalisierter Hyperaminoazidurie, (2) Zwergwuchs, (3) renale Rachitis, die resistent ist gegenüber Vitamin D, (4) Hepatosplenomegalie mit hypochromer Anämie und Verdauungsstörungen, (5) Zystinspeicherung, die typisch in der Cornea, (Abb. 29), der Conjunktiva und manchmal in der Iris gefunden wird (Zystinkristalle, die fein, winzig, lichtbrechend, glänzend, nadelförmig, gelblich oder vielfarbig sind).

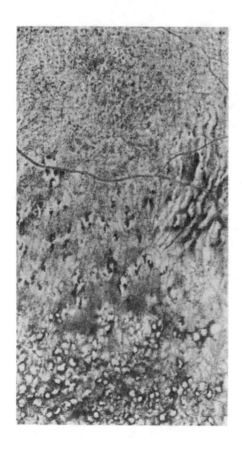

Abb. 30. Zystinose. Pigmentstörung der peripheren Retina (nach Wong et al., 1967)

Wong et al. (1967) beobachteten eine Pigmentstörung der peripheren Retina (Abb. 30) bei 11 Patienten mit Kinderzystinose (und nicht in der erwachsenen Form). Es ist eine gefleckte, depigmentierte Retinopathie, die oft eine unregelmäßige Verteilung annimmt, die sich von der äquatorialen Zone bis zur ora serrata erstreckt. Deutlich sichtbar waren über diesem hellen depigmentierten Hintergrund feine und grobe Pigmenthaufen verteilt, deren Größe von 1/10 Papillen Durchmesser bis zu einem sehr feinen pfefferartigen Pünktchen variierte (Abb. 31 und 32). In manchen Gebieten waren kleine Pigmenthaufen in einer kreisförmigen Konfiguration angeordnet und bildeten kleine Ringe, die zentrale durchsichtige Zonen von 1/10 Papillendurchmesser umschlossen. An anderen Stellen der ungleichmäßigen Depigmen-

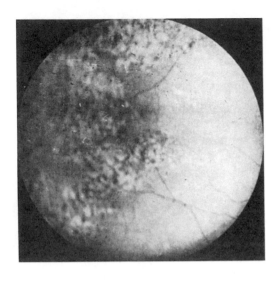

Abb. 31. Zystinose. Periphere Netzhaut. Heller depigmentierter Hintergrund mit feinen und groben Pigmenthaufen

tation breiteten sich Pigmenthaufen nach hinten aus. Die Stärke der Pigmentanomalie klang hinter dem Äquator ab. Die Gesichtsfelder, die Dunkeladaptation, das Elektroretinogramm und das Elektrookulogramm sind normal.

Eine histologische Untersuchung zeigte große Drusen in der Bruchschen Membran, eine ausgedehnte periphere zystoide Degeneration, eine Vergrößerung und Vakuolisation der retinalen Ganglienzellen, eine Degeneration des peripheren retinalen Pigmentepithels mit großen Lücken und Fehlen von Pigmentkörnchen.

Unter unseren 10 eigenen Fällen sahen wir 2 mit den retinalen Pigmentstörungen, die von Wong et al. (1967) beschrieben wurden. Einer dieser Fälle konnte histologisch untersucht werden. Zwischen der ora serrata und dem äquatorialen Gebiet zeigte das Pigmentepithel Unregelmäßigkeiten in der Dicke und der Pigmentation (Abb. 33 und 34). Örtliche Stellen mit mäßiger Verdickung und kleinere oder größere Zonen mit mehr oder weniger ausgeprägter Depigmentation oder Atrophie wechselten ab. Nur einige wenige Drusen wurden in der Bruchschen Membran gefunden.

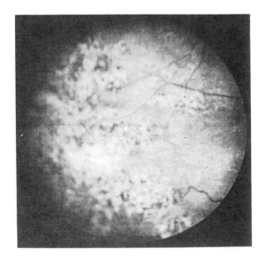

Abb. 32. Zystinose. Periphere Netzhaut. Heller depigmentierter Hintergrund mit feinen und groben Pigmenthaufen

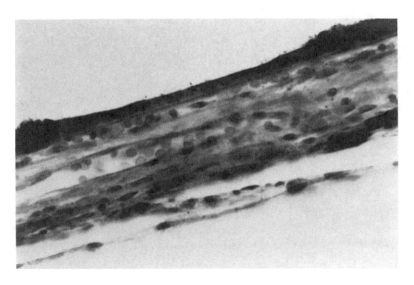

Abb. 33. Zystinose. Periphere Netzhaut. Unregelmäßigkeiten in der Pigmentation und Atrophie des Pigmentepithels (x 288)

In einem anderen Falle (François, 1964) beobachteten wir eine tapetoretinale Degeneration bei einem fünfjährigen Kind, das eine typische Zystinose mit Zystinkristallen in der Cornea hatte (Abb. 35). Am hinteren Pol, im makulären Gebiet und um die Papille sah man kleine, grau-gelbliche, unregelmäßige Flecken, die mit Pigmentstaub bestreut waren. Die retinale Peripherie schien normal zu sein, außer beim temporalen Äquator, wo kleine gelbe Flecken gefunden wurden. Die Papillen und retinalen Gefäße waren normal. Es war keine elektroretinographische Antwort vorhanden. Das Sehvermögen war 0,8 im rechten und 0,7 im linken Auge.

Es muß noch erwähnt werden, daß in der Retina keine Zystinkristalle gefunden worden sind.

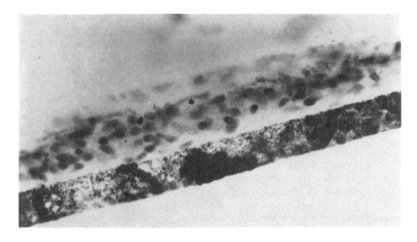

Abb. 34. Zystinose. Periphere Netzhaut. Unregelmäßige Pigmentation des Pigmentepithels (x 288)

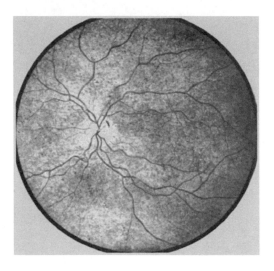

Abb. 35. Zystinose. Tapetoretinale Degeneration

Teil V. Angeborene Störungen des Kohlehydratstoffwechsels

Es sind keine retinalen Degenerationen erwähnt worden.

Literatur

Anderson, B., Margolin, G., Lynn, W.S.: Ocular lesions related to disturbances in fat metabolism. Amer. J. Ophthal. **45**, 23–41 (1958). – Ardouin, M., Peeker, J., Petit, J., Feuvrier, Y.M.: Manifestations neuro-oculo-cutanées au cours d'une maladie de Refsum. Bull. Soc. Franç. Optal. **76**, 137–139 (1963). – Bach, C., Polonovski, J., Polonovski, C., Leduc, R., Jolly, G., Moszer, M.: L'absence congénitale de bêta-lipoprotéines. Arch. Franç. Pédiat. **24**, 1093–1111 (1967). – Bartsch, G.G.: Glycolipid abnormalities in a myoclonic variant of late infantile amaurotic idiocy. J. Lipid. Res. **11**, 241–247 (1970). – Bassen, F.A., Kronzweig, A.L.: Malformations of the erythrocytes in a case of atypical retinitis pigmentosa. Blood **5**, 381–387 (1950). – Batten, F.E.: Cerebral degeneration with symmetrical changes in the macula in two members of a family. Trans. Ophthal. Soc., U.K. **23**, 386–390 (1903). – Batten, F.E., Mayou, M.S.: Family cerebral degeneration with macular changes. Proc. Roy. Soc. Med. **8**, 70–90 (1915). – Baum, J.L., Tannenbaum, M., Kolodny, E.H.: Refsum's syndrome with corneal involvement. Amer. J. Ophthal. **60**, 699–708 (1965). – Becroft, D.M.O., Costello, J.M., Scott, P.J.: Abetalipoproteinaemia (Bassen-Kornzweig syndrome). Arch. Dis. Childh., **40**, 40–46 (1965). – Berard, M., Toga, M., Bernard, P., Dubois, P., Mariani, K., Hassoun, H.: Pathologic findings in one case of neuronal and mesenchymal storage disease. Its relationship to lipidoses and to mucopolysaccharidoses. Path. Europ., **3**, 172 (1968). – Berliner, M.L.: Lipid keratitis of Hurler's syndrome. Clinical and pathological report. Arch. Ophthal. (Chic.) **23**, 97–102 (1939). – Berman, E.R.: Biochemical diagnostic tests in genetic and metabolic eye-diseases. In: Genetic and metabolic eye-disease, pp. 73–138. (ed. Goldberg) Boston: Little Brown, 1974. – Bessiere, E., Verin, P. Le Rebeller, M.J., Descamp, F.: Variations sur le gargoylisme à propos d'un cas de "Spathurler". Bull. Soc. Ophtal. (France) **67**, 1018–1024 (1967). – Bider, E.: Zur Kenntnis des Refsumschen Syndroms. Retinopathia pigmentosa bei hereditärer Enzymopathie des Fettstoffwechsels. Ophthalmologica **152**, 356–363 (1966). – Bielschowsky, M.: Über spätinfantile familiäre amaurotische Idiotie mit Kleinhirnsymptomen. Dtsch. Z. Nervenheilk., **50**, 7–29 (1913). – Billings, J.J., O'Callaghan, J. O'Day, K.: Refsum's syndrome. Heredopathia atactica polyneuritiformis. Trans. Ophthal. Soc. Aust., **17**, 131–136 (1957). – Böhringer, H.R., Bischoff A.: Über ein familiäres Syndrom mit degenerativer diffuser Sklerose (Typus Pelizaeus-Merzbacher), tapeto-retinaler Degeneration und Zwergwuchs. Ophthalmologica **137**, 147–154 (1959). – Braun-Vallon, S., Rey, J., Aron, J.J.: Absence congénitale de β-lipoprotéines et abiotrophie tapéto-rétinienne infraclinique. Bull. Soc. Ophtal. (France) **62**, 347–348 (1962). – Brooks, W.D.W., Heasman M.A., Lovell, R.R.H.: Retinitis pigmentosa associated with cystinuria, two uncommon inherited conditions occurring in a family. Lancet 1949 I, 1096–1098. – Buchem F.S.P. van, Pol, G., De Gier, J., Bottcher, C.J.F., Pries, C.: Congenital betalipoprotein deficiency. Amer. J. Med. **40**, 794–804 (1966). – Carr, R.E.: Vitamin A therapy may reverse degenerative retinal syndrome. Clin. Trends **8**, 8 (1970). –

Carson, N. A. J., Dent, C. E., Field, C. M. B., Gaull, G. E.: Homocystinuria. Clinical and pathological review of 10 cases. J. Pediat. 66, 565–583 (1965). – Cockayne, E. A.: Inherited abnormalities of the skin and its appendages. London: Oxford University Press 1933. – Cogan, D. G., Kuwabara, T.: Histochemistry of the retina in Tay-Sachs disease. Arch. Ophthal., Chicago, 61, 414–423 (1959). – Cogan, D. G., Kuwabara, T.: The sphingolipidoses and the eye. Arch. Ophthal. (Chic.) 79, 437–452 (1968). – Cogan, D. G., Kuwabara, T., Moser, H.: Metachromatic leucodystrophy. Ophthalmologica 160, 2–17 (1970). – Cogan, D. G., Kuwabara, T., Moser, H., Hazand, G. W.: Retinopathy•in a case of Farber's lipogranulomatosis. Arch. Ophthal., (Chic.) 75, 752–757 (1966). – Collier, M.: Dégénérescence maculaire d'un type spécial dans un cas de maladie de Gaucher. Bull. Soc. Ophtal. (France) 61, 497–500 (1961). – Copenhaver, R. M., Goodman, G.: The electroretinogram in infantile, late infantile and juvenile amaurotic family idiocy. Arch. Ophthal. (Chicago) 63, 559–566 (1960). – Covelli-Negrelli, B.: L'albinisme oculaire lié au sexe dans le cadre de dépistage des hétérozygotes en ophtalmologie. J. Génét. Hum., 8, 108–130 (1959). – Danis, P., Hubert, J. M., Massien, V.: Homocystinurie. Etude histologique de l'oeil. Bull. Soc. Belge Ophtal. 162, 850–857 (1972). – Danis, P., Toussaint, D.: Altérations histologiques rétiniennes dans la mucopolysac-charidose type Hunter (note préliminaire). Bull. Soc. Belge Ophtal. 157, 365–373 (1971). – Dawson, G., Stein, A. O.: Lactosyl ceramidosis: catabolic enzyme defect of glucosphingolipid metabolism. Science 170, 556–558 (1970). – Dhermy, P.: Etude histologique de la rétine au cours de la maladie de Tay-Sachs. Bull. Soc. Ophtal. (France) 62, 41–45 (1962). – Donahue, S., Watanabe, I., Zeman, W.: Morphology of leukocytic hypergranulation in Batten's disease. Ann. N.Y. Acad. Sci. 155, 847 (1968). – Druez, G.: Un nouveau cas d'acanthocytose. Dysmorphie érythrocytaire congénitale avec rétinite, troubles nerveux et stigmates dégénératifs. Rev. Hémat., 14, 3–11 (1959). – Dubois, B., Woilliez, M., Fontaine, G., Fovet-Poingt, O.: L'albinisme oculaire. Lille Méd. 15, 652–655 (1970). – Erdström, R., Gröntoft, O., Sandring, H.: Refsum's disease. Three siblings, one autopsy. Acta Psychiat. Scand. 34, 40–50 (1959). – Falls, H. F.: Sex-linked ocular albinism displaying typical fundus changes in the female heterozygote. Amer. J. Ophthal. 34, 41–50 (1951). – Feuvrier, Y. M., Boixel, J., Donniou, G.: Homocystinurie. Une observation. Bull. Soc. Ophtal. (France) 68, 280–284 (1968). – Fleischer, B.: Über eine der Pseudosklerose nahestehende bisher unbekannte Krankheit. Dtsch. Z. Nervenheilk. 44, 179 (1912). – Fleischer, B.: Über den Hämosi-derinring in Hornhautepithel bei Keratokonus und über den Pigmentring in der Descemetschen Membran bei Pseudosklerose und Wilsonscher Krankheit. Klin. Mbl. Augenheilk. 68, 41–50 (1922). – France-schetti, A., François, J., Babel, J.: Les hérédodégénérescences chorio-rétiniennes (dégénérescences tapéto-rétiniennes), Paris: Masson (1963). – Franceschetti, A., Klein, D., Babel, J.: Les manifestations oculaires des troubles primitifs du métabolisme des lipides. Etude clinique, génétique et anatomo-pathologique. Congr. Int. ONO, São Paulo, 1954. Arq. Neuro-Psiq. 13, 69–160 (1955). – François, J.: Familial amaurotic idiocy. In: Heredity in Ophthalmology, pp. 550–556, St. Louis: Mosby 1961. – François, J.: Hereditary chorio-retinal degeneration and metabolic disturbances. Exp. Eye Res. 3, 405–411 (1964). – François, J.: Ocular manifestations of inborn errors of carbohydrate and lipid metabolism. Bibl. Ophthal., No. 84. Basel: Karger 1975. – François, J., De Blond, R.: Dégénérescence tapéto-rétinienne associée à un syndrome hypolipidémique. Acta Genet. Med. Gemellol, 12, 146 (1963). – François, J., De Rouck, A.: L'intérêt de l'électrorétino-encéphalographie dans le diagnostic différentiel des dégénérescences tapéto-rétiniennes. Ann. Oculistique,191, 256–285 (1958). – François, J., De Rouck, A.: L'électro-rétino-encéphalographie dans la maladie de Hurler. Ophthalmologica,139, 45–55 (1960). – François, J., De Weer, J. P.: Albinisme oculaire lié au sexe et altérations caractéristiques du fond d'oeil chez les femmes hétérozygotes. Bull. Soc. Belge Ophtal. 102, 724–739 (1952). – François, J., Hanssens, M., Coppieters, R., Evens, L.: Cystinosis. A clinical and histopathological study. Amer. J. Ophthal. 73, 643–650 (1972). – François, J., Verriest, G., De Rouck, A.: Les fonctions visuelles dans les dégénérescences tapéto-rétinien-nes. Bibl. Ophthal. no. 43. Basel: Karger (1956). – François, J., Gaudier, B., Pruvot, J., Singer, J.C.: La rétine dans l'homocystinurie. Bull. Soc. Ophtal., (France) 68, 582–584 (1968). – Frederickson, D.S., Sloan, H. R.: Glucosyl ceramide lipidoses. Gaucher's disease. In: Stanbury, Wijngaarden and Frederickson. The metabolic basis of inherited diesease. pp. 730–759, New-York: McGraw Hill (1972). – Fukunaga, K., Tamai, A., Watanabe, T., Fujinaga, Y.: A case of Hurler's syndrome (Scheie syndrome). Jap. J. Clin. Ophthal. 25, 1405–1411 (1971). – Funder, W.: Seltene Augenveränderungen beim hepatolentikulären Syndrom. Klin. Mbl. Augenheilk. 125, 472–474 (1954). – Gala, A.: Diagnostische Bedeutung der Horn-hautringe bei Pseudosklerose. Zusammenf., Zbl. Ges. Ophthal. 14, 928 (1928). – Garner, A.: Ocular pathology of G_{M2}-gangliosidosis type 2 (Sandhoff's disease). Brit. J. Ophthal. 57, 514–520 (1973). – Gerritsen, T., Waisman, H. A.: Homocystinuria, an error in the metabolism of methionine. Pediatrics 33, 413–420 (1964). – Ghetti, B., Guazzi, G. C., De Masi, R. V.: Epilessia mioclonica giovanile con macchia rosso ciliegia al fondo del'occhio. Studio istologico ed ultrastrutturale della biopsia epatica. Acta Neurol. (Napoli) 25, 252–260 (1970). – Gillespie, F. D.: Ocular albinism with report of a family with female carriers. Arch. Ophthal. (Chicago) 66, 774–777 (1961). – Gills, J.P., Hobson, R., Hanley, W.B., McKusick, V.A.: Electroretinography and fundus oculi findings in Hurler's disease and allied mucopolysaccharidoses. Arch. Ophthal., (Chic.) 74, 596–603 (1965). – Goebel, H.H., Fix, J.D., Zeman, W.: The fine structure of the retina in neuronal ceroid-lipofuscinosis. Amer. J. Ophthal. 77, 25–39 (1974). – Goldberg, M.F.: A review of selected inherited corneal dystrophies associated with systemic diseases. In: Bergsma. The clinical delineation of birth defects. VIII. Eye. Orig. Art. Ser., pp. 13–25. Baltimore: Williams & Wilkins 1971. – Goldberg, M.F., Cotlier, E., Fischenscher, L.G., Kenyon, K., Enat, R., Borowsky, S.A.: A new autosomal recessive storage disease with macular cherry-red spot, corneal clouding and beta-galactosidase deficiency. Clinical, biochemical and electron-microscopic study. Arch. Intern. Med. 128, 387–398 (1971). – Goldberg, M.F., Duke, J.R.: Ocular histopathology in Hunter's syndrome. Arch. Ophthal. (Chic.) 77, 503–512 (1967). – Gollance, R.B., D'Amico, R.A.: Atypical mucopolysaccharidosis and successful keratoplasty. Amer. J. Ophthal. 64, 707–716 (1967). – Gordon, N., Hudson, R.E.B.: Refsum's syndrome. Heredopathia atactica polyneuritiformis. A report of three cases, including a study of the cardiac pathology. Brain 82, 41–55 (1959). – Göttinger, W., Minauf, M.: Netzhautveränderungen bei juveniler amaurotischer Idiotie. Ophthalmoskopische und histopathologische Befunde. Klin. Mbl. Augenheilk. 159, 532–538 (1971). – Gouras, P.: Electroretinography. Some basic principles. Invest. Ophthal. 9, 557–569 (1970). – Greenfield, J.G.: The retina in cerebro-spinal lipidosis. Proc. Roy. Soc. Med. 44, 686–689 (1951). – Guazzi, G.C., Ghetti, B., Bertolino, A., Fiore, C., Del Vecchio, M., Striano, S.: Epilessia mioclonica giovanile con macchia rosso ciliegia al fondo dell'occhio. Studio genetico e clinico. Folia Neuropsychiat. 11, 737–758 (1968). – Hagberg, B., Sourander, P., Svennerholm, L.: Late infantile progressive encephalopathy with disturbed polyunsaturated fat metabolism. Acta Paediat. Scand. 57, 495–499 (1968). – Hallervorden, J.: Spätfälle von amaurotischer Idiotie. Verh. Dtsch. Ges. Path. 31, 103–107, 1938. – Hammami, H., Daicker, B., Streiff, E.B., Rabinowicz, T., Compiche, M., Wiesmann, U., Herschkowitz, N.: Leucodystrophie métachromatique (maladie de Scholz-Greenfield) associée à un syndrome de Lowe avec glaucome congénital sans agrandissement des globes oculaires. Bull. Soc. Franç. Ophtal. 86, 106–127 (1973). – Harcourt, R.M., Dobbs, R.H.: Ultrastructure of the retina in Tay-Sachs' disease. Brit. J. Ophthal. 52, 898–902 (1968). – Hoffmann, D.H.: Zur Kenntnis des Refsum-Syndroms. Ber. Dtsch. Ophthal. Ges. 65, 288–293 (1963). – Hooper, J.M.D.: An unusual case of gargoylism. Guy's Hosp. Rep. 101, 222, (1952). – Jager, B.V., Fred, H.L., Butler, R.B., Carnes, W.H.: Occurrence of retinal pigmentation, ophthalmoplegia, ataxia, deafness and heart block. Amer. J. Med. 29, 888–893, (1960). – Jampel, R.S., Falls, H.F.: A typical retinitis pigmentosa, acanthrocytosis and heredodegenerative neuromuscular disease. Arch. Ophthal., (Chic.) 59, 818–820 (1958). – Jansky, J.: Über einen noch nicht beschriebenen Fall der familiären amaurotischen Idiotie mit Hypoplasie des Kleinhirns. Z. Erforsch. Jugendl. Schwachsinns 3, 86 (1910). – Jayle, G.E., Fantin, J.A.: A propos d'un cas de maladie de Hurler avec données électrorétinographiques. Bull. Soc. Ophtal. France 63, 577–581 (1963). – Johnson, G.J., Gillan, J.G., Pearce, W.G.: Ocular albinism in Newfoundland. Canad. J. Ophthal. 6, 237–248 (1971). – Kenyon, K.R., Topping, T.M., Green, W.R., Maumenee, A.E.: Ocular pathology of the Maroteaux-Lamy syndrome (systemic mucopolysaccharidosis type VI). Amer. J. Ophthal. 73, 718–741 (1972). – Klaus, E.: Hemeralopia as early sign of progressive hepatolenticular degeneration. Neurol. Psychiat. Csl. 18, 130–134 (1955). – Komrower, G.M., Wilson, V.K.: Homocystinuria. Proc. Roy. Soc. Med. 56, 993–997 (1963). – Konowalow, N.W.: Hepato-lenticularnaja degeneracja. Moscow medgir (1948), cité par Segal et al. (1957). – Konstas, P., Iconomou, A., Minas, B., Tsitros, A.: An atypical case of Hurler's syndrome (Scheie's syndrome). Arch. Soc. Ophtal. Grèce Nord 16, 111–118 (1967). – Kornzweig, A.L.: Bassen-Kornzweig syndrome: present status. J. Med. Genet. 7, 271–276 (1970). – Kornzweig, A.L., Bassen, F.A.: Retinitis pigmentosa, acanthrocytosis and heredodegenerative neuromuscular disease. Arch. Ophthal. (Chic.) 58, 183–187 (1957). – Kressler, R.J., Algerter, E.E.: Hurler's syndrome. J. Pediat. 12, 579–593 (1938). – Kufs, H.: Über eine Spätform der amaurotischen Idiotie und ihre heredofamiliären Grundlagen. Z. Ges. Neurol. Psychiat. 95, 169–188 (1925). – Lamy, M., Frezal, J., Polonovski, J., Rey, J.: L'absence congénitale de bêta-lipoprotéines. Presse Méd. 69, 1511–1514 (1961). – Larsen, H.W., Ehlers, N.: Ocular manifestations in Tay-Sachs' and Niemann-Pick's disease. A clinical, pathological, histochemical and biochemical investigation. Acta Ophthal. (Kbh.) 43, 285–293 (1965). – Leroy, J.G., Neetens, A.: The mucopolysaccharidoses in Ophthalmology. Presentation of a challenging patient. Bull. Soc. Belge Ophtal., 170, 621–628 (1975). – Leung, L.S.E., Weinstein, G.W., Hobson, R.R.: Further electroretinographic studies of patients with mucopolysaccharidoses. In Bergsma: The clinical delineation of birth defect. VIII Eye. Orig. Art. Ser., pp. 32–40. Baltimore: Williams & Wilkins (1971). – Levy, I.S.: Refsum's syndrome. Trans. Ophthal. Soc. U.K., 90, 181–186 (1970). – Lieberman, T.W., Podos, S.M., Hartstein, H.: Acute glaucoma, ectopia lentis and homocystinuria. Amer. J. Ophthal. 61, 252–255 (1966). – Lindsay, S., Reilly, W.A., Gotham, F.J.,

Skahen, R.: Gargoylism. Study of pathologic lesions and clinical review of 12 cases. Amer. J. Dis. Child. 76, 239–306 (1948). – Maciejasz, A., Frendo, J.: A case of ocular ochronosis with co-existing melanuria. Klin. Oczna 36, 379–384 (1966). – Manschot, W.A.: Retinal histology in amaurotic idiocies and tapeto-retinal degenerations. Ophthalmologica 156, 28–37 (1968). – Markakis, G.: The Pfaundler-Hurler disease. Bull. Soc. Hell. Ophtal. 35, 100–107 (1967). – McDonald, W.I.: Neurological associations of pigmentary retinopathy. Trans. Ophthal. Soc. U. K. 92, 179–186 (1972). – McKusick, V.A.: Heritable disorders of connective tissue. 2nd ed. St. Louis: Mosby 1960. – Menkes, J.H., Andrews, J.M., Cancilla, P.A.: The cerebroretinal degenerations. J. Pediat. 79, 183–196 (1971). – Metzger: Fleischerscher Hornhautring bei hepatolentikulärer Degeneration. Klin. Mbl. Augenheilk. 69, 838 (1922). – Mier, M., Schwartz, S.O., Bosher, B.: Acanthocytosis, pigmentary degeneration of the retina and ataxia neuropathy. A genetically determined syndrome with associated metabolic disorder. Blood 5, 1586–1608 (1960). – Mukuno, K., Matsui, K., Haraguchi, H.: Ocular manifestations of homocystinuria. Report of two cases. Acta Soc. Ophthal. Jap. 71, 66–73 (1967). – Newell, F.W.: Gargoylism (Hurler's syndrome). Progr. Neuro-Ophthal., pp. 297–301. Amsterdam: Excerpta Medica 1969. – Newell, F.W., Koistinen, A.: Lipochondrodystrophy (gargoylism). Pathologic findings in five eyes of three cases. Arch. Ophthal. (Chic.) 53, 45–62 (1955). – Nordhagen, E., Gröndahl, J.: Heredopathia atactica polyneuritiformis (Refsum's disease). Acta Ophthal. (Kbh.) 42, 629–633 (1964). – Norman, R.M., Oppenheimer, D.R., Tingey, A.H.: Histological and chemical findings in Krabbe's leucodystrophy. J. Neurol. Neurosurg. Psychiat. 24, 223–232 (1961). – Nover, A. von: Über Netzhautveränderungen bei Schilderscher Enzephalitis. Klin. Mbl. Augenheilk. 127, 294–302 (1955). – O'Brien, J.S., Okada, S., Ho, M.W., Fillerup, D.L., Veath, M.L., Adams, K.: Ganglioside storage disease. Fed. Proc., 30, 956 (1971). – Ohrt, V.: Ocular albinism with changes typical of carriers. Brit. J. Ophthal. 40, 721–729 (1956). – Pampiglione, G., Lehovsky, M.: The evolution of EEG features in Tay-Sachs disease and amaurotic family idiocy in 24 children. In Kelleway and Petersen: Clinical electroencephalography of children, pp. 287–306. Stockholm: Almqvist & Wiksell 1968. – Paufique, L., Ravault, M.P., Manual, Y., Didier-Laurent, A.: Gargoylisme fruste de Pfaundler-Hurler et dégénérescence pigmentaire rétinienne périphérique. Ann. Oculistique 198, 753–766 (1965). – Pillat, A.: Changes of the eyeground in Wilson's disease (pseudosclerosis). Amer. J. Ophthal. 16, 1–6 (1933). – Pinckers, A., Otto, A.J., van den Heuvel, J.E.A.: A family pedigree with corneal dystrophy, tapetoretinal degeneration and albinism. Acta Ophthal. Kbh., 51, 445–460 (1973). – Plum, C.M., Teglbjaerg, H.H.S.: Juvenile amaurotic idiocy. Vacuolisation of lymphocytes. Ann. Paediat. Fenn. 6, 16–20 (1960). – Presley, G.D., Sidbury, J.B.: Homocystinuria and ocular defects. Amer. J. Ophthal. 63, 1723–1727 (1967). – Rahn, E.K., Yanoff, M., Tucker, S.: Neuro-ocular considerations in the Pelizaeus-Merzbacher syndrome. A clinico-pathologic study. Amer. J. Ophthal. 66, 1143–1151 (1968). – Rajkovits, K., Sebestyen, J., Strenger, J.: Neuere Angaben zur Histochemie der Augenveränderungen bei der Tay-Sachsschen Krankheit. Graefes Arch. Ophthal. 167, 329–335 (1964). – Ramsey, M.S., Yanoff, M., Fine, B.S.: The ocular histopathology of homocystinuria. A light and electron microscopic study. Amer. J. Ophthal. 74, 377–385 (1972). – Reese, H., Bareta, J.: Heredopathia atactica polyneuritiformis. J. Neuropath. Exp. Neurol. 9, 385–395 (1957). – Reeser, F., Weinstein, G.W., Feiock, K.B., Oser, R.S.: Electrooculography as a test of retinal function. The normal and supernormal EOG. Amer. J. Ophthal. 70, 505–514 (1970). – Reim, H., Rohen, J.W., Dittrich, J.K.: Klinische, histologische und elektronenmikroskopische Augenbefunde bei einem Säugling mit Mukopolysaccharidose Type Pfaundler-Hurler. Klin. Mbl. Augenheilk. 159, 444–456 (1971). – Renard, G., Bargeton, E., Dhermy, P., Aron, J.J.: Etude histologique des altérations de la rétine et du nerf optique au cours de la leucodystrophie métachromatique (maladie de Scholz-Greenfield). Bull. Soc. Franç. Ophtal. 76, 40–58 (1963). – Renwick, J.H., Harcourt, B., Bird, A.C., Blach, R.K.: Symposium on Ophthalmogenetics. Trans. Ophthal. Soc. U.K. 90, 111–138 (1970). – Rougier, J.: La maladie de Refsum. Arch. Ophtal. (Paris) 30, 665–672 (1970). – Sallmann, L. von, Gelderman, A.H., Laster, L.: Ocular histopathologic changes in a case of abetalipoproteinemia (Bassen-Kornzweig syndrome). Docum. Ophthal. 26, 451–460 (1969). – Salt, H.B., Wolff, O.H., Lloyd, J.K., Fosbrooke, A.S., Cameron, A.H., Hubble, D.V.: On having no betalipoprotein. A syndrome comprising abetalipoproteinemia, acanthocytosis and steatorrhoea, Lancet 1960, II, 325–329. – Santavuori, P.: Batten-Spielmeyer-Vogt's disease. Duodecim, 88, 35–39 (1972). – Santavuori, P., Haltia, M., Rapola, J., Raitta, C.: Infantile type of so-called neuronal ceroid-lipofuscinosis. A clinical study of 15 patients. J. Neurol. Sci. 18, 257–267 (1973). – Santino, D., Scialfa, A.: Un caso di sindrome de Béguez-César-Steinbrinck-Chédiak-Higashi (albinismo universale incompleto con albinoidismo oculare, epatosplenomegalia, inclusioni leucocitarie atipiche) con grave compromissione dell'elettroretinogramma. Ann. Ottal. 92, 793–807 (1966). – Sapuppo, C.: I sintomi oculari nel quadroclinico e nella patogenesia della malattia di Pfaundler-Hurler, G. Ital. Oftal. 6, 563–586 (1953). – Schafer, V., Rodl, W.: Mucopolysaccharidosis of the Pfaundler-Hurler type with spastic tetraparesis and retinitis pigmentosa in two adult sisters. Fortschr. Neurol. Psychiat. **40**, 409–439 (1972). – Schwartz, J. F., Rowland, L. P., Eder, H., Marks, P. A., Osserman, E. F., Hirschberg, E., Anderson, H.: Bassen-Kornzweig syndrome. Deficiency of serum β-lipoprotein. Arch. Neurol. (Chic.) **8**, 438–454 (1963). – Segal, P., Ruszkowski, M., Berger, S., Masiak, M.: Abortive form of Wilson's syndrome with dark adaptation disturbances. Amer. J. Ophthal. **44**, 623–629 (1957). – Seitelberger, F.: Eine unbekannte Form von juveniler Lipoidspeicherkrankheit des Gehirns. Proc. 1st Congr. Int. Neuro-Pathol. (Roma) **3**, 823–833 (1952). – Seringe, P., Dhermy, P., Aron, J. J.: Les manifestations oculaires de la gangliosidose généralisée à G_{M1} (maladie de Norman-Landing). Arch. Ophtal. (Paris) **30**, 113–128 (1970). – Singer, K., Fisher, B., Perlstein, M. A.: Acanthocytosis. A genetic erythrocyte malformation. Blood **7**, 577–591 (1952). – Spaeth, G. L., Barber, G. W.: Homocystinuria. Its ocular manifestations. J. Pediat. Ophthal. **3**, 42–48 (1966). – Sperling, M. A., Hiles, D. A., Kennerdell, J. S.: Electroretinographic responses following vitamin A therapy in abetalipoproteinemia. Amer. J. Ophthal. **73**, 342–351 (1972). – Spielmeyer, N.: Weitere Mitteilung über eine besondere Form von familiärer amaurotischer Idiotie. Neurol. Zbl. **24**, 1131–1132 (1905). – Spranger, J. W., Wiedemann, H. R., Tolksdorf, M., Graucob, E., Caesar, R.: Lipomucopolysaccharidose. Eine neue Speicherkrankheit. Z. Kinderheilk. **103**, 285 (1968). – Stock, W.: Über eine bis jetzt noch nicht beschriebene Form der familiär auftretenden Netzhautdegeneration bei gleichzeitiger Verblödung und über typische Pigmentdegeneration der Netzhaut. Klin. Mbl. Augenheilk. **46** (I), 225–244 (1908). – Straub, W., Schmidt, B.: Le diagnostic des dégénérescences tapéto-rétiniennes chez l'enfant. Bull. Soc. Franç. Ophtal. **82**, 5–11 (1969). – Thiel, H. J.: Zur Differentialdiagnose der familiären amaurotischen Idiotie. Ber. Dtsch. Ophthal. Ges. **69**, 72–76 (1968). – Thiel, H. J., Behnke, H.: Beitrag zur Klinik und Differentialdiagnose der juvenilen amaurotischen Idiotie. Klin. Mbl. Augenheilk. **158**, 670–677 (1971). – Thomas, R. P., Hollowell, J. G., Peters, H. J., Coryell, M. E., Lester, R. H.: Homocystinuria and ectopia lentis in negrofamily. J. Amer. Med. Ass. **198**, 560–562 (1966). – Topping, T. M., Kenyon, K. R., Goldberg, M. F., Maumenee, A. E.: Ultrastructural ocular pathology of Hunter's syndrome. Arch. Ophthal. (Chic.) **86**, 164–177 (1971). – Toussaint, D.: Personal communication (1962). – Toussaint, D., Coers, C., Toppet, N.: Heredopathia atactica polyneuritiformis (syndrome de Refsum). Constatations cliniques et biopsiques. Bull. Soc. Belge Ophtal. **122**, 383–402 (1959). – Toussaint, D., Danis, P.: An ocular pathologic study of Refsum's syndrome. Amer. J. Ophthal. **72**, 342–347 (1971). – Van den Heuvel, J. E. A.: Juvenile lipoidosis. Ophthalmologica **152**, 507–509 (1966). – Vecchione, L., Fusco, G., Romano, A. et al.: Fondo albipuntato con emeralopia di Lauber ed oligofrenia in una famiglia con cistinuria. Acta Neurol. (Napoli) **28**, 113–127 (1973). – Veltema, A. N., Verjaal, A.: Sur un cas d'hérédopathie ataxique polynévritique. Maladie de Refsum. Rev. Neurol. **104**, 15–23 (1961). – Vogt, A.: Die Iris bei Albinismus solum bulbi. In: Lehrbuch und Atlas der Spaltlampenmicroskopie, Bd. 3, 845–847. Stuttgart: Enke 1942. – Vogt, H.: Über familiäre amaurotische Idiotie und verwandte Krankheitsbilder. Mschr. Psychiat. Neurol. **18**, 161–171, 310–357 (1905). – Volk, B. W., Adachi, M., Schneck, L., Sanifer, A., Kleinberg, W.: G_5-gangliosidoside variant of systemic late infantile lipidosis: generalized gangliosidosis. Arch. Path. **87**, 393–403 (1969). – Wallace, H. J.: Angiokeratoma corporis diffusum. Brit. J. Derm., **70**, 354–360 (1958). – Walsh, F., Hoyt, W.: Clinical Neuro-Ophthalmology, 3rd ed., Baltimore: Williams & Wilkins 1969. – Warburg, M.: Diagnosis of metabolic eye diseases. Copenhagen: Munksgaard 1972. – Weiss, M. J., Krill, A. E., Dawson, G., Hindman, J., Cotlier, E.: G_{M1}-gangliosidosis type I. Amer. J. Ophthal. **76**, 999–1004, (1973). – Weiter, J., Farkas, T. G.: Retinal abnormalities in lactosyl ceramidosis. Amer. J. Ophthal. **76**, 804–810 (1973). – Wilson, R. S., Ruiz, R. S.: Bilateral central retinal artery occlusion in homocystinuria. Arch. Ophthal. (Chic.) **82**, 267–268 (1969). – Wolff, O. H., Lloyd, J. K., Tonks, E. L.: Abetalipoproteinaemia with special reference to the visual defect. Exp. Eye Res. **3**, 439–442 (1964). – Wolter, J. R., Allen, R. J.: Retinal neuro-pathology of late infantile amaurotic idiocy. Brit. J. Ophthal. **48**, 277–284 (1964). – Wong, V. G., Lietman, P. S., Seegmiller, J. E.: Alterations of pigment epithelium in cystinosis. Arch. Ophthal. (Chic.) **77**, 361–369 (1967). – Zavala, C., Cobo, A., Lisker, R., Chavez, Y.: Frequency of homocystinuria amongst the blind. Clin. Genet. (Kbh.) **4**, 98–100 (1973). – Zeman, W., Dijken, P.: Neuronal ceroid-lipofuscinosis (Batten's disease). Relationship to amaurotic familial idiocy. Pediatrics **44**, 570–583 (1969). – Zeman, W., Donahue, S.: Fine structure of the lipid bodies in juvenile amaurotic idiocy. Acta neuropath. (Berl.) **3**, 144–149 (1963). – Zeman, W., Donahue, S., Dijken, P., Green, J.: The neuronal ceroid lipofuscinoses (Batten-Vogt syndrome). In Vinken and Bruyn: Handbook of clinical neurology, Vol. 10, 588–679. North Holland Amsterdam: 1970.

Die heredodegenerativen Erkrankungen der Netzhautperipherie*

Ringvorlesung

W. Jaeger, E. Alexandridis, O. Käfer, A. Tenner und E. Kraus-Mackiw (Universitäts-Augenklinik Heidelberg, Direktor: Prof. Dr. W. Jaeger)

Die heredodegenerativen Erkrankungen der Netzhaut werden eingeteilt in Krankheitsbilder, die in erster Linie die Netzhautperipherie betreffen (Pigmentosatypus), und solche, die in erster Linie die Macula und den hinteren Augenpol betreffen (Typus der Maculadegeneration). Über die hereditären Maculadegenerationen haben wir 1973 auf dem Kongreß der Deutschen Ophthalmologischen Gesellschaft berichtet. Die heredodegenerativen Erkrankungen der Netzhautperipherie sollen in der vorliegenden Ringvorlesung mit denselben Untersuchungsmethoden und in derselben systematischen Gliederung behandelt werden.

Wir hatten uns 1973 mit J. François (Gent) in der Weise in die Aufgabe geteilt, daß er über die Maculadegenerationen bei hereditären Stoffwechselerkrankungen sprach, wir dagegen über Maculadegenerationen, die ohne bisher bekannt gewordene Allgemeinerkrankungen einhergehen.

Auch bei dem vorliegenden Bericht über die heredodegenerativen Erkrankungen der Netzhautperipherie hat J. François diejenigen Krankheitsbilder übernommen, die mit Stoffwechselerkrankungen oder auch anderen Allgemeinkrankheiten kombiniert auftreten, während wir die auf das Auge beschränkten heredodegenerativen Erkrankungen der Netzhautperipherie besprechen. Es liegt in der Natur der Sache, daß die Übergänge fließend sind und daß die Fortschritte der Forschung manchmal spätere Korrekturen notwendig machen. Bei dem Krankheitsbild der Atrophia gyrata retinae et chorioidae wird Gelegenheit sein auf diese Frage noch näher einzugehen.

Die heredodegenerativen Erkrankungen der Netzhautperipherie, welche auf das Auge beschränkt bleiben, kann man am einfachsten nach der Lokalisation in den verschiedenen Schichten des Augenhintergrundes gliedern. Tabelle 1 zeigt, um welche Krankheitsbilder es sich handelt.

I. Lokalisation in den Retinaschichten (einschließlich Pigmentepithel).

In den *Retinaschichten* sind lokalisiert die verschiedenen Formen der Pigmentdegeneration samt Varianten und die übrigen Formen der tapetoretinalen Degenerationen.

Der Begriff der tapetoretinalen Degenerationen geht auf Theodor Leber zurück. Seine beiden grundlegenden Arbeiten aus den Jahren 1869 und 1872 bringen Ordnung in eine Vielzahl von meist ganz diffusen oder fehlerhaft interpretierten Einzelbeobachtungen anderer Autoren, die nach 1850, also nach Entdeckung des Augenspiegels, gemacht wurden.

Leber's Konzeption war, daß diese degenerativen Prozesse gemeinsam das Pigmentepithel und die Netzhaut betreffen, deshalb der Name tapetoretinale Degeneration. Die modernen Methoden der Fluoreszenzangiographie und der Chromatoophthalmoskopie können diese Arbeitshypothese glänzend bestätigen.

Ebenfalls auf Theodor Leber geht schon die Einteilung zurück, wonach tapetoretinale Degenerationen als Symptome von Allgemeinleiden abgegrenzt werden von den tapetoretinalen Degenerationen, die auf das Auge beschränkt bleiben. In unserer vorliegenden Ringvorlesung sollen nur die auf das Auge beschränkten Krankheitsbilder besprochen werden.

---

* Mit Unterstützung der Deutschen Forschungsgemeinschaft Sonderforschungsbereich 35 (Klinische Genetik).

481

Tabelle 1. Gliederung nach Lokalisation in den Schichten des Augenhintergrundes

I.   Lokalisation in den <u>Retinaschichten</u>
       (einschließlich Pigmentepithel)

1.) Pigmentdegeneration mit rezessiver Vererbung

2.) Dominante Form der Pigmentdegeneration

3.) X-chromosomale Form der Pigmentdegeneration.

4.) Retinitis punctata albescens und
    Fundus albipunctatus cum hemeralopia.

5.) Diffuse tapetoretinale Degenerationen.

II.   Lokalisation in den <u>tiefen Schichten</u>
       unter Einbeziehung der Aderhaut
       Tapetochorioideale Degenerationen

6.) Chorioideremie.

7.) Familiäre generalisierte Chorioidalsklerose.

8.) Atrophia gyrata Retinae et Chorioideae.

III.   Lokalisation in den <u>oberflächlichen Schichten</u>
       (Nervenfaserschicht, Membrana limitans interna,
       Glaskörpergrenzmembran).
       Hyaloideoretinale Degenerationen

9.) X-chromosomale Retinoschisis.

10.) Rezessive hyaloideo-retinale Degeneration.

11.) Dominante hyaloideo-retinale Degeneration.
     (Wagner).

Tabelle 1. Gliederung nach Lokalisation in den Schichten des Augenhintergrundes

II. Lokalisation in den tiefen Schichten unter Einbeziehung der Aderhaut.

In den *tiefen Schichten des Augenhintergrundes* finden sich die tapetochorioidealen Degenerationen, von denen die Chorioideremie und die Atrophia gyrata genauer besprochen werden sollen.

III. Lokalisation in den oberflächlichen Schichten (Nervenfaserschicht, Membrana limitans interna, Glaskörpergrenzmembran).

In den *oberflächlichen Schichten* sind die hyaloideo-retinalen Degenerationen lokalisiert, von denen insbesondere die X-chromosomal vererbte Retinoschisis und die dominante Wagner'sche Degeneration interessieren.

Im Verlauf unserer Darstellung werden wir zeigen können, daß gefährliche, zur Erblindung führende Krankheitsbilder sehr ähnlich aussehen wie relativ harmlose Befunde, welche nicht weiter fortschreiten und deshalb eine günstige Prognose haben. Aus diesem Grunde ist es wichtig, die in Tabelle 1 aufgeführten Krankheiten zuverlässig unterscheiden zu können. Der ophthalmoskopische Befund allein ist oft mehrdeutig. Er variiert auch innerhalb desselben Krankheitsbildes ganz erheblich.

In manchen Fällen gelingt es, mit der an der Heidelberger Klinik weiterentwickelten Chromatoophthalmoskopie bzw. Chromatophotographie eine zusätzliche Differenzierung zu erreichen. Das entscheidende

Kriterium ist aber meist das Ergebnis der subjektiven und objektiven Funktionsproben, – unter den subjektiven Funktionsproben hauptsächlich die Dunkeladaptation und unter den objektiven das ERG. Was in den einzelnen Schichten des Augenhintergrundes bei diesen Krankheiten vorgeht, zeigt dann außerdem die Fluoreszenzangiographie und die Histologie.

I. Heredodegenerative Erkrankungen der Netzhautperipherie mit Lokalisation in den Retinaschichten

Typische Pigmentdegeneration mit rezessiver Vererbung

Das Augenhintergrundsbild der Pigmentdegeneration mit den typischen Knochenkörperchenpigmenten, den verdünnten Netzhautgefässen, der atrophischen Papille und der Sklerose der Aderhautgefäße ist allgemein bekannt.

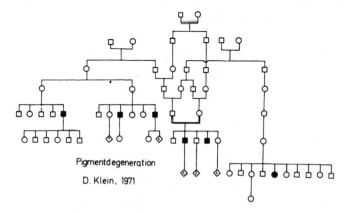

Abb. 1. Rezessiv vererbte Pigmentdegeneration aus einem Inzuchtgebiet mit Verwandtenehe (nach D. Klein, 1951)

Für mehr als 3/4 aller Patienten mit Pigmentdegeneration muß man autosomal-rezessive *Vererbung* annehmen. Abbildung 1 zeigt einen Stammbaum aus einem Inzuchtgebiet mit Verwandtenehe. Andere Stammbäume (Abb. 2) zeigen sporadisches Auftreten. Die Chance, auf einen Heterozygoten zu treffen, ist bei der Pigmentdegeneration sogar relativ groß. Die Heterozygotenhäufigkeit wurde für die Schweiz auf 1:42 berechnet. Daher rührt auch die Häufigkeit der sporadischen Fälle.

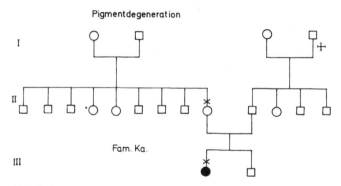

Abb. 2. Sporadisches Auftreten einer Pigmentdegeneration bei rezessivem Erbgang

483

Die *Funktionsstörungen* sind allgemein bekannt (Abb. 3 und 4). Der Visus bleibt verhältnismäßig lange erhalten. Das Gesichtsfeld beginnt mit ringförmigen Ausfällen und endet mit Spätstadium beim Röhrengesichtsfeld. Die Hemeralopie ist meist das erste subjektiv erkennbare Symptom. Schon relativ früh wird die Adaptationskurve monophasisch. Als Farbensinnstörung ist typisch, wenn auch nicht konstant, eine Rotverschiebung am Anomaloskop und eine erworbene Blausinnstörung.

Die *Augenhintergrundsbilder* bei Pigmentdegeneration sollen nun noch etwas differenziert werden durch die Anwendung der Chromatoophthalmoskopie. Durch Verwendung möglichst monochromatischen Lichtes in der Ophthalmoskopie können noch genauere Aussagen über den Zustand der einzelnen Schichten des Augenhintergrundes gemacht werden.

Das Prinzip der Methode der Chromatoophthalmoskopie wird schon seit langer Zeit angewendet. Aus diesem Grunde findet sich auch in fast jedem Augenspiegel ein Grünfilter, mit dem man die Strukturen der oberflächlichen Netzhautschichten genauer sehen kann als mit dem normalen Licht. Umgekehrt weiß man schon seit etwa 50 Jahren, daß man mit langwelligem Licht in die tieferen Schichten des Augenhintergrundes vordringen kann.

Es besteht heute der Vorteil, daß die Fa. Schott (Mainz) Interferenzfilter zur Verfügung stellt, die hohe Lichtstärke und zugleich hohe spektrale Reinheit liefern. Auf diese Weise ist

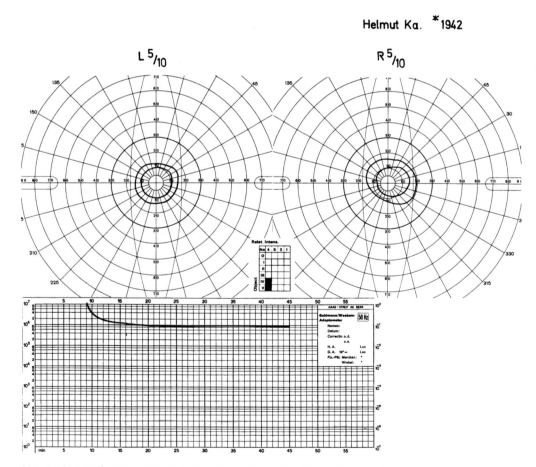

Abb. 3. Gesichtsfelder und Dunkeladaptation bei typischer Pigmentdegeneration

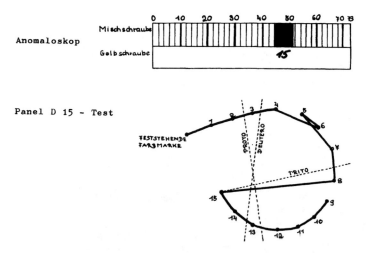

Abb. 4. Erworbene Farbensinnstörungen bei typischer Pigmentdegeneration

es möglich, den Augenhintergrund der Reihe nach mit einzelnen herausgeschnittenen Teilen des Spektrums zu untersuchen und auf diese Weise sehr differenzierte Angaben darüber zu machen, in welchen Schichten die einzelnen pathologischen Veränderungen in Netzhaut und Aderhaut liegen. Natürlich ist dazu eine sehr intensive Lichtquelle notwendig. Diese steht uns jedoch ebenfalls durch die moderne Technik in Gestalt der Xenon-Lampe zur Verfügung.

Mit denselben Filtern können natürlich auch Augenhintergrundsaufnahmen gemacht werden. Das Fotolaboratorium der Univ.-Augenklinik Heidelberg hat diese Technik zu hoher Vollkommenheit entwickelt, wie an den hier publizierten Farbbildern gezeigt werden kann.

Zunächst zum Augenhintergrundsbild der typischen Pigmentdegeneration der Netzhaut mit den bekannten knochenkörperchenartigen Pigmentierungen. Im kurzwelligen Licht fallen neben diesen Pigmentierungen außerdem noch fleckige, unregelmäßig begrenzte Aufhellungsherde und wie Pfeffer verstreute Punkte auf, — Veränderungen, denen wir bei allen Pigmentdegenerationen begegnen werden (Abb. 5). Im Bereich der hellen Flecken fehlt das Pigmentblatt. Das kurzwellige Licht wird von den darunter liegenden Schichten reflektiert. Die Knochenkörperchenpigmentierungen liegen in den vorderen Retinaschichten, die dunklen Punkte in Höhe des Pigmentblattes. Im langwelligen Grün (Abb. 6) erkennt man im Bereich der hellen Flecken, also dort, wo das Pigmentblatt zerstört ist, die Aderhaut.

Eine analoge Beobachtung ist in der *Fluoreszenzangiographie* zu machen (Abb. 7). Die knochenkörperchenähnlichen Pigmentierungen heben sich als dunkle Verschattungen sehr deutlich ab. Daneben leuchten Rarefizierungen des Pigmentepithels hell auf, an denen die Aderhautfluoreszenz besonders gut durchscheint.

Ein unentbehrlicher Bestandteil der Untersuchungsbefunde bei Pigmentdegeneration und allen verwandten Krankheitsbildern sind die *elektrophysiologischen Untersuchungen*. Schon zu einem Zeitpunkt, zu dem die ersten Fundusveränderungen noch gar nicht sichtbar sind, erlischt zunächst das *skotopische ERG*. Später verschwindet allmählich auch das *photopische ERG*. Nur selten bleibt ein kleines Restpotential für längere Zeit erhalten (Abb. 8). Bei dem hier demonstrierten Patienten ist bei Dunkeladaptation keine lichtabhängige Potentialschwankung mehr zu erkennen. Bei Helladaptation und intermittierenden Reizen — also beim photopischen ERG — erkennt man eine soeben bemerkbare Potentialschwankung.

485

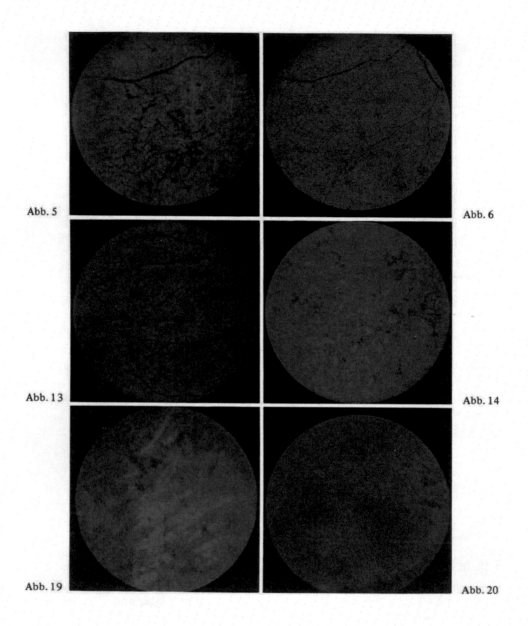

Abb. 5

Abb. 6

Abb. 13

Abb. 14

Abb. 19

Abb. 20

Dieses Verhalten des ERG ist allgemein bekannt und ein unerläßlicher Bestandteil unserer Diagnostik. Weniger bekannt ist das *Verhalten des EOG*, welches bei den Krankheitsbildern, die hier demonstriert werden sollen, ebenfalls außerordentlich typische Veränderungen liefert. Im EOG erlischt bei den tapetoretinalen Degenerationen frühzeitig der lichtabhängige. Teil des Potentials. Die obere Kurve, die in Abbildung 9 gezeigt wird, ist eine Mittelwertkurve von augengesunden Patienten. Diese Kurve erscheint in allen weiteren Bildern des EOG als Vergleichskurve.

Bekanntlich ist dies keine Originalkurve, sondern eine Kurve, die die Ausschläge der Potentiale angibt, zunächst in dem absteigenden Teil nach Ausschalten des Lichtes und dann im ansteigenden Teil beim Einschalten des Lichtes, also bei der Helladaptation der Netzhaut.

486

Abb. 5. Pigmentdegeneration der Netzhaut im kurzwelligen Licht (504 nm). Neben den typischen, knochenkörperchenartigen Pigmentierungen sieht man hier kleine, wie Pfeffer verstreute Punkte über den ganzen Fundus verteilt

Abb. 6. Pigmentdegeneration der Netzhaut im grünen Licht (543 nm). Im grünen Licht dieser Wellenlänge sieht man beim normalen Augenhintergrund keine Aderhautstrukturen, da das Pigmentblatt als Barriere wirkt. Hier ist das Pigmentblatt großflächig zerstört und man erkennt deshalb auch kleine Aderhautgefäße

Abb. 13. Gesundes Auge bei unilateraler Pigmentdegeneration im kurzwelligen Licht (504 nm). Am normalen Auge wird kurzwelliges Licht dieser Wellenlänge an der Netzhautoberfläche reflektiert bzw. in den oberen Netzhautschichten absorbiert. Bei der maximalen Lichtintensität, die uns beim Photographieren zur Verfügung steht, erscheint der Augenhintergrund dabei matt und stumpf

Abb. 14. Erkranktes Auge bei unilateraler Pigmentdegeneration im kurzwelligen Licht (504 nm). Der Augenhintergrund erscheint hier im Unterschied zum gesunden Partnerauge auffallend hell und glänzend. Anstatt auf stark absorbierende Netzhautschichten trifft hier das Licht auf eine besonders gut reflektierende Membran (die Photographie wurde mit derselben Blitzintensität gemacht wie das vorangegangene Bild)

Abb. 19. Sektorenförmige Pigmentdegeneration im kurzwelligen Licht (504 nm). Im Bereich der intakten Netzhaut wirkt der Fundus matt. Zwischen den knochenkörperchenartigen Pigmentierungen sieht der Augenhintergrund wesentlich heller aus und die Aderhautgefäße sind gut zu sehen

Abb. 20. Paravenöse Pigmentdegeneration mit massiven Pigmentierungen

---

Die beiden unteren elektrookulographischen Kurven in Abbildung 9 stammen von den Augen eines Patienten mit Pigmentdegeneration. Es ist zu erkennen, daß der lichtabhängige Teil bei den unteren Kurven fehlt. Das heißt also, die Kurve steigt beim Einschalten des Lichtes nicht wieder an. Wohl aber ist das sog. Basispotential erhalten. Dies bedeutet, daß die Kurve der Grundlinie parallel in einem gewissen Abstand verläuft. Bei später zu demonstrierenden Krankheitsbildern wird zu erkennen sein, daß auch dieses Basispotential verloren gehen kann.

Neben dem typischen, allgemein bekannten Bild der rezessiv vererbten Pigmentdegeneration gibt es nun eine Reihe von Varianten, sowohl nach der Lokalisation als auch nach dem Ausmaß der Pigmentierung.

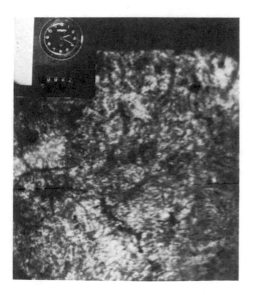

Abb. 7. Fluoreszenzangiographie bei Pigmentdegeneration: Die knochenkörperchenähnlichen Pigmentierungen heben sich als dunkle Verschattungen besonders deutlich ab. Daneben leuchten Rarefizierungen des Pigmentepithels hell auf, an denen die Aderhautfluoreszenz besonders gut durchscheint

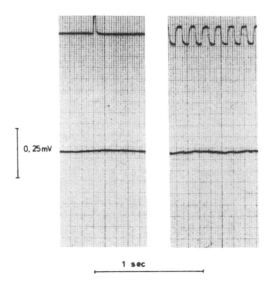

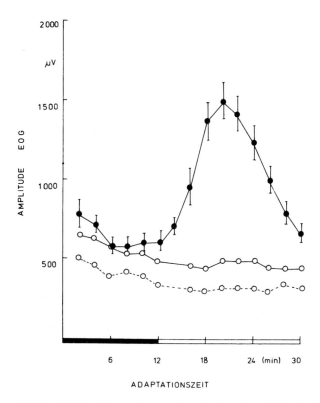

Abb. 8. Erloschenes skotopisches und photopisches ERG bei Pigmentdegeneration der Netzhaut

Abb. 9. EOG bei Pigmentdegeneration der Netzhaut. Fehlender Lichtanstieg. Gefüllte Symbole: Mittelwertkurve von augengesunden Personen

488

Unilaterale Pigmentdegeneration

Zunächst ein Beispiel für den unilateralen Befall (Abb. 10). Das rechte Auge des hier gezeigten Patienten ist völlig normal, das linke unterscheidet sich in *Befund und Funktionsstörung* in nichts von den eben beschriebenen typischen Fällen von Pigmentdegeneration. Um allerdings die Differentialdiagnose zu einseitigen entzündlichen Veränderungen des Augenhintergrundes, welche manchmal das Bild der Pigmentdegeneration sehr täuschend kopieren können, stellen zu können, ist der elektrophysiologische Befund eine unerläßliche Voraussetzung.

Die Diagnose einer unilateralen Pigmentdegeneration kann man nur stellen, wenn das *ERG* und das *EOG* des erkrankten Auges pathologisch, das des gesunden Auges völlig normal ist. Abbildung 11 zeigt bei einem Patienten mit unilateralem Befall das ERG des befallenen und das ERG des intakten Auges. Auf der befallenen Seite ist das ERG völlig erloschen, auf der gesunden Seite ist ein normales skotopisches und photopisches ERG zu sehen.

Der gleiche Unterschied kommt auch im EOG zum Ausdruck (Abb. 12). Oben ist das EOG des intakten Auges mit dem normalen Abfall bei Dunkeladaptation und Wiederanstieg des Potentials bei Helladaptation zu erkennen, unten das EOG des befallenen Auges. Hier kann man nur das Basispotential registrieren.

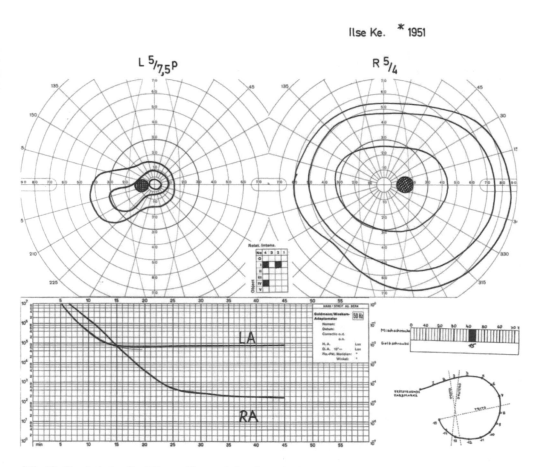

Abb. 10. Ergebnis der Funktionsprüfungen bei unilateraler Pigmentdegeneration

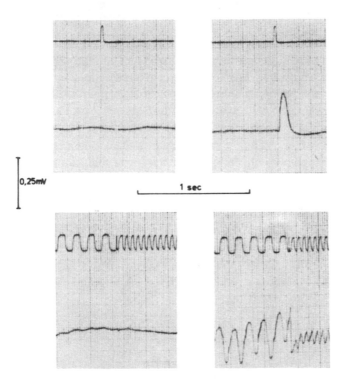

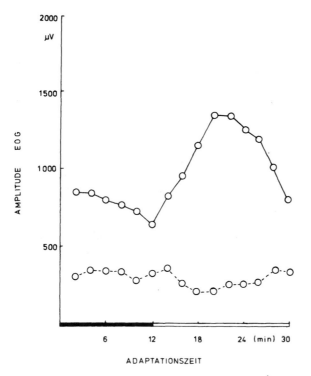

Abb. 11. ERG bei unilateraler Pigmentdegeneration. Links: Skotopisches (oben) und photopisches (unten) ERG des befallenen Auges; rechts: ERG des intakten Auges

Abb. 12. EOG bei unilateraler Pigmentdegeneration. Gestrichelt: EOG-Potential des befallenen Auges

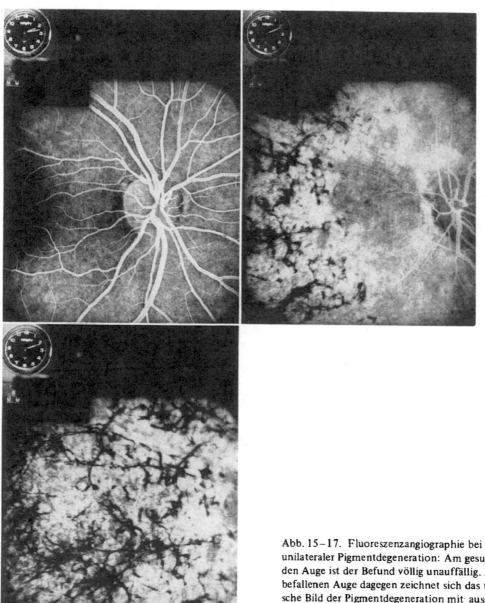

Abb. 15–17. Fluoreszenzangiographie bei unilateraler Pigmentdegeneration: Am gesunden Auge ist der Befund völlig unauffällig. Am befallenen Auge dagegen zeichnet sich das typische Bild der Pigmentdegeneration mit ausgeprägten Knochenkörperchenpigmentierungen in der Peripherie ab. Dazu finden sich Rarefizierungen des Pigmentepithels

Die Gegenüberstellung des gesunden und des kranken Auges gelingt auch sehr eindrucksvoll an den chromato-ophthalmoskopischen Bildern. Abbildung 13 zeigt, wie dunkel und matt der Augenhintergrund des normalen Auges im blau-grünen Licht wirkt. Abbildung 14 läßt erkennen, wie glitzernd und hell die Defekte im Pigmentepithel den Augenhintergrund des von Pigmentdegeneration befallenen Auges erscheinen lassen.

Auch im *fluoreszenzangiographischen Bild* ist am gesunden Auge der Befund völlig unauffällig (Abb. 15). Am befallenen Auge dagegen (Abb. 16 und 17) zeichnet sich das typische

Bild der Pigmentdegeneration mit ausgeprägten Knochenkörperchenpigmentierungen in der Peripherie ab. Dazu finden sich die Rarefizierungen des Pigmentepithels, wie sie mit nichts anderem verwechselt werden können.

Sektorenförmiger Befall bei Pigmentdegeneration

Der sektorenförmige Befall mit Pigmentdegeneration läßt jeweils an jedem Auge noch so viel normale Netzhaut bestehen, daß die *Dunkeladaptation* noch normal sein kann (Abb. 18). Die befallenen Sektoren liegen am Fundus und entsprechend im Gesichtsfeld spiegelbildlich symmetrisch. Abbildung 18 demonstriert einen Patienten, bei dem die Gesichtsfeldausfälle bitemporal unten liegen, da hier die Verwechslungsmöglichkeiten mit anderen Krankheitsbildern am ehesten gegeben sind. Es muß jedoch darauf hingewiesen werden, daß statistisch wesentlich häufiger andere Lokalisationen sind, insbesondere Lokalisationen im unteren Bereich des Augenhintergrundes, die dann Ausfälle in den oberen Quadranten des Gesichtsfeldes bewirken.

Bei den *elektrophysiologischen Untersuchungsmethoden* findet sich ein ähnlicher Befund wie bei den Funktionsprüfungen. Das skotopische ERG ist als Ergebnis der teilweise noch intakten Netzhaut zwar erheblich reduziert, jedoch nicht ganz erloschen. Auch das EOG ist reduziert. Man kann einen Abfall des Potentials bei Dunkeladaptation und eine leichte Zunahme bei Helladaptation ganz gut noch erkennen.

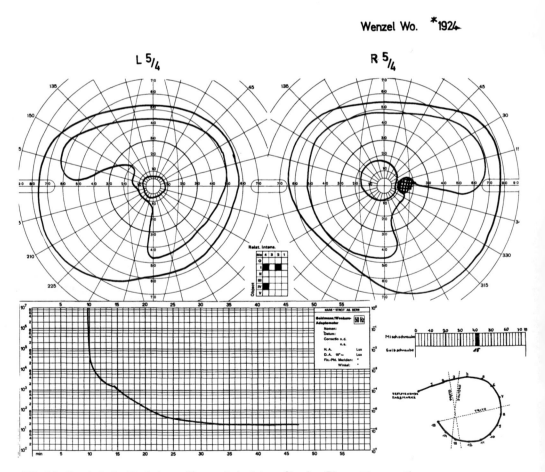

Abb. 18. Ergebnis der Funktionsprüfungen bei sektorenförmiger Pigmentdegeneration

Im *chromato-ophthalmoskopischen Bild* (Abb. 19) läßt sich am Rande der sektorenförmigen Pigmentdegeneration der Übergang vom normalen Netzhautbild mit seiner matten Farbe zu dem pathologischen Areal mit den Pigmentierungen und den hellen Flecken sehr genau erkennen. Der Rand des pathologischen Areals ist ziemlich scharf abgegrenzt. Und zwar läßt sich dies besonders gut im kurzwelligen Licht feststellen.

Paravenöse Pigmentdegeneration

Bei der paravenösen Pigmentdegeneration sind die Knochenkörperchenpigmente und die Aderhautatrophie exakt doppelseitig symmetrisch an den Netzhautvenenverlauf gebunden (Abb. 20). Der Stammbaum (Abb. 21) zeigt, daß es sich auch hier um *rezessive Vererbung* handelt.

Die *Funktionsausfälle* entsprechen der topographischen Lokalisation der pathologischen Veränderungen am Augenhintergrund. Der vergrößerte blinde Fleck weist unregelmäßige Ausziehungen auf. Die Dunkeladaptation ist zwar herabgesetzt, aber nicht monophasisch. Es ist eine allgemeine Erfahrung, daß solche Patienten sich noch bis ins hohe Alter ganz gut orientieren können (Abb. 22).

Im Fluoreszenzangiogramm der paravenösen Pigmentdegeneration (Abb. 23) zeichnen sich außerordentlich deutlich die Defekte des Pigmentepithels hell ab. Weiterhin heben sich die sehr massiven Pigmentierungen dunkel ab, wobei beide den Verlauf der großen Venen ganz exakt folgen.

Auch die *elektrophysiologischen Untersuchungsmethoden* demonstrieren, daß zwischen den degenerativen Straßen, welche den Augenhintergrund durchziehen, noch funktionstüchtige Netzhautstellen übrig bleiben. Das skotopische ERG ist subnormal. Das photopische liegt noch im Bereich der Norm. Etwas schlechter ist der Befund im EOG: Trotz der intakten funktionstüchtigen Netzhautanteile ist das EOG ganz erheblich reduziert (Abb. 24) wahrscheinlich als Zeichen einer diffusen Störung des Pigmentepithels, die über die Areale der sichtbaren Veränderungen noch hinausgeht. Aber das EOG ist eben doch nicht ganz erloschen, was den subjektiv erhaltenen Funktionen in etwa entspricht.

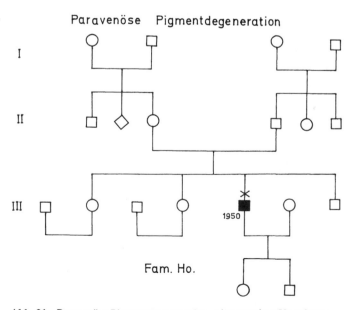

Abb. 21. Paravenöse Pigmentdegeneration mit rezessiver Vererbung

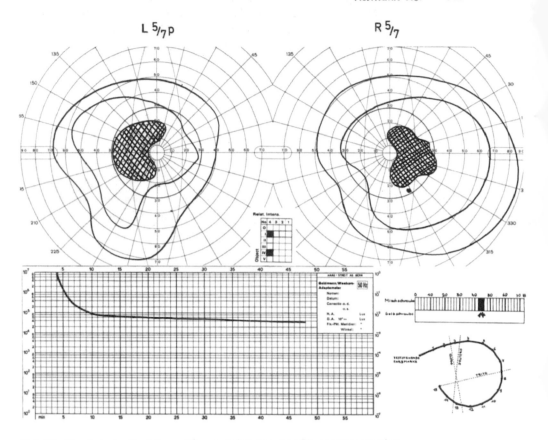

Abb. 22. Ergebnis der Funktionsprüfungen bei paravenöser Pigmentdegeneration

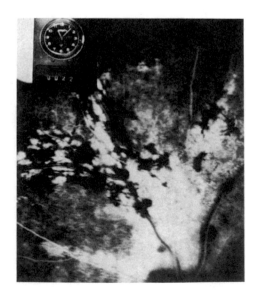

Abb. 23. Fluoreszenzangiographie bei paravenöser Pigmentdegeneration: Die Defekte des
Pigmentepithels erscheinen hell. Daneben heben sich die sehr massiven Pigmentierungen
dunkel ab, wobei beide dem Verlauf der großen
Venen folgen

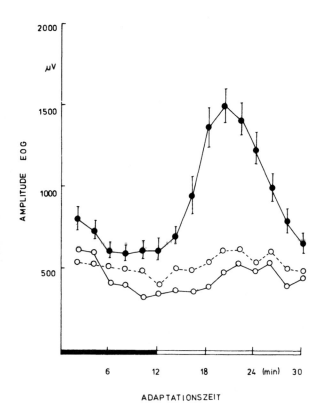

Abb. 24. EOG bei paravenöser Pigmentdegeneration

Auch im *Ausmaß der Pigmentierung* finden sich erhebliche Varianten. Vom Funktionsverlust her sind die Pigmentdegenerationen mit wenig Pigment genauso gefährlich wie die typischen Verlaufsformen und wie diejenigen mit viel Pigment.

Retinopathia paucipigmentosa

Entsprechend der *rezessiven Vererbung* tritt die Pigmentdegeneration mit wenig Pigment — früher Retinitis pigmentosa sine pigmento genannt, jetzt besser Retinopathia paucipigmentosa — auch meist sporadisch auf. Die Diagnose einer solchen sporadisch auftretenden Pigmentdegeneration mit wenig oder ohne Pigment ist manchmal vom Augenhintergrund allein her nicht mit voller Sicherheit zu stellen. Aus diesem Grunde sind bei dieser verhältnismäßig häufigen Variante der Pigmentdegeneration die zusätzlichen Untersuchungsmethoden für die Diagnose von großer Bedeutung.

Deshalb zunächst zu den *elektrophysiologischen Befunden:* Auch im ERG und EOG (Abb. 25 und 26) geht das Ausmaß des Funktionsverlustes mit dem Ausmaß der Pigmentansammlung und der Pigmentverklumpung nicht parallel. Im ERG und EOG eines Patienten mit Retinopathia paucipigmentosa sind ebenso schwere Ausfälle zu erkennen wie bei der typischen Pigmentdegeneration.

Gerade in Fällen, in denen keine typischen knochenkörperchenförmigen Pigmentierungen vorhanden sind, sind die Defekte im Pigmentepithel (Abb. 27) eine wichtige diagnostische Hilfe. Dieser Schwund des Pigmentepithels läßt sich sowohl *im kurzwelligen Licht* als auch

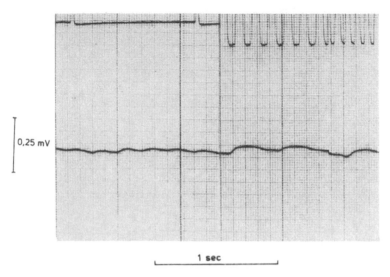

Abb. 25. Erloschenes ERG bei Retinopathia paucipigmentosa

im *Fluoreszenzangiogramm* (Abb. 28) sehr deutlich zeigen. Dadurch wird auch das Aderhautpigment zwischen den großen Aderhautgefäßen sichtbar.

Die *dominant vererbten Pigmentdegenerationen* sind wesentlich seltener als die rezessiven.
Nur 2 - 4% der Familien zeigen dominante Vererbung, allerdings mit einem Anteil von 20%

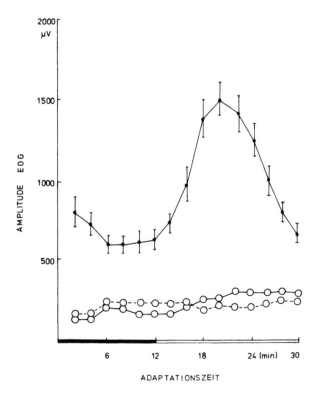

Abb. 26. EOG bei Retinopathia paucipigmentosa. Keinerlei Lichtanstieg

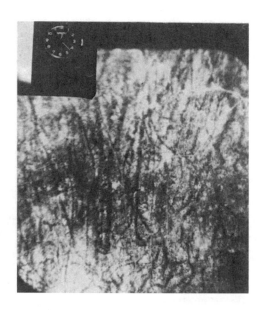

Abb. 28. Fluoreszenzangiographie bei Pigmentdegeneration mit wenig Pigment: Der Schwund
des Pigmentepithels kommt deutlich zur Darstellung. Dadurch wird das Aderhautpigment
zwischen den großen Aderhautgefäßen sichtbar

der Patienten, da natürlich innerhalb der einzelnen Stammbäume wesentlich mehr befallene
Patienten zu finden sind.

Autosomal-dominante Pigmentdegeneration

In dem Stammbaum der Abbildung 29 kommt zweimal eine Vererbung vom Vater auf den
Sohn vor. Damit ist der Beweis für autosomaldominante *Vererbung* erbracht.

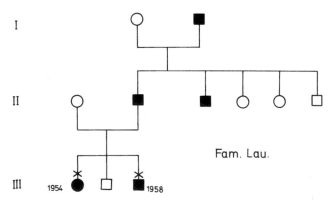

Abb. 29. Autosomal dominante Vererbung bei Pigmentdegeneration (zweimal Vererbung von Vater auf
den Sohn)

Ganz allgemein kann man sagen, daß bei der autosomal-dominanten Pigmentdegeneration die
Prognose günstiger ist, als bei der rezessiven (Abb. 30). Denn das dominante Gen dringt zwar
durch, wird aber durch das korrespondierende Gen im zweiten Chromosomensatz mitigiert.
Für die Patienten ist das von großer Bedeutung. Es ist deshalb wichtig, diese autosomal-
dominante Pigmentdegeneration zu kennen.

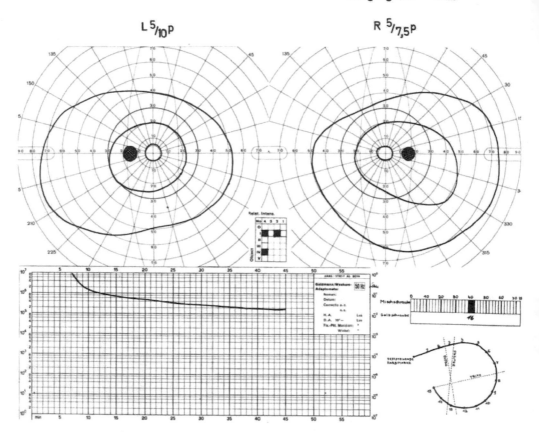

Abb. 30. Ergebnis der Funktionsprüfungen bei autosomal dominanter Pigmentdegeneration

Am *Augenhintergrund* ist dieser leichtere Verlauf sowohl im normalen Licht wie bei der Chromatoophthalmoskopie zu sehen. Diese Befunde wurden in ganz ähnlicher Weise bei allen untersuchten Patienten des Stammbaums der Abbildung 29 erhoben.

X-chromosomal-dominante Pigmentdegeneration

Diese eben geschilderte autosomal-dominant vererbte Pigmentdegeneration muß unterschieden werden von der X-chromosomaldominanten Pigmentdegeneration. Bei diesen Patienten ist die *Prognose* außerordentlich unterschiedlich, je nach dem, ob es sich um befallene Männer oder befallene Frauen handelt.

In dem Stammbaum der Abbildung 31 erfolgt die Übertragung über das X-Chromosom immer vom Vater auf die Tochter und von dieser wieder auf den Sohn. Die *männlichen Patienten* sind mit dem dominanten Gen auf dem X-Chromosom befallen. Da diese Patienten aber kein zweites X-Chromosom besitzen, handelt es sich um einen dominant-homozygoten Befall. Ein männlicher Patient mit X-chromosomal-dominanter Pigmentdegeneration zeigt deshalb stets einen ungewöhnlich schweren Befund und auch schwerste Funktionsausfälle (Abb. 32).

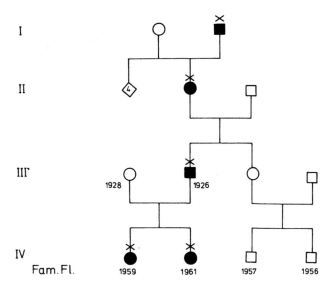

Abb. 31. X-chromosomal dominante Vererbung bei Pigmentdegeneration. Die Krankheit wird immer vom Vater auf die Tochter und von dieser wieder auf den Sohn vererbt

Umgekehrt wird bei der Tochter dieses Patienten (Abb. 33) die Wirkung des pathologischen Gens durch das Gen im normalen zweiten X-Chromosom mitigiert. Auf diese Weise sind die wesentlich besseren Funktionen bei diesen *weiblichen Patienten* zu erklären.

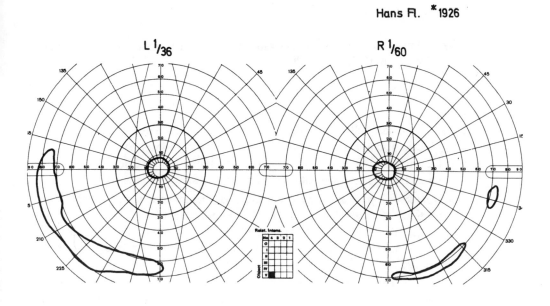

Dunkeladaptation und Farbsinnuntersuchung nicht mehr möglich

Abb. 32. Ergebnis der Funktionsprüfungen bei einem Patienten mit dominanter X-chromosomaler Pigmentdegeneration. Schwere Funktionsausfälle

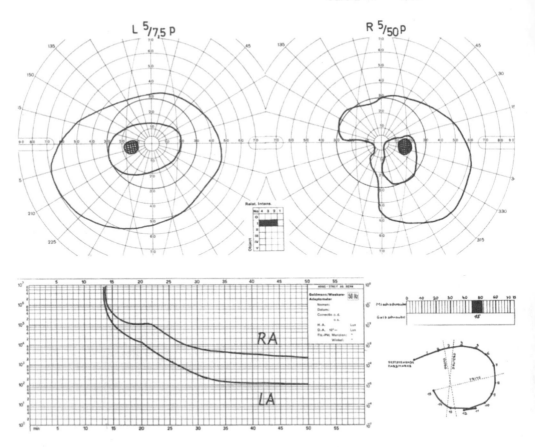

Abb. 33. Ergebnis der Funktionsprüfungen bei einer Patientin mit dominanter X-chromosomaler Pigment-degeneration. Lediglich geringe Funktionsausfälle

Man könnte vermuten, daß vielleicht der Altersunterschied zwischen dem Patienten der Abbildung 32 und dessen Tochter (Abb. 33) mit eine Rolle spielen würde. Wir konnten jedoch herausfinden, daß auch die Mutter des Patienten der Abbildung 32 trotz sicher nachgewiesener Pigmentdegeneration bis ins hohe Alter verhältnismäßig wenig behindert war.

Im *chromatoophthalmoskopischen Bild* erkennt man, daß bei männlichen und weiblichen Patienten das Pigmentblatt fast völlig zerstört ist. Der Fundus leuchtet im kurzwelligen Licht stets hell auf und läßt die Aderhautgefäße erkennen. Zusätzlich findet man jedoch bei den männlichen Patienten massive über den ganzen Fundus verteilte Pigmentierungen und fortgeschrittene Zeichen der Aderhautsklerose.

Auch im *Fluoreszenzangiogramm* (Abb. 34) zeigt sich der schwere Verlauf der Erkrankung beim Vater in einem fast vollständigen Schwund des Pigmentblattes und der Choriocapillaris. Außer den Netzhautgefäßen zeichnen sich nur noch die großen Aderhautgefäße ab, aus denen kein Farbstoff austritt. Die gute Darstellung der Aderhautgefäße bis in die Spätphase spricht für eine starke Strömungsverlangsamung in der Aderhaut. In der Peripherie (Abb. 35) heben sich nur noch einige Pigmentverklumpungen als dunkle Verschattungen ab.

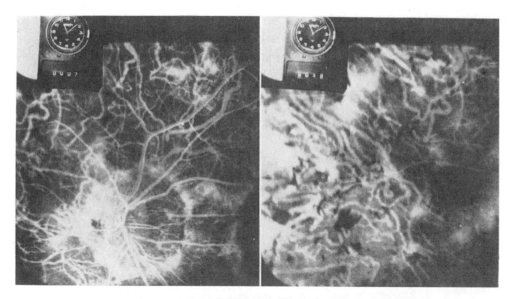

Abb. 34 und 35. Fluoreszenzangiographie bei X-chromosomal dominanter Pigmentdegeneration: Der schwere Verlauf der Erkrankung beim Vater äußert sich in einem fast vollständigen Schwund des Pigmentepithels und der Choriocapillaris. Außer den Netzhautgefäßen zeichnen sich nur noch die großen Aderhautgefäße ab, aus denen kein Farbstoff austritt. Die gute Darstellung der Aderhautgefäße bis in die Spätphase spricht für eine starke Strömungsverlangsamung in der Aderhaut

Die leichter verlaufende Erkrankung bei einer weiblichen Patientin (Abb. 36) zeigt zwar ebenfalls eine gewisse Rarefizierung des Pigmentepithels. Netzhaut- und Aderhautkreislauf (Abb. 37) erscheinen jedoch normal.

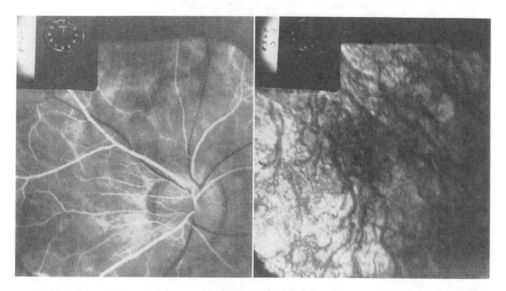

Abb. 36 und 37. Fluoreszenzangiographie bei X-chromosomal dominanter Pigmentdegeneration: Die leichter verlaufende Erkrankung bei einer weiblichen Patientin zeigt eine gewisse Rarefizierung des Pigmentepithels, Netzhaut- und Aderhautkreislauf erscheinen jedoch normal

X-chromosomal-rezessive-Pigmentdegeneration

Neben der eben beschriebenen X-chromosomal-dominanten Form gibt es auch noch eine X-chromosomal-rezessive Form, die in der üblichen und allgemein bekannten Weise übertragen wird, wie z.B. die Rot-Grünblindheit oder die Bluterkrankheit (Abb. 38).

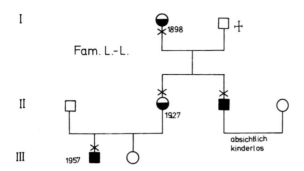

Abb. 38. X-chromosomal-rezessive Vererbung bei Pigmentdegeneration. Die Konduktorinnen zeigen den tapetoiden Reflex

Dieser Typus von Pigmentdegeneration ist bekannt für einen schnellen Funktionsverfall bei den in diesen Familien befallenen Männern. Der Grund dafür ist ebenfalls die Tatsache, daß die Männer in Ermangelung eines zweiten X-Chromosoms homozygot befallen sind. Häufig sind die männlichen Patienten dieser Familien schon zwischen dem 30. und 40. Lebensjahr völlig erblindet.

In Anbetracht dieses außerordentlich schweren Verlaufs ist es für die genetische Beratung von entscheidender Bedeutung, daß bei diesem Krankheitsbild die *heterozygoten Konduktorinnen* erkennbar sind und zwar an dem sog. tapetoiden Reflex.

Der *tapetoide Reflex* ist schon im normalen Licht des Augenspiegels (Abb. 39) gut zu erkennen. Noch besser läßt er sich im grünen Licht beobachten (Abb. 40). Allerdings besteht bei manchen Patienten eine gewisse Abhängigkeit von der vorausgegangenen Beleuchtung. Wenn ein Verdacht darauf besteht, daß es sich um eine Konduktorin für X-chromosomale Pigmentdegeneration handelt, so darf diese Patientin vor der Augenhintergrundsuntersuchung nicht zu hellem Licht ausgesetzt gewesen sein. Man spricht geradezu von einem „umgekehrten Mizuo'schen Phänomen".

Bei älteren Konduktorinnen läßt sich der tapetoide Reflex etwas schwerer erkennen, da er weiter in die Peripherie wandert, wobei der hintere Pol wieder ein fast normales Aussehen erhält. Die reflektierenden Veränderungen des tapetoiden Reflexes liegen innerhalb der Retina, wie sich chromatoophthalmoskopisch gut zeigen läßt. Es handelt sich um keine Reflexe der Netzhautoberfläche.

Im *Fluoreszenzangiogramm* ist der tapetoide Reflex bedauerlicherweise nicht erkennbar. Die beiden Konduktorinnen des Stammbaums der Abbildung 38 zeigen in der Fluoreszenzangiographie einen völlig normalen Augenhintergrund und Gefäßbefund. Dies würde ebenfalls dafür sprechen, daß der tapetoide Reflex in den inneren Netzhautschichten angeordnet ist. In Zweifelsfällen führt die Fluoreszenzangiographie also nicht zu einer Abklärung der Diagnose. Um so bedeutungsvoller ist es, daß die Chromatoophthalmoskopie den tapetoiden Reflex besser erkennen läßt als die Ophthalmoskopie im normalen Licht.

502

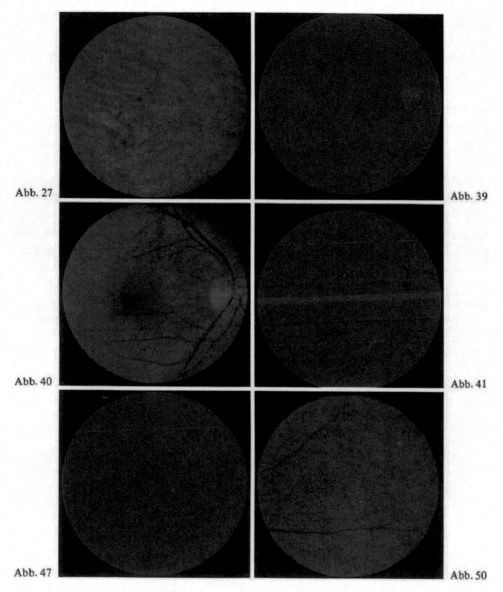

Abb. 27
Abb. 39
Abb. 40
Abb. 41
Abb. 47
Abb. 50

Abb. 27. Pigmentdegeneration mit wenig Pigment im kurzwelligen Licht (504 nm). Auf der Abbildung sieht man die einzigen Pigmentierungen, die man am ganzen Augenhintergrund gefunden hat. Den charakteristischen Pigmentblattschwund, der im kurzwelligen Licht den Einblick auf die Aderhautgefäße zuläßt, sieht man am ganzen Fundus

Abb. 39. Tapetoider Reflex bei Konduktorin einer X-chromosomalrezessiven Pigmentdegeneration

Abb. 40. Tapetoider Reflex bei Konduktorin einer X-chromosomalrezessiven Pigmentdegeneration im kurzwelligen Licht (504 nm). Im kurzwelligen Licht glänzen die Reflexe besonders schön, da das ganze kurzwellige Licht an der Oberfläche reflektiert wird, wenn es nicht absorbiert wird

Abb. 41. Retinitis punctata albescens. Man sieht zahlreiche, zum Teil konfluierende drusenartige Veränderungen in Pigmentblatthöhe

Abb. 47. Fundus albipunctatus cum hemeralopia im weißen Licht

Abb. 50. Fundus albipunctatus cum hemeralopia im grünen Licht (574 nm). Die drusenförmigen Gebilde haben alle die gleiche Größe und liegen in den verschiedensten Netzhautschichten: Vor und hinter den Netzhautgefäßen. Wie man besonders im grünen Licht sehen kann, ist das Pigmentblatt intakt

Retinitis punctata albescens

Das *Fundusbild* der Retinitis punctata albescens (Abb. 41) sieht völlig anders aus als das der Pigmentdegeneration. Trotzdem sind beide Krankheitsbilder eng miteinander verwandt. Die weißen Pünktchen der Retinitis punctata albescens und die Pigmentierungen der Pigmentdegeneration können sogar in der Netzhaut desselben Patienten unmittelbar nebeneinander vorkommen.

Die *Funktionsstörungen* bei Retinitis punctata albescens (Abb. 42) zeigen denselben fortschreitenden Charakter, wie eine Pigmentdegeneration und enden beim Flintenrohrgesichtsfeld.

Die Retinitis punctata albescens wird *rezessiv vererbt*, wie der Stammbaum (Abb. 43) zeigt.

Im *chromatoophthalmoskopischen Bild* der Retinitis punctata albescens sieht man zahlreiche, z.T. konfluierende, drusenartige Veränderungen in Pigmentblatthöhe.

Im *Fluoreszenzangiogramm* (Abb. 44) leuchten die für Retinitis punctata albescens typischen weißlichen Pünktchen als feine Defekte des Pigmentepithels auf. Bei diesen Patienten ist auch die Macula miterkrankt. Auch hier finden sich Defekte des Pigmentepithels sowie Pigmentverklumpungen.

Wir hatten Gelegenheit bei einem Patienten über fünf Jahre den Verlauf einer Retinitis punctata albescens zu beobachten. Abbildung 45 zeigt den Zustand des Jahres 1970, Abbildung 46 den Zustand des Jahres 1975. Daraus ist eine deutliche Zunahme und ein Fortschreiten des Krankheitsprozesses zu erkennen.

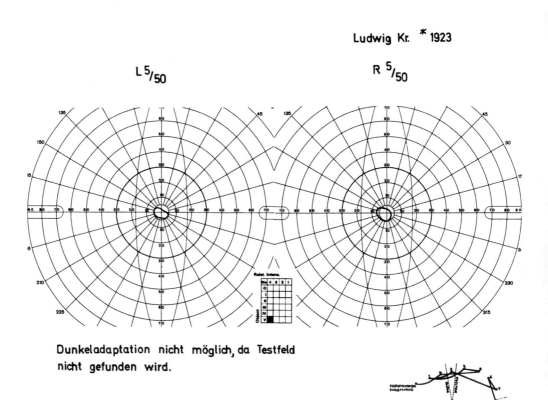

Ludwig Kr. * 1923

L ⁵/₅₀   R ⁵/₅₀

Dunkeladaptation nicht möglich, da Testfeld nicht gefunden wird.

Abb. 42. Ergebnis der Funktionsprüfungen bei Retinitis punctata albescens

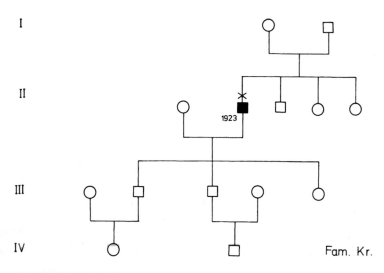

I

II

1923

III

IV

Fam. Kr.

Abb. 43. Rezessive Vererbung bei Retinitis punctata albescens

Fundus albipunctatus cum hemeralopia

Der Fundus albipunctatus cum hemeralopia kann auf den ersten Blick ebenso aussehen wie eine Retinitis punctata albescens (Abb. 47). Trotzdem handelt es sich um ein ganz anderes Krankheitsbild. Die einzige *Funktionsstörung* (Abb. 48) bei diesen Patienten ist die Hemeralopie, die schon seit Jugend besteht und nicht fortschreitet. Vom Verlauf her bestehen also gewisse Verbindungen zur idiopathischen Hemeralopie, die sich ebenfalls dadurch auszeichnet, daß die Hemeralopie völlig stationär ist und keinerlei Fortschreiten beobachten läßt.

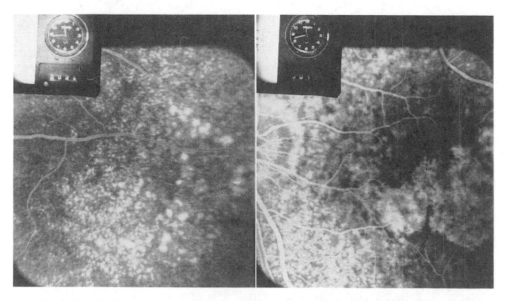

Abb. 44 und 45. Fluoreszenzangiographie bei Retinitis punctata albescens: Die typischen weißlichen Pünktchen leuchten als feine Defekte des Pigmentepithels auf. Bei diesem Patienten ist auch die Macula mit erkrankt. Auch hier finden sich Defekte des Pigmentepithels sowie Pigmentverklumpungen

505

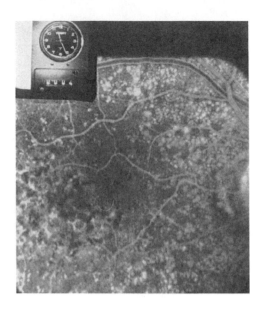

Abb. 46. Fluoreszenzangiographie bei
Retinitis punctata albescens: Der Maculabefund
des selben Patienten fünf Jahre früher ist wesentlich weniger ausgeprägt. Daraus ergibt sich eine
deutliche Zunahme und ein Fortschreiten des
Krankheitsprozesses innerhalb des Beobachtungs-
zeitraumes

An einem Patienten mit Fundus albipunctatus cum hemeralopia, der 60 Jahre früher publiziert worden war, hat A. Franceschetti eine sehr genaue Nachuntersuchung durchgeführt. Er
hat keinerlei Verschlechterung des Befundes feststellen können.

Auch der Fundus albipunctatus cum hemeralopia wird wie am Stammbaum Abbildung 49 erkennbar ist, *rezessiv vererbt*.

H.G. ♀ * 1915

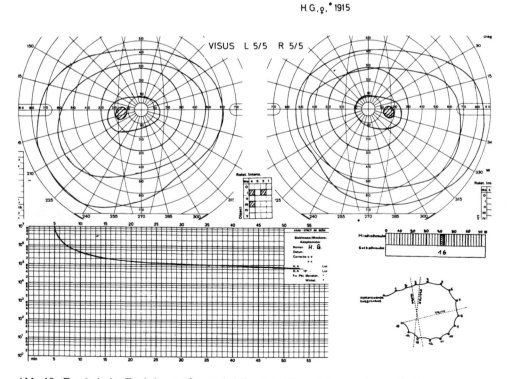

Abb. 48. Ergebnis der Funktionsprüfungen bei Fundus albipunctatus cum hemeralopia

506

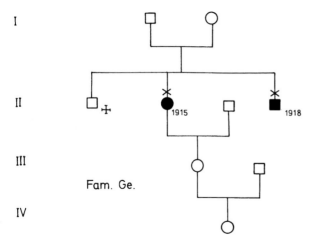

Abb. 49. Vererbung bei Fundus albipunctatus cum hemeralopia

Im *chromatoophthalmoskopischen Bild* (Abb. 50) sieht man beim Fundus albipunctatus kleine in Pigmentblatthöhe liegende Drusen, die in der Peripherie des Augenhintergrundes zunehmen, so daß der ganze Augenhintergrund von zahlreichen kleinen, hellen Körperchen übersät ist, die in verschiedenen Retinaschichten liegen, z.T. sogar vor den Gefäßen.

Auch im *fluoreszenzangiographischen Bild* (Abb. 51) finden sich diese Aufhellungen, welche teils ins Pigmentblatt, teils in die oberflächlicheren Schichten der Netzhaut zu lokalisieren sind.

In diesem Kongreßbericht werden die Zusammenhänge zwischen Retinitis punctata albescens und Fundus albipunctatus cum hemeralopia in einer Demonstration von H. Krastel (Heidelberg) noch eingehender untersucht. Dabei stellt sich heraus, daß die Verhältnisse möglicherweise doch noch komplizierter sind und eine so klare Abgrenzung – auch vom genetischen Standpunkt – zwischen Retinitis punctata albescens und Fundus albipunctatus cum hermeralopia nicht möglich ist.

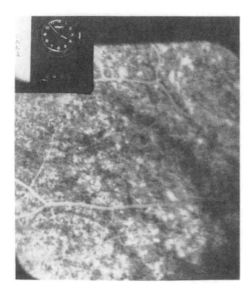

Abb. 51. Fluoreszenzangiographie bei Fundus albipunctatus cum hemeralopia: Besonders in der Peripherie sind feine punktförmige Aufhellungen erkennbar, bei denen es sich um feinste Defekte des Pigmentblattes handelt

Tapetoretinale Amaurose (Leber)

Eine Sonderstellung unter den tapetoretinalen Degenerationen nehmen die congenitalen amaurotischen Formen an. Schon in der ersten grundlegenden Arbeit Theodor Leber's 1869 wurden sie in völlig zutreffender Weise diesem Formenkreis zugeordnet und als diffuse tapetoretinale Degenerationen bezeichnet, bei denen sofort die gesamte Netzhaut betroffen ist.

Jeder Augenarzt kennt die schwierige diagnostische Situation, wenn Eltern ein Kind im ersten Lebensjahr zu ihm bringen, von dem vermutet wird, daß es wohl blind sei. Meist findet man in der Peripherie des Augenhintergrundes fleckförmige Aufhellungen und Pigmentierungen. Einige derartige Augenhintergundsbilder sind in der Monographie von Franceschetti-Francois-Babel dargestellt.

Erst das völlig erloschene ERG vermag dann die Diagnose einer Leber'schen tapetoretinalen Amaurose zu sichern. In solchen Fällen müssen die Eltern dieser Kinder darauf vorbereitet werden, daß der Besuch einer Blindenschule wohl garnicht zu vermeiden ist. Die Früherfassung und Frühbetreuung blinder Kinder, die sowohl die Eltern als auch später dann die Kinder auf die Ausbildung in einer Blindenschule vorbereitet, hat sich als große Hilfe erwiesen.

Die Leber'sche tapetoretinale Amaurose wird in der Regel *rezessiv vererbt*. Der Stammbaum der Abbildung 52 stammt von einer Familie, die an der Heidelberger Klinik noch in der Zeit von Theodor Leber untersucht wurde. Alle betroffenen Patienten sind in der von der Heidelberg Klinik betreuten Blindenschule erzogen und in ihrem weiteren Lebensschicksal verfolgt worden.

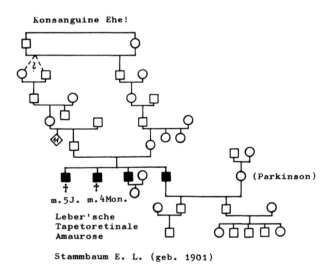

Abb. 52. Leber'sche tapetoretinale Amaurose bei vier Geschwistern aus konsanguiner Ehe. Rezessive Vererbung

Es besteht aber leider kein Zweifel daran, daß es ganz selten auch echte *dominante Vererbungen* gibt. Beispiele dafür finden sich in der Monographie von Franceschetti-François-Babel. Es ist demnach bei der genetischen Beratung äußerste Vorsicht geboten. Es muß sehr genau untersucht werden, ob nicht doch in der Ascendenz eines der beiden Ehegatten schon einmal eine tapetoretinale Amaurose oder ein ähnliches Krankheitsbild vorgekommen ist.

II. Lokalisation in den tiefen Schichten unter Einbeziehung der Aderhaut

Tapetochorioideale Degenerationen

Chorioideremie

Die Chorioideremie führt bei den männlichen Patienten über eine zunehmende Sklerosierung der Aderhautgefäße zum Schwund der Aderhaut und damit zur Erblindung (Abb. 53).

Bei jungen Patienten in den Frühstadien finden sich unregelmäßige, landkartenförmige Gesichtsfeldausfälle und Störungen der Dunkeladaptation. Der Visus ist dagegen noch gut (Abb. 54).

Tabelle 2. Stadien der Augenhintergrundbefunde bei Chorioideremie

	Peripapillärer Bereich	Intermediäre Zone	Peripherie
Frühstadium	Eben erkennbare Atrophie der peripapillären Aderhautgefässe	Feine Pigmentierungen	Vermehrt sichtbare Aderhautgefässe
Fortgeschrittenes Stadium	Massive Sklerose der Aderhautgefässe	Landkartenförmige Zone mit völligem Aderhautschwund. Dazwischen Pigmentklumpen.	Unregelmässige Pigmentinseln zwischen atrophischen Bezirken
Endstadium	Aderhaut völlig zugrundegegangen Fundus sieht gelblichweiss aus. Dazwischen einzelne fleckige Pigmentreste.		

Tabelle 3. Funktionsverfall bei Chorioideremie

	Visus	Gesichtsfeld	Dunkeladaptation	Farbensinn
Frühstadium	Verhältnismässig gut	Inselförmige Ausfälle	Von Anfang an gestört	Erworbene Tritostörung
Fortgeschrittenes Stadium	Auf weniger als 1/7 herabgesetzt	Unregelmässige, teils landkartenförmige, teils ringförmige Skotome	Nachtblindheit	Progressive konkomittierende Farbensinnstörung
Endstadium	völlige Erblindung			

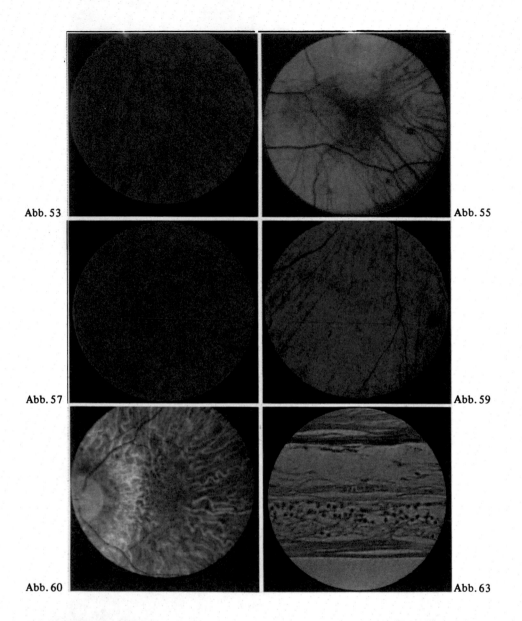

Abb. 53

Abb. 55

Abb. 57

Abb. 59

Abb. 60

Abb. 63

Tabelle 2 und 3 zeigen, wie *Augenhintergrund* und *Funktion* in gleicher Weise dem Untergang preisgegeben sind. Etwa um das 40. Lebensjahr ist mit unbarmherziger Konsequenz der totale Schwund der Aderhaut abgeschlossen, welcher zur Erblindung führt (Abb. 55).

Die Chorioideremie wird *intermediär-X-chromosomal vererbt* (Abb. 56). Jeweils die Mütter und alle Töchter der befallenen Patienten zeigen ein charakteristisches Fundusbild mit tiefliegenden feinkörneligen Pigmentierungen der Netzhautperipherie (Abb. 57).

Die Funktion ist bei diesen Konduktorinnen völlig normal, auch am ERG und EOG sind keinerlei Störungen zu beobachten.

Wegen der schlechten Prognose der Chorioideremie ist dieser Befund bei den Konduktorinnen für die genetische Beratung von allergrößter Bedeutung. Man kann ihn auch noch durch die *Fluoreszenzangiographie* bestätigen (Abb. 58 a + b). Hier sind die Defekte des Pigmentepithels und die Pigmentverklumpungen in den tieferen Schichten besonders gut erkennbar.

510

Abb. 53. Junger männlicher Patient mit Chorioideremie im weißen Licht

Abb. 55. Älterer männlicher Patient mit Chorioideremie, der an dieser Erkrankung erblindet ist: Die Aderhaut ist fast total geschwunden

Abb. 57. Konduktorin bei der intermediär X-chromosomal vererbten Chorioideremie. In der Netzhautperipherie sieht man tiefliegende, feinkörnelige Pigmentierungen

Abb. 59. Junger männlicher Patient mit Chorioideremie im grünen Licht (543 nm). Auf der Abbildung im grünen Licht erkennt man besonders gut die dünnen Blutsäulen der sklerotisch veränderten Aderhautgefäße

Abb. 60. Junger männlicher Patient mit Chorioideremie. Auf diesem Bild, das mit einem infrarotempfindlichen Film aufgenommen wurde, sieht man im Maculagebiet noch einen geringen Rest des Pigmentblattes an der braungelben Färbung

Abb. 63. Rechtes Auge, mittlere Peripherie. Die Netzhaut zeigt Reste der inneren Körnerschicht und eine vollständige Gliosierung der Nervenfaser- und Ganglienzellschicht. Die äußeren Netzhautanteile sowie das retinale Pigmentepithel und die Bruchsche Membran fehlen vollständig. Die Aderhaut ist artefiziell etwas aufgelockert, so daß ein kleines, blutführendes Gefäß erkennbar wird. (H.-E. 10fach– (nach P. Grützner, M. H. Vogel, 1973)

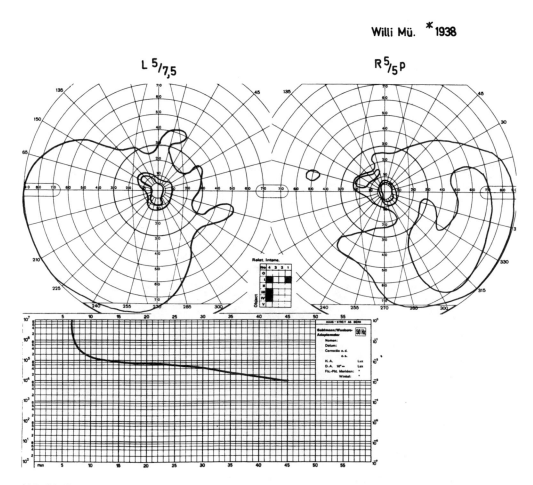

Abb. 54. Ergebnis der Funktionsprüfungen bei einem Patienten mit Chorioideremie im Anfangsstadium

Familie Pf.

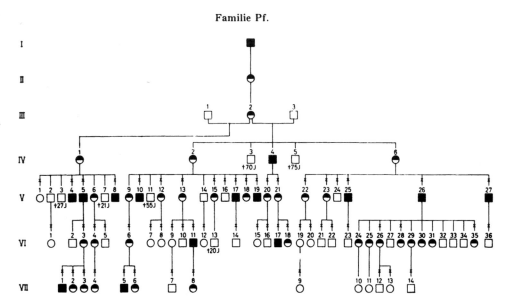

Abb. 56. Intermediär X-chromosomale Vererbung bei Chorioideremie (nach Jaeger und Grützner)

Nun aber wieder zurück zu den *Befunden bei männlichen Patienten*: Bei einem jüngeren Patienten im Anfangsstadium (Abb. 59) sind die Aderhautgefäße weitgehend sklerosiert. Im grünen Licht erkennt man nur noch fadendünne Blutsäulen. Auf dem infrarotempfindlichen Film (Abb. 60) ist lediglich noch ein kleiner Pigmentblattrest im Maculabereich erkennbar, der sich mit dieser Aufnahmetechnik in einer ockerfarbenen Tönung darstellt.

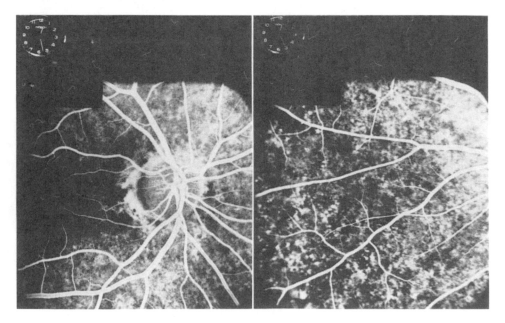

Abb. 58 a und b. Fluoreszenzangiographie bei einer Chorioideremie-Konduktorin: Die Defekte des Pigmentepithels und die Pigmentverklumpungen sind besonders gut erkennbar

Bei einem schwerer betroffenen Patienten ist am hinteren Pol nur noch ein kleiner Pigmentblattrest vorhanden, sonst sieht man lediglich auf die blanke Sklera.

Auch im *elektrophysiologischen Befund* spiegelt sich der fortschreitende Funktionsverfall.
Im ERG verschwinden die Potentiale in demselben Ausmaß, in dem das Gewebe des Augenhintergrundes zugrunde geht. Ein auffälliger und wissenschaftlich neuer Befund ließ sich im
EOG finden. Bei allen bisher vorgestellten Krankheitsbildern konnte man erkennen, daß der
von der Lichteinwirkung unabhängige Teil des Potentials, das sog. Basispotential in einer bestimmten Höhe ohne Schwankungen nach oben und unten erhalten bleibt. Dieses Basispotential ist vom Zustand der Aderhaut abhängig. Wahrscheinlich liegt der Generator des Potentials in der Aderhaut, während der Generator der lichtabhängigen Oszillationen an der Grenzschicht von Aderhaut zu Pigmentepithel liegt.

Wenn jedoch Pigmentepithel und Aderhaut zugrunde gehen, dann *verschwindet auch das
Basispotential* (Abb. 61). Im oberen Teil der Abbildung sieht man das EOG eines Patienten
im Frühstadium. Man kann ein lichtunabhängiges Basispotential von etwa 400 uV erkennen.
Im unteren Teil der Abbildung sieht man das EOG des Patienten im fortgeschrittenen Stadium mit der fast völlig verschwundenen Aderhaut. Hier ist das Basispotential nur als ein soeben noch meßbarer Rest geblieben.

Auch die *Fluoreszenzangiographie* läßt erkennen, daß im Endstadium das Pigmentepithel
und die Choriocapillaris völlig geschwunden sind (Abb. 62). Es werden nur noch große Aderhautgefäße sichtbar, aus denen kein Farbstoff austritt und in denen die Zirkulation stark verlangsamt ist.

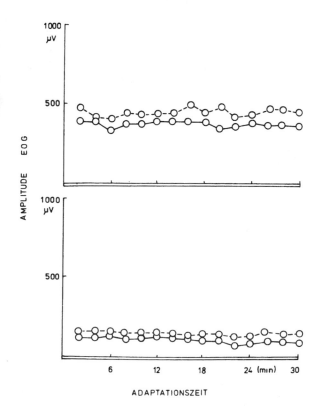

Abb. 61. EOG bei Chorioideremie. Oben Frühstadium; unten Spätstadium mit fast völlig geschwundener
Aderhaut

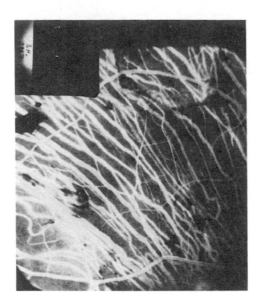

Abb. 62. Fluoreszenzangiographie bei
Chorioideremie: Im Endstadium sind Pigmentepithel und Choriocapillaris völlig geschwunden.
Es werden nur noch große Aderhautgefäße
sichtbar, aus denen kein Farbstoff austritt und
in denen die Zirkulation stark verlangsamt ist

Dies entspricht auch dem *histologischen Bild*. Einer der Patienten, der in früheren Jahren von
der Heidelberger Augenklinik untersucht wurde, hat in seinem Testament festgelegt, daß
seine Augen nach seinem Tode einer histologischen Untersuchung zugeführt werden sollten.
Abbildung 63 stammt von diesem Patienten. Es läßt sich erkennen, daß Pigmentepithel und
Chorioidea völlig fehlen, bis auf einige Uveamelanocyten, die als Rest noch erhalten sind.
Nur vereinzelt lassen sich auch noch kleine Gefäßausschnitte ausmachen. Soweit überhaupt
vorhanden, ist von der Netzhaut nur noch eine gliös veränderte zusammengesinterte Nerven-
faser- und Ganglienzellschicht erkennbar.

Atrophia gyrata retinae et chorioideae

Das Bild der Atrophia gyrata kann dem einer fortgeschrittenen Chorioideremie sehr ähnlich
sein (Abb. 64). Trotzdem handelt es sich um zwei verschiedene Krankheitsbilder.

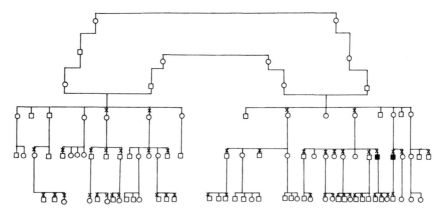

Abb. 65. Rezessive Vererbung bei Atrophia gyrata retinae et chorioideae mit doppelter
Konsanguinität (nach Schäfer und Tenner)

Die Atrophia gyrata wird *rezessiv vererbt*. Der in Abbildung 65 dargestellte Stammbaum stammt von einer Familie, die aus einem Gebiet des nördlichen Odenwaldes stammt, in dem Verwandtenehen verhältnismäßig häufig zu finden sind. Im Gegensatz zur Chorioideremie konnten bei der Atrophia gyrata bisher keine Fundusveränderungen bei Heterozygoten gefunden werden. Es bleibt allerdings noch eine offene Frage, ob intensive Suche mit neuen Methoden nicht vielleicht doch die Möglichkeit eröffnet, bei Heterozygoten Mikrobefunde herauszufinden.

Untersuchungen der letzten Jahre haben ergeben, daß die Atrophia gyrata mit einem Stoffwechseldefekt verknüpft ist. Ein Enzymdefekt im Aminosäurestoffwechsel führt dazu, daß an den befallenen Patienten eine *Ornithinämie* mit sehr hohen Werten im Serum entsteht.

Bei vier Patienten aus zwei Familien, die vom ophthalmologischen Befund her sicher in die Atrophia gyrata einzureihen sind, haben wir auf Ornithinämie untersuchen lassen (Priv.-Doz. Dr. Dr. Lutz, Univ.-Kinderklinik, Heidelberg) und dabei entweder keine oder nur eine geringe Erhöhung des Ornithins finden können. Da andererseits die Kombination von Atrophia gyrata und Ornithinämie von zahlreichen Untersuchern bestätigt ist, muß überlegt werden, ob es möglicherweise zwei verschiedene Formen von Atrophia gyrata gibt: Eine Form mit gleichzeitig bestehendem Enzymdefekt, welcher zur Ornithinämie führt, und eine andere Form ohne Stoffwechselstörung.

Bei den Patienten mit Atrophia gyrata entsprechen den großen bogenförmig und ringförmig angeordneten atrophischen Bezirken der Aderhaut große bogenförmige *Gesichtsfelddefekte*

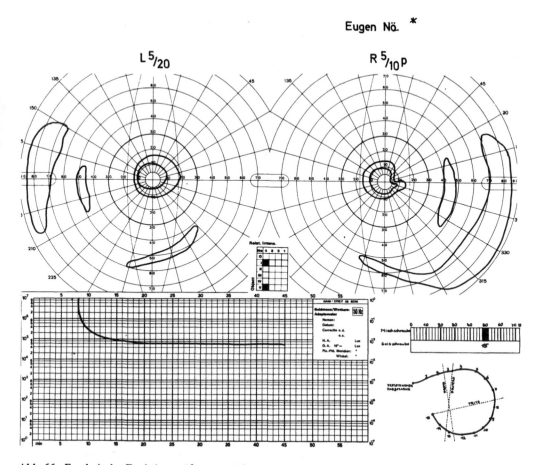

Abb. 66. Ergebnis der Funktionsprüfungen bei fortgeschrittener Atrophia gyrata retinae et chorioideae

515

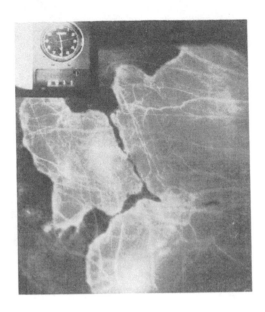

Abb. 67. Fluoreszenzangiographie bei Atrophia gyrata: Stellenweise zeichnet sich ein vollständiger Schwund von Pigmentepithel und Choriocapillaris ab. Die Reste des Pigmentepithels sind girlandenförmig zur atrophischen Aderhaut begrenzt

(Abb. 66): Diese Areale nehmen im Laufe des Lebens zu. Die Patienten bekommen fast regelmäßig noch eine Cataracta complicata, was den Visusverfall noch beschleunigt.

Im *Fluoreszenzangiogramm* der Atrophia gyrata (Abb. 67) zeichnet sich stellenweise ein vollständiger Schwund von Pigmentepithel und Choriocapillaris ab. Die Reste des Pigmentepithels sind girlandenförmig zur atrophischen Aderhaut begrenzt. In der Spätphase kommt es dann zu einer zarten diffusen Anfärbung der Sklera, was sonst nie sichtbar ist, weil Aderhaut darüber liegt.

Die *elektrophysiologischen Untersuchungsergebnisse* sind ebenfalls außerordentlich typisch: Wie bei der Chorioideremie ist auch bei der Atrophia gyrata das ERG frühzeitig pathologisch. Mit der Manifestation des klinischen Befundes erlischt zunächst das skotopische und später auch das photopische ERG. Im EOG sehen wir ein ähnliches Verhalten wie bei der Chorioideremie (Abb. 68), nicht nur den Ausfall des lichtabhängigen Potentials, sondern auch eine erhebliche Abnahme des Basispotentials.

III. Lokalisation in den oberflächlichen Schichten (Nervenfaserschicht, Membrana limitans interna, Glaskörpergrenzmembran)

X-chromosomal vererbte Retinoschisis

Schließlich sollen diejenigen heredodegenerativen Krankheitsbilder besprochen werden, die in den oberflächlichen Schichten der Netzhaut zu lokalisieren sind. Dazu gehört in erster Linie die X-chromosomal vererbte Retinoschisis, die mit ihrem typischen *Erbgang* bei den befallenen Männern zur Netzhautspaltung im temporal unteren Quadranten und sekundärer Lochbildung in der Schisiswand führt.

Hinzu kommt eine radiäre Netzhautfältelung in der Macula, die bei den Patienten den zentralen Visus und den Farbensinn beeinträchtigt. Im normalen Licht ist diese radiäre Fältelung manchmal etwas schwer zu sehen. Im grünen kommt sie deutlicher heraus.

Die X-chromosomale Retinoschisis ist in unserem Referat über „Hereditäre Maculadegenerationen" ausführlich beschrieben und auch mit chromatoophthalmoskopischen Bildern dokumentiert (Ber. dtsch. Ophthalm. Ges. **73**, 695–753 (1975)). Auf die dort publizierten Befunde kann verwiesen werden.

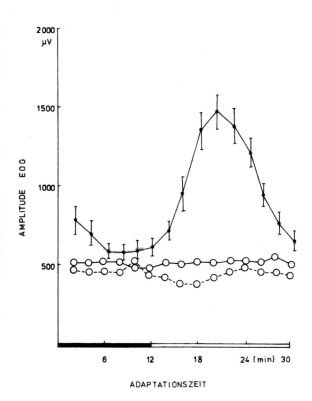

Abb. 68. EOG bei Atrophia gyrata

Die *Gesichtsfeldausfälle* bei X-chromosomaler Retinoschisis und die sonstigen Funktionsausfälle entsprechen der anatomischen Lage am Augenhintergrund (Abb. 69). Im *Augenhintergrundsbild* kann man bei Verwendung von normalem Licht die Schisis und das Schichtloch gut erkennen (Abb. 70). Durch das Schichtloch hindurch sieht man auf die Aderhaut. Im blaugrünen Licht (Abb. 71) sind die Netzhautschisis und die Schisis-Foramengrenzen durch die Reflexe deutlich markiert. Die Aderhaut kann man hier unterhalb des Schichtloches nicht erkennen. Im gelbgrünen Licht (Abb. 72) dagegen sind die Netzhautgefäße sehr deutlich, da hier durch das Blut die stärkste Absorption eintritt. Auch kommt die Struktur der Aderhaut hier wieder etwas heraus.

Hyaloideo-tapetoretinale Degeneration nach Goldmann-Favre

Ein Krankheitsbild, welches der X-chromosomal vererbten Retinoschisis sehr ähnlich ist, aber autosomal rezessiv vererbt wird, ist die hyaloideo-tapetoretinale Degeneration nach Goldmann-Favre.

Ähnlich wie bei den Patienten mit X-chromosomaler Retinoschisis finden sich bei dieser Netzhautdegeneration der Peripherie große Schisisräume im temporal unteren Quadranten zum Teil mit Löchern im inneren und äußeren Blatt. Auch Maculaveränderungen in Form eines mikrocystischen Oedems wurden bei diesen Patienten beobachtet.

Das ERG zeigt keinerlei Potentiale. Es handelt sich also um eine echte tapetoretinale Degeneration. Dadurch ist dieses Krankheitsbild gut zu unterscheiden von dem nächsten, welches als letztes einschlägiges Krankheitsbild hier besprochen werden soll, der Wagner'schen hyaloideo-retinalen Degeneration.

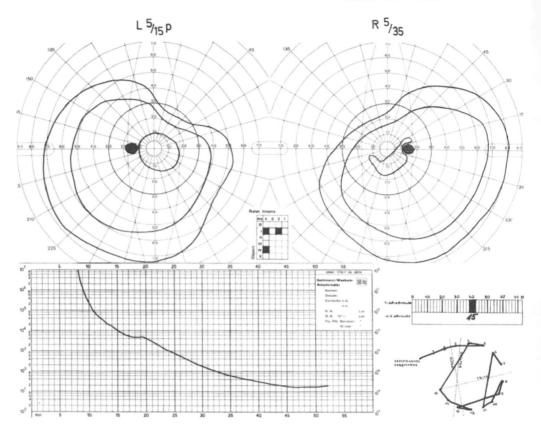

Abb. 69. Ergebnis der Funktionsprüfungen bei einem Patienten mit X-chromosomaler Retinoschisis

Hyaloideo-retinale Degeneration (Wagner)

Ähnlichkeiten zwischen der hyaloideo-tapetoretinalen Degeneration nach Goldmann-Favre und der hyaloideo-retinalen Degeneration nach Wagner bestehen insofern, als beide Krankheitsbilder eine Verflüssigung des Glaskörpergerüstes sowie praeretinale Strangbildungen zeigen und zu einer relativ frühzeitig einsetzenden Cataract führen.

Die hyaloideo-retinale Degeneration (Wagner) wird jedoch *dominant vererbt* (Abb. 73). Ältere Patienten sind in der Regel erblindet an der typischen *Kombination Amotio retinae und Cataract*. Der in Abbildung 74 gezeigte Patient hatte, obwohl er erst 15 Jahre alt war, schon Linsentrübungen. In der Peripherie fanden sich Verdichtungszonen des Glaskörpers, Einscheidungen der Gefäße und Pigmentierungen in der Netzhaut. An umschriebener Stelle war es an einem Auge schon zur Lochbildung und auch schon zur Amotio gekommen. Die glitzerigen Veränderungen, die wie Schneckenspuren aussehen, liegen vor den Netzhautgefäßen in den obersten retinalen Schichten.

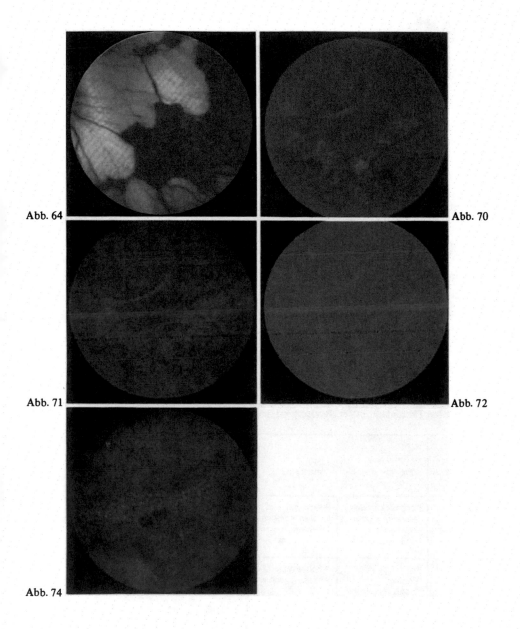

Abb. 64

Abb. 70

Abb. 71

Abb. 72

Abb. 74

Abb. 64. Atrophia gyrata mit bogenförmig angeordneten atrophischen Aderhautbezirken

Abb. 70. X-chromosomale Retinoschisis im weißen Licht. Das Schichtloch ist im Schisisbereich im weißen Licht gut zu erkennen

Abb. 71. X-chromosomale Retinoschisis im kurzwelligen Licht (504 nm). Im kurzwelligen Licht sieht man im Bereich des Foramens nicht mehr die Aderhautstrukturen, dafür erkennt man besser die Grenzen zwischen Schisis und anliegender Netzhaut

Abb. 72. X-chromosomale Retinoschisis im grünen Licht (573 nm). Im grünen Licht, in dem das Blut maximal absorbiert, kann man Netzhautgefäße erkennen, die auf den beiden anderen Abbildungen nicht zu erahnen sind

Abb. 74. Sektorenförmige Pigmentdegeneration im kurzwelligen Licht (504 nm). Im Bereich der intakten Netzhaut wirkt der Fundus matt. Zwischen den knochenkörperartigen Pigmentierungen sieht der Augenhintergrund wesentlich heller aus und die Aderhautgefäße sind gut zu sehen

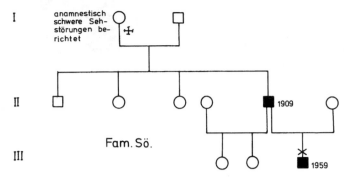

I anamnestisch schwere Seh-störungen be-richtet

II 1909

Fam. Sö.

III 1959

Abb. 73. Dominante Vererbung bei hyaloideo retinaler Degeneration (Wagner)

Zusammenfassender Überblick über die Diagnostik der heredodegenerativen Erkrankungen der Netzhautperipherie

Zum Abschluß soll anhand von Tabellen der Beitrag der elektrophysiologischen Untersuchungsmethoden und der Chromatoophthalmoskopie bzw. Chromatophotographie zur Diagnostik gezeigt werden.

Zunächst zu den *elektrophysiologischen Untersuchungsmethoden* (Tab. 4).

Tabelle 4. Beitrag des ERG und EOG zur Diagnose
heredodegenerativer Erkrankungen der Netzhautperipherie

Nur mit elektrophysiologischen Untersuchungsmethoden erfassbar	Bestätigung der klinischen Diagnose	Nicht erfassbar
Tapetoretinale Degeneration noch vor dem Manifestationsalter	Pigmentdegeneration (Abgrenzung gegen Pigmentierungen nach Entzündung)	Heterozygoten bei allen rezessiven Heredodegenerationen
Lebersche tapetoretinale Amaurose	Retinitis punctata albescens Fundus albipunctatus cum hemeralopia	Sektorenförmige Pigmentdegeneration
	Chorioideremie Atrophia gyrata	

Die Erfassung der tapetoretinalen Degenerationen noch vor ihrer Manifestation ist nur mit den elektrophysiologischen Untersuchungen möglich. Auch die Leber'sche tapetoretinale Amaurose kann man nur mit einem ERG wirklich sicher feststellen.

Nach der Manifestation der tapetoretinalen und tapetochorioidealen Degenerationen helfen die elektrophysiologischen Untersuchungsmethoden lediglich noch als Bestätigung der Diagnose.

Starke Reflexion im Grün bei allen tapetoretinalen Degenerationen (Dagegen stumpfe Farbe bei Normalen)	Phänomen der "mit Pfeffer überstreuten Netzhaut" bei allen Pigment- degenerationen	
Tiefenlokalisation des Pigments durch verschiedene Wellenlängen	Im Infrarot: Chorioidales Pigm. = Violett Retinales Pigm. = Braun	
Gefäßsklerose besser sichtbar im Blaugrün	Tapetoider Reflex im Grün	

Das ERG und EOG sind keine Methoden, mit denen man zwischen den verschiedenen peripheren Degenerationsformen der Netzhaut unterscheiden kann oder gar die Heterozygoten bei den rezessiven Formen feststellen könnte. Auch die sektorenförmige Pigmentdegeneration ist mit den elektrophysiologischen Untersuchungsmethoden nicht sicher erfaßbar.

Nun zum Beitrag der *Chromatoophthalmoskopie* und *Chromatophotographie* zur Diagnostik (Tab. 5):

Die Netzhautperipherie erscheint im blaugrünen Licht bei normalen Patienten matt und stumpf. Bei den tapetoretinalen Degenerationen kommt es neben den anderen bekannten Symptomen zur Zerstörung des Pigmentblattes. Durch die Reflexion des kurzwelligen Lichtes an den darunter liegenden Schichten leuchtet der Augenhintergrund bei diesen Erkrankungen deshalb besonders hell auf, wie an den Abbildungen der verschiedenen Typen von tapetoretinalen Degenerationen gezeigt werden konnte. Dieses Aufleuchten findet man sowohl bei den Patienten mit massiven Pigmentierungen als auch bei Patienten ohne Pigmentierungen.

Im blaugrünen Licht erkennt man zudem punktförmige dunkle Fleckchen in Höhe des Pigmentepithels, die von den knochenkörperchenartigen Pigmentierungen eindeutig zu differenzieren sind. Der Augenhintergrund sieht dabei aus wie mit Pfeffer überstreut. Schon im längerwelligen Grün und natürlich noch mehr im normalen Licht werden diese oft zarten Veränderungen durch die massiven Aderhautstrukturen optisch überdeckt. Dieser Befund gehört deshalb nicht zu den allgemein bekannten klassischen Befunden bei Pigmentdegeneration.

Schließlich sind noch sklerotische Gefäßwandveränderungen oft nur im blaugrünen Licht erkennbar, da die Reflexion häufig von längerwelligem Licht überstrahlt wird.

Ärztliche Aufgaben gegenüber den Patienten mit heredodegenerativen Erkrankungen der Netzhautperipherie

Berufliche Eingliederung und genetische Beratung

Alle in diesem Referat besprochenen Krankheitsbilder sind leider einer Behandlung nicht zugänglich. Trotzdem haben wir diesen Patienten gegenüber ärztliche Aufgaben. Die Aufgaben liegen auf zwei Gebieten:

Einmal muß entsprechend der Prognose der Patient in geeigneter Weise durch Umschulung oder sonstige *Rehabilitationsmaßnahmen* auf sein Schicksal vorbereitet werden. Krankheiten, die am Augenhintergrund ganz ähnlich aussehen, können eine ganz verschiedene Prognose haben. In Tabelle 6 sind die Krankheiten je nach günstiger, nicht allzu ungünstiger, ungünstiger und extrem ungünstiger Prognose angeordnet. Aus dieser Tabelle können die Regeln für evtl. notwendige Maßnahmen der Umschulung und der Rehabilitation abgelesen werden.

Die zweite Aufgabe diesen Patienten gegenüber ist die *genetische Beratung*, die sogar in fast allen Fällen spontan von den Patienten erbeten wird. Auch dafür lassen sich die Regeln an Tabelle 6 ablesen.

Tabelle 6

Günstige Prognose	Nicht allzu· ungünstige Prognose	Ungünstige Prognose	Extrem ungünstige Prognose
Sektorenförmige Pigmentdegeneration	Paravenöse Pigmentdegeneration	Recessive Pigmentdegeneration (auch paucipigmentosa)	Lebersche tapetoretinale Amaurose
Fundus albipunctatus cum hemeralopia	X-chromosomale Retinoschisis	Retinitis punctata albescens	Männer mit X-chromosomaler Pigmentdegeneration
Konduktorinnen für Chorioideremie	Dominante Pigmentdegeneration	Atrophia gyrata	Chorioideremie
Konduktorinnen für X-chromosomale Pigmentdegeneration (Tapetoider Reflex)	Frauen bei X-chromosomal-dominanter Pigmentdegeneration	Wagnersche hyaloideoretinale Degeneration	Männer mit X-chromosomal-dominanter Pigmentdegeneration

Zeichenerklärung

———————— Genetische Beratung vor der Eheschliessung dringend erforderlich. Keine Verwandtenehen. Keine Ehe mit Partner, in dessen Familie dieselbe Krankheit vorgekommen ist.

— — — — Von Kindern auf jeden Fall abzuraten. Dominante Vererbung.

· · · · · · · · · Sonderfall: Falls durch pränatale Diagnostik das Geschlecht bestimmt werden kann, braucht nur von Söhnen abgeraten zu werden.

Die auf Tabelle 6 mit dicker Linie umrandeten Krankheiten bedürfen der genetischen Beratung vor der Eheschließung. Es muß möglichst vermieden werden, daß die Patienten einen Heterozygoten der gleichen rezessiv vererbten Krankheit heiraten.

Bei den gestrichelt umrandeten Krankheiten ist von Kindern auf jeden Fall abzuraten. Es handelt sich hier immer um schwere Verlaufsformen mit dominanter Vererbung.

Die gepünkelt umrandeten Krankheitsbilder stellen einen Sonderfall dar. Wenn später einmal in größerem Umfang durch vorgeburtliche Diagnostik eine Bestimmung des Geschlechtes möglich sein wird, so braucht nur von Söhnen abgeraten zu werden. Denn die Töchter sind zwar zu 50% Konduktorinnen, aber nicht selbst befallen.

Aus allen diesen Gründen lohnt es sich, die hier beschriebenen Krankheitsbilder zu kennen und zu unterscheiden. Nur so ist es möglich, diese vom Schicksal schwer betroffenen Patienten richtig zu beraten und ihnen dadurch doch noch helfen zu können.

Zahlreiche Mitarbeiter der Universitäts-Augenklinik und des SFB 35 haben durch Materialsammlung und technische Hilfe das Zustandekommen dieses Übersichtsreferates ermöglicht. Unser besonderer Dank gilt: Dr. Anita Blankenagel, Dr. Jürgen von Kettler, Dr. Hermann Krastel, Dr. Eva Bischoff, Dr. Vera-Ines Schneider, im elektrophysiologischen Laboratorium Frau Andrea Faylor, im klinischen Laboratorium Frau Hanna Knauf, im Photolaboratorium Frau Elisabeth Voreuther und Frl. Barbara Praska.

Literatur

Zusammenfassende Darstellungen

Carr, R. E., Mittl, R. N., Noble, K. G.: Chorioidal Abiotrophies. Transactions, Amer. Acad. of Ophthal. **79**, 796–816 (1975). – Franceschetti, A., François, J., Babel, J.: Chorioretinal heredodegenerations. Springfield: Charles C. Thomas 1974. – Klein, D.: Genetic Approach to the Nosology of Retinal Disorders Birth Defects, VII, Nr. 3, 52–82 (1971). – Krill, A. E., Archer, D.: Classification of the chorioidal atrophies. A. J. Ophthal. **72**, 562–585 (1971).

Untersuchungsmethoden

Alexandridis, E., Dürholt, V.: Verhalten des Bestandpotentials des Auges (EOG) bei der tapetoretinalen Degeneration. Ber. dtsch. Ophthal. Ges. **71**, 481–486 (1972). – Alexandridis, E.: Veränderungen des Bestandspotentials des Auges (EOG) bei Aderhautabhebung. Klin. Mbl. Augenheilk. **157**, 395–399 (1970). – Alexandridis, E.: Extraretinal influences on the EOG Potential. Bibl. Ophthalmologica 1976 (im Druck). – Armington, J. C., Schwab, G. J.: Electroretinogram in nyctalopia. Arch. Ophthal. (Chicago) **52**, 725–733 (1954). – Bounds, G. W.: The electroretinogram Arch. Ophthal. (Chicago) **49**, 63–89 (1953). – Dieterlé, P.: L'importance de l'électro-rétinographie (ERG) pour le diagnostic differentiel entre la dégénérescence tapétorétinienne primitive et sencondaire. Ophthalmologica (Basel) **127**, 357–359 (1954). – Franceschetti, A., Dieterlé, P.: Die differentialdiagnostische Bedeutung des Elektroretinogramms bei tapeto-retinalen Degenerationen. Bibl. Ophthal. **48**, 161–182 (1957). – François, J. Verriest, G., De Rouck, A.: L'électrooculographie en tant qu'examen fonctionnel de la rétine. Advances in Ophthal. **7**, 1–67. Basel: Karger 1957. – Gliem, H.: Das Elektrookulogramm. Abhandlungen aus dem Gebiete der Augenheilkunde. Band 40. Leipzig: G. Thieme 1971. – Imaizumi, K., Takahashi, F., Joshida, G., Ogawa, K.: The origin of the electrooculogram (EOG). 6th ISCERG Symposium, 29–46 Thieme: Leipzig, 1968. – Krill, A. E., Archer, P., Newell, F. W.: Fluorescein angiography in retinitis pigmentosa. Amer. J. Ophthal. **69**, 826–835 (1970). – Rosen, E. S.: Fluorescence photography of the eye. London: Butterworth and Co. 1969. – Straub, W.: Das Elektroretinogramm. Bücherei des Augenarztes. Stuttgart: Enke 1961.

Typische Pigmentdegeneration mit rezessiver Vererbung

Amalric, P., Bessou, P.: Nouvelles preuves de la transmission héréditaire des dégénérescences rétiniennes "à minima" associées à la surdi-mutité. Rev. Otoneuroophtal. **36**, 100–111 (1964). – Ammann, F., Klein, D., Franceschetti, A.: Genetic and epidemiological investigations on pigmentary degeneration of the retina and allied disorders in Switzerland. J. Neurol. Sci. **2**, 183–196 (1965). – Arden, G. B., Fogas, M. B.: Electrophysiological abnormolitis in pigment degeneration of the retine. Arch. Ophthal. (Chicago) **68**, 369–389 (1962). – Babel, J., Farpour, H.: Les lésions de la choroide dans les hérédo-dégénérescences à la lumière de la fluoro-rétinographie. Ophthalmologica **156**, 305–312 (1968). – Berson, E. L., Kanters, L.: Cone and rod responses in a family with recessively inherited retinitis pigmentosa. Arch. Ophthal. (Chicago) **84**, 288–297 (1970). – Cambell, D. A., Harrison, R., Ronks, E. L.: Retinitis pigmentosa. Exp. Eye Res. **3**, 412–426 (1964). – Cambell, D., Ronks E. L.: Biochemical findings in human retinitis pigmentosa with particular relation to vitamin A deficiency. Br. J. Ophthal. **46**, 151–164 (1962). –

Cox, J.: Colour vision defect acquired in diseases of the eye. Br. J. Physiol. Opt. **17**, 195–216 (1960), **18**, 3–32, 67–84 (1961). – Franceschetti, A.: Die Vererbung von Augenleiden. In: Schieck und Brückner. Kurzes Handb. Ophthal. vol. 1, 631–855. Berlin: Springer 1930. – Franceschetti, A., Babel J.: Hemeralopia congenita und Retinitis pigmentosa bei Geschwistern. (Über die Beziehungen zwischen den beiden Leiden) Klin. Mbl. Augenheilk. **107**, 506–521 (1941). – Franceschetti, A., Dieterlé, P.: Die differentialdiagnostische Bedeutung des Elektroretinogramms bei tapetoretinalen Degenerationen. Bibl. Ophthal. **48**, 161–182 (1956). – Franceschetti, A., Klein, D., Forni, S., Babel, J.: Tapeto-retinal degeneration in clinical and social aspect of heredity in ophthalmology. Acta 16 Cong. Ophthal Br., 1950, vol. 1, 158–193. – François, J.: a) Retinopathie pigmentaire. L'hérédité en ophtalmologie, 516–527. Paris: Masson, 1958. – François, J.: b) The differential diagnosis of tapeto-retinal degenerations. Arch. Ophthal. **59**, 88–120 (1958). – François, J., De Rouck, A.: a) L'interet de l'électro-rétinoencéphalographie dans e diagnostic différentiel des dégénérescences tapeto-rétiniennes. Inst. Barraquer I. Curso Intern. Oftal., 1958, II, 163–190. – François, J., De Rouck A.: c) L'intéret de l'éléctro-rétinoencéphalographie dans le diagnostic differentiel des dégénérescences tapeto-rétiniennes. Ann. Ocul. (Paris), **191**, 255–285 (1958). – François, J., Verriest, G.: La détection à l'aide des tests de Farnsworth des dyschromatosies acquises dans les dégénérescences tapéto-rétiniennes. Bull. Soc. Belge Ophthal., **113**, 381–398 (1956). – François, J., Verriest, G.: Etudé statistique de la rétinopathie pigmentaire. Bull. Soc. Belge Ophthal. **126**, 1118–1121 (1961). – François, J., Verriest , G.: A definition of "tapeto-retinal degeneration". J. All India Ophthal. Soc. **7**, 66–71 (1959). – François, J., Verriest, G.: Etude biométrique de la rétinopathie pigmentaire. Ann. Ocul. Paris **195**, 937–951 (1962). – François, J., Verriest, G., De Rouck, A.: Les fonctions visuelles dans les dégénérescences tapéto-rétiniennes. Bibl. Ophthal. **43**, 1–86 (1956). – François, J., Verriest, G., De Rouck, A.: Electro-oculography in tapeto-retinal degeneration. Int. Soc. Clin. Electroretinography, 6, 65 (1965). – Geltzer, A. I., Berson, E. L.: Fluorescein angiography of hereditary retinal degenerations. Arch. Ophthal. **81**, 776–782 (1969). – Goodman, G., Gunkel, R. D.: Familial electroretinographic and adaptatometric studies in retinitis pigmentosa. Amer. J. Ophthal. **46**, 142–178 (1958). – Gouras, P., Carr, R. E.: Electrophysiolopicol studies in early retinitis pigmentosa. Arch. Ophthal. (Chicago) **72**, 104–110 (1964). – Grützner, P.: Typische erworbene Farbensinnstörungen bei heredodegenerativen Makulaleiden. Graefes Arch. Ophthal. **163**, 99–116 (1961). – Hogan, M. J., Zimmermann, L. E.: Retinitis pigmentosa. In: Hogan and Zimmermann, Ophthalmic pathology, 2d ed., 543. Saunders: Philadelphia 1962. – Jaeger, W., Lux, P. Grützner, P., Jessen, K. H.: Subjektive und objektive Helligkeitsverteilung und objektive Helligkeitsverteilung bei angeborenen und erworbenen Farbensinnstörungen. In: R. Jung und H. Kornberger, The visual system: Neuro-physiology and psychophysics. Symposium, Freiburg, 1960, 199–209. Berlin: Springer 1961. – Jayle, G. E., Le Breton-Oliveau, G.: Principes généraux de la séméiologie de l'ERG. Bull. Soc. Ophthal. Fr. **64**, 629 (1964). – Kandori, F., Setogawa, T., Tamai, A.: ERG in pigmentary degeneration of the retina. Proc. 4th ISCERG Symp. Tokyo 1966, 240–244. – Kawashima, T.: Choroidal circulation times in retinitis pigmentosa. Acta Soc. Ophthalmol. Japonicae **77**, 10, 57 (1525) – 65, (1533) 1973. – Klaingutti, R.: Farbsinnstörung bei Retinitis pigmentosa und totale Farbenblindheit. Schweiz, Med. Wschr. **53**, 910–912 (1923). – Krill, A. E., Newell, F. W., Chrishti, M. I.: Fluorescein studies in diseases affecting the retinal pigment epithelium. Amer. J. Ophthal. **66**, 470–484 (1968). – Paufique, L., Ravault, M. P., Morgon, A.: Dégénérescences rétiniennes: Corrélations électrorétinographiques et audiométriques. Bull. Soc. Ophthal. Fr. **64**, 958–972 (1964). – Pruett, C. R.: Retinitis pigmentosa A biomicroscopical study of vitreous abnormalities. Arch. Ophthal. (Chicago) **93**, 603–608 (1975). – Rieger, H.: Erbpathologie des Auges. Der Augenarzt, Bd. I, 125–241. Stuttgart: Thieme 1958. – Ruedemann, A. D., Noell, W. K.: A contribution to the electroretinogram of retinitis pigmentosa. Amer. J. Ophthal. **47**, 564–573 (1959). – Ruedemann, A. D.: The ERG in hereditary central retinal degeneration or heredomacular disease. Central tapeto-retinal degeneration. Amer. J. Ophthal. **61**, 290–320 (1966). – Ruedemann, A. D.: The ERG and peripheral heredo-degeneration of the retina In: J. François: The cinical value of electroretinography, 338–366. Basel: S. Karger 1968. – Schmidt, B.: To the question of positive ERG in tapeto-retinal degeneration Proc. 4th ISCERG Symp. Tokyo 1966, 269–277. – Sloan, L.: Light sense in pigmentary degeneration of the retina. Arch. Ophthal. (Chicago) **28**, 613–631 (1942). – Sorsby, A.: Genetics in ophthalmology. London: Butterworth 1951. – Sorsby, A.: Hereditary disorders of the retina and choroid. Trans. Ophthal. Soc. U. K. **86**, 417–424 (1966). – Sourdilie, G. P.: Anatomie pathologique de la rétinite pigmentaire. (Soc. Ophthal. Fr. Nantes, April 4–6, 1952) Bull. Soc. Ophthal. Fr. 492 (1952). – Staub, W.: Einige besondere Beobachtungen bei Retinitis pigmentosa. Ber. dtsch. Ophthal. Ges. 1961, 64, 275–277. – Vannas, S., Raitta, C., Vannas, A.: Fluoreszein-angiographie bei Dystrophia retinae pigmentosa. Klin. Mbl. Augenheilk. **155**, 673–680 (1969). – Weinstein, G. W., Maumenee, A. E., Hyvarinen, L.: On the pathogenesis of retinitis pigmentosa. Ophthalmologica (Basel) **162**, 82–97 (1970). – Zeavin, B. H., Wald, G.: Rod and cone vision in retinitis pigmentosa. Amer. J. Ophthal. **42**, 250–269 (1956).

Unilaterale Pigmentdegeneration

Auerbach, E., Rowe, H.: The "good" eye in unilateral retinitis pigmentosa. Ophthalmologica (Basel) **155**, 98–116 (1968). – Bozin, I., Stangos, N.: Le retinopathie pigmentaire unilatéral existe-t-elle? A propos de deux nouvelles observations. Opthalmologica (Basel) **165**, 402–408 (1972). – Franceschetti, A., Klein, D., Forni, S., Babel, J.: Unilateral retinitis pigmentosa. Acta 16 Cong. Ophthal. Br. **1**, 187–188 (1950). – François, J. Verriest, G.: Rétinopathie unilatérale. Ophthalmologica **124**, 65–88 (1952). – Henkes, H. E.: Does unilateral retinitis pigmentosa really exist? An ERG and EOG study of the fellow-eye. In Burian H. M. and Jalohson J. H. Clinical electroretinography, 327–350. New York: Pergamon Press. – Krill, A. E., Iser, G.: Unilateral retinitis pigmentosa with glaucoma. Arch. Ophthal. **61**, 626–630 (1959). – Küper, J., Müller-Limmroth, W., Dieckhues, B.: Unilaterale Retinopathia pigmentosa. Klin. Mbl. Augenheilk. **141**, 697–700 (1962). – Landolt, E.: Zur einseitigen Retinitis pigmentosa. Ophthalmologica, **137**, 155–159 (1959).

Sektorenförmiger Befall bei Pigmentdegeneration

Alexandropoulos, J. L.: Retinopathia pigmentaria en sector. A proposito de dos casos. An. Inst. Barraquer **8**, 202–218 (1968). – Alezzandrini, A. A.: Retinitis pigmentosa en sectores simetricos. Arch. Oftal. B. Aires **40**, 72–75 (1965). – Batra, D. V.: Bilateral symmetrical sectoral retinal pigmentation. Br. J. Ophthal. **50**, 734–735 (1966). – Berson, F. L., Howard, J.: Temporal aspects of the electroretinogram in sector retinitis pigmentosa. Arch. Ophthal. **86**, 653–665 (1971). – Bisantis, C.: La rétinopathie pigmentaire en secteur de Bietti. Contribution à l'étude de ses aspects cliniques variés Ann. Ocul. (Paris) **204**, 907–954 (1971). – Franceschetti, A.: (See Maeder, G. and Müller, P.) La rétinite pigmentaire unilatérale. (Soc. Suisse Ophthal. 30–9 Aug. 2–10–1949). Ann. Ocul. (Paris) **183**, 771–777 (1950). – Franceschetti, A.: L'importance diagnostique et pronostique de la rétinopathie pigmentaire en quadrant ou en secteur, 175–183. In: Travaux d'Ophthalmologie moderne. Paris: Masson, 1966. – François, J., De Rouck, A.: L'intérêt de l'électro-rétino-encephalographie dans le diagnostic différentielle des dégénérescences tapéto-rétiniennes. Bull. Soc. Belge Ophthal. **117**, 511–538 (1957). – Gary, K. C., Saxena, R. C., Bisaria, K. K.: Bilateral symmetrical sectorial pigmentary lesions of retina. Am. J. Ophthal. **63**, 165–167 (1967). – Graham, M. V.: Bilateral symmetrical sectorial pigmentary lesion of the retina. Br. J. Ophthal. **47**, 682–686 (1963). – Grützner, P.: Angeborene totale Farbenblindheit, vergesellschaftet mit segmentförmiger Retinopathia pigmentosa. (Sitzungsber. 105 Vers. Rhein-Westfäl. Augenärzte 15–4 1962). Klin. Mbl. Augenheilk. **142**, 448 (1963). – Grützner, P.: Achromatopsie congénitale associée à une rétinopathie pigmentaire en secteur. J. Genet. Hum. **12**, 71–82 (1963). – Haase, W., Hellner, K. A.: Über familiäre bilaterale sektorenförmige Retinopathia pigmentosa. Klin. Mbl. Augenheilk. **147**, 365–375 (1965). – Hommer, K.: Das Elektroretinogramm bei sektorenförmiger Retinitis pigmentosa. Graefes Arch. Ophthal. **161**, 16–26 (1959). – Hommer, K., Wohlzogen, F. X.: The size of the ERG amplitudes in sectorial retinitis pigmentosa. In A. Wirth: Symposium on electro-retinography. Proc. 8th ISCERG Symp., Pisa 1970, 216–221. – Klier, A.: Zur Kenntnis der sektorenförmigen Retinopathia pigmentosa. Klin. Mbl. Augenheilk. **147**, 361–365 (1965). – Krill, A. E., Archer, D., Marpin, D.: Sector retinitis pigmentosa. Am. J. Ophthal. **69**, 677–687 (1970). – Küper, J.: Familiäre sektorenförmige Retinitis pigmentosa. Klin. Mbl. Augenheilk. **136**, 97–102 (1960). – Lisch, K.: Diskussionsbemerkung Ö.O.G. Linz 10.–13.6.1971, 185–186 (1971). – Thaler, A., Heilig, P., Slezak, H.: Sectorial retinopathia pigentosa: Involvement of the retina and pigment epithelium as reflected in bioelectric response. Proc. 10th ISCERG Symp., Los Angeles 1972. – Toselli, C. Volpi, U., Bertoni, G.: Sulla retinopatia pigmentosa a settore juxtapapillare. Ann. Ottal. **91**, 902–908 (1966). – Tota, G. Juxtapapillary retinitis pigmentosa (In Italian). Ann. Ottal. **93**, 575–582 (1967). – Verrey, F. Dégénérescence pigmentaire de la rétine en secteurs symétriques. Ophthalmologica **114**, 278–280 (1947).

Paravenöse Pigmentdegeneration

Amalric, P., Schum, U.: Pigmentierte paravenöse Netz- und Aderhautatrophie. Klin. Mbl. Augenheilk. **153**, 770–775 (1968). – Ardouin, M., Beauchamp, Chanteau, Y., Urvoy, M.: Dégénérescences choriorétinienne paraveineuse et pigmentée. Bull. Soc. Ophthal. Fr. **67**, 742–744 (1967). – Bonamour, G., Ravault, M.: Dégénérescence chorio-rétinienne paraveineuse pigmentaire. Bull. Soc. Ophthal. Fr. **68**, 681–684 (1968). – Küper, J.: Chorioretinale paravenöse Pigmentdegeneration. Deutsch. Ophthal. Ges. (Heidelberg), 1964, 65, 76. – Volpi, U.: Paravenous unilateral pigmentary chorioretinal degeneration (in Italian). Ann. Ottal. **93**, 1294–1298 (1967).

Retinopathia paucipigmentosa

Falls, H. F., Spencer, W. H., Broley, A. E.: Retinitis pigmentosa-like syndrome (tapetoretinal degeneration). Clinical description and genetics. In: Kimura and Caygill, Retinal diseases symposium on differential diagnostic problems of posterior uveitis, 262–268. Philadelphia: Lea and Febiger 1966. – Grützner, P.: Über Funktionsstörungen, insbesondere über die erworbene Farbensinnstörung bei pigmentarmer Form der diffusen tapetoretinalen Degeneration. Graefes Arch. Ophthal. 165, 246–258 (1962).

Autosomal-dominante Form der Pigmentdegeneration

Arden, G. B., Fojas, M. R.: Electrophysiological abnormalities in pigmentary degenerations of the retina, assessment of value and basis. Arch. Ophthal. 68, 369–389 (1962). – Beckershaus, F.: Dominante Vererbung der Retinitis pigmentosa. Klin. Mbl. Augenheilk. 75, 96–109 (1925). – Berson, E. L., Gouras, P., Gunkel, R. D.: Rod responses in retinitis pigmentosa, dominantly inherited. Arch. Ophthal. (Chicago) 80, 58–67 (1968). – Dodt, E.: Cone electroretinography by flicker. Nature (Lond.) 168, 738 (1951). – Dodt, E.: Elektrophysiologie der Netzhaut. Dtsch. Ophthal. Ges., 1964, 66, 14–25. – Franceschetti, A., Dieterle, P.: Die differentialdiagnostische Bedeutung des Elektroretinogramms bei tapetoretinaler Degeneration. Bibl. Ophthal. 48, 161–182 (1957). – François, J., De Rouck, A.: Les réponses électrorétinographiques dans les hérédodégénérescences choriorétiniennes. Ophthalmologica 142, 392–411 (1961). – François, J., Verriest, G., De Rouck, A.: Les fonctions visuelles dans les dégénérescences tapéto-rétiniennes. Bibl. Ophthal. Suppl. 43 (1956). – Heuschler-Isler, R., Gysin, W., Hegner, H.: Beitrag zur Kasuistik der dominanten Vererbung der Retinitis pigmentosa. Ophthalmologica 118, 858–865 (1949). – Rywlin, A.: A study of chromosome markers in a family with dominant retinitis pigmentosa. Acta Genet. Statist. Med. 2, 85–100 (1951). – Stangos, N., Rey, P., Meyer, J. J., Thorens, B.: Averaged ERG responses in normal human subjects and ophthalmological patients. In: A. Wirth: Symposium on electroretinography. Proc. 8th Symp. ISCERG Pisa 1970, 277–304. – Waardenburg, P. J.: Gibt es eine autosomal-dominant vererbte atypische Chorioretinitis pigmentosa? Klin. Mbl. Augenheilk. 140, 305–308 (1962).

X-chromosomale Pigmentdegeneration

Berson, E. L., Gouras, P., Gunkel, R. D., Myriathopoulos, N. C.: Rod and cone responses in sex-linked retinitis pigmentosa. Arch. Ophthal. (Chicago) 81, 215–225 (1969). – Bird, A. C., Blach, R. K.: X-linked recessive fundus dystrophies and their carrier states. Trans. Ophthal. Soc. U. K. 90, 127–138 (1970). – Falls, H. F.: The role of the sex chromosome in hereditary ocular pathology. Trans. Am. Ophthal. Soc. 421–467 (1952). – Falls, H. F., Cotterman, C. W.: Choroidioretinal degeneration. A sex-linked form in which heterozygous woman exhibit a tapetal-like retinal reflex. Ophthal. 40, 685–703 (1948). – Franceschetti, A.: Retinopathie pigmentaire liée au sexe à transmission intermediaite et phénoméne de Mitzuo inverse chez les femmes conductrices. Ophthalmologica 154, 431–433 (1967). – François, J.: Chorioretinal degeneration or retinitis pigmentosa of intermediate sex-linked heredity. Doc. Ophthal. 16, 111–127 (1962). – Funder, W.: Über einen bemerkenswerten Fall von Deuteranomalie mit ungewöhnlichen Fundusveränderungen. Klin. Mbl. Augenheilk. 121, 449–454 (1952). – Krill, A. E.: Observations of carriere of X-chromosomal-linked chorioretinal Degenerations. Do those support the "inactivation hypothesis"? Am. J. Ophthal. 69, 1029–1040 (1967). – Ricci, A., Amman, F., Franceschetti, A.: Reflet tapétoïde réversible (phénomène de Mizuo inverse) chez des conductrices de rétinopathie pigmentaire récessive liée au sexe. Bull. Mem. Soc. Fr. Ophthal. 76, 31–35 (1963). – Schappert-Kimmijser, J.: Les dégénérescences tapéto-rétiniennes du type X-chromosomal Bull. Mem. Soc. Fr. Ophthal. 76, 122–129 (1963).

Retinitis punctata albescens

Albert, D. M., Geltzer, A. I.: Retinitis punctata albescens in a Negro child studied with fluorescein angiography. Arch. Ophthal. 81, 170–176 (1969). – Atkinson, W. S.: Retinitis punctata albescens. (Report of two cases in which the dots disappeared) Arch. Ophthal. 8, 409–413 (1932). – Bietti, G.: Fondo puntato albescente con emeralopia congenita e sindattilia familiare. Boll Ocul. 21, 636–650 (1942). – Bonnet, J. K., Ravault. M. P.: Rétinite ponctuée albescente stationaire. Fundus albipunctatus cum hemeralopia. Bull. Soc. Ophthal. Fr. 65, 467–469 (1965). – Carr, R. E., Siegel, I. M.: Electrophysiologic aspects of several retinal diseases. Amer. J. Ophthal. 58, 95–107 (1964). – Franceschetti, A.: Dégénérescence chorio-rétinienne familiale avec angiosclérose choroidienne, stade tardif d'une "retinitis punctata albescens" constatée 54 ans auparavant. (Soc. Siusse, Ophth. 26–28, IX, 52). Ophthalmologica 125, 340–341 (1953). – Franceschetti, A.: La rétinopathie ponctuée albescente. Bull. Soc. Fr. Ophthal. 76, 14–19 (1963). – François, J., De Rouck, A.: Rétinopathie pigmentaire albescente. Bull. Soc. Belge Ophthal. **117**, 523–524 (1957). – Huber, E.: Retinitis punctata albescens con invasion de las foveas. Arch. Oftal. B. Aires **9**, 231–256 (1934). – Krill, A. E., Folk, M. R.: Retinitis punctata albescens. A functional evolution of an unusual case. Amer. J. Ophthal. **53**, 450–455 (1962). – Sciolfa, A., Arnone, G.: Retinite pigmentosa dominante e retinite puntata albescente. Ann. Ottal. **93**, 667–676 (1967). – Tamai, A., Setogawa, T., Kandori, F.: Electroretinographic studies on retinitis punctata albescend. Amer. J. Ophthal. **62**, 125–131 (1966).

Fundus albipunctatus cum hemeralopia

Franceschetti, A., Chome-Bercioux, N.: Fundus albipunctatus cum hemeralopia. (Soc. Suisse Ophthal. 1938, 6, 18–19). Ophthalmologica **96**, 110–111 (1938). – Franceschetti, A., Chome-Bercioux, N.: Fundus albipunctatus cum hemeralopia. Ophthalmologica **121**, 185–193 (1951). – Franceschetti, A., Dieterlé, P., Ammann, A. Marty, F.: Une nouvelle forme de fundus albipunctatus cum hemeralopia. (Soc. Suisse d'Opht., 27–30, IX, 1962). Ophthalmologica **145**, 403–410 (1963). – Gelber, P. J., Shah, A.: Fluorescein study of albipunctate dystrophy. Arch. Ophthal. **81**, 164–169 (1969). – Huber, O., Franceschetti, A., Dieterle, P.: Zur Differentialdiagnose zwischen Fundus albipunctatus cum hemeralopia congenita und Oguchischer Krankheit. Ophthalmologica **133**, 283–287 (1957).

Tapetoretinale Amaurose (Leber)

Appelmans, M., Michiels, J.: Lésions associées de la rétine et du nerf optique chez le nouveau-né Bull. Soc. Fr. Ophthal. **69**, 423–435 (1956). – Babel, J.: Constatations histologiques dans l'amaurose infantile de Leber et diverses formes d'héméralopie. Ophthalmologica **145**, 399–402 (1963). – Bamatter, F., Franceschetti, A., Klein, D.: Aspects cliniques, ophthalmologiques et génétiques des abiotrophies neuro-rétiniennes en pédiatrie (18 Cong. Ass. Pediat. Langue Fr., Geneve, 1961); Rapp 1–120. – Dieterlé, P.: L-importance de l'électrorétinographie (ERG) pour le diagnostic différentiel entre la dégénérescence tapéto-rétinienne primitive et seçondaire (Soc. Suisse d'Ophthal. 2–4–V–1953) Ophthalmologica, **127**, 357–358 (1954); Arch. Ophthal. (Paris) **14**, 707–716 (1954). – Franceschetti, A.: Über tapetoretinale Degenerationen im Kindesalter (congenitale Form (Leber) amaurotische Idiotie, rezessiv-geschlechts-gebundene tapetoretinale Degenerationen, Fundus albipunctatus cum hemeralopia, Fundus flavi-maculatus). In: Entwicklung und Fortschritt in der Augenheilkunde (3. Fortbildungskurs Dtsch. Ophthal. Ges. Hamburg, 1962), 107–120. Stuttgart: Enke 1963. – Franceschetti, A., Forni, S.: Dégénérescence tapéto-rétinienne (type Leber) avec aspect marbré du fond de l'oeil périphérique. Ophthalmologica **135**, 610–618 (1958). – François, J.: La dégénérescence tapéto-rétinienne congénitale de Leber. Bull. Soc. Fr. Ophthal. **76**, 1–13 (1963). – François, J.: Leber's congenital tapeto-retinal degeneration. Int. Ophthal. Clin. **8**, 929–947 (1968). – François, J., De Rouck, A.: L'intérèt de l'électrorétinographie dans le diagnostic de la cécité du nouveau-né. Ophthalmologica 140, 1–13 (1960). – François, J., De Rouck, A.: Dégénérescence tapéto-rétinienne congénitale de Leber (18 Cong. Ass. Pediat. Langue Fr., Geneva, 1961). – François, J., De Rouck, A.: Electro-retinography in the diagnosis of congenital blindness. The clinical value of electro-retinography. ISCERG Symp. Ghent, 1966, 451–472 Basel: Karger 1968. – François, J., Hanssens, M.: Etude histopathologique de deux cas de dégénérescence tapétorétinienne congénitale de Leber. Ann Ocul. (Paris) **202**, 127–155 (1969). – Gillespie, F. D.: Congenital amaurosis of Leber Amer. J. Ophthal. **61**, 874–880 (1966). – Harcourt, R. B.: Electroretinography and the diagnosis of tapeto-retinal degenerations in childhood. Develop. Med. Child. Neurol. **12**, 775–780 (1970). – Henkes, H. E., Verdllin, P. C.: Dysgenesis or abiotrophy? A differentiation with the help of the electro-retinogram (ERG) in Leber's congenital amaurosis. Ophthalmologica 145, 144–160 (1963). – Holland, M. G., Cambie, E.: Une association de stigmates d'albinisme oculaire et d'amaurose congénitale de Leber. Rapport clinique Ophthalmologica **161**, 173–188 (1971). – Leber, T.: Über Retinitis pigmentosa und angeborene Amaurose. Graefes Arch. Ophthal. 15, III, 1–25 (1869). – Leber, T.: Die angeborene Amaurose durch Retinalatrophie. Graefes Saemisch Handb. Ges. Augenheilk., 1877, I, Aufl. Bd. 5, Teil 648–649. – Panfique, L., Rauault, M. P., Sourdille, Ph.: A propos du syndrome de cécité apparente du nourrisson et du trés jeune enfant. Bull. Soc. Fr. Ophthal. **79**, 253–256 (1966). – Perdriel, G., Fontaine, M., Arou, J. J., Chevalerand, J., Leblanc, M.: Electroretinogram and evoked occipital potentials in blindness cases in children. In: A. Wirth: Proc. VIII Symp. ISCERG Pisa, 1970, 78–82. – Ricci, A.: Essai de classification héréditaire des dégénérescences vitréorétiniennes Bull. Soc. Ophthal. Fr. **61**, 618–662 (1961). – Schappert-Kimmijser J., Henkes, H. E., Van den Bosch, J.: Amaurosis congenita

(Leber). Arch. Ophthal. 61, 211–218 (1959). Ophthalmologica 137, 420–422 (1959). – Straub, W.:
Die Bedeutung des Elektroretinogramms für die Diagnostik der angeborenen tapetoretinalen Degeneration.
Klin. Mbl. Augenheilk. 134, 178–187 (1959). – Waardenburg, P. J., Schappert-Kimmijser, J.: On various
recessive biotypes of Leber's congenital amaurosis. Acta Ophthal. (Kbh) 41, 317–320 (1963). – Walsh,
F. B.: Congenital blindness possibly associated with absence of rods and cones. In Clinical Neuro-ophthal-
mology, 372–373. 2d ed. Baltimore: Williams and Wilkins 1957. – Walsh, T. J., Smith, L. J., Shipley, T.:
Blindness in infant. Amer. J. Ophthal. 62, 546–556 (1966).

Chorioideremie

Bounds, G. W., Johnston, T. L.: Electroretinogram in choroideremia. Amer. J. Ophthal. 39, 166–170
(1955). – Carr, R. E., Siegel, I. M.: Electrophysiologic aspects of several retinal diseases. Amer. J. Ophthal.
58, 95–107 (1964). – François, J.: Choroideremia (progressive chorioretinal degeneration). Int. Ophthal.
Clin. 9, 949–964 (1968). – François, J., De Brabandere, J., Stockmans, L.: Choroidérémie (dégénérescence choriorétinienne progressive). Bull. Soc. Belge Ophthal. 146, 384–400 (1967). – Fraser, G. R.,
Friedmann, A. I.: Choroideremia in a female. Br. Med. J. 2, 732–734 (1968). – Friedmann, B.:
Choroideremia. Arch. Ophthal. 23, 1285–1287 (1940). – Goedbloed, J.: Mode of inheritance of
choroideremia. Ophthalmologica 104, 308–315 (1942). – Grfzner, P., Vogel, M. H.: Klinischer Verlauf
und histologischer Befund bei progressiver tapetochorioidealer Degeneration (Chorioideremie). Klin. Mbl.
Augenheilk. 162, 206–217 (1973). – Jacobson, J. H., Stephens, G.: Choroidoretinal degeneration. Lex-
linked inheritance. AMA. Arch. Ophthal. 67, 321–335 (1962). – Jaeger, W., Grützner, P.: Der Funktionsverfall bei progressiver tapetochorioidealer Degeneration (Chorioideremie). Ophthalmologica 143,
305–311 (1962). –Krill, A. E., Archer, D.: Classification of the choroidal atrophies. Amer. J. Ophthal.
72, 562–585 (1971). Kuzstiens, J. H.: Choroideremia and gyrate atrophy of the choroid and retina. Doc.
Ophthal. 19, 1–122 (1965). – Sorsby, A., Franceschetti, A., Joseph, R., Davey, J. B.: Choroideremia.
Clinical and genetic aspects. Br. J. Ophthal. 36, 547–581 (1952). – Waardenburg, P. J.: Chorioideremie
als Erbmerkmal. (Zur Frage des Wesens und des Erbganges der totalen Aderhautatrophie). Acta Ophthal.
(Kbh.)' 20, 235–274 (1942). – Waardenburg, P. J.: Observations in choroideremia and in the female
carriers of the disease. Acta 18. Conc. Ophthal. Belge, 1958, 2, 1578–1581.

Atrophia gyrata retinae et chorioideae

Dieterlé, P.: L-importance de l'électrorétinographic (ERG) pour le diagnostic differentiel entre la
dégénérescence tapéto-rétinienne primitive et secondaire. Arch. Ophthal. (Paris) 14, 707–716 (1954). –
Franceschetti, A., Dieterlé, P.: Die differentialdiagnostische Bedeutung des Elektroretinogramms bei
tapetoretinaler Degeneration. Bibl. Ophthal. (Basel) 48, 161–182 (1957). – François, J.: Atrophia gyrata
chorioideae et retinae de Fuchs. L'héréité en ophthalmologie. 534–537. Paris: Masson 1958. – François, J.,
Barbier, F., De Rouck, A.: Les conducteurs de génes de l'atrophia gyrata chorioideae et retinae de
Fuchs. (Anomalie d'Alder.) Acta Genet. Med. Gem. 9, 74–91 (1960). – François, J., Barbier, F., De
Rouck, A.: A propos des conducteurs du géne de l'atrophia gyrata chorioideae et retinae de Fuchs. Acta
Genet. Med. (Roma) 15, 34–35 (1966). – Holland, M. G., Cambie, E., Kloepfer, W.: An evaluation of
genetic carriers of Usher's Syndrome Amer. J. Ophthal. 74, 940–947 (1972). – Takki, K.: Gyrate
atrophy of the choroid and retina associated with hyperornithinaemia Brit. J. Ophthal. 58, 3–23 (1974). –
Takki, K., Simell, O.: Genetic aspects in gyrate atrophy of the choroid an retina with hyperornithinaemia
Brit. J. Ophthal. 58, 907–916 (1974). – Kurstjens, J. H.: Choroideremia and gyrate atrophy of the
choroid and retina. Docum. Ophthol., Den Haag 19, 1–222 (1965). – Schäfer, W. D., Tenner, A.:
Atrophia gyrata mit Nystagmus und Strabismus Klin. Mbl. Augenheilk. 156, 377–390 (1970). –
Simell, O., Takki, K.: Raised plasma-ornithine and gyrate atrophy of the choroid and retina. The Lancet,
May 12, 1973, 1031–1033. – Slezak, H.: Über Atrophia gyrata centralis chorioideae sed non retinae.
Graefes Arch. Ophthal. 170, 117–122 (1966). – Straub, W.: Elektroretinographische Befunde bei
sklerotischen Fundusveränderungen Ber. dtsch. Ophthal. Ges. 61, 203–207 (1957). – Waardenburg, P. J.:
Atrophia gyrata chorioideae et retinae (en hollandais). Ned. T. Geneesk. 4978–4979 (1939).

X-chromosomal vererbte Retinoschisis

Boman, H., Heilig, P., Kolder, H. E., Giblett, E. R., Fialkow, P. J. Hereditary Retinoschisis. Linkage
studies in a family and considerations in genetic counselling. Canad. J. Ophthal. 10, 11 (1976). – Burns,
R. P. et al: Juvenile sex-linked retinoschisis Clinical and genetic studies. Trans. Amer. Acad. Ophthalmol.
and Otolaryng. 75, 1011–1021 (1971). – Ewing, C. C., Ives, E. J.: Juvenile hereditary retinoschisis.

Trans. Ophthal. Soc. U. K. **89**, 29–38 (1969). – Forsius, H., Krause, U., Helve, J., Vuopala, V., Mustonen, E., Vainio-Mattila, B., Fellman, J., Eriksson, A. W.: Visual acuity in 183 cases of X-chromosomal retino-schisis. Canad. J. Ophthalmol. **8**, 358 (1973). – Guyot-Sionnest: A propos d'une famille atteinte de retinoschisis idiopathique récessif lié au sexe. Ann. Ocul. (Paris) **202**, 573–598 (1969). – Harris, G. S., Yeung, J. W.-S.: Maculopathy of sex-linked juvenile retinoschisis Canad. J. Ophthal. **10**, 1 (1976). – Helve, J.: Color vision in X-chromosomal juvenile retinoschisis Mod. Probl. Ophthalmol. **11**, 122–129 (1973). – Vainio-Mattila, B., Eriksson, A. W. and Forsius, H. Sex-linked retinoschisis in the region of Pori. Acta Ophthal. **47**, 1135–1148 (1969).

Hyaloideo-tapetoretinale Degeneration nach Goldmann-Favre

Feiler-Ofry, A. A., Regenbogen, L., Godel, V., Stein, R.: Hereditary vitreoretinal degeneration and night blindness. Am. J. Ophthal. **67**, 553–558. (1969). – François, J., Van Oye, R.: Dégénérescence hyaloidéo-tapéto-rétinienne de Goldmann-Favre. Ann. Ocul. (Paris) **200**, 664–668 (1967). – Ponte, R.: Contributo clinico allo studio delle eredodegenerazioni microcistiche della retina. Degenerazioni vitreo-retiniche. Bull. Ocul. **46**, 79–115 (1967). – Ricci, A.: Discussion Favre. Ophthalmologica **141**, 361 (1960).

Hyaloideo-retinale Degeneration (Wagner)

Gillespie, F., Covelli, B.: Hereditary high myopia with retinal detachment. A family study. Arch. Ophthal. **69**, 733–736 (1963). – Jansen, L. M. A. A.: Het syndroom van Wagner (degeneratio hyaloideo-retinalis hereditaria). Thesis, Nijmegen, 1965. – Ricci, A.: Clinique et transmission héréditaire des dégénérescences vitréo-rétiniennes. Bull. Soc. Ophthal. Fr. 618–662 (1961). – Scialdone, D.: Considerazioni su di un caso di degenerazione ialoideo-retinica di Wagner. Ann. Ottal. **92**, 266–273 (1966).

Über ein familiäres vitreoretinales Syndrom mit Katarakt

Werner Schmack (Minden) und Achim Wessing (Tübingen)

Im Jahre 1972 erblindete ein junger Mann im Alter von 35 Jahren an einer Netzhautablösung nach einer Kataraktextraktion an beiden Augen.

Bei der Suche nach der Ursache des ungünstigen Ausgangs sind wir auf eine familiäre Belastung gestoßen.

Das Krankheitsbild ist durch vier Charakteristica gekennzeichnet.

1. durch eine auffällige Glaskörperdestruktion,
2. durch ausgedehnte periphere Netzhautdegenerationen,
3. durch eine Katarakt, die in der Regel als Kernkatarakt in den mittleren Dezennien beginnt,
4. durch eine mittlere bis hohe Myopie.

Das Krankheitsbild läßt sich der erstmals 1938 von Wagner beschriebenen Degeneratio hyaloidea retinalis hereditaria zuordnen.

Seit 1938 sind von verschiedenen Autoren ähnliche Familien mit vitreoretinalen Degenerationen beschrieben worden. 1960 ist die ursprüngliche Wagner'sche Familie von Boehringer und Mitarbeitern ergänzt worden. Gillespie hat 1963 in den USA eine Familie beschrieben. Alexander und Shea haben zwei Familien 1965 in Kanada beschrieben. Jansen hat 1965 zwei Familien in Holland beschrieben. Frandsen hat 1966 eine Familie in Dänemark beschrieben. Sanna hat 1965 eine Familie mit einem unserer Meinung nach nicht ganz gesicherten Wagner'schen Syndrom beschrieben, ebenso Scialdone im Jahre 1966.

Unseres Wissens wird hier zum ersten Mal eine Familie mit dieser Erkrankung in Deutschland beschrieben. In allen Familien ist eine Erkrankung der Netzhaut und des Glaskörpers gemeinsam, kombiniert mit einer mittleren Myopie.

Die Netzhauterkrankung tritt zum Teil als Retinoschisis, zum Teil als periphere Netzhautdegeneration mit praeretinalen Strangbildungen auf.

Wir konnten in unserer Familie vier Generationen untersuchen bzw. die Krankengeschichten durch eine genaue Anamnese erheben.

Sie sehen den Stammbaum der Familie S. in der folgenden Abbildung. (Abb. 1)

In der ersten, der Parentalgeneration, war der Vater augengesund, die Mutter hatte eine Katarakta senilis, die im 90. Lebensjahr operiert wurde.

In der 2. Generation, der 1. Filialgeneration, hatte eine Tochter eine Katarakta senilis und nur ein Sohn das Vollbild der zur Diskussion stehenden Erkrankung.

Der Patient ist zufällig im 4. Dezennium von dem Vater meines Sozius, Herrn Dr. Stiller sen., an einer Katarakt operiert worden und danach an einer Netzhautablösung erblindet. Die Operation des zweiten Auges erfolgte extracapsulär Ende des 4. Dezenniums in Berlin. Dieses Auge war mit Einschränkungen bis zum Lebensende des Patienten sehtüchtig.

In der 3. Generation, d.h. bei den Nichten und Neffen des Erkrankten, fand sich lediglich einmal eine hohe Myopie. Die Kinder des eben geschilderten Patienten sind fast alle von dieser Erkrankung befallen, ausgenommen ist lediglich der zweite Sohn.

Auch das vierte Kind, eine Tochter, zeigt nur sehr geringe Anzeichen dieser Erkrankung. Alle übrigen Kinder haben das Vollbild der Erkrankung mit teilweiser Erblindung.

In der 4. Generation, die kaum älter als 20 Jahre ist, findet sich noch keine Katarakt.

Wir möchten Ihnen zwei typische Patienten aus dieser Familie vorstellen.

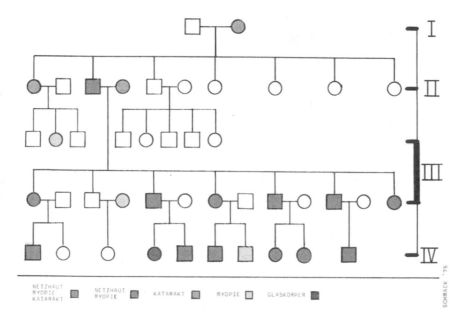

Abb. 1

Ich zeige Ihnen Fotos von dem 4. Merkmalsträger aus der 3. Generation.

Herr Kurt S., Jahrgang 1935, hat eine Myopie von − 14,0 bzw. − 14,5 Dptr. mit einem cyl von rechts − 2,0 Dptr. links − 0,5 Dptr.

Auf beiden Augen hat er eine Katarakt.

Sie sehen im folgenden Abbildungen der Linse des linken Auges. (Abb. 2)

Der Glaskörper ist sehr rudimentär abgebildet, wie Sie es auf der folgenden Abbildung (Abb. 3) erkennen können. Die Netzhaut-Peripherie zeigt bandförmige Degenerationen mit Glitzerpunkten, Schneckenspuren und einzelnen Foramina. Die folgende Abbildung (Abb. 4) demonstriert ein Areal dieser Netzhautveränderungen am linken Auge. Im Zentrum sieht man eine sehr ausgedehnte fleckige, grob pigmentierte Aderhautatrophie peripapillär, wie man sie auch bei einer gleich starken Myopie beobachten kann.

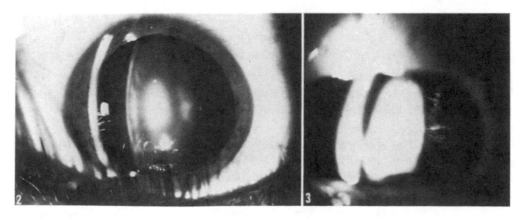

Abb. 2   Abb. 3

531

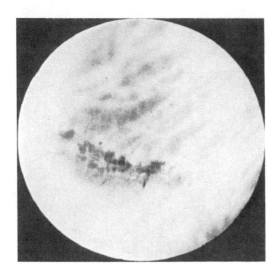

Abb. 4

Die Krankheitsgeschichte des erblindeten Patienten, Herrn Manfred S., Jahrgang 1936, der die Ursache zu dieser Studie war, ist in kurzem folgende:

Der Patient ist die Nr. 5 in der 3. Generation. Im Jahre 1969 Katarakt-Extraktion links. Danach Lichtkoagulation. Ein Jahr später Netzhautablösung. Erfolglose Operation, Phthisis bulbi.

Auf der rechten Seite eine Myopie von – 9,0 Dptr. mit einem cyl von – 2,0 Dptr. mit einer Kernkatarakt. Katarakt-Extraktion im Jahre 1972. Sehvermögen postoperativ 0,6. Diathermie bzw. Lichtkoagulation der peripheren Netzhautdegenerationen. Vier Monate später Netzhautablösung von nasal oben her. Trotz schonender Netzhautoperationen mit Faltung, Lichtkoagulation und Diathermiekoagulation kam es zu erneuten Rezidiven mit massiven Glaskörpertraktionen. Eine zirkuläre Silicon-Cerclage mit Injektionen von Hyaluronsäure brachte keinen Erfolg.

Der Erbgang dieses Krankheitsbildes zeigt folgende Charakteristica:

Wir haben insgesamt vier genetische Merkmale.

1. Eine Mißbildung des Glaskörpers.
2. Netzhautdegenerationen.
3. Eine Myopie.
4. Eine Katarakt.

Zur genetischen Erklärung des Vererbungsmechanismus stehen folgende Hypothesen:

1. Wir haben es mit drei kranken Genen zu tun und müssen die Katarakt, wie es auch schon Wagner beschrieben hat, als Katarakta complicata auffassen. In diesem Falle lägen alle drei Merkmale auf einem Chromosom.

2. Wir haben es nur mit einem kranken Gen zu tun, nämlich mit dem Merkmalsträger für den Glaskörper und müssen annehmen, daß die Netzhautveränderungen und die Katarakt mit der Myopie Komplikationen, d.h. sekundäre Veränderungen durch den mißgebildeten Glaskörper sind. In diesem Fall hätten wir ein polyphänes Gen, durch das wir die Veränderungen innerhalb dieses Stammbaumes erklären könnten.

Als dritte Hypothese müßte man vier kranke Gene annehmen, die auf vier verschiedenen Chromosomen lägen.

Am wahrscheinlichsten scheint jedoch die Erkrankung eines Genes zu sein, das durch Polyphänie alle Veränderungen erklärt.

Zusätzlich haben sich noch folgende Merkmale herauskristallisiert:

Das Krankheitsbild ist nicht an das X-Chromosom gebunden, sondern autosom. Es besteht keine Androtropie, d.h. keine Bevorzugung der männlichen Nachkommen.

Das Krankheitsbild wird autosomal dominant vererbt. In der ersten Filialgeneration werden fast alle Nachkommen von dieser Erkrankung in unserem Stammbaum betroffen. In der 2. Filialgeneration kann das Krankheitsbild in abgeschwächter Form auftreten. Die gesunden Nachkommen in der 3. Filialgeneration bleiben jedoch potentielle Krankheitsträger, d.h. rezessive Anlageträger.

Das schwierigste Problem ist die Behandlung dieses Krankheitsbildes. Eine Katarakt-Extraktion führt praktisch immer zur Netzhautablösung, die in der Regel inoperabel ist. Eine prophylaktische Netzhautbehandlung kann diese Netzhautablösung nicht verhindern.

Die Netzhautablösung tritt auch spontan auf. Wie histologische Untersuchungen von Wagner und Boehringer und Mitarbeitern gezeigt haben, führt eine Mißbildung im Bereich der Retina zur Erblindung.

Wir möchten deshalb zur Diskussion stellen, welche therapeutischen Maßnahmen

1. im Bereich der Netzhaut unternommen werden können,

2. ob es sinnvoll ist, den Glaskörper zu ersetzen, damit es nicht zu einer Traktionsablatio durch Glaskörperschrumpfung kommt,

3. wie man die Katarakt operieren soll, damit es nicht durch die Katarakt-Extraktion zu einer Glaskörperschrumpfung mit nachfolgender Netzhautablösung kommt.

Zum Abschluß möchten wir all denen danken, die uns bei der Untersuchung und Befunderhebung der zahlreichen Familienmitglieder geholfen haben und uns ihre Unterlagen zur Verfügung gestellt haben.

An erster Stelle Herrn Prof. Meyer-Schwickerath und seinen Mitarbeitern, Fräulein Behre und Frau Palowszyk, die die hervorragenden Fotos angefertigt haben. Herrn Prof. Jaeger, der uns bei dem Vererbungsmechanismus beraten hat, Herrn Oberstudienrat Norbert Geiser, der uns bei der genetischen Ausarbeitung behilflich war. Herrn Prof. Spitznas, Herrn Dr. Plate, Herrn Dr. Fenner und Herrn Dr. Georg, die uns durch eigene Untersuchungen bzw. durch Überlassung ihrer Unterlagen wesentliche Beiträge zur Kenntnis des Krankheitsbildes geliefert haben. Nicht zuletzt aber gilt unser Dank der Familie Schröder, die alle erreichbaren Verwandten befragt und angeschrieben haben und es uns ermöglicht haben, alle Mitglieder der 3. und 4. Generation selbst zu untersuchen.

Literatur

Alexander, R. L., Shea, M.: Wagner's Didease. Arch. Ophthal. 74, 310–318 (1965). – Badtke, G. et. al.: Genetik. Bücherei des Augenarztes 50. Heft, Stuttgart: F. Enke Verlag 1968. – Boehringer, H. R., Dieterle, P., Landolt, E.: Zur Klinik und Pathologie der Degeneratio hyaloideo-retinalis hereditaria (Wagner) Ophthalmologica 139, 330–338 (1960). – Boenig, H.: Leitfaden der Entwicklungsgeschichte des Menschen. Leipzig: VEB Thieme 1954. – Cibis, P.: Doppelseitige Netzhautablösung bei einem eineiigen Zwillingspaar. 53. Ber. dtsch. ophthal. Ges. 251–256 (1940). – Criswick, V.G., Schepens, C.L.: Familial exsudative Vitreoretinopathy. Am. J. Ophthalmology Vol. 68, No. 4, p. 578–594 (1969). – Dufour, R., Fison, L., Meyer-Schwickerath, G.: Grundlagenforschung auf dem Gebiet der Netzhautablösung, Juvenile Ablatio retinae, Fortschritte der chorioretinalen Chirurgie. Bibliotheca Ophthalmologica No. 79. Basel–New York: S. Karger 1969. – Duke-Elder, St.: System of Ophthalmology. Vol III, Part I. Embryology. London: Kimpton 1963. – Duke-Elder, St.: System of Ophthalmology. Vol. X. Diseases of the retina, p. 662–666. London: Kimpton 1967. – Duke-Elder, St.: System of Ophthalmology. Vol. XI. Diseases of the Lens and Vitreous. p 226. London: Kimpton 1969. – Franceschetti, A., Klein, D.: Vererbung und Auge. In: Lehrbuch der Augenheilkunde (Hrsg. A. Amsler et al.). Basel: S. Karger 1954. – Franceschetti-Francois-Babel: Dominant Vitreoretinal Degenerations, Wagner's Hyaloidoretinal Degenerations. 652–700. – Frandsen, E.: Hereditary hyaloideo-retinal degeneration (Wagner) in a Danish family. Acta Ophthal. (Kbh.) **44**, 223–232 (1966). – Gillespie, F., Covelli, B.: Hereditary high myopia with retinal detachment. Amer. J. Ophthal. **65**, 229 (1968). – Hagler, W. S., Crosswell, H. H.: Radial perivascular chorioretinal degeneration and retinal detachment. Trans. Amer. Acad. Ophthal. Otolaryng. **72**, 203 (1968). – Hauschild, E., Hiller, H., Heydenreich, A.: Beitrag zum Krankheitsbild der vitreoretinalen Degeneration. Klin. Mbl. Augenheilk. **156**, 628–643 (1970). – Jansen, L. M. M. A.: Degeneratio hyaloideo-retinalis hereditaria. Ophthalmologica (Basel) **144**, 458 (1962). – Jansen, L. M. M. A.: Het syndroom van Wagner (degeneratio hyaloideo retinalis hereditaria). Thesis, Nijmegen. Assen: Royal van Gorcum 1965. – Manschot, W. A.: Hereditäre Veränderungen und Netzhautabhebung. In: Fanta, H. und Jaeger, W. (Hrsg.): Die Prophylaxe der idiopathischen Netzhautabhebung. Symposium der Dtsch. ophthal. Ges. Wien, (Hrsg. H. Fanta und W. Jaeger). München: J. F. Bergmann 1971. – Sanna, G., Nervi, I.: Degenerazione vitreale microfibrillare in sogetti giovanni ed emmetropi appartenenti alla stessa famiglia. Minerva Oftl. **7**, 161–162 (1965). – Scialdone, D.: Considerazioni su di un caso di degenerazione ialoideo-retinice di Wagner. Ann. Ottal. **92**, 266–273 (1966). – Waardenburg, P. J.: Das menschliche Auge und seine Erbanlagen. Haag: Martinus Nijhoff 1932. – Waardenburg, P. J.: Vererbung im Rahmen der Augenheilkunde. 51. Ber. dtsch. ophthal. Ges., 32–58 (1936). – Wagner, H.: Ein bisher unbekanntes Erbleiden des Auges (Degeneratio hyaloideo-retinalis hereditaria), beobachtet im Kanton Zürich, Klin. Mbl. Augenhk. **100**, 840–857 (1938). – Wagner, H.: Erster anatomisch-histologischer Befund bei einem Falle von Degeneratio hyaloideo-retinalis hereditaria. Klin. Mbl. Augenhk. **106**, 719 (1941).

Aussprache

Herr Jaeger, Heidelberg:

Unter den genetischen Erklärungsmöglichkeiten, die Herr Schmack gegeben hat, wäre vielleicht doch die Polyphänie für die wahrscheinlichste zu halten: Ganz allgemein kann man ja in der Genetik sagen, daß eine Polyphänie eines Genes sehr viel wahrscheinlicher ist als die Annahme von mehreren Genen auf einem Chromosom.

Zur Behandlung nur ein kleiner Hinweis: In dem Symposium der DOG über die Prophylaxe der idiopathischen Amotio in Wien hat Herr Klöti sehr interessante Ausführungen in der Diskussion gegeben über die Erfahrungen der Züricher Klinik an den weiteren Generationen und Nachkommen der originalen Wagner'schen Familie. Daraus geht hervor, daß bei einer vorsichtigen Vorbehandlung mit Kryo-Anheftung der Netzhaut vor der Katarakt-Extraktion doch eine bessere Quote zu erzielen ist, als wenn man unvorbereitet in das Abenteuer der Katarakt-Extraktion geht.

Herr Schmack, Minden:

Wir danken Herrn Prof. Jaeger für die Ergänzungen und Diskussionsbemerkungen zu unserem Stammbaum.

Da der Erbgang bisher noch nicht eindeutig gelöst werden konnte, soll in weiteren Untersuchungen versucht werden, die mannigfaltigen Erscheinungsformen in den verschiedenen Generationen zu erklären.

Nun zur Behandlung:

Die Behandlung ist extrem schwierig. Auch bei unseren Patienten ist versucht worden, die Netzhaut vor der Katarakt-Extraktion anzuheften. Dies ist mit Lichtkoagulation geschehen, zu einer Zeit, als die Katarakt noch nicht reif war. Die Prophylaxe war jedoch erfolglos. Die Netzhaut löste sich ab.

Eine Erklärungsmöglichkeit könnten neue histologische Untersuchungen bringen. Wir haben jetzt gerade festgestellt, daß wir ein enucleirtes Auge dieser Familie zur Verfügung haben. Es liegt in der Essener Klinik. Wir werden versuchen, es gemeinsam mit Herrn Prof. Vogel zu untersuchen, um zu sehen, ob wir durch die Histologie einen Grund dafür finden, warum prophylaktische Maßnahmen nicht zum Erfolg, d.h. zur Anheftung der Netzhaut führen.

Nun zur Katarakt-Extraktion selbst:

Sicher könnte man diskutieren, die Katarakt extracapsulär zu extrahieren. Wie es sich jedoch gezeigt hat, ist auch der Aufhängeapparat der Linse gestört. Wir könnten bei einem Patienten eine Subluxatio lentis beobachten und haben auch bei anderen Familienmitgliedern das Gefühl, daß die Linse nicht fest ist. Man kann die Linse bei diesen jungen Menschen auch ohne Enzym einfach extrahieren. Bei der Operation kommt es, wie zwei Operateure bestätigt haben, zu einem ganz massiven Abfluß nicht allein vom Glaskörper, sondern von Flüssigkeit, die in diesem leeren Glaskörperraum liegt. Das restliche Glaskörpergerüst beginnt dann eines Tages zu schrumpfen und es kommt zu einer irreparablen Traktionsamotio.

Und dies ist die Crux bei der Behandlung:

Wir haben jetzt einen Jungen im Alter von 12 Jahren, bei dem wir an beiden Seiten in der unteren Hälfte Netzhautforamina mit beginnender Ablatio beobachten. Da wir keine sichere Therapie wissen, sind wir der Ansicht, daß man auch in diesem Fall lieber zuwarten soll. Wir sind der Meinung, daß wir nicht durch eine Therapie die Ablatio induzieren sollen, sondern sie als Schicksal auffassen müssen, wenn sie entsteht, bis wir nicht sichere Behandlungsmethoden wissen.

Zur Pathophysiologie tapeto-retinaler Degenerationen verschiedener Ätiologie*

J. G. H. Schmidt (Köln)

Bei den tapeto-retinalen Degenerationen handelt es sich um eine Gruppe sehr heterogener Krankheiten, die als isolierte Netzhauterkrankung oder als symptomatische Form auftreten. Trotz der großen ätiologischen Unterschiede findet man in vieler Hinsicht eine ähnliche Symptomatologie, die auf pathogenetische Gemeinsamkeiten hinweist. Dies soll nachfolgend an hereditären und exogenen tapeto-retinalen Degenerationen gezeigt werden.

Bei den diffusen Formen der tapeto-retinalen Dystrophien ist besonders frühzeitig das EOG geschädigt (Arden, Barrada und Kelsey, 1962; Arden und Fojas, 1962; Carr und Siegel, 1964). Zu den ersten Veränderungen im Elektroretinogramm gehört die Reduzierung der skotopischen b-Welle (Karpe, 1945; Henkes, 1949), was besonders bei Verwendung von blauem Licht zum Ausdruck kommt (Berson, Gouras und Gunkel, 1968), der dann eine Abnahme der a-Wellen-Amplitude folgt (Goodman und Gunkel, 1958). Die Zunahme der Latenzzeit der b-Welle (Berson, Gouras und Gunkel, 1968) und des „Early receptor potentials" (Berson und Goldstein, 1970) erlaubt ebenfalls eine sehr frühzeitige Feststellung dieser Krankheit.

Die Veränderungen im Elektrooculogramm haben in Verbindung mit den histologischen Schäden besonders die Aufmerksamkeit auf den Pigmentepithelbereich gerichtet. Nach Untersuchungen von Droz (1963), Young (1967), Herron et al. (1969) werden die in den Stäbchenaußengliedern gebildeten Disks, die langsam nach außen zum Pigmentepithel wandern, von diesem auf Grund einer noch unbekannten Störung nicht abgebaut. Es liegt also kein Mangel an Vitamin A-Aldehydabkömmlingen vor, sondern im Gegenteil eine Stauung und eine Verabfolgung von Vitamin-A-Präparaten wäre somit ganz unsinnig.

Einige dieser Symptome demonstrieren die Befunde eines Kindes mit diffuser tapeto-retinaler Dystrophie (Schmidt, 1976). Bei dem betroffenen Mädchen (Abb. 1 c) ist das EOG bereits völlig flach, während a- und b-Wellen-Amplituden des ERG bei Reizung mit „Tageslicht" noch im Normbereich liegen. Eindeutig pathologisch sind die Verlängerung der b-Wellenlatenz- und Gipfelzeit. Bei der Mutter (Abb. 1 b), deren klinischer Befund unauffällig ist, liegen die Verhältniswerte im Grenzbereich zur krankhaften Reduzierung. Die b-Wellen-Amplituden sind eindeutig normal, während die Latenz- und Gipfelzeiten dieses Potentials pathologisch verlängert sind. Bemerkenswert ist die Doppelung der a-Welle, die im linken Auge deutlich zu erkennen ist. Beim Vater (Abb. 1 a) sind die entsprechenden Befunde völlig normal.

Mit den genannten Symptomen der diffusen tapeto-retinalen Dystrophie sollen nun einige Befunde der Metallosis retinae verglichen werden.

Die Arbeitskreise um Imaizumi (1967) und Francois (1970) haben festgestellt, daß bei intraocularen Fremdkörpern das EOG oft früher geschädigt ist als das ERG. Unsere Untersuchungen führten zu dem gleichen Ergebnis, das an den nachfolgenden Beispielen (Abb. 2 a–c) demonstriert werden soll. Bei zwei Patienten mit intravitrealem Fremdkörper (Abb. 2 a und c) ist das ERG normal, während die Verhältniswerte im EOG hochgradig pathologisch sind. Andere Ursachen als eine Metallosis, wie zum Beispiel Netzhaut- bzw. Glaskörperhaemorrhagien oder nennenswerte mechanische Schäden konnten in allen drei Fällen ausgeschlossen werden.

---

* Mit Unterstützung der Deutschen Forschungsgemeinschaft, Bonn/Bad Godesberg.

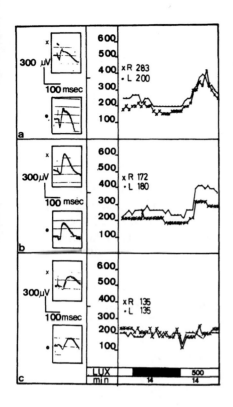

Abb. 1. ERG und EOG von einem 9-jähr. Mädchen (Abb. 1 c) mit diffuser tapeto-retinaler Dystrophie, sowie dessen Vater (Abb. 1 a) und Mutter (Abb. 1 b). – Methodik s. Schmidt und Deom 1972

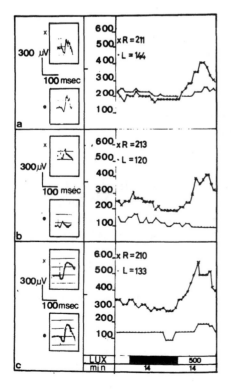

Abb. 2. ERG und EOG von 3 Patienten mit intravitrealem Metallfremdkörper (a: F. K., Cu-Splitter an der Fovea; b: W. G., Stahl; c: G.-A. A., Zink)

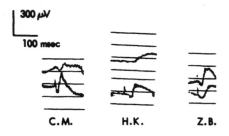

Abb. 3. Verlängerung der b-Wellen-Latenzzeit bei 3 Patienten mit intravitrealem Metallfremdkörper (Reizung mit „Tageslicht")

Es wurde von anderer Seite bereits die Meinung vertreten, daß das Fehlen des Lichtgipfels im EOG auf die Metallosis, hingegen die Reduzierung der absoluten Werte (Abb. 2b und c) auf eine gleichzeitige Amotio retinae zurückzuführen sei. An Hand unseres Krankengutes konnte dies bisher nicht bestätigt werden; auch bei dem zweiten und dritten Patienten lag die Netzhaut völlig an. Auch in diesen Fällen muß also die Senkung der absoluten Werte ausschließlich auf die Metallosis zurückgeführt werden.

Besonders auffallend ist nun, daß im ERG oft eine deutliche Verzögerung im Auftreten der b-Welle sichtbar wird. Als Beispiel hierfür werden die Befunde von 4 Patienten wiedergegeben (Abb. 3 und 4). Latenz- und Gipfelzeit sind in allen Fällen verlängert. Die Abb. 4 zeigt überdies, daß die Metallosis bei den einzelnen Lichtreizqualitäten sehr unterschiedlich zum Ausdruck kommen kann. Bei Verwendung von „Tageslicht" oder rotem Licht äußert sich die Metallintoxikation nicht in einer Amplitudenreduzierung. Bei Reizen mit blauem Licht tritt hingegen die Funktionsbeeinträchtigung besonders deutlich hervor, was sich auch in Untersuchungen der visuell evozierten Potentiale bei Siderosis retinae widerspiegelt (Makabe et al.). Die Amplitude der b-Welle ist stark reduziert und ihre Latenz- und Gipfelzeiten sind wesentlich verlängert.

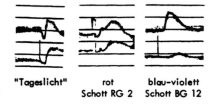

Abb. 4. Spektralsensivität der Elektroretinogramme bei einem Patienten mit intravitrealem Metallfremdkörper. Eichwerte s. Abb. 3

Auch in Tierversuchen wurde gezeigt (Schmidt und Stute, 1972), daß die Ursache für diese Symptome in der Metallosis und nicht in anderen Faktoren zu suchen ist. Nach Implantation von reinstem Blei in den Glaskörper von Rattenaugen wurde die Latenz- und Gipfelzeit der b-Welle erheblich verlängert, wobei nach der a-Welle ein zweites negatives Potential in Erscheinung tritt (Abb. 5b). Andere Schäden, wie Ödembildungen, Haemorrhagien und Netzhautablösungen, konnten durch die Ophthalmoskopie ausgeschlossen werden. Daß der Grad der Gipfelzeitveränderung sehr von der Art des Metalles abhängig ist, geht aus mehreren Untersuchungen hervor (Knave; Schmidt und Stute, 1976). Die elektrophysiologischen Veränderungen sind bei rechtzeitiger Fremdkörperextraktion reversibel (Schmidt, Blettenberg und Vogelsang).

Bemerkenswert ist nun, daß Noell vor 20 Jahren bei seinen Intoxikationsversuchen der Netzhaut mit Jodat prinzipiell die gleichen b-Wellen-Veränderungen erhielt (Abb. 5a). Seine histo-

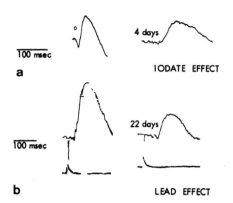

a

IODATE EFFECT

$\overline{100 \text{ msec}}$

b

LEAD EFFECT

$\overline{100 \text{ msec}}$

4 days

22 days

Abb. 5 a und b. Gipfelzeitverlängerungen der
b-Welle bei Jodateinwirkung (W. K. Noell,
1959) und intravitrealem Bleifremdkörper
der Ratte. (J. G. H. Schmidt und A. Stute, 1972)

logischen Untersuchungen ergaben eine elektive Schädigung des Pigmentepithelbereiches.
Auch von einigen anderen exogenen Netzhauterkrankungen, so zum Beispiel nach Resochin-
einwirkung (Sverak et al., 1970), wissen wir, daß eine Noxe EOG und skotopische b-Welle
in ganz ähnlicher Weise beeinflußt. Die sehr ähnlichen elektrophysiologischen Befunde zeigen somit, daß die Metallosis retinae als eine Form der tapeto-retinalen Degenerationen auftreten kann.

Die Metallverbindungen schlagen sich besonders an den Membranen nieder, zum Beispiel der
Membrana limitans interna, und sie werden phagozytiert, woran sich besonders die Müller'-
schen Stützzellen beteiligen können. Dies geht eindeutig aus den histo-chemischen Untersuchungen von Rosenthal et al. hervor, die Kupferpartikel in den Glaskörper von Kaninchen
implantierten. Ein ähnliches Beispiel finden wir bei der Retinitis pigmentosa. Friedenwald
und Chan haben festgestellt, daß bei tapeto-retinalen Degenerationen ebenfalls die Müller'-
schen Stützzellen in umfangreichem Maße die Fragmente von Pigmentepithel phagozytieren
und dabei ausgedehnte proliferative Veränderungen zeigen, während die Bipolaren weitgehend intakt bleiben. Wenn man nun von den Untersuchungen von Miller und Dowling ausgeht, wonach die b-Welle in den Müller'schen Stützzellen entsteht, so ergibt sich ein Bild,
das die elektrophysiologischen und klinischen Symptome tapeto-retinaler Degenerationen
in einem neuen Zusammenhang erscheinen läßt.

Es geht allerdings aus verschiedenen Arbeiten hervor (Knave; Schmidt et al.; Masciulli et al.),
daß das Bild der Metallosis retinae nicht einheitlich ist und sehr vom Metall und seiner Appli-
kationsform abhängt.

Frl. Christa Schabio und Frl. Angela Peters danke ich für technische Hilfe.

Zusammenfassung

Es werden elektrophysiologische Gemeinsamkeiten tapeto-retinaler Degenerationen verschiedener Ätiologie gezeigt. In erster Linie erfolgt ein Vergleich von tapeto-retinalen Dystrophien
und tapeto-retinalen Degenerationen, die durch Metallosis hervorgerufen wurden.

Bei beiden Krankheiten ist oft das EOG früher und stärker geschädigt als das ERG. Unter
den ERG-Veränderungen stehen die frühzeitige Reduzierung der skotopischen b-Wellen-Amplitude und die Verlängerung der b-Wellengipfelzeit im Vordergrund. Die Zerstörung der a-Welle und der photopischen Potentiale laufen langsamer ab. Mit der Gipfelzeitverlängerung der
b-Welle tritt neben der lichtreizempfindlichen und intoxikationssensibelen a-Welle ein zwei-

tes negatives Potential auf, dessen Amplitude wesentlich unabhängiger von der Lichtreizintensität und der metallotischen Intoxikation ist.

Die durch Metallosis hervorgerufenen tapeto-retinalen Degenerationen bieten somit häufig in mehrfacher Hinsicht das elektrophysiologische Bild der tapeto-retinalen Dystrophien.

Summary. Electrophysiological analogies of tapeto-retinal degenerations of different causes are demonstrated. First of all, the electrophysiological symptoms of tapeto-retinal dystrophies and degenerations caused by metallosis retinae are compared.

In both diseases the damage of the EOG occurs earlier and is more pronounced than that of the ERG. Among the disturbances of the ERG the most striking symptoms are the early reductions of the amplitude of the scotopic b-wave and the increase of the peak time. The destruction of the a-wave and the photopic potentials takes place more slowly. In dependence of the augmentation of the b-wave latency a second negative potential after the a-wave appears which is more resistant to intoxication by metallosis and to stimulus intensity than the a-wave.

So frequently in several ways tapeto-retinal degenerations caused by metallosis show the same electrophysiological phenomena as the hereditary dystrophies of the tapeto-retinal region.

Literatur

Arden, G. B., Barrada, A., Kelsey, J. H.: New clinical test of retinal function based upon the standing potential of the eye. Brit. J. Ophthal. 46, 449–467 (1962). – Arden, G. B., Fojas, M. R.: Electrophysiological abnormalities in pigmentary degenerations of the retina. A. M. A. Arch. Ophthal. 68, 369–389 (1962). – Berson, E. L., Goldstein, E. B.: Early receptor potential in dominantly inherited retinitis pigmentosa. A. M. A. Arch. Ophthal. 83, 412–420 (1970). – Berson, E. L., Gouras, P., Gunkel, R. D.: Rod responses in retinitis pigmentosa dominantly inherited. A. M. A. Arch. Ophthal. 80, 58–67 (1968). – Carr, R. E., Siegel, I. M.: Electrophysiologic aspects of several retinal diseases. Amer. J. Ophthal. 58, 95–107 (1964). – Droz, B.: Dynamic condition of proteins in the visual cells of rats and mice as shown by radioautography with labeled amino acids. Anat. Rec. Proc. 145, 157–167 (1963). – Francois, J., De Rouck, A., Tacite, D. A., Scarpulla, B.: Ocular metallosis. VIIIth ISCERG Symposium, Pisa 1970, 251–268. – Friedenwald, J. S., Chan, E.: Pathogenesis of retinitis pigmentosa. A. M. A. Arch. Ophthal. 8, 173–179 (1932). – Goodman, G., Gunkel, R.: Familial electroretinographic and adaptometric studies in retinitis pigmentosa. Am. J. Ophthal. 46, 142–178 (1958). – Henkes, H.: Inleiding tot de clinische ERG, Tijdschrift voor Geneeskunde 93, 3416 (1949). – Herson, W. L., Riegel, B. W., Myers, O. E., Rubin, M. L.: Retinal dystrophy in the rat-A pigment epithelial disease. Invest. Ophthal. 8, 595–604 (1969). – Imaizumi, K., Takahashi, F., Yoshida, G., Ogawa, K.: The origin of the electrooculogram (EOG). VIth ISCERG Symposium, Erfurt 1967, 29–46. – Karpe, G.: The basis of clinical electroretinography. Acta Ophthal., Suppl. 24, 1–118 (1945). – Knave, B.: The ERG and ophthalmological changes in experimental metallosis in the rabbit. I. Effects of iron particles. Acta ophthalmologica 48, 136–158 (1970). II. Effects of steel, copper and aluminium particles. Acta ophthalmologica 48, 159–173 (1970). – Makabe, R., Adachi-Usami, E., Gavriysky, V.: Visuell evozierte corticale Potentiale (VECP) bei Siderosis retinae. Albrecht v. Graefes Arch. klin. exp. Ophthal. 191, 299–306 (1974). – Masciulli, L., Anderson, D. R., Charles, St.: Experimental ocular siderosis in the squirrel monkey. Am. J. Ophthal. 74, 638–661 (1974). – Miller, R. F., Dowling, J. E.: A relationship between Müller cell slow potentials and the ERG b-wave. VIIIth ISCERG Symposium, Pisa 1970, 85–100. – Noell, W. K.: The visual cell: Electric and metabolic manifestations of its life processes. Am. J. Ophthal. 48, 347–370 (1959). – Rosenthal, A. R., Appleton, B.: Histochemical localization of intraocular foreign bodies. Am. J. Ophthal. 79, 613–625 (1975). – Schmidt, J. G. H.: Über den Wert der Elektrookulographie für die Differentialdiagnostik bei tapeto-retinalen Degenerationen. Bibliotheca Ophthalmologica 85, 2 (1976). – Schmidt, J. G. H., Blettenberg, M., Vogelsang, M.-Chr.: On the recovery of the electroretinogram after the removal of intravitreous copper splinters. The Assoc. for Research in Vision and Ophthalmology (ARVO), Sarasota/Florida, USA, 1975. – Schmidt, J. G. H., Deom, M.: Stargardt'sche Makuladegeration oder Makulatyp der diffusen tapeto-retinalen Degeneration? 72. Ber. Dtsch. Ophthal. Ges. (Hamburg) 235–242 (1972). – Schmidt, J. G. H. Stute, A.: Electroretinogram and ophthalmoscopic findings in intra-vitreous iron, copper and lead particles. Xth ISCERG Symposium, Los Angeles/USA 1972, 85–90. – Schmidt, J. G. H., Stute, A.: In Vorbereitung. – Svérák J., Erbenová, Z., Peregrin, J., Salavec, M.: Die ERG- und EOG-Potentiale nach einer langfristigen Resochintherapie. Klin. Mbl. Augenheilk. 157, 389–392 (1970). – Young, R. W.: The renewal of photoreceptor cell outer segments. J. Cell. Biol. 33, 61–72 (1967).

Aussprache

Herr Rosengren:

In den amerikanischen Zeitschriften ist seit mehreren Jahren diskutiert worden (Berson, et al.), ob man nicht durch Lichtschutz eine Verlangsamerung des degenerativen Zerfalls bei Pigmentdegeneration erhalten könnte.

Ich möchte fragen, ob hier in der Gesellschaft darüber einige Erfahrungen gemacht worden sind.

J. G. H. Schmidt (Köln):

Schlußwort an Herrn Professor Rosengren:

Der Gedanke, daß das Tageslicht in „physiologischer Menge" bei diffuser Einwirkung die Netzhaut von Patienten mit Retinopathia pigmentosa schädigen kann, ist schon vor vielen Jahrzehnten diskutiert worden (Johnson, 1901; Leber, 1915; Falls und C. W. Cotterman, 1948). Als Noell und Mitarb. jedoch 1965 den Beweis durch Untersuchungen an der Ratte erbrachten, so führte dieses aufregende Ergebnis zahlreiche Ophthalmologen zur Verordnung von Sonnenschutzgläsern bei Patienten mit tapeto-retinalen Dystrophien. Die Schwelle für die Schädigung ist jedoch speziesabhängig und zum Beispiel beim Rhesus-Affen ganz wesentlich höher als bei der Ratte (Lawwill und Speed, 1975). Über Versuche, das Fortschreiten der Retinopathia pigmentosa beim Menschen durch Lichtabdeckung zu verzögern, berichtete kürzlich Berson (1973).

Herr Jaeger (Heidelberg):

Zu der Frage, ob bei Patienten mit Pigmentdegeneration das Tragen von Sonnenbrillen indiziert ist, einige kurze Bemerkungen:

Die Überlegungen, die zu einer solchen Empfehlung führen, gehen von Experimenten an Ratten aus. Es gibt jedoch eine neue Untersuchung von R. A. Weale (Institut of Ophthalmology, London), der mit densitometrischen Methoden nachgewiesen hat, daß der Mensch sich völlig anders verhält, als die Ratte und die anderen Spezies, an denen ähnliche Experimente durchgeführt wurden. Von dieser Seite her ist es also auch nach theoretischen Überlegungen sinnlos, bei Patienten mit tapeto-retinalen Degenerationen Sonnenbrillen zu verschreiben.

Beiträge zur Genetik gewisser hereditärer Krankheiten des Auges

E. Čurković und T. Švob (Sarajevo)

Einleitung

In der ophthalmologischen diagnostischen Praxis findet man immer häufiger Fälle, welche die genetische Stigmatisation enthalten. Ob in bestimmten Populationen die Frequenz genetischer Augenkrankheiten und Anomalien wirklich größer ist als früher, oder ob die bessere Diagnostik und verkleinerte Mortalität die Bestimmung einer größeren Anzahl solcher Fälle ermöglicht, ist zur Zeit noch nicht ganz sicher. Jedoch die Statistiken weisen darauf hin, daß die kongenitalen Krankheiten und Anomalien, besonders in den zivilisierten Ländern, immer mehr zur Entstehung der Schwachsichtigkeit und Blindheit beitragen.

Material und Methoden der Untersuchungen

Aus dem uns zur Verfügung stehenden Material haben wir gewisse Fälle abgesondert, aus welchen wir voraussetzen konnten, daß sie die genetische Komponente der Krankheit, beziehungsweise der Anomalie, enthalten. Die Patienten haben uns in der Anstalt für die Rehabilitation der Blinden in Nedjarići bei Sarajevo zur Verfügung gestanden. Wir haben mit klinischen, genetischen und zytologischen Methoden die genetischen Charakteristiken einzelner pathologischer Manifestationen untersucht, welche, auch das Auge in den Populationen der Bevölkerung Bosnien und Herzogovinas betreffen (Jugoslawien).

Nach der ophthalmologischen und allgemeinen Untersuchung, mit Berücksichtigung der persönlichen und familiären Anamnese des Patienten, haben wir besondere Aufmerksamkeit verschiedenen genealogischen Übereinstimmungen geschenkt, welche in der nahen oder fernen Familie zum Ausdruck gekommen sind. Ferner hat man die Kariogramme der untersuchten Patienten im zytologischen Laboratorium des Instituts für medizinische Biologie U.L.C. in Sarajevo gemacht. Die Technik der Bestimmung der Kariotypen hat man mit der Standardmethode an den Leukozyten des peripheren Bluts ausgearbeitet, und aus den Mikrophotographien die Kariogramme nach dem Denversystem gemacht.

Resultate der Untersuchungen

Fälle mit der klinischen Grunddiagnose Albinismus

1. Lj. R. ♀ 20 Jahre alt und B. R. ♂ 9 Jahre alt, Geschwister, beide sind Albinen mit beidseitiger Nystagmus horizontalis und Hypoplasie der Macula. Die beiden haben noch zwei Brüder, welche nicht Albinen sind, von denen nur einer die Hypoplasie der Macula hat. Aus den Angaben aus der Literatur ist bekannt, daß der Albinismus in der Regel nur rezessiv vererbt wird. Dafür spricht auch unser Befund, weil die Eltern nicht affektioniert sind. Mit Rücksicht darauf, daß der Albinismus bei beiden Geschlechtern gefunden wird, wird gefolgert, daß es sich um die autosome und nicht um die gonosome Erbschaft handelt. Die Eltern sollten mit Rücksicht auf den Albinismus rezessiv heterozygot sein. Unter dieser Voraussetzung ist es verständlich, daß die Albinen Geschwister haben können, welche auch nicht affektioniert sind.

2. G. B. ♂ 24 Jahre alt, zeigt außer Albinismus auch den bilateralen, horizontalen Nystagmus, die beiderseitige Hypermetropie und die Aplasie der Macula. Sein Vetter S.P. ♂ 22 Jahre alt, (beide Patienten haben eine gemeinsame Großmutter) besitzt, außer dem Albinismus, den beiderseitigen Nystagmus horizontalis, die Hypermetropie und die Aplasie der Macula. Beide Pa-

tienten haben Eltern, welche angeblich in der fernen Blutverwandschaft sind. Demnach spricht auch hier der Befund für den Albinismus als für die autosome hereditäre Krankheit. Mit Rücksicht darauf, daß es sich wahrscheinlich um die Konsanguinität in den affizierten Fällen handelt, ist es leichter zur Homozygotät und zur manifestierten Erkrankung gekommen.

Fälle mit der klinischen Grunddiagnose: Syndroma Crouson

S. Dj. ♂ 61 Jahre alt, Witwer, seine selige Frau war, nach der Äußerung des Patienten, normalen Aussehens. Er hatte vier Kinder, davon sind drei gestorben im Alter von 1–2 Jahren. Sie hatten Exophtalmus und gewisse andere Symptome, welche der Patient nicht beschreiben konnte. Der erste Patient zeigt ausgesprochenes Crouson Syndrom. Das vierte lebende Kind, die Tochter A. Dj., 25 Jahre alt, zeigt Oxycephalie, Hypertelorismus, beiderseitigen Exophtalmus höheren Grades, beiderseitige opticus Atrophie, divergenten Strabismus des rechten Auges, beiderseitigen horizontalen Nystagmus mit atrophischer Retina und Aplasien der beiden Maculae. Die Patientin hat die Messung des intraokularen Drucks nicht erlaubt, aus Angst, wie sie selbst äußert „daß ihr die Augen nicht herausfallen", was ihr früher angeblich geschah. Rima palpebrarum ist ständig offen, ungefähr 6 mm. Die Nase ist krumm, breit, was ihr ein papageiisches Aussehen gibt. Der Gaumen ist hoch, die Zähne etwas unregelmäßig angeordnet. Der untere Kiefer ist vorgeschoben, während der obere die Knochenatrophie nicht zeigt. Die Stirn ist hoch, der Kopf verlängert, das Gehör und die Psyche unberührt.

Der Fall des Vaters und seiner ersten Erben spricht für die autosome dominante Erbschaft, welche in gewissen Fällen mehr oder weniger expressiv sein kann (bei der untersuchten Tochter weniger als beim Vater). Für solchen Typ der Erbschaft des Syndroms Crouson sprechen auch die Fälle, die bisher in der Literatur beschrieben sind.

Fälle mit der klinischen Grunddiagnose: Syndroma Marphan

Dj. T. ♂ 60 Jahre alt, obgleich ohne ausgesprochene alle Symptome dieses Syndroms, ist hochgewachsen, hat lange Füße und Hände, lange und plumpe Finger, verlängertes Gesicht, ziemlich hohen Gaumen, und von der Kindheit geschwächtes Sehvermögen. Seine Frau R.T. ist normal. Die Tochter S.T. ♀ 23 Jahre alt, hat alle beschriebenen, klassischen Symptome des Syndroms Marphan mit Vitium cordis und mit Ptosis der rechten Niere. Die zweite Tochter G.T. ♀ 22 Jahre alt, ist hochgewachsen, hat lange Füße und Hände, lange Finger, verlängertes Gesicht, hohen Gaumen, und hat beiderseitige Myopie von −7,0 d.sph.

Aufgrund dieser Befunde sind wir der Ansicht, daß es sich um autosome dominante Erbschaft der Krankheit mit verschiedener Expressivität handelt. Die stärkste Expressivität ist beim Patienten S.T. Unsere Befunde stehen im Einklang mit früheren literarischen Angaben.

Schlußfolgerungen

Die von uns mit klinischen, genealogischen und zytogenetischen Methoden untersuchten Fälle beziehen sich auf die klinische Grunddiagnose: Albinismus, Syndroma Crouson und Syndroma Marphan. Besonders die zwei letzten Syndrome sind selten, so daß jeder einzelne Fall besonderes Interesse erweckt und von Bedeutung ist. Obwohl es Angaben in der Literatur über solche Fälle gibt, illustrieren unsere Beschreibungen noch besser den Mechanismus ihrer Erbschaft. Unsere Beispiele dominanter, autosomer Erbschaft beim Syndroma Crouson und Syndroma Marphan zeigen besonders die bedeutende Variabilität in der Expressivität einzelner Symptome der Erkrankung, was in den bisherigen literarischen Angaben nicht genügend verallgemeinert dargestellt ist.

Es sind Untersuchungen der Kariotypen aller angeführten Grundfälle ausgeführt worden, aber bei unserer ordentlichen Untersuchungstechnik sind keine chromosomale Aberationen gefunden worden. Definitive Meinung über Kariotypen der untersuchten Individuen werden wir erst nach der Analyse genügender Anzahl der Zellen geben können, was zur Zeit in Behandlung ist, und wenn wir positive Befunde der Kariotypen finden, werden wir diese veröffentlichen.

Literatur

Čavka, V.: Med. Arhiv-Sarajevo N 2, 17 (1847). – Čavka, V.: Med. Arhiv-Sarajevo N 3, 93 (1952). – Pau, H.: Differentialdiagnose der Augenkrankheiten. Stuttgart: Georg Thieme Verlag 1974. – Švob, T.: Folia anatomica jugoslavica Vol. III, N 1, 107 (1974). – Válková, M.: Č. S. oftalmologie 27, 2, S. 65 (1971). – Versé-Zentralblatt f. die ges. Ophthalm. 77, 175 (1959).

Das Uveal Effusions-Syndrom

H. Paulmann und K. Heimann (Universitäts-Augenklinik Köln, Dir. Prof. Dr. H. Neubauer)

1963 wurde von Schepens und Brockhurst das Krankheitsbild der Uveal Effusion erstmals beschrieben. Hierbei handelt es sich um eine beidseitige, z.T. bullöse, lageabhängige seröse Netzhautablösung ohne Lochbildung in Verbindung mit einer peripheren Aderhautabhebung. Bevorzugt werden von ihr Männer mittleren Lebensalters betroffen. Die Lageabhängigkeit, von den Autoren als charakteristisches „Shifting" bezeichnet, kann Schwierigkeiten bei der Beurteilung des Ausmaßes der Netzhautablösung bereiten und zu Verwechslungen mit rhegmatogenen Netzhautablösungen führen.

Im vergangenen Jahr sahen wir in unserer Klinik 3 Fälle dieses insgesamt nicht sehr häufigen Krankheitsbildes.

Ein 57-jähriger gesunder Mann suchte uns wegen einer Visusherabsetzung auf dem letzten Auge auf. SR 0,3. Das linke Auge war vor 5 Jahren an einer Netzhautablösung erblindet. Dem Bericht des einweisenden Augenarztes zufolge war es damals nach Ausbildung eines Maculaödems zu einer hochbullösen Netzhautabhebung gekommen, die erfolglos außerhalb operiert wurde. Nunmehr besteht auf diesem Auge, wie sich echographisch hinter einer vollständig getrübten Linse feststellen ließ, eine totale Netzhautabhebung. Wir fanden bei dem Patienten bei reizfreien vorderen Augenabschnitten am bisher gesunden rechten Auge eine ausgedehnte seröse Abhebung der Netzhaut, die ausgehend vom Zentrum bis über die temporal untere Gefäßstraße reichte. Gleichzeitig lag eine Aderhautabhebung von 360° vor, die im Laufe der nächsten Tage unter der klinischen Behandlung zunahm und tumoröses Aussehen erreichte.

Trotz des massiven klinischen Befundes ergab sich fluoreszenzangiographisch ein verhältnismäßig diskretes Bild. (Abb. 1) In der venösen Phase lediglich solche quellpunktähnlichen Herde im Bereich des hinteren Pols und der unteren Peripherie, die in der Spätphase innerhalb der serösen Abhebung konfluierten und das Exsudat zart anfärbten.

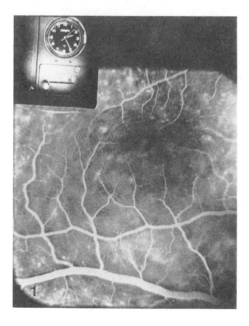

Abb. 1. Re. Auge: Frühvenöse Phase mit multiplen quellpunktartigen Leckstellen, zarte Anfärbung des subretinalen Ergusses

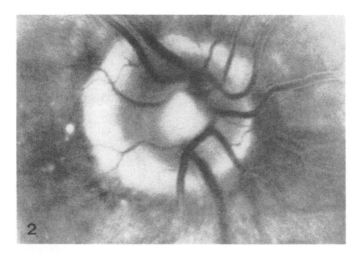

Abb. 2. Re. Auge: Spätvenöse Phase (45 min). Persistierender fluoreszierender Halo der Papille

Unter Behandlung mit Corticosteroiden und strenger Bettruhe konnten wir ein Absinken des serösen Ergusses beobachten mit allmählicher Resorption. Die Aderhautabhebung bildete sich ebenfalls langsam zurück. Sehschärfenanstieg auf 0,5. Fluoreszenzangiographisch erschien der Augenhintergrund jetzt in allen Phasen fein gescheckt. Im späteren Phasenverlauf nahm die Intensität der fluoreszierenden Granula ab, analog dem Farbstoffverhalten in Retina und Chorioidea. Anzeichen der Konfluenz bestanden nicht. Bemerkenswert ist die Veränderung des Papillenrandes mit dem persistierenden fluoreszierenden Halo der Papille bis in die späten Phasen. (Abb. 2, 3)

Bei dem zweiten Fall handelt es sich um eine 25-jährige Patientin, die wegen einer neuerlichen Sehverschlechterung des rechten Auges zu uns kam, nachdem erstmalig eine Herabsetzung der Sehschärfe vor einem Jahr aufgetreten war. Wir fanden eine zirkuläre Aderhaut-

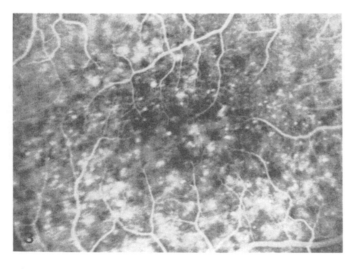

Abb. 3. Re. Auge: Venöse Phase. Ausbildung multipler feiner Granula, keine Konfluenz. Auflockerung des Maculaschattens

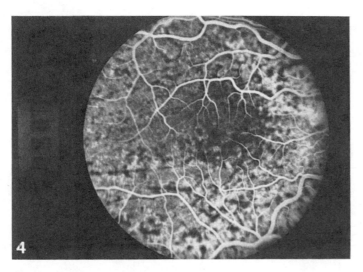

Abb. 4. Re. Auge: Venöse Phase. Keine Fluoresceinaustritte. Auflockerung des Maculaschattens. Bandartige Pigmentansammlung

abhebung sowie hochblasige seröse Netzhautabhebung ohne Foramen, ebenfalls vom Zentrum bis in die untere Peripherie ziehend. Neben zarter Fältelung der Macula war die gesamte Retina bis zur Peripherie hin von kleinfleckigem Pigment durchsetzt. Bei der binophthalmoskopischen Kontrolle der Patientin in liegender Stellung war die Lageabhängigkeit des subretinalen Ergusses besonders gut zu erkennen. SR 0,4. In der Fluoreszenzangiographie zeigten sich multiple kleinfleckige helle Herde neben streifenförmiger Pigmentproliferation. Nur in umschriebenen Bezirken der unteren Peripherie kam es zu milder Farbstoffkonfluenz und Anfärbung des subretinalen Exsudates. (Abb. 4)

Die Sehschärfe sank in den ersten Behandlungstagen auf weniger als 0,05 ab. Unter strenger Bettruhe und Corticosteroidtherapie erfolgte dann bei mehrwöchiger Behandlungsdauer eine allmähliche Verbesserung der Sehschärfe auf 0,4. In der Abheilungsphase waren nach Rückgang der Aderhautabhebung und vollständiger Resorption des subretinalen Ergusses nur winzige neue Defekte oder drusenähnliche Einlagerungen zu beobachten, insgesamt war der fluoreszenzangiographische Befund gegenüber dem Aufnahmebefund nur wenig verändert. In den Tabellen 1, 2 und 3 sind die kasuistischen Daten aller drei Patienten zusammengefaßt. Befund und Verlauf bei der dritten Patientin entsprechen den beiden geschilderten Fällen, so daß aus Platzgründen auf die Demonstration des Bildmaterials verzichtet werden kann.

Bei den beiden hier demonstrierten Patienten haben wir ein beschwerdefreies Intervall von einigen Wochen gesehen, dann wurde eine Wiederaufnahme wegen Anzeichen eines Rezidivs zuerst bei der jungen Patientin, dann auch bei dem älteren Patienten notwendig. In beiden Fällen wurde über eine leichte Abnahme der Sehschärfe durch Nebelsehen geklagt. Der Abfall der Sehschärfe betrug fast 30%. Beide Male fanden wir im Bereich der Macula diese eigentümliche Knitterung der obersten Retinaschichten in Sternform, die klinisch einem beginnenden Maculaödem ähnelte. (Abb. 5) Während am Goldmann-Perimeter keine zentralen Gesichtsfeldausfälle nachweisbar waren, fand sich bei der statischen Perimetrie in beiden Malen eine Absenkung des Maculagipfels. In der Fluoreszenzangiographie waren keine Zeichen für die Ausbildung eines subretinalen Ergussen bzw. eines beginnenden Maculaödems nachweisbar.

Tabelle 1-3. Angaben zur Kasuistik

	Visus		Dauer
	Aufn.	Entl.	
1. F.D. ♂, 58J	S L 0.3	0.6	3 Mo (Rezidiv n. 2 Mo.)
2. A.L. ♀ 25J	S R 0.4	0.9	2 Mo (Rezidiv n. 2 Mo.)
3. M.H. ♀ 70J	S R 0.05 S L 0.05	0.6 0.4	

Augenbefunde
- seröse Netzhautabhebung i. Verbindung mit Aderhautabhebung   unilat.   Fall 1+2 bilat.   Fall 3
- Papillenunschärfe   Fall 1 - Uveitis ant.   Fall 3
- EOG/ERG reduz.   Fall 1-3 - dyn. Perimetrie eingeschr. Außengrenzen   Fall 1-3 Zentralskotom

Allgemeine Durchuntersuchung	
Kons. Untersuchungen (z.B. HNO, Med., Gyn.)	Befund Sinusitis Fall 2
Serologie (z.B. WAR, ASL, Toxopl.)	ASL-Titeranstieg Fall 2
Laborchemie	BSG-Erhöhung Fall 1-3 Leucocytose Fall 2

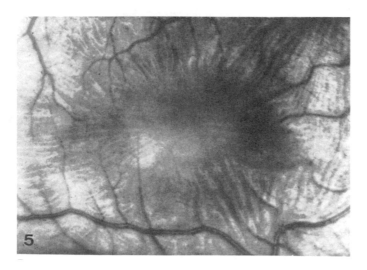

Abb. 5. Re. Auge: Sternförmige Knitterung des Neuroepithels im Maculabereich

Besonders bei der jungen Patientin war uns die kräftige Stauung der episkleralen Gefäße aufgefallen. Sie führte uns zu der Vermutung, daß eine zirkulatorische Komponente bei der Entstehung dieses Krankheitsbildes von Belang sein könnte. Zur Verbesserung der Mikrozirkulation behandelten wir deshalb neben Gefäßdilatoren und Corticosteroiden mit Plasmaexpandern. Unter dieser kombinierten Therapie wurde die Rückbildung der maculären Veränderungen innerhalb kurzer Zeit erreicht, die Abnahme der Aderhautabhebung trat innerhalb der nächsten drei Wochen ein. Alle drei Patienten sind bis jetzt von erneuten Rezidiven verschont geblieben.

Entgegen den Beobachtungen von Schepens, Preisler u.a., in deren Krankengut vorwiegend jüngere Männer aufgeführt werden, berichten Davies und Mitarbeiter über eine heterogene Alters- und Geschlechtsverteilung bei sonst ähnlicher Symptomatik, wobei die bilaterale Manifestation nicht dominierte. Vermutlich haben wir es hier mit den Frühstadien einer Erkrankung zu tun, deren Ursache weiterhin ungeklärt ist. Die gute therapeutische Wirksamkeit von Corticosteroiden und Plasmaexpandern könnte in Richtung eines immunologischen Geschehens mit begleitender Vasculopathie weisen. Gestützt wird diese Ansicht durch die histologischen Befunde von Rosen und Mitarbeitern, die Zeichen einer exsudativen Sklerouveitis mit plasmoider, lymphozytärer und eosinophiler Zellinfiltration fanden. Die Ansammlung eines beweglichen subretinalen Ergusses scheint bei allem nur die monotone Reaktionsform des Gewebsverbandes Chorioidea/Choriocapillaris auf Schädigungen unterschiedlicher Genese zu sein. Dabei reagiert das Pigmentepithel in unklarer Weise mit, ohne daß ernsthafte Schädigungen auftreten, da die Abheilung bei geringer Funktionseinbuße unter Ausbildung kleiner Defekte vor sich geht. Unter diesem Blickwinkel muß vorläufig auch, solange der Einblick in das pathophysiologische Zusammenwirken verwehrt ist, die Reaktion des Neuroepithels gesehen werden.

Literatur

Schepens, C. L., Brockhurst, R. J.: Uveal Effusion. Arch. Ophthal. 70, 89 (1963). – Brockhurst, R. J. u.a.: Uveal Effusion. II. Report of a Case with Analysis of Subretinal Fluid. Arch. Ophthal. 90, 399 (1973). – Davies, E. W. G. u.a.: Annular Serous Detachment of the Choroid. Brit. J. Ophthal. 184, 145 (1973). – Rosen, E. u.a.: Uveal Effusion. Amer. J. Ophthal. 65, 509 (1968).

Aussprache

Herr Pau (Düsseldorf):

Das vorgestellte Krankheitsbild ähnelt sehr einem Morbus Harada mit entzündlicher Amotio chorioideae und Amotio retinae, mit mehrmonatiger Dauer mit Rezidiv und feinfleckigen Narben und schließlich mit gutem Ansprechen auf Corticosteroide.

Ein Absinken von retroretinalen Exsudaten setzt voraus, daß das spezifische Gewicht dieser Flüssigkeiten gegenüber dem des Glaskörpers ein höheres ist. Ein solches Absinken von Flüssigkeit kann z.B. auch bei der Retinitis zentralis serosa vorkommen.

Herr Böke (Kiel):

Herr Böke verweist auf die Notwendigkeit, das uveale Effusions-Syndrom gegen die spontane Ader- und Netzhautabhebung vom Typ der „Cyclitis annularis pseudotumorosa" abzugrenzen (vgl. Referat Böke) und fragt, ob die für die uveale Effusion bezeichnenden Liquorveränderungen nachgewiesen wurden.

Herr Liesenhoff (Mannheim):

Wie war der intraoculare Druck? Bericht über eigene Erfahrungen mit der supraciliaren Punktion bei ähnlich gelagerten Krankheitsbildern.

Herr Paulmann und Herr Heimann (Köln), Schlußwort:

Zu Herrn Pau: Die für den Morbus Harada typischen Prodromi durch meningeale Reizung wie Übelkeit, Erbrechen fehlten bei unseren Patienten, ebenso die für den Morbus Harada typischen entzündlichen Erscheinungen im Bereich der vorderen und mittleren Augenabschnitte. Bei milden Verlaufsformen des Morbus Harada kann die Abgrenzung gegen die Uveal Effusion Schwierigkeiten bereiten, hier ist die Fluoreszenzangiographie differentialdiagnostisch von Bedeutung. Beim Morbus Harada besteht in der präarteriellen und arteriellen Phase die Hintergrundfluoreszenz aus vielen gegeneinander abgrenzbaren, hellen Flecken. Im weiteren Phasenverlauf kommt es zu Farbstoffaustritten aus quellpunktähnlichen Lecks, die tintenfleckartig konfluieren. Daneben treten Pigmentepithelabhebungen unterschiedlicher Größe und multiple winzige Fluoreszeinpünktchen auf. Letztere sind isoliert bis über die Spätphase hinaus sichtbar.

Zu Herrn Böke: Im Gegensatz zu den von Ihnen beschriebenen Krankheitsbildern bei der peripheren Uveoretinitis fanden wir kaum Anzeichen für entzündliche Veränderungen, auch keine Beteiligung der Gefäße am Augenhintergrund in Form von Einscheidungen. Der Erfolg der kreislaufwirksamen Therapie scheint ebenfalls gegen eine entzündliche Genese zu sprechen, der Effekt ist aber gegen die gleichzeitig gegebene Corticosteroide nur schwer abgrenzbar. In der Schepens'schen Originalarbeit wurde bei der Untersuchung des Liquors eine Protein- und Druckerhöhung, jedoch keine Pleozytose gefunden. Wir haben bei unserer Patientin einmal eine Liquoruntersuchung durchführen lassen, dabei ergaben sich nur knapp über die Norm erhöhte Proteinwerte.

Zu Herrn Liesenhoff: Während der gesamten stationären Beobachtungsdauer waren die Druckwerte im Normbereich, Veränderungen der Vorderkammertiefe haben wir nicht beobachtet.

Freie Vorträge

Retina und Glaskörper

Radiäre Faltenbildung im Bereich der Makula bei Abhebung der peripheren Aderhaut und des Ciliarkörpers

J. Wollensak (Augenklinik der Freien Universität Berlin, Klinikum Charlottenburg, Dir. Prof. Dr. J. Wollensak)

Auf der 73. Zusammenkunft der Deutschen Ophthalmologischen Gesellschaft berichtete ich über 2 Patienten, die eine auffällige radiäre Faltenbildung im Bereich der Makula bei gleichzeitiger Abhebung der peripheren Aderhaut und des Ciliarkörpers aufwiesen.

Es war zu diesem Zeitpunkt nicht möglich gewesen, das Substrat der Buckel- und Talbildung in der Fundusperipherie zu klären. In der Diskussion hierzu wurden drei Anregungen gegeben:

a) bei dem männlichen Patienten nach einer X-chromosomalen Retinoschisis zu fahnden;

b) spiele möglicherweise ein abgelaufener entzündlicher Prozeß einer sogenannten „Ringschwiele" mit sekundärer entzündlicher Netzhaut-Aderhautfältelung ursächlich eine Rolle;

c) schließlich wurde differentialdiagnostisch an die Cyclitis anularis exsudativa pseudotumorosa erinnert.

Die Befunde des Studenten St., R. haben sich zwischenzeitlich nicht geändert. Zur Erinnerung darf ich nochmals auf die radiäre Faltenbildung im Bereich der Makula und die Fluoreszenzangiographie hinweisen.

In der oberen Fundusperipherie und im Bereich der Pars plana sind die Buckelbildungen mit den tälerartigen Einschnitten auch heute noch deutlich zu erkennen (s. Bericht der DOG, 1973, 141—144).

Die Suche nach einer X-chromosomalen Retinoschisis zur Erklärung dieses Befundes beim männlichen Patienten verlief negativ, da er keine Geschwister hat und so nur die Mutter zu einer Untersuchung zur Verfügung stand. Sie zeigte aber keinerlei Veränderungen am Auge, die in irgendeinen Zusammenhang mit denen des Sohnes gebracht werden könnten.

Ebenfalls war es möglich, die dortmals vorgestellte junge Frau St., I. nachzuuntersuchen. Es war aufgefallen, daß am linken Auge, welches wegen einer Netzhautablösung operiert worden war, die Vorderkammer annähernd normal tief und die periphere Netzhaut-Aderhautabhebung nach der Amotio-Operation nicht mehr feststellbar war.

Am rechten Auge zeigte sich ein extrem enger Kammerwinkel mit Glaucoma chronicum inflammatorium. Nach der Beobachtung an dem wegen Netzhautablösung operierten Auge mit annähernd normal tiefer Vorderkammer hatten wir uns entschlossen, am rechten Auge eine exploratorische hintere Sklerotomie durchzuführen. Dieser am 27.5.1975 vorgenommene Eingriff ließ eine fast wasserhelle Flüssigkeit gewinnen, die elektrophoretisch und auf saure Mucopolysaccharide untersucht wurde; wir zu erwarten, waren letztere nicht nachzuweisen. Aus der Tabelle sehen Sie die Daten der Elektrophorese.

Unter I ist ein normaler elektrophoretischer Befund eines Blutserums dargestellt, unter II die Elektrophorese der durch die hintere Sklerotomie gewonnenen Flüssigkeit bei unserer Patientin und unter III eine ebenfalls durch hintere Sklerotomie gewonnene Flüssigkeit bei postoperativer Aderhautabhebung. Es zeigt sich, daß alle drei Befunde untereinander erheblich differieren. Aufgrund der Gesamtproteine und der elektrophoretisch nachgewiesenen Eiweißfraktionen ergibt sich klar, daß es sich bei der Patientin St., I. um ein Transsudat handelt,

Tabelle

	I	II	III
Ges. Protein g/l	65–85	27	40,9
Alb.	59,3	68,9	64,7
α_1-Glob.	4,4	4,4	5,8
α_2-Glob.	9,8	6,2	13,7
β-Glob.	11,2	9,6	14,2
γ-Glob.	15,3	10,9	1,6

während die subretinale Flüssigkeit, nach postoperativer Aderhautabhebung gewonnen, eher einem Exsudat nahe kommt. Die Elektrophorese im Serum ergab bei beiden Patienten normale Werte. Für das Vorliegen eines Transsudates spricht vor allen Dingen der relativ hohe Albuminanteil, der infolge der relativen Kleinheit des Moleküls besser diffundiert als die Globuline.

Die flache Vorderkammer vor und erheblich tiefere Vorderkammer nach der hinteren Sklerotomie ließ sich in eindrucksvoller Weise fotografisch dokumentieren. Wie zu erwarten, flachte sich die Vorderkammer in den darauffolgenden Tagen und Wochen wieder ab!

Somit läßt sich folgendes zusammenfassen:

Die radiäre Faltenbildung im Bereich der Makula und die Abhebung der extremen Netzhaut-Aderhautperipherie und der Pars plana des Ciliarkörpers sind als ein einheitliches Krankheitsbild aufzufassen. Die Ursache muß in einer lokalen, wohl angeborenen, Gefäßpermeabilitätsstörung am Auge selbst, im engeren Sinne im Bereich des Ciliarkörpers und der peripheren Aderhaut gelegen sein. Hierauf weist das von uns gewonnene Transsudat in der peripheren Netz-, Aderhaut- und Ciliarkörperabhebung hin. Damit dürfte ein entzündlicher Prozeß ätiologisch wenig Wahrscheinlichkeit haben. Dasselbe gilt für die Cyclitis anularis exsudativa pseudotumorosa, die ebenfalls mit Entzündungserscheinungen einhergeht. Hingegen dürfte die Mitteilung einer spontanen Besserung einer einschlägigen Beobachtung durch von Winning nach der von uns vorgelegten Untersuchung verständlich werden.

Literatur

Wollensak, J.: Ber. Dtsch. Ophth. Ges. 73, 141–145 (1975) (s. weitere Lit.). München: J.F. Bergmann. – Greite, J.H., Lund, O.-E.: Ber. Dtsch. Ophth. Ges. 73, 153–158 (1975). München: J.F. Bergmann.

Augenhintergrundserkrankung nach Rauschgiftabusus

W. Weder (Universitäts-Augenklinik Marburg/Lahn)

Vor 3 Jahren haben Freund, Rüger und Malchow aus unserer Klinik über zwei septisch metastatische Augenhintergrundsmykosen durch Candida albicans berichtet.

Die Erkrankung war bei schwerkranken Patienten aufgetreten, die zuvor wegen einer unklaren Allgemeininfektion hohe Dosen verschiedener Antibiotika erhalten hatten. Sehverschlechterung und konsiliarische augenärztliche Untersuchung erfolgten erst nach dem Anzüchten von Candida albicans und dem Einleiten einer relativ niedrig dosierten antimykotischen Therapie. Beide Patienten hatten einen weiß-gelblichen prominenten Herd am hinteren Augenpol.

Wir hatten kürzlich Gelegenheit, eine weitere metastatische Augenhintergrundsmykose zu beobachten, bei welcher der Infektionsmodus jedoch völlig anders, man könnte sagen, zeitgemäß war.

Die 22jährige Patientin wurde seit 1 1/2 Wochen wegen Uveitis links behandelt und zu uns eingewiesen. Links bestand eine gemischte Injektion, Hornhautrückfläche mit Zellen beschlagen. In der Vorderkammer massenhaft stehende Zellen und Fibrin, Tyndall stark positiv. Es bestanden ferner eine Rubeosis iridis, leichte hintere Synechien und zellige Einlagerungen im Glaskörper. Vor dem hinteren Augenpol erkannte man einen weißlich gelben, quer oval liegenden, prominenten Herd, der in den Glaskörper hineinragte und die Papille größtenteils verdeckte (Abb. 1). Am nasalen, unscharfen Papillenrand einige kleine Hämorrhagien. Visus: Fingerzählen in 1 m Abstand, Zentralskotom, übriger Augenbefund normal.

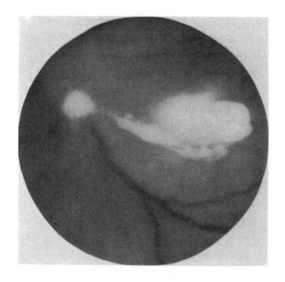

Abb. 1. Weiß-gelber, prominenter, in den Glaskörper hineinragender und die Papille verdeckender Herd

Dieser Befund ließ an eine Augenhintergrundsmykose denken. Anamnestisch fand sich kein Anhalt für eine vorausgegangene Infektionskrankheit. Es fiel jedoch auf, daß sich die Pat. in einem deutlich reduzierten Allgemeinzustand befand. Sie machte auch einen ausgesprochen kontaktarmen Eindruck.

Wie immer, veranlaßten wir eine allgemeine Durchuntersuchung und entnahmen Venenblut für die verschiedenen serologischen Untersuchungen. Hierbei fielen bds. an den Armbeugen multiple Einstichstellen und thrombosierte Venen auf (Abb. 2). Die 22jährige Apotheken-

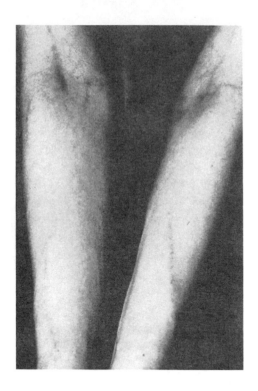

Abb. 2. Thrombosierte Venen mit multiplen Einstichstellen bei unsteriler Injektionstechnik durch Laien

angestellte berichtete dann etwas zögernd, daß sie seit 5 Monaten insgesamt etwa 20 Injektionen von Heroin und Morphium erhalten habe. Wahrscheinlich aber war die Zahl der Injektionen viel höher. Die Spritzen hatte sie sich entweder selbst gegeben oder von einem ihrer zahlreichen Freunde machen lassen, mit denen sie in einer Kommune lebte. Das Heroin sei zu diesem Zweck mit nicht abgekochtem Leitungswasser verdünnt worden.

Die allgemeine Durchuntersuchung brachte keinen Hinweis für weitere Organmykosen. Alle serologischen Untersuchungen verliefen negativ. Die Komplementbindungsreaktion auf Candida albicans fiel zweifelhaft positiv aus, der Agglutinationstiter auf Candida albicans lag an der Grenze der Norm.

Im Gegensatz zu den bereits früher von uns veröffentlichten Fällen konnten hier Pilze also nicht mit letzter Sicherheit nachgewiesen werden. Trotzdem zweifeln wir nicht an dem Vorliegen einer Mykose, ausgelöst durch die unsterilen Rauschgiftinjektionen.

Wir behandelten zunächst mit dem neuen Antimykoticum der Firma Hoffmann La Roche 5-Fluorozytosin (Ancotil). Die Dosierung betrug 150 mg pro kg Körpergewicht und Tag, verteilt auf vier Einzeldosen. Es wird angenommen, daß die Wirkung von Ancotil auf einer in der Hefezelle stattfindenden Desaminierung in 5-Fluorourazil und dessen Einbau in die RNA beruht. Beim Menschen selbst soll keine nennenswerte Metabolisierung dieses Präparates stattfinden.

Nach drei Wochen Behandlungsdauer war aber am Augenhintergrund keine Wirkung auf den Herd zu erkennen. Die Patientin, die bereits vorher eine Struma hatte, klagte über eine Zunahme des Halsumfanges. Wir vermuteten daher eine Metabolisierung mit thyreostatischem Effekt und stellten die Allgemeinbehandlung auf Clotrimazol (Canesten) um. Tagesdosis 3 x 40 mg pro kg Körpergewicht. In der Zwischenzeit hatten sich am Augenhintergrund in der Netzhautperipherie unten zwei weitere gelbliche, aber streng intraretinale kleine Herde entwickelt. Um den Herd herum bildete sich schließlich ein strahlenförmiges Gebilde. Der

Glaskörper hatte sich erheblich eingetrübt. Unter der geschilderten Behandlung klarte die Fundusperipherie wieder auf, die strahlenförmigen Ausläufer um den Herd bildeten sich zurück und der Herd selbst wurde scharf begrenzt. Dabei blieb seine Größe konstant (Abb. 3).

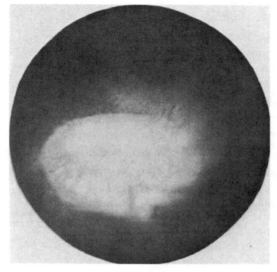

Abb. 3. Der gleiche Herd praerentinal, nach Rückbildung der strahlenförmigen Ausläufer

Bei der letzten Untersuchung, 3 Monate nach dem Behandlungsbeginn, wurde das Präparat abgesetzt. Der im Glaskörper liegende, scharf begrenzte, prominente Herd hat die innerste Netzhautschicht mit den Netzhautgefäßen zeltförmig etwas nach vorne gezogen. Die übrigen entzündlichen Veränderungen haben sich zurückgebildet. Der Visus betrug 0,02 (Abb. 4).

Die allgemeine Nachuntersuchung der Patientin ergab jedoch erneut Anlaß zur Sorge und Grund zur Krankenhauseinweisung auf eine internistische Station, denn nach der typischen Inkubationszeit von ca. 100 Tagen ist eine Serumhepatitis, zweifellos infolge der Rauschgiftinjektionen, aufgetreten.

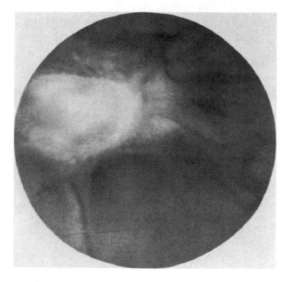

Abb. 4. 3 Monate nach antimykotischer Behandlung. Der im Glaskörper liegende Herd hat die innerste Netzhautschicht mit den Netzhautgefäßen zeltförmig nach vorn gezogen

Zusammenfassung

Eine 22 jährige Patientin kam wegen linksseitiger Uveitis zur stationären Behandlung. Die Vorderabschnitte boten das Erscheinungsbild einer mittelschweren Iritis. Vor dem hinteren Augenpol erkannte man einen weißlich-gelben, quer-oval liegenden prominenten Herd, der in den Glaskörper hineinragte und die Papille größtenteils verdeckte. Im Gegensatz zu dem massiven Befund vor dem hinteren Augenpol war die Fundusperipherie auffallend klar.

Die Komplementbindungsreaktion auf Candida albicans fiel zweifelhaft positiv aus, der Agglutinations-Titer auf Candida albicans lag an der oberen Grenze der Norm. Der Infektionsmodus wurde erst nach Inspektion der Unterarme klar, wo wir thrombosierte Venen mit multiplen Einstichstellen fanden. Etwas zögernd berichtete die Patientin dann, daß sie seit 5 Monaten etwa 20 Injektionen von Heroin und Morphium erhalten habe, verdünnt mit unsterilem Leitungswasser. Allgemeinbehandlung erfolgte mit Clotrimazol, Tagesdosis 3 x 40 mg pro kg Körpergewicht über 3 Monate.

Eine anfängliche Ausbreitung des Herdes im Glaskörper konnte beherrscht werden. Als Endzustand besteht jetzt im Glaskörper vor dem hinteren Augenpol ein geschrumpftes organisiertes Gebilde, die innerste Netzhautschicht ist zeltförmig zu dem Herd hingezogen. Der übrige Glaskörper ist klar. Der Visus beträgt unverändert 0,02, die Gesichtsfeldaußengrenzen sind intakt.

Aussprache

Herr Wollensak:

Frage nach erhöhtem Harnstoff und Kreatinin im Serum bei der Patientin. Bestimmte Pilze benötigen offensichtlich Harnstoff und Kreatinin für ihren Stoffwechsel. Von unserem Mykologen haben wir erfahren, daß die Anwendung von Antimykotica trotz Empfehlung durch die pharmazeutische Industrie nicht immer die gewünschte Wirkung entfaltet. Weiter wollte ich fragen, ob im Liquor cerebrospinalis ebenfalls Pilze nachgewiesen wurden. Obwohl der Pilzbefall oft nur mit geringer Symptomatic abläuft, findet sich bei Befall des Auges auch ein solcher des Gehirns.

Herr Weder zu Herrn Wollensak:

Unsere Patientin hatte geringfügig erhöhte Werte für Harnstoff und Kreatinin. Der Liquor war keimfrei.

Meines Wissens ist Clotrimazol zur Zeit das geeignetste Präparat zur Behandlung der Candidamycose. Dies wird von vielen Autoren in der Literatur bestätigt, insbesondere wird einmütig die geringe Toxizität (z.B. im Gegensatz zum Amphotericin B) hervorgehoben. Allerdings möchte ich betonen, daß bei intraoculären Infektionen die Dosierung doppelt so hoch sein sollte, wie für internistische Allgemeinbehandlung angegeben.

Ergebnis der Fibrinolysebehandlung bei retinaler Venenthrombose in Abhängigkeit von der Krankheitsdauer

Ursula Metzler und Gerhard Oberhoffer
(Institut für experimentelle Ophthalmologie der Universität Bonn, Dir. Prof. Dr. E. Weigelin, und Institut für medizinische Statistik, Dokumentation und Datenverarbeitung der Universität Bonn, Dir. Prof. Dr. G. Oberhoffer)

Einleitung

Streptokinase als Fibrinolyticum wird seit 1954 zur Behandlung von Venenverschlüssen der Netzhaut eingesetzt. Positiven Berichten über den Therapieerfolg (Jürgens, 1964; Höpping et al., 1965; Hiemeyer, 1966; Schmutzler, 1966; Sautter und Rossmann, 1971; Steinbach, 1972) steht die Untersuchung von Den Ottolander und Craandijk (1968) gegenüber, die als Doppelblindstudie als einzige prospektiv angelegt war. Die Autoren konnten keinen besseren Effekt mit Fibrinolyse als mit Antikoagulantien feststellen.

Methode

Wir hatten uns zur Aufgabe gestellt, den Erfolg einer kombinierten Fibrinolyse-Antikoagulantienbehandlung im Vergleich zur reinen Antikoagulantientherapie bei retinalen Venenverschlüssen zu untersuchen und zwar so, daß nur Patienten mit gleichen Ausgangsbedingungen verglichen werden sollten. Zu diesem Zweck wurde eine ausgewogene schichtweise Zuteilung vorgenommen, die sich auf die Angaben von Horbach (1968) stützt (Abb. 1).

Das Krankengut wurde aufgeteilt in Zentral- und Astvenenverschlüsse und Gruppen gebildet, die das Alter der Patienten, Verschlußdauer und Ausgangsvisus erfaßten. Die Verschlußdauer

ZUTEILUNG		Sitz des Verschlusses															
		Zentralvene								Venenast							
		Dauer								Dauer							
		über 10 Tage				bis 10 Tage				über 10 Tage				bis 10 Tage			
		Macula betroffen				Macula betroffen				Macula betroffen				Macula betroffen			
		ja		nein		ja		nein		ja		nein		ja		nein	
		Visus +0,25		Visus +0,25		Visus +0,25		Visus +0,25		Visus +0,25		Visus +0,25		Visus +0,25		Visus +0,25	
		ja	nein	ja	nein	ja	nein	ja	nein	ja	nein	ja	nein	ja	nein	ja	nein
bis 39 J.	Sk	1,11, 40,53 *			*		30,62 *	*	*		*	*		*			*
	Ac	7,38, 51	*	31 *		52 *	61		*	*			*		*	*	
40-49 J.	Sk		16,59 *	*		*	36		*	35 *			*		*	*	
	Ac	*	26		*		8,37 *	*		48	28 *	*		*			*
50-59 J.	Sk	6,20 *	45		*		13 *	14 *		12,19 24, 44,50	27,55 *	*		*			*
	Ac	17	34,58 *	*		*	23		*	2, 18, 21,43 49 *	33,39		*		5 *	*	
60J.u.mehr	Sk	42	4, 47, 56 *	*		57 *			*	3, 29 *	46		*		25 *	*	
	Ac	41 *	10,54, 60		*		*	*		22	32 *	9 *		15 *			*

Abb. 1. Zuteilungsschema. Die Sternchen markieren die Therapie, mit der der Vergleich in der jeweiligen Untergruppe begonnen werden sollte. Anschließend wurde streng alternierend vorgegangen. Die Zahlen bezeichnen die Patienten, die kontinuierlich numeriert wurden

wurde unterteilt in ⩽ 10 Tage und 11 bis 120 Tage, das Ausgangssehvermögen in ⩽ 0,25 und > 0,25.

Zur Auswertung wurden die 4 Altersgruppen in 2 zusammengefaßt und die Patienten ohne Maculabeteiligung in die Gruppe gleichen Alters, Visus und Verschlußdauer eingereiht (Abb. 2).

		Sitz des Verschlusses							
		Zentralvene				Venenast			
		Dauer				Dauer			
		über 10 Tage		bis 10 Tage		über 10 Tage		bis 10 Tage	
		Visus		Visus		Visus		Visus	
		> 0,25	≤ 0,25	> 0,25	≤ 0,25	> 0,25	≤ 0,25	> 0,25	≤ 0,25
bis 49 Jahre	Sk	1 11 40 53	16 59		30 36 62	35			
	Ac	7 38 51 31	26	52	8 37 61	48	28		
50 – 70 Jahre	Sk	6 20 42	4 47 45 56	14 57	13	3 12 19 24 29 44 50	27 55 46		25
	Ac	17 41	10 34 54 58 60		23	2 18 21 22 43 49 9	32 33 39	15	5

Abb. 2. Vereinfachtes Zuteilungsschema, nach dem die statistische Auswertung der Ergebnisse vorgenommen wurde

Nach den Untersuchungen von Raitta (1965) ändern sich die Befunde nach 6 Monaten nicht mehr erheblich, deshalb setzten wir diesen Beobachtungszeitraum ein und kontrollierten die Befunde vor der Behandlung, nach 4 Tagen, 8 Tagen, 1, 3 und 6 Monaten.

Als Beurteilungskriterien zogen wir das Sehvermögen, den Maculabefund (mit Kontaktglas) und den angiographischen Befund heran. Die Prüfung des Visus wurde von einem Kollegen vorgenommen, der nicht über die Therapieform unterrichtet war, ebenfalls die Beurteilung des Maculabefundes. Die Fluoreszenzangiogramme wurden nach Abdeckung von Namen und Datum ausgewertet.

Auf diese Weise wurden 62 Patienten behandelt und untersucht, 31 mit kombinierter Fibrinolyse-Antikoagulantientherapie und 31 nur mit Antikoagulantien. Die Patienten der Fibrinolysereihe erhielten zunächst 250000 E Streptokinase als Initialdosis, anschließend während 48 Stunden 100000 E/h als Dauerinfusion mit einer Infusionspumpe (Unita 1 Braun/Melsungen). Nach 16–18 Stunden leiteten wir eine zusätzliche Liquemin-Dauerinfusion ein, beginnend mit 1500 USPE/h (Martin, 1969). Die weitere Heparindosis richtete sich nach dem Wert der „partiellen Thromboplastinzeit". Die Heparininfusion wurde 24 Stunden über die Streptokinaseinfusion fortgesetzt.

Die Patienten der Antikoagulantienreihe erhielten nur Liquemin, ebenfalls maschinell infundiert während 72 Stunden.

Nach Beendigung der Infusionen wurden beide Patientenreihen weiterhin antikoagulativ behandelt. Sie erhielten Liquemin Dep. 10000 USPE subcutan alle 12 Stunden bis mit Marcumar ein Quickwert zwischen 15 und 25 % des Normalwertes erreicht war.

Ergebnisse

1. Verschlußdauer bis 10 Tage

Innerhalb dieser Patientengruppe besserten *alle* 7 Patienten der Fibrinolysereihe ihr Sehvermögen um mindestens eine Visusstufe (entsprechend der logarithmischen Einteilung nach Schober). In 4 Fällen wurde sogar $\geqslant 1,0$ erreicht (Abb. 3). Dagegen fanden wir in der Kontrollreihe nur einmal bei einem Astvenenverschluß eine Visusverbesserung. In dieser Reihe wurde im besten Fall 0,33 erreicht, bei 2 Patienten konnten wir nach 6 Monaten nur noch einen Visus von Handbewegungen feststellen.

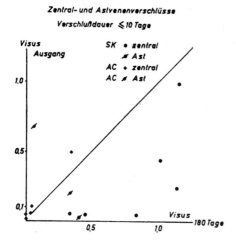

Abb. 3. Visus 6 Monate nach Therapiebeginn bei Patienten mit einer Verschlußdauer von 10 Tagen

Die statistische Auswertung über die Besserung des Sehvermögens wurde einmal mit dem Fisher-Test durchgeführt, zum anderen mit dem Wilcoxon-Test für Paardifferenzen, bei dem auch die Größe der Differenz zum Ausgangsbefund eingeht. Der Wilcoxon-Test konnte bei den Patienten mit kurzer Verschlußdauer nur für die Patienten mit schlechtem Ausgangsvisus durchgeführt werden (s. Abb. 2). Der Fisher-Test ergab ein signifikant besseres Ergebnis für die Fibrinolysereihe ($p = 0,005$), ebenfalls der Wilcoxon-Test ($\alpha = 0,05$ — einseitige Fragestellung).

Im Angiogramm wurden venöse Stauung, Farbstoffaustritt aus Venen und Kapillaren, Mikroaneurysmen, Kapillarverschluß und Bildung von neuen Gefäßen beurteilt. 180 Tage nach Therapiebeginn fanden wir mit dem Wilcoxon-Test für Paardifferenzen einen signifikanten Unterschied zwischen beiden Behandlungsformen zu Gunsten der Fibrinolyse ($\alpha = 0,05$). Schon 30 Tage nach Therapiebeginn hatte sich die Venenstauung signifikant gegenüber der Kontrollreihe gebessert (Fisher-Test $p = 0,015$).

Während der Beobachtungszeit entstanden nur bei 2 Patienten der Fibrinolysereihe Mikroaneurysmen, dagegen bei allen der Antikoagulantienreihe. Kapillarverschlüsse, die häufig nach anhaltender venöser Stauung auftreten, wurden in der Fibrinolysereihe nur einmal, in der Antikoagulantienreihe in 4 Fällen beobachtet. Gefäßneubildungen beobachteten wir in der Fibrinolysereihe in keinem Fall, dagegen bei 3 Patienten der Kontrollreihe.

Ähnlich wie die Angiogrammbefunde verhielten sich auch die Befunde der Macula. Wir haben hier das Oedem, die zystoide Auflockerung und die Blutungen bewertet. Bei allen Patienten mit kurzer Verschlußdauer besserte sich der Maculabefund bis auf einen Patienten, der auch zu Beginn keine Maculaveränderungen hatte. In der Fibrinolysereihe fand sich nach 6 Monaten nur noch in einem Fall ein Restzustand des pathologischen Geschehens. In der Kontrollreihe beobachteten wir nur einmal eine Besserung.

Der Wilcoxon-Test für Paardifferenzen ergibt infolgedessen auch hier, wiederum nur für die Patienten mit schlechtem Ausgangsvisus, einen statistisch signifikanten Unterschied der Therapieformen zu Gunsten der Fibrinolysebehandlung ($\alpha = 0,05$).

2. Verschlußdauer 11 bis 120 Tage

In dieser Gruppe müssen Zentral- und Astvenenverschlüsse getrennt betrachtet werden.

Bei Zentralvenenverschluß verschlechtert sich die Prognose mit zunehmender Verschlußdauer. Hier konnten wir keinen signifikanten Unterschied zwischen den Behandlungsformen feststellen, obwohl wir noch erhebliche einzelne Verbesserungen, besonders in den ersten 30 Tagen nach Verschluß, nach der Fibrinolyse beobachten konnten.

Ganz anders verhielten sich die Befunde bei Astvenenverschluß, wo sowohl für das Sehvermögen als auch für den Macula- und Angiogrammbefund statistisch gesicherte Unterschiede zwischen beiden Behandlungsformen errechnet wurden. Für den Angiogrammbefund betrug die Irrtumswahrscheinlichkeit, daß die Fibrinolyse besser ist als die reine Antikoagulantienbehandlung 1 %, für den Visus und den Maculabefund < bzw. = 5 %. Diese Werte wurden wiederum mit dem Wilcoxon-Test für Paardifferenzen ermittelt.

Wir halten daher die kombinierte Fibrinolyse-Antikoagulantienbehandlung für geeignet bei Astvenenverschlüssen bis zu 120 Tagen Dauer und Zentralvenenverschluß bis zu einer Verschlußdauer von 10 Tagen. Es müßte noch untersucht werden, unter welchen Bedingungen auch die Behandlungsgrenze für Zentralvenenverschluß bis zu 30 Tagen herausgeschoben werden kann.

Zusammenfassung

62 Patienten mit Zentral- und Astvenenverschluß wurden nach einer ausgewogenen schichtweisen Zuteilung entweder mit Streptokinase und Antikoagulantien (31 Pat.) oder nur mit Antikoagulantien (31 Pat.) behandelt. Das Ergebnis wurde statistisch ausgewertet, getrennt nach Verschlußdauer und Ort des Verschlusses. Als Beurteilungskriterien galten Visus, Maculabefund und Fluoreszenzangiogramm.

Es ergab sich ein statistisch gesicherter Unterschied zugunsten der Fibrinolysebehandlung bei allen Astvenenverschlüssen bis zu einer Verschlußdauer von 120 Tagen. Für die Zentralvenenverschlüsse besteht dieser signifikante Unterschied nur bei Patienten mit einer Verschlußdauer bis zu 10 Tagen.

Summary. 62 patients with central vein or branch vein occlusion of the retina were subjected to a balanced stratified sample. 31 were treated with streptokinase and anticoagulants, 31 with anticoagulants only.

The results were evaluated with regard to duration and site of the occlusion. Criteria were visual acuity, state of macula and fluorescein angiography.

The fibrinolytic treatment proved to be significantly better in branch vein occlusion even 120 days after onset. In central vein occlusion we only found a significantly better result, when duration did not exceed 10 days.

Literatur

Hiemeyer, V.: Diskussion Symp. Fortschr. thromb. Therapie mit Streptokinase. Schloß Burg/Wupper, 68–70 (1966). – Höpping, W., Werner, M., Paar, D.: Fibrinolytische Behandlung der Netzhautzentralvenenthrombose. 112. Vers. Rhein. Westf. Augenärzte. Balve/Westf. 13–15 (1965). – Horbach, L.: Zuteilungsprobleme für therapeutische Vergleiche. 74. Verh. dtsch. Ges. inn. Med., 193–196 (1968). München: J. F. Bergmann. – Jürgens, J.: Therapeutische Fibrinolyse. II. Untersuchungen zur Wirksamkeit der Streptokinase und Actase in vivo. Klin. Wschr. 42, 539–546 (1964). – Martin, M.: Frische arterielle Verschlüsse als Komplikation der Infusionsbehandlung mit Streptokinase. Dtsch. med. Wschr. 94, 1240–1244 (1969). – Den Ottolander, G., Craandijk, G.: Treatment of thrombosis of the central retinal vein with Streptokinase. Thromb. diath. haemorrh. 20, 415–419 (1968). – Raitta, C.: Der Zentralvenen- und Netzhautvenenverschluß Acta ophthal. Kbh. Suppl. 83, 303–317 (1965). – Sautter, H., Rossmann, H.: Ein Beitrag zur Behandlung von Gefäßverschlüssen der Netzhaut durch Fibrinolyse. Angiologica Basel 8, 303–317 (1971). – Schmutzler, R.: Erfahrungen mit der thrombolytischen Behandlung bei akuten venösen Gefäßverschlüssen, Symp. Fortschr. thromb. Therapie mit Streptokinase, Schloß Burg/Wupper 38–49 (1966). – Steinbach, P. D.: Die Beeinflussung der Haemodynamik bei venösen Gefäßverschlüssen der Netzhaut durch Streptokinase. Klin. Mbl. Augenheilk. 160, 92–98 (1972).

Aussprache

Herr Barthelmess (Nürnberg):

Frage nach Rezidiv-Thrombosen? Ist die Marcumar-Nachbehandlung wirklich indiziert?

Frau Metzler und Herr Oberhoffer (Bonn), Schlußwort:

Leider sind auch bei unseren Patienten Rethrombosen eingetreten. Aus diesem Grunde ist es zweckmäßig, die Marcumar-Behandlung noch geraume Zeit weiterzuführen. In allen den Fällen, in denen der Quickwert über 30 % liegt, sollte eine vorsichtige Marcumar-Behandlung weitergeführt werden.

Die Leuchtdichte des Augenhintergrundes bei der direkten und indirekten Ophthalmoskopie

R. Stodtmeister, W. Hunold, P. Kroll (Universitäts-Augenklinik Bonn, Dir. Prof. Dr. W. Best)

Die Lichtunterschiedsempfindlichkeit (LUE) des menschlichen Auges ist in einem großen Leuchtdichtebereich von der Umfeldleuchtdichte abhängig (Aulhorn et al., 1966; Hartmann, 1970). Wir haben untersucht, ob die bei der Ophthalmoskopie vorhandenen Leuchtdichten in diesem Bereich liegen. Welche Leuchtdichten bei der Ophthalmoskopie am Augenhintergrund vorliegen, ist bisher nicht bekannt. In der vorgelegten Untersuchung haben wir die Leuchtdichte des Augenhintergrundes bei der direkten und der indirekten Ophthalmoskopie gemessen. Aufgrund der Ergebnisse wird diskutiert, welchen Einfluß die vorliegenden Umfeldleuchtdichten auf die Lichtunterschiedsempfindlichkeit des Beobachters haben.

Die Untersuchungen wurden an drei männlichen Mitteleuropäern mit klaren Medien und mittlerer, ähnlicher Funduspigmentierung durchgeführt. Die Pupillen wurden maximal erweitert. Ein Auge war emmetrop, zwei Augen mit $-1,0$ sph myop. Als Meßinstrument diente ein SEI Exposure Photometer. Bei der Leuchtdichtemessung mit diesem Instrument wird ein Kreis bekannter, veränderlicher Leuchtdichte mit der Leuchtdichte des Objektes verglichen. Der Kreis wird unter dem Sehwinkel von 1/2 Grad gesehen. Das Meßinstrument wurde hinter dem Ophthalmoskop im Beobachtungsstrahlengang justiert (Abb. 1). Die Leuchtdichte wurde auf dem Fundus auf einem Bezirk der Papille gemessen, der frei von größeren Gefäßen war, und auf der temporalen Netzhauthälfte bei 10 Grad und 50 Grad Exzentrizität. Die Messungen wurden bei direkter, sowie bei indirekter Ophthalmoskopie mit asphärischen Lupen von 13 dptr und 33 dptr durchgeführt. Der Abstand Lupe-Ophthalmoskop war bei Verwendung der 13 dptr Lupe 50 cm, bei der 33 dptr Lupe 30 cm. Bei den Ophthalmoskopen wurde die Lichtstärke nach der Formel $I = E \cdot d^2$ (Helbig, 1972) bestimmt, wobei I die Lichtstärke, angegeben in candela, ist, E die Beleuchtungsstärke in lux einer senkrecht zur Strahlrichtung stehenden Fläche, und d die Entfernung Lichtquelle — Fläche in Meter. Es wurden nur Ophthalmoskope verwendet, die in 30—50 cm Entfernung eine senkrecht zum Strahl stehende Fläche gleichmäßig ausleuchteten. Bei solchen Ophthalmoskopen läßt sich die Lichtstärke in guter Näherung bestimmen (Huber, 1972).

Die Abbildung 2 zeigt die Ergebnisse der Leuchtdichtemessungen auf der Papille bei der direkten und der indirekten Ophthalmoskopie. Bei der direkten Ophthalmoskopie wurde mit den Geräten 1 und 2 eine Leuchtdichte von 970 bzw. 1029 cd/m^2 gemessen. Die beiden Geräte unterschieden sich nicht nur in ihrer Lichtstärke von 21 bzw. 11 cd, sondern auch in ihrer spektralen Strahlungsverteilung, bedingt durch die verschiedenartige Konstruktion. Mit

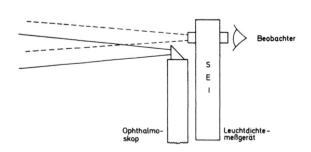

Abb. 1. Schematische Darstellung der Justierung des Meßinstrumentes am Ophthalmoskop

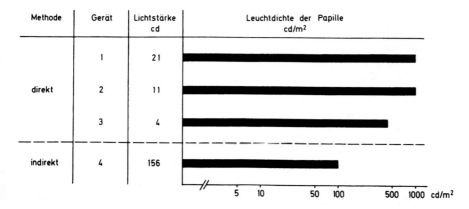

Methode	Gerät	Lichtstärke cd	Leuchtdichte der Papille cd/m²
direkt	1	21	
	2	11	
	3	4	
indirekt	4	156	

Abb. 2. Leuchtdichte der Papille bei der direkten und indirekten Ophthalmoskopie. Bei den verwendeten Geräten ist die gemessene Lichtstärke in candela (cd) angegeben. Bei der indirekten Ophthalmoskopie wurde eine Lupe von 13 dptr verwendet. Abstand Lupe – Ophthalmoskop 50 cm. Die Länge der Balken veranschaulicht die gemessenen Leuchtdichten, angegeben in cd/m². Die Leuchtdichte ist logarithmisch aufgetragen

dem Gerät 3 wurde eine Leuchtdichte von 434 cd/m² gemessen. Die Geräte 2 und 3 zeigten keinen großen Unterschied in der spektralen Strahlungsverteilung. Bei der indirekten Ophthalmoskopie mit einem Ophthalmoskop von 156 cd Lichtstärke und einer Lupe von 13 dptr wurde auf der Papille eine Leuchtdichte von 116 cd/m² gemessen.

Für die Messungen bei der indirekten Ophthalmoskopie wurde nur ein Ophthalmoskop mit einer Lichtstärke von 156 cd verwendet. Die Abbildung 3 zeigt die Ergebnisse der Leuchtdichtemessungen bei der indirekten Ophthalmoskopie. Zum Vergleich ist in dieser Abbildung noch einmal die Leuchtdichte der Papille wie in der Abbildung 2 angegeben. Bei 10 Grad Exzentrizität wurde mit den verwendeten Lupen von 13 und 33 dptr 72 bzw. 32 cd/m² gemessen, bei 50 Grad Exzentrizität 60 bzw. 23 cd/m². Die inter- und intraindividuelle Streubreite der Meßwerte war höchstens 0,3 logarithmische Einheiten, ein Wert, der auch von Millodot (1972) angegeben wurde.

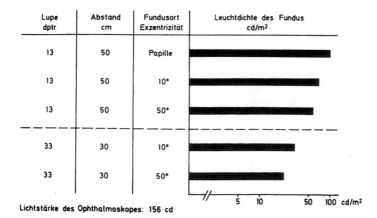

Lupe dptr	Abstand cm	Fundusort Exzentrizität	Leuchtdichte des Fundus cd/m²
13	50	Papille	
13	50	10°	
13	50	50°	
33	30	10°	
33	30	50°	

Lichtstärke des Ophthalmoskopes: 156 cd

Abb. 3. Die Leuchtdichte des Fundus bei der indirekten Ophthalmoskopie. Zum Vergleich ist der unterste Balken von Abb. 2 in dieser Abbildung als oberster Balken gezeigt. Die Länge der Balken veranschaulicht die gemessenen Leuchtdichten. Die Leuchtdichte ist logarithmisch dargestellt

Bei der indirekten Ophthalmoskopie konnten wir mit den Geräten 1 und 2 trotz unterschiedlicher Lichtstärke keinen entsprechenden Unterschied der Leuchtdichten messen. Den Grund sehen wir in der verschiedenen spektralen Strahlungsverteilung der benutzten Geräte, die den Abgleich beeinflußt hat. Bei der indirekten Ophthalmoskopie liegt die Leuchtdichte, die bei 10 Grad Exzentrizität gemessen wurde, niedriger als auf der Papille, was durch den Unterschied der beiden Strukturen erklärt werden kann.

Bei der indirekten Ophthalmoskopie liegen die weiter peripher auf dem Fundus gemessenen Leuchtdichten niedriger als weiter zentral. Gründe für diese Erniedrigung sind die Verringerung der effektiven Pupillenfläche (Jay, 1961) und die Verringerung des Auftreffwinkels (Fankhauser u. Lotmar, 1970) bei Vergrößerung des Einfallwinkels.

Nach Aulhorn et al. (1966) ist das menschliche Auge einem Gerät vergleichbar, das Leuchtdichteunterschiede zu messen hat. Diese Autoren fanden ein Optimum der Lichtunterschiedsempfindlichkeit (LUE) bei Umfeldleuchtdichten von 100–10000 asb, entsprechend etwa 30–3000 cd/m². Nach Hartmann (1972) liegt der Gipfel der Lichtunterschiedsempfindlichkeit bei 300 cd/m². Die von uns bei der direkten Ophthalmoskopie gemessenen Leuchtdichten von 1016–434 cd/m² liegen somit in dem von Aulhorn et al. (1966) gefundenen optimalen Bereich. Ein Steigerung der Lichtstärke der Ophthalmoskope erscheint deshalb, auch im Interesse des Patienten, nicht sinnvoll. Die bei der indirekten Ophthalmoskopie gemessenen Leuchtdichten lagen mit 116–23 cd/m² an der unteren Grenze des genannten optimalen Bereiches oder gering darunter.

Diese Untersuchungen wurden unter idealen Bedingungen durchgeführt, d.h. es wurde sorgfältig darauf geachtet, daß weder Beleuchtungs- noch Beobachtungsstrahlengang durch die Pupille eingeschränkt wurden. Unter ungünstigeren Bedingungen, wie sie der Augenarzt oft antrifft, besonders bei nicht maximal weiter Pupille, können Leuchtdichtewerte auf dem Fundus auftreten, die die LUE bzw. die Kontrastempfindlichkeit herabsetzen. Da viele Strukturen auf dem Fundus einen sehr niedrigen Kontrast gegenüber ihrer Umgebung haben, sind bei sinkender Fundusleuchtdichte immer weniger Strukturen erkennbar. Ophthalmoskope mit größerer Lichtstärke können bei ungünstigen Bedingungen dann kontrastarme Objekte wieder in den Bereich des Sichtbaren bringen.

Literatur

Aulhorn, E., Harms, H., Raabe, M.: Die Lichtunterschiedsempfindlichkeit als Funktion der Umfeldleuchtdichte. Docum. Ophthal. 20, 537–556 (1966). – Fankhauser, F., Lotmar, W.: Skleralindentation und Photokoagulation. Acta ophthal., Kbh. 48, 253–260 (1970). – Hartmann, E.: Beleuchtung und Sehen am Arbeitsplatz. München: Goldmann 1970. – Helbig, E.: Lichtmeßtechnik. Leipzig: Akademische Verlagsgesellschaft Geest und Portig 1972. – Huber, C.: Visual evoked responses during exposure to strong colored lights Ophthal. Res. 3, 55–62 (1972). – Jay, B.S.: The effective pupillary area at varying perimetric angles. Vision Res. 1, 418–424 (1961). – Millodot, M.: Reflection from the fundus of the eye and its relevance to retinoscopy. Atti della fondazione Giorgio Ronchi 27, 31–50 (1972).

Aussprache

Frau Schmidt (Berlin):
Es wird angefragt, ob auch die Papillenfarbe mit dieser Methode einer Messung zugänglich ist.

Herr Stodtmeister zu Frau Dr. Schmidt, Schlußwort:
Die Bestimmung des Reflexionsgrades der Papille ist mit unserer Methode möglich. Durch die Funduskamera dürften solche Messungen genauer möglich sein. Für die Messungen bei unseren Untersuchungen war die Methode genau genug. Die Streuung der Ergebnisse war gleich wie bei anderen Autoren.

Optogramme der Netzhaut
Wiederaufnahme der Kühne'schen Untersuchungen

E. Alexandridis und Th. Klothmann (Universitäts-Augenklinik Heidelberg)

Die Optographie ist eine Art der Blendung, bei der die vom Licht unmittelbar betroffenen Stellen der Netzhaut ihres Sehpurpurs beraubt werden. Untersuchungen dieser Art wurden vor fast genau 100 Jahren von Kühne vorgenommen, nachdem er zufällig das Bild einer Gasflamme auf der Netzhaut eines Frosches entdeckt hatte. Der Frosch hatte 14 Stunden lang die Gasflamme angestarrt. Nach diesem Befund begann Kühne mit seinen Versuchen an Kaninchen. Er setzte die Kaninchen vor ein Fenster für eine bestimmte Zeit und danach, nach der Enthauptung und Enukleation im Dunkeln, isolierte er die Netzhaut des Tieres. Auf der Netzhaut sah er das Bild des Fensters wie einen quadratischen hellen Fleck (Kühne, 1877 a, b, 1878, 1879).

Nach einer schriftlichen Anfrage eines Kriminalisten, ob und in wieweit es möglich ist, auf der Netzhaut eines Ermordeten ein Optogramm von Gegenständen oder Personen, die er unmittelbar vor seinem Tode gesehen haben muß, zu gewinnen, wurden die Kühne'schen Untersuchungen wieder aufgenommen. Ziel dieser Untersuchungen war, im Hinblick auf die spezielle o.g. Frage der Kriminalisten, festzustellen, unter welchen Bedingungen ein Optogramm entstehen kann.

Außer Kühne gelang es auch Garten (1925) ein schönes Optogramm auf der Netzhaut eines Frosches zu gewinnen. In den letzten Jahren haben Ito et al. (1968), Highman (1971) Highman und Weale (1973) die Sehpurpurbleichung am lebenden Auge photographisch sichtbar gemacht.

Unsere Untersuchungen wurden an Kaninchen vorgenommen. Die Tiere wurden unter Narkose gesetzt und vor einer Leinwand fixiert. Auf die Leinwand wurden kontrastreiche, helle Muster projeziert (Abb. 1 a). Die Leuchtdichte der hellen Stellen des projezierten Musters betrug ca. 3000 asb. Nach einer bestimmten Zeit (mindestens 2 Minuten) wurden die Tiere nach Verdunkelung getötet und enukleiert. Mit einem zirkulären Schnitt im Bereich der Ora serrata wurden die vorderen Augenabschnitte und der Glaskörper entfernt und der Rest des Bulbus mit der Netzhaut in eine 4% Kalium-Alaun-Lösung gegeben. Nach 24 Stunden Einwirkungszeit wurde der Bulbus mit Kochsalz gespült, die Netzhaut wurde isoliert, auf eine

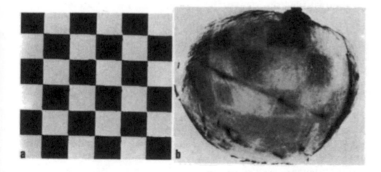

Abb. 1. Schachbrettmuster (a) und das gewonnene Optogramm (b) auf der Kaninchennetzhaut. Die Mustergröße der hellen und der dunklen Quadrate beträgt 10 x 10 cm. Entfernung des Tierauges vom projezierten Muster 30 cm

weiße Porzellankugel aufgezogen und getrocknet. Die Abbildung 1 b zeigt ein auf diese Weise gewonnenes Optogramm. Die hellen Stellen bedeuten den Bereich des gebleichten Sehpurpurs, die dunklen Stellen den Bereich des Intakten. Man gewinnt ein positives Bild im Gegensatz zum photographischen Film. Auf dem getrockneten Präparat erscheinen die gebleichten Stellen als gelb, die ungebleichten als braun-rot. Aus den Original-Optogrammen, die nicht sehr lange lichtbeständig sind, wurden Schwarz-Weiß-Photographien mit Hilfe von Blau-Grün-Filtern gewonnen. Die Optogramme kann man auch in Color photographieren und aus den Diapositiven, ebenfalls mit Hilfe eines Blau-Grün-Filters, kontrastreiche Schwarz-Weiß-Bilder gewinnen. In der Abbildung 2 sehen wir ein solches Beispiel.

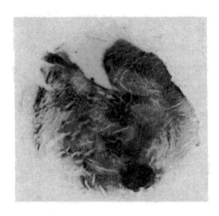

Abb. 2. Optogramm der Ziffer 75.
Das Schwarz-Weiß-Bild wurde von einem
Color-Diapositiv des Optogramms gewonnen

Unsere Untersuchungsergebnisse lassen folgende Schlußfolgerung zu. Die Helligkeit des gesehenen Objektes, die Darbietungszeit und der Kontrast sind limitierende Faktoren bei der Optographie. Normale Beleuchtungsverhältnisse, wie z.B. Tageslicht, reichen nicht aus um den Sehpurpur am lebenden Auge wesentlich zu bleichen, da nämlich nur geringe Mengen des Sehpurpurs zersetzt werden. Ferner eignet sich diese Methode aufgrund der langen Belichtungszeit nicht für kriminalistische Zwecke. Um den Zeitfaktor möglichst klein zu halten, werden Intensitäten benötigt, wie sie bei Tageslicht nicht zu erreichen sind. Weiterhin haben die Versuche am Kaninchenauge gezeigt, daß ein Muster von der Größe eines menschlichen Kopfes ca. 30 cm von dem abbildenden Auge entfernt sein muß, um auf der Netzhaut groß genug zu erscheinen. Ein Optogramm ist für kriminalistische Zwecke daher nicht zu gewinnen.

Literatur

Garten, S.: Die Veränderungen der Netzhaut durch Licht. In: Handbuch der Augenheilkunde, Bd. III, (Graefe-Saemisch). Berlin: 1925. – Highman, V.N.: A Photographic Technique for the Measurement of Optograms. Proc. Roy. Soc. Med. 64, 940 (1971). – Highman, V.N., Weale, R.A.: Rhodopsin Density and Visual Threshold in Retinitis pigmentosa. Amer. J. Ophthal. 75, 822 (1973). – Ito, H., Ozawa, K., Mizuno, K.: Redfree Light Fundus Photography – Rhodopsin Photography. Jap. J. Clin. Ophthal. 22, 1243 (1968). – Kühne, W.: Vorläufige Mitteilung über optographische Versuche. Zentralblatt f. med. Wiss. 33 (1877a). – Kühne, W.: Zweite Mitteilung über Optographie. Zentralblatt f. med. Wiss. 49 (1877b). – Kühne, W.: Untersuchungen aus dem Physiologischen Institut der Universität Heidelberg Band 1–4 (1878). – Kühne, W.: Chemische Vorgänge in der Netzhaut. In: Handbuch der Physiologie (Hermann), Bd. III, Teil I, p. 235. Leipzig: 1879.

Reparationsvorgänge der Netzhaut nach Lichtschädigung

P. Walzer, S. Engelen, H. J. v.d. Heide (Universitäts-Augenklinik Köln,
Dir. Prof. Dr. H. Neubauer)

Lichtinduzierte Netzhautschäden sind bereits seit langer Zeit bekannt; in den letzten Jahren wurden sie besonders von Noell, Kuwabara, O'Steen, T'So und anderen untersucht. Während diese Autoren vorwiegend mit sehr hohen Intensitäten bis zur Laserbestrahlung experimentierten, untersuchten wir in einer früheren Arbeit von 1973 Netzhautschäden, hervorgerufen durch Dauerbestrahlung mit niedrigen Intensitäten (500 Lux). Morphologisch nachweisbare Retinaschäden traten dabei vorwiegend in den 3 äußeren Schichten auf und waren in ihrer Stärke abhängig von der Dauer der Bestrahlung (2 bis 14 Tage); im Elektroretinogramm zeigte sich entsprechend eine Abnahme der Amplituden von a- und b-Welle bis hin zur Nulllinie.

Einige der vorgenannten Autoren haben Untersuchungen in der Folgezeit nach Lichtschädigung durchgeführt. Sie kamen zu unterschiedlichen Ergebnissen, und es stellte sich die Frage, ob es sich bei den Lichtschäden um reversible oder irreversible Veränderungen handelt.

Mit der vorliegenden Arbeit versuchten wir für unsere Versuchsbedingungen folgende Fragen zu klären:

1. Kommt es nach Dauerbestrahlung zu reparativen Vorgängen in der Netzhaut?
2. Handelt es sich um eine echte Regeneration?
3. In welchem Ausmaß kommt es abhängig von der Zeit zu diesen Veränderungen?

Als Versuchstiere wurden 78 Albinoratten vom Stamme Wistar verwendet (Alter: 8 Wochen, Körpergewicht: 170 ± 20 g). Die Raumtemperatur betrug 23 bis 24,5 °C, Rektaltemperatur der Tiere: $35,8 \pm 0,6$ °C. Sie erhielten Wasser und Futter (Altromin R) ad libitum.

Die Tiere wurden kontinuierlich 2, 4 oder 6 Tage lang mit Neonlicht einer Intensität von 500 Lux bestrahlt. Der Dauerbestrahlung folgten Erholungsphasen von 5, 10, 20 oder 40 Tagen im Dämmerlicht. Von jedem Tier wurden Elektroretinogramme vor und nach Lichtexposition sowie nach Dämmerlichtaufenthalt abgeleitet. Nach dem letzten ERG erfolgte die histologische Aufarbeitung. Die Tiere wurden in Narkose mit 5%igem Glutaraldehyd vom Herzen aus perfundiert. Eine besondere histologische Technik, die Einbettung in Araldit, erlaubte das Anfertigen von 1μ dicken Semidünnschnitten. Für die quantitativ morphologische Auswertung wurden nasal des Opticus gelegene Areale verwendet.

Die morphologischen Veränderungen nach Lichtexposition sind vorwiegend in den 3 äußeren Netzhautschichten zu beobachten; sie sind opticusnah ausgeprägter als peripher. Am Beispiel der 2 Tage lang bestrahlten Tiere sollen die Befunde etwas ausführlicher dargestellt werden. Die Fotomontage (Abb. 1) zeigt histologische Schnitte direkt nach Lichtexposition, nach 5, 10, 20 und 40 Tagen. Das Pigmentepithel weist nach 5 Tagen eine ödematöse Schwellung und Vakuolenbildung auf; im weiteren Verlauf bilden sich diese Veränderungen zurück; nach 20 und 40 Tagen bestehen normale Verhältnisse.

In der Rezeptorenschicht fällt anfangs ebenfalls ein Ödem auf, das sich wie im Pigmentepithel zurückbildet. Nach 5 Tagen sind die Außenglieder rupturiert und peripher nur noch fragmentar vorhanden. Nach 10 Tagen sind die Rezeptoren weitgehend wieder hergestellt, nur peripher ist noch Zelldetritus zu sehen. Nach 20 Tagen sind die Zelltrümmer abgeräumt. Nach 40 Tagen ist die Schicht zwar etwas rarefiziert, sonst aber intakt.

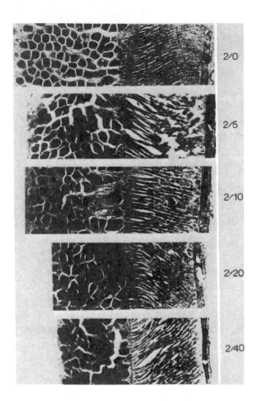

Abb. 1. Histologische Schnitte der Netzhaut von 2 Tage lang bestrahlten Ratten direkt nach Lichtexposition sowie 5, 10, 20 und 40 Tage später

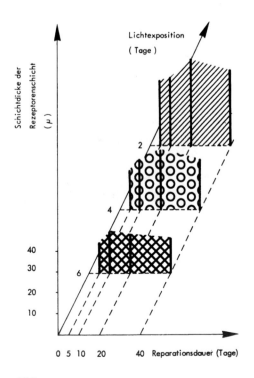

Abb. 2. Dicke der Rezeptorenschicht in Abhängigkeit von Lichtexpositions- und Reparationsdauer

Die äußere Körnerschicht zeigt ebenfalls eine Stabilisierung; nach 10 Tagen fallen vermehrt Pyknosen und einige Mitosen auf. Nach 20 Tagen findet man nur noch wenige Pyknosen. Bis zum 40. Tage tritt wieder eine säulenartige Anordnung auf. Nach 4 und 6 Tagen Dauerbestrahlung sind die anfänglichen Schäden ausgeprägter als nach 2 Tagen Bestrahlung, auch hier zeigt sich in den Erholungsphasen eine deutlich reparative Tendenz.

Die Abbildung 2 zeigt die Höhe der Rezeptorenschicht nach unterschiedlich langen Bestrahlungs- und Erholungszeiten. Es fällt ein anfänglich relativ steiler Anstieg und ein späterer langsamer Abfall der Kurven auf, wobei die Werte nach 40 Tagen Erholungszeit höher liegen als direkt nach Lichtexposition.

Für die äußere Körnerschicht zeigt Abbildung 3 das Verhalten der Schichtdicke und Abbildung 4 das Verhalten der Zellzahlen in Abhängigkeit von Lichtexpositions- und Erholungszeit (ausgemessen wurde jeweils ein Areal von 234 μ). Hierbei fällt auf, daß die Werte nach 40 Tagen tiefer liegen als direkt nach Lichtschädigung.

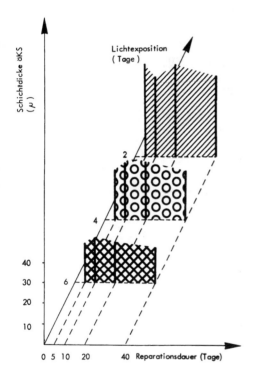

Abb. 3. Dicke der äußeren Körnerschicht in Abhängigkeit von Lichtexpositions- und Reparationsdauer

Die Ergebnisse der elektroretinographischen Untersuchungen zeigen die Abbildungen 5 und 6. In Abbildung 5 ist das Verhalten der Amplitude der a-Welle, in Abbildung 6 das der b-Welle nach unterschiedlich langer Dauerbestrahlung für verschieden lange Erholungszeiten aufgezeichnet. Bei den 2 Tage lang bestrahlten Tieren findet sich bei relativ guten Ausgangswerten zunächst ein steiler Anstieg der Amplitudenwerte bis zum 20. Tage, dem ein langsamerer Abfall folgt. Für die 4 und 6 Tage lang bestrahlten Tiere läßt sich bei deutlich schlechteren Ausgangswerten ein annähernd kontinuierlicher aber viel flacherer Anstieg der Werte nachweisen. Insgesamt gilt für die Amplituden von a- und b-Welle, daß sie nach 40-tägiger Erholungszeit höher liegen als direkt nach Bestrahlung.

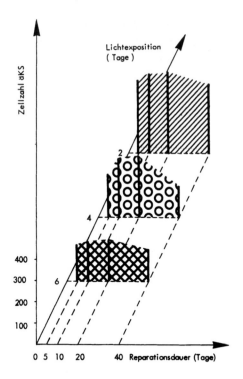

Abb. 4. Zellzahl der äußeren Körnerschicht in Abhängigkeit von Lichtexpositions- und Reparationsdauer

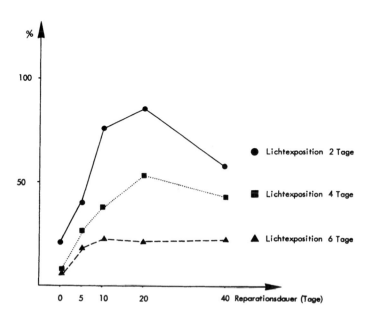

Abb. 5. Relative Amplitudenhöhe der a-Welle des ERGs nach 2-, 4- und 6-tägiger Lichtexposition in Abhängigkeit von der Reparationsdauer (Amplitudenhöhe der a-Welle im ERG vor Bestrahlung = 100%)

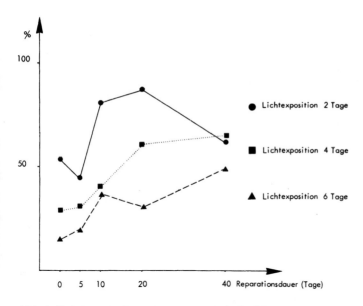

Abb. 6. Relative Amplitudenhöhe der b-Welle des ERGs nach 2-, 4- und 6-tägiger Lichtexposition in Abhängigkeit von der Reparationsdauer (Amplitudenhöhe der b-Welle im ERG vor Bestrahlung = 100 %)

Zusammenfassend lassen sich die anfangs aufgeworfenen Fragen in folgender Weise beantworten:

zu 1) Kommt es nach einer Dauerbestrahlung zu reparativen Vorgängen in der Netzhaut? Ja.

zu 2) Handelt es sich um eine echte Regeneration?
Nein, eine Neubildung von Zellen läßt sich nicht nachweisen.

zu 3) In welchem Ausmaß kommt es abhängig von der Zeit zu diesen Veränderungen?
Die histologischen Untersuchungen lassen erkennen, daß die wichtigsten reparativen Veränderungen je nach Schwere der Ausgangsschäden bis zum 20. bzw. 40. Tage abgeschlossen sind.

Die Elektroretinographie zeigt bei geringen Ausgangsschäden zunächst eine deutliche Erholung der Amplituden, der ein späterer Abfall, wahrscheinlich durch Auswirkung von Spätschäden, folgt. Bei größeren Ausgangsschäden findet sich eine kontinuierlichere, aber deutlich geringere Erholung.

Zusammenfassung

78 Wistarratten wurden 2, 4 oder 6 Tage lang mit Neonlicht von 500 Lux bestrahlt. Es schloß sich eine Erholungsphase im Dämmerlicht von 5, 10 oder 40 Tagen an.

Elektroretinogramme wurden vor und nach Lichtexposition sowie nach Dämmerlichtaufenthalt aufgezeichnet. Nach der letzten ERG-Ableitung wurden die Tiere mit Glutaraldehyd perfundiert. Quantitativ histologische Untersuchungen erfolgten an 1 μ dicken Semidünnschnitten.

Je nach Länge der Erholungsphase zeigten sich morphologisch wie auch elektrophysiologisch deutlich reparative Veränderungen. Anfangs rupturierte und nekrobiotische Rezeptorenaußenglieder wurden abgeräumt und teilweise nachgebildet. Eine echte Regeneration in Form von Zellneubildung konnte nicht beobachtet werden.

Process of Reparation after Retinal Damage by Light

Summary. 78 Wistar-rats were exposed to fluorescent light of 500 lux for 2, 4 or 6 days. The exposure was followed by a period of recovery in dim light of 5, 10, 20 or 40 days. ERG controls were taken before and after light exposure as well as after recovery.

The animals were perfused with glutaraldehyde after the last ERG was taken. Histological examination was done quantitatively on sections of 1 μ. The anatomical and functional repair correlated well with recovery time. After light exposure the photo receptor outer segments were ruptured and necrotic. Subsequently necrotic material was removed and many outer segments were reformed. Complete cell regeneration could not be demonstrated.

Processus de réparation de la rétine après dommage lumineux

Résumé. 78 rats Wistar furent exposés durant 2, 4 our 6 jours à un rayonnement constant de 500 lux, auquel succéda, par faible lumière, une periode de rétablissement de 5, 10, 20 ou 40 jours.

Des dérivations electrorétinographiques eurent lieu avant et après l'exposition à la lumière de même qu'après le séjour par faible lumière. Des examens quantitatifs histologiques furent exécutés aprés la dernière dérivation electrorétinographique sur des coupes épaisses d'1 μ aprés une fixation de perfusion.

Dependant de la durée de la phase de rétablissement des changements de réparation se manifestent nettement sur le plan morphologique et electrophysiologique. Des membres extérieurs des récepteurs brisés et nécrobiotiques furent déblayés et en partie reformés.

De véritables regénérations sous forme de nouvelles formations de cellules ne furent pas observées.

Literatur

Aoyagi, T.: Retinal damage by visible light as shown in the recovery process of the ERP from light adaptation. Acta Soc. Ophthal. Jap. 75, 1898–1901 (1971). – Aoyagi, T.: Delayed ERP changes in the light-damaged rat retina. Acta Soc. Ophthal. Jap. 76, 78–83 (1972). – Ballowitz, L., Dämmrich, K.: Retinaschäden bei Ratten nach einer Fototherapie. Z. Kinderheilk. 113, 42–53 (1972). – Berson, E. L.: Experimental and therapeutic aspects of photic damage to the retina. Invest. Ophthal. 12, 35–44 (1973). – Bonaventure, N., Goswamy, S., Karli, P.: Electroretinogram and visuel evoked response in rabbits reared in total darkness or continuous illumination. Doc. Ophthalmol. 30, 339–347 (1971). – Gorn, R. A., Kuwabara, T.: Retinal damage by visible light. Arch. Ophthal. 77, 115–118 (1967). – Grignolo, A., Orzalesi, N., Castelazzo, R., Vittone, P.: Retinal damage by visible light in albino rats Ophthalmologica 157, 43–59 (1969). – Hansson, H. A.: Ultrastructural studies on rat retina damaged by visible light. Virchows Arch. Abt. Zellpath. 6, 247–262 (1970). – Kuwabara, T., Gorn, R.: Retinal damage by visible light. Arch. Ophthal. 79, 69–78 (1968). – Kuwabara, T.: Retinal recovery from exposure to light. Am. J. Ophthal. 70, 187–198 (1970). – Lawwill, Th.: Effects of prolonged exposure of rabbit retina to low-intensity light. Invest. Ophthal. 12, 45–51 (1973). – Noell, W. K., Walker, V. S., Kang, B. S., Berman, S.: Retinal damage by light in rats. Invest. Ophthal. 5, 450–473 (1966). – O'Steen, W. K., Anderson, K. V.: Photically evoked responses in the visual system of rats exposed to continuous light. Exp. Neurol. 30, 525–534 (1971). – O'Steen, W. K., Shear, C. R., Anderson, K. V.: Retinal damage after prolonged exposure to visible light. Am. J. Anat. 134, 5–21 (1972). – Stötzer, H., Weisse, I., Knappen, F., Seitz, R.: Die Retina-Degeneration der Ratte. Arzneim. Forsch. 20, 811–817 (1970). – Ts'o, M. O., Wallow, I. H., Powell, J. O., Zimmermann, L. E.: Recovery of the rod and cone cells after photic injury. Trans. Am. Acad. Ophthalmol. Otolaryngol. 76, 1247–1262 (1972). – Walzer, P., Engelen, S., Stellinger, L., Schmidt, J. G. H., Heimann, K.: Lichtschäden der Retina bei Wistar-Ratten. Klin. Mbl. Augenheilk. 164, 233–242 (1974).

Atypische Netzhautablösung bei einer thalidomidgeschädigten Jugendlichen

D. Klaas, E. Schütte und F. Lizin (Augenklinik der Medizinischen Fakultät der Rheinisch-Westfälischen-Technischen-Hochschule Aachen, Vorstand Prof. Dr. med. M. Reim)

Nachdem 1960 erstmals Pfeiffer und Kosenow über zwei Fälle mit Phokomelie berichteten, wurde 1961 von Lenz eine teratogene Wirkung des Thalidomids in Betracht gezogen. Nach den bisherigen Mitteilungen umfaßt das Dysmelie-Syndrom neben Extremitäten-Mißbildungen auch solche an Augen, Ohren und inneren Organen. Im Bereich der Augen sah man die in der Tabelle aufgeführten Veränderungen (Tabelle 1).

Tabelle 1. Bisher in der Literatur veröffentlichte Augenmißbildungen bei Kindern mit Dysmelie-Syndrom

Epikanthus	Anophthalmus
Lagophthalmus bei Fazialisparese	Mikrophthalmus
Abduzensparese	Kolobome der Iris
Strabismus concomitans	Aderhaut Macula
Refraktionsanomalien	Embryonalkatarakt

1963 wurde erstmals auf der Tagung der DOG über den Zusammenhang von Thalidomid und Fehlbildungen der Augen berichtet (Lenz, Papst und Otto, 1963). Über Augenveränderungen beim Dysmelie-Syndrom berichtete erneut 1966 Schmidt-Mumm ausführlich. Er untersuchte 64 Kinder und fand bei 50% Augenveränderungen. Abgesehen von Kolobombildungen der Netz-Aderhaut und Macula-Hypoplasien konnten keine weiteren Netzhautveränderungen festgestellt werden.

Im vergangenen Jahr sahen wir ein 13 Jahre altes Mädchen mit Dysmelie-Syndrom. Der behandelnde Augenarzt entdeckte anläßlich einer Brillenkontrolle eine Amotio retinae.

Bei der Aufnahme erhoben wir folgende Anamnese und Befund:
Beate N., geboren am 21.9.61.
In der Familien-Anamnese liegen keine Augenerkrankungen vor, es bestehen keine Erbleiden. Die Mutter nahm in der Zeit von Anfang Januar 1961 insgesamt 14 Tage lang 6 mal 1/2 Tablette Contergan. Sie hatte während der Schwangerschaft außer Kopfschmerzen keine Beschwerden. Die Entbindung verlief ohne Zwischenfälle. Das Geburtsgewicht betrug 3,5 kg bei einer Länge von 57 cm.
Die Arme unserer Patientin waren stark verkürzt und an den Händen waren nicht alle Strahlen vorhanden. Nach drei Tagen wurde ein Herzfehler diagnostiziert. Es bestand eine Rechtsverlagerung der Aorta und ein Pseudo-Truncus arteriosus communis mit Ventrikelseptum-Defekt.
Von Seiten der Augen fiel bei der damaligen Untersuchung nur eine geringe Ptosis und eine geringe Trochlearisschwäche rechts auf. Im Alter von 5 Jahren sei die erste Brille verordnet worden.
Bei der Aufnahme betrug der Visus:
Rechts: mit − 7,0 comb. − 2,0 cyl. A. 0° = 0,05.
Links: mit − 8,0 comb. − 2,0 cyl. A. 0° = 0,25.
Außer der Myopie bestand eine rechtsseitige Ptosis und Trochlearis-Unterfunktion.

Bei der Gonioskopie imponierte ein weiter Kammerwinkel mit unregelmäßigen Pigmentierungen des Ciliarkörperbandes, die stellenweise auf das Trabekelwerk übergriffen. Ansonsten regelrechte vordere Augenabschnitte. Am Augenhintergrund des rechten Auges zeigte sich eine flache Amotio retinae im temporal unteren Quadranten, die zur mittleren Peripherie höher wurde. Außer einem Rundloch bei 8 h hinter dem Äquator fanden wir auch eine Hochwasserlinie bei 11 h beginnend und bogenförmig am Äquator nach 6 h hinlaufend. Auch im Bereich dieser Linie lagen einige kleine Foramina und zundrige Netzhautstellen mit stellenweise beetartigen, unregelmäßigen Pigmentierungen.

Am linken Auge — ebenfalls im temporal unteren Quadranten — bestand eine periphere Retinoschisis.

Da die Netzhaut in der Peripherie noch anlag und sich im übrigen durch Bettruhe wieder anlegte, erfolgte als erster Operationsschritt eine Lichtkoagulation. Danach wurde in einer zweiten Sitzung rechts eine limbusparallele und links eine radiäre Silastikschaumplombe nach Abriegeln mit der Kryode aufgenäht.

Nach der Operation legte sich die Netzhaut rasch und dauerhaft an. Postoperativ stieg der Visus rechts von 0,05 auf 0,25 und links von 0,25 auf 0,4 an, mit dem die Patientin entlassen werden konnte.

Das Bemerkenswerte an beiden Augen waren die rundum im Äquator und eher noch weiter zentral liegenden degenerativen Veränderungen. Sie bestanden aus Pigmentanhäufungen und Aufhellungen, die zwar in Feldern angeordnet waren, aber nicht die typischen Glitzerpunkte und Gitterlinien zeigten, wie man sie sonst bei peripheren Netzhautdegenerationen bei Myopie beobachten kann (Abb. 1).

Wir halten diese demonstrierten Befunde bei dem 13jährigen Mädchen mit Dysmelie für ungewöhnlich. Äquatoriale Degenerationen in umschriebenen Bezirken, die narbig-gliös ausse-

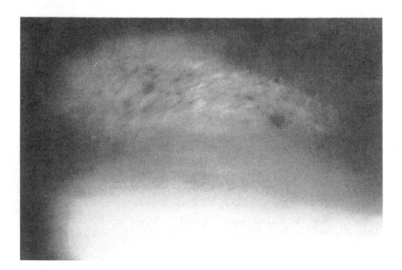

Abb. 1. Foto durch den mittleren Seitenspiegel des Dreispiegelkontaktglases nach Goldmann. Linkes Auge 12 h.
Kamera: Haag-Streit Glasfaser-Spaltlampe mit Zoom-Objektiv und Lichtteiler
Auf diesem Bild sind die Pigmentanhäufungen und die pigmentierten Zonen, die meistens beetartige Anordnung zeigten, zu sehen. Diese umfassen zirkulär den gesamten Fundusbereich. Neben diesen beetartigen Pigmentierungen und Aufhellungen ist die Retina oft verdünnt. Gitterlinien, Glitzerpunkte sowie Schneckenspuren waren nicht vorhanden

hen und sich rundum in der ganzen Peripherie ausdehnen, sind bei Kindern ausgesprochen selten. In diesen Pigmentverklumpungen, die in der weiteren Peripherie an Stärke zunehmen, traten Netzhautlöcher auf, die zu einer Ablatio retinae führten. Wir vermuten, daß es sich hierbei um eine noch nicht beobachtete Schädigung des Thalidomids handeln kann. Für diese Annahme scheint auch die Überlegung zu sprechen, daß diese Schädigungen der Netzhaut entwicklungsgeschichtlich in den gleichen Zeitraum wie die Extremitäten-Mißbildungen fallen dürften.

Zusammenfassung

Beschreibung einer atypisch verlaufenden Netzhautablösung einer Thalidomidgeschädigten Jugendlichen, bei der es im Bereich von peripheren Netzhautdegenerationen zu Lochbildungen gekommen war. Auf die ungewöhnlichen Pigmentierungen im Kammerwinkel und der Netzhautperipherie wird besonders hingewiesen.

Summary: Report of a child with talidomide embryopathie and retinal detachment on both eyes. It is suggested that the peripheral retinal pigmentation and gonioscopic alterations are in accordance with the teratogenic effect of talidomide.

Résumé. On décrit un cas atypique de décollement de retine chez une jeune fille atteinte de déformations dues a' la thalédomide. De nombreuses dégénérations péripheriques rétiniennes situées entre 3 et 6^{00} avaient entrainé la formation d'un foramen. On insiste sur la désciption de la pigmentation inhabituelle de l'angle camérale et de la péripherie retinienne.

Literatur

Casanovas, J.: Arch. Soc. oftal. hisp.-amer. 24, 947 (1964) (Zit. n. Zbl. f. d. ges. 0. 95, 46, 1965/66). – Honnegger, H., Pape, R.: Ber. dtchs. Ophthal. Ges. (1963) Bd. 65, 222. München: J.F. Bergmann. – Klaas, D., Schütte, E., Lizin, F.: Ber. dtsch. Ophthal. Ges. (1975). – Lenz, W., Knapp, K.: Dtsch. Med. Wschr. 87, 1232 (1962). – Otto, J.: Ber. dtsch. Ophthal. Ges. Bd. 65, 220 (1963). München: J.F. Bergmann. – Papst, W.: Ber. dtsch. Ophthal. Ges. Bd. 65, 209 (1963). München: J.F. Bergmann. – Marquardt, R.: Ber. dtsch. Ophthal. Ges. Bd. 65, 215 (1963). München: J.F. Bergmann. – Rytkölä, T.: Ame. Acad. sc. Fenn. Ser. A.V. Nr. 33. – Schmidt, J.G.H.: Ber. dtsch. Ophthal. Ges. Bd. 65, 215 (1963). München: J.F. Bergmann. – Schütte, E.: Med. Trib. Jahrgang 10 Wr 37 (1975). – Welge-Lüßen, L.: Klin. Mon. Bl. f. Augenheilkunde Bd. 158, 372–378 (1971). Welge-Lüßen, L.: Persönliche Mitteilung (1975).

Aussprache

Herr Damaske (Münster):

Die von Ihnen im vorliegenden Fall demonstrierten Augenhintergrundsveränderungen haben eine auffällige Ähnlichkeit zu den Fällen, die W. Tasman (1970, 1975 a und b) als Defektheilung einer Retinopathia praematurum beschrieben hat:
Eine bei Frühgeborenen gehäuft auftretende Lochbildung in Höhe des Äquators mit kleinen Rundlöchern bzw. Netzhautablösung. Meine Frage zielt dahin, einen Zusammenhang zu diesen Fällen zu finden, und, ob es sich nicht doch um ein frühgeborenes Kind handelt.

Herr Klaas, Herr Schütte und Herr Lizin (Aachen), Schlußwort:

Auch wir haben an die von Herrn Damaske erwähnte Möglichkeit gedacht. Alle pädiatrischen Befunde lagen uns vor. Es hat sich nicht um ein frühgeborenes Kind gehandelt. Auch der übrige Verlauf von pädiatrischer Seite war ganz normal.

Reihenuntersuchungen bei thalidomidgeschädigten Kindern

E. Schütte, D. Klaas, F. Lizin (Augenklinik der Medizinischen Fakultät der Rheinisch-Westfälischen-Technischen-Hochschule Aachen, Vorstand Prof. Dr. med. M. Reim)

Nachdem in den vergangenen fünf Jahren nur noch wenig über die teratogene Wirkung nach Thalidomideinnahme berichtet wurde, waren wir nicht wenig überrascht, daß uns ein thalidomidgeschädigtes Kind mit einer atypischen Ablatio retinae vorgestellt wurde, (Klaas et al., 1976). Die typischen Befunde des vorderen Augenabschnittes, wie sie von zahlreichen Autoren vor 12 Jahren der DOG berichtet wurden, lagen nicht vor (Honnegger, Otto, Papst, Lenz, Schmidt, 1963). Wir sahen eine erhebliche degenerativ veränderte Netzhaut beiderseits mit Foramenbildung und Netzhautabhebung.

Da über die Netzhautveränderungen bei dieser Gliedmaßenmißbildung wenig bekannt ist, haben wir die Gelegenheit wahrgenommen, 19 thalidomidgeschädigte Kinder im Alter von 12 bis 15 Jahren zu untersuchen. Sie sind in einem Heim zur Schulausbildung untergebracht und machten einen altersentsprechend geistigen Eindruck und waren froh darüber, daß durch unsere Untersuchungen ein paar Stunden Unterricht ausfallen würden. Hier schienen die Vorstellungen von Marquardt realisiert worden zu sein (Marquardt, 1963).

Wir hatten den Vorteil, nicht wie die Kollegen vor 12 Jahren Kleinkinder, sondern Schulkinder untersuchen zu können.

Neben der Prüfung der Sehschärfe, der Beurteilung der vorderen Augenabschnitte, der Motilität und des Farbsehens haben wir den Fundus in Mydriasis — sogar mit Hilfe des Kontaktglases — untersuchen können. Die photographische Dokumentation wurde mit der Topcon-Fundus-Kamera und über das Dreispiegelkontaktglas an der Spaltlampe durchgeführt. Bei der Erhebung der Augenanamnese fiel uns auf, daß 50 Prozent der Eltern und Geschwister eine Brille trugen.

Entsprechend hoch war auch der Prozentsatz der Kinder, die eine Korrektur von 1 dpt. oder mehr benötigten. Insgesamt trugen 75% der untersuchten Kinder eine Brille. Dieser Prozentsatz lag weit über dem Durchschnitt gesunder Kinder (Schütte et al., 1975).

Bei der Beurteilung der vorderen Augenabschnitte imponierte in vielen Fällen ein auffallender Kammerwinkel, der besonders reichlich mesenchymales Gewebe und Pigmentverklumpungen an der Irisbasis aufwies (Rytkölä, 1952), (Abb. 1).

Pupillenreaktion, Linsen und Hornhaut zeigten in keinem Fall irgendwelche Besonderheiten, wie sie Welge-Lüßen (1970) beschrieben hatte. Die Störungen der Augapfelbeweglichkeit, auf die in besonderem Maße Papst und Otto (1963) hingewiesen haben, bestanden mit 40% als deutlich sichtbares Zeichen. Wir fanden in zwei Fällen kleine, manifeste Einstellbewegungen aus Convergenz, zweimal einen Strabismus divergens intermittens, zweimal einen feinschlägigen Horizontalnystagmus und einmal ein Retraktionssyndrom nach Duane.

Das Farbsehen haben wir mit den Farbtafeln nach Ishihara geprüft und in allen Fällen normales Farberkennungsvermögen gefunden.

Auch bei weiteren Funktionsproben ergab sich kein Anhalt für eine Maculaaplasie.

Nach diesen Voruntersuchungen haben wir nach Gabe von Mydriaticum Roche die Fundi in direktem und indirektem Bild und in besonderen Fällen mit dem Dreispiegelkontaktglas untersucht.

Wir fanden bei allen 19 Kindern einen unauffälligen hinteren Augenpol. Die Papillen waren ohne Zeichen einer Schädigung, sieht man von den durch Myopie bedingten Veränderungen ab. Das gleiche gilt auch für die Gefäße, die Macula und die Netzhaut in diesem Bereich. Be-

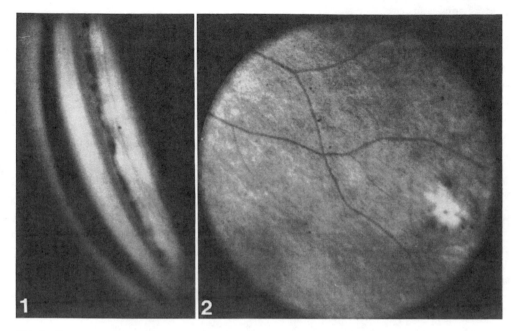

Abb. 1. Kammerwinkel eines 12-jährigen, thalidomidgeschädigten Knaben. Der weite Kammerwinkel zeigt grobe Pigmentverklumpungen an der Irisbasis

Abb. 2. Fundusperipherie eines 13-jährigen, thalidomidgeschädigten Knaben. Ein Pd große, depigmentierte Zone mit pigmentiertem Saum

trachtet man dagegen die periphere Netzhaut, so erkennt man im direkten Bild in der temporalen Peripherie bei einem Kind eine stark pigmentierte Stelle, die wir durch das Kontaktglas als ein anliegendes, bereits pigmentiertes Foramen auffassen können (Abb. 2).

Ähnliche degenerative, teils pigmentierte, teils depigmentierte Netzhautareale fanden wir auch bei 6 weiteren Augen. Gelegentlich sah man zirkulär in der Peripherie depigmentierte 1 bis 2 Pd große Bezirke umgeben von einem zart pigmentierten Saum. Andere Stellen zeigten in Äquatornähe Veränderungen mit umschriebener Pigmentblattatrophie.

In 2 Fällen fanden wir im Bereich von Praeforamina praeretinale Glaskörperflocken, die wegen der peripheren Lage nur mit dem Dreispiegelkontaktglas fotografisch zu dokumentieren waren.

Insgesamt fanden wir bei 8 von 19 thalidomidgeschädigten Kindern periphere Netzhautdegenerationen, wie sie in diesem Alter üblicherweise nicht zu beobachten sind. Zur Kontrolle haben wir mehrere Kinder dieses Alters in unserer Sehschule entsprechend untersucht. Bei den thalidomidgeschädigten Kindern war es in einem Fall zu einer Lochbildung mit Netzhautablösung gekommen (Klaas et al., 1975). Bei 4 Kindern dieser Gruppe sahen wir deutliche, periphere Netzhautveränderungen in Form von Praeforamina und Glaskörperveränderungen, bei 3 weiteren erhebliche Pigmentverschiebungen. Wir nehmen deshalb an, daß diese peripheren, teils atrophischen, teils pigmentierten Veränderungen der Netzhaut, wie sie auch Welge-Lüssen kürzlich in einem Fall sah (pers. Mitteilung) im Rahmen der teratogenen Wirkung des Thalidomids gesehen werden können; zumal die Differenzierung der Netzhaut ebenfalls in die 5. bis 6. Embryonal-Woche fällt.

Zusammenfassung

19 thalidomidgeschädigte Kinder im Alter von 12 bis 15 Jahren wurden augenärztlich untersucht. Es fanden sich in hohem Maße Sehfehler (75 %) und Motilitätsstörungen (40 %). Neben einer auffallenden Häufung der veränderten Kammerwinkelstruktur fanden sich degenerative Veränderungen der peripheren Netzhaut bei 8 von 19 Kindern, wie sie in einer Vergleichsgruppe gesunder Kinder dieses Alters nur selten gesehen werden. In einem Fall war es zu einer atypischen Netzhautabhebung gekommen.

Summary. 19 'thalidomide children' were investigated in ocular defects. We found a reduced vision in 75 % and a disturbance in ocular motility in 40 %. In the anterior segment, an alterated pigmented angle was to be seen. In eight cases we observed peripheral pigment and atrophic degenerations and preforamina of the retina leading in one case to retinal detachment.

Résumé. 19 enfants atteint de phocomélie (softenon) furent examinés. Dans 75 % des cas la vision était diminuée, dans 40 % la motilité oculaire était perturbie. L'angle caméral était souvent anomalement pigmenté. Dans 8 cas on observa dans la périphérie retinienne de dégenerations pigmentées et atrophiques de même que des praeforamens. Dans 1 cas il j'avait un décollement de la retine.

Literatur

Casanovas, J.: Arch. Soc. oftal. hisp.-amer. 24, 947 (1964) (Zit. n. Zbl. f. d. ges. 0. 95, 46, 1965/66). – Honnegger, H., Pape, R.: Ber. dtsch. Ophthal. Ges. Bd. 65, 222 (1963). München: J. F. Bergmann. – Klaas, D., Schütte, E., Lizin, F.: Ber. dtsch. Ophthal. Ges. (1975). München: J. F. Bergmann. – Lenz, W., Knapp, K.: Dtsch. Med. Wschr. 87, 1232 (1962). – Otto, J.: Ber. dtsch. Ophthal. Ges. Bd. 65, 220 (1963). München: J. F. Bergmann. – Papst, W.: Ber. dtsch. Ophthal. Ges. s. Bd. 65, 209 (1963). München: J. F. Bergmann. – Marquardt, R.: Ber. dtsch. Ophthal. Ges. 65, 215 (1963). München: J. F. Bergmann. – Rytkölä, T.: Ame. Acad. sc. Fenn. Ser. A. V. Nr. 33 (1952). München: J. F. Bergmann. – Schmidt, J. G. H.: Ber. dtsch. Ophthal. Ges. Bd. 65, 216 (1963). München: J. F. Bergmann. – Schütte, E.: Klin. Mbl. f. Augenhk. (im Druck). – Welge-Lüßen, L.: Klin. Mon. Bl. f. Augenheilkunde 158. Bd. 372–378 (1971). – Welge-Lüßen, L.: Persönliche Mitteilung (1975).

Aussprache

Herr Welge-Lüßen (Marburg):

1970 berichteten wir über eine vordere Synechie zwischen Linse und Cornea bei einem thalidomidgeschädigten Kind.

Im Alter von 15 Jahren waren an dem geschädigten Auge in der äußeren Peripherie 2 degenerative Bereiche der Retina sichtbar, die vor 5 Jahren nicht vorhanden waren. Das gesunde Auge zeigt diese Alteration nicht.

Hereditäre Glaskörper-Amyloidose
Klinische, morphologische und biochemische Befunde

H.-J. Thiel und R.P. Linke (Abteilung Ophthalmologie, Leiter Prof. Dr. W. Böke,
Universität Kiel
und Abteilung für Experimentelle Chirurgie und Immunologie der Chirurgischen Universitäts-
Klinik Tübingen, Leiter Prof. Dr. G. Riethmüller).

Wir berichten über eine Familie mit hereditärer generalisierter Amyloidose, deren Merkmalsträger als führendes Symptom eine schwere Visusminderung bis zur praktischen Erblindung
als Folge von Amyloid-Ablagerungen im Glaskörper aufweisen.

Mit Amyloid bezeichnet man fibrilläre Proteine (Cohen und Calkins, 1959), die bei Mensch
und Tier extrazellulär, entweder generalisiert oder lokalisiert, abgelagert werden. Sie können
histologisch mit der Kongorot-Probe (Bennhold, 1922; Puchtler et al., 1962) und polarisa-
tionsoptisch an der grünen Doppelbrechung (Missmahl und Hartwig, 1953) erkannt werden.
Ein weiteres Merkmal ist die im Röntgenbeugungsbild bei allen bis heute untersuchten
Amyloiden gefundene „cross-betha-pleated-sheet"-Struktur (Glenner et al., 1974).

Die chemische Analyse von gereinigten Amyloid-Fibrillen verschiedener Patienten führte zur
Differenzierung von mindestens zwei Klassen von Amyloid (Benditt und Eriksen, 1971). So
findet man in Amyloid-Fibrillen bei „primärer" Amyloidose und Amyloidose bei Myelom
überwiegend Immunglobulin-Fragmente, besonders vom variablen Typ der leichten Kette
und/oder die intakte leichte Kette (Glenner et al., 1971; Terry et al., 1973). Demgegenüber
bestehen die Fibrillen bei „sekundärer" Amyloidose oft aus einem Protein, das keinem der
bekannten Protein-Strukturen zugeordnet werden kann und das die Bezeichnung Protein AA
erhalten hat (Benditt et al., 1971). Eine mögliche dritte Gruppe, von Pearse et al. (1972) beschrieben und als Apudamyloid bezeichnet, könnte aus Peptid-Hormonen, deren Vorstufen
oder Fragmenten gebildet sein (Pearse et al., 1972; Glenner et al., 1974).

Unter Berücksichtigung dieser chemischen Befunde an Amyloid-Fibrillen-Proteinen zeichnet
sich eine mögliche neue Einteilung der Amyloidosen ab. Ob nun die hereditären Amyloidosen
hier eingeordnet werden können, oder ob sie eine neue Amyloidklasse darstellen, ist noch
unbekannt. Eine Ausnahme bildet das Amyloid bei Familiärem Mittelmeerfieber, bei dem
Protein AA als Hauptprotein der Amyloid-Fibrillen beschrieben worden ist (Pras und Reshef,
1972; Levin et al., 1972).

Wir haben 1973 in Heidelberg vor dieser Gesellschaft eine Familie mit dominanter Glaskör-
per-Amyloidose vorgestellt (Thiel und Ehmsen, 1973). Die Befunde basierten auf entsprechenden genealogischen (Erblindungen in der Aszendenz) und ersten klinischen Untersuchungen.
Hier sollen weitere Ergebnisse zur Charakterisierung dieser Amyloidoseform mitgeteilt werden. Wegen schwerer Sehstörungen wurden zwischenzeitlich zwei Patienten einer Pars-plana-
Vitrektomie unterzogen. Diese operative Maßnahme sollte über mögliche therapeutische Ansätze Aufschluß geben und zum anderen bioptisches Material zur Sicherung der Diagnose liefern.

Klinische Daten

1. H.T., geb. 10.5.09

Seit Beginn des Jahres 1969 langsam zunehmende Sehverschlechterung links, bis dahin angeblich gutes Sehvermögen, keine Augenkrankheiten. Die klinische Untersuchung im Oktober

1969 ergab beiderseits regelrechte vordere Augenabschnitte. Am Augenhintergrund rechts zeigte sich eine kleine solitäre retinale Blutung mit einer umschriebenen weißlichen plaque-artigen Einlagerung des benachbarten Gefäßes; im tiefen Glaskörperraum links fanden sich flockige Trübungen wie nach einer schon vor längerer Zeit erfolgten Einblutung. 1973 wurde die Patientin erneut wegen einer Sehverschlechterung auch des rechten Auges eingewiesen, das Sehvermögen betrug rechts 0,1, links wurden nur Handbewegungen bei intakter Projektion wahrgenommen. Der Glaskörper rechts war von einem fädigen, z.T. filzartigen Netzwerk durchsetzt, links insgesamt noch dichter und von schmutzig-gelber Farbe; nur die äußerste Fundusperipherie rechts konnte eingesehen werden, sie wies jedoch keine Besonderheiten auf (weitere Befunde siehe Thiel und Ehmsen, 1973). 1974 wurde mit gutem Erfolg eine Pars-plana-Vitrektomie li. durchgeführt, das Sehvermögen betrug abschließend 0,4 teilweise. Im gleichen Jahr erfolgte eine neurologische Kontrolluntersuchung; dabei zeigte der M. extensor digitorum brevis bei der Elektromyographie an beiden Füßen keine großen Denervierungszeichen. Die Leitungsgeschwindigkeit beider Nervi peronaei lag jedoch geringfügig unter der Norm.

2. H.P., geb. 17.1.12

Seit etwa 1970 zunehmende Sehverschlechterung, links stärker ausgeprägt als rechts. Bei der klinischen Untersuchung betrug das Sehvermögen rechts 0,9 teilweise, links wurden lediglich Handbewegungen in 1 m erkannt. Bei unauffälligen vorderen Augenabschnitten waren rechts feine flockige Trübungen des Glaskörpers in den peripheren Fundusanteilen nachweisbar. Die Netzhautgefäße zeigten streifen- bis manschettenförmige Plaques, in der näheren Umgebung der Gefäße fanden sich punktförmige Blutungen, außerdem feine an Baumwollflocken erinnernde Gebilde. Der Augenhintergrund links war wegen dichter weißlicher bis schmutziggelblicher Glaskörpertrübungen nicht zu beurteilen. 1975 wurde links mit gutem Erfolg eine Pars-plana-Vitrektomie durchgeführt, der letzte kontrollierte Visus betrug 0,5. Neurologisch lag die Nervenleitgeschwindigkeit an der unteren Normgrenze, es fanden sich lebhafte Reflexe mit vereinzelten Faszikulationen. Die Veränderungen im Elektromyogramm waren nicht eindeutig, sie würden am ehesten auf Plexusschädigungen im Sinne einer Radikulitis oder Vorderhornschädigung hinweisen. Außerdem ließen sich anläßlich einer stationären Durchuntersuchung diskrete Zeichen einer latenten Niereninsuffizienz nachweisen.

3. A.H., geb. 9.10.09

Sehverschlechterung, links mehr als rechts, seit 1967, der Visus betrug 1973 beiderseits lediglich Handbewegungen; es fanden sich rechts wie links ausgeprägte Glaskörpereinlagerungen wie bei den zuvor beschriebenen Merkmalsträgern. Die Diagnose einer systemischen Amyloidose wurde auch hier durch die Haut- und Schleimhautbiopsie gestellt. Eine Pars-plana-Vitrektomie ist bei dieser Patientin ebenfalls vorgesehen

Histologische Befunde

Das bioptische Material aus der Bauchhaut, Gingiva und Wangenschleimhaut enthielt Kongorot-bindende und polarisations-optisch grün-doppelbrechende Anteile in der histologischen Anfärbung nach Puchtler et al. (1962). Auffallend waren Veränderungen der Gefäße mit zum Teil hochgradiger Einengung, die durch Amyloid-Einlagerungen hervorgerufen waren. Die Rektum-Biopsie war dagegen negativ (eine detaillierte Beschreibung ist einer künftigen Publikation vorbehalten).

Biochemische Daten

Das bei der Pars-plana-Vitrektomie gewonnene Material (Glaskörperspülflüssigkeit) enthielt Amyloid nach den oben beschriebenen Kriterien. Die Amyloid-Fibrillen wurden durch wiederholtes Homogenisieren und anschließendes Zentrifugieren im Sediment angereichert. Das Fibrillenkonzentrat bestand wenigstens zu 95% aus Kongorot-positivem und grün-doppelbrechendem Material. Es war bei Zimmertemperatur in einer Lösung von 8 Molar Guanidin-HCl zu ca. 75% löslich. Dieser lösliche Teil des Fibrillenkonzentrates zeigte in der Polyacrylamid-Elektrophorese (15% SDS nach Shapiro et al., 1967) fünf Hauptbanden, deren Molekulargewicht mit Hilfe von Standardproteinen bestimmt wurde. Die mengenmäßig größte Proteinfraktion hatte ein Molekulargewicht (MW) von 11.000 Dalton. Drei Banden mit höherem MW erschienen in Positionen, die Polymeren eines möglichen 11.000 Dalton Monomers entsprechen könnten. Ein weiteres schwächeres Band erschien in der Position von 10.000 Dalton. Dieses MW entspricht etwa dem der Hälfte einer leichten Kette eines Immunglobulin-Moleküls. Es sieht Befunden eines Amyloids von Harada et al. (1971) ähnlich, das dem Immunglobulintyp angehörte. Ob es sich hier allerdings um Immunglobulinfragmente handelt und ob die höher molekularen Proteine tatsächlich Polymere des 11.000 Dalton Proteins sind, wird erst eine immunochemische und – bei Vorhandensein von ausreichendem Material – eine chemische Analyse erbringen.

Diskussion

Alle drei Patienten entstammen einer Sippe mit wahrscheinlich autosomal dominant erblicher systemischer Amyloidose mit Glaskörperbeteiligung. Im Vordergrund der klinischen Symptomatik steht eine zunehmende Sehverschlechterung, die Ende des 5. Jahrzehnts beginnt und zur praktischen Erblindung im 6. Dezennium führt. Die beiden eingehend untersuchten Merkmalsträger (H. T.; H. P.) zeigten außerdem neurologisch eine geringgradig verminderte Nervenleitgeschwindigkeit sowie diskrete Veränderungen im Elektromyogramm. Bei einem Patienten (H. P.) wurde eine latente Niereninsuffizient diagnostiziert. Trotz geringer Allgemeinsymptome weisen diese Befunde in Verbindung mit den histologischen Ergebnissen auf eine generalisierte Erkrankung hin.

Vergleicht man die bisher beschriebenen hereditären Amyloidosen (Tab. 1) mit der hier beschriebenen Form, so ist eine Zuordnung nicht ohne weiteres möglich. Der portugiesisch-japanische Typ (Andrade, 1952; Araki et al., 1968) ist bei ebenfalls autosomal dominantem Erbgang durch eine schwere, aufsteigende Neuropathie der unteren Extremitäten gekennzeichnet. Amyloidablagerungen im Glaskörper gehören zu den ausgesprochenen Seltenheiten (de Andrade, 1961; Becker et al., 1964). Zwar zeigen die von Rukavina et al. (1956) und aus ophthalmologischer Sicht von Falls et al. (1955), Kaufman (1958) sowie Kaufman und Thomas (1959) beschriebenen Fälle (Indiana-Typ) als ein wesentliches Charakteristikum amyloide Glaskörpereinlagerungen ähnlich den hier vorgestellten Patienten, so ist die Erkrankung vom Indiana-Typ doch durch eine aufsteigende Neuropathie vorwiegend der oberen Extremitäten charakterisiert, die bei den eigenen Merkmalsträgern bisher nicht nachgewiesen werden konnten. Eine weitere hereditäre systemische Amyloidose ist als Iowa-Typ bekannt (van Allen et al., 1959), die mit einer Neuropathie und einer ausgeprägten Nephropathie einhergeht. Amyloidablagerungen im Glaskörper sind hierbei bisher ebensowenig beschrieben wie beim Familiären Mittelmeerfieber und bei der systemischen Amyloidose mit Hornhautbeteiligung (Meretoja, 1969).

Die hier beschriebene Erkrankung konnte bisher keiner der bekannten erblichen Amyloidoseformen zugeordnet werden; sie stellt möglicherweise einen neuen Typ dar, bei dem Glaskörper-

Tabelle 1. Hereditäre Amyloidosen (mod. n. Andrade et al., 1970)

	Port.-Jap. Typ	Indiana-Maryland-Fam.	Iowa-Fam. Irland, Schottl. England	Eigene Untersuchungen	System. Amyloidose mit HH-Beteiligung	Fam. medit. Fieber
Erbgang	dominant	dominant	dominant	dominant	dominant	rezessiv
Ethnische Herkunft	Portugal Japan Deutschland	Schweiz Deutschland	Schottland Irland England	Nord-deutschland	Finnland Holland	Mittelmeer-Juden Armenier
Krankheits-beginn (Jahrzehnt)	3.–4.	4.–5.	3.–4.	5.–6.	2.–3.	1.–2.
obere Extr. Neuropathie		++++	++	fragl.	+	–
untere Extr.	++++	+	+++	fragl.	+	–
Nephropathie	–	–	++++	fragl.	+	++++
Glaskörperein-lagerungen	(+)	++		+++		
Autoren	Andrade (1952)	Rukavina et al. (1956)	Allen et al. (1969)	Thiel u. Ehmsen (1973)	Meretoja (1969)	Siegal (1945)

trübungen infolge von Amyloideinlagerungen im Vordergrund stehen und die zu einer zunehmenden Sehstörung zwischen dem 50. und 60. Lebensjahr führen. Die Prädominanz dieses Symptoms verbunden mit relativ geringfügigen allgemeinen Krankheitszeichen führt den Patienten zuerst zum Augenarzt, der die Diagnose stellen kann. Deshalb ist bei vergleichbaren Veränderungen im Glaskörper differentialdiagnostisch auch an eine besondere Form der systemischen Amyloidose zu denken.

Zusammenfassung

Es wird über drei Familienmitglieder mit einer wahrscheinlich autosomal dominanten systemischen Amyloidose mit Sehstörungen als führendem Symptom berichtet, die durch Amyloidablagerungen im Glaskörper hervorgerufen werden. Bei zwei Patienten wurde mit Erfolg eine Pars-plana-Vitrektomie durchgeführt. In isolierten Amyloid-Fibrillen vom Glaskörper konnte als Hauptkomponente eine Polypeptid-Kette von 11.000 Dalton identifiziert werden. Differentialdiagnostisch sollte bei vergleichbaren Glaskörperveränderungen auch an eine systemische Amyloidose gedacht werden.

Summary. We report here three family members having most likely an autosomal dominant systemic amyloides. The leading symptom is severely impaired vision due to amyloid deposits within the vitreous body. A pars-plana-vitrectomy performed in two patients improved their vision markedly. Amyloid fibrils isolated from the vitreous-body contained a predominant polypeptide of approximately 11.000 daltons. It is emphasized that in cases with comparable lesions of the vitreous body systemic amyloidosis should be considered in the differential diagnosis.

Résumé. Chez 3 membres d'une même famille, nous avons constatés une amyloidose systémique vraisemblablement à caractère autosomal dominant, se manifestant principalement par des troubles visuels comme symptôme majeur, dus au dépôt de substance amyloide dans le corps vitré. Chez 2 malades nous avons rélaisés une vitrectomie par la pars plana qui améliora sensiblement leur vision. Dans les fibrilles amyloides isolées dans le corps vitré, nous avons pu identifier une chaine polypeptidique de 11.000 daltons comme constituant principal. C'est pourquoi, nous estimons que, devant de telles modifications du vitré, l'amyloidose systémique devrait faire partie de la discussion du diagnostic différentiel.

Literatur

Andrade, C., Canijo, M., Klein, D., Kaelin, A.: The genetic aspect of the familial amyloidotic polyneuropathy. Humangenetik 7, 163 (1969). – Andrade, L. de: La paramyloidose de Corino de Andrade et ses manifestations oculaires. Arch. port. Oftal. 13, 41 (1961). – Araki, S., Mawatari, S., Ohta, A., Nakajima, A., Kuroiwa, Y.: Polyneuritic amyloidosis in a Japanese family. Arch Neurol. (Chicago) 18, 593 (1968). – Becker, P. E., Antunes, L., Ribeiro do Rosario, M., Barros, F.: Paramyloidose der peripheren Nerven in Portugal. Z. menschl. Vererb.- u. Konstit.-Lehre 37, 329 (1964). – Bennhold, H.: Eine spezifische Amyloidfärbung mit Kongorot. Münch. Med. Wschr. 69, 1537 (1932). – Benditt, E. P., Eriksen, N.: Chemical classes of amyloid substance. Am. J. Pathol. 65, 231 (1971). – Cohen, A. S., Calkins, E.: Electron microscopic observations on a fibrous component in amyloid of diverse origins. Nature (Lond.) 183, 1202 (1959). – Falls, H. F., Jackson, J., Carey, J. H., Rukavina, J. G., Block W. D.: Ocular manifestations of hereditary primary systemic amyloidosis. Arch. Ophthal. (Chicago) 54, 660 (1955). – Glenner, G. G., Eanes, E. D., Bladen, H. A., Linke, R. P., Termine, J. D.: β-pleated sheet fibrils. Comparison of native amyloid with synthetic protein fibrils. J. Histochem. Cytochem. 22, 1141 (1974). – Benditt, E. P., Eriksen, N., Hermodson, M. A., Ericsson, L. H.: The major proteins of human and monkey amyloid substance: common properties including unusual N-terminal amino acid sequences. FEBS Letters 19, 169 (1971). – Glenner, G. G., Terry, W., Harada, M., Isersky, C., Page, D.: Amyloid fibril proteins: proof of homology with immunoglobulin light chains by sequence analysis. Science 171, 1150 (1971). – Harada, M.: Isersky, C., Cuatrecasas, P., Page, D., Bladen, H. A., Eanes, E. D., Keiser, H. R., Glenner, G. G.: Human amyloid protein: chemical variability and homogeneity. J. Histochem. Cytochem. 19, 1 (1971). – Kaufman, H. E.: Primary familial amyloidosis. Arch. Ophthal. (Chicago) 60, 1036 (1958). – Kaufman, H. E., Thomas, L. B.: Vitreous opacities diagnostic of familial primary amyloidosis. New Engl. J. Med. 261, 1267 (1959). – Levin, M., Franklin, E. C., Frangione, B., Pras, M.: The amino acid sequence of a major non-immunoglobulin component of some amyloid fibrils. J. Clin. Invest. 51, 2773 (1972). – Meretoja, J.: Familial systemic paramyloidosis with lattice dystrophy of the cornea, progressive cranial neuropathy, skin changes and various internal symptoms. Ann. Clin. Res. 1, 314 (1969). – Missmahl, H. P., Hartwig, M.: Polarisationsoptische Untersuchungen an der Amyloidsubstanz. Virchows Arch. Pathol. Anat. 324, 480 (1953). – Pearse, A. G. E., Ewen, S. W. B., Polak, J. M.: the genesis of apudamyloid in endocrine polypeptide tumors: Histochemical destinction from immunoamyloid. Virchows Arch. Pathol. Anat. B 10, 93 (1972). – Pras, M., Reshef, T.: The acid-soluble fraction of amyloid – a fibril forming protein. Biochem. Biophys. Acta 271, 193 (1972). – Puchtler, J., Sweat, F., Levine, M.: On the binding of Congo red by amyloid. J. Histochem. Cytochem. 10, 355 (1962). – Rukavina, J. G., Block, W. D., Jackson, C. E.: Primary systemic amyloidosis: a review and an experimental, genetic and clinical study of 29 cases with particular emphasis on the familial form. Medicine 35, 239 (1956). – Shapiro, A. L., Vinuela, E., Maizel, J. V.: Molecular weight estimation of polypeptide chains by electrophoresis in SDS-polyacrylamide gels. Biochem. Biophys. Res. Commun. 28, 815 (1967). – Siegal, S.: Benign paroxysmal peritonitis. Ann. Intern. Med. 23, 1 (1945). – Terry, W., Page, D., Ossermann, E. F., Glenner, G. G.: Amyloid fibril protein identical to Bence Jones protein in a patient with plasma cell dyscrasia. J. Clin. Invest. 52, 1276 (1973). – Thiel, H.-J., Ehmsen: Dominant – erbliche Amyloidose des Glaskörpers. Ber. 73. Zus. DOG, Heidelberg 1973, S. 281. München: J. F. Bergmann 1975. – van Allen, M. W., Frohlich, J. A., Davis, J. R.: Inherited predisposition to generalized amyloidosis. Neurology 19, 10 (1969).

Tränenwege

Indikation und Technik der unteren Dacryorhinostomie

K. Kleinhans und F. Renninghoff (Dortmund)

1. Indikation

Die Indikation für eine untere Dacryorhinostomie ist dann gegeben, wenn das Abflußhindernis im Tränennasenkanal bzw. im Bereich des Orificiums des Tränennasenganges liegt (Abb. 1).

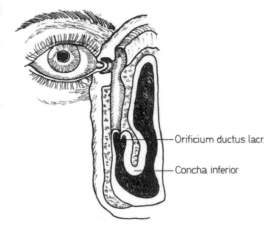

—Orificium ductus lacr.

—Concha inferior

Abb. 1. Darstellung der Tränenabflußwege nach Gasteiger

In diesen Fällen lohnt es sich immer, nach entsprechender diagnostischer Abklärung einen Rekanalisationsversuch vorzunehmen.

2. Vorkommen und Ursachen

Die untere Stenose findet sich bei Kleinkindern mit persistierender Abschlußmembran bei verabsäumter bzw. vergeblich durchgeführter Sondierung, bei knöchernen Fehlbildungen, besonders bei plattem und schmalem Nasenskelett (M. Franceschetti, Mongolismus), bei hypertropher Nasenmuschel, dann vor allem postentzündlich, nach frustraner Sondierung mit Verletzungen, die zu einer derben Narbenbildung führen können und schließlich nach Nasennebenhöhlen-Operationen.

Wir finden dementsprechend derb membranöse Stenosierungen oder auch knöcherne Verlegungen.

3. Nachweis

Nach Spülversuchen wird zunächst eine vorsichtige Sondierung durchgeführt, dabei wird der Stop lokalisatorisch festgestellt. Anschließend erfolgt eine Röntgen-Kontrastdarstellung der Tränenwege und schließlich Darstellung der Tränenwege durch Kontrastmittel unter dem Röntgenmonitor; hierbei findet man gleichzeitig funktionelle Engen und kann sich von der Unversehrtheit der darüber liegenden Tränenwege überzeugen. Meist schicken wir der Operation auch noch eine Narkosesondierung voraus, weil sich unter völliger Relaxation gelegentlich doch noch ein Weg für die Sonde finden läßt, dies allerdings nur bei Kleinkindern.

4. Operatives Vorgehen

Bereits Ende des 19. Jahrhunderts haben einige Autoren (Caldwell, 1893 (1 Fall); Killian, 1899 (7 Fälle); Passow, 1901 (3 Fälle); Okunes, 1908 (6 Fälle)) mitgeteilt, daß es ihnen nach Resektion des vorderen Muschelanteils gelungen ist, den Tränennasengang im untersten Teil zu eröffnen und dadurch den Abfluß nach der Nase zu sichern. Dieses Verfahren wurde jedoch wieder verlassen und durch die Toti'sche Dacryorhinostomie abgelöst, da es unter falscher Indikation auch dort angewandt wurde, wo in den meisten Fällen die Stenose gelegen ist, nämlich am Übergang vom Tränensack zum Tränennasengang.

Dementgegen nehmen wir den Eingriff ganz gezielt in den Fällen vor, die wir durch eine subtile Röntgenkontrastdiagnostik und in Zusammenarbeit mit den Hals-Nasen-Ohren-Ärzten ausgewählt haben. Der Eingriff wird von Fall zu Fall in Lokalanaesthesie oder auch ITN vorgenommen.

Unter dem Röntgen-Monitor wird eine Sonde 4 x 0 bis 1 x 0 in die abführenden Tränenwege eingeführt bis zum Stop, anschließend wird die Muschel luxiert, ggf. teilreseziert, und der Bereich des Orificiums wird von unten her aufgefräst, bis der Kontakt zur Sonde hergestellt ist.

In wenigen, ungünstig gelagerten Fällen ziehen wir zur Überbrückung der ursprünglichen Stenose retrograd einen Silikonfaden oder einen Silikonschlauch ein.

5. Nachbehandlung

Die Nachbehandlung erfolgt lokal, selten systemisch antibiotisch sowie durch zeitweilige regelmäßige Spülungen mit schleimhautabschwellenden Substanzen.

Wir haben an den Dortmunder Kliniken bisher insgesamt 7 Fälle derart behandelt. Bis auf einen blieben alle durchgängig.

Die Erfolge sind also trotz des Fehlers der kleinen Zahl als positiv zu bezeichnen.

Ich möchte Ihnen jetzt 3 Patienten aus unserer Serie anhand von Diapositiven demonstrieren:

a) Frau E. L., 78 Jahre alt: Anläßlich einer Einweisung zur Cataract-Extraktion wurde eine li.-seitige Tränenwegstenose festgestellt. Die Nasennebenhöhlen waren röntgenologisch o. B. Bei der Kontrastdarstellung der li.-seitigen Tränenwege ergab sich ein erweiterter Ductus nasolacrimalis mit einem Verschluß desselben am Eingang des Cavum nasi (Abb. 2). Operation: Nach Eingehen mit dem Nasenspeculum zeigte sich eine extrem hypertrophe Muschel, diese wurde reseziert. Das untere Tränenpünktchen wurde dilatiert, Eingehen mit der Bowman-Sonde 2 x 0. Nach Überwindung einer häutigen Enge direkt hinter dem Tränensack wurde die Sonde bis zum Stop durchgeführt. Unter dem Röntgenmonitor auffräsen des Kanals bis zum Kontakt mit der Sonde, jetzt wurde die Sonde im Speculum sichtbar (Abb. 3). Aufstecken eines Silikon-Röhrchens und retrogrades Zurückziehen in den Tränennasengang. Das Röhrchen wurde mit einer Naht an der Nasenschleimhaut befestigt. Bei der nachfolgenden Spülung bestand glatte Durchgängigkeit; der Beobachtungszeitraum beträgt bisher 1/2 Jahr.

b) G. A., 65 J. alt: 1968 Kieferhöhlen-Operation beiderseits, anschließend Tränen des rechten Auges. Erstvorstellung hier 1972. Bei Spülung rechts Reflux aus dem oberen Tränenpunkt. Kontrastdarstellung unter dem Fernsehschirm. Die Tränenwegskontrastdarstellung gelang über die Tränenröhrchen, den Tränennasengang bis in die Höhe der Muschel; in diesem Gebiet keilförmige Ausweitung der abführenden Tränenwege mit einer Ektasie nach vorn. Beim Eindringen mit der Sonde ließ sich zeigen, daß dieses Gebiet dichten Kontakt mit der unteren Muschel hatte.

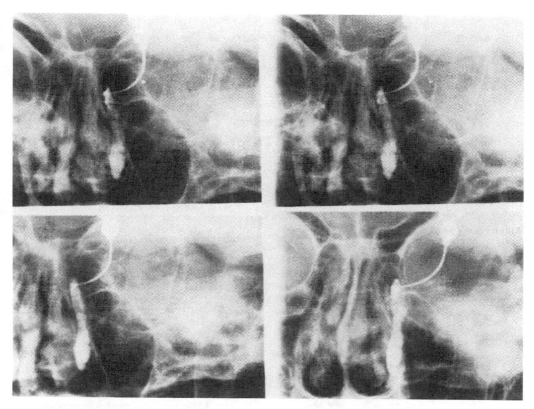

Abb. 2. Kontrastdarstellung der linksseitigen Tränenwege: Erweiterter Ductus lacrimalis mit Verschluß am Eingang zum Cavum nasi

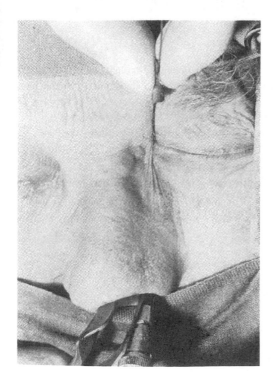

Abb. 3. Die Fräse wird nach eingeführtem Speculum unter Kontrolle auf dem Röntgen-Monitor in Richtung auf die bis zum Stop eingelegte Sonde gebracht

Operationsverlauf: In Tropfanaesthesie Einlegen der Sonde vom oberen Tränenpunkt aus, unter dem Bildwandler Durchfräsen des Knochens auf die Sonde, der anschließende Spülversuch war positiv.

Nachbehandlung durch tägliche Spülungen mit antibiotischer Lösung, dabei jeweils glatte Passage. Beobachtungszeitraum 3 Jahre.

c) F. F., 5 J. alt: Es handelte sich um eine Dysostosis craniofacialis (M. Franceschetti). Im Alter von 5 J. fiel erstmals eine Tränenwegsstenose li. auf. Röntgenologisch ergab sich ein tief sitzender Stop (Abb. 4). 1 Jahr danach Operation, Technik wie oben, also Sondierung, Muschelluxation, Auffräsen des Knochens. Auch hier funktionelle Dauerheilung.

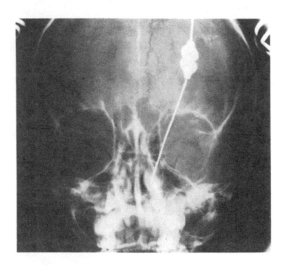

Abb. 4. Bis zum tiefsitzenden Stop eingeführte Bowman-Sonde

Zusammenfassung

Die Indikation für eine untere Dacryorhinostomie ist gegeben, wenn die Dacryostenose durch eine bindegewebige bzw. eine knöcherne Verlegung des Orificiums des Tränennasengangs bedingt wird. Der Nachweis der Unversehrtheit der darüber liegenden Tränenwege muß mit Kontrastmittel vor dem Fernsehröntgenmonitor geführt werden. Die untere Stenose findet sich bei Kleinkindern bei verabsäumter bzw. frustran durchgeführter Sondierung, bei Erwachsenen nach einer Sinusitis bzw. nach operativen Eingriffen an den Nebenhöhlen. Operativ wird eine Sonde 3 x 0 bis 1 x 0 in die abführenden Tränenwege eingeführt, die untere Muschel luxiert und der Bereich des Orificiums aufgefräst, bis der Kontakt zur Sonde hergestellt ist.

Über die Ergebnisse dieses Verfahrens wird anhand von Einzelbeobachtungen berichtet.

Literatur

Arruga, H.: Ocular Surgery, S. 213 bis 299. New York–Toronto–London. Mc Graw-Hill Book Co. Inc. 1962. – Callahan, A.: Surgery of the Eye: Diseases, S. 130 bis 134. Springfield, III.: Charles C. Thomas 1956. – Fasanella, R. M.: Komplikationen in der Augenchirurgie und ihre Behandlung, S. 122 bis 163. Stuttgart: Ferdinand Enke Verlag, 1968. – Meisner, W.: Die Erkrankungen der Tränenorgane. In: Kurzes Handbuch der Ophthalmologie (Hrsg. Schiek und Brückner), S. 367 bis 436. Berlin: 1930. – Toti: Zum Prinzip, zur Technik und zur Geschichte der Dacryocystorhinostomie. Z. Augenheilk. 23, 232 (1910). – Vörösmarthy: Eingriffe am Auge, S. 127 bis 189. Stuttgart: Ferdinand Enke Verlag 1970. –

West, J. M.: The intranasal lacrimal sac operation, its advantages and its results, Arch. oft 55, 351–361 (1926). – West, J. M.: The clinical results of intranasal tear sac operation. Tr. Sect. Ophth. A. M. A., 69 bis 81 (1931).

Aussprache

Herr Bleeker (Amsterdam):

Wie lange bleibt das Silikonröhrchen liegen? Besteht nicht die Gefahr, daß nach Entfernung des Röhrchens der Kanal sich wieder verschließt.

Herr Weber (Bremen):

Die von Ihnen gezeigte Operationsmethode stellt sicherlich eine Bereicherung in der Behandlung der Tränenwegstenosen dar. Daß sie weniger traumatisch als die Toti'sche Operation ist, kann ich mir nicht vorstellen, da sie ja neben der Knochentrepanation noch die untere Muschel zusätzlich abtragen.

Mich würde interessieren, wie groß Sie die Knochentrepanation in diesem Bereich anlegen – bei der Toti'schen Operation muß sie ja über 10 mm sein.

Haben Sie diese Methode auch bei Kindern schon erfolgreich angewendet?

Herr Kleinhans:

Zu Herrn Bleeker:

Das Silikon-Röhrchen wird mindestens 6 Wochen belassen, in der Regel 1/4 Jahr lang. Der Durchmesser der benutzten Fräse beträgt 1 bis 2 bis maximal 3 mm.

Zu Herrn Dausch:

Bezüglich der Traumatisierung ist zu sagen, daß eine Muschelresektion nur in Ausnahmefällen erforderlich ist, eine Muschelluxation fast regelmäßig. Komplikationen auch in Form einer stärkeren Blutung wurden nie gesehen.

Vergleichende nuklearmedizinische und röntgenologische Untersuchungen bei Störungen der Tränendrainage

H. v. Denffer (Augenklinik rechts der Isar der Technischen Universität München, Dir. Prof. Dr. H.-J. Merté)
J. Dressler (Nuklearmedizinische Klinik rechts der Isar der Technischen Universität München, Dir. Prof. Dr. H. W. Pabst)
U. Gullotta (Institut für Röntgendiagnostik rechts der Isar der Technischen Universität München, Dir. Prof. Dr. H. Anacker)

Zusammenfassung

Unter 609 Untersuchungen mit Radionuklid-Dakryozystographie und 97 Darstellungen der ableitenden Tränenwege mit Röntgen-Dakryozystographie wurden 44 Patienten ausgewählt, die mit beiden Methoden vergleichend untersucht wurden. Während die Röntgendarstellung eine besonders gute Detailerkennbarkeit ermöglicht und insbesondere für die präoperative Diagnostik unverzichtbar bleibt, gibt die nuklearmedizinische Untersuchung Aufschluß über die funktionelle Wirksamkeit eines Abflußhindernisses unter weitgehend physiologischen Bedingungen.

Einleitung

Die Radionukliddakryozystographie (RND) ist ein neuartiges nuklearmedizinisches Verfahren zur Darstellung der tränenableitenden Wege (Rossomonde et al., 1972; Dressler und v. Denffer, 1974). Klinische Erfahrungen liegen daher bis jetzt nur in sehr begrenztem Umfange vor (Carlton et al., 1973; v. Denffer und Dressler, 1974; Chaudhuri et al., 1974; v. Denffer und Dressler, 1975). Demgegenüber stellt die Röntgen-Dakryozystographie (DCG) des ableitenden Tränenapparates durch Kontrastmittelfüllung ein lange geübtes und klinisch bewährtes Verfahren dar (u.a. Radnót und Gall, 1966; François und Neetens, 1967). Eine vergleichende Auswertung beider Verfahren soll die Leistungen und Grenzen beider Methoden verdeutlichen.

Methodik

1. Röntgendakryozystographie (DCG): Die Sondierung eines Tränenpunktes geschieht mit einem Polyäthylenkatheter (Außendurchmesser 0,61 mm). Es werden 1 ml eines trjodierten dünnflüssigen Kontrastmittels (Conray 60®) injiziert. Die Füllung des Gangsystems geschieht unter Durchleuchtungskontrolle mit Bildverstärker – Fernsehkette. Die Untersuchungszeit beträgt ca. 60 sec., es werden 4 Zielaufnahmen in verschiedenen Richtungen angefertigt. (Weitere Einzelheiten der Methodik siehe Gullotta und v. Denffer 1975.)

2. Radionukliddakryozystographie (RND): 50 μCi 99-m-Tc-Pertechnetat in 10 μl physiologischer Kochsalzlösung werden mit einer Pipette gleichzeitig auf beide Bulbi gebracht. Eine Szintillationskamera mit Pinhole-Kollimator registriert den Abtransport des Radiotracers. Die Dokumentation geschieht mittels Szintiphotogrammen auf Polaroidfilm und Aufzeichnung der Kamera-Impulse in einem Kernspeicher. Dauer der Untersuchung 15 Minuten. (Weitere Einzelheiten der Methodik siehe v. Denffer und Dressler, 1974.)

3. Patientengut: 97 Untersuchungen mit DCG standen 609 Untersuchungen mit RND gegenüber. Ein Kollektiv von 44 Patienten mit Störungen der Tränendrainage wurde mit beiden Techniken vergleichend untersucht.

Ergebnisse

Ein normales Röntgen – bzw. Radionukliddakryozystogramm zeigt Abbildung 1 a + b.
Dem größeren Detailreichtum der röntgenologischen Abbildung steht nuklearmedizinisch
die Dokumentation des unbehinderten Abflusses unter weitgehend physiologischen Bedingungen gegenüber. Die Canaliculi sind hier mit der RND nicht auflösbar, da ein Kollimator
mit größerer Bohrung verwendet wurde. Die physiologischen Engen des Gangsystems imponieren als Aktivitätsverdünnungen (besonders deutlich bei der Hasner'schen Klappe).

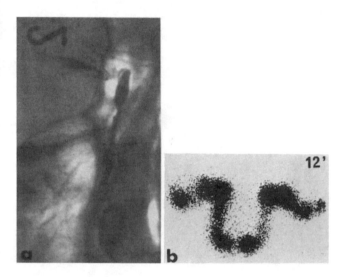

Abb. 1. (a) Normales Röntgen-Dakryozystogramm. (b) Normales Radionuklid-Dakryozystogramm von
beiden Augen. Bei ungehinderter Passage zeigt sich oft die typische Lyra-Form der tränenableitenden Wege

Obstruktionen der ableitenden Tränenwege sind mit der RND klar dokumentierbar. Über
dem Abflußhindernis kommt es zur Akkumulation des Radionuklids. Auf diese Weise kön-
nen bezüglich der Lokalisation leicht drei Obstruktions-Typen unterschieden werden. Beim
Typ I liegt das Hindernis vor dem Tränensack (Tränenpünktchen, Canaliculi sup. et int.,
Canaliculus communis, Maier'scher Sinus), beim Typ II nach dem Tränensack (Taillefer'sche
Enge, Übertritt des Ductus nasolacrimalis in seinen intraossären Teil), beim Typ III in Höhe
der Hasner'schen Klappe. Die Abbildungen 2a–c demonstrieren typische Radionuklid-
Dakryozystogramme bei Abflußbehinderungen mit den dazugehörigen Röntgenbildern.
Vergleicht man mit beiden Methoden am gleichen Patientengut, welchem Lokalisationstyp
ein klinisch imponierendes Abflußhindernis entspricht, so fällt auf, daß bei im übrigen
guter Kongruenz der Befunde, die RND etwas häufiger Obstruktionen *vor* dem Tränensack
feststellt. In einigen (3) Fällen war die DCG unauffällig, wohingegen die RND einen deutlichen präsaccalen Stop zeigte (s. Tab. 1 auf S. 595).

Von besonderem Wert ist die RND zur postoperativen Funktionsdiagnostik der tränenableitenden Wege nach Dakryozystorhinostomie. Die freie Passage des Radionuklids durch den
neugeschaffenen Abflußweg wird in anterio-posteriorer und seitlicher Aufnahme deutlich.

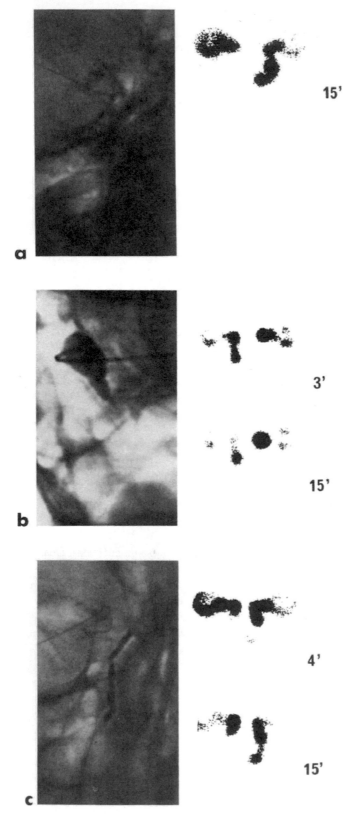

Abb. 2. (a) Verschluß des Canaliculus communis. Links DCG, rechts die dazugehörige RND nach 15 Min. Rechtes Auge mit Stop des Radionuklids vor dem Tränensack (Typ I), linkes Auge mit freier Passage. Taillefer'sche und Hasner'sche Enge durch Aktivitätsminderung markiert.

(b) Verschluß nach dem Tränensack (Typ II) mit erheblicher Erweiterung nach chronischer Dakryozystitis. Rechts DCG, links RND nach 3 und 15 Min. Während das Technetium vom rechten Auge ungehindert abtransportiert wird, akkumuliert es am linken Auge im Tränensack.

(c) Verschluß in Höhe der Hasner'schen Klappe (Typ III). Linkes Bild RND, rechts DCG nach 4 und 15 Min. Am rechten ableitenden Tränenweg füllt sich Tränensack und Ductus nasolacrimalis, während der gegenüberliegende einen freien Abtransport aufweist

Tabelle 1. Vergleich der Lokalisation einer Tränenwegsobstruktion bei 44 Pat., die mit RND und DCG untersucht wurden

	RND		DCG	
	n	%	n	%
Typ I	10	23	6	14
Typ II	32	73	36	82
Typ III	2	4	2	4
total	44	100	44	100

Diskussion

Die Lokalisation von Abflußhindernissen der tränenableitenden Wege gelingt mit der RND sicher. In unserem Krankengut von 44 Patienten mit Störungen der Tränendrainage, die mit RND und DCG untersucht wurden, wurde lediglich in 4 Fällen eine unterschiedliche Höhe der Obstruktion diagnostiziert. In allen diesen Fällen lag diese bei der RND höher als bei der DCG, nämlich vor dem Tränensack im Bereich der Canaliculi oder der Tränenpünktchen. Wir nehmen an, daß in diesen Fällen entzündliche Schwellungen oder Verklebungen der Canaliculi den Abtransport des Radioindikators verhinderte, während sie durch Katheterisierung und Instillation des Kontrastmittels gelöst wurden. Besonders deutlich wird dies bei drei weiteren Patienten mit Epiphorabeschwerden, die röntgenologisch freie Passage des Kontrastmittels zeigten, bei denen jedoch ein Stop vor dem Tränensack mit der RND diagnostiziert wurde. Die RND läßt mit dem von uns verwendeten Kollimator keine Auflösung der Canaliculi zu. Ein Kollimator mit einer kleineren Bohrung ermöglicht zwar die Darstellung der Tränenkanälchen, zwingt jedoch zur Applikation größerer Radioaktivitätsmengen. Wir beschränken unsere Untersuchungen mit dem Spezialkollimator darum nur auf diejenigen Fälle, bei denen die bildliche Trennung beider Canaliculi unbedingt notwendig ist. Der Abtransport des Technetiums vom Bulbus geschieht sehr schnell, bei glatter und freier Passage ist das gesamte Tränenableitungssystem innerhalb weniger Minuten dargestellt. Bei „relativen Stenosen" ist dieser Abtransport verzögert (v. Denffer und Dressler, 1974). Fehlerquellen sind jedoch durch mangelnde Tränensektretion, sowie Resorptionsvorgänge im Bereich von Cornea und Conjunctiva möglich (v. Denffer und Dressler, 1975). Es empfiehlt sich daher zur Diagnostik von Störungen der Tränendrainage ein nicht zu kleines Volumen zu instillieren.

Die Röntgendakryozystographie hat ihren unbestrittenen hohen Stellenwert in der Diagnostik der ableitenden Tränenwege. Insbesondere durch Verwendung von Kathetern und dünnflüssigen Kontrastmitteln, sowie durch das Anfertigen von Zielaufnahmen (Gullotta und v. Denffer, 1975) ist sie insbesondere in den Fällen unverzichtbar, wo eine genaue morphologische Detailerkennbarkeit gewünscht wird. Demgegenüber stellt die RND die funktionellen Aspekte des Tränenapparates in den Vordergrund und ist zudem weitestgehend unter physiologischen Bedingungen durchführbar: sitzender Patient, Radiotracer in physiologischer Kochsalzlösung gelöst, Abtransport erfolgt ohne erhöhten Druck, keine Lokalanästhesie, keine Katheterisierung eines Tränenpunktes; unphysiologisch ist lediglich die applizierte Menge von 10 μl, die jedoch 2 Zehnerpotenzen unter der notwendigen Kontrastmittelmenge (1 ml) bei der DCG liegt.

Die Strahlenbelastung ist bei der RND außerordentlich gering. Sie wird (für das kritische Organ Linse berechnet) mit weniger als 0,4 mrad angegeben. Die Strahlenbelastung für die DCG liegt um 2 Zehnerpotenzen höher. Die RND ist daher speziell auch zur Untersuchung von Kindern und für Verlaufskontrollen nach konservativer oder operativer Therapie geeignet.

Beide Methoden konkurrieren weniger miteinander, als daß sie sich ergänzen. Der Patient, der die Augenklinik mit Epiphorabeschwerden aufsucht, und bei dem die üblichen klinischen Untersuchungen einen Verdacht auf eine Behinderung der Tränendrainage ergeben, sollte zum Screening zur Nuklearmedizin überwiesen werden. Je nach Befund und beabsichtigtem therapeutischen Vorgehen erfolgt dann die Röntgendakryozystographie (s. Abb. 3).

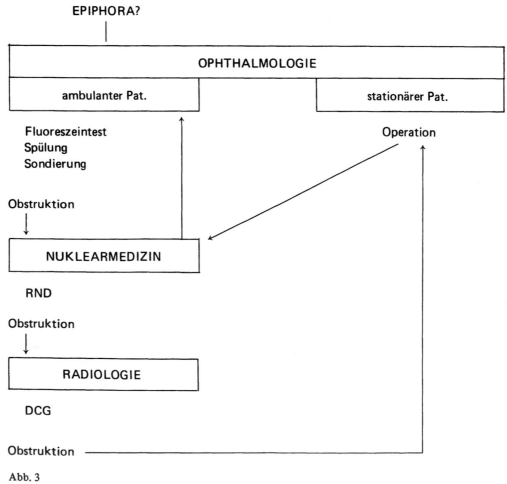

Abb. 3

Literatur

Carlton, R. M., Trueblood, J. N., Rossomondo, R. M.: Clinical evaluation of microscinitigraphy of the lacrimal drainage apparatus. J. Nucl. Med. 14, 89–92 (1973). – Chaudhuri, T. P., Saparoff, G. R., Dolan, K. D., Chaudhuri, T. K.: A comparative study of contrast dacryocystogram and nuclear dacryocystogram. J. Nucl. Med. 16, 605–608 (1975). – Dennfer, H. v., Dressler, J.: Radionuklid-Dakryocystographie in der Diagnostik von Stenosen der tränenableitenden Wege. A. v. Graefe's Arch. klin. exp. Ophthal. 191, 321–328 (1974). – Denffer, H. v., Dressler, J.: Resorption von 99 m-Tc-Pertechnetat durch Cornea und Conjunctiva. In: Quality Factors in Nuclear Medicine, Proc. XIII Int. Ann. Meeting Soc. Nucl. Med. København–Århus–Odense: Fadl.'s Forlag 1975. – Dressler, J., Denffer, H. v.: Erste Erfahrungen mit der Funktionsszintigraphie der Tränenwege. In: R. R. Höfer (Ed.): Radioaktive Isotope in Klinik und Forschung, p. 378–381. München–Berlin–Wien: Urban und Schwarzenberg 1975. – François, J., Neetens, A.: Dacryocystographie. Ann. Oculist. (Paris) 250, 778–785, (1967). – Gullotta, U., Denffer, H. v.: Die Dacryocystographie – I. Mitteilung: Vereinfachung der Untersuchung durch die Katheter-Technik. Fortschr. Röntgenstr. (im Druck) 1975. – Radnót, M., Gáll, J.: Die Röntgendiagnostik der tränenableitenden Wege. Zürich: Verlag für Augenheilkunde und Optik 1966. – Rossomondo, R. M., Carlton, W. H., Trueblood, J. N., Thomas, R. P., A new method for evaluating lacrimal drainage. Arch. Ophthal. 88, 523–525 (1972).

Aussprache

Herr Dausch zu Herrn von Denffer:

Sie sagen, daß Sie mit Ihrer Methode Untersuchungen unter physiologischen Bedingungen durchführen können. Ich glaube jedoch, daß Sie bei einer Applikation von 10 Mikrolitern Pertechnetat keine physiologischen Verhältnisse einhalten. Um möglichst physiologischen Bedingungen nahe zu kommen, haben wir bei unseren Untersuchungen das Volumen reduziert und nur 2 Mikroliter gegeben. Dabei hat sich gezeigt, daß es in 50% der Fälle zu keiner Darstellung des gesamten tränenableitenden Systems kommt, während man bei 10 Mikrolitern nur in 10% der Fälle keine komplette Darstellung des Tränenflusses erhielt.

Aus diesen Ergebnissen ist ersichtlich, daß die Tränenwegskinetik vom Volumen abhängig ist. Dies möchte ich an Hand von 2 Bildern zeigen.

Somit bezweifle ich den diagnostischen Aussagewert der von Ihnen angefertigten Funktionskurven.

Im Übrigen möchte ich Sie fragen, ob Sie mit Ihrer Methode zwischen einer relativen und einer absoluten Tränenwegsstenose unterscheiden können.

Herr von Denffer, (Schlußwort):

Das Radionuklid ist in physiologischer Kochsalzlösung gelöst und ist somit im Gegensatz zu vielen Röntgenkontrastmitteln nicht viskös. Eine Durchmischung mit Schleim oder Zelldetritus, die auch nach Exprimierung des Tränensacks noch gegebenenfalls zurückgeblieben sind, findet nach unseren bisherigen Beobachtungen immer statt.

Die Volumenabhängigkeit der nuklearmedizinischen Darstellung der ableitenden Tränenwege kann in Sonderfällen durchaus zu Fehlinterpretationen führen, namentlich, wenn ein zu geringes Volumen gewählt wurde (Murai et al., 1974). Die von uns instillierte Menge von 10 μl verdoppelt das am Auge befindliche Tränenvolumen gut. Unter diesen Umständen hatten wir keine falsch positiven Ergebnisse, d.h. alle Patienten, die einen Stop des Abtransports des Radionuklids aufwiesen, hatten auch Epiphorabeschwerden.

Lit.: Murai, Y., Azuma, I., Kimura, K., Kusumi, Y., Ihara, T.: Physiological and clinical study of tear flow using RI. 1 st. World Congress Nucl. Med. Tokyo, 1974, (abstract).

Hornhaut- und Cataractprobleme

Ultrastrukturelle Untersuchungen der Hornhaut bei Immunreaktion nach Keratoplastik

H. Hanselmayer, P. Roll und M. Zirm (Universitäts-Augenklinik Graz,
Vorstand: Prof. Dr. H. Hofmann)

Das klinische Bild der Eintrübung der Hornhaut nach Keratoplastik wurde in letzter Zeit
unter anderen von Böke, Offret et al., sowie von Maumenee beschrieben. Die häufigste Ursache der Eintrübung sind immunologische Transplantatreaktionen.

Ultrastrukturelle Veränderungen der Hornhaut nach Immunreaktionen konnten bisher vor
allem auf Grund von tierexperimentellen Untersuchungen von Inomata et al., Kanai,
Khodadoust und Silverstein, sowie von Polack festgestellt werden. In ersten Untersuchungen
wurde auf Reaktionen an hinteren Hornhautbereichen – in Form der Ablagerung von
Lymphozyten und Schädigung des Endothels mit nachfolgender Stromaquellung – hingewiesen. In weiteren Untersuchungen konnten bei Immunreaktionen der Hornhaut auch
zellige Infiltrationen im Stroma beobachtet werden und schließlich wurden auch die relativ
spät auftretenden Epithelreaktionen tierexperimentell untersucht.

Wir möchten nun ultrastrukturelle Befunde der Hornhaut eines Menschen darlegen, bei dem
eine frühe Immunreaktion nach Keratoplastik aufgetreten ist.

Material und Methoden

Bei einer 79jährigen Patientin mit einer Fuchs'schen Hornhautdystrophie war der Visus infolge der Hornhauterkrankung und auch geringer Linsentrübungen rechts auf 1/60 und links
auf 1/18 herabgesetzt. Am 24. II. 1975 wurde links eine perforierende Keratoplastik und
gleichzeitig die Linsenextraktion durchgeführt. Am 7. postoperativen Tag trat eine leichte
Trübung des Transplantates auf. Die Untersuchung der Immunglobuline mit der radialen
Immundiffusion nach Mancini am 9. postoperativen Tag, ließ einen Anstieg des Serum IgM
um 16% gegenüber dem Ausgangswert erkennen. (376,5 bzw. 326,3 mg IgM/100 ml). Als
postoperative Medikation wurden lokal Kortikosteroide sowie antibiotische Salben 3 x tgl.
verabreicht. Am 13. postoperativen Tag verstarb die Patientin plötzlich an einer Pulmonal-
embolie. Die Hornhäute der Bulbi wurden histologisch untersucht.

Die Hornhaut des operierten Auges wurde in 4%-igem phosphatgepufferten Glutaraldehyd
fixiert und nach der ersten Fixierung in kleinere Stücke zerteilt. Die Nachfixierung erfolgte
in einer 1%-igen Osmiumsäurelösung (90 min bei pH 7,2). Dann wurden die Stückchen in
einer aufsteigenden Alkoholreihe entwässert und in Epon 812 eingebettet. Semidünnschnitte
wurden mit Toloidinblau gefärbt und lichtmikroskopisch untersucht. Dünnschnitte des
Epithels und Stromas wurden mit dem Ultramikrotom OmU2 der Fa. Reichert angefertigt,
mit Uranylazetat und Bleizitrat kontrastiert und im Zeiß Elektronenmikroskop EM 9 S–2
untersucht.

Lichtmikroskopischer Befund

Die Epithelzellen der Wirtshornhaut sind etwas verdickt und ödematös. Das Epithel im
Wundbereich und auf dem Transplantat ist durchgehend vorhanden. Im Grenzbereich von
Wirtshornhaut und Transplantat findet sich subepithelial im Wundbereich ein Sumpf mit

Fibroblasten und etlichen Lymphozyten und Plasmazellen. Vereinzelt konnten auch polymorphkernige Leukozyten und auch Erythrozyten beobachtet werden. Plasmazellen und Lymphozyten finden sich im Bereich der Transplantationswunde auch in den tiefen Stromaschichten. Das Endothel des Transplantates ist ödematös aufgelockert und vereinzelt kommen angelagerte Lymphozyten vor. Die tiefen Schichten der Wirtshornhaut haben eine unregelmäßig gestaltete Descemet'sche Membran und auch Endothelzellen von unterschiedlicher Dicke.

Elektronenoptischer Befund

Wirtshornhaut

Im Epithel findet man vor allem im Bereiche der basalen Zellen in der Nähe der Bowmann'schen Membran Vakuolen mit einer Länge bis zu höchstens 10 μ (Abb. 1). Der Raum zwischen den Zellmembranen ist vor allem in den tiefen Schichten verbreitert und die Zahl der desmosomalen Verbindungen scheinen vermindert zu sein. Das Zytoplasma ist in manchen Zellen unregelmäßig aufgelockert. Im Grenzbereich von Epithel, Bowmann'scher Membran und Stroma finden sich vereinzelt Bindegewebszellen. Das Stroma ist aufgelockert mit zum Teil unterschiedlichem interfibrillären Abstand der kollagenen Fasern. Die Keratozyten lassen vermehrt Zellorganellen als Zeichen erhöhter Aktivität erkennen.

Transplantat

Die oberflächlichen Epithelzellschichten haben in den untersuchten Schnitten etwas verbreiterte interzelluläre Spalten, sonst konnte kein abnormaler Befund erhoben werden (Abb. 2).

In der Wunde des Transplantationsbereiches findet sich subepithelial sumpfartig abgelagertes Fibrin mit Bindegewebszellen, etlichen Lymphozyten und Plasmazellen sowie vereinzelt vorkommenden polymorphkernigen Leukozyten (Abb. 3 u. 4). Die zellige Infiltration ist auch in den untersuchten tieferen Stromaschichten sichtbar. Das Stromakollagen hat abgesehen von geringen Quellungserscheinungen eine vorwiegend normale Struktur. In etlichen Keratozyten ist allerdings das vermehrte Vorkommen von Mitochondrien auffällig (Abb. 5).

Besprechung der Befunde

Bei Immunreaktionen nach Keratoplastik hat Polack eine Vermehrung der Immunglobuline im Kammerwasser beobachtet. In letzter Zeit fanden Zirm und Mitarbeiter in gewissen Fällen auch im Serum Veränderungen der Immunglobuline. In unserem Fall konnte daher auf Grund der typischen Veränderungen des Serum IgM mit großer Wahrscheinlichkeit eine Immunreaktion angenommen werden.

Im Epithel der Wirtshornhaut fanden wir krankhafte Veränderungen wie sie bei Fuchs'scher Dystrophie in typischer Art (Iwamoto und de Voe) vorkommen. Das Epithel des Transplantates ließ elektronenmikroskopisch jedoch keine wesentlichen krankhaften Veränderungen erkennen. Wir können daher sagen, daß sich das Epithel des Transplantates in der frühen Phase der Immunreaktion zumindest morphologisch nicht verändert hat.

In der Wunde des Transplantationsbereiches und dessen Umgebung fanden sich neben den Zeichen der fibroblastischen Aktivität auch etliche Lymphozyten und Plasmazellen. Diese zellige Infiltration schien sich vor allem in Richtung Transplantat zu bewegen. Die kollagenen Fasern ließen im Transplantat als Zeichen der Stromaquellung einen vermehrten interfibrillären Abstand erkennen, die in Keratozyten zahlreich vorkommenden Mitochondrien als Zeichen verstärkter Aktivität.

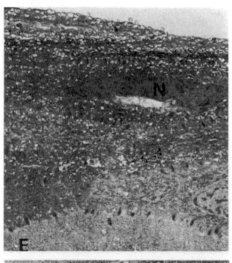

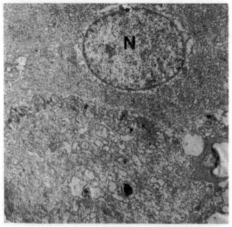

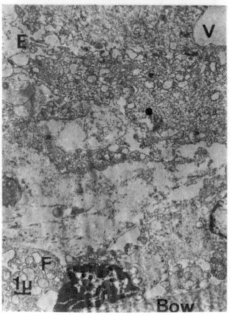

Abb. 1. Epithel der Wirtshornhaut. Das Zytoplasma der basalen Epithelzellen ist durch zahlreiche kleine vakuolenartige Veränderungen
stark aufgelockert. Daneben finden sich auch
große Vakuolen (*V*) und an der Grenze zur
Bowmann'schen Membran (*Bow*) auch vereinzelt Bindegewebszellen (*F*). Der Interzellularraum ist mäßig verbreitert, die Zahl der Desmosomen gering vermindert. X 4800

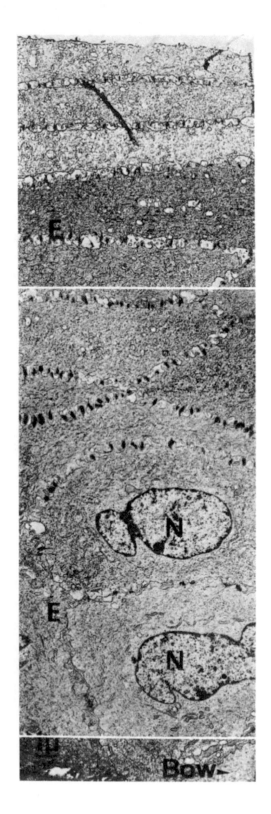

Abb. 2. Epithel des Transplantates 13 Tage nach Keratoplastik. In den oberflächlichen Zellschichten etwas verbreiterte Interzellularspalten. X 5900

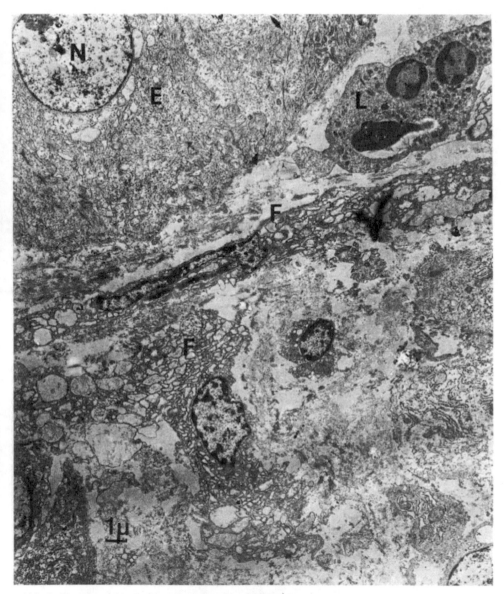

Abb. 3. Wundbereich zwischen Transplantat und Wirtshornhaut an der Grenze von Epithel (*E*) und Stroma. In einem Fibrinsumpf ein polymorphkerniger Leukozyt (*L*) und mehrere Fibroplasten mit stark ausgeprägtem endoplasmatischen Retikulum. X 5850

Die im Grenzbereich des Transplantates gefundenen zellulären Elemente weisen auf die Immunreaktion hin, wobei Plasmazellen Immunglobuline absondern, während Lymphozyten an der zellulären Immunreaktion beteiligt sind. Bei Immunreaktionen nach Hornhauttransplantationen wurde bisher auf Grund tierexperimenteller Untersuchungen vor allem auf die Bedeutung der hinteren Hornhautschichten hingewiesen (Lymphozytenanreicherung am Endothel und dessen nachfolgende Abstoßung). In den jetzt durchgeführten Untersuchungen konnten also auch im Stromabereich der menschlichen Hornhaut deutliche Zeichen der Immunreaktion beobachtet werden.

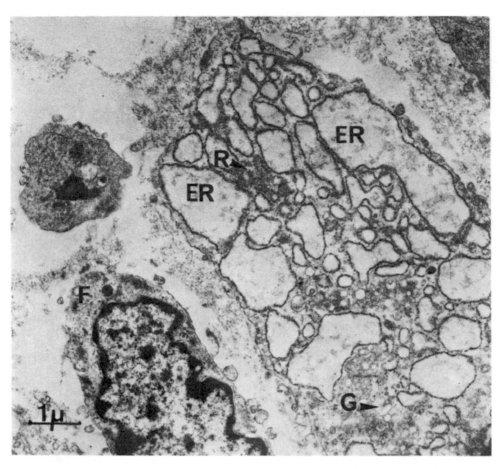

Abb. 4. Wundbereich zwischen Wirtshornhaut und Transplantat im vorderen Stromabereich. Endo-plasmatisches Retikulum (ER) einer Plasmazelle, in der sich im Zytoplasma freie Ribosomen (R) und zahlreiche größere und kleinere Vesikel befinden. G = Golgi-Apparat. X 12960

Zusammenfassung

Elektronenmikroskopische Befunde des Epithels und Stromas einer menschlichen Hornhaut vom 13. Tag nach Keratoplastik, bei der eine Immunreaktion aufgetreten ist, werden mitge-teilt. Das Epithel des Transplantates ist in der frühen Phase der Reaktion frei von krankhaften Veränderungen. Im Stroma des Grenzbereiches der Transplantationszone wurden jedoch zelluläre Elemente beobachtet, die sowohl für eine humorale wie auch für eine zelluläre Immunreaktion typisch sind.

Literatur

Böke, W.: Immunpathologie des Auges. 61–96. Basel–New York: S. Karger 1968. – Inomata, H., Smelser, G.K., Polack, F.M.: The fine structure in the corneal endothelium during graft rejection. Invest. Ophthal. 9, 263–271 (1970). – Inomata, H., Smelser, G.K., Polack, F.M.: Fine structure of regenerating endothelium and Descemet's membrane in normal and rejecting corneal grafts. Am. J. Ophthal. 70, 48–64 (1970). – Iwamoto, T., de Voe, A.G.: Electron microscopic studies on Fuch's combined dystrophy. II. Anterior portion of the cornea. Invest. Ophthal. 10, 29–40 (1971). – Kanai, A., Polack, F. M.: Ultramicroscopic changes in the corneal graft stroma during early rejection. Invest. Ophthal. 10,

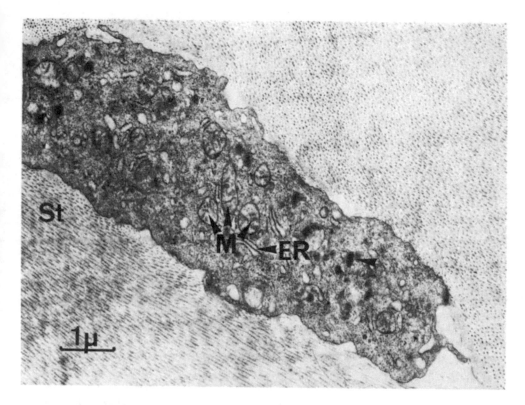

Abb. 5. Keratozyt in mittlerer Stromaschichte (*ST*). Zahlreich ausgebildete Mitochondrien (*M*) als Zeichen vermehrter Aktivität. Im Zytoplasma finden sich membrangebundene elektronendichte Einlagerungen (Pfeil) X 14400

415–423 (1971). – Kanai, A., Polack, F.M.: Ultramicroscopic alterations in corneal Epithelium in corneal grafts. Am. J. Ophthal. 72, 119–126 (1971). – Khodadoust, A.A., Silverstein, A.M.: Transplantation and Rejection of individual cell layers of the cornea. Invest. Ophthal. 8, 180–195 (1969). – Mancini, G., Carbonara, A. O., Heremans, J.: Immunological quantitation of antigens by single radial immunodiffusion. Immunochemistry 2, 235–254 (1965). – Maumenee, A.E.: Clinical patterns of corneal graft failure. In: Corneal Graft Failure. Seite 4–23. Ciba Foundation Symposium 15 (new series). Elsevier, Excerpta Medica. North-Holland Publ. 1973. – Offret, G., Pouliquen, Y., Guyot, D.: Aspects cliniques des réactions immunitaires aprés Kératoplasties transfixantes chez l'homme. Arch. Ophthal. (Paris) 30, 209–218 (1970). – Polack, F. M.: Scanning electron microscopy of corneal graft rejection. Epithelial rejection, endothelial rejection and formation of posterior graft membranes. Invest. Ophthal. 11, 1–14 (1972). – Polack, F. M.: Lymphocyte destruction during corneal homograft reaction. Arch. Ophthal. 89, 413–416 (1973). – Polack, F. M.: Corneal graft rejection: clinico-pathological correlation. In: Corneal Graft Failure. Ciba Foundation Symposium 15 (new series). Elsevier, Excerpta Medica, North-Holland Publ. 1973. – Zirm, M., Schmut, O., Hofmann, H.: Immunglobulinveränderungen nach Keratoplastik. Albrecht v. Graefes Arch. Ophthal. 194, 263–266 (1975).

Keratotorus
7 Fälle. Klinik und Histopathologie

C. Eggers (Santiago/Chile)

Es wird anhand von 7 Fällen auf diese seltene Erkrankung aufmerksam gemacht. Alle Fälle sind isoliert aufgetreten mit Ausnahme von zwei Geschwistern, bei welchen zugleich Oligophrenie festzustellen war. Die Krankheit muß man scharf vom Keratoconus abgrenzen. Sie ist seit Kraupa (1926), welcher sie mit dem geeigneten Namen Keratotorus bezeichnete, oft in der Literatur mit nicht zutreffenden Namen bezeichnet worden, ohne zu merken, daß es sich um dieselbe Erkrankung handelt.

Aussprache

Herr Hallermann:

Der Vortrag von Herrn Eggers hat mich sehr interessiert, denn unter seinen 7 Fällen ist meines Wissens die erste Beobachtung eines familiären Vorkommens des Keratotorus bei 2 Geschwistern.

Ich pflichte Herrn Eggers bei, daß die im Schrifttum unterschiedlich bezeichneten Krankheitsbilder: Protrusio cylindrica, Cornea piriformis, walzenförmige Verdünnung und Vorwölbung der Hornhaut und die Pellucide de la cornée ein und dasselbe bedeuten und mit dem Keratotorus identisch sind.

Keratoconus, -torus und -globus sind meines Erachtens verwandte Krankheitsbilder, bei denen genetisch das Erbmosaik unterschiedlich sein kann.

Die Entwicklung eines Keratoglobus aus einem Keratoconus wurde mehrfach beschrieben. Auch das gleichzeitige Vorkommen von Keratoglobus und -conus nebeneinander in einer Familie ist bekannt. Wir glauben in einem Fall die Entwicklung eines Keratotorus aus einem atypischen, exzentrischen Keratoconus beobachtet zu haben. Über die Genese des Keratotorus fehlen bisher genaue Kenntnisse. Weitere Beobachtungen sind erforderlich. Die Beobachtung von Herrn Eggers eines familiären Vorkommens gewinnt in diesem Zusammenhang besondere Bedeutung.

Herr Remky:

Der Keratotorus ist nicht sehr selten; seine Diagnose wird durch Fehlen von Geräten zur topographischen Ophthalmometrie erschwert. Ich habe 1968 durch Frau Pichelmeier-Adenauer über 14 Fälle berichten lassen und seit 1970 in meiner Klinik weitere 12 gesehen.

Wie beim Keratokonus kommen akute Schübe vor.

Beim Aufsetzen eines Kontaktglases entsteht ein charakteristischer Stauchungswulst, der nicht allein diagnostische Bedeutung hat, sondern auch anzeigt, in welchem Umfang keratektomiert werden kann bzw. in welchem Ausmaß die Transplantatbettgrenzen den Durchmesser einer runden Lamelle überschreiten sollen.

Kurzzeitkonservierung der Hornhaut*

W. K. Waller, S. Yokota und W. Leydhecker (Augenklinik der Universität Würzburg,
Dir. Prof. Dr. Dr. h.c. W. Leydhecker)

Zusammenfassung

Kaninchenhornhäute wurden mit einem Sklerarand vom Bulbus abpräpariert und in verschiedenen Medien bei + 4 °C konserviert: in 5% Dextran T 40, in McCoy's 5 a Medium (modified),
in 5% Dextran T 40 + McCoy's 5 a Medium, in 5% Dextran T 40 + McCoy's 5 a Medium +
Gentamycinsulfat (250 μg/ml). Das Hornhautendothel wurde nach 1, 6, 12 und 18 Tagen
elektronenmikroskopisch untersucht und verglichen mit dem Endothel frischer Kaninchenhornhäute und mit Hornhautendothel von Bulbi, die in feuchter Kammer bei + 4 °C gelagert waren. Die Untersuchungen zeigten, daß noch eine 6-tägige Lagerung der Hornhäute in
5% Dextran + McCoy's 5 a Medium mit Refobacin® gute Voraussetzungen für eine erfolgreiche perforierende Keratoplastik bietet.

Enukleierte Bulbi können bei + 4 °C in feuchter Kammer nicht länger als 48 Stunden gelagert werden, wenn die Hornhaut noch zur Transplantation verwendet werden soll (Bito und
Salvador, 1970).

Capella et al. (1965) entwickelten deshalb eine Tiefgefriermethode der Hornhaut, die auch
an der Würzburger Augenklinik zu den Routineverfahren gehört (Waller, 1973). Dabei werden Hornhäute innerhalb 6 Stunden nach der Enukleation mit Dimethylsulfoxid (DMSO),
Saccharose und Serumalbumin in flüssigem Stickstoff bei − 196 °C gelagert.

Da jedoch diese Methode eine Spezialeinrichtung erfordert, das Hornhautgewebe außerdem
oftmals innerhalb der ersten Woche transplantiert wird, entwickelten mehrere Autoren eine
Kurzzeitkonservierung der Hornhaut.

Stocker et al. (1963) lagerten erfolgreich Kaninchenhornhäute über zwei Wochen in Kaninchenserum bei + 4 °C. Imaizumi (1968) schlug ebenfalls eine Lagerung in Serum vor. Kuwahara (1965) verwendete eine Salzlösung mit Glukose, Glykosaminoglykanen und Ascorbinsäure. Mizukawa (1967) wählte ein Nährmedium mit TC 199, Glykosaminoglykanen, Adenosin und Adenin. Mit diesen beiden Methoden konnte man erfolgreich über eine Woche Hornhäute lagern. Sakimoto et al. (1974) entwickelten eine Kammer, in der Hornhäute bei + 4 °C
in modifizierter Krebs-Ringerlösung mit Dextran bis zu zwei Wochen konserviert werden
konnten. McCarey und Kaufman (1974) führten eine Konservierungsmethode ein mit Medium 199 und 5% Dextran (M-K-Medium). Noch nach 14-tägiger Lagerung in diesem Medium
konnten erfolgreiche Keratoplastiken durchgeführt werden (Bigar et al. 1975).

An der Würzburger Augenklinik wurden verschiedene Methoden der Kurzzeitkonservierung
der Hornhaut untersucht, um ein Verfahren zu finden, Hornhautgewebe mindestens eine
Woche lagern zu können. Außerdem kann das zweite Auge, das bei einer Transplantation im
Operationssaal nicht verwendet wurde, nicht mehr tiefgefroren werden, da meist die 6-Stunden-Grenze nach der Enukleation überschritten ist. Steht nun eine Kurzzeitkonservierungsmethode zur Verfügung, braucht dieses zweite Auge nicht verworfen zu werden.

* Mit Unterstützung der Stiftung Volkswagenwerk (AZ: 111516)

Material und Methode

Nach der Enukleation der Bulbi von weißen New Zealand Kaninchen (männlich, 2–3 kg) wurde die Hornhaut mit einem 2 mm breiten Sklerarand vom Bulbus abpräpariert (außer bei Lagerung in feuchter Kammer).

Lagerungsbedingungen:

1. Lagerung der Bulbi in feuchter Kammer bei + 4 °C
2. Konservierung der Hornhäute mit Sklerarand in
a) 5% Dextran T40 (Carl Roth, Karlsruhe, BRD)
b) McCoy's 5a Medium (modified) (Grand Island Biological Company, New York, USA)
c) 5% Dextran T40 + McCoy's 5a Medium
d) 5% Dextran T40 + McCoy's 5a Medium + Gentamycinsulfat (250 µg/ml) (E. Merck, Darmstadt, BRD)

Die Osmolarität von Medium d) betrug 285 mOsm, der pH 7.4. Die Hornhäute wurden nach 1, 6, 12 und 18 Tagen elektronenmikroskopisch untersucht.

Strukturuntersuchungen

Alle Hornhäute wurden in 2.5%igem Glutaraldehyd, gelöst in 0.1 M Phosphatpuffer (pH 7.4, 480 mOsm), für 8 Stunden fixiert; anschließend 2 × 10 Minuten in 0.1 M Phosphatpuffer + 0.2 M Saccharose (420 mOsm) und über Nacht in einer dritten Portion aufbewahrt. Nachfixiert wurde 2 h mit 2%iger Osmiumsäure nach Caulfield (1957) bei + 4 °C und 1 h im 0.5%igen Uranylacetat, gelöst in Veronalacetatpuffer (pH 5.0) im Dunkeln und bei Zimmer-

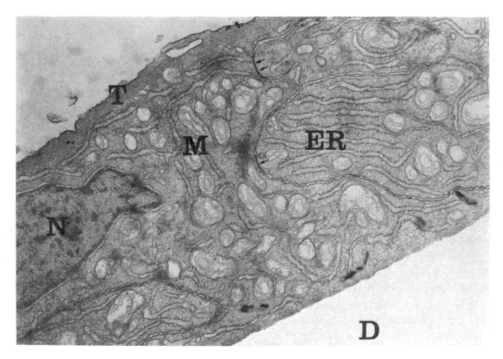

Abb. 1. Endothel einer frischen Kaninchenhornhaut. Die gesamte Zellstruktur ist erhalten, unter der Zelloberfläche ist das „terminal web" (*T*) zu sehen. Es sind eine Macula occludens (Doppelpfeil) und eine Macula adhaerens (Pfeil) zu erkennen. Die seitlichen Zellgrenzen sind vielfach ineinandergefaltet. (*D*) Descemet-Membran. (*N*) Kern. (*ER*) Endoplasmatisches Reticulum. x 28200

temperatur. Die Hornhäute wurden in der aufsteigenden Alkoholreihe dehydriert und in Epon 812 (Luft, 1961) eingebettet.

Das Präparateblöckchen wurde an der Trimmeinrichtung TM 60 von Reichert getrimmt. Ultradünnschnitte des Hornhautendothels wurden mit dem Diamantmesser von DuPont am Ultramikrotom Om U 3 von Reichert geschnitten. Die Schnitte wurden auf ein Kupfernetz aufgezogen und mit Uranylacetat (Watson, 1958) und Bleicitrat (Reynolds, 1963) doppelkontrastiert. Die Präparate wurden mit dem EM 9-S von Zeiss untersucht.

Ergebnisse

Frisches Hornhautendothel. Die Zelloberfläche ist glatt, darunter ist ein typisches „terminal web" zu sehen. Das rauhe endoplasmatische Reticulum ist im Cytoplasma verteilt und manchmal in Lamellenform angeordnet. Die Mitochondrien haben keine typischen Cristae in ihrer Matrix. Kleine Vesikel, wahrscheinlich Ausdruck einer pinocytotischen Tätigkeit, sind im „terminal web" lokalisiert. Im apikalen Teil der Zelle ist eine Macula occludens zu sehen, außerdem erkennt man eine Macula adhaerens. Die seitlichen Zellgrenzen sind vielfach ineinandergefaltet (Abb. 1).

Lagerung der Bulbi in feuchter Kammer bei + 4 °C einen Tag. Im Vergleich zu frischen Hornhautendothelzellen kann kein auffälliger morphologischer Unterschied beobachtet werden. Die meisten Zellorganellen erscheinen intakt, jedoch sind die Cisternen des endoplasmatischen Reticulums erweitert. Der Interzellularraum ist nicht verbreitert. Nach einer 6-tägigen Lagerung in feuchter Kammer bei + 4 °C ist die Zelloberfläche irregulär, das „terminal web"

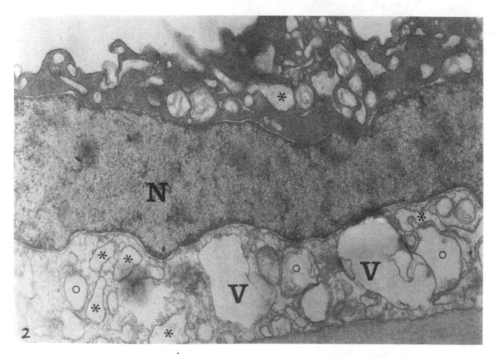

Abb. 2. Hornhautendothel nach 6-tägiger Lagerung des Bulbus in feuchter Kammer bei + 4 °C. Die Zelloberfläche ist irregulär, das „terminal web" verschwunden. Es entstehen große Vakuolen (V) im Cytoplasma, die Cisternen des endoplasmatischen Reticulums (*) sind dilatiert. Kern (N) und Kernhülle intakt. x 26200. ○ Mitochondrien, deren Cristae und Matrix zerstört sind

ist nicht mehr zu sehen. Es entstehen Vakuolen verschiedener Größe im Cytoplasma. Die meisten Mitochondrien sind zerstört, die Cristae und die Matrix sind verschwunden, jedoch bleibt die Doppelmembran erhalten. Das endoplasmatische Reticulum ist extrem dilatiert, seine Cisternen sind mit den Vakuolen verbunden. Die membrangebundenen Ribosomen sind nicht betroffen. Die Kernhülle ist nicht geschädigt, der Kern zeigt die gleiche Struktur wie bei frischen Endothelzellen (Abb. 2).

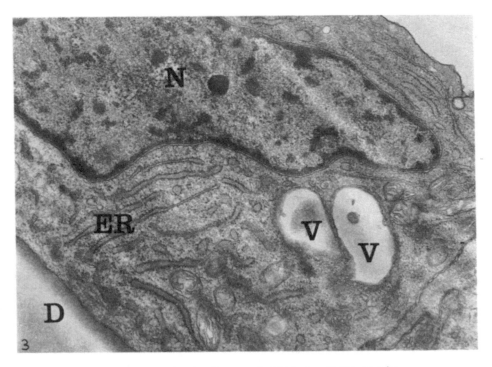

Abb. 3. Hornhautendothel nach 6-tägiger Lagerung in 5% Dextran T 40 bei + 4 °C.
Es entstehen Vakuolen (*V*) bei intakten Zellorganellen, Kern (*N*) und Kernhülle ohne sichtbaren morphologischen Schaden. x 25600

Lagerung in 5% Dextran T 40. Nach 6-tägiger Lagerung bei + 4 °C ist die Zelloberfläche uneben und das „terminal web" verschwunden. Es ist eine geringe Vakuolenbildung zu beobachten. Die übrigen Zellorganellen erscheinen intakt (Abb. 3). Lagerung in McCoy's 5a Medium (modified). Nach 6 Tagen bei + 4 °C sind bemerkenswerte Veränderungen zu sehen. Die Zelloberfläche ist uneben, es entstehen große Spalten in der cytoplasmatischen Matrix, die innen keine Membran besitzen. Die Vakuolen zeigen verschiedene Größen, einige von ihnen enthalten ein nicht identifizierbares Material. Das endoplasmatische Reticulum ist nicht dilatiert, einige Mitochondrien sind aufgebrochen, jedoch nicht geschwollen. Der Intercellularraum ist verbreitert. Kern und Kernhülle sind intakt (Abb. 4).

Lagerung in 5% Dextran T 40 + McCoy's 5a Medium. Die Zelloberfläche ist irregulär, das „terminal web" wird undeutlich. Es entstehen kleine Vakuolen im Cytoplasma. Die Cisternen des endoplasmatischen Reticulums sind nicht erweitert, die meisten Mitochondrien sind intakt, die Kernhülle zeigt keine Schädigung. Ein Schrumpfen oder eine Vergrößerung des Kernes ist nicht zu beobachten (Abb. 5).

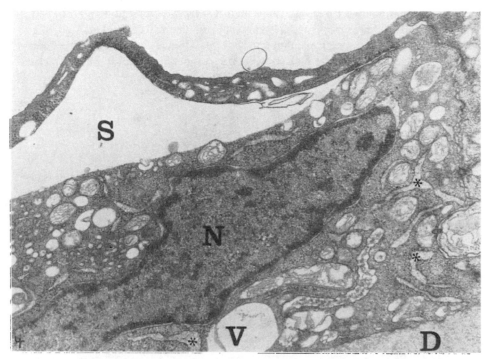

Abb. 4. Hornhautendothel nach 6-tägiger Lagerung in McCoy's 5a Medium (modified) bei +4 °C.
Es sind Vakuolen (*V*) und Spalten (*S*) im Cytoplasma zu sehen, die Cisternen des endoplasmatischen
Reticulums (*) sind erweitert. Einige Mitochondrien (*M*) sind aufgebrochen, aber nicht geschwollen.
x 26800

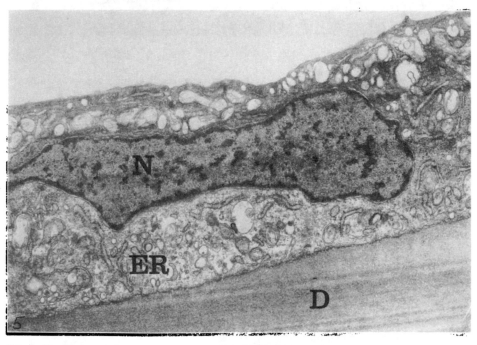

Abb. 5. Hornhautendothel nach 6-tägiger Lagerung in McCoy's 5a Medium + 5% Dextran T40 bei +4 °C.
Die Zelloberfläche ist uneben, darunter entstehen kleine Vakuolen. Die meisten Mitochondrien (*M*) sind
intakt, ebenso Kern (*N*) und Kernhülle. x 13300

Lagerung in 5% Dextran T 40 + McCoy's 5a Medium + Gentamycinsulfat bei + 4 °C. Alle Zellorganellen sind intakt, man erkennt die typische Form der Mitochondrien, das rauhe endoplasmatische Reticulum, außerdem intakte Kern- und Kernhüllenstrukturen. Jedoch erscheinen unter der Zelloberfläche kleinste Vakuolen, zahlreicher als in frischen Endothelzellen (Abb. 6).

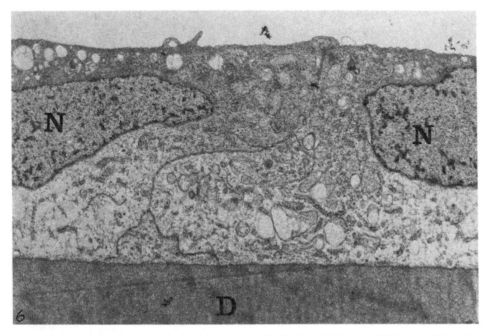

Abb. 6. Hornhautendothel nach 6-tägiger Lagerung in McCoy's 5a Medium + 5% Dextran T 40 + Gentamycinsulfat bei + 4 °C.
Alle Zellorganellen sind intakt, unter der Zelloberfläche erscheinen kleine Vakuolen. Kern (*N*) und Kernhülle ohne Schwellung oder Schrumpfung. x 10400

Diskussion

Nach heutiger Auffassung ist die Transparenz der Hornhaut abhängig von einem morphologisch und funktionell intakten Endothel (Mishima und Kudo, 1967; Trenberth und Mishima, 1968). Es wird vermutet, daß ein bikarbonat-abhängiger aktiver Transport in dieser Zellschicht existiert (Hodson, 1971; Fischbarg, 1972; Dikstein und Maurice, 1972; Yokota und Waller, 1976). Aus diesem Grunde wurden die ultrastrukturellen Veränderungen nur dieser Zellschicht mitgeteilt.

Unter verschiedenen Lagerungsbedingungen finden sich folgende charakteristische morphologische Veränderungen:

1. Unebenheit der Zelloberfläche
2. Vakuolenbildung im Cytoplasma
3. Spaltbildung im Cytoplasma
4. Dilatation des endoplasmatischen Reticulums und Schwellung der Mitochondrien

5. Partielle Zerstörung der Descemet-nahen cytoplasmatischen Matrix

6. Verbreiterung des Intercellularspaltes

Nach 6-tägiger Lagerung der Hornhaut in 5% Dextran T 40 bei + 4 °C wird die Zelloberfläche uneben und das „terminal web" verschwindet, jedoch zeigt die Descemet-nahe cytoplasmatische Matrix keine Aufhellungen. Man kann vermuten, daß der cytoplasmatische Schaden verhindert wird durch die Lagerung in einem hypertonen Medium wie 5% Dextran T 40, da diese Veränderungen deutlich bei einer Konservierung in einem isotonischen Medium (McCoy's 5 a Medium) zu finden sind. Nur bei dieser Methode sind im hier vorgelegten Material Spaltbildungen im Cytoplasma zu erkennen neben Erweiterungen des endoplasmatischen Reticulums und Schwellung der Mitochondrien. McCarey und Kaufman (1974) beobachteten diese Spaltbildung bei Lagerung im M-K-Medium und führten diese Veränderungen auf die osmotische Kraft des Dextrans zurück. Auch Sakimoto, Valenti, Itoi und Kaufman (1974) konnten diese Spaltbildungen im Cytoplasma nahe dem endoplasmatischen Reticulum sehen, ohne eine Erklärung für diesen Befund zu geben. In unserem Material waren bei Lagerung in 5% Dextran T 40 lediglich Vakuolen im Cytoplasma zu beobachten bei intakten Zellorganellen. Nach 6-tägiger Lagerung in McCoy's 5 a Medium mit 5% Dextran T 40 waren zwar kleine Vakuolen im Cytoplasma zu beobachten, die Cisternen des endoplasmatischen Reticulums waren jedoch nicht dilatiert und die meisten Mitochondrien intakt. Auch nach Zugabe von Gentamycinsulfat (250 µg/ml) traten keine zusätzlichen Zellschäden auf.

Ausgehend von diesen elektronenmikroskopischen Untersuchungen bietet die Kurzzeitkonservierung der Hornhaut in McCoy's 5 a Medium mit 5% Dextran und Refobacin® auch nach 6-tägiger Lagerung bei + 4 °C noch gute Voraussetzungen für eine erfolgreiche perforierende Keratoplastik. Diese Kurzzeitkonservierung der Hornhaut kann und soll nicht die Gefrierkonservierung ersetzen, da allein mit dieser Methode die Idee einer Augenbank verwirklicht werden kann.

Die Autoren danken Frl. C. Doleschal für wertvolle technische Mitarbeit.

Literatur

Bigar, F., McCarey, B.E., Kaufman, H.E.: Improved corneal storage: penetrating keratoplasties in rabbits. Exp. Eye Res. 20, 219 (1975). – Bito, L.Z., Salvador, E.V.: Intraocular fluid dynamics. II. Postmortem changes in solute concentrations. Exp. Eye Res. 10, 273 (1970). – Capella, J.A., Kaufman, H.E., Robbins, J.E.: Preservation of viable corneal tissue. Cryobiology 2, 116 (1965). – Caulfield, J.B.: Effects of varying the vehicle for OsO_4 in tissue fixation. J. Biophys. Biochem. Cyt. 3, 827 (1957). – Dikstein, S., Maurice, D.M.: The metabolic basis to the fluid pump in the cornea. J. Physiol. (Lond.) 221, 29 (1972). – Fischbarg, J.: Potential difference and fluid transport across rabbit corneal endothelium. Biochim. Biophys. Acta (Amst.) 288, 362 (1972). – Hodson, S.: Evidence for a bicarbonate-dependent sodium pump in corneal endothelium. Exp. Eye Res. 11, 20 (1971). – Imaizumi, K.: On the preservation of the cornea for penetrating keratoplasty, especially the preservation in serum. Folia Ophthal. Jap. 19, 1328 (1968). – Kuwahara, Y., Sakanoue, M., Hoyashi, M., Akija, S., Komoto, M., Kumanomido, A., Obazawa, H., Nakano, T., Hara, T., Komukai, M., Saga, U., Tamura, H., Ishihara, K., Shimizu, K., Takeda, K., Ooshima, T., Ozawa, H.: Studies on the long-term preservation of the cornea for penetrating keratoplasty. Acta Soc. Ophthal. Jap. 69, 1751 (1965). – Luft, J.H.: Improvements in epoxy resin embedding methods. J. Biophys. Biochem. Cyt. 9, 409 (1961). – McCarey, B.E., Kaufman, H.E.: Improved corneal storage. Invest. Ophthal. 13, 165 (1974). – McCarey, B.E., Sakimoto, T., Bigar, F.: Ultrastructure of M–K and refrigerated moist chamber stored corneas. Invest. Ophthal. 13, 859 (1974). – Mishima, S., Kudo, T.: In vitro incubation of rabbit cornea. Invest. Ophthal. 6, 329 (1967). – Mizukawa, T.: Recent advances in keratoplasty with special reference to the advantage of liquid preservation. Folia Ophthal. Jap. 19, 1310 (1968). – Reynolds, E.S.: The use of lead citrate at high pH as an electron-opaque stain in electron microscopy. J. Cell. Biol. 17, 208 (1963). – Sakimoto, T., Valenti, J., Itoi, M., Kaufman, H.E.: Intermediate term corneal storage. Invest. Ophthal. **13**, 219 (1974). – Stocker, F.W., Levenson, D., Georgiade, N.: Medium-term preservation of corneal tissue for grafting. Arch. Ophthal. **70**, 554 (1963). – Trenberth, S.M., Mishima, S.: The effect of ouabain on the rabbit corneal endothelium. Invest. Ophthal. **7**, 44 (1968). – Waller, W.K.: Gefrierkonservierung der Hornhaut. Klin. Mbl. Augenheilk. **163**, 739 (1973). – Watson, M.L.: Staining of tissue sections for electron microscopy with heavy metals. J. Biophys. Biochem. Cyt. **4**, 475 (1958). – Yokota, S., Waller, W.K.: Electron microscopic localization of carbonic anhydrase (CA) activity in rabbit cornea. Albrecht v. Graefes Arch. klin. exp. Ophthal. **199**, 157 (1976).

Humaninterferon-Therapie der Keratitis dendritica*

R. Sundmacher, D. Neumann-Haefelin und K. F. Manthey
(Universitäts-Augenklinik Freiburg, Direktor: Professor Dr. G. Mackensen; Zentrum für Hygiene der Universität Freiburg, Direktor: Professor Dr. Dr. h.c. R. Haas, und Behringwerke, Marburg)

Der Wirkungsmechanismus des Interferons, das von virusinfizierten Zellen ausgeschieden wird und in anderen noch nicht befallenen Zellen einen sehr wirksamen, spezifischen Abwehrmechanismus gegen Virusinfektionen zu induzieren vermag, hat Virologen, Immunologen und Kliniker seit der Entdeckung 1957 fasziniert. Der Glaube an eine mögliche therapeutische Verwendung dieses Glykoproteins ist bis heute trotz enormer Schwierigkeiten bei der Herstellung ungebrochen geblieben. Jahrelang war nicht genügend Interferon für klinische Versuche zu erhalten. Diese Situation hat sich erst in den letzten beiden Jahren geringfügig verbessert. Noch immer aber ist die Gewinnung von Interferon, die wegen der relativen Speziesspezifität in homologen Zellkulturen erfolgen muß, ein Verfahren, das mit vielen Rückschlägen behaftet ist. Der Kliniker muß es deshalb als einen Glücksfall begreifen, wenn er für seine Untersuchungen eine genügende Menge hochgereinigten und möglichst aktiven Interferons erhält.

Uns kam es darauf an, in ersten klinischen Doppelblindstudien zu sehen, ob sich bei der *Therapie* der Keratitis dendritica klinisch relevante Interferonwirkungen zeigen ließen. An der prinzipiellen Fähigkeit des Interferon, eine Herpeskeratitis zu *verhindern*, bestand nach Untersuchungen der Kaufmanschen Klinik an Affen, die wir bestätigen und erweitern konnten, keinerlei Zweifel.

Unsere Studie umfaßte 73 Patienten in drei Gruppen. Am Ende wurden jedoch nur die 55 Patienten ausgewertet, bei denen die Virusisolierungen vor Therapiebeginn positiv verlaufen waren. Damit wollten wir jeglichem Zweifel an der viralen Natur der behandelten Keratitis zuvorkommen.

Über Teilaspekte der Studie haben wir in anderem Zusammenhang vor einem nicht-ophthalmologischen Hörerkreis auf einem Symposium über antivirale Substanzen mit klinischer Potenz im August dieses Jahres in Stanford, USA, berichtet. Ich möchte deshalb nur die wichtigsten ophthalmologischen Gesichtspunkte diskutieren.

In der ersten Abbildung sind die Prozentsummenkurven des Fluoreszein-negativen Epithelschlusses dargestellt. Unsere erste Frage lautete: Ist es möglich, durch zusätzliche Gabe von Humaninterferon nach Thermokauterung die Rate der Frühkomplikationen zu senken? Dieser Studienteil wurde in zwei Gruppen jeweils mit kodiertem Interferon oder mit kodiertem mock-Interferon, einem Analogpräparat ohne biologische Interferonaktivität, doppelblind untersucht, und Sie sehen, daß wir mit unserer Interferon-Dosierung das gesteckte Ziel nicht erreichten.

Ganz negativ war dieser Studienteil dennoch nicht, denn die Tatsache, daß am zweiten Behandlungstag doppelt so viele Fälle in der Interferongruppe als in der mock-Gruppe abgeheilt waren, wird von uns als Hinweis darauf gewertet, daß eine Interferonwirkung zwar vorhanden, aber in den meisten Fällen zu schwach war, um sich durchzusetzen.

Zweitens wollten wir wissen, wie die alleinige Interferonbehandlung im Vergleich mit den Kauter-Therapien abschneidet. Das Ergebnis bei alleiniger Interferongabe war signifikant

* mit Unterstützung der Deutschen Forschungsgemeinschaft (SFB 31, Freiburg)

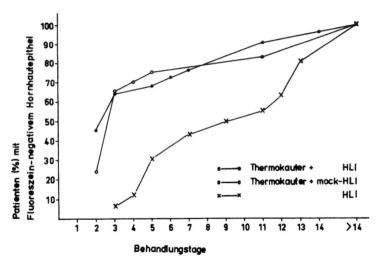

Abb. 1. Epitheliale Heilung (Prozent-Summen-Kurven)

schlechter. Da wir aus verschiedenen Gründen diesen Studienteil nicht doppelblind führen konnten, ist uns keine sichere Aussage möglich, ob überhaupt ein Interferon-Effekt erfolgte und wenn ja, in welchem Ausmaß. Ich möchte aber doch zur Verdeutlichung einige Daten aus der Literatur in die Beurteilung dieser Kurven einführen: Bei unserer reinen Interferonbehandlung war nach 9 Tagen bei 50% der Patienten das Hornhautepithel Fluorescein-negativ geschlossen. Nach IDU-Anwendung soll das nach 7–9 Tagen der Fall sein. Bessere Nachfolgepräparate sollen hierzu nur noch 5–6 Tage benötigen. Sie sehen, daß wir mit schonender Thermokauterung bei 2–3 Tagen liegen. Obwohl also die Entwicklung der synthetischen antiviralen Substanzen eine ungeheuer wichtige Forschungsaufgabe ist, zeigen unsere Ergebnisse doch auch, daß bei der aktiven epithelialen herpetischen Keratitis auf eine initiale Abrasio noch nicht verzichtet werden sollte. Wenn wir also eine Verbesserung unserer vergleichsweise effektvollen Standardtherapie durch zusätzliche Interferongabe anstrebten, so war das eine relativ anspruchsvolle Forderung, was bei der Bewertung des Resultats berücksichtigt werden muß.

Die zweite Abbildung zeigt Ihnen abschließend, wie sehr wir mit der kontrollierten klinischen Interferonforschung bei der Keratitis herpetica noch am Anfang stehen. Außer uns hat nur die Arbeitsgruppe um Jones in London eine ähnliche Studie begonnen, deren Umfang z.Z. allerdings noch zu klein ist, um sichere Rückschlüsse ziehen zu können. Außerdem besteht bei dieser Studie die Möglichkeit, daß die dort angewandte Form einer äußerst vorsichtigen mechanischen Abrasio (minimal wiping debridement) nicht gerade eine optimale Basis für eine nachfolgende Interferonbehandlung darstellt.

Nur die Arbeitsgruppe um Kaufman konnte sich bis jetzt mit der eigentlich erfolgversprechendsten Form der Interferonanwendung, nämlich der täglichen Rezidivprophylaxe über einen langen Zeitraum, befassen. Die Resultate waren, allerdings mit einer sehr niedrigen Dosierung, einwandfrei negativ.

Alle Untersucher sind sich einig, daß unsere Ergebnisse nur belegen, mit welchen Interferonkonzentrationen kein klinischer Erfolg zu erzielen ist. Es besteht unverändert berechtigte Aussicht, mit erheblich höheren Konzentrationen doch einen entscheidenden Fortschritt bei Therapie und Prophylaxe der Keratitis herpetica zu erreichen.

Kontrollierte klinische Studien, Stand August 1975

Untersucher	n	E/ml	Tr/d	|E|	Gruppen			Bewertung
Jones et al. Therapie	18	1×10^7	1	5×10^5	1. mwd +		HLI	(+)?
					2. mwd + mock-HLI			
Sundmacher et al. Therapie	55	6×10^4	9	3×10^4	1. ThK +		HLI	(+)
					2. ThK + mock-HLI			
					3.		HLI	?
Kaufman et al. Prophylaxe	84	2×10^4	2	2×10^3	1.		HLI	–
					2.	mock-HLI		

HLI = Humanleukocyten-Interferon; mock-HLI = HLI-Analogpräparat ohne Interferonaktivität; n = Patientenzahl; E/ml = HLI-Standardeinheiten pro ml; Tr/d = applizierte Tropfen HLI pro Tag; |E| = applizierte Gesamtmenge HLI pro Tag; mwd = minimal wiping debridement; ThK = Thermokauterisierung

Abb. 2. Wirkung von Humanleukocyten-Interferon bei Keratitis dendritica

Literatur

Jones, B. R., Coster, D. J., Falcon, M. G., Cantell, K.: Clinical trials of topical interferon therapy of ulcerative viral keratitis. Symposium on Antivirals with Clinical Potential, Stanford 1975, zur Veröff. angen. J. Inf. Dis., Suppl. (1976). – Kaufman, H. E., Ellison, E. D., Centifanto, Y. M.: Difference in interferon response and protection from ocular virus infection in rabbits and monkeys. Am. J. Ophthalm. 74, 89–92 (1972). – Kaufman, H. E., Meyer, R., Laibson, P., Waltman, S., Nesburn, A.: Human interferon for the prevention of ocular herpes recurrences. Symposium on Antivirals with Clinical Potential, Stanford, 1975, zur Veröff. angen. J. Inf. Dis., Suppl. (1976). – Manthey, K. F., Hilfenhaus, J., Karges, H. E.: Humaninterferon als Therapeutikum. Behring Inst. Mitt. 54, 81–99 (1974). – Neumann-Haefelin, D., Sundmacher, R., Sauter, B., Karges, H. E., Manthey, K. F.: Effect of human leukocyte interferon on vaccinia- and herpes virus-infected cell cultures and monkey corneas. Infect. Immun. 12, 148–155 (1975). – Sugar, J., Kaufman, H. E., Varnell, E. D.: Effect of exogenous interferon on herpetic keratitis in rabbits and monkeys. Invest. Ophthalmol. 12, 378 - 380 (1973). – Sundmacher, R., Neumann-Haefelin, D., Shrestha, B.: Die Wirkung von Human-Leukozyten-Interferon (HIF) auf experimentelle Viruskeratitiden bei Affen. Graefes Arch. klin. exp. Ophthal. 195, 263–270 (1975). – Sundmacher, R., Neumann-Haefelin, D., Manthey, K. F., Müller, O.: Interferon treatment of dendritic keratitis in man. A preliminary report. Symposium on Antivirals with Clinical Potential, Stanford, 1975, zur Veröff. angen. J. Inf. Dis., Suppl. (1976).

Aussprache

Herr Lerche (Hamburg):

Die Gabe von Interferon stellt – wie vom Vortragenden eingangs erwähnt – eigentlich keine Therapie dar, sondern nur eine Prophylaxe. Da die Herstellung sehr teuer ist, kommen sicher andere antivirale Medikamente zur prophylaktischen Verabreichung eher in Frage.

Herr Pau (Düsseldorf):

Ergänzend sei auf die häufig erfolgreiche Kryotherapie hingewiesen.

Herr Fanta (Wien):

Wir haben gemeinsam mit der dermatologischen Klinik (Doris Fanta) einen unspezifischen Interferon – Induktor bei Herpeserkrankungen und bei der Keratitis epidemica versucht. Bei der Keratitis epidemica sahen wir schlagartige Besserungen, bei den herpetischen Erkrankungen allerdings nur einen günstigen Einfluß auf Recidive. Nähere Einzelheiten sollen demnächst veröffentlicht werden.

Herr Sundmacher (Freiburg), Schlußwort:

1. zu Herrn Lerche:

Sie haben ganz recht, die Anwendung von Interferon verspricht besonders bei der *Prophylaxe* von Viruserkrankungen Erfolg. Eine entsprechende Langzeitstudie war uns bisher nicht möglich, da wir die für diesen Zweck erforderliche Menge eines hochkonzentrierten Präparates noch nicht haben. Kaufman versuchte es mit einem niedrig konzentrierten Präparat und hatte damit keinen Erfolg. Man darf den Begriff der Prophylaxe aber auch nicht zu eng fassen. Die Grenze zur Therapie ist bei Herpes-Keratitis fließend. In unserem Krankengut gab es nach Thermokauterung ca. 25% Frühkomplikationen mit protrahierter oder erneut auftretender Virusausscheidung, die ja durchaus nicht nur aus der Hornhaut erfolgen muß. Hier haben wir also eine Möglichkeit, bei relativ geringem Substanzverbrauch zu testen, ob die prophylaktische Potenz des Interferons zur Verhinderung dieser Frühkomplikationen ausreicht. Im jetzigen Stadium der klinischen Interferonforschung kommt es zunächst nur darauf an, mit der vorhandenen Substanz überhaupt erst einmal eine überzeugende klinische relevante Wirkung zu zeigen. Das ist bisher auf keinem Gebiet geschehen. Sollte es uns gelingen, dann ist es an der Zeit, den Nachteil eines jetzt noch unbekannten Preises gegen die Vorteile des Interferons abzuwägen. Bisher gibt es auch kein synthetisches Mittel, das experimentell dem Interferon an prophylaktischer antiviraler Potenz vergleichbar war.

2. zu Herrn Pau:

Den Thermokauter haben wir in dieser Studie benutzt, da wir mit ihm die größten Erfahrungen haben. Es ist nicht so, daß andere Abrasiomethoden nicht vergleichbar gut sein können, obwohl das bisher nicht vergleichend untersucht worden sein dürfte. Die Wahl der Abrasiomethode ist natürlich auch gewissen Modeeinflüssen unterworfen. Bezüglich der Kryo-Abrasio häufen sich aber in letzter Zeit die Stimmen, die vor einer Endothelschädigung durch den Frierprozeß warnen.

3. zu Herrn Fanta:

Von den Wiener dermatologischen Studien mit einem neuen Interferon-Induktor ist mir bisher nichts bekannt geworden. Alle früheren Versuche mit üblichem Poly I:C klinisch wirksame Interferonspiegel beim Menschen zu induzieren, sind jedoch eindeutig fehlgeschlagen. Ganz neu ist eine Mitteilung von Kaufman, daß es ihm bei Affen gelungen ist, mit Poly I:C in Form einer kompliziert vernetzten Komplexverbindung jetzt doch eine Wirkung gesehen zu haben, so daß sich die Forschung auf diesem Gebiet möglicherweise wieder belebt.

Experimentelle Verätzungen und ihr Einfluß auf den Aminosäuregehalt von Cornea und Kammerwasser*

L. Welge-Lüßen und J.-Ch. Gerstner (Universitäts-Augenklinik Marburg,
Dir.: Prof. Dr. Dr. h.c. W. Straub)

Unter den verschiedenen Verätzungen stehen die Schädigungen der vorderen Augenabschnitte durch Alkali zahlenmäßig mit 42,6% an der Spitze (Thiel). Allgemein ist die Schwere einer Laugenverätzung abhängig vom pH der Lösung, der Menge der Ätzsubstanz und der Dauer ihrer Einwirkung. Es resultiert durch Kolliquation eine rasche Ausbreitung in die tieferen Schichten. Nach Hughes löst sich das Corneaepithel innerhalb von 1 bis 10 min, das Stroma wird weiß-trüb, Stromazellen zerfallen, der Endothelzellverband fragmentiert. Nach 2 Stunden ist die Conjunctiva oedematös und ischämisch, ebenfalls die Cornea getrübt und oedematös, die Vorderkammer von Eiweiß erfüllt. Nach 24 bis 48 Stunden Intensivierung der Corneatrübung und des Oedems mit teilweiser Regeneration des Endothels. Häufig tritt ein Hornhautulcus auf. Früher wurde als Ursache eine Ernährungsstörung infolge Obliteration der Conjunctivalgefäße angenommen, da die Einschmelzungsprozesse nach Vascularistion der Cornea aufhörten. Gnädinger et al. sahen im Epithel von Alkali-verätzten Kaninchenhornhäuten höhere Kollagenaseaktivitäten, die ein Ulcus verursachen sollen. Diese Theorie wird durch Versuche von Dohlman mit aufgeklebter Membran gestützt, durch die eine Reepithelisierung verhindert wurde, so daß ein Ulcus nicht entstehen konnte.

Chemisch wird bei 60 sec langer Laugenverätzung mit 1 n NaOH im Kammerwasser ein pH von 9,3 (Laux), bei 2 n NaOH ein pH bis 12 (Paterson) gefunden. Nach 45 sec langer Verätzung mit 1 n NaOH sind nach Pfister et al. 24 Stunden später die Glucosekonzentrationen im Kammerwasser auf 35%, im Stroma auf 60% des Normalwertes erniedrigt. Nach 7 bis 14 Tagen betragen die Konzentrationen im Kammerwasser 5%, im Stroma 26% des Normalwertes. Diese Resultate bestätigten Obenberger und Babicky durch Injektion von 14 C-markierter Glukose in die Vorderkammer, deren Aufnahme in die verätzte Hornhaut verzögert war. Über Aminosäuren, die als Metabolite des Proteinstoffwechsels für die Cornea unerläßlich sind, liegen bisher nur Untersuchungen an 104 gesunden Kaninchenhornhäuten vor (Reddy). Da wir früher über Untersuchungen im Glaskörper und Kammerwasser einzelner Augen berichteten (Welge-Lüßen 1967, 1969), schien uns der Versuch einer Aminosäurenanalyse von Epithel, Stroma und Kammerwasser eines einzelnen Bulbus angebracht. Über die Normalkonzentrationen berichteten wir auf dem 16th meeting der AER (Welge-Lüßen 1975). Unsere Methode bietet den Vorteil, durch experimentelle Veränderungen eines Auges Vergleichsmessungen am Gegenauge durchzuführen. Ferner sollen unsere Untersuchungen über Verätzungen wegen der klinischen Wichtigkeit ein Beitrag zur Problematik der Hornhauternährung sein.

Methodik

Allgemeinanästhesie (35 mg i.v./kg) und Lokalanästhesie (Novocain-Tropfen) erwachsener Kaninchen (3,1 bis 4 kg). Luxation des Bulbus und Überstülpen einer zentral gelochten Plastikfolie nach der Methode von Pfister et al. und Turss et al. Nachdem dieses Plastiktuch den Bulbus kurz unterhalb des Äquators fixiert, werden die Ränder des Tuches hochgezogen (Abb. 1). Anschließend von der Seite Zugabe von ca. 3 ml 1 n NaOH, wobei der Laugenspie-

---

* Die Arbeit wurde mit freundlicher Unterstützung der Deutschen Forschungsgemeinschaft durchgeführt.

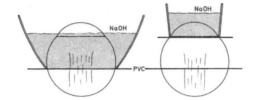

Abb. 1. Methode der Verätzung mit 1 n NaOH 1 min. Links: Periphere Verätzung unter Freilassung des Zentrums. Rechts: Zentrale Verätzung: gesamte Cornea

gel den äußeren Rand der Hornhaut ca. 1 mm überschreitet. Nach 1 min Einwirkung gründliche mehrfache Spülung (15 sec) mit Aqua dest. und Absaugen mit einer Wasserstrahlpumpe. Bei einer zweiten Serie wird das linke Auge ebenfalls durch eine Plastikfolie luxiert, ein Silikonschlauch, dessen Innendurchmesser dem der Cornea entspricht, wird auf den Bulbus aufgesetzt, daß die eingeträufelte Lauge allein die Cornea verätzt. Nach 1 min Einwirkung gründliche Spülung mit Aqua dest. und Absaugen mittels einer Wasserstrahlpumpe.

Die unbehandelten Partneraugen dienen als Kontrollaugen. 48 Stunden nach der Verätzung erneute Allgemeinanästhesie nach vorausgegangener 24-stündiger Nahrungskarenz.

1. Epithelabrasio mittels eines Hockeymessers, Wägung und sofortige Enteiweißung in 1 ml kalter 0,5 normaler $HCLO_4$.

2. Nach Paracentese Aspiration des gesamten Kammerwassers und Enteiweißung.

3. Präparation der gesamten Cornea unter Beachtung, daß sie frei von Gefäßen und Sklera war. Anschließend Gabe des Gewebes in 1 ml vorgewogene kalte 0,5 n $HCLO_4$, Enteiweißung, Zentrifugieren bei 2500 g, Neutralisation, Einengen zur Trockene und Lösen in 1 ml 0,1 n HCL. Analyse der Aminosäuren mittels der Elutionschromatographie.

Zur Bestimmung des Wassergehaltes Wägen des Stroma corneae, erneutes Wägen nach Gefriertrocknung bei Raumtemperatur. Der normale Wassergehalt der Hornhaut liegt bei 74,6%, nach peripherer Verätzung bei 88,7% und zentraler Verätzung bei 80,8% (Tab. 1). Turss und Mitarb. (1974) hatten nach 90 sec langer Verätzung einen Wassergehalt von 82,1% gemessen.

		1n NaOH		
		60"		90" (TURSS)
	normal n=5	peripher n=4	zentral n=4	zentral n=8
Wassergehalt der Cornea (%)	74,6 ± 0.7	88,7 ± 0.6	80,8 ± 1.0	82,1

Tab. 1. Wassergehalt (%) der Hornhaut von normalen sowie peripheren und zentral verätzten Augen

Ergebnisse

Bei den peripher verätzten Augen war die Hornhaut hauchzart bis milchig-weiß getrübt. Das Epithel ließ sich sehr leicht abradieren, die Mengen von 2,8 bis 5,5 mg waren mit den gesunden Gegenaugen nahezu identisch. Bei der zentralen Hornhautverätzung war die Cornea insgesamt milch- bis blau-weiß getrübt. Das Epithel fehlte völlig.

Bei allen verätzten Augen war die Cornea oedematös geschwollen, ihr Gewicht lag zwischen 103,8 bis 227,9 mg etwa 1,5 bis 2-fach höher als das der gesunden Gegenaugen. Die Conjunctiva bulbi war bei der peripheren Verätzung gering chemotisch, teilweise nekrotisch, bei den zentralen Verätzungen massiv chemotisch und hyperämisch. Die aspirierten Kammerwassermengen lagen bei beiden Verätzungsarten zwischen 176,85 mg bis 345,25 mg gegenüber 116,95 mg bis 254,4 mg der gesunden Augen. Die Farbe war leicht gelb-bräunlich, z.T. blutig tingiert.

Wir bestimmten insgesamt 19 Aminosäuren im Epithel, Stroma und Kammerwasser. Cystin wurde nicht entdeckt, da seine Konzentration durch Aufbewahrung bei Temperaturen von − 20 °C stark abfällt. Im Epithel (Abb. 2) sinken 14 Aminosäuren bei den peripher verätzten Augen im Vergleich zu den gesunden, teilweise bis auf die Hälfte ihres Ausgangswertes. Bei Cysteinsäure, Taurin, Methionin, Isoleucin, Leucin, Ornithin, Histidin und Arginin sind die Konzentrationsverminderungen signifikant. Lediglich 4 Aminosäuren wie Serin, Glutamin-säure, Citrullin und Glycin steigen an, ohne daß diese Differenzen statistisch signifikant sind. Asparaginsäure bleibt unverändert.

Im Stroma (Abb. 3) zeigen die freien Aminosäuren bei beiden Verätzungsformen verminderte Konzentrationen. Bei der peripheren Verätzung fallen 16 Aminosäurekonzentrationen, 8 mal sind die Unterschiede statistisch nachzuweisen. Citrullin und Histidin steigen an, Glycin bleibt gleich. Teilweise nehmen die Konzentrationen bis um die Hälfte ihres Ausgangswer-tes ab wie bei Taurin, Asparaginsäure, Leucin, Tyrosin und Arginin.

Bei den zentralen Verätzungen sehen wir gegenüber den gesunden Augen einen noch stärke-ren Abfall der Aminosäuren. 17 Aminosäuren sind in ihrer Konzentration erniedrigt, zehn-mal davon statistisch signifikant. Lediglich Methionin und Histidin nehmen gering zu.

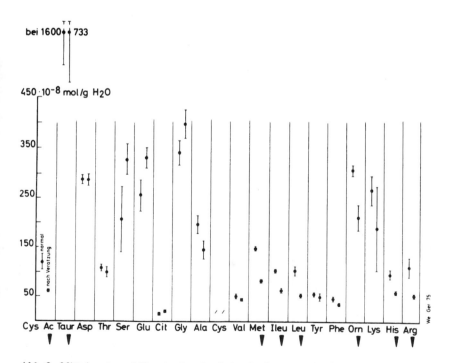

Abb. 2. Mittelwerte und Streubreiten der freien Aminosäuren im Corneaepithel von gesunden und peripher verätzten Augen.
Ordinate: Konzentrationen in 10^{-8} mol/g H_2O.
Erster Wert: Konzentration der freien Aminosäuren im gesunden Epithel.
Zweiter Wert: Konzentrationen der freien Aminosäuren im Epithel nach peripherer Verätzung.
Die unter den Symbolen der Aminosäuren markierten Pfeile weisen auf statistisch signifikante Differen-zen zwischen erstem und zweitem Wert hin

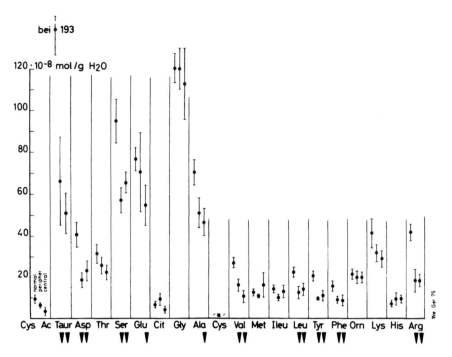

Abb. 3. Mittelwerte und Streubreiten der freien Aminosäuren im gesunden Corneastroma sowie nach peripherer und zentraler Verätzung.

Erster Wert: Konzentrationen der freien Aminosäuren im gesunden Stroma.
Zweiter Wert: Konzentrationen der freien Aminosäuren im Stroma nach peripherer Verätzung.
Dritter Wert: Konzentrationen der freien Aminosäuren im Stroma nach zentraler Verätzung.
Weitere Erklärung s. Abb. 2

Im Kammerwasser (Abb. 4) fallen bei peripherer Verätzung 15 freie Aminosäuren bis auf die Hälfte ihrer Konzentration, wobei in 13 Fällen diese Unterschiede statistisch signifikant sind. Lediglich Cysteinsäure, Citrullin und Glycin steigen gering an. Für Threonin ist ein Vergleich mit Normalwerten nicht möglich, da eine exakte Trennung von Serin nicht immer möglich war.

Bei der zentralen Verätzung nehmen wiederum 15 Aminosäuren ab, jedoch nur in 11 Fällen sind diese statistisch signifikant. Cysteinsäure und Glycin nehmen gering zu, Citrullin bleibt konstant. Insgesamt sind bei den zentralen Verätzungen die Konzentrationen niedriger als bei den peripheren. Zwischen beiden Verätzungsarten besteht jedoch keine signifikante Differenz.

Diskussion

Berichte über Aminosäuremessungen einzelner Augen liegen bisher nicht vor. Das normale Aminosäuremuster im Epithel und Stroma der Hornhaut sowie Kammerwasser von Kaninchenaugen zeigt beim Vergleich mit Werten, die Reddy mit einem pool von Hornhäuten gewann, weitgehende Übereinstimmung. Die unterschiedlichen Konzentrationsgradienten mit 3- bis 6-fach höheren Werten im Epithel weisen auf Transportvorgänge hin, für die am ehesten die von Meister vorgeschlagene Reaktionsfolge gelten kann, bei der Glutathion als energiereicher Carrier fungiert. Herrmann und Moses, später auch Reddy finden in der Epithel-

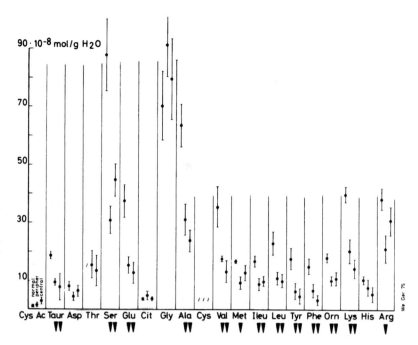

Abb. 4. Mittelwerte und Streubreiten der freien Aminosäuren im normalen Kammerwasser sowie nach peripherer und zentraler Verätzung.
Weitere Erklärung s. Abb. 2

zellschicht 70% des Glutathion der gesamten Hornhaut. Als weitere Stütze für diesen Transportmechanismus möchten wir die hohe Konzentration von Taurin im Epithel ansehen, das aus Cystein, einem Bestandteil von Glutathion, zur Cysteinsulfinsäure oxydiert und anschließend zu Taurin decarboxyliert wird. Das Modell der Verätzung mit einminütiger Einwirkungsdauer entspricht den schweren Formen bei Unfällen, da normalerweise diese Zeit bis zur Spülung verstreicht. Bei den vielfach irreversiblen Strukturschäden sind Stoffwechselstörungen gerade zu erwarten. Nach Reddy et al. sind die meisten Aminosäuren, ausgenommen Glycin, Prolin und Threonin, im Kammerwasser durch aktive Sekretion des Ciliarepithels höher als im Plasma konzentriert. Nach der Verätzung fallen die Konzentrationen fast aller aktiv sezernierten Aminosäuren auf Plasmaniveau ab. Dagegen nimmt Glycin zu und erreicht seine Plasmakonzentration. Vergleiche mit Threonin, wegen der Nähe zu Serin nicht immer sicher ausmeßbar, sind nicht möglich.

Durch die Verätzung bricht die aktive Zelleistung der Ciliarepithelien zusammen, so daß nur noch eine Diffusion von Metaboliten möglich ist. Ähnliche Transportstörungen bei Verätzungen werden für Glucose auch von Turss et al. sowie Dohlman und von Schütte et al. bei experimenteller Ciliarkörperverödung durch Diathermie und Vereisung gesehen.

Im Stroma nehmen die meisten Aminosäurekonzentrationen ab. Unter normalen Verhältnissen sind die Konzentrationsunterschiede von Taurin, Asparaginsäure, Glutaminsäure und Glycin zwischen Kammerwasser und Stroma am größten, bei der Verätzung nehmen Taurin, Asparaginsäure und Glutaminsäure statistisch signifikant ab. Aus der Verminderung von Taurin, das in der Endstufe aus Cystein entsteht, kann angenommen werden, daß weniger Substrat zur Glutathionsynthese bereitsteht. Wenn die von Meister vorgeschlagene Reaktionsfolge auf die Cornea übertragen werden darf, bedeutet dies soviel, daß die Glutathionpumpe für den

Aminosäuretransport nicht mehr funktionsfähig ist. Asparaginsäure und Glutaminsäure sind durch ihre zentrale Stoffwechselstellung eng mit dem Citronensäurezyklus verbunden, der viele Bausteine für körpereigene Stoffe liefert, aber auch als Energielieferant äußerst wichtig ist. Diese beiden Funktionen des Tricarbonsäurezyklus dürften durch reduzierte Substratmengen erheblich eingeschränkt sein. Auffallend ist die geringe Veränderung von Glycin, obwohl es als Bestandteil des Kollagens infolge der Kolliquation vermehrt anfallen dürfte. Weitere Aminosäuren ohne statistisch signifikante Differenzen wie Threonin, Methionin, Isoleucin, Lysin und Histidin gehören zu den essentiellen Aminosäuren, davon nehmen Methionin und Histidin sogar zu. Ähnliche Veränderungen sahen wir früher schon im Glaskörper bei Splitter- und Lagerungsversuchen und möchten dieses Phänomen auch als Zeichen einer Proteo- bzw. Autolyse deuten, die auch bei der Verätzung abläuft. Im Epithel sind ebenfalls die meisten Aminosäurekonzentrationen erniedrigt, besonders deutlich bei Taurin, das um mehr als die Hälfte abfällt, so daß die komplizierten Carrier-Funktionen zusammenbrechen, wenn das Denkmodell der Glutathionpumpe auch in dieser Zellschicht gilt.

Die Verhältnisse der Konzentrationsgradienten, besonders bei der Verätzung, weisen darauf hin, daß die Ernährung der Hornhaut mit Eiweißmetaboliten überwiegend aus dem Kammerwasser erfolgt. Als weitere Möglichkeit sollte noch die Versorgung von der Tränenflüssigkeit diskutiert werden. Hier sind die Aminosäurekonzentrationen jedoch sehr viel niedriger als im Kammerwasser, z.B. liegt der Taurinspiegel in den Tränen zehnmal niedriger, Glycin sogar zehntausendmal (Umrechnungen nach Angaben von Flachsmeier und Wiechert). Es müßte also ein großer energieabhängiger Konzentrationsanstieg überwunden werden. Damit lassen sich für die Aminosäure-Konzentration in Tränenflüssigkeit und Cornea ähnliche Verhältnisse aufzeigen, wie sie besonders für Glucose von Reim et al. gefunden wurden.

Zusammenfassung

Mittels zweier verschiedener Modelle werden bei erwachsenen Kaninchen 8 Augen peripher und 6 Augen zentral mit 1 n NaOH 60 sec lang verätzt.

48 Stunden später sind in Epithel, Stroma und Kammerwasser die freien Aminosäuren, besonders aber Taurin, erniedrigt, möglicherweise bedingt durch Verlust der aktiven Carrier-Mechanismen und Irritation der Blut-Kammerwasser-Schranke. Da im Stroma einige essentielle Aminosäuren vermehrt waren, nehmen wir als Ursache autolytische Vorgänge an.

Summary. We used two models for alkali burns with 1 n NaOH for 60 seconds. After luxation of the bulb a sheet of plastic wrap with a small central hole was pressed over the eye to the equator. With the peripher alkali burns 1 n NaOH reached only to the limbus, with the central alkali burns only the cornea is damaged. 48 h later the free amino acids especially Taurin are decreased in the epithelium, stroma and aqueous, possibly caused by loss of the active carrier mechanism of the cornea and by disturbance of the blood-aqueous-barrier. Additionally in the stroma we found some essential amino acids increased probably caused by autolytic reactions.

Literatur

Dohlman, C. H.: The function of the corneal epithelium in health and disease. Invest. Ophthal. **10**, 383–407 (1971). – Flachsmeyer, R., Wiechert, R.: Die freien Aminosäuren in der menschlichen Tränenflüssigkeit. A. v. Graefes Arch. f. Ophthal. **165**, 516–518 (1963). – Gnädinger, M. C., Itoi, M., Slancky, H. H., Dohlman, C. H.: The role of collagenase in the alkali burned cornea. Amer. J. Ophthal. **68**, 478–483 (1969). – Herrmann, H., Moses, S. G.: Content state of glutathione in the tissues of the eye. J. biol. Chem. **158**, 33–45 (1945). – Hughes, W. F.: Alkali burns of the eye. Arch. Ophthal. **35**, 423–449 (1946). – Laux, U., Roth, H. W., Krey, H., Steinhardt, B.: Die Wasserstoffionenkonzentration des Kammerwassers nach Alkaliverätzungen der Hornhaut und deren therapeutische Beeinflußbarkeit. A. v. Graefes

Arch. f. Ophthal. **195**, 33–40 (1975). – Meister, A.: On the enzymology of amino acid transport. Science **180**, 33–39 (1973). – Obenberger, J., Babicky, A.: Alkali burns of the rabbit cornea. Ophthal. Res. **5**, 1–9 (1973). – Paterson, C. H., Pfister, R. R., Levinson, B. S.: Aqueous humour pH changes after experimental alkali burns. Amer. J. Ophthal. **79**, 414–419 (1975). – Pfister, R. R., Friend, J., Dohlman, C. H.: The anterior segments of rabbits after alkali burns. Arch. Ophthal. **86**, 189–193 (1971). – Reddy, D. V. N., Rosenberg, C., Kinsey, V. E.: Steady state distribution of free amino acids in the aqueous humours, vitreous body and plasma of the rabbit. Exp. Eye Res. **1**, 175–181 (1961). – Reddy, V. N.: Distribution of free amino acids and related compounds in rabbit cornea. Ophthal. Res. **1**, 48–57 (1970). – Reim, M.: Warum ist die Hornhaut durchsichtig? Ber. 71. Tag. DOG, 58–77 (1972). – Schütte, E., Cattepoel, H., Reim, M.: Änderungen der Glucosespiegel im Kammerwasser und in der Cornea nach Verödung des Ciliarkörpers. Ber. 71. Tag. DOG, 345–347 (1972). – Thiel, H. L.: Über paperelektrophoretische Untersuchungen nach experimentellen Augenverätzungen. Ber. 65. Tag. DOG, 316–320 (1963). – Turss, R., Boden, K., Fehring, G.: Die Hornhauternährung bei Laugenverätzung und der Einfluß von Tolazolin (Priscol). A. v. Graefes Arch. f. Ophthal. **190**, 155–163 (1974). – Welge-Lüßen, L.: Elutionschromatographische Aminosäureuntersuchungen im Glaskörper. Ber. 68. Tag. DOG, 102–107 (1967). – Welge-Lüßen, L., Oppermann, W.: Aminosäurebestimmungen an Einzelaugen im Kammerwasser und Glaskörper. A. v. Graefes Arch. f. Ophthal. **177**, 346–354 (1969). – Welge-Lüßen, L.: Amino acids in individual rabbit corneae. Vortrag 16 th meeting AER Leiden, (Holland) Sept. 7.–10. 1975.

Der Einfluß der cornealen Schnittlage auf den postoperativen Astigmatismus

H. Borgmann, J. Hennig, M. Namini (Augenklinik im Brüderkrankenhaus, Trier)

Der corneale Schnitt führt bei der Cataract Extraktion zu einem relativ hohen postoperativen Astigmatismus. Die Angaben in der Literatur schwanken zwischen 3 und 6 dpt (Böke et. al., 1972; Lamcke et. al., 1972; Söllner, 1092; Körner, 1975).

Legt man den Schnitt in die obere Hornhaut-Circumferenz, so entsteht ein Astigmatismus mit bevorzugter Achsenlage in der Horizontalen, also ein Astigmatismus rectus. Diese Achsenlage läßt sich durch den senkrechten Stufenschnitt und durch den radiär auf das Hornhautzentrum wirkenden Zug der Naht erklären. Auf der cornealen Seite des Schnittes kommt es bekanntlich zu einer Art Grabenbildung, wenn man die Fäden stark anzieht.

Inwieweit bei dieser Technik auch der Liddruck das Ergebnis beeinflußt, ist bisher nicht bekannt. Durch den Schnitt wird die Statik des Hornhautgewölbes verändert, so daß man — noch mehr als beim gesunden Auge (Pascal, 1950) — annehmen darf, daß der Liddruck einen Astigmatismus rectus verstärkt.

Führt man nun den Hornhautschnitt statt nach oben zur Seite hin aus, so müßten sich Schnitt- bzw. Nahtführung sowie Liddruck gegenseitig im Sinne einer Verringerung des Astigmatismus und Änderung der Achsenlage beeinflussen.

Um diese Frage zu untersuchen, wurden in einer prospektiven Studie 75 Cataract-Extraktionen jeweils mit Schnitt nach oben bzw. zur Seite ausgeführt und in Bezug auf Höhe und Achsenlage des postoperativen Astigmatismus verglichen. Der Schnitt erfolgte über ca. 180° als Stufenschnitt und zwar bis zu 4/5 Tiefe mit einer Mikroklinge und nach Eröffnung der Vorderkammer mit Scheren. Nach Extraktion der Linse wurde der Schnitt mit Nylon (10,0) fortlaufend genäht.

An der Studie nahmen drei Operateure teil, die jeweils 25 Operationen ausführten. Die Ergebnisse der drei Operateure konnten zu je einer Gruppe mit 75 Operationen zusammengefaßt werden, da sich beim Vergleich im t-Test keine signifikanten Unterschiede ergaben. Der Astigmatismus wurde mit dem Zeiss-Ophthalmometer am 10. postoperativen Tag und nach etwa 3 Monaten gemessen.

Die Höhe des Astigmatismus war praeoperativ bei beiden Gruppen mit $\overline{x}$ = 0,6 dpt und $\overline{x}$ = 0,7 dpt annähernd gleich. Beim Schnitt nach oben lagen die Astigmatismuswerte am 10. postoperativen Tag ziemlich gleichmäßig verteilt zwischen 1 und 7 dpt, durchschnittlich bei 3,6 dpt. Wurde der Hornhautschnitt dagegen seitlich ausgeführt, so verschob sich die Verteilung in Richtung auf niedrigere Werte, sie lagen zwischen 0 und 5 dpt, durchschnittlich bei 2,4 dpt (Abb. 1). Die Durchschnittswerte von 3,6 und 2,4 dpt unterscheiden sich signifikant bei einer Irrtumswahrscheinlichkeit von weniger als 1%.

Die Achsenlagen verteilten sich praeoperativ bei beiden Gruppen um eine Häufung bei 0 bzw. 180°, kleine Gipfel fanden sich bei 90 bzw. 270°. Postoperativ bestand beim Schnitt nach oben nur noch ein breites Maximum bei 180°, inverse Achsenlagen waren kaum noch zu beobachten. Beim seitlichen Schnitt dagegen zeigte sich kein Häufigkeitsmaximum, die Werte waren gleichmäßig über alle Meridiane verteilt (Abb. 2).

Zusammenfassend kann also festgestellt werden, daß sich durch Änderung der Schnittlage
1. die Höhe des initialen postoperativen Astigmatismus statistisch signifikant verringert und
2. aus einer Normalverteilung mit Maximum um 0 bzw. 180° eine ungerichtete Verteilung der Achsenlagen entsteht.

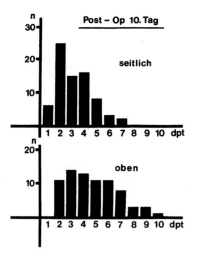

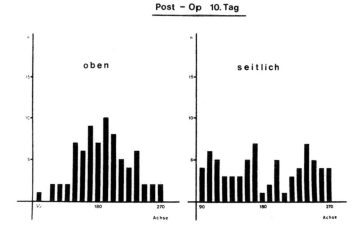

Abb. 1. Postoperativer Astigmatismus (dpt) bei je 75 Patienten. Schnitt oben – Schnitt seitlich

Abb. 2. Postoperativer Astigmatismus (Achsenlagen) bei je 75 Patienten. Schnitt oben – Schnitt seitlich

Der postoperative Astigmatismus nimmt erfahrungsgemäß in den Wochen nach dem Eingriff spontan ab (Abb. 3). Eine Verlaufsbeobachtung bei bisher 31 Patienten – Schnitt oben – und 22 Patienten – Schnitt seitlich – zeigt, daß der initiale Astigmatismus durch Änderung der Schnittlage wesentlich beeinflußt werden kann. Mit zunehmender Heilung und Festigkeit des Hornhautschnittes nehmen die Unterschiede wieder ab. Nach Fadenentfernung verringert sich die Höhe des Astigmatismus bei beiden Gruppen gleichartig.

Die Abhängigkeit des initialen postoperativen Astigmatismus von der Schnittlage zeigt, daß zu diesem Zeitpunkt Kräfte wirksam werden, die Höhe und Achsenlage des Astigmatismus unterschiedlich beeinflussen. Nach diesen Ergebnissen glauben wir, die aufgeworfene Frage, inwieweit der Liddruck den postoperativen Astigmatismus beeinflußt, beantworten zu können. Da Schnittform und Nahttechnik bei beiden Gruppen gleich waren, wäre bei seit-licher Schnittlage ein vorwiegend inverser Astigmatismus zu erwarten gewesen. Da sich statt-dessen eine statistisch zufällige Achsenverteilung ergibt, muß man annehmen, daß der Lid-druck dem durch die seitliche Schnittführung induzierten Astigmatismus entgegenwirkt.

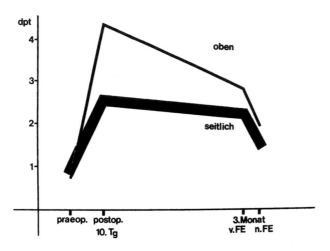

Abb. 3. Postoperativer Astigmatismus – Verlaufsbeobachtung (dpt). Schnitt oben (31 Patienten) – Schnitt seitlich (22 Patienten). FE = Fadenentfernung

Literatur

Böke, W., Thiel, H. J., Hübner, H., Lamcke, B.: 71. Ber. dtsch. ophthal. Ges. 1972, 712. München: J. F. Bergmann. – Körner, F.: Persönl. Mitt. 1975. – Lamcke, B., Ehmsen, H., Thiel, H. J.: 71. Ber. dtsch. ophthal. Ges. 1972, 242. München: J. F. Bergmann. – Pascal, J. I.: Eye, Ear, Nose and Throat Monthly 29, 550, 622 (1950). – Söllner, F.: 71. Ber. dtsch. ophthal. Ges. 1972, 717. München: J. F. Bergmann.

Aussprache

Herr Röhr (Regensburg):

Bei fortlaufender Naht kommt es durch die schräg über den Schnitt ziehenden freien Fadenanteile zu einer Tangentialverschiebung im Schnitt. Wurde die Naht immer oben oder unten, oder aber mit statistischer Wahrscheinlichkeit einmal oben und einmal unten begonnen, um diesen Effekt auszuschließen?

Herr Borgmann (Trier), Schlußwort:

Bei der von uns durchgeführten vergleichenden Untersuchung, sollte festgestellt werden, inwieweit der Liddruck einen Einfluß auf den postoperativen Astigmatismus hat. Die seitliche Lage des cornealen Schnittes hat zwar zur Verringerung des initialen Astigmatismus geführt, zum jetzigen Zeitpunkt kann aber noch nicht gesagt werden, ob sich daraus eine allgemeingültige Empfehlung entwickeln wird.

Zu Herrn Röhr:

Mit der Hornhautnaht wurde statistisch zufällig mal unten, mal oben begonnen.

Erfahrungen mit intraocularen Linsen

K. Schott und F. Römer (Augenabteilung des Evangel. Krankenhauses Essen-Werden, Chefarzt: Dr. K. Schott)

Seit 3 1/2 Jahren beschäftigen wir uns mit der Linsenimplantation nach Binkhorst. Um einen ersten Überblick über die Ergebnisse zu bekommen, wurden jetzt 105 operierte Augen bei 96 Patienten nachuntersucht. Die Beobachtungszeit beträgt 4 bis 38 Monate, der Mittelwert liegt bei 1 1/2 Jahren. Länger als 2 Jahre liegt der Eingriff bei 30 Augen zurück.

Verwendet wurden 4 verschiedene Linsentypen (Tab. 1): vorwiegend die 4-Bügel-Cliplinse, die kragenknopfartig in die Pupille eingeklemmt wird, in zweiter Linie die 3-Bügel-Linse, deren obere Schlinge mit einem Kunststoffaden an der Iris fixiert ist und somit eine Erweiterung der Pupille gestattet.

Typ	Anzahl
4-Bügellinsen	73
3-Bügellinsen	28
Intrakapsuläre Linsen	3
WORST-Linse	1

Tabelle 1. Implantierter Linsentyp

Die Altersverteilung zeigt, daß die meisten Linsenimplantationen bei Patienten jenseits des 65. Lebensjahres durchgeführt wurden (Abb. 1). Unter der Vorstellung, daß bei jüngeren Menschen spätere Augenhintergrunderkrankungen eher möglich sind, als daß sie bei älteren Patienten noch auftreten, haben wir den technisch schwierigeren Eingriff der irisfixierten 3-Bügel-Linse bei den Patienten mit höherer Lebenserwartung vorgenommen. Jenseits des 70. Lebensjahres wurde dagegen fast ausschließlich die 4-Bügel-Cliplinse eingesetzt.

Tabelle 2 zeigt die aufgetretenen Komplikationen.

Die subjektiven Blendungserscheinungen waren im allgemeinen belanglos und führten zu keiner Behinderung im täglichen Leben.

Dreimal ist intraocularer Corpusvorfall vermerkt. Im Regelfall wird unmittelbar vor der Implantation mit der Operationsspaltlampe geprüft, ob die vordere Glaskörpermembran intakt ist. Nur in diesen Fällen wird dann die Linse eingesetzt. Aus bestimmten Gründen sind wir in drei Fällen von dieser Regel abgewichen und haben nach sorgfältiger Vitrektomie dennoch implantiert. Das Visusergebnis zeigt, daß danach optimale Verhältnisse nicht erreicht wurden.

Ein sekundärer Defekt der vorderen Corpusgrenzmembran bedeutet im allgemeinen nicht einen Vorfall des Glaskörpers in die Vorderkammer. Einklemmungen des Glaskörpers zwischen implantierter Linse und Pupillarrand wurden nur in 5 Fällen beobachtet.

Von den 2 Fällen mit Hornhautdystrophie konnte bei einem keine Ursache gefunden werden. Bei dem zweiten handelte es sich um eine länger andauernde Linsenverlagerung mit Endothelberührung. Eine operative Korrektur hätte die Folgen verhindern können, der Eingriff wurde aber verweigert. Auch der Fall des Epithelödems beruhte auf einer ähnlichen Anlagerung des Linsenbügels.

Zu den 6 Augen mit Reizzuständen sind auch solche gerechnet, bei denen zum Zeitpunkt der Nachuntersuchung keine frischen entzündlichen Zeichen mehr bestanden, bei denen aber eine zarte praevitreale Membran einen stärkeren postoperativen Reizzustand vermuten ließ.

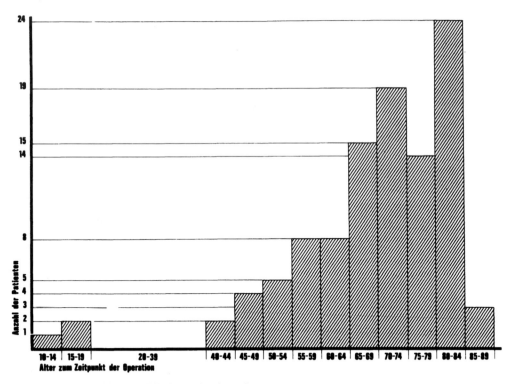

Abb. 1. Altersverteilung bei 105 Linsenimplantationen

Die 4 Augen mit leichten Drucksteigerungen konnten alle mit Tropfen eingestellt werden.

Relativ häufig waren Luxationen bzw. Subluxationen der Linsen zu verzeichnen. Die Zahl enthält auch mehrfache Verlagerungen am selben Auge. Sie konnten alle teils konservativ, teils operativ beseitigt werden, die Entfernung der Linse wurde in keinem Fall notwendig. Bei einer Patientin ist die Linse allerdings durch maximale Pupillenerweiterung infolge Bewußtlosigkeit nach einer Apoplexie in den Glaskörper zurückgesunken.

Eine postoperative Maculopathie nach Irvine-Gass fanden wir in 3,8% der Fälle. Nach Irvine wird nach normaler Staroperation diese Komplikation in etwa 2% der Fälle beobach-

Tabelle 2. Komplikationen

Komplikationen		Nr.	Anzahl der Augen	Prozent	Durchschnittl. Sehschärfe (total: 0,74)
Subjektive	Blendung	A	16	15,2	0,63
Intraoperative	Corpus-Vorfall	B	3	2,8	0,42
	Blutung	C	1	0,9	0,6
Postoperative	Corpus-Grenzmembran defekt	D	32	30,5	0,77
	Cornea-Dystrophie	E	2	1,9	<0,05
	Epithel-Oedem der Cornea	F	1	0,9	0,4
	Pigmentblattatrophie der Iris	G	20	19,0	0,84
	Reizzustände	H	6	5,71	0,47
	Glaukom	I	4	3,8	0,72
	Dezentrierung der Linse	K	4	3,8	0,48
	Luxation der Linse	L	9	8,5	0,6
	Irvine-Gass	M	4	3,8	0,15
	Ablatio Retinae	N	0	0	—
Fälle mit Komplikationen (ohne A, D, G)			26	24,7	0,55
Fälle ohne Komplikationen			79	75,2	0,74

tet. Gass und Norton nehmen einen etwas höheren Prozentsatz an, weil die Diagnose dieser Maculopathie nicht immer gestellt wird.

Netzhautablösungen sind bei den nachuntersuchten Augen nicht aufgetreten. Wahrscheinlich stabilisiert die Linse den Glaskörper postoperativ, so daß Zugwirkungen an der Netzhaut vermindert werden.

Bei dieser Zusammenstellung ist zu bedenken, daß mehrere gerade der schwerwiegenderen Komplikationen gleichzeitig am selben Auge beobachtet wurden, wobei eine Störung jeweils weitere Komplikationen verursachte. Durch eine verbesserte Technik ist inzwischen ein Teil dieser Folgen vermeidbar geworden.

Zu den positiven Ergebnissen: Unkorrigiert erreichte etwa 1/3 der Augen einen Visus von 0,5 und besser. Der Mittelwert aller Ergebnisse lag bei knapp 0,4 (Tab. 3). Mit meist geringfügiger Nachkorrektur ergibt sich ein günstigeres Bild: Knapp 80% der Augen erreichen 0,5 und mehr. Mittelwert aller Augen: 0,74 (Tab. 4).

≤0,05	0,1–0,2	0,3–0,4	0,5–0,6	0,7–0,8	0,9–1,0
14	28	27	29	4	3
69 = 65,72 %			36 = 34,28 %		
Mittelwert: 0,37					

Tabelle 3. Visus ohne Korrektur (105 Augen)

≤0,05	0,1–0,2	0,3–0,4	0,5–0,6	0,7–0,8	0,9–1,0	>1,0
7	8	8	15	26	38	3
23 = 21,9 %			82 = 78,1 %			
Mittelwert: 0,74						

Tabelle 4. Visus mit Korrektur (105 Augen)

Die relativ große Zahl der Sehschärfenwerte unter 0,1 erklärt sich aus der Tatsache, daß wir 9 Augen mit einer vorher bekannten senilen Maculadegeneration operiert haben. Eine gute zentrale Sehschärfe war hier von vornherein nicht zu erwarten. Die Indikation zu diesem Vorgehen sehen wir in der Wiedergewinnung des Gesichtsfeldes, das peripher nicht durch die bekannten optischen Fehler der Starbrille beeinträchtigt wird.

Setzt man die postoperativen Sehschärfenwerte mit dem Lebensalter zum Zeitpunkt der Operation in Beziehung, zeigt sich ein abnehmender Visus jenseits des 70. Lebensjahres (Abb. 2). Dieses Phänomen ist auch von anderen Autoren beschrieben worden. Es beruht. wohl auf den mehr oder weniger ausgeprägten zentralen Netzhautveränderungen des höheren Lebensalters. In unsere Kurve sind überdies die praeoperativ bekannten Maculadegenerationen eingegangen. Immerhin beträgt aber der korrigierte Visus im 80. Lebensjahr noch immer im Durchschnitt 0,5.

Das Binocularsehen wurde mit der Titmus-Fliege und den Ringen geprüft (Tab. 5). Stereopsis erreichten danach 60% der Operierten. Etwa die Hälfte konnte 3 Ringe und mehr positiv angeben. Von den doppelseitig Implantierten hatten 2/3 Binocularsehen, bei etwa 1/3 der Patienten standen funktionelle oder anatomische Veränderungen dem Binocularsehen im Wege. Bei den Kranken jedoch, bei denen beidäugiges Sehen erwartet werden durfte, konnte dies auch in 96% der Fälle nachgewiesen werden.

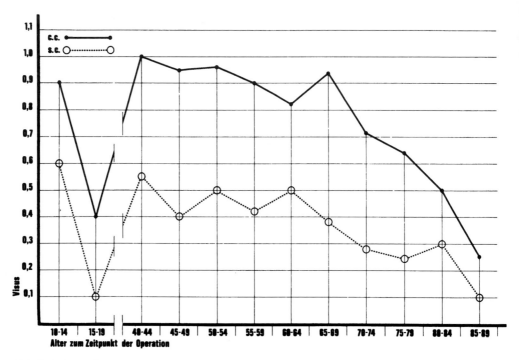

Abb. 2. Sehschärfe in Abhängigkeit vom Alter zum Zeitpunkt der Operation bei 105 Linsenimplantationen

Von den Patienten im Alter bis 65 Jahren waren noch 28 berufstätig bzw. führten alleine den Haushalt. Von den Berufstätigen sind ein Baumaschinenführer und eine Gastwirtin beidäugig operiert worden. Beide sind beruflich voll beansprucht und haben keine Schwierigkeiten. Einem einseitig operierten Bergmann konnte seine bisherige Arbeit als Hauer unter Tage erhalten werden.

Die intraoculare Linse stellt zweifellos die beste optische Aphakiekorrektur dar. Wir glauben daher aufgrund unserer Erfahrungen, daß die Methode der Linsenimplantation nach Binkhorst oder ein ähnliches verbessertes Verfahren bei richtiger und überlegter Indikationsstellung und entsprechender sorgfältiger Technik eine ernst zu nehmende Alternative zur Brillenkorrektur oder zur Korrektur der Aphakie mit einer Kontaktlinse ist.

Tabelle 5. Stereopsis

	Anzahl der Patienten	Prozent		Anzahl der Patienten	Prozent
Gesamtzahl	96				
Stereopsis	60	62,5	Fliege u. ⩾ 3 Ringe positiv	47	78,3
Keine Stereopsis	36	37,5	Fliege u. < 3 Ringe positiv	13	21,7
A. Beidäugige Linsenimplantation	9				
Stereopsis	6	66,6	Fliege u. ⩾ 3 Ringe positiv	5	83,3
Keine Stereopsis	3	33,4	Fliege u. < 3 Ringe positiv	1	16,7
B. Einäugige Linsenimplantation	87				
Stereopsis	54	62,0	Fliege u. ⩾ 3 Ringe positiv	42	77,7
Keine Stereopsis	33	38,0	Fliege u. < 3 Ringe positiv	12	22,3

Literatur

Binkhorst, C. D.: Über die endgültige Verträglichkeit künstlicher Augenlinsen bei der Aphakie und deren Verbesserung mittels Fixation der Linse in der Pupille („Pupillarlinse" oder „Iris-Clip-Linse". Klin. Mbl. Augenheilk. 134, 536–543 (1959). – Binkhorst, C. D.: Indikation und Implantationstechnik der „Pupillarlinse" oder „Iris-Clip-Linse" bei der Aphakie. Klin. Mbl. Augenheilk. 136, 35–43 (1960). – Binkhorst, C. D.: Eigene Verfahren der Pseudoaphakie. Iris-Clip-Pseudoaphakos und Irido-kapsulärer Pseudoaphakos. Klin. Mbl. Augenheilk. 151, 21–28 (1967). – Binkhorst, C. D.: Perspektiven der Iris-Clip-Linse und der Irido-Kapsularlinse. Klin. Mbl. Augenheilk. 161, 477–481 (1972). – Gass, I. D. M., Norton, E. W. D.: Cystoid macular edema and papilledema following cataract extraction. A fluorescein fundoscopic and angiographic study. Arch. Ophthal. 76, 646–661 (1966). – Irvine, S. R.: A newly defined vitreous syndrome following cataract surgery. Amer. J. Ophthal. 36, 599–619 (1953). – Nordlohne, M. E.: The intraocular implant lens development and results with special reference to the Binkhorst lens. The Hagne: Dr. W. Junk, Publ. 1975. – Schott, K.: Aspekte der Linsenimplantation. Sitzungsbericht der 127. Versammlung des Vereins Rhein.-Westf. Augenärzte, Krefeld 1973.

Aussprache

Herr Lerche:

Ich habe 2 Fragen an Herrn Schott:

1. Wurden die Operationen in Lokalanästhesie oder in Allgemeinnarkose durchgeführt?

2. Sie zeigten in Ihrem Film, daß die Pupille unmittelbar nach der Extraktion der Linse aufgestellt wurde. Ist es nicht leichter, bei weiter Pupille die Bügel der Linse unter das Irisdiaphragma zu schieben?

Herr Roesen:

Die Linsenimplantationen sind vermutlich alle direkt nach der Cataract. Extraction ausgeführt worden. Würde man sie auf einen zweiten Eingriff verlegen, nach ca. 3 Monaten könnte man die Risiko-Fälle besser aussondern und man könnte die zu implantierende Linse in der Zwischenzeit genau berechnen und anfertigen lassen.

Herr Borgmann:

Ich möchte Herrn Schott fragen, in welchem Ausmaß bei seinen Patienten eine Gläserkorrektur postoperativ noch erforderlich war.

Herr Eggers (Santiago/Chile):

Es wird angefragt, ob hinter der implantierten Linse eine spätere Ruptur der vorderen Glaskörpergrenzmembran auftreten kann und sich dann Glaskörper in die Vorderkammer ergießt.

Herr Schott (Essen), Schlußwort:

Zu Herrn Lerche:

Der Eingriff wird in Intubationsnarkose vorgenommen. Lediglich bei sehr alten Patienten und erhöhtem Risiko operieren wir in Lokalanästhesie. Es hat sich gezeigt, daß die Linse bei engerer Pupille gefahrloser zu implantieren ist. Bei erweiterter Pupille besteht ein größeres Risiko der Glaskörperverletzung.

Zu Herrn Roesen:

Die Implantation in einer zweiten Sitzung drei Monate später vorzunehmen ist nicht zu empfehlen. Zu diesem Zeitpunkt können sich Adhaerenzen zwischen der Irisrückfläche und der vorderen Corpusgrenzmembran entwickelt haben. Die Implantation würde hierdurch erschwert und die Gefahr der Glaskörperverletzung vergrößert.

Zu Herrn Eggers:

Es kommt offensichtlich auch hinter der Linse gelegentlich zu späterer Ruptur der vorderen Glaskörpermembran. Corpus kann sich jedoch nicht in die Vorderkammer ergießen.

Zu Herrn Borgmann:

Die Berechnung der Brechkraft der zu implantierenden Linse haben wir zeitweise mit Hilfe der Formel von Gernet durchgeführt, die eine echographische Messung der Bulbuslänge voraussetzt. Die Formel ist sicher brauchbar, Fehler entstehen wahrscheinlich beim Echogramm und bei dessen Ausmessung. Da schon kleine Abweichungen erhebliche spätere Refraktionsfehler zur Folge haben, verwenden wir diese Methode nicht mehr. Aus der Anamnese, den früheren Brillen und Auskünften der vorbehandelnden Ärzte läßt sich im allgemeinen die ursprüngliche Refraktion recht genau bestimmen. Nach klinikinterner Erfahrung wird dann die zu implantierende Linsenstärke gewählt. Die postoperativen Abweichungen liegen im allgemeinen zwischen − 1,5 dptr und + 1,5 dptr. Der Astigmatismus ist linsenunabhängig und entspricht dem bei normaler Cataractoperation.

Glaukom

Maculaleiden und intraocularer Druck

D. Dausch (Hannover)

Wir haben die klinische Beobachtung verfolgt, daß bei Macularleiden mit einer im Vordergrund stehenden Chorioidalsklerose extrem selten ein Glaukom auftritt.

Da sich beim gesunden Auge der Abflußwiderstand und das Minutenvolumen so beeinflussen, daß der intraoculare Druck normal gehalten wird, gibt es für den Krankheitsfall mehrere Störfaktoren, die auf dieses Gleichgewicht einwirken.

Einer davon kann im Zustand des Gefäßsystems des Ciliarkörpers liegen; in dieser Richtung sind bisher nur wenig messende Daten bekannt geworden.

Material und Methode

Wir untersuchten 2 Patientengruppen. Die eine Gruppe bestand aus 22 Patienten mit Macularleiden, in der Mehrzahl der Fälle vom Typ Junius-Kuhnt. Als Vergleich diente eine Gruppe von 27 Patienten mit normaler Macula und ohne sonstige wesentliche atherosklerotische Fundusveränderungen. Bei beiden Gruppen war das Durchschnittsalter etwa 69 Jahre.

Der applanatorisch ermittelte Augeninnendruck lag in der Gruppe mit Macularleiden bei durchschnittlich 16,5 mm Hg, in der Vergleichsgruppe bei 15,5 mm Hg. In keiner von beiden Gruppen war ein Patient mit einem Glaukom oder einem Glaukomverdacht. Die tonographischen Werte für den Abflußwiderstand bzw. für die Abflußleichtigkeit lagen bei beiden Gruppen im Normbereich. Um das Kammerwasserminutenvolumen zu bestimmen, haben wir darüber hinaus die Methode der perilimbalen Saugglocke verwendet. Bei dieser zuerst von Rosengren 1934 beschriebenen Methode handelt es sich um eine trichterförmige Saugglocke, die aus Plastikmaterial besteht und über einen Schlauch mit einem Unterdrucksystem verbunden ist. Das Saughütchen wird perilimbal in der Gegend des Ciliarkörpers mit einem Unterdruck von 50 mm Hg 15 Minuten lang auf das Auge aufgesetzt. Der innere Durchmesser der Glocke beträgt 12 mm, der äußere 20 mm. Der Innenradius der Kontaktoberfläche ist 12,7 mm.

Durch das Aufsetzen der Saugglocke kommt es zu einer Kompression der episkleralen Venen mit einer Blockierung des Kammerwasserabflusses aus dem Auge. Da aber die Produktion von Kammerwasser anhält, steigt der intraoculare Druck entsprechend der Sekretion (Abb. 1). Mit Hilfe einer modifizierten Friedenwaldschen Druck-Volumen-Tabelle, läßt sich entsprechend dem Druckanstieg die Menge des neugebildeten Kammerwassers während der 15-Minuten-Saugung in Mikrolitern berechnen. Nach dem Abnehmen der Glocke fällt der überschüssige Druck wieder auf den Ausgangswert ab, wobei der Prozentsatz des Druckabfalls in 15-Minuten der Regulationskapazität des Auges entspricht. Dieser prozentuale Druckabfall kann ebenfalls mit Hilfe von Tabellen bestimmt werden.

Weiterhin haben wir bei beiden Gruppen eine Untersuchung mit der Ophthalmodynamographie nach Hager durchgeführt, weil uns aufgefallen war, daß der Allgemeinzustand bei beiden Gruppen trotz gleichen Alters Unterschiede zeigte und weil mit dieser Methode eine zusätzliche registrierende Aussage über das Gefäßsystem möglich ist. Wir benutzten hierbei den Infraton Ophthalmodynamograph nach Hager. Als Registriergerät diente der Multiscriptor EK 22 von Hellige. Wir haben die beiden Bulbus-Orbita-Puls-Oszillogramme an beiden

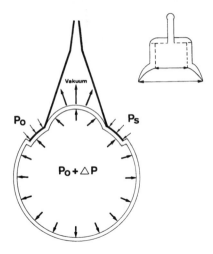

Abb. 1. Das Saughütchen wird perilimbal mit einem Unterdruck von 50 mm Hg aufgesetzt. Es kommt zu einer Kompression der episkleralen Venen mit einer Blockierung des Kammerwasserabflusses

Augen gleichzeitig abgenommen und haben mit Hilfe der Eichamplitude die Pulsationsvolumina berechnet. Wir waren uns hierbei im klaren, daß die Absolutwerte der Pulsationsvolumina nichts über die Durchblutungsgröße im Versorgungsbereich der A. ophthalmica aussagen, sind jedoch der Meinung, daß eine deutliche Differenz der Werte im Vergleich der beiden Untersuchungsgruppen auf einen Unterschied im Gefäßwandzustand schließen läßt.

Ergebnisse

Insgesamt haben die Untersuchungen erbracht, daß der Mittelwert des Kammerwasserminutenvolumens bei der Gruppe mit einem Macularleiden gegenüber dem Mittelwert der gesunden Vergleichsgruppe wesentlich niedriger ist. Der Durchschnittswert für die Kammerwasserbildung bei Macularleiden liegt bei 0,27 mm^3, während er bei der altersentsprechenden gesunden Gruppe 0,54 mm^3 beträgt.

Ähnlich verhalten sich die Ergebnisse, die bei der Ophthalmodynamographie erhalten wurden. Auch hier sind die Durchschnittswerte der Pulsationsvolumina deutlich niedriger als bei der Kontrollgruppe (Abb. 2).

Untersuchungen mit Suction cup (Inflow) und ODG (PV)

Variable	Gruppe	n	$\bar{x}$	s	t	p
Inflow (mm^3)	Normalpatienten	27	0,54	0,20	5,07	< 0,01
	M.-Leiden	22	0,27	0,16		
PV (mm^3)	Normalpatienten	27	90,18	23,56	3,49	< 0,01
	M.-Leiden	22	68,59	18,79		

$\bar{x}$ = Mittelwert / s = Streuung

Abb. 2. Der Mittelwert des Kammerwasserminutenvolumens und des Pulsationsvolumens ist bei der Gruppe mit Maculaleiden deutlich niedriger als bei der Kontrollgruppe

Zur statistischen Untermauerung wurde neben der Berechnung der Mittelwerte die statistische Streuung errechnet, auf Gleichheit der Varianzen geprüft und der eigentliche Test auf Unterschiede zwischen den beiden Gruppen mit dem t-Test nach Student durchgeführt. Auch hierbei bestand ein Unterschied zwischen den beiden Gruppen.

Schlußfolgerungen

Die Gegenüberstellung von Patienten mit einem atherosklerotischen Macularleiden und von Patienten mit normalem Gefäßsystem zeigt also bei der Untersuchung mit der Saugglockenmethode eindeutige Unterschiede. Die Patienten mit dem Gefäßprozeß haben, wie aus den Ergebnissen ersichtlich ist, ein vermindertes Kammerwasserminutenvolumen. Wir können daher annehmen, daß sich der in der Macula sichtbare Aderhautprozeß auch im Ciliarkörper manifestiert und daß die pathologische Kammerwasserbildung der Ausdruck des gleichen Gefäßprozesses ist. Darüber hinaus kann man auf Grund der veränderten Pulsationsvolumina auf eine generalisierte Gefäßwandveränderung schließen, die an dieser Stelle ihren besonderen Ausdruck gefunden hat.

Auch im Einzelfall läßt sich dies zeigen. Wir haben Patienten in unserer Untersuchungsreihe, die an einem Auge bereits ein fortgeschrittenes Macularleiden aufweisen und am anderen Auge nur allererste Veränderungen dieser Krankheit haben. Hierbei ist an dem Auge mit den stärkeren Fundusveränderungen das Minutenvolumen und das Pulsationsvolumen deutlich erniedrigt, während am anderen Auge die Befunde eindeutig besser sind.

Wir hatten eingangs die Frage gestellt: warum kommt es an den Augen mit einem atherosklerotischen Macularleiden mit einer im Vordergrund stehenden Aderhautbeteiligung extrem selten zum Glaukom? Die Ursache, so glauben wir, liegt im Zustand des Ciliarkörpers, der, wie die übrige Aderhaut, so starke Veränderungen aufweist, daß er nicht mehr in der Lage ist, das notwendige Minutenvolumen zu produzieren und dies noch gegen einen eventuell erhöhten Abflußwiderstand.

Die Methode der perilimbalen Saugglocke bringt diese Situation besonders gut zur Darstellung.

Literatur

Bettelheim, H.: Vergleichende ophthalmodynamometrische und ophthalmodynamographische Untersuchungen bei obliterierenden Prozessen der Karotiden. Klin. Mbl. Augenheilk. 146, 801–819 (1965). – Bettelheim, H.: Augenärztliche Beiträge zur Diagnostik zerebraler Durchblutungsstörungen. Klin. Mbl. Augenheilk. 147, 352–361 (1965). – Bettelheim, H.: Der Einfluß des Gefäßgebietes der Arteria carotis externa auf den Opthalmicablutdruck und das Bulbus-Orbita-Oscillogramm. v. Graefes Arch. Ophthal. 171, 33–41 (1966). – Bettelheim, H.: Die klinische Bedeutung der Ophthalmodynamometrie und der Ophthalmodynamographie. Klin. Mbl. Augenheilk. 155, 753–791 (1969). – Chandler, M. R.: Aqueous flow measurements in man by the perilimbal suction cup technique. I. Observations in normal subjects and cases of glaucoma. Brit. J. Ophthal. 48, 423–431 (1964). – Chandler, M. R.: Aqueous flow measurements in man by the perilimbal suction cup technique. II. Comparisons in chronic simple glaucoma before and after Pilocarpine. – Ericson, L. A.: Twenty-four hourly variations of the aqueous flow. Examinations with perilimbal suction cup. Acta Ophth. 50, 2–95 (1958). – Finke, J.: Ophthalmodynamographie. II. Internationales Symposion Stuttgart, 13.–14. Oktober 1972. Stuttgart-New York: Schattauer Verlag 1974. – Genee, E., Honegger, H.: Ophthalmodynamographische Befunde bei Stenosen und Verschlüssen der Karotiden und der Gefäßabgänge vom Aortenbogen. Klin. Mbl. Augenheilk. 156, 235–239 (1970). – Hager, H.: Die Ophthalmo-Dynamographie als Methode zur Beurteilung des Gehirnkreislaufes. Klin. Mbl. Augenheilk. 142, 827–846 (1963). – Hager, H.: Untersuchung des Gehirnkreislaufs durch die Ophthalmo-Dynamographie. Med. Welt Nr. 18, 995–1004 (1963). – Hager, H.: Zur Behandlung arterieller Durchblutungsstörungen der Netzhaut und des Sehnerven. Dtsch. Ophthalm. Ges. 68. Zusk. Heidelberg 1967, 382–389. München: J. F. Bergmann 1968. – Hager, H.: Ophthalmodynamographie in der Diagnostik von Stenosen und Verschlüssen der Karotiden. In: Der Hirnkreislauf (Herausg.

H. Gänshirt) 378–384, Stuttgart: Thieme 1972. – Honegger, H.: Untersuchung der zentralen Durchblutung mit Hilfe der Ophthalmodynamographie. Folia Angiologica **21**, 207–208 (1973). – Jones, R. F., Maurice, D. M.: New methods of measuring the rate of aqueous flow in man with Fluorescein. Exptl Eye Res. **5**, 208–220 (1966). – Leydhecker, W.: Glaukom – Ein Handbuch, 404´–405. Berlin–Heidelberg–New York: Springer 1973. – Linnér, E., Swegmark, G., Törnquist, R.: The initial change in intraocular pressure induced by suction cup. Acta Ophth. **40**, 287–296 (1962). – Nesterov, A., Fedorova, N. V.: Investigation of the rate of aqueous formation by the Rosengren-Ericson method and by tonography. Vestn. Oftal. (Mosk.) **78**, Nr. 4, 25–31 (1965). – Rosengren, B.: A method for producing intraocular rise of tension. Acta Opth. **12**, 403–409 (1934). – Rosengren, B.: Rise in the ocular tension produced by circumlimbal pressure on the sclera. Trans. ophthal. Soc. U. K. **76**, 65–68 (1956).

Aussprache

Zu Herrn Harms:

Bei der Messung des Kammerwasserminutenvolumens mit der perilimbalen Saugglocke erhält man allerdings keine physiologischen Werte. Die Methode ist jedoch geeignet, zwei Gruppen hinsichtlich ihrer Kammerwasserproduktion zu vergleichen.

Erfahrungen mit der Trabekulektomie bei Glaucoma simplex

P. U. Fechner (Augen-Abteilung des Robert-Koch-Krankenhauses, D-3007 Gehrden bei Hannover, Chefarzt Dr. med. P. U. Fechner, D. O., M. Sc.)

Der folgende Bericht befaßt sich mit 122 Trabekulektomien bei Glaucoma simplex.

Zur Technik (modifiziert nach Cairns): Unter einem Bindehautlappen wird ein Skleralappen von etwa halber Skleradicke und 3,5 x 3,5 mm Größe präpariert, welcher am Limbus ansetzt (Abb. 1). Danach wird ein etwa 1 x 2 mm großes Stückchen Trabekelwerk exzidiert. Dabei ist es gleichgültig, welche Art von Instrument man hierfür verwendet. Wir bevorzugen ein Rasierklingenmesser und die Vannas-Schere. Man kann aber auch einen Trepan oder eine Stanze verwenden. Nach der Iridektomie wird der Skleralappen wieder in sein Bett zurückvernäht, und zwar mit 2 Fäden, die an den freien Ecken eingesetzt werden (Abb. 2). Die einzige größere technische Schwierigkeit dieser Operation besteht darin, diese Fäden im richtigen Maß anzuziehen. Sie dürfen weder zu locker noch zu fest sitzen.

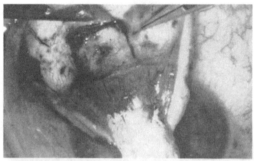

Abb. 1 und 2. Trabekulektomie bei Glaucoma simplex.
Abb. 1. Präparation des Skleraläppchens

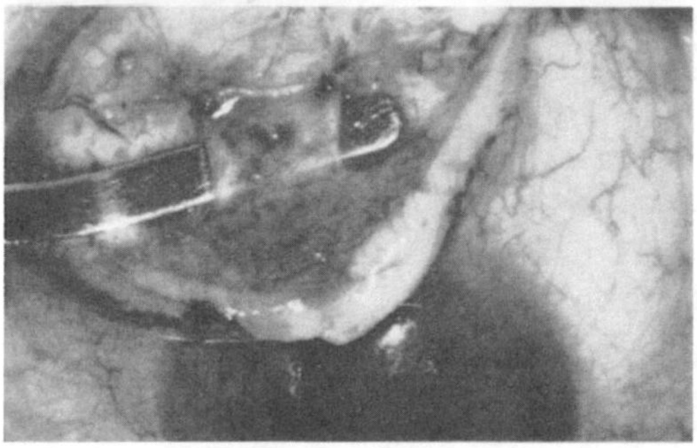

Abb. 2. Zustand nach Rückvernähung des Skleraläppchens

Die Trabekulektomie unterscheidet sich von den klassischen Fisteloperationen, wie Elliot und Scheie, durch 2 Kriterien:

Zum einen ist die Fistelöffnung durch ein Stückchen Skleragewebe bedeckt. Dies führt wahrscheinlich dazu, daß sich ein etwas festeres Sickerkissen ausbildet, das weniger zu einer Sickerkisseninfektion neigt. Eine solche wurde jedenfalls von uns weder beobachtet, noch ist sie unseres Wissens in der Literatur beschrieben worden.

Die zweite wichtige Eigenschaft ist die Rückvernähung des Skleralappens. Hierdurch bildet man ein Ventil, daß sich — wenn alles nach Wunsch verläuft — in der postoperativen Phase erst öffnet, wenn sich zuvor die Vorderkammer wieder voll hergestellt und der Augeninnendruck weitgehend rekonstituiert hat.

Tabelle 1. Trabekulektomie bei Glaucoma simplex

122 Operationen		
Männer 40	Mittl. Alter 69 J.	
Frauen 50		

Postop. Verlauf (Mittelwerte)		
Vorderkammertiefe am	1. Tag	9/10
Druck (appl.)	1. Tag	9,6 mm Hg
	5. Tag	9,2 mm Hg
gereizt bis einschließlich		5, 1. Tag
– also reizlos ab		6. Tag
Entlassungstag		7. Tag

Ergebnisse

I. Früher postoperativer Verlauf (Tab. 1)

Die Vorderkammertiefe betrug in unseren Fällen am ersten postoperativen Tag im Mittel bereits 9/10 oder normalen Tiefe. Da die Vorderkammer in einzelnen Fällen flach oder aufgehoben war, bedeutet diese Zahl, daß die Vorderkammer in der großen Mehrzahl der Augen am ersten Tage bereits voll wiederhergestellt war.

Der Augendruck betrug am ersten Tage im Mittel 9,6 mm Hg, am fünften Tage 9,2 mm Hg (appl.).

Die schnelle Normalisierung des Augendruckes führt dazu, daß die postoperative Entzündung meist nur schwach ist und relativ schnell abklingt. – Entzündungszeichen, also einen positiven Tyndall und Zellen, fanden wir im Schnitt nur bis zum 5, 1. Tag. Es ist also realistisch zu sagen, daß die Augen im allgemeinen vom 6. Tage an reizlos waren. Einige Augen waren länger gereizt und bei anderen war Reizlosigkeit bereits am 3. oder 4. Tage eingetreten. Dieser Sachverhalt zeigt, wie untraumatisch die Trabekulektomie ist. Sie ermöglicht daher auch eine frühe Entlassung.

Im Durchschnitt wurden unsere Patienten am 7. Tage entlassen. Einige Kranke mußten länger bleiben, dafür konnten andere das Krankenhaus bereits am 4. oder 5. Tage verlassen. So wurde bei manchen Patienten das 1. Auge am Mittwoch, das 2. Auge am Freitag operiert und die Entlassung am folgenden Dienstag vorgenommen.

Die Wichtigkeit der Rückvernähung des Skleralappens wird durch folgendes unterstrichen: In einer Anzahl von Fällen haben wir den Skleralappen nicht sorgfältig präpariert oder fixiert (Tab. 2). Es handelte sich um Augen, bei denen

Tabelle 2. Skleralappen nicht lege artis präpariert bzw. fixiert (11 Augen)

Skleralappen nicht refixiert	4
Skleralappen bewußt locker fixiert	2
Skleralappen zu dünn präpariert	5

Bei allen flache VK
und/oder Ablatio chorioideae

a) überhaupt keine Fäden eingesetzt wurden. (Da diese Augen nicht in der oben beschriebenen Technik operiert wurden, werden sie in dieser Statistik sonst nicht mitgezählt.) Ferner um

b) Augen, bei welchen der Skleralappen bewußt locker vernäht wurde, und um

c) Augen, bei denen man während der Operation bereits feststellen mußte, daß der Skleralappen technisch nicht einwandfrei präpariert worden war (zu dünn, teilweise abgetrennt usw.).

Bei all diesen Augen kam es postoperativ zu einer flachen oder aufgehobenen Vorderkammer, teilweise mit Aderhautabhebung.

Vergleichen wir hiermit die postoperativen Komplikationen in unserer Gesamtgruppe (Tab. 3), dann zeigt sich, daß Schwierigkeiten bei der Vorderkammerwiederherstellung nur bei 16,4% (20 Augen) vorkamen. Achtmal war die Ablassung einer Aderhautabhebung notwendig. Diese Komplikation ist also viel seltener, als dies nach Fisteloperationen ohne Refixation eines Skleralappens der Fall ist. Dies wurde auch auf dem Symposion der DOG in Tübingen 1975 aufgezeigt (Genée).

Tabelle 3. Postop. Komplikationen nach 122 Operationen

Komplikationen	Augen	%	
Flache oder aufgehob. VK, Aderhautabhebung, Aderhautblutung	20	16,4	
Druck unverändert, Wundrevision	7	5,7	8,2
Monocyste („Keloid") Wundrevision	3	2,5	
Expulsive Aderhautblutung	1	0,8	
VK-Blutung	2	1,6	2,5
VK-Blutung, Druckanstieg, Wundrevision	1	0,8	

Weitere Komplikationen: Bei 5,7% (7 Augen) war der Druck am 1. und am 2. postoperativen Tag ebenso hoch wie vor der Operation. In diesen Fällen haben wir die Bindehaut wieder eröffnet und die Sklerafäden etwas lockerer neu eingesetzt.

Bei 2,5% (3 Augen) bildete sich ein monozystisches, „keloides" Filterkissen, welches exzidiert werden mußte. Nur bei 2 Augen erlebten wir eine nennenswerte Vorderkammerblutung und einmal kam es zu einer expulsiven Aderhautblutung.

II. Drucksenkung

Ich berichte Ihnen jetzt über die Ergebnisse* im Hinblick auf die Druckstellung. Wir haben die Augen in vier Gruppen eingeteilt, je nachdem ob der Druck sehr gut, gut oder mäßig reguliert wurde oder ob keine nennenswerte Drucksenkung erfolgte (Tab. 4 und 5).

Die Abbildung 3 zeigt die Drucksenkungen in Gruppe I, und zwar unter Berücksichtigung des seit der Operation verlaufenen Zeitraumes. Es ist ersichtlich, daß Hypotonien relativ sel-

---

* Diese Ergebnisse wurden nach drei oder mehr Monaten verzeichnet. Vor dieser Zeit schieden aus der Statistik 6 von 122 Augen aus, und zwar 3 durch Tod und 3 Augen, weil sie zwischenzeitlich operiert worden waren (zweimal Katarakt-Operation, einmal Zyklodialyse nach expulsiver Aderhautblutung).

Tabelle 4. Druckregulierung: Einteilung der Ergebnisse

Gruppe	Kurzbezeichnung	Definition
I	sehr gute Druckregulierung	Drucksenkung auf 20 mm Hg ohne Therapie
II	gute Druckregulierung	Drucksenkung auf 20 mm Hg mit Therapie bzw. 24 mm Hg ohne Therapie
III	mäßige Druckregulierung	Höherer Endwert als in II, jedoch klinisch bedeutungsvolle Drucksenkung
IV	fehlende Druckregulierung	Keine oder keine klinisch bedeutungsvolle Drucksenkung

Tabelle 5. Druckregulierung bei 116 Augen

Gruppe		Augen	% von 116		
I	sehr gute	82	70,7	81,8	89,6
II	gute	13	11,2		
III	mäßig	9	7,8		
IV	keine Druckregulierung	12	9,5		

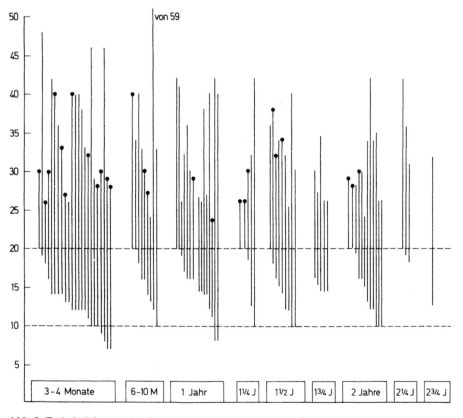

Abb. 3 Trabekulektomie bei Glaucoma simplex. Die erzielten Drucksenkungen in mm Hg. Die angegebenen Druckwerte sind zumeist Mittelwerte aus mehreren Messungen. Ein Punkt (♀♂) bedeutet, daß sich das Auge unter drucksenkender Therapie befand. Auf der Abszisse sind die Beobachtungszeiten eingetragen

642

ten sind und im übrigen nicht unter 7 mm betragen. Hierin besteht nun eine sehr wesentliche Eigenschaft der Trabekulektomie, die ebenfalls in Tübingen hervorgehoben wurde: Daß nämlich die Trabekulektomie viel seltener und in geringerem Maße zur Hypotonie führt, als dies die klassischen Filteroperationen tun. Dies ist deshalb von Bedeutung, weil stärkere Hypotonie wohl sicher die Kataraktbildung fördert.

III. Linsentrübungen

Auch wir mußten feststellen, daß 1/4 der Augen mit postoperativen Vorderkammerproblemen einen Grauen Star entwickelten, der operationswürdig war (Tab. 6). Es handelt sich um 5 Augen. Dies ist besonders bemerkenswert, wenn man bedenkt, daß insgesamt nur bei 6 unserer 122 trabekulektomierten Augen bisher ein operationswürdiger Grauer Star entstand.

Zum Schluß gebe ich Ihnen noch einen Überblick über die Analyse der Filterkissen (Tab. 7, Abb. 4):

Tabelle 6. Kataraktoperation angezeigt bei 6 von 122 trabekulektomierten Augen

Patient/Auge	Alter	postoperative Komplikationen	Druck nach Glaukomoperation	Zeit, nach welcher Kataraktoperation angezeigt war bzw. durch geführt wurde
I.L./L	68	keine	10 mm Hg	1 1/4 Jahr
L.A./R	67	Aderhautabhebung Ablassung	18 mm Hg	2 1/2 Jahre
F.D./R	79	Aderhautabhebung Ablassung nach 4 Wochen	3–9 mm Hg	2 1/2 Monate
H.H./R	61	Aderhautabhebung Ablassung	3–10 mm Hg	4 Monate
A.K./L	74	Aderhautblutung/-abhebung Ablassung	18 mm Hg	2 Wochen
D.H./L	76	Flache Vorderkammer für 6 Tage	3 Monate lang 6 mm Hg, dann 20 mm Hg mit Therapie	4 Monate

Tabelle 7. Filterkissen bei 116 Augen

Filterkissen	Gruppe							
	I sehr gute		II gute		III mäßige Druckregulierung		IV keine	
	Augen	%	Augen	%	Augen	%	Augen	%
Luxurierend	2	79%						
Polycyst.-succulent	62		4	33%				
Fest, wenig erhaben	15	21%	6	67%	7	78%	6	50%
Fehlend	2		2		2	22%	6	50%
Unbekannt	1		1					

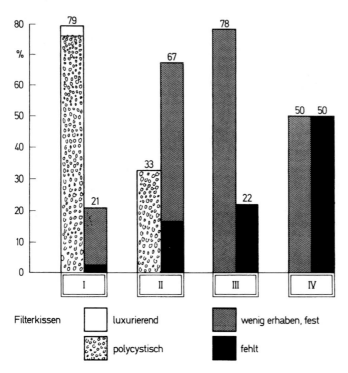

Abb. 4. Trabekulektomie bei Glaucoma simplex. Ausbildung der Filterkissen.
Die Zahlen geben den Prozentsatz der betreffenden Filterkissenart je Gruppe an. Einzelheiten siehe Text

In der Gruppe 1 mit sehr guter Druckregulation waren deutlich ausgeprägte Filterkissen sehr häufig und feste und wenig erhabene selten. Je schlechter die Druckregulation einer Gruppe war, desto höher war der Anteil der festen oder fehlenden Filterkissen. Dieser Befund spricht für die Annahme, daß es sich bei der Trabekulektomie in der Tat um eine Fisteloperation handelt.

Zusammenfassung

Es wird über Erfahrungen mit der Trabekulektomie bei Gl. simplex berichtet. Die Operation führte in einem befriedigenden Prozentsatz zur Druckregulation. Komplikationen waren selten. Dies gilt insbesondere für das Hypotonie-Syndrom, welches bei den klassischen Fistel-operationen wesentlich häufiger auftritt. Wegen der geringen postoperativen intraokulären Reizung konnte die Mehrzahl der Patienten bereits sehr frühzeitig entlassen werden.

Literatur

Cairns, J. E.: Trabeculectomy. Trans. Am. Acad. Ophthalm. and Otolaryng. 384 (1972). – Genée, E.: Operation nach Scheie. DOG-Symposium über Glaukomchirurgie, Tübingen 1975.

Aussprache

Herr Benedikt zu Herrn Fechner:

Den von Ihnen erwähnten Zusammenhang zwischen der Ausbildung eines Sickerkissens und der Druckregulation konnten wir bei 254 nachuntersuchten Augen nicht feststellen. Die Beziehung besteht nur bei den unerwünschten und bei entsprechender Operationstechnik vermeidbaren, avaskularen Sickerkissen. Nach unseren Untersuchungen kann auch dann, wenn klinisch kein Sickerkissen vorhanden ist, der Druck gut reguliert sein. Der Abtransport des Kammerwassers erfolgt dabei über neugebildete Venen (Trabekulektomievenen) und direkt angeschlossene Lymphgefäße. Nicht die Größe eines Sickerkissens, sondern die Möglichkeit einer ausreichenden Drainage des Kammerwassers ist für seine gute Funktion ausschlaggebend.

Herr Harms:

Könnte es nicht nützlich sein, nach dem Fixieren des Skleralappens die vordere Kammer aufzufüllen, um rascher normale morphologische Verhältnisse wieder herzustellen?

Herr Papst (Hamburg):

Der Begriff Trabekelektomie ist bei dieser Operationsmethode nicht ganz zutreffend, da es sich hierbei um eine basale Iridektomie handelt, bei der das Trabekelwerk nicht immer exzidiert wird. Die Drucksenkung wird in erster Linie durch eine Fistulation erreicht, deren Ausmaß nicht nur von der Anzahl der Fäden und der Festigkeit des Knotens abhängt, mit denen der Skleralappen verankert wird, sondern auch von der Schichtdicke des Skleralappens. Je dünner das Skleraläppchen präpariert wird, je stärker gekautert und je lockerer geknotet wird, desto größer ist der Filtrationseffekt und desto häufiger sind postoperative Wiederherstellungsschwierigkeiten der Vorderkammer zu erwarten. Vielleicht dürfte bei Ihrem Krankengut hierauf das relativ häufige Vorkommen einer aufgehobenen Vorderkammer zurückzuführen sein.

Herr Pünder:

Die Zahl von 16,4% Komplikationen bei einer Fisteloperation mit fixiertem Skleralappen kann auch bedingt sein, dadurch, daß nicht nur der Chef einer Klinik, sondern auch jüngere Kollegen diesen nicht leichten Eingriff durchführen, ohne die nötige Übung zu haben.

Herr Fechner (Hannover):

Zu Herrn Benedikt:

Unsere Zahlen sind statistisch nicht signifikant, da die Gruppen II bis IV ja nur klein sind. Mein klinischer Eindruck geht aber doch ganz entschieden dahin, daß es günstig ist, wenn sich ein polyzystisches Sickerkissen ausgebildet hat.

Zu Herrn Prof. Harms:

In der alten Zeit, als wir die Fisteln noch nicht mit einem fixierten Skleralappen gedeckt haben, habe ich die Vorderkammer regelmäßig von einer seitlichen Stichinzision her aufgefüllt. Seit wir die Trabekulektomie durchführen, ist dies meist nicht nötig, weil die Vorderkammer am Ende der Operation schon wieder teilweise steht. Trotzdem tun wir dies gelegentlich, entweder von der Seite her, wofür ich meist eine Tuberkulinspritzenkanüle verwende, oder von oben her durch die Operationsöffnung. Da man letzteres aber machen muß, bevor die Bindehaut völlig vernäht ist, fließt das Wasser hierbei häufig wieder ab.

Zu Herrn Pünder:

In der Tat haben Assistenten mit dieser Operation zu Anfang gewisse Schwierigkeiten, namentlich bei der Präparation des Skleralappens. Wenn dieser zu dünn gerät, erhöht sich die Tendenz zu einer postoperativen Hypotonie und Aderhautabhebung. Etwa ein Drittel der Operationen, über die ich berichtete, wurde von mehreren jüngeren Kollegen ausgeführt. Bei diesen Operationen waren postoperative Hypotonien wesentlich häufiger als bei meinen eigenen. Dagegen habe ich die Fäden oft zu fest angezogen und mußte dann in einem zweiten Eingriff nach 2–3 Tagen neue Fäden lockerer einlegen. Hiermit bin ich auch bereits auf die Diskussionsbemerkung von Herrn Prof. Papst eingegangen. Zu der Frage von Herrn Prof. Papst nach dem Grund für die Bezeichnung „Tabekulektomie" darf ich folgendes antworten: Ich gebe zu, daß es keine wirklich befriedigende Benennung für diese neue Operationsform gibt. Die Bezeichnung „gedeckte Fisteloperation" ist aus stilistischen Gründen abzulehnen, da sich das Adjektiv auf „Operation" bezieht, sich aber auf „Fistel" beziehen müßte. Korrekt wäre also die umständliche Benennung „Operation der gedeckten Fistel". Das Wort „Goniotrepanation" betont etwas Unwesentliches, nämlich die Art und Weise, auf welche die Fistelöffnung hergestellt wird. Ich bevorzuge die Bezeichnung Trabekulektomie. Dieser Begriff hat durch die Aktivität von Cairns weltweite Verbreitung gefunden, besonders in den romanischen und angelsächsischen Ländern. Er besagt, daß ein Stück des Trabekelwerks entfernt wird und impliziert, daß die darüber liegenden Korneosklerallamellen erhalten bleiben. Außerdem wurde die Trabekulektomie nie ohne die Rückvernähung des Skleralappens beschrieben, während in der ersten Darstellung der Goniotrepanation in deutscher Sprache durch Fronimopoulos et al. 1970 in den Klinischen Monatsblättern für Augenheilkunde diese Refixation noch nicht erwähnt wird. Für die Bezeichnung „Trabekulektomie" sprechen daher neben seiner Kürze geschichtliche Erwägungen und der Umstand, daß der Begriff die wesentlichen Kriterien der Operation enthält.

Transcornealer Zugang zum Kammerwinkel

H. Harms (Tübingen)

Die Wirksamkeit der Trabekulotomia ab externo als drucksenkende Operation ist in den letzten Jahren erwiesen. Wie die drucksenkende Wirkung zustande kommt, ist dagegen noch umstritten. Wenn beim Glaucoma simplex die Erhöhung des Abflußwiderstandes im Trabekelwerk zu lokalisieren ist, so läßt sich vorstellen – und das ist die Grundidee dieses Eingriffes –, daß durch Zerreißen des Trabekelwerkes der erhöhte Abflußwiderstand beseitigt und die normalen Abflußwege wieder ausreichend durchgängig gemacht werden. Einige Autoren vermuten aber trotz fehlender Filterkissenbildung, daß eine Mikrofiltration stattfinden und die Drucksenkung erzielen könne.

Ausreichende histologische Untersuchungen, die die eine oder andere Erklärung beweisen könnten, liegen nicht vor und sind auch in absehbarer Zeit kaum zu erwarten. Jedoch ist zu erwägen, ob nicht durch eine Modifikation des operativen Vorgehens die Möglichkeit einer Mikrofiltration von vornherein eingeschränkt oder gar verhindert werden kann. Das ist denkbar, wenn das Abflußsystem in der Außenwand des Schlemm'schen Kanals beim Eingriff unversehrt bleibt.

Wir wissen, daß die collector channels im wesentlichen aus den hinteren Abschnitten des Schlemmschen Kanals entspringen und von dort aus nach rückwärts durch die Sklera laufen. Deshalb wurden bei der bisher üblichen Bildung eines Skleraläppchens die collector channels in ganzer Ausdehnung des Läppchens durchschnitten. Überdies wurden die episcleralen Gefäße auf der Oberfläche des Lappens und in seiner Umgebung mehr oder minder vorsichtig gekautert. Das alles läßt sich vermeiden, wenn man sich transcorneal an die Außenwand des Schlemmschen Kanals heranarbeitet.

Das ideale Verfahren wäre, entlang dem corneo-skleralen Falz zu eröffnen, weil er direkt zum vorderen Rande des Schlemmschen Kanals führt (Abb. 1). Dieser Falz ist jedoch während der Präparation sehr schlecht zu erkennen. Deshalb hat es sich als zweckmäßiger erwiesen, einen limbusparallelen Schnitt senkrecht in die Hornhaut zu führen und dann parallel zur Hornhautrückfläche einen Lappen zu präparieren, dessen Dicke etwa 2/3 bis 3/4 der Hornhaut beträgt (Abb. 2). Um die nötige Beweglichkeit des Lappens zu erreichen, müssen an seinen Enden zwei kleine radiäre Einschnitte vorgenommen werden. Dann ist es möglich, die Region des Schlemmschen Kanals zu Gesicht zu bekommen. Sie liegt dort, wo in der Tiefe – deutlich unterscheidbar – die corneosklerale Grenze verläuft (Abb. 3). Unter dem nun gerade sichtbar werdenden weißlichen Skleragewebe muß der Schlemm'sche Kanal liegen. Er wird durch einen radiären Schnitt eröffnet. Nach Erweiterung des Schnittes kann eine Sonde eingeführt werden (Abb. 4).

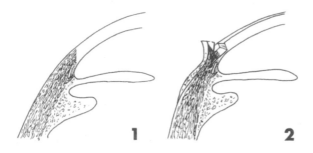

1   2

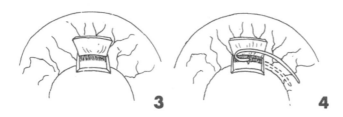

3   4

Die einzelnen Phasen des operativen Vorgehens sind folgende:

Anlegen eines limbusparallelen Hornhauteinschnittes von etwa 1 h Länge mit zwei kleinen radiären seitlichen Einschnitten.

Präparieren eines corneo-skleralen Lappens mit der Rasierklinge.

Einlegen von 2 Haltefäden durch den skleralen und cornealen Rand zum Spreizen der Wunde.

Vorsichtige schrittweise radiäre Inzicion in dem Streifen von skleralem Gewebe bis zur Eröffnung des Kanals.

Türflügelartige Vergrößerung der Öffnung in der Kanalwand mit der Vannasschere.

Nach Identifikation des Trabekelwerkes Einlegen der Spitze einer U-förmigen Sonde in den Kanal.

Vorsichtiges Einschieben der Sonde mit einem kleinen Löffel in den Kanal.

Einwärtsdrehung der Sonde in die Vorderkammer.

Wiederholung des Vorganges nach der anderen Seite.

Auffüllen der Vorderkammer mit Ringerlösung zur Drucknormalisierung und damit Blutstillung.

Naht der cornealen Wunde mit Nylon 10-Null; Verschluß der radiären Limbusschnitte durch je eine Naht.

Die transcorneale Trabekulotomie ist ein etwas diffiziler Eingriff, der einige Übung in mikrochirurgischen Operationen voraussetzt. Um den Schlemmschen Kanal sicher zu finden, ist es notwendig, den in der Tiefe liegenden radiären Einschnitt genau am vorderen Rande des noch stehenden skleralen Gewebes anzusetzen und schrittweise zu vertiefen, damit man nicht über den Kanal hinweg auf die Vorderfläche des Ciliarkörpers präpariert. Die Bildung eines kleinen zungenförmigen radiaeren Läppchens erleichtert das Auffinden des Kanals. Die Identifizierung des Trabekelwerkes ist schwieriger als bei der Trabekulotomia ab externo, weil man sich nicht am Skleralsporn orientieren kann. Der Kanal muß genügend weit geöffnet sein, um die Sonde ohne Widerstand einführen zu können. Die Gefahr der Perforation der Kanalwand an einer unerwünschten Stelle erscheint größer als bei der Trabekulotomia ab externo.

Insgesamt haben wir bisher in 31 Fällen den transcornealen Weg gewählt. Dabei wurden zunächst, um die Technik zu entwickeln, vorwiegend periphere Iridektomien (13) durch den Schlemmschen Kanal ausgeführt, später Trabekulotomien (6) oder, wenn nötig, Kombination von Trabekulotomie und peripherer Iridektomie (12). Die Drucksenkung entspricht offenbar derjenigen bei der transskleralen Trabekulotomie; jedoch ist die Beobachtungszeit mit 1–6 Monaten zu kurz, um statistisch gesicherte Aussagen zu machen.

Wir meinen, daß der transcorneale Zugang zum Kammerwinkel eine neue mikrochirurgische Technik ist, die nicht nur unter dem Gesichtspunkt der Trabekulotomie und der peripheren Iridektomie Interesse verdient. Wir sehen folgende Vorteile:

1. Die Bindehautdecke bleibt intakt mit Ausnahme der kleinen radiären Einschnitte, die sich mühelos schließen lassen.

2. Das Gefüge zwischen Bindehaut und Sklera wird nicht nennenswert angetastet, insbesondere nicht das transsklerale Abflußsystem des Schlemmschen Kanals.

3. Die Strukturen des Kammerwinkels sind bei dieser Schnittführung gut darzustellen.

4. Der corneosklerale Lappen läßt sich gut und kontrollierbar wasserdicht vernähen.

Die mikrochirurgischen Möglichkeiten des transcornealen Zuganges zum Kammerwinkel sind sicher noch nicht ausgeschöpft. Er könnte auch für Eingriffe an den vorderen Abschnitten des Ziliarkörpers oder zur Herstellung einer subconjunktivalen Fistel ohne vorheriges Abpräparieren der Bindehaut von Nutzen sein.

Aussprache

Herr Benedikt zu Herrn Harms:

Bei der von Ihnen dargestellten Technik erscheint es uns möglich, daß Lymphgefäße oder neuangeschlossene Venen von der gleichen Art wie wir sie durch die Füllung der Vorderkammer mit Fluorescein für die Trabekulektomie nachgewiesen haben, ebenfalls einen Teilabfluß des Kammerwassers übernehmen können. Die beste Methode, dies zu untersuchen, wäre die Vorderkammerfüllung mit Fluorescein vor und nach der Operation.

Herr Sautter:

Frage an Herrn Harms: Resultiert nach dieser Form einer transcornealen Trabeculotomie nicht ein störender Astigmatismus? Das zuletzt gezeigte Operationsphoto nach Nahtverschluß scheint mir den Verdacht dieses Nachteils nahe zu legen, der ja bei der subconjunctivalen, üblichen Art des transskleralen Vorgehens im allgemeinen nicht gegeben ist.

Herr Fechner:

Herr Fechner weist darauf hin, daß er bei dem Bemühen, eine Trabekulotomie durchzuführen gelegentlich Schwierigkeiten hatte, den Schlemm'schen Kanal zu finden. In diesen Fällen war es ihm angenehm, die Operation als eine Trabekulektomie beenden zu können. (Solche Fälle sind in der eigenen Serie, über die hier berichtet wurde, nicht mitgezählt.)

Herr Fechner befürchtet, daß eine derartige Änderung des Operationsplanes bei der neuen Operation von Prof. Harms nicht möglich sein wird.

Herr Kiggen:

Frage nach der Vergrößerung bei Präparation am Trabekelgewebe.

Herr Genée:

Wegen des ausgezogenen vorderen Segmentes ist es beim Buphthalmus schwierig, bei der Trabekulotomie den Schlemm'schen Kanal zu finden. Wie ist das nun in diesen Fällen beim transcornealen Vorgehen?

Herr Harms, Schlußwort:

Zu Herrn Benedikt:

Ich halte es für möglich, daß man die Wirkungsweise der transcornealen Trabekulotomie durch Fluoresceininjektion in die vordere Kammer darstellen kann. Wir haben das aber noch nicht ausgeführt.

Zu Herrn Sautter:

Wenn die Hornhautnähte gerade bis zum Berühren der Wundränder angezogen werden, gibt es keinen nennenswerten Astigmatismus, werden sie zu stark angezogen, so gibt es eine astigmatische Verzerrung, die aber nach wenigen Tagen abklingt. Überdies können die Hornhautnähte wegen der breiten Wundfläche etwa nach 10 Tagen entfernt werden.

Zu Herrn Fechner:

Ich könnte mir vorstellen, daß man von einem transcornealen Zugang aus auch eine Trabeculectomie ausführen kann, indem man nicht nur ein Fenster in den Schlemm'schen Kanal schneidet sondern auch von der Rückseite des abpräparierten Läppchens her ein Fenster in die Skleralamelle schneidet, wobei die Bindehaut natürlich nicht verletzt werden darf.

Zu Herrn Kiggen:

Für die transcorneale Trabekulotomie benötigen wir eine Mikroskopvergrößerung von 10- bis 20fach, für die Identifikation des Trabekelwerkes 40-, manchmal sogar 60fach.

Zu Herrn Genée:

Bei dem gezeigten Patienten hat es sich nicht um einen leichten Buphthalmus gehandelt, sondern es war ein chronisches Glaukom mit offenem Kammerwinkel. Bei Buphthalmus habe ich die transcorneale Trabekulotomie noch nicht ausgeführt.

Gonioskopische Befunde nach der Trabekulektomie

H. Hiti, O. Benedikt und G. Bartl (Universitäts-Augenklinik Graz,
Vorstand Prof. Dr. H. Hofmann)

Der 1969 von Cairns eingeführten Trabekulektomie lag die Idee zugrunde, eine direkte Verbindung zwischen der Vorderkammer des Auges und dem Schlemm'schen Kanal herzustellen und damit den trabekulären Widerstand zu umgehen. Die Operation erwies sich zwar als erfolgreich und komplikationsarm, klinische Beobachtungen ließen jedoch vermuten, daß ihre Wirkung auf der Bildung einer äußeren Fistel beruht. Durch die Füllung der Vorderkammer mit Fluorescein bei 90 operierten Augen konnte der Wirkungsmechanismus von uns weitgehend abgeklärt werden. (Benedikt u. Mitarb., 1974). Bei diesen Untersuchungen wurden folgende Abflußwege des Kammerwassers gefunden:

1. Über neu gebildete beziehungsweise neu angeschlossene Wasservenen aus dem Operationsbereich, die wir als Trabekulektomievenen bezeichnen.

2. Massenabfluß über Lymphgefäße.

3. Absickern von Kammerwasser ins subkonjunktivale Gewebe und diffuse Aufnahme in Venen oder Lymphgefäße.

4. Abfluß über normale, funktionstüchtig gebliebene Kammerwasservenen.

Im überwiegenden Teil der Fälle liegt eine Kombination dieser verschiedenen Abflußmechanismen vor (Remky, 1975). Die folgende Arbeit befaßt sich mit dem Zusammenhang zwischen dem Abflußmechanismus und dem gonioskopischen Bild.

Untersuchungsmaterial

Zur Auswertung gelangten die gonioskopischen Befunde von 134 Augen, die am 6. postoperativen Tag, etwa 6 Monate nach der Operation und schließlich ein bis 4 Jahre (durchschnittlich 21 Monate) nach dem Eingriff untersucht wurden.

Ergebnisse

Die erste postoperative Kontrolle zeigte, daß es so gut wie immer gelungen war, ein durchschnittlich 2 mal 1 mm großes Gewebsstück mit Einschluß des Schlemm'schen Kanals zu excidieren. Der korneale Schnitt lag etwas vor der Schwalbeschen Linie, der sklerale Schnitt ging durch den Skleralsporn. Der Ziliarkörper wurde dabei nicht freigelegt. Zwischen Skleradeckel und hinterer Schnittkante war ein schmaler offener Spalt sichtbar. Häufig kam es im Laufe der Untersuchung zu Blutungen aus kleinen Gefäßen, welche wir wegen ihres Aussehens in der Folge als Blutpunkte bezeichnen. Sie lagen im Bereiche des Skleradeckels oder der hinteren oder der seitlichen Schnittkanten. In keinem Fall wurde eine Blutung aus dem Schlemm'schen Kanal in die Vorderkammer beobachtet.

Die Untersuchungen nach 6 Monaten und anläßlich der Einberufung ein bis vier Jahre nach der Operation zeigten, daß sich die Trabekulektomieöffnung kaum geändert hatte. Nur in 13% der Fälle zogen dünne Gewebssegel spinnenwebenartig über das Operationsgebiet. Manchmal waren die Schnittkanten narbig abgeflacht. Dies wurde immer dann beobachtet, wenn das excidierte Gewebsstück dünn war. Damit war in einigen Fällen auch eine schlechte Druckregulation verbunden. Es ist daher empfehlenswert, die Ausschneidung in mindestens ein Drittel der Skleradicke vorzunehmen. In 26% der Fälle kam es zur Ausbildung zipfeliger Irissynechien im Bereiche der seitlichen Schnittkanten.

Der Spalt zwischen der hinteren Schnittkante und dem Skleradeckel war in 65% der Fälle entweder in der gesamten Länge oder zumindest in einem Teilabschnitt offen. In 8% bestand nur noch eine winzige Lücke und in 6% erschien der Spalt gonioskopisch verschlossen. In diesen Augen wurde auch bei der Fluoreszeinfüllung der Vorderkammer kein oder nur ein geringer subkonjuktivaler Kammerwasseraustritt festgestellt. Bei 21% war eine Beurteilung der Spaltöffnung aus verschiedenen Gründen nicht sicher möglich. Zwischen der Ausdehnung des offenen Spaltens und der Fistulation oder dem Sickerkissentyp konnte kein gesicherter Zusammenhang gefunden werden.

Die bereits bei der ersten postoperativen Untersuchung sichtbaren Blutgefäße wurden in 51,1% der Fälle gefunden. Durch den mit dem Gonioskop ausgeübten Druck konnte in den meisten Fällen eine Blutung aus diesen Gefäßen in die Vorderkammer hervorgerufen werden. Laufende Kontrollen in einzelnen Fällen zeigten, daß sich die Lokalisation sowie das Aussehen dieser Gefäße über Jahre kaum änderten. Auch mit der Dauer der Nachbeobachtungszeit änderte sich die Zahl der Blutpunkte nicht. So wurden bei den Augen mit der längsten Beobachtungszeit etwa der gleiche Prozentsatz von Blutpunkten gefunden wie etwa in den Augen mit der kürzesten Nachbeobachtungszeit.

Diskussion

Es liegt nahe, diese innen sichtbaren Blutpunkte mit den fluoreszenzangiographisch nachgewiesenen Trabekulektomievenen in Zusammenhang zu bringen. Die Auswertung unserer gonioskopischen Befunde ergab nun, daß bei Vorhandensein von Blutpunkten in 66% der Fälle Trabekulektomievenen nachweisbar waren, bei Fehlen der Blutpunkte dagegen in 54% der Fälle. Die Ursache dafür könnte darin liegen, daß der Anschluß der Vorderkammer an das episklerale Venennetz auch im nicht sichtbaren Teil des intrasklaralen Spaltraumes erfolgen kann. Hinsichtlich der Druckregulation sind Blutpunkte weder ein günstiges Zeichen noch ein ungünstiges, da sie auch bei schlecht oder nicht regulierten Augen gefunden wurden.

Obwohl in praktisch allen Fällen bei der Operation der Schlemm'sche Kanal durchschnitten wurde, konnte nur in 3 Augen eine Blutung aus dem Schlemm'schen Kanal beobachtet werden. Unsere Beobachtungen decken sich dabei weitgehend mit den Untersuchungsergebnissen anderer Autoren (Watson, 1970; Remky, 1975). In zwei dieser Fälle wurde eine Vorderkammerfüllung mit Fluoreszein vorgenommen. Dabei konnten in der Umgebung des Operationsfeldes keine normalen Kammerwasservenen dargestellt werden. Somit war in diesen Fällen wohl der Weg von den episkleralen Venen über den Schlemm'schen Kanal zur Vorderkammer offen, ein Abfluß in umgekehrter Richtung war aber nicht möglich. Dagegen konnten wir in zahlreichen Fällen eine Füllung des Schlemm'schen Kanals bis zu den Schnittenden beobachten ohne daß es gelang, das Blut in die Vorderkammer zu drücken.

Unsere gonioskopischen Befunde zeigen, daß in den meisten Fällen keine Vernarbung des intrasklaralen Spaltraumes eintritt, und die intrasklaralen Gefäße im Operationsgebiet jahrelang geöffnet bleiben, während sich der Schlemm'sche Kanal in der Regel verschließt. Das Vorhandensein und die Anzahl der Blutpunkte erlauben aber im Einzelfall keinen zuverlässigen Schluß auf die Druckregulation und den Wirkungsmechanismus des Eingriffes.

Literatur

Benedikt, O., Bartl, G., Hiti, H.: Untersuchungen zur Wirkungsweise der Trabekulektomie. Vortrag auf der Tagung Bayerischer Augenärzte, München 19.–20. 10. 1974. – Cairns, J. E.: Trabeculectomy. Preliminary report of a new method. Americ. J. Ophthal. 66, 673–679 (1968). – Remky, H.: A propos de quelques facteurs d'efficacite de la Trabeculectomie. Vortrag auf der Tagung der Soc. Francaise d'Ophth. am 4. 5. 1975. – Watson, P.: Trabeculectomy, a modified ab externo technique. Ann. Ophthal. 2, 199–205 (1970).

Trabekulektomie bei Winkelblockglaukom
Indikation, Ergebnisse und Wirkungsweise

O. Benedikt, H. Hiti, G. Bartl (Universitäts-Augenklinik Graz,
Vorstand o. Univ. Prof. Dr. H. Hofmann)

Mit der Diagnose eines Winkelblockglaukoms ist in der Regel auch die Anzeige zu einem
operativen Eingriff gegeben. Eine kleine periphere Iridektomie entspricht wohl am ehesten
dem Grundsatz des nihil nocere und reicht nach unseren Erfahrungen (Benedikt u. Mitarb.,
1973) in der Mehrzahl der Fälle aus um eine dauerhafte Druckregulierung zu erzielen. Da
diese Operation aber nur einen Faktor im Pathomechanismus des Winkelblockglaukoms, den
Pupillarblock ausschaltet, ist die Unversehrtheit der natürlichen Abflußwege eine wesentliche
Voraussetzung für ihre Wirksamkeit. Bestehen funktionelle oder morphologische Veränderungen, die auf irreversible Schäden im Bereich des Trabekulum corneosclerale hinweisen,
oder erkennt man am anatomischen Bau der vorderen Augenabschnitte, daß einem Pupillarblock nur eine geringe pathogenetische Bedeutung zukommt, wird man sich meist zu einem
fistelbildenden Eingriff entschließen.

Im einzelnen gelten dazu für uns folgende Indikationen:

1. Der Plateauiristyp (Becker und Shaffer). Ein relativer Pupillarblock spielt hier eine untergeordnete und im Einzelfall schwer abzuschätzende Rolle im Pathomechanismus des Kam-
merwinkelverschlusses.

2. Die Unmöglichkeit einer medikamentösen Druckregulation vor der Operation.

3. Die Synechierung von mehr als der Hälfte der Kammerbucht nach einem Glaukomanfall,
unabhängig davon, ob die Tension medikamentös zu normalisieren ist oder nicht.

4. Die Mehrzahl der sogenannten chronischen Winkelblockglaukome, vor allem jene Fälle die
auch nach weitgehender Öffnung des Kammerwinkels einen pathologischen Abflußwiderstand aufweisen, ferner Augen mit einer erheblichen entzündlichen Komponente und
schließlich Fälle die Lowe (1966) anschaulich als creeping angle- closure glaucoma bezeichnet
hat.

Seit 1971 führen wir bei diesen Indikationen stets eine Trabekulektomie durch. Über die Ergebnisse soll anhand eines Krankengutes unserer Klinik aus den Jahren 1971 bis 1973 berichtet werden.

Patientenmaterial und Ergebnisse

In dem erwähnten Zeitraum wurden 47 Augen (41 Patienten, 31♀ 10 ♂) mit einem primären
Winkelblockglaukom (19 x akutes Winkelblockglaukom und 28 x chronisches Winkelblockglaukom) trabekulektomiert. Das Durchschnittsalter der Patienten betrug 70,5 Jahre (jüngster Patient 55, ältester Patient 84 Jahre). 36 Augen konnten 1975 nachuntersucht werden
(durchschnittliche Nachbeobachtungszeit 26,8 Monate).

Druckregulation

Die Ergebnisse sind in Tabelle 1 zusammengefaßt. Sie sind besser als bei den Fällen mit
Glaucoma simplex und Glaucoma sec. mit offenem Kammerwinkel (Hiti und Mitarb., 1975).
Die Tension der regulierten Augen lag in einem physiologischen Druckbereich. Das geht sowohl aus dem durchschnittlichen Druck in der Höhe von 16,2 mm Hg hervor als auch aus
der Tatsache, daß der niedrigste Wert 10 mm Hg betrug. Bei dem nicht regulierten Auge war

Tabelle 1

Augen	ohne Therapie	mit Therapie	Gesamt
reguliert	28 (77,8%)	5 (13,8%)	33 (91,6%)
grenzwertig	1 (2,8%)	1 (2,8%)	2 (5,6%)
nicht reguliert	1 (2,8%		1 (2,8%)

Reguliert < 21 mm Hg, grenzwertig 21–24 mm Hg, nicht reguliert > 24 mm Hg

die Funktion bereits präoperativ auf Lichtempfindung mit unsicherer Projektion herabgesetzt. Es wurde kein weiterer operativer Eingriff durchgeführt, da die Patientin postoperativ bei einem um 30 mm Hg schwankenden Druck beschwerdefrei war.

Postoperativer Verlauf

Unmittelbare postoperative Komplikationen waren auffallend selten. In 2 Augen kam es zu einem 8 bzw. 9 Tage andauerndem Verlust der Vorderkammer, in 3 Augen zu einem kleinen Hyphäma und einmal kam es zu einer malignen Reaktion, die durch konservative Maßnahmen und eine Kryokoagulation des Ziliarkörpers erfolgreich behandelt wurde. Bei der Entlassung am 5. bis 7. Tag nach der Operation lag die Tension in der Mehrzahl der Fälle über 10 mm Hg (im Durchschnitt bei 12,6 mm Hg).

Wirkungsweise

Sickerkissen: In 15 Augen konnte auch nach einer digitalen Bulbusmassage kein Sickerkissen gefunden werden. 13 mal war das Sickerkissen so flach, daß eine sichere Entscheidung nicht getroffen werden konnte. 4 mal bestand ein flaches voll vaskularisiertes Sickerkissen, und in 4 Augen waren avaskuläre Bezirke im Bereich des Sickerkissens vorhanden.

Wasservenen: Anläßlich der Nachuntersuchung konnte man in nahezu allen Fällen an der Spaltlampe an beliebiger Stelle des Limbusumfanges eine oder mehrere Wasservenen beobachten.

Tonographie: Diese wurde mit einem Elektrotonometer der Firma Schwarzer bei 21 Augen durchgeführt. Die individuellen C-Werte lagen zwischen 0,12 und 0,36, der Durchschnittswert betrug 0,20. Das spricht dafür, daß die Druckregulation durch einen druckabhängigen Abflußmechanismus erzielt wurde.

Füllung der Vorderkammer mit Fluoreszein: In 18 Fällen wurde eine Füllung der Vorderkammer mit 0,2%igem Fluoreszein vorgenommen um die Abflußwege des Kammerwassers genau zu verfolgen. In 15 Augen wurden 1–6 normale Wasservenen gefunden. Ihre durchschnittliche Anzahl betrug 2,9 und war damit niedriger als in normalen Augen wo wir 4,6 Wasservenen gefunden hatten (Benedikt). In 9 Fällen war die Fistel praktisch verschlossen und der größte Teil des Kammerwassers floß über normale Wasservenen ab. 6 mal war in erster Linie ein Massenabfluß über Lymphgefäße oder neuangeschlossene Venen (Trabekulektomievenen) nachweisbar und 3 mal dominierte ein Abstrom von Kammerwasser in das subkonjunktivale Gewebe. Damit liegen hier grundsätzlich andere Verhältnisse vor als bei den herkömmlichen fistelbildenden Operationen, wo normale Wasservenen nur äußerst selten gefunden werden und auch andere Verhältnisse als nach einer Trabekulektomie bei Glaukom mit offenem Kammerwinkel, wo normale Wasservenen nur eine geringe Bedeutung für den gesamten Kammerwasserabfluß besitzen.

Diskussion

Unsere Untersuchungen zur Wirkungsweise der Trabekulektomie bei Winkelblockglaukom zeigten, daß es in der Hälfte aller Augen zu einer Vernarbung der Operationsöffnung kam und eine periphere Iridektomie für die Druckregulierung genügt hätte.

Wie ist nun die Tatsache zu erklären, daß davon vor allem Fälle mit intakten Abflußwegen betroffen wurden? Die Trabekulektomie führt bei entsprechender Operationstechnik (Benedikt, 1975) nach kurzer Zeit zu physiologischen i.o. Druckwerten. So betrug die Tension von 254 nachuntersuchten Augen unseres Krankengutes am 3. postoperativen Tag durchschnittlich 14,2 mm Hg. Daher kann Kammerwasser bereits unmittelbar nach dem Eingriff über die natürlichen Abflußwege abströmen. Das bedeutet, daß über die operativ gesetzte Öffnung nur ein Teil des produzierten Kammerwassers abfließen wird. Der prozentuelle Anteil an der Gesamtmenge wird dabei in einem direkten Verhältnis zum Widerstand im System des Schlemm'schen Kanals stehen. Da eine Fistel nur bei einer ständigen Durchströmung mit Kammerwasser offengehalten wird, besteht bei einem normalen Widerstand im trabekulären System eine Tendenz zur Vernarbung, bei pathologisch veränderten Abflußwegen dagegen eine Tendenz zur Ausbildung einer dauerhaften Filternarbe.

Bei den fistelbildenden Eingriffen alten Typs liegen andere Verhältnisse vor. Die Operation führt in vielen Fällen zu einer länger dauernden Hypotonie. Das gesamte Kammerwasser muß daher über die Operationsöffnung abfließen. Dazu wird es nicht wie bei der Trabekulektomie durch ein Skleraläppchen verteilt, sondern tritt an umschriebener Stelle in das subkonjunktivale Gewebe aus und seine das Kollagen schädigende Wirkung (Teng und Mitarb., 1960) kann sich voll entfalten. Bei einer länger anhaltenden Nichtdurchströmung des Trabekulum corneosclerale kommt es nach unseren Untersuchungen (Benedikt) zu funktionellen und wahrscheinlich auch morphologischen Veränderungen, die zu einer Widerstandserhöhung im natürlichen Abflußsystem führen. Daher wird das gesamte Kammerwasser auch in jenen Fällen durch die Operationsfistel abströmen, die einige Zeit nach der Operation wieder normale Druckwerte erreichen und die vor der Operation unversehrte Abflußwege besaßen. In vielen Augen wird sich unter diesen Umständen ein unerwünschtes, avaskulares Filtrationskissen ausbilden.

Aus diesen Gründen, aber auch wegen der guten Ergebnisse bezüglich der Druckregulation und wegen des komplikationslosen postoperativen Verlaufes halten wir die Trabekulektomie in allen jenen Fällen, wo man sich nicht zu einer peripheren Iridektomie entscheiden kann für die beste derzeit verfügbare Operationsmethode bei Winkelblockglaukom. Die Anzeige zu einer Iridektomie sollte aber nicht zu eng gestellt werden, da die zur Selbstheilung führenden Mechanismen sicher nicht in allen Augen wirksam werden, die einer unnötigen fistelbildenden Operation mit Skleradeckel unterzogen wurden.

Literatur

Becker, Shaffer: Diagnosis and therapy of the glaucoma. Second ed. Saint Louis: C. v. Mosby Company 1965. – Benedikt, O., Dirisamer, F., Ritzinger, I.: Ergebnisse einer peripheren Iridektomie nach primärem akutem Winkelblockglaukom. Klin. Mbl. Augenheilk. 163, 435–441 (1973). – Benedikt, O.: Die Darstellung des Kammerwasserabflusses normaler und glaukomkranker menschlicher Augen durch Füllung der Vorderkammer mit Fluoreszein. Albr. v. Graefes Arch. klin. exp. Ophthal. (In Vorbereitung). – Hiti, H., Benedikt, O., Bartel, G.: Die Ergebnisse der Trabekulektomie bei primären und sekundären Glaukomen. Vortrag 17. Tg. Österr. Ophthal. Ges. 29.–30.5.1975 Innsbruck. – Lowe, R.F.: The natural history and principles of treatment of primary angle-closure glaucoma. Amer. J. Ophthal. 61, 642–651 (1966). – Teng, C.C., Chi, H.H., Katzin, H.M.: Aqueous degenerative effect and the protectiv role of endothelium in eye pathology. Amer. J. Ophthal. 50, 365–375 (1960).

Aussprache

Herr Fechner:

Vor nicht allzulanger Zeit wurde aus der Grazer Klinik eine Statistik über die periphere Iridenkleisis veröffentlicht. Dieser Bericht war so positiv, daß ich ganz überrascht bin, daß die Grazer Klinik das Bedürfnis empfunden hat, ihre Technik so grundlegend zu ändern. – Aus welchen Gründen haben Sie die Trabekulektomie eingeführt?

Herr Harms:

Wie wurde das Fluorescein in die Vorderkammer appliziert? Ist es nach der Trabeculectomie die Regel, daß eine geringe entzündliche Reaktion im Kammerwasser entsteht? Ist die Neubildung von Kammerwasservenen als sicher anzusehen?

Herr Sautter:

Die Bezeichnung „chronisches Winkelblock-Glaukom" erscheint mir unkorrekt, da hiermit offenbar zwei grundsätzlich verschiedene Situationen gemeint sind: Ist beim primären Winkelblock nach einer Iridektomie die Tension noch hoch, so kann zweierlei vorliegen, nämlich entweder ein sekundärer Winkelblock, weil der Anfall zu lange bestanden und darum zu Kammerwinkelverlegungen geführt hat, – oder aber ein primäres Offenwinkelglaukom, auf das sich der Anfall aufgepfropft hat. Letzteres wäre dann ein chronisch-congestives Glaukom. In diesen Fällen könnte bei vorsichtiger Indikationsstellung als zweiter Eingriff eine Sickerkissenbildung in Frage kommen. Ich mache hierbei allerdings lieber – ggf. schon von vornherein – eine Trabeculotomie mit Iridektomie. Beim sekundären Winkelblock nach primärem Glaukomanfall jedoch ist bei Vornahme eines filtrierenden Eingriffes die Gefahr des Abgleitens in ein malignes Glaukom besonders groß. Tatsächlich hat der Vortragende dieses offenbar auch erlebt. Ein postoperatives malignes Glaukom resultiert aber eigentlich immer aus einer dem speziellen Krankheitsbild nicht adäquaten Indikationsstellung.

Herr Benedikt (Schlußwort):

Zu Herrn Fechner:
Wir haben 1973 (Klin. Mbl. Augenhlk. 162, 590) über gute Erfolge mit einer peripheren Iridenkleisis berichtet, bevorzugen aber derzeit die Trabekulektomie aus folgenden Gründen: Die Pupille bleibt rund, die Komplikationen in der frühen postoperativen Phase sind seltener und es kommt nur gelegentlich zur Ausbildung eines avaskularen Sickerkissens.

Zu Herrn Harms:
Die Füllung der Vorderkammer mit 0,2%igem Fluorescein wurde bisher bei über 200 operierten Glaukomaugen durchgeführt. Komplikationen waren selten und vorübergehend. In zahlreichen Fällen wurden diese Untersuchungen vor der Operation und nach der Operation vorgenommen und in einigen Augen auch postoperative Verlaufskontrollen durchgeführt. Aufgrund dieser Untersuchungen, ferner wegen der Verteilung der Wasservenen in der Limbuszirkumferenz und wegen des besonderen Aussehens der sogenannten Trabekulektomievenen sind wir sicher, daß es sich um neugebildete, bzw. neu angeschlossene Wasservenen handelt, die ebenso wie direkt angeschlossene Lymphgefäße Kammerwasser von der Operationsstelle abführen können.

Die Nachuntersuchung der bei einem primären Winkelblockglaukom operierten Augen zeigte, daß man von der praeoperativen Drucksituation nicht ohne weiteres auf den Zustand des natürlichen Abflußsystems schließen kann, d.h. es fanden sich auch unter den Augen, die praeoperativ niemals normale Druckwerte erreichten, solche, deren Fistel vernarbte und die durch das Funktionieren der natürlichen Abflußwege gut druckreguliert waren.

Zu Herrn Sautter:
Unser Vortrag bezieht sich auf die Ergebnisse bei den primären Winkelblockglaukomen. Unter der Diagnose eines sogenannten chronischen Winkelblockglaukoms sind sicher eine Reihe pathogenetisch verschiedenartiger Glaukome zusammengefaßt und es ist in einem fortgeschrittenen Stadium oft nicht einfach zu entscheiden, ob ein primäres oder sekundäres Winkelblockglaukom vorliegt. Daher führen wir bei den meisten chronischen Winkelblockglaukomen eine Trabekulektomie durch, wobei es zur Vermeidung einer malignen Reaktion genügt, das Läppchen so dicht zu verschließen, daß unmittelbar postoperativ normale Druckwerte erreicht werden. Ein wasserdichter Verschluß im strengen Sinne ist dagegen nach unseren Erfahrungen nicht nötig.

Die Wirkung von Sympathikolytika auf den intraokularen Druck beim Kaninchenauge

Günter K. Krieglstein (Universitäts-Augenklinik Würzburg,
Dir. Prof. Dr. Dr. h.c. W. Leydhecker)

Sympatholytika, welche das postganglionäre adrenerge Neuron durch eine Aufhebung seines Speichervermögens für Noradrenalin blockieren, können den intraokularen Druck in zweifacher Hinsicht beeinflussen:

1. durch eine initiale sympathomimetische Wirkung im akuten Versuch

2. durch eine Sensibilisierung der Effektorzellen auf exogene Catecholamine im chronischen Versuch. Die Sympatholytika Guanethidin, Bethanidin und Bretylium reduzieren die Freisetzung von Noradrenalin aus den adrenergen Neuren bei unterschiedlich starker Entleerung der endogenen Catecholaminspeicher. Die Wirkungen von Guanethidin auf den intraokularen Druck und die Kammerwasserdynamik am Kaninchenauge und am menschlichen Auge wurden mehrfach untersucht und beschrieben. Bethanidin steht dem Guanethidin in chemischer Struktur und Wirkungsmechanismus nahe, führt jedoch zu einer stärkeren Blockierung des adrenergen Neurons, zeigt einen rascheren Wirkungseintritt und eine kürzere Wirkungsdauer. In diese Substanzgruppe gehört auch das Bretylium, das am sympathischen Neuron vergleichbare Effekte zeigt, daneben aber auch cholinerge Wirkung hat. Diese von dem Guanethidin unterschiedlichen pharmakologischen Eigenschaften ließen das Bethanidin und das Bretylium für den Tierversuch als interessante Testsubstanzen erscheinen.

Es wurden Neuseeland-Albinokaninchen beiderlei Geschlechts mit 3—4 kg Körpergewicht untersucht. Bethanidinsulfat und Bretyliumtosylat wurden in physiologischer Kochsalzlösung jeweils vor Versuchsbeginn gelöst. Der Augeninnendruck der Kaninchen wurde mit dem Pneumotonometer nach Langham bei Lokalanästhesie mit einem Tropfen 0,5 % Proxymetacainchlorid gemessen. Es wurden am wachen, nicht immobilisierten Versuchstier Tonogramme von ca. 10—15 sec. Dauer aufgezeichnet. Das Tonometer wurde täglich gegen eine standardisierte, elastische Membran kalibriert. Nur die rechten Augen der Tiere wurden mit Wirksubstanz behandelt, die linken Augen dienten als Kontrollgruppe. Die statistische Unterscheidung zwischen behandelten und unbehandelten Augen erfolgte mit dem Student-Test.

Nach der lokalen Applikation von einem Tropfen von 0,5 %, 1 % und 2 % Bethanidinsulfatlösung zeigte sich ein Abfall des Augeninnendruckes innerhalb einer Stunde. Die 5 %ige Lösung zeigte einen verzögerten Effekt. Das Maximum der Drucksenkung war in der Regel nach 3 Stunden erreicht. Nach 24 Stunden war bei allen Konzentrationen ein statistisch signifikanter Effekt nicht mehr zu beobachten. Bei der 1 %igen und 2 %igen Lösung fiel der Augendruck bei den unbehandelten Kontrollaugen ebenfalls signifikant ab, erreichte jedoch schneller als die behandelten Augen das Kontrollniveau zum Zeitpunkt Null. Legt man den Effekt 6 Stunden nach Behandlung zugrunde, so betrug die mittlere Drucksenkung mit der 0,5 %igen Lösung 2,6 mm Hg, mit der 1 %igen Lösung 4,8 mm Hg, mit der 2 %igen Lösung 7,9 mm Hg und mit der 5 %igen Lösung 5,2 mm Hg. Der Effekt bei der Kontrollgruppe war bei der 2 %igen Lösung mit 3 mm Hg am stärksten. Die lokale Applikation von 0,5 % Bretyliumtosylat zeigte keinen statistisch sicherbaren Effekt. Mit der 1 % Konzentration kam es nach 6 Stunden zu einem Druckabfall von 2,5 mm Hg. Der Wirkungsverlauf der 2 %, 5 % und 10 % Konzentration war qualitativ und quantitativ ähnlich der 1 % Konzentration. Die lokale Applikation der 2 % Bretyliumtosylat-Lösung nach Abrasio des Hornhautepithels zur besseren Permeation der Substanz führte nicht zu einer ausgeprägteren Drucksenkung. Die Effekte nach lokaler Applikation von Bretyliumtosylat waren nach 24 Stunden nicht mehr nachweis-

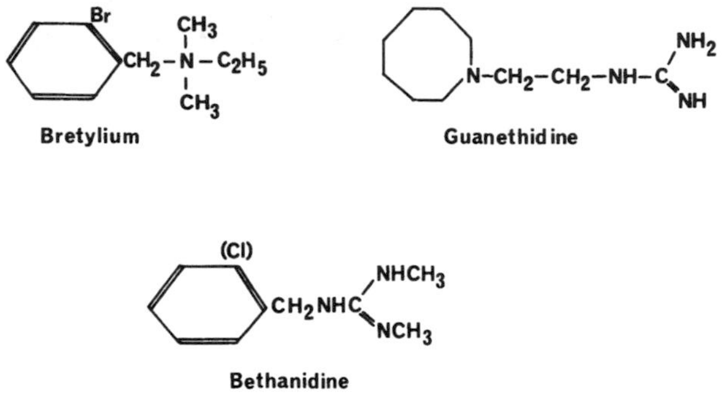

Br
CH₃
CH₂–N–C₂H₅
CH₃

Bretylium

N–CH₂–CH₂–NH–C(NH₂)=NH

Guanethidine

(Cl)
CH₂NHC(=NCH₃)NHCH₃

Bethanidine

Abb. 1. Chemische Strukturformeln von drei verwandten Sympathikolytika, welche die Catecholaminspeicherung in der postganglionären, sympathischen Nervenfaser beeinflussen

bar. Die intravitreale Injektion von 200 μg Bretyliumtosylat bewirkte bereits 3 Stunden danach eine signifikante Drucksenkung, welche über 72 Stunden anhielt. Nach 48 Stunden war ein Augendruckabfall bei den Kontrollaugen festzustellen, welche eine gleichvolumige Injektion von Kochsalzlösung intravitreal erhielten.

Die Ergebnisse zeigen, daß die Blockierung des postganglionären adrenergen Neurons am vorderen Augensegment durch die lokale Applikation von Bethanidin oder Bretylium zu einer Senkung des Augeninnendruckes am behandelten Auge und unter bestimmten Voraussetzungen auch zu einer Senkung des Augendruckes am Nachbarauge führt. Hierbei erwies sich Bethanidin als die wirksamere Substanz. Die Reaktion der Kontrollaugen läßt einen systemischen drucksenkenden Mechanismus vermuten, welcher einen lokalen Effekt überlagert. Eine ähnlich komplexe Wirkung ist auch vom Guanethidin am Kaninchenauge bekannt. Nachdem diese Substanzen stark blutdrucksenkende Wirkungen zeigen, könnte die Permeation der lokal applizierten Wirksubstanz in den großen Kreislauf zu den entsprechenden kardiovaskulären Veränderungen und damit zur Drucksenkung an den unbehandelten Augen führen. In dieser Hinsicht verdient die Absorption der Substanz in den abführenden Tränenwegen besonderer Beachtung. Die subcutane Injektion von Guanethidin beim Kaninchen in einer Menge, welche erhebliche kardiovaskuläre Veränderungen bewirkt, läßt auch den Augeninnendruck abfallen. Der lokale Effekt von Bretylium und Bethanidin am Auge ist durch die initiale Freisetzung von Noradrenalin aus den Neuren der vorderen Augenstrukturen erklärbar, wodurch eine Stimulation der alpha-Rezeptoren im Trabekelsystem und damit eine größere Abflußleichtigkeit erreicht wird.

Die Bedeutung dieser Ergebnisse für die konservative Glaukomtherapie ist begrenzt, da die Kreislaufnebenwirkungen ein zu großes Risiko der Senkung des Perfusionsdruckes im Kapillargebiet der Papille darstellen. Dies gilt jedoch nur für den Wirkungsmechanismus im akuten Versuch, wie er hier dargelegt wurde. Die chemische Sympathektomie mit nur geringen Mengen an Wirksubstanz, welche keine systemischen Nebenwirkungen haben und die Rezeptoren der Abflußstrukturen auf exogene Catecholamine sensibilisieren, bedarf noch weiterer Untersuchungen und könnte neue Möglichkeiten der Glaukomtherapie aufzeigen.

Zusammenfassung

Die Wirkung von Bethanidinsulfat und Bretyliumtosylat auf den intraokularen Druck beim wachen Albino-Kaninchen wurde mit verschiedenen Wirkstoffkonzentrationen untersucht. Sowohl Bethanidin wie Bretylium führten zu einer Senkung des Augeninnendruckes, welche

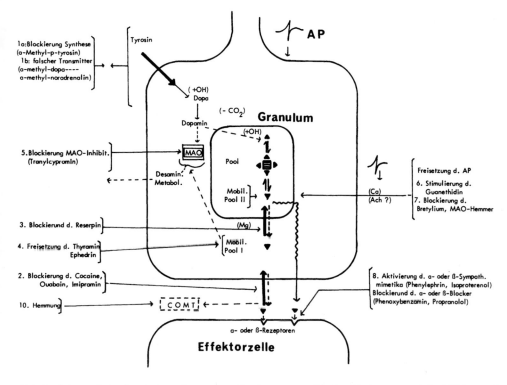

Abb. 2. Schematische Darstellung des postganglionären, sympathischen Endorgans und der Effektorzelle, sowie der pharmakologischen Möglichkeiten die adrenerge Reizübertragung zu beeinflussen (nach Goodman, L. S. und Gilman, A.: The pharmacological basis of therapeutics, 4th ed. London: MacMillan 1970)

jedoch bei Bethanidin ausgeprägter war und rascher auftrat als bei Bretylium. Die Ergebnisse zeigen, daß neben einer lokalen drucksenkenden Wirkung auch ein systemischer Effekt beteiligt ist. Die Wirkungsmechanismen werden diskutiert und deren Beziehung zur konservativen Glaukomtherapie dargelegt.

Literatur

Bacaner, M.: Bretylium tosylate for suppression of induced ventricular fibrillation. Amer. J. Cardiol. **17**, 528 (1966). – Goodman, L. S., Gilman, A.: The pharmacological basis of therapeutics. 4 th ed. London: MacMillan 1970. – Green, A. F., Robson, R. D.: Comparison of the effects of bretylium, guanethidine and bethanidine on smooth muscle responses to different rates of sympathetic nerve stimulation. Brit. J. Pharmacol. **22**, 349 (1964). – Hendley, E. D., Eakins, K. E.: The mechanism of action of guanethidine on aqueous humor dynamics. J. Pharmacol. exp. Ther. **150**, 393 (1965). – Holland, M. G., Wei, C. P.: Chemical sympathectomy in glaucoma therapy: an investigation of alpha and beta adrenergic supersensitivity. Ann. Ophthalmol. **5**, 633 (1973). – Kitazawa, Y., Horie, T.: Denervation supersensitivity induced by chemical sympathektomy with 6-hydroxydopamine. Jap. J. Ophthalmol. **18**, 109 (1974). – Kitazawa, Y., Nose, H., Horie, T.: Chemical sympathektomy with 6-hydroxydopamine in the treatment of primary open-angle glaucoma. Amer. J. Ophthal. **79**, 98 (1975). – Lamble, J. W.: The effect of topically applied guanethidine sulphate on pupil and tension responses of the rabbit eye to (–)-adrenaline bitartrate. Exp. Eye Res. **19**, 79 (1974). – Langham, M. E., Taylor, C. B.: The influence of prae- and postganglionic section of the cervical sympathetic on the intraocular pressure of rabbits and cats. J. Physiol. **152**, 437 (1960). – Maxwell, R. A.: Concerning the mode of action of guanethidine and some derivatives in augmenting the vasomotor action of adrenergic amines in vascular tissues of the rabbit.

J. Pharmacol. exp. Ther. **148**, 320 (1965). – Oosterhuis, J. A.: Guanethidine (Ismelin) in ophthalmology. Arch. Ophthal. **67**, 76 (1962). – Roth, J. A.: Guanethidine and adrenaline used in combination in chronic simple glaucoma. Brit. J. Ophthal. **57**, 507 (1973). – Takase, M.: Supersensitivity of outflow facility of epinephrine in open angle glaucoma treated with guanethidine. Acta Soc. Ophthal. Jap. **74**, 75 (1970).

Aussprache

Herr Harms:

Ist die Wirkung verschieden starker Prozentsätze an demselben Tier-Auge geprüft worden?

Herr Genée:

Ich möchte Herrn Krieglstein fragen, mit welcher Methode er den intraocularen Druck gemessen hat?

Herr Krieglstein

Zu Herrn Genée:

Es wurde mit dem Pneumotonometer nach Langham gemessen. Die Kalibrierung erfolgte im open und closed stop-cock-Verfahren. Die Kalibrierung wurde manometrisch an jedem Versuchstag überprüft.

Zu Herrn Harms:

Zwischen den einzelnen Konzentrationen der Testsubstanz an einer Versuchstiergruppe wurde eine Woche Abstand gehalten, um eine Überschneidung der Wirkungsbereiche zu vermeiden. Es ist unwahrscheinlich, daß sich über den kurzen Zeitraum eine Tachyphylaxie entwickelt. Das Phänomen, daß sich mit verschiedenen Konzentrationen von Bretyliumtosylat nur vergleichbare Effekte erzielen lassen, ist erklärt durch die geringe Permeabilität der Substanz durch die Cornea und durch reflektorische Verdünnung höherer Konzentrationen durch den Tränenfluß.

Erste Ergebnisse der direkten Ziliarkörperkauterisation (DZK)

P. Grote und H. Harms (Tübingen)

Eine Möglichkeit, den Augeninnendruck zu senken, ist die Einschränkung der Kammerwasserproduktion durch Verödung des Ziliarkörpers. Dies wird derzeit in der Regel nur als ultima ratio angesehen. Das operative Prinzip der Ziliarkörper-Verödung enthält nun aber im Gegensatz zu allen anderen operativen drucksenkenden Verfahren die Möglichkeit, den Druck dosiert zu senken, indem man einen mehr oder weniger großen Teil des Ziliarkörpers verödet.

Die Frage der Dosierbarkeit ist u.W. bisher noch nicht systematisch untersucht worden. Die transskleralen Verfahren — die Zyklodiathermiepunktur nach Vogt (1936) und die retroziliare Oberflächendiathermie nach L. und R. Weekers (1945, 1952) — lassen eine Dosierbarkeit nicht erkennen.

Eine wesentliche Ursache dafür ist sicherlich die individuell sehr unterschiedliche Dicke der Sklera. Wie erheblich sie differiert, zeigt Abbildung 1. Dickenmessungen mit dem Stechzirkel ergaben Werte zwischen 0,4 und 1,2 mm. Wir möchten deshalb annehmen, daß es für eine Dosierung der Ziliarkörper-Verödung notwendig ist, die Sklera zu durchtrennen und direkt auf den Ziliarkörper einzuwirken.

Einige wenige Autoren haben bereits den Ziliarkörper direkt koaguliert. Thiel (1943) schob einen stromführenden Spatel zwischen Sklera und Ziliarkörper und bemühte sich, die hinteren langen Ziliararterien zu schonen. Schreck (1949) dagegen versuchte, diese Gefäße zu veröden und damit eine Ziliarkörperatrophie zu erreichen. Schulte (1950) versuchte das gleiche durch Unterbrechung des circulus arteriosus major.

Diese subskleralen Verfahren wurden u.W. nur vorübergehend angewendet und sind nicht unter dem Gesichtspunkt der Dosierbarkeit geprüft worden. Unsere Absicht ist, den Ziliarkörper unter Sicht in einem bestimmten Areal zu veröden und auf diese Weise die Dosierbarkeit zu untersuchen.

Als ersten Schritt haben wir, um einen Vergleich mit dem Verfahren der Zyklodiathermiepunktur zu ermöglichen, die Verödung auf den hinteren Rand des Ziliarkörpers beschränkt.

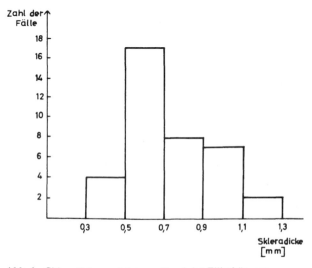

Abb. 1. Skleradicke am hinteren Rand des Ziliarkörpers

Unter dem Mikroskop läßt sich die Oberfläche des Ziliarkörpers in größerer Ausdehnung ohne nennenswerte Verletzungsgefahr freilegen. Da die Oberfläche des Ziliarkörpers sehr feucht ist, kann die Koagulation mit Diathermie weniger gut ausgeführt werden. Zur Ver- ödung hat sich uns der Glühkauter als besser geeignet erwiesen. Mit der Kauterisation läßt sich gut sichtbar eine geringe Schrumpfung und Austrocknung der Oberfläche des Ziliarkörpers erzielen. — Eine Drucksteigerung im eröffneten Auge entstand durch die Kauterisation nicht. Jedoch war in den meisten Fällen eine Punktion der Vorderkammer hilfreich, um einen gut adaptierten Skleraverschluß zu erhalten.

Als Komplikationen während der Operation beobachteten wir gelegentlich eine geringe Blu- tung aus einem oberflächlichen Ziliargefäß. Diese Blutung war durch Kauterisation zu stil- len. — Gelegentlich kam es zu einer Dehiszenz bei dünnem Ziliarkörpergewebe, wodurch in zwei Fällen unbedeutend Glaskörperverlust entstand.

Der Eingriff wurde von allen Augen gut vertragen. Eine Woche nach direkter Ziliarkörper- kauterisation bestand in einem Drittel der Fälle eine gerine Chemosis. Vier Wochen post operationem waren alle Augen reizfrei.

In der beschriebenen Weise haben wir zunächst 45 Augen operiert; vorwiegend solche, deren Kammerwinkel zirkulär verschlossen war; in 5 Fällen bestand ein hämorrhagisches Glaukom. Die meisten Augen waren in ihrer Funktion wesentlich beeinträchtigt, z.T. erblindet.

In 30 Fällen wurde der Eingriff in zwei Quadranten über jeweils 1/8 der Zirkumferenz ausge- führt. Über diese Augen wird im folgenden näher berichtet.

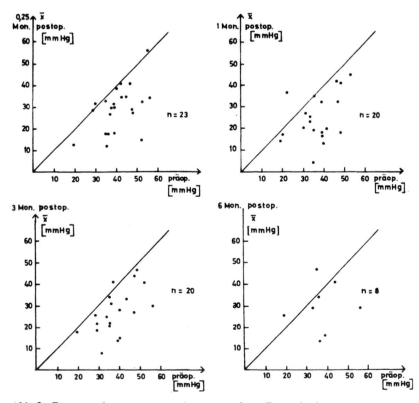

Abb. 2. Zusammenhang von prä- und postoperativem Tagesmittel

662

Für die Beurteilung des postoperativen Druckverhaltens wurde das arithmetische Mittel der Tageskurve zugrundegelegt. In Abbildung 2 sind die prä- und postoperativen Mittelwerte der nur einmal DZK-operierten Augen dargestellt. Die postoperative Beobachtungszeit reichte vom 7. Tag bis 6 Monate nach direkter Ziliarkörperkauterisation.

Die postoperativen Druckwerte liegen nahezu alle unterhalb der eingetragenen 45-Grad-Linie; diese Augen wurden durch den Eingriff im Druck gesenkt. Eine Normalisierung des Augeninnendruckes gelang allerdings nur in einem geringen Prozentsatz: normalisiert war nach einem Monat etwa die Hälfte der Augen, drei Monate post operationem waren es ca. 30%, nach 1/2 Jahr zwei von acht Augen.

Für verbindliche Aussagen, ob bzw. wie lange der Drucksenkungseffekt anhält, ist unser Kollektiv zu klein und nicht lange genug beobachtet. Aber aus dem folgenden Diagramm (Abb. 3) ist zu erkennen, daß der Druck offenbar nach einem Monat am niedrigsten ist und dann langsam anzusteigen scheint.

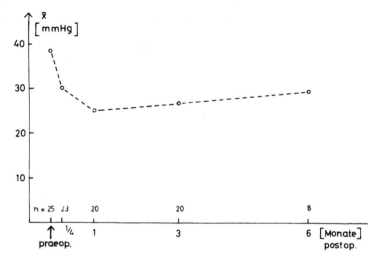

Abb. 3. Drucksenkungseffekt nach einer DZK

Weiterhin prüften wir, ob durch Wiederholung der direkten Ziliarkörperkauterisation eine weitere Drucksenkung erzielt werden kann. Bei einigen Augen wurde ein bis drei Monate nach der ersten direkten Ziliarkörperkauterisation eine zweite angeschlossen (Abb. 4). In

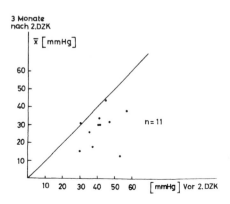

Abb. 4. Tagesmittel vor und nach der zweiten DZK

neun von elf Fällen konnte der Druck gesenkt, z.T. normalisiert werden. Eine Hypotonie oder Phthisis bulbi als Folge der direkten Ziliarkörperkauterisation haben wir in keinem dieser Fälle beobachtet.

Unsere Ergebnisse zeigen, daß mit der direkten Kauterisation des Ziliarkörpers (DZK) eine Senkung des Augeninnendruckes erreicht werden kann, doch ist sie geringer als dies nach der Zyklodiathermiepunktur berichtet wird. Wir schließen daraus, daß die von uns vorsichtig gewählte Ausdehnung der Kauterisation zu gering war. Allerdings hängt der Effekt keineswegs entscheidend von der präoperativen Druckhöhe ab, wie es Abbildung 2 gezeigt hatte. — Welche Faktoren dann Einfluß nehmen, muß deshalb noch genauer untersucht werden.

Von Bedeutung wird auch die genaue Lage des Verödungsbereichs im Ziliarkörper sein. Wir glauben nicht, daß die Beschränkung der Koagulation auf die hinteren langen Ziliararterien zu einer dosierten Drucksenkung führt, weil die Blutversorgung sich zweifellos wieder verbessern kann. Vielmehr ist eine Dosierbarkeit nur dann zu erwarten, wenn umgrenzte Areale des kammerwasserproduzierenden Ziliarepithels irreversibel verödet werden. Aus diesem Grund legen wir jetzt als zweiten Schritt die Verödungsbereiche in Höhe der pars plicata. — Weitere Modifikationen werden sicher nötig sein, um die Dosierbarkeit der direkten Ziliarkörperkauterisation systematisch studieren zu können.

Literatur

Schreck, E.: Ber. Dtsch. Ophthal. Ges. 54, 90–96 (1949). — Schreck, E.: Albrecht v. Graefes Arch. ophthal. 148, 95–141 (1949). — Schulte, D.: Klin. Mbl. Augenheilk. 116, 498–510 (1950). — Thiel, R.: Klin. Mbl. Augenheilk. 109, 744–766 (1943). — Vogt, A.: Klin. Mbl. Augenheilk. 97, 672–673 (1936). — Weekers, L.: Ophthalmologica 109, 212–226 (1945). — Weekers, R., Prijot, E.: Ophthalmologica 123, 365–373 (1952).

Aussprache

Herr Fanta:

Die Cyclodiathermiepunktur wurde seinerzeit von Vogt und später von Weekers deshalb als besondere Glaukomoperation angegeben, da man bei dieser Methode den Bulbus nicht eröffnen muß. Das ist bei Augen mit einem eingeschränkten Gesichtsfeld vorteilhaft. Bei diesen Augen kann man sonst nach bulbuseröffnenden Operationen einen Verfall des Restgesichtsfeldes beobachten. Bei der jetzt gezeigten Operation wurde zur diathermischen Koagulation des Ciliarkörpers der Bulbus eröffnet. Es wird deshalb angefragt, ob ein Gesichtsfeldverfall nach diesen Operationen beobachtet wurde, oder ob die Funktion gleich bleibt.

Herr Sautter:

Wir haben, ebenfalls aus dem Wunsche einer genaueren Dosierbarkeit heraus, in einer Reihe von Fällen direkte Eingriffe am Ziliarkörper durchgeführt. Ich habe auf der Berliner Tagung im Dezember vergangenen Jahres bereits kurz hierüber referiert. Demonstration eines Diapositivs von 2 Fallgruppen: In der einen wurde eine Ziliarkörper-Kauterisation und/oder -Koagulation (ZKK) vorgenommen. Es handelte sich um 3 aphake und 2 linsenhaltige Augen. Auch die diathermische Koagulation ist trotz des feuchten Milieus möglich, wenn man nach jedem Gewebskontakt die Kugelelektrode wieder säubert. In der anderen Gruppe — 4 Fälle — wurde eine Ziliarkörper-Excision (ZKE) vorgenommen. Dabei konnte 3 mal die Tension in den Normbereich hinein gesenkt werden (!), und nur ein Fall eines subakuten sekundären Offenwinkelglaukoms bei invertierter Siderosis bulbi blieb praktisch unbeeinflußt. In allen Fällen waren zahlreiche andere Operationen vorausgegangen. Der Eingriff erstreckte sich jeweils auf die Ausdehnung von 2 Stunden. Auch bei der ZKE läßt sich Glaskörperverlust vermeiden, wenn man vorher einen Flieringa-Ring aufnäht. Beachtlich und vielleicht überraschend ist, daß es in keinem Fall zu einer Phthisis bulbi gekommen war. Selbstverständlich sind weitere Beobachtungen und sicherlich auch Modifikationen nötig, wobei wir vielleicht den Schwerpunkt auf die ZK-Excision legen. Immerhin ist der erste Eindruck im Sinne einer ultima ratio ermutigend.

Herr Naumann:

Anstoß zu unserer eben skizzierten antiglaukomatösen partiellen Pars- plicata-Excision des Ciliarkörpers (Hamburg) hatten histologische Beobachtungen an Bulbi gegeben, die nach Diathermiekoagulation des Ciliarkörpers enukleiert werden mußten: 1. Die Platzierung der Herde ist ungenau. Die Applikationen liegen oft über der Parsplana, bzw. der peripheren Aderhaut. 2. Während die unerwünschte Skleranekrose ins Auge springt, läßt sich die Wirkung der Applikationen an den Ciliarzotten daraus nicht abschätzen.

Weiterhin: Da unserer Pars- plicata-Excision eine *direkte* Kauterisation bzw. Diathermiekoagulation vorausgeht, läßt sich ihr Effekt auf die Ciliarzotten wiederum histologisch studieren: Erstaunlicherweise ist die Wirkung durchaus unterschiedlich, manchmal erscheinen die Epithelien der Zotten unverändert. Eine verläßliche und dosierte Ausschaltung der Kammerwasserproduktionsstätten läßt sich in verzweifelten Formen von sekundärem Winkelblockglaukom nur durch eine chirurgische Excision erreichen.

Herr Thumm (Wien):

Es wird gefragt, in welchem anatomischen Bereich der DZK die Kauterlinie gelegt wird. Auf die Gefahrentwicklung einer Amotio wird hingewiesen.

Herr Wollensak:

Von einem amerikanischen Kollegen weiß ich, daß er bei einem haemorrhagischen Glaukom den Ciliarkörper mit dazugehöriger Iris um 180⊖ excidierte, ohne daß es zu einer Phthisis gekommen wäre! Der Druck soll sich auf normale Werte gesenkt haben.

Herr Harms:

Die Vornahme einer Ziliarkörperverödung gilt im allgemeinen als ultima ratio. Wenn wir versuchen, daraus einen dosierten Eingriff zu entwickeln, der vielleicht in Zukunft als primäre Operation bei Glaukomaugen mit guter Funktion angewendet werden soll, so haben wir eigentlich Widerspruch und Ablehnung erwartet. Die Hauptsorge bei einer Ziliarkörperverödung ist bekanntlich die Möglichkeit einer Phthisis. In diesem Zusammenhang ist es vielleicht für Sie interessant zu hören, daß Dannheim und Mitarbeiter bei einer epikritischen Zusammenstellung von 178 zyklodiathermischen Punktionen festgestellt haben, daß in den 10 Fällen, in denen eine Phthisis eingetreten ist, präoperativ nur eine Sehschärfe von weniger als 1/50 bestanden hat. Das scheint uns zu bedeuten, daß nur schwer geschädigte Glaukomaugen mit einer Phthisis auf die Ziliarkörperverödung reagieren. Das ermutigt uns, auf dem begonnenen Wege weiter zu schreiten.

Herr Grote (Tübingen):

Zu Herrn Prof. Fanta:

Mit der DZK versuchen wir, den Augeninnendruck *dosiert* zu senken. Eine wesentliche Voraussetzung ist es, die Sklera zu durchtrennen. Dies scheint für das Auge kein erhöhtes Risiko zu bedeuten, wenn der Eingriff unter dem Mikroskop ausgeführt wird.

In den Fällen, in denen das Gesichtsfeld geprüft werden konnte, war eine Verschlechterung nicht zu beobachten.

Zu Herrn Prof. Sautter:

Die von Ihnen im Dia demonstrierte Drucksenkung nach direkter Einwirkung von Diathermie auf den Ziliarkörper entspricht etwa dem drucksenkenden Effekt unserer DZK. Im Vergleich zur Excision eines Teils des Ziliarkörpers, womit Sie in 3 von 4 Fällen den Augeninnendruck normalisieren konnten, scheint uns die DZK der schonendere Eingriff zu sein.

Zu Herrn Thumm:

Wir legten bei der DZK die Kauterlinie nicht in Höhe der peripheren Netzhaut, sondern auf den Ziliarkörper. Eine Ablatio retinae entwickelte sich in keinem der Fälle.

Vergleich von Augeninnendruckmessungen mit verschiedenen Methoden im Tierversuch

E. Genée (Augenklinik der Universität Erlangen-Nürnberg, Dir. Prof. Dr. E. Schreck)

Verschiedene Versuche einer objektiven Messung des intraocularen Druckes waren bereits unternommen worden, als Albrecht v. Graefe 1862 das erste brauchbare Impressionstonometer entwickelte. In der Folgezeit erfuhr die Meßmethode Verbesserung und wird heute meist nach dem von Schiötz angegebenen Verfahren durchgeführt.

Das schon 1885 von Maklakoff, 1954 von Goldmann und 1966 von Draeger angegebene Verfahren der applanationstonometrischen Messung des intraocularen Druckes hat neuerdings große Bedeutung erlangt. Insbesondere wegen der einfachen Handhabung sowie der geringeren Belastung für den Patienten und der höheren Meßgenauigkeit wird die Applanationstonometrie heute häufig der Impressionstonometrie vorgezogen.

Beide Meßmethoden werden auch im Tierversuch angewandt. Obwohl eingehende Studien über die beiden indirekten Verfahren beim Tier vorliegen, fehlen noch statistisch gesicherte Ergebnisse der impressionstonometrischen Messung nach Schiötz sowie der handapplanationstonometrischen Messung nach Draeger im Vergleich mit der manometrischen Messung in situ bei ein und derselben Spezies. Im folgenden sollen die heute gebräuchlichen indirekten Verfahren der Tonometrie im Tierversuch mit einem direktmessenden Verfahren verglichen werden.

Die Meßreihen wurden an Kaninchenaugen durchgeführt. Obwohl der Augeninnendruck wie auch die anatomischen Gegebenheiten am Kaninchenauge mit dem menschlichen Auge durchaus vergleichbar sind, sei jedoch auf Unterschiede der Hornhautdicke, des Hornhautdurchmessers und des Krümmungsradius hingewiesen.

Die Durchführung der Untersuchungen erfolgte in Narkose. Zur direkten Augendruckmessung diente das Hansen-Manometer der Fa. Simonsen und Weel, verbunden über einen Kunststoffschlauch mit einer in der Vorderkammer liegenden Kanüle. Unterschiedliche Augendrucke ließen sich durch Kochsalzinjektionen über diesen Schlauch ins Auge erzielen. Die Aufzeichnung der fortlaufend erhobenen Druckwerte erfolgte mit einem direktschreibenden Physiographen der Fa. Schwarzer.

Während dieser direkten Druckmessungen wurden in verschiedenen Serien indirekte impressionstonometrische und handapplanationstonometrische Messungen durchgeführt und die Ergebnisse korrelationsanalytisch ausgewertet.

Die direkte manometrische Messung des intraocularen Druckes kann aufgrund der geringen Störanfälligkeit als repräsentativ für den tatsächlichen Augeninnendruck angenommen werden. Daher wird auch der impressionstonometrische und applanationstonometrisch gemessene Druck auf den manometrisch gemessenen Augeninnendruck bezogen.

Bei beiden Meßverfahren ließ sich korrelationsanalytisch ein im allgemeinen hochsignifikanter Zusammenhang zwischen dem indirekt und direkt gemessenen Wert für den Augeninnendruck nachweisen.

Die Abbildungen 1 und 2 zeigen diesen Zusammenhang sehr deutlich: einmal für das Schiötz-Tonometer und zum anderen für das Handapplanationstonometer. Eine Übereinstimmung der Regressionsgeraden mit der für am Menschen zu fordernden Eichgeraden der Form Y = X lag jedoch bei keinem der untersuchten Kaninchenaugen vor. Die indirekt erzielten Meßwerte lagen jeweils etwas unter den direkten.

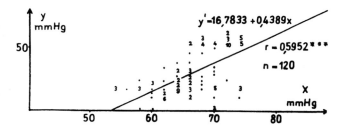

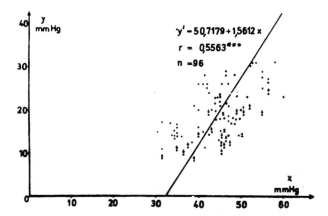

Abb. 1. Punkte-Korrelationsdiagramm eines Vergleichs zwischen manometrischer und impressionstonometrischer Augeninnendruckmessung

Abb. 2. Punkte-Korrelationsdiagramm eines Vergleichs zwischen manometrischer und handapplanationstonometrischer Augeninnendruckmessung

Da innerhalb der einzelnen Meßreihen die Schwankung des intraocularen Druckes verhältnismäßig gering ausfiel, erschien es sinnvoll, die Mittelwerte der jeweiligen Messungen zu vergleichen.

Die Abbildung 3 zeigt, daß sowohl für die impressionstonometrische Messung wie für die applanationstonometrische Messung die Mettelwerte jeweils auf verschiedenen definierten Geraden liegen. Die Mittelwerte der mit der Impressionstonometrie durchgeführten Messungen zeigen eine weitaus geringere Streuung um die entsprechende Gerade als die der applanationstonometrischen Mittelwerte.

Die mit 0,82 gegenüber 0,71 deutlich größere Steigung der Geraden der applanationstonometrischen Mittelwerte könnte durchaus ein Hinweis darauf sein, daß die applanationstonometrische Messung insgesamt durch eine geringere Bulbusdeformierung den tatsächlichen Verhältnissen des intraocularen Druckes näher kommt. Die impressionstonometrische wie die applanationstonometrische Augeninnendruckmessung haben als indirekte Methoden gemeinsam, daß der Meßwert als eine Summe verschiedener Kräfte zu verstehen ist. Außer der durch den Augeninnendruck bedingten Kraft sprechen die elastischen Kräfte der Bulbushüllen, Adhäsionskräfte, verursacht durch Tränenflüssigkeit und eingebrachte gelöste Substanzen und sekundäre Druckveränderungen, die durch den Meßvorgang selbst ausgelöst werden, eine Rolle. Bezogen auf die beiden Meßverfahren findet sich die absolute Größe dieser Kräfte unterschiedlich.

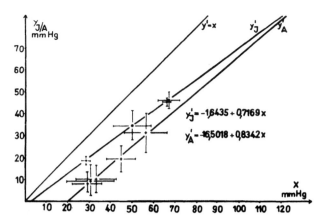

Abb. 3. Mittelwerte und Standardabweichung der manometrischen sowie impressionstonometrischen (•) und handapplanationstonometrischen (+) Augeninnendruckmessung

Nach Küchle und Mitarbeitern entspricht der impressionstonometrisch gemessene Druck beim Kaninchenauge ebenfalls einem höheren manometrischen Druck. Diese Diskrepanz läßt sich dadurch erklären, daß die anatomischen Verhältnisse der Hornhaut bei Tier- und Menschenaugen unterschiedlich liegen. Erinnert sei hier nur an die Rigidität. Differenzen zwischen manometrisch und impressionstonometrisch gemessenem intraocularen Druck lassen sich aber auch durch die Konstruktion des Gerätes für das Menschenauge sowie die an Leichenaugen erstellten Eichkurven erklären.

Goldmann und Mitarbeiter fanden, daß bei verschiedenen Tieraugen auch der applanationstonometrisch gemessene Druck ebenfalls von dem manometrisch gemessenen nach unten abweicht. Auch sie machen die unterschiedlichen anatomischen Gegebenheiten dafür verantwortlich. Dieser Effekt wäre nach ihren Angaben evtl. durch eine Veränderung der Applanationsfläche zu beseitigen.

In diesem Zusammenhang interessieren Ergebnisse von Flocks und Mitarbeitern, nach denen die Übertragbarkeit von tierexperimentellen Befunden auf den Menschen mit großer Vorsicht zu beurteilen ist.

Zusammenfassend läßt sich aber wohl sagen, daß aufgrund der statistischen Auswertung der verschiedenen Meßreihen am Kaninchenauge unter Annahme des gleichen Rigiditätskoeffizienten eine sichere Aussage über einen unterschiedlichen Wert der impressionstonometrischen und applanationstonometrischen Methode nicht gemacht werden kann. Unter spezieller Berücksichtigung der Mittelwerte hat man jedoch evtl. auf einen geringfügig besseren Zusammenhang zwischen dem applanationstonometrischen Druck und tatsächlichem intraocularen Druck zu schließen.

Zusammenfassung

Es wird der Zusammenhang zwischen der impressionstonometrischen und der applanationstonometrischen Augeninnendruckmessung an Kaninchenaugen überprüft. Als repräsentativ für den tatsächlichen intraocularen Druck hat der in der Vorderkammer manometrisch bestimmte Druck zu gelten. Die statistische Auswertung der Ergebnisse ergibt für beide indirekten Meßmethoden einen hoch signifikanten Zusammenhang mit der manometrischen Druckmessung. Eine sichere Aussage über einen unterschiedlichen Wert der indirekten Messungen ist nicht möglich. Bei Betrachtung der Mittelwerte kommen die applanationstonometrischen den tatsächlichen Werten wohl am nächsten.

Comparison of intraocular pressure with different methods of measurement in animal experiments

Summary. The connection between Schiötz tonometry and applanation was tested in rabbits. As representative for the real intraocular pressure the electromanometric measurements in the anterior chamber was accepted. The statistical interpretation of the results shows a significant connection between the indirekt measuring methods and the electromanometric findings. Nothing certain can be said about a different value of the both methods of indirect measuring. With regard to the averages the applanation results are the next to the real intraocular tension.

Comparaison entre différentes méthodes de mesure de la tension oculaire sur les animaux

Résumé. Il s'agit de contrôler le rapport entre la tonométrie à impression ét la tonométrie à aplanation dans la mesure de la tension oculaire chez le lapin. En ce qui concerne la tension oculaire réelle, seule la prise de tension manométrique de la chambre antérieure est représentative. L'exploitation statistique des résultats a montré que ces deux méthodes indirectes de mesure ont un rapport très significatif avec la mesure manométrique de la tension. Il s'avère impossible d'émettre une différence d'appréciation sûre entre ces deux méthodes de mesure indirecte. Si l' on considère les moyennes arithmétiques des résultats obtenus on s'apercoit que les résultats obtenus grâce à la tonométrie à aplanation sont ceux qui se rapprochent le plus des valeurs réelles.

Literatur

Bliedung, C.: Experimentelles zur Tonometrie. Klin. Mbl. Augenheilk. 68, 390–391 (1922). – Draeger, J.: Über ein lageunabhängiges Applanations-Tonometer. Klin. Mbl. Augenheilk. 149, 905–911 (1966). – Draeger, J., Severin, D.: Gegenwärtiger Stand der Applanationstonometrie. Klin. Mbl. Augenheilk. 157, 285–299 (1970). – Flocks, M., Heuscher, R.: Experimental Tonometry and Tonography on Rabbits. A. M. A. Arch. Ophthal. 63, 201–211 (1960). – Goldmann, H., Schmidt, T.: Über Applanationstonometrie. Ophthalmologica (Basel) 134, 221–242 (1957). – Goldmann, H., Schmidt, T.: Weiterer Beitrag zur Applanationstonometrie. Ophthalmologica (Basel) 141, 441–456 (1961). – Goldmann, H., Schmidt, T.: Ein Applanationstonometer für den liegenden Patienten. Klin. Mbl. Augenheilk. 144, 188–196 (1964). – Küchle, H. J., Rohrschneider, W.: Zur Beurteilung und Verwertbarkeit tonometrischer Meßergebnisse unter besonderer Berücksichtigung des Kaninchenauges. Ber. Deutsche Ophthal. Ges. 58, 74–76 (1953). München: J. F. Bergmann.

Aussprache

Herr Brückner (Basel):

Es ist gewiß aufschlußreich, verschiedene Meßmethoden miteinander zu vergleichen. Instrumente, die für das Menschenauge konstruiert sind, eignen sich nicht ohne weiteres für Tieraugen. Ich konnte an nicht-narkotisierten Hunden Applanations- und Schiötz-Messungen unmittelbar nacheinander vornehmen.

Die Applanationswerte (Draeger-Instrument) lagen zwischen rund 5 und 10 mm Hg. Die Schiötzwerte waren doppelt bis dreimal so hoch (wie es in den Veterinärmedizinischen Lehrbüchern für den Hund als „normal" angegeben wird). Diese Schiötzwerte sind sicher unrichtige Kunstprodukte. Wenn Hund und Untersucher aufeinander eingespielt sind, sind Draeger-Messungen am Hund ohne Narkose sehr einfach.

Herr Dr. Schmid (Albstadt-Ebingen):

Wir müssen Herrn Makabe dankbar sein für seine Mitteilung; er hat weitere Fehler bei der Schiötz-Tonometermessung aufgezeigt, die zu den schon bekannten dazukommen. Ich nenne nur die Ungenauigkeit bei schlechter Pflege des Tonometers und den Rigiditätskoiffizienten. Die Tonometermessung mit Schiötztonometer soll nämlich in die Vorsorgeuntersuchungen, die in erster Linie von praktischen Ärzten ausgeführt werden, eingeführt werden. Die Deutsche Ophthalmologische Gesellschaft wurde vor einigen Jahren dazu gehört; wir haben auf die großen Fehlerquellen hingewiesen und abgeraten, so wünschenswert es wäre, bei den Vorsorgeuntersuchungen die Glaukommessung einzuführen.

Herr Bechrakis:

Ich möchte gern Dr. Genée fragen, ob er seine Versuche mit offenem oder geschlossenem Manometer gemacht hat.

2. Mit welchen Gewichten hat er mit Schiötz-Tonometer gemessen?

Nämlich die Eichkurven bei Kaninchen mit Schiötz-Tonometer bei verschiedenen Gewichten verlaufen unterschiedlich. Ferner möchte ich gern wissen, mit welchem Gewicht die Streuung größer war?

Herr Kaufmann (Bonn):

Auf welche Weise wurde der Fehler, der bei allen untersuchten Methoden durch die unterschiedlichen Hornhautradien auftritt, eliminiert?

Herr Genée (Erlangen), Schlußwort:

Zu Prof. Brückner:

Bei Herrn Prof. Brückner möchte ich mich für seinen Diskussionshinweis bedanken. Ich kann jedoch leider dazu nichts sagen, da ich mit Hunden nicht gearbeitet habe.

Zu Herrn Bechrakis:

Wir haben mit einem geschlossenen Manometersystem gearbeitet. Für die Umrechnung der Schiötz-Werte benutzten wir die Umrechnungstabellen für den Menschen. Es wurde mit einem 7,5 g Gewicht gemessen.

Zu Herrn Kaufmann:

Die unterschiedlichen Hornhautradien haben wir nicht berücksichtigen können.

Wenig beachtete Fehlerquellen bei Schiötz-Tonometrie

R. Makabe (Zentrum der Augenheilkunde der Johann Wolfgang Goethe-Universität Frankfurt am Main, Dir. Prof. Dr. W. Doden)

Bei der Schiötz-Tonometrie wird der Patient oft aufgefordert, seinen emporgehaltenen Daumen oder Zeigefinger zu fixieren. Dies kann unter Umständen zu einer Fehldiagnose führen.

Bei einem 35jährigen Patienten (B.A.) mit Kopfschmerzen wurde ein Glaukomverdacht geäußert. Nach *Schiötz* betrug der intraokulare Druck bei üblicher Fingerfixation rechts 24, links 22 mmHg, ohne Fingerfixation rechts 20, links 17 mmHg. Es handelte sich um eine Exophorie und Konvergenzschwäche. Nach eingehender Untersuchung konnte der Glaukomverdacht nicht bestätigt werden.

Im Anschluß an diese Beobachtung haben wir bei einer Reihe von Patienten den Einfluß der Fingerfixation bei der Tonometrie untersucht. Bei 20 Nichtglaukompatienten mit Exophorie wurde die Tonometrie nach *Schiötz*, erst mit der üblichen Fingerfixation bei ausgestrecktem Arm (ca. 40 cm vor den Augen), dann ohne Fingerfixation, anschließend nochmals mit der Fingerfixation durchgeführt. Die Ergebnisse bei der ersten und letzten Untersuchung waren gleich. Bei der Fingerfixation war der intraokulare Druck im Durchschnitt um 1,1 mmHg (Standardabweichung 1,15 mmHg) höher als ohne Fingerfixation ($t = 6,0$, $p < 0,001$). Bei 20 Nichtglaukompatienten mit Orthophorie wurde keine signifikante Zunahme des intraokularen Druckes durch Fingerfixation nachgewiesen (Durchschnitt 0,2 mmHg, Standardabweichung 0,70 mmHg, $t = 1,8$, $p > 0,05$).

Versuchsweise haben wir bei denselben Versuchspersonen die Tonometrie nach *Schiötz* mit der Fingerfixation 15 cm vor den Augen wiederholt. Dabei wurde darauf geachtet, daß die Hornhaut horizontal und das Tonometer senkrecht stand. Es wurde bei den Patienten mit Exophorie eine noch stärkere Zunahme des intraokularen Druckes von 2,4 mmHg im Durchschnitt (Standardabweichung 1,38 mmHg, $t = 11,0$, $p \ll 0,001$), bei den Patienten mit Orthophorie ebenfalls eine hochsignifikante Druckzunahme von 1,7 mmHg im Durchschnitt (Standardabweichung 1,21 mmHg, $t = 8,9$, $p \ll 0,001$) nachgewiesen.

Man sollte daher bei der Schiötz-Tonometrie mit der Fingerfixation vorsichtig sein, insbesondere wenn eine Exophorie oder ein starker Konvergenzimpuls vorliegt. Die Patienten sollen für die Fingerfixation den Arm möglichst weit ausstrecken. Die Konvergenz verursacht nämlich eine Zunahme des intraokularen Druckes (Hine, 1916).

Von vielen Autoren wurde darüber berichtet, daß der intraokulare Druck im Liegen meist etwas höher ist als im Sitzen. Gelegentlich beobachten wir nach Lagerung des Patienten eine beträchtliche Zunahme des intraokularen Druckes, die aber nur vorübergehend ist (Iwata et al., 1971).

Bei einer 65jährigen Patientin (E.E.) wurden im Liegen wiederholt höhere Druckwerte festgestellt. 10 min nach der Lagerung sank aber der intraokulare Druck rechts von 27 auf 21 mmHg, links von 24 auf 19 mmHg, also auf die Druckwerte, die auch nach der Applanationstonometrie im Sitzen gefunden wurden. Bei dieser Patientin lag eine Herzinsuffizienz vor. Ein Glaukom konnte nicht nachgewiesen werden.

Solche höheren Druckwerte gleich nach der Lagerung konnten wir bei Patienten mit Herzinsuffizienz fast regelmäßig nachweisen. Sie lagen um 1 bis 6 mmHg, im Durchschnitt 3,6 mmHg höher (n = 26) und normalisierten sich in 5 bis 10 min nach dem Lagewechsel. Nach Ophthalmodynamometrie zeigten all diese Patienten deutliche orthostatische Schwankungen des Ophthalmicadruckes. Außer einer Änderung der Blutfüllung in der Uvea durch die Orthostase spielt aber auch eine venöse Stauung sicherlich eine Rolle, da die Schwankung des intraokularen Druckes sonst bei der orthostatischen Dysregulation (Makabe, 1975) nicht so deutlich auftritt.

In der täglichen Praxis sollte man bei der Tonometrie im Liegen auch auf diesen Punkt achten und sich Zeit lassen.

Literatur

Hine, M. L.: Some observations with the Schiötz tonometer on the normal eye. Trans. ophthal. Soc. U.K. 36, 226–234 (1916). – Iwata, K., Nanba, K., Kojima, M.: On the new orthoclinostatic test "recline tonography". Acta Soc. ophthalm. jap. 75, 1610–1616 (1971). – Makabe, R.: Orthostatische zephale Hypotension und Auge. Klin. Mbl. Augenheilk. 166, 56–58 (1975).

Aussprache

Herr Kaufmann (Bonn):
Die von Makabe geschilderten Fehlerquellen sind keineswegs alle im Prinzip der Schiötz-Tonometrie begründet. Die durch Konvergenz bzw. durch Muskelkontraktion schlechthin, bewirkte Tensionssteigerung stört ebenso die Applanationstonometrie.

Herr Bechrakis:
Ich möchte Herrn Prof. Makabe fragen, wie oft er den I.O.-Druck mit und ohne Fingerfixation gemessen hat und ob er den spontanen Druckabfall bei wiederholten Tonometrien, der unabhängig von Massage ist, berücksichtigt hat?

Herr Kommerell (Freiburg):
Bei der Schiötz-Tonometrie muß die anatomische Achse des zu messenden Auges senkrecht stehen. Durch das Aufsetzen des Tonometers wird das binokulare Sehen unterbrochen, so daß Phorien manifest werden. Die anatomische Achse des zu messenden Auges muß dann durch Verschiebung des dem Partnerauge angebotenen Fixierpunktes wieder senkrecht gestellt werden. Wenn diese Bedingungen eingehalten werden, so ist durch eine Exophorie oder Konvergenzschwäche kein Meßfehler zu erwarten, da die Augenmuskeln des zu messenden Auges in der Primärposition eine bestimmte Innervation aufweisen, die nicht davon abhängig ist, ob die Primärposition im Rahmen einer Version oder Vergenz erreicht wurde. Dies geht aus elektromyographischen Untersuchungen am Menschen (Breinin, G. M.: Arch. Ophthalmol. 54, 407–409, 1955) und aus der Ableitung von Zellen im Abducens-Kern des Affen (Keller, E. L., Robinson, D. A.: Vision Res. 12, 369–382, 1972) hervor. – Man sollte prüfen, ob der intra-okulare Druck beim Anheben des Armes zur Fixation des Daumens nicht durch die Änderung von Kreislaufgrößen ansteigt.

Herr Makabe (Frankfurt/M.), Schlußwort:
Zu Herrn Kaufmann:
Ich bedanke mich für die wichtigen Hinweise.

Zu Herrn Bechrakis:
Wie ich im Vortrag erwähnte, erfolgte die Schiötz-Tonometrie mit, ohne und anschließend nochmals mit der Fingerfixation. Die 1. und 3. Messung ergab einen gleichen Druckwert. Sofort nach Lagerung der Patienten haben wir mindestens 2mal hintereinander tonometriert und sind zum gleichen Ergebnis gekommen. Außerdem konnten wir solche höheren Werte von bis um 6 mmHg nach dem Lagewechsel, gegenüber 5–10 min danach, sonst bei Patienten ohne Herzinsuffizienz nicht nachweisen.

Zu Herrn Kommerell:
Bei einem Patienten mit Exophorie haben wir vom M. rect. int. eine EMG abgeleitet. Bei der Fingerfixation nahm die elektrische Aktivität beträchtlich zu. Danach haben wir doch angenommen, daß die Steigerung des intraokularen Druckes durch die Kontraktion des Augenmuskels bei der Konvergenz bedingt ist.

Biochemie des Auges

Über eine Katarakt auslösende Substanz

U. Mayer (Augenklinik der Universität Erlangen-Nürnberg, Direktor: Prof. Dr. E. Schreck)

Störungen in Wachstum und Stoffwechsel des Linsengewebes können eine Katarakt nach sich ziehen, sobald sie ein gewisses Ausmaß übersteigen.

Am Beispiel der idiopathischen infantilen Hypoglykämie (Pohjola und Raivio) gibt sich zu erkennen, wie empfindlich die Linse auf Alterationen des Kohlenhydratstoffwechsels reagiert. Auch spezifische Beeinträchtigungen der Zellatmung schaden der Linse. Denn nach eigenen Untersuchungen besteht Linsenepithel aus normal atmenden Zellen mit einem respiratorischen Quotienten (RQ) von 1,04.

Bereits 1956 wies Schreck vor dieser Gesellschaft darauf hin, daß Cholinesterasehemmer wie z.B. Mintacol und DFP typische Linsentrübungen hervorrufen, und äußerte Bedenken gegen entsprechende „Mischtropfen". Nach Bito, Davson und Snider nimmt dabei die Zahl der Mitosen ab. Außer reaktiven Gewebsneubildungen (Pau) ließen sich noch andere morphologische Veränderungen des Linsenepithels bei Katarakt erkennen: Bei einem bestimmten Rattenstamm beschrieben Smith, Hoffmann und Cisar und bei Kindern mit mongoloïder Idiotie Cogan und Kuwabara warzenartige Proliferationen des Linsenepithels.

Steht es auch außer Zweifel, daß die Gabe zahlreicher Substanzen (Vinas, Koch und Hockwin und andere) meistens unter Verschiebung des Ionen- und Proteingehaltes (Pau und Leithäuser, Papaconstantinou, Sheridan und Zigman, Pirie und viele andere) zu einer Trübung der Linsenfaser führt, so weiß man über den zugrunde liegenden Stoffwechselmechanismus noch relativ wenig. Aus Enzymanalysen verschiedener Formen der Alterskatarakt gelangen Friedburg keine eindeutigen Schlußfolgerungen. Nach den Erfahrungen von Koch, Dümling, Hockwin und Rast beschleunigen manche Substanzen, welche unter normalen Umständen die Linse nicht trüben, die Ausbildung einer Katarakt anderer Genese. Hier sprach er von „Additionskatarakt". Da Einflüsse des Irisstoffwechsels auf solche Vorgänge bislang noch nicht studiert wurden, sollte dies in eigenen Experimenten geschehen, über welche hier zu berichten ist.

Früher beschriebene Methoden schufen die Grundlage zur Messung der Atmung und des Glucoseverbrauches überlebender Linsenepithelien und Iriszellen (Abb. 1).

Das erste Bild zeigt den diesbezüglichen Einfluß von β-Naphthochinon: Der Sauerstoffverbrauch der Epithelien sinkt signifikant auf die Hälfte, derjenige der Iriszellen um etwa ein Drittel.

Auf dem nächsten Bild erkennt man analoge Verhältnisse für den Glucoseverbrauch: Sowohl derjenige der Linsenepithelien als auch derjenige des Irisgewebes geht auf ein Drittel des Ausgangswertes zurück (Abb. 2).

Eine derartig ausgesprochene und außerdem bemerkenswert parallel verlaufende Hemmung beider untersuchten Stoffwechselvorgänge konnte bei keiner der bisher auf diese Weise in eigenen Versuchen geprüften Substanzen gefunden werden.

Etwas andere Ergebnisse lieferten die gleichen Untersuchungen für Cortison und Pilocarpin. Die Minderung des Sauerstoffverbrauches unter Cortison und die Erniedrigung des Glucoseverbrauches unter Pilocarpin fallen deutlich geringer aus. Bei der Durchprüfung des Sauerstoffverbrauches unter Pilocarpinwirkung und des Glucoseverbrauches unter Cortison fanden sich deutliche Kompensationsvorgänge zwischen beiden Geweben. Das heißt: Bei einer

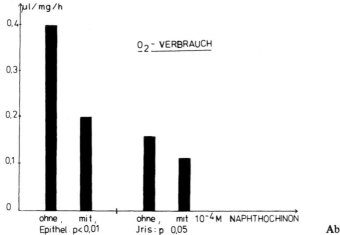

Abb. 1

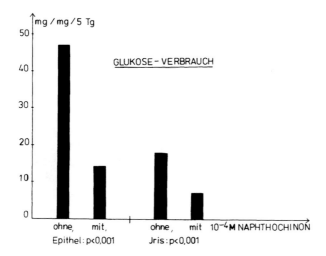

Abb. 2

Hemmung des Linsenepithels durch die zugesetzte Substanz bewies das Irisgewebe eine Verdoppelung seiner Stoffwechselleistung! Zum Unterschied davon ließ sich eine solche Reaktion nach Zugabe von Naphthochinon nicht beobachten. Als Ursache für das Auftreten einer Katarakt durch Naphthochinon erscheinen hier folgende Befunde: Die gleichzeitige starke Hemmung beider gemessenen Stoffwechselvorgänge und das Ausbleiben jeglichen Kompensationsmechanismus von Seiten der Iris.

Die vorliegenden Messungen sollen dartun, daß Linsenepithel- und Irisgewebe nicht nur in enger anatomischer Nachbarschaft liegen, sondern in naher Wechselwirkung ihres sehr unterschiedlichen Stoffwechsels stehen. Solche Ergebnisse wie auch die Gegenüberstellung von Sauerstoff- und Glucoseverbrauch bieten neue Deutungsmöglichkeiten der sogenannten Additionskatarakt nach Hockwin.

Literatur

Bito, L. Z., Davson, H., Snider, N.: The effects of autonomic drugs on mitosis and DNA-synthesis in the lens epithelium and on the composition of the aqueous humour. Exp. Eye Res. 4, 54–61 (1965). – Cogan, D. G., Kuwabara, T.: Pathology of cataracts in mongolian idiocy: A new concept of the pathogenesis of cataracts of the coronary coerulean type. Docum. Ophthalmol. 16, 73–80 (1962). – Friedburg, D.: Die Aktivität von Enzymen des Energie liefernden Stoffwechsels in klaren und getrübten Augenlinsen. Habilitationsschrift der Med. Fak. der Universität Düsseldorf, 1968. – Hockwin, O., Okamoto, T., Bergeder, H. D., Klein, W., Ferrari, L., Streit, W.: Genesis of cataracts: Cumulative effects of subliminal noxious influences. Ann. Ophthal. 1, 321–325 (1970). – Koch, H. R., Dümling, H., Hockwin, O., Rast, F.: Investigations on the influence of oxyphenbutazone on formation of galactose-induced cataracts in rats. Ophthal. Res. 2, 60–63 (1971). – Koch, H. R., Hockwin, O.: Iatrogene Katarakte. Med. Klinik 69, 1683–1688 (1974). – Mayer, U.: Untersuchungen zur Atmung an überlebendem Linsenepithel. 70. Ber. Dtsch. Ophthal. Ges. Heidelberg, 358–361. München: J. F. Bergmann 1970. – Mayer, U.: Messungen des Kohlendioxydverbrauches von überlebendem Linsenepithel. Albrecht von Graefes Arch. klin. exp. Ophthal. 183, 137–139 (1971). – Mayer, U.: Cortison und Linsenepithel bzw. Irisgewebe. (im Druck). – Mayer, U.: Wirkung des Pilocarpins auf den Stoffwechsel von überlebendem Linsenepithel und Irisgewebe. (im Druck). – Papaconstantinou, J.: Molecular aspects of lens cell differentiation. Science 156, 338–346 (1967). – Pau, H.: Histologische Befunde bei der reversiblen Katarakt im Tierreich. 65. Ber. d. Dtsch. Ophthalmol. Ges. in Heidelberg, 238–240. München: J. F. Bergmann 1963. – Pau, H., Leithäuser, U.: Die „Kationenpumpe" in ihrer Bedeutung für die verschiedenen erworbenen Katarakte. Albrechts von Graefes Arch. klin. exp. Ophthal. 166, 440–450 (1964). – Pohjola, W., Raivio, K.: Cataracta zonularis bei idiopathischer infantiler Hypoglykämie. Klin. Mbl. Augenheilk. 159, 773–780 (1971). – Pirie, A.: Color and solubility of the proteins of human cataracts. Invest. Ophthalmol. 7, 634–650 (1968). – Pirie, A.: Pathology in the eye of the naphthalene-fed rabbit. Exp. Eye Res. 7, 354–357 (1968). – Schreck, E.: Diskussionsbemerkung. 60. Ber. Dtsch. Ophthal. Ges. Heidelberg, 96. München: J. F. Bergmann 1956. – Sheridan, E. J., Zigman, S.: Fate of human lens soluble protein during cataractogenesis. Exp. Eye Res. 12, 33–38 (1971). – Smith, R. S., Hoffmann, H., Cisar, C.: Congenital cataract in the rat Arch. Ophthal. 81, 259 (1969). – Vinas, J.: Cataratas producidas per medicamentos Arch. Soc. Oftal. Hisp.-Amer. 25, 256–267 (1965).

Aussprache

Herr Koch (Bonn):

Frau Mayer hat dankenswerterweise darauf hingewiesen, daß die Iris für die Entstehung der Naphthalin-Naphthochinon-Katarakt von Bedeutung sein kann. In diesem Zusammenhang haben wir in jüngerer Zeit in Bonn interessante Beobachtungen gemacht. Die Entwicklung einer Naphthalinkatarakt bei Ratten ist deutlich von der Pigmentierung der Versuchstiere abhängig. Während in unseren Versuchen Albinotiere nur zum Teil, und nach relativ langen Latenzzeiten diskrete Linsenveränderungen entwickelten, kam es bei pigmentierten Rattenstämmen in allen Fällen zur Ausbildung einer relativ dicken und dichten Cataracta zonularis. Wir glauben, daß hier die Umwandlung des gefütterten Naphthalin in die eigentliche Kataraktnoxe β-Naphthochinon durch das pigmentbildende, relativ unspezifische Enzym Phenol-Oxidase katalysiert wird. Biochemische Untersuchungen zur Überprüfung dieser Vorstellung sind noch nicht abgeschlossen.

Frau Mayer, Schlußwort:

Herrn Koch danke ich vielmals für seinen sehr interessanten, möglicherweise ergänzenden Hinweis.

Elektronenoptische Veränderungen an überlebendem Augengewebe nach Zusatz von Naphthochinon

G. Koniszewski und U. Mayer (Universitäts-Augenklinik Erlangen-Nürnberg, Direktor: Prof. Dr. Eugen Schreck)

Die kataraktogenen Eigenschaften des Naphthochinons sind an überlebenden Linsenepithelien genauer zu studieren. Von Kälbern stammendes Material wurde in TCM 199 mit Zusatz von 20% Kälberserum kultiviert. Nachdem sich hierbei die äußeren Bedingungen als gut reproduzierbar erwiesen, konnte überlebendes Epithel im Parallelversuch ohne und mit Zusatz von 1,2 β-Naphthochinon zum Nährmedium untersucht werden.

Im Verband stellt sich normales Linsenepithel als einschichtige kuboidale Lage dar. Polygonal begrenzt verzahnen sich die einzelnen Zellen, wobei im elektronenmikroskopischen Bild Desmosomen zu erkennen sind. Die seitliche Verzahnung der einzelnen Zellen nimmt äquatorwärts zu, wie von Lindner und Böke (1954) und Cohen (1958) beschrieben. Mitochondrien, Zellkerne und Nucleoli und Golgiapparate lassen sich in üblicher Weise darstellen. Endoplasmatisches Retikulum zeigt sich nur selten gut entwickelt, wie auch Cohen (1958), Wanko und Gavin (1958) und Brini (1962) bereits mitteilten.

In der Gewebekultur verhält sich das Linsenepithel in der Regel anders als fibroblastisches Gewebe. Jablonski beschrieb dies 1938. Es regeneriert kleine Defekte durch Mitosen und flächenhafte Ausdehnung. Noch am 5. Inkubationstag bleibt der Zellverband erkennbar aufrechterhalten. Einzelne Linsenepithelien, wenn nicht traumatisch getrennt sondern durch Randlage im Zellrasen exponiert, beginnen sich an den Kontaktflächen zu lösen. Ihre Zellkontur ändert sich danach zu längsovaler Form, bis hin zu fibroblastischer Struktur. Unter-

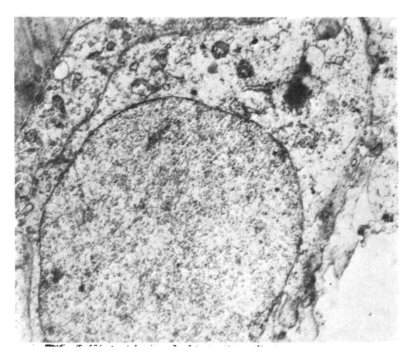

Abb. 1. Linsenepithelzelle 5 Tage kultiviert in TCM 199. Vergrößerung 7000 x

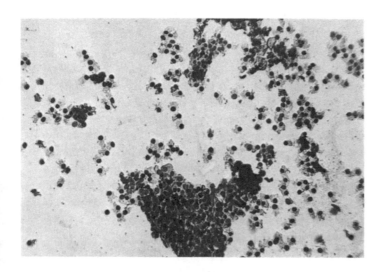

Abb. 2. Auflichtbild einer 5 Tage alten Kultur von Linsenepithelzellen, der Naphthochinon in einer Konzentration von 10^{-3}M zugesetzt wurde. Die einzelnen Zellen lassen keinerlei Wachstumstendenz erkennen

bleibt ein Naphthochinonzusatz zum Nährmedium, so treten nur unwesentliche Veränderungen der Zellkulturen bzw. der Zellorganellen der einzelnen Linsenepithelien in Erscheinung (Abb. 1). Zunahme von intrazellulären Vakuolen und balloniert destruierten Mitochondrien kennzeichnet mangelernährte Kulturrasen.

Naphthochinonzusatz ruft in einer Dosierung von 10^{-3}M nahezu an allen Zellen deutliche Veränderungen hervor (Abb. 2). Die Zellkerne verfärben sich biomikroskopisch betrachtet dunkelbraun. Ein rasenartiges Auswachsen der Linsenepithelzellen unterbleibt. Nahezu alle Epithelzellen scheinen geschrumpft, ihre Konturen abgerundet. Im Elektronenmikroskop betrachtet stellen sich diese Veränderungen als erhebliche Pyknose des Kerns dar (Abb. 3). Das gesamte Chromatin findet sich verdichtet und verklumpt. Im Zytoplasma

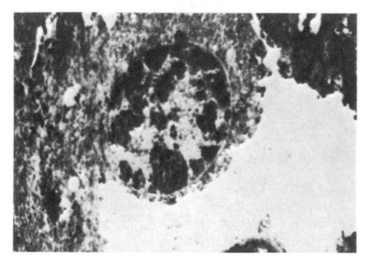

Abb. 3. Durch Zusatz von 10^{-3}M Naphthochinon zerstörte Linsenepithelzelle. Vergrößerung 7000 x

sind die Zellorganellen fast bis zur Unkenntlichkeit verändert. Alle Mitochondrien lassen sich nur noch hochgradig destruiert nachweisen. Demzufolge tötet eine Naphthochinonkonzentration von 10^{-3}M die kultivierten Linsenepithelzellen ab.

Bei einer Herabsetzung der Naphthochinonkonzentration auf 10^{-4}M kann bis zu 4 Wochen ein annähernd normales Aussprossen der kultivierten Zellen im Auflichtmikroskop beobachtet werden (Abb. 4). Es zeigt sich eine leicht gelbliche Verfärbung des Zytoplasmas sowie eine vermehrte Einlagerung von gelbbräunlichen Granula. Wie von A. Pirie bereits 1968 beschrieben, finden sich im Elektronenmikroskop die Zellkerne in der Mehrzahl unverändert (Abb. 4, 5). Neben normalstrukturierten Mitochondrien kommen vakuolig destruierte, teils mächtig ballonierte vor. Kleine Areale des Zytoplasmas sind netzartig verändert und zerfallen, das endoplasmatische Retikulum aufgetrieben (Abb. 6). Dunkel kontrastierende Körper wechselnder Größe meist von ovaler Form liegen unregelmäßig verstreut in den Linsenepithelzellen. Ein Großteil bleibt in verzahnten Zellverbänden erhalten, randständige Zellen bilden lange Zytoplasmafortsätze aus (Abb. 7).

Aus den hier demonstrierten Befunden ergeben sich folgende Schlußfolgerungen: Ohne wesentliche Zellveränderungen lassen sich Linsenepithelzellen in geeignetem Inkubationsmedium längere Zeit züchten. Die vitalen Vorgänge werden durch Naphthochinon in einer Konzentration von 10^{-3}M unterbunden. Eine Konzentration von 10^{-4}M Naphthochinon erlaubt noch ein gewisses Überleben. Nahezu unverändert bleibt der Zellkern. Stoffwechselaktive Zellorganelle wie Mitochondrien, endoplasmatisches Retikulum und Golgiapparate weisen an vielen Stellen Zeichen einer Schädigung auf. Dies legt nahe, daß eine Konzentration von 10^{-4}M Naphthochinon keine direkte chemische Alteration des Zelleiweißes hervorruft, sondern die Zellorganellen über den Weg des Stoffwechsels beeinträchtigt.

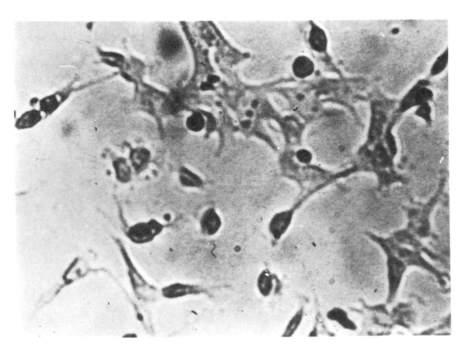

Abb. 4. Auflichtbild einer 5 Tage alten Kultur von Linsenepithelzellen, der Naphthochinon in einer Konzentration von 10^{-4}M zugesetzt wurde

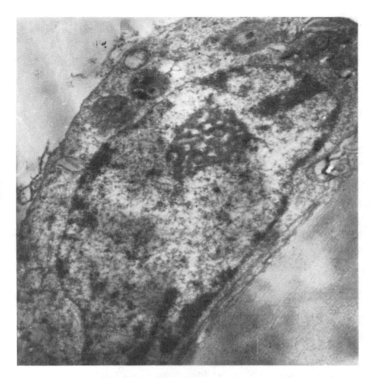

Abb. 5. 5 Tage kultivierte Linsenepithelzelle. 10^{-4}M Naphthochinonzusatz. Der Zellkern zeigt keinerlei Schädigung. Vergrößerung 7000 x

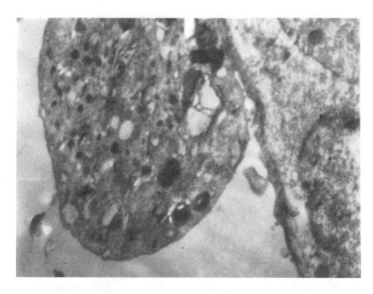

Abb. 6. Linsenepithelkultur, 5 Tage alt, 10^{-4}M Naphthochinonzusatz. Die Mitochondrien sind vakuolig destruiert, das endoplasmatische Retikulum balloniert, das Zytoplasma in vereinzelten Abschnitten wabig verändert. Vergrößert 7000 x

679

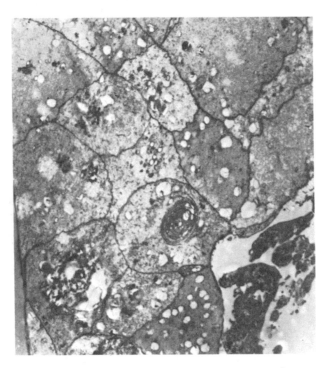

Abb. 7. 5 Tage alte Kultur von Linsenepithelzellen. 10^{-4}M Naphthochinonzusatz. Der Zellverband bleibt erhalten, in den Epithelausläufern treten die geschädigten stoffwechselaktiven Zellorganellen in Erscheinung. Vergrößerung 7000 x

Zusammenfassung

Linsenepithelkulturen wurde 1,2 β-Naphthochinon in einer Konzentration von 10^{-3}M bzw. 10^{-4}M zugesetzt. 10^{-3}M Naphthochinon tötet die gezüchteten Zellen ab. Die bei geringerer Konzentration überlebenden Zellen wiesen Alterationen des Stoffwechsels auf. Dabei werden besonders aktive Zellorganellen wie Mitochondrien, Golgiapparate und endoplasmatisches Retikulum betroffen.

Literatur

Bakker, A.: Die Linse und Iris in vitro. Ned. T. Geneesk 2976–2977 (1937). – Bloemendal, H.J., Schoemakers, A., Zweers, R., Matze, E.L., Benedette: Polyribosomes from calf lens epithelium. Biochim. Biophys. Acta. **123**, 217–220 (1966). – Böke, W.: Untersuchungen des Linsenepithels mit dem Phasenkontrastmikroskop.' Z. Zellforsch. **38**, 428–454 (1958). – Brabaschew, P.: Beitrag zur Anatomie der Linse. Albrecht v. Graefes Arch. Ophth. **38**, 1–14 (1892). – Brini, A.: Embryology and structure of the lens, its alterations in certain types of cataracts. xix intern. Congr. of Ophthal., New Dehli, 1962. – Brolin, S.E., Lindstrom, E.: A Survey of the Occurence of Phosphatase and of Some Other Properties of the Lens Capsule Epithelium Studied in Unrolled Preparations. Acta anat. **14**, 1–9 (1952). – Cohen, A.J.: Electron microscopic observation on the lens of the neonatal albino mouse. Amer. J. Anat. **103**, 219–245 (1958). – Hanna, C., O'Brine, J.E.: Cell production and migration in the epithelial layer of the lens. Arch. Ophthalmol. **66**, 103–107 (1961). – Heuvel, J.E.A. van den: Cytological Aspects of the Crystalline Kens. Advances Ophth. **5**, 54–182 (1956). – Heuvel, J.E.A. van den: The behavior of surviving lens epithelium in vivo. Ophthalmologica (Basel) **133**, 447–451 (1957). – Jablonski, W.: Über Änderungen der Zellform und Zellstruktur unter dem Einfluß des Mediums in Reinkultur von Epithel in vivo. Untersuchung an Iris- und Linsenepithel. Arch. Biol. (Liege) **49**, 251–283 (1938). –

Korte, J., Kuhlmann, U., Hochwin, O.: Die in vitro-Wirkung von Oxyphenbutazon auf den KH-Stoffwechsel von Rinderlinsen. Albrecht v. Graefes Arch. **183**, 244–250 (1971). – Kuwabara, T.: Microtubules in the lens. Arch. Ophthalmol. **79**, 189–195 (1968). – Lindner, E., Böke, W.: Elektronenmikroskopische Bilder des Linsenepithels und ihre Beziehung zur Struktur der lebenden Zelle. Z. Zellforsch. **40**, 8–24 (1954). – Matsuura, H.: Electron microscopic studies of the lens and ciliary body of rabbits with experimental naphthalene cataracts. Acta Soc. Ophthal. Jap. **72**, 1708–1732 (1968). – Matsuura, H.: Comparative studies on experimental naphthalene cataracts and human cataracts with electron microscopy. Acta Soc. Ophthal. Jap. **73**, 146–152 (1969). – Matsuura, H., Watanabe, T.: Electron microscopic studies of the processus of lens fibers with replica method. 2. Comparative studies on the processus of the lens fibers of experimental naphthalene cataract. Acta Soc. Ophthal. Jap. **73**, 253–259 (1969). – Matsuura, H., Watanabe, T.: Electron microscopic studies of the processus of lens fibers with replica method. 3. Comparative studies on the processus of the lens fibers of experimental naphthalene cataract. Acta Soc. Ophthal. Jap. **20**, 1131–1134 (1969). – Matsuura, H., Watanabe, T.: Electron microscopic studies of the processus of lens fibers with replica method. 2. Comparative studies on the processus of the lens fibers of experimental naphthalene cataract. Folia Ophthal. Jap. **20**, 507–508 (1969). – Mayer, U.: Untersuchungen zur Atmung an überlebendem Linsenepithel, Ber. 70. Zus. der DOG in Heidelberg 358–361. München: J. F. Bergmann 1969. Mayer, U.: Untersuchungen an Gewebekulturen aus Kälberaugen. Habilitationsschrift Erlangen, 1974. – Pirie, A.: Pathology in the Eye of the Naphthalenefed Rabbit. Exp. Eye Res. **7**, 354–357 (1968). – Wanko, T., Gavin, M. A.: The fine structure of the lens epithelium. An electron microscopic study. Arch. Ophthal. **60**, 868–879 (1958).

Änderungen von Glycolysemetaboliten und Enzymaktivitäten im Glaskörper und Kammerwasser inkubierter Kälberaugen

U. Wurster, K. Hoffmann (Augenklinik der Med. Hochschule Hannover, Direktor: Prof. Dr. B. Huerkamp)

Zusammenfassung

LDH, MDH, PGI, GOT, CHE, A.P. sowie Glucose und Lactat wurden im Glaskörper (GK) und Kammerwasser (KW) sowohl bei 37 °C als auch bei 0 °C über 8 h verfolgt. Glucose im KW ist nach 4 h bei 37 °C völlig verbraucht, während im GK nach 8 h noch 1/3 der Ausgangskonz. vorliegt. Lactat nimmt gleichsinnig zu. Entsprechend finden wir nur im KW, nicht im GK, eine exponentielle Zunahme der Enzyme. Bei 0 °C sind die Änderungen im KW gering, im GK steigen jedoch LDH, MDH, PGI und GOT linear bis 25-fach, während CHE und A.P. konstant bleiben.

Einleitung

Im enucleierten inkubierten Auge kann nurmehr ein anaerober Stoffwechsel stattfinden. Ein Transport von Metaboliten auf dem Blutwege entfällt. Damit liegt eigentlich die gleiche Situation vor, wie beim unter Druckischämie stehenden Auge. Die mit unserer Technik gewonnenen Ergebnisse sollten sich daher mit denen von Weiß vergleichen lassen. Er hatte festgestellt, daß die Glykolyserate der ischämischen Kaninchenretina, gemessen am Glucoseverbrauch bzw. der Lactatproduktion nach 40 Min. abzufallen beginnt und nach 90 Min. nur noch 20% beträgt. Außer diesen beiden Metaboliten wurden uns noch einige Enzymaktivitäten im Glaskörper bestimmt, der im vorliegenden Fall das natürliche Inkubationsmedium für die Retina darstellt. Dabei wird die Abwesenheit von Enzymaktivität im Inkubationsmedium, sprich Glaskörper bzw. Kammerwasser, als Zeichen der Viabilität der inkubierten angrenzenden Zellschichten gewertet.

Parallel zu den bei 37 °C durchgeführten Inkubationen liefen über 8 h Versuche bei 0 °C. Bislang liegen nämlich kaum systematische Untersuchungen über die postmortalen Änderungen in den intraokularen Flüssigkeiten (IOF) vor. Besonders die weitverbreitete Praxis, Rinderaugen auf Eis zu lagern, sollte auf ihre Zulässigkeit überprüft werden, weil vereinzelt auf einen Anstieg der löslichen Proteine im Glaskörper post mortem hingewiesen wurde. (O'Brien und Salit; Swann). Neben der Bedeutung für die Augenbanken und die Todeszeitbestimmung in der Gerichtsmedizin, ist die Kenntnis der nach dem Tode in den IOF ablaufenden Prozesse unerläßlich, um einigermaßen gesichert auf die Verhältnisse in vivo rückschließen zu können. Dies gilt besonders im Hinblick darauf, daß vom Menschen außer pathologischem Material nur Leichenaugen zur Verfügung stehen.

Material und Methoden

3–6 Minuten nach dem Entbluten der Kälber wurden die Augen paarweise enucleiert. Jeweils vier Augen wurden in einem verknoteten Plastikbeutel in Eiswasser gelegt, während die 4 Partneraugen in einer Dewarkanne in 37 °C warmen Wasser gehalten wurden. Für die Nullstundenwerte wurden die Augen noch während des Entblutens entfernt und für die Metabolitbestimmungen im Glaskörper in flüssigen Stickstoff geworfen.

Die Meßpunkte stellen den Mittelwert aus mindestens 6 Versuchen $\pm s_{\bar{x}}$ dar. Die Regressionskurven wurden nach der Methode der kleinsten Fehlerquadrate, teils nach vorhergehender Logarithmierung oder Kehrwertbildung errechnet.

Ergebnisse und Diskussion

Glucose und Lactat

Die im Kammerwasser vorhandene Glucose wird mit unverminderter Geschwindigkeit völlig aufgebraucht, während Lactat entsprechend einem Sättigungswert entgegenstrebt. Dagegen fällt im Glaskörper die Glucoseaufnahme nach der ersten Stunde tatsächlich auf 20% ab, was insoweit den Beobachtungen von Weiß bei der Druckischämie entspricht. Bei der Lactatproduktion beträgt die Verminderung jedoch nur 50%, um dann ebenfalls konstant weiterzulaufen. Damit stellt sich das Problem, daß nach den ersten 60 Min. mehr Lactat abgegeben, als Glucose verbraucht wird. Als Lactatquelle bietet sich natürlich das Glykogen der Netzhaut an, aber ihre 670 μg Glykogen vermögen den Lactatüberschuß von ca. 5000 μg nach 8 h Inkubationszeit auch nicht annähernd zu kompensieren.

Es wäre denkbar, daß, entgegen der Interpretation von Weiß, die Glykolysekapazität der Retina erhalten bleibt und in Wirklichkeit die Verminderung des Umsatzes auf eine Hemmung der Glykolyse durch die hohen Lactatkonzentrationen zurückzuführen ist. Wie Lolley und Schmidt kürzlich zeigen konnten, fällt die Lactatproduktion der isolierten Mäusenetzhaut mit steigender Lactatkonzentration des Inkubationsmediums. Beim Kaninchen erreicht die Lactatkonzentration im Glaskörper nach 2 h Druckischämie bereits 20 mM (Weiß und Kosmath), während dann beim Kalb erst 9 mM und nach 8 h 16 mM (Abb. 2) vorliegen. In Anbetracht des Diffusionsgefälles liegen die Lactatkonzentrationen in der Retina selbst noch höher.

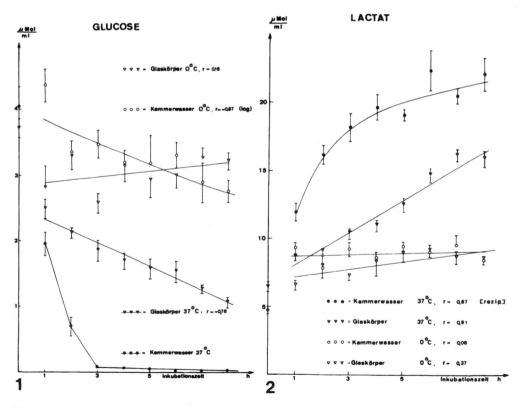

Abb. 1 und 2. Veränderungen der Glucose- bzw. Lactatkonzentration im Glaskörper und im Kammerwasser bei 0 °C und 37 °C während 8 h nach der Enucleation

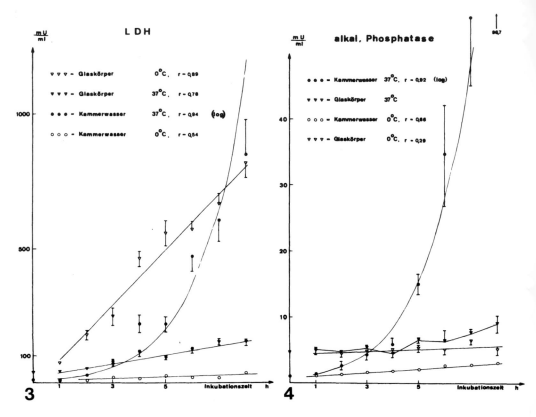

Abb. 3 und 4. Zunahme der Enzymaktivität von LDH bzw. A.P. im Glaskörper und im Kammerwasser bei 0 °C und 37 °C während 8 h nach der Enucleation

Enzyme

Aufgrund des schwachen Einstroms von Enzymen in den Glaskörper, scheint die Netzhaut während der Inkubation bei 37 °C nicht sonderlich geschädigt. (Abb. 3). Für die Brauchbarkeit unseres Vorgehens, aus dem Verhalten der Enzymaktivitäten in den IOF auf die Integrität der angrenzenden Gewebe zu schließen, spricht der exponentielle Anstieg der Enzymaktivität im Kammerwasser nach 3–4 h bei 37 °C, also zu der Zeit, in der alles Substrat im Kammerwasser aufgebraucht ist. Jetzt werden erste autolytische Symptome wie beginnende Zonulolyse bemerkt.

Das überraschendste Ergebnis bestand im 20–30-fachen linearen Anstieg der Enzyme im Glaskörper auf Eis gelagerter Augen. Da die Retina den Glaskörper umhüllt, liegt es nahe, sie als den Ursprungsort dieses Enzymeinstroms anzunehmen. Wirklich findet man im LDH-Isoenzymmuster des Glaskörpers, der aus 6 Std. auf Eis gelagerten Augen isoliert wurde, eine beträchtliche Verschiebung vom ursprünglichen Herz-Typ des Glaskörpers, hin zum Muskel-Typ der Netzhaut (Hoffmann und Wurster). Die Tatsache, daß hier, am anatomisch intakten System, hochmolekulare Proteine ungehindert in den Glaskörper diffundieren können, läßt Zweifel an der Schrankenfunktion der Glaskörperrinde aufkommen.

Nicht nur die glykolytischen Enzyme LDH und PGI, sondern auch MDH und GOT zeigen prinzipiell das gleiche Verhalten. Man kann also durch Messung der Aktivität von einem der genannten Enzyme sehr schnell und einfach den Frischegrad eines vom Schlachthof stammenden Auges beurteilen. Zum Beispiel liegt die LDH-Aktivität im Glaskörper des Kalbes bei

2478 ± 136 (N = 4) mU/ml nach 3 Tagen Lagerung in physiologischer Kochsalzlösung im Kühlschrank. Das sind die Bedingungen, unter denen Eisner die Augen für seine autoptischen Spaltlampenuntersuchungen gehalten hat.

Cholinesterase (CHE) und alkal. Phosphatase (A. P.)

CHE und A.P. wird eine Beteiligung an Permeabilitätsvorgängen zugeschrieben. Daher wurden auch die Aktivitäten dieser Enzyme gemessen, wobei das Verhalten der CHE im Glaskörper schon deshalb interessant war, weil sie mit 420 mU/ml etwa 10-fach höhere Aktivität wie die restlichen Glaskörperenzyme besitzt. Im Kammerwasser verhalten sich die CHE und A.P. analog den bisher betrachteten Enzymen, dagegen bleibt im Glaskörper der charakteristische Anstieg bei 0 °C völlig aus.

Da CHE im Glaskörper in löslicher Form vorliegt, ist nicht einzusehen, warum sie, falls sie aus der Retina stammen sollte, unter den gegebenen Umständen nicht auch einen Zuwachs verzeichnen kann. Wir postulieren daher die Hyalocyten als Ursprungsort der CHE.

Literatur

Bito, L. Z., Salvador, E. V.: Intraocular fluid dynamics II. Postmortem changes in solute concentrations. Exp. Eye Res. 10, 273–287 (1970). – O'Brien, C. S., Salit., P. W.: The chemical constituents of the aqueous, vitreous and lens. Amer. J. Ophthal. 14, 582–589 (1931). – Eisner, G.: Autoptische Spaltlampenuntersuchung des Glaskörpers I. Präparations- und Untersuchungstechnik. Albrecht v. Graefes Arch. klin. exp. Ophthal. 182, 1–7 (1971). – Hoffmann, K., Wurster, U.: Isoenzyme der Lactatdehydrogenase im Glaskörper des Rindes. Albrecht v. Graefes Arch. klin. exp. Ophthal. 189, 309–321 (1974). – Lolley, R. N., Schmidt, S. Y.: Metabolism of the vertebrate retina. In: The eye, Vol. 6, 343–372 (Davson H., Graham L. T. ed.). New York and London: Academic Press 1974. – Swann, D. A., Constable, I. J.: Vitreous structure I. Distribution of hyaluronate and protein. Invest. Ophthal. 11, 159–163, (1972). – Weiß, H.: The carbohydrate reserve in the vitreous body and retina of the rabbit's eye during and after pressure ischaemia and insulin hypoglycaemia. Ophthal. Res. 3, 360–371 (1972). – Weiß, H., Kosmath, B.: Der Milchsäuregehalt im Glaskörper des Kaninchenauges während und nach Druckischämie. Albrecht v. Graefes Arch. klin. exp. Ophthal. 186, 105–109 (1973).

Aussprache

Herr Welge-Lüssen (Marburg):

Ihre Ergebnisse können wir aufgrund eigener Untersuchungen bestätigen. Bei Schweineaugen, die bei 22 °C gelagert wurden, bestimmten wir nach 6 und 12 h Metabolite des Glukosestoffwechsels und Aminosäuren. Im Kammerwasser fällt Glukose von 2400 nM/g über 66 auf 9 nM/g ab. Laktat steigt von 9180 nM auf 21 000 nM. 9 freie Aminosäuren sind nach 6 h um 1/3 erniedrigt, nach 12 h bis auf Histidin wieder angestiegen.

Im Glaskörper vermindert sich Glukose von 2200 nM auf 148 nM, Laktat steigt von 5600 nM um das 4-fache nach 12 h an. 9 freie Aminosäuren sind nach 6 h um das 1,5-fache, nach 12 h sind 18 Aminosäuren um das 3-fache angestiegen.

Die Resultate des Aminosäurestoffwechsels weisen auf eine Proteolyse hin, die bei allen in vitro-Versuchen beachtet werden müssen.

Herr Zirm (Graz):

Ich möchte Herrn Wurster fragen, warum er nicht bakteriologische Untersuchungen mit eingeschlossen hat, da gerade diese Aufschluß über autolytische Aktivitäten geben.

Die durch die Messungen der Glykolysemetaboliten erhaltenen Ergebnisse, die ein Eindringen von Makromolekülen in Glaskörper und Kammerwasser anzeigen sollen, können von uns bezüglich des Kammerwassers nicht bestätigt werden, da wir im Leichenkammerwasser viele Stunden nach dem Tod allgemein keine Makromoleküle, wie Alpha-2-Makromoleküle oder Beta-Lipoproteine finden konnten.

Herr Wurster, Schlußwort:

Zunächst möchte ich allen Diskussionsrednern für die interessanten Beiträge und Hinweise danken.

Zu Herrn Zirm (Graz):

Ein Eindringen von Bakterien in die Vorderkammer oder den Glaskörper halten wir in Anbetracht des intakten Bulbus für unwahrscheinlich. Auch im menschlichen Glaskörper stellen wir nach Lagerung auf Eis eine Zunahme der Enzymaktivität fest.

Zu Herrn Koch (Bonn) und Herrn Welge-Lüssen (Marburg):

Bito hat die postmortale Zunahme von Ninhydrin-positiven Substanzen im Glaskörper nur beim Kaninchen, nicht beim Rind nachweisen können. Seine Erklärung, daß es sich um einen aktiven Transport von Aminosäuren aus dem Kammerwasser durch die Linse handelt, scheint mir für die untersuchte Zeitspanne von 4 h wahrscheinlicher als eine Proteolyse. Da Bito keine frischen Rinderaugen zur Verfügung standen, konnte er für diese species nur fragmentarische Daten angeben. Das Verhalten von Makromolekülen (Enzymen) hat er nicht untersucht. Wir haben die Augen von 3–6 Mon. alten Kälbern statt von erwachsenen Tieren genommen, weil sich erstere von der Größe her gerade noch für geplante histochemische Untersuchungen eignen. Schweineaugen sind schwer in größerer Menge zu erhalten, da die Tiere gleich nach dem Entbluten am Fließband in den Brühkessel wandern.

Das Verhältnis von Proteinen zum Gesamteiweiß im Serum und Kammerwasser von Kataraktpatienten

M. Zirm, O. Schmut, H. Hanselmayer (Universitäts-Augenklinik Graz,
Vorstand: Prof. Dr. H. Hofmann)

Zusammenfassung

Durch die Bestimmung von Proteinen verschiedener Größe und elektrophoretischer Mobilität im Kammerwasser von Kataraktpatienten kann gezeigt werden, daß nur ein bestimmter Teil aus dem Serum in das Kammerwasser gelangt.

Daher wird der Beurteilung des Serum-, sowie des Kammerwasser-Gesamteiweiß Bedeutung beigemessen.

Einleitung

Proteine zeigen einen sehr komplizierten Aufbau. Wir unterscheiden prinzipiell drei Strukturen. In der Primärstruktur liegen die Proteinanteile als Polypeptidketten vor, die unabhängig von ihrer Länge, an den Enden eine freie NH_2-Gruppe bzw. gegenüber eine freie COOH-Gruppe tragen. Durch verschiedene Aminosäuresequenzen und Seitenketten entstehen neue Variationsmöglichkeiten. Diese Primärstrukturen verbinden sich über Wasserstoffbrücken (Pauling und Corey) zu Sekundärstrukturen und werden so zur α-Helix. Bei Vermessungen von Albumin und Globulinmolekülen mittels Röntgenstrahlenanalyse zeigte sich eine zusätzliche Faltung der α-Helix, also eine Tertiärstruktur (Pauling).

Die so aufgebauten Serumproteine entstehen, genetisch fixiert, während des Lebens in unterschiedlicher Größe, Charakteristik und Anzahl. Die proteinbildenden Zellen synthetisieren in ihrem Inneren die Eiweißkörper, um sie dann in das Blut abzugeben, besitzen daher einen Synthese- und Sekretionsmechanismus. Während Antikörper durch ihre Zugehörigkeit zum Immunsystem Ausnahmen machen, kann gesagt werden, daß hauptsächlich die Proteinbiosynthese in der Leber erfolgt.

Das Ziel der vorliegenden Arbeit ist, Ergebnisse quantitativer Proteinbestimmungen im Kammerwasser des Menschen in Beziehung zu deren Ausgangsmaterial dem Serum zu bringen und den Übertritt in das Kammerwasser zu diskutieren.

Wie von uns angenommen wird, stellt das Kammerwasser hauptsächlich ein Filtrat von Proteinen aus dem Serum dar. Nicht nur das Fehlen sekretorischer Immunglobulinanteile mit einer Sedimentationskonstante von 11 S (Zirm), sondern auch der Anteil sekretionsfähiger Zellen im Corpus ciliare steht in keinem Verhältnis zur dauernd neu gebildeten Kammerwassermenge, ein Vorgang der als Sekretion 400 bis 3000 K cal/Mol an Energie benötigen würde. Zuletzt ergibt sich die Frage, warum durch einen mechanischen Reiz andere Proteinzusammensetzungen entstehen sollen, wo doch nur eine Mehrsekretion als Ganzes zu erwarten wäre.

Wenn also angenommen werden muß, daß Proteine als Clearance im Kammerwasser vorliegen, ist die Frage nach dem Ausgangsmaterial von Bedeutung. Es wird bei jeder Proteinbestimmung im Kammerwasser eine Trias von Fragen bestehen:

1. Wie ist das angebotene Serum-Eiweißspektrum?
2. Wieweit können vielleicht bestehende nervale oder mechanische Veränderungen im Ciliarkörper die Filtration beeinflussen, und
3. wieweit können Proteine aus dem Stoffwechsel des inneren Auges in das Kammerwasser abgegeben werden?

Um Serumbestandteile nachzuweisen, gibt es zahlreiche Methoden. Eine Fraktionierung mit Ammoniumsulfat ist bereits eine klassische Methode (Bennhold et al.). Heute erfolgt eine Trennung aufgrund der Teilchengröße in der Ultrazentrifuge oder mit der Elektrophorese, einst „Kataphorese" bezeichnet, die auf Michaelis zurückgeht. Es bestehen zahlreiche technische Varianten, das Prinzip blieb das gleiche. Eine wesentliche Verbesserung wurde durch die Verwendung von Anti-Proteinseren erreicht, die bei der Immunelektrophorese zur Anwendung gelangen. Auf diese Weise können zahlreiche, zum Teil auch noch nicht identifizierte Proteine im Serum nachgewiesen werden.

Bei der Untersuchung des Kammerwassers auf dessen Proteine sind die zuvor erwähnten Methoden nicht anwendbar. Um in frisch entnommenem Leichenkammerwasser erfolgreich Proteine qualitativ oder quantitativ nachweisen zu können, mußten entsprechende Modifikationen geschaffen werden. Auf die eigene Literatur wird verwiesen (Schmut, Zirm). Die von uns publizierten Ergebnisse der Proteinbestimmungen bei Leichenkammerwasser, zeigen eine Barriere für Makromoleküle, die selbst viele Stunden nach dem Tod nicht zusammenbricht. Wir glauben, daß das Kammerwasser auf wahrscheinlich ähnliche Weise wie der Liquor-cerebrospinalis und der Primärharn entsteht. Bichler sieht eine Obergrenze für die Filtrationsmöglichkeit von Proteinen aus dem Blut über die Glomerula der Niere in den Harn von einem Molekulargewicht von 200.000. Zu unseren Untersuchungen wurden die Bestimmungen von Praealbumin, Albumin, Retinol-bindendes Protein, Gc-Globulin, Coeruloplasmin, β_1 E-Globulin und Transferrin herangezogen.

Um nicht die Ergebnisse durch Veränderungen des Ausgangsmaterials zu verfälschen, wurde das Serum zuvor genau analysiert.

Material

Vor der Staroperation wurde 26 Patienten Kammerwasser durch eine Punktionskanüle entnommen und die Operation mit einer ab-externo-Eröffnung der Vorderkammer fortgesetzt. Das Alter der Patienten schwankte zwischen 58 und 75 Jahren. Allgemein war eine senile Katarakt Grund zur Operation.

Methode

Zur Untersuchung der Serumproteine wurden folgende Methoden herangezogen:

1. Gesamteiweißbestimmung (Weichselbaum). 0,1 ml Serum werden mit 5,0 ml einer Lösung von 0,1 M NaOH; 16 mM K-Na-tartrat; 15 mM KJ und 6 mM Kupfersulfat (Biuret-Reagenz) gemischt, 30 min bei Raumtemperatur stehengelassen und dann bei 546 nm gegen den Reagenzienleerwert gemessen.

2. Celluloseazetat-Elektrophorese (Kohn). Die verwendete Pufferlösung weist einen pH von 8,6 und eine Ionenstärke von μ 0,05 auf. Die Trennung wird bei 220 Volt 25 Minuten durchgeführt. Die Färbezeit mit Amidoschwarz 10 B beträgt 7—10 Minuten, die Entfärbezeit nur wenige Minuten. Eine Transparenz wird mit einem Gemisch aus Dioxan/iso-Butanol erreicht.

3. Lipoproteidelektrophorese. Die elektrophoretische Fraktionierung erfolgt wie bei der Celluloseazetat-Elektrophorese. Nach der Trennung werden die Folien bei 100 °C 5 min getrocknet, in einem geschlossenen Gefäß ozonisiert (Schwefelsäure auf Bariumperoxid) und

in 0,001 N Salzsäure gewaschen. Die Färbung erfolgt mit dem Schiff'schen Reagenz. Lipoproteidstoffwechselstörungen werden nach Fredrickson in 5 Gruppen geteilt.

4. Immunelektrophorese (Grabar, Williams). Die Serumproteine werden zuerst in einem Agargel elektrophoretisch getrennt. Danach wird parallel zur Wanderungsstrecke ein Antiserum in das Gel eingebracht, welches gegen die Serumproteine diffundiert und beim Zusammentreffen in einem Äquivalenzbereich mit ihnen präzipitiert.

Bei der Untersuchung der Kammerwasserproteine wurden von uns modifizierte oder an die Kammerwasserverhältnisse adaptierte Methoden verwendet (Schmut, Zirm).

1. Kammerwassergesamteiweißbestimmung. Der Gesamtproteingehalt des Kammerwassers wurde mit der turbidimetrischen Methode nach Meulemans bestimmt. Dabei fällt man in 50 μl Kammerwasser das Eiweiß mit 450 μl 3%iger Trichloressigsäure aus und mißt die Trübung der Untersuchungslösung im Photometer bei 450 nm.

2. Radiale Immundiffusion (Mancini, Carbonara, Heremans). Entsprechend der verwendeten Antiserumkonzentrationen (Behring-Werke, Marburg/Lahn) und dem Protein in dem zu untersuchenden Kammerwasser wird einer 2%igen Agarose die für die Erreichung des Äquivalenzbereiches notwendige Antiserummenge beigefügt. In Löcher von 10 μl Volumen wird Kammerwasser eingebracht. Dieses präzipitiert in einer der Antigenkonzentration entsprechenden Größe. Im Vergleich mit bekannten Proteinmengen lassen sich die Ergebnisse mit einer Eichkurve ermitteln (Schmut, Zirm).

3. Elektroimmundiffusion (Laurell). Durch ein Spannungsfeld werden Proteine in einem antiserumhaltigen Agarosegel zum Wandern gebracht. Vom Startpunkt aus entsteht ein spitzbogenförmiges Präzipitat, welches in seiner Länge der Konzentration des Antigens entspricht. Mittels einer Eichkurve können die einzelnen Werte errechnet werden. Eine ausführliche Beschreibung ist in der Literatur zu finden (Zirm).

Ergebnisse

Bei der Untersuchung des Serums auf Verschiebungen im Eiweißspektrum wurden weder in der Acetatfolienelektrophorese noch in der Immunelektrophorese pathologische Veränderungen gefunden.

Tabelle 1. Proteinkonzentrationen von 26 Patienten im Serum und Kammerwasser. Die Reihenfolge entspricht den elektrophoretischen Eigenschaften der bestimmten Proteine

| Protein | Konzentration in mg% | | Mol. Gewicht |
	Serum	KAMMER-WASSER	
Praealbumin	25.0 ±15	0,4 ±0.5	61 000
Albumin	4070.0 ±1100	13,0 ±5.0	69 000
Retinol-bd. Protein	~4.5	0,04±0.02	21 000
Gc-Globulin	40.0 ±10	0,2 ±0.1	50 800
Coeruloplasmin	35 ±15	0,15±0.1	160 000
C$_4$-Komponente	30.0 ±10	0,2 ±0.1	230 000
Transferrin	295.0 ±100	1,5 ±0.6	90 000

Tabelle 2. Prozentueller Vergleich der einzelnen Proteinfraktionen gegenüber dem Gesamteiweißgehalt im Serum und Kammerwasser. Als Berechnungsgrundlage wurde ein Serumeiweißgehalt von 7700 mg% und ein Kammerwassergehalt von 21 mg% angenommen.
Die Werte von Praealbumin sind 2-fach, die von Albumin 100-fach und die von Transferrin 10-fach zu verstehen.
Zeichenerklärung: a) Praealbumin, b) Albumin, c) Retinol-bindendes Protein, d) Gc-Globulin, e) Coeruloplasmin, f) C_4-Komponente, g) Transferrin

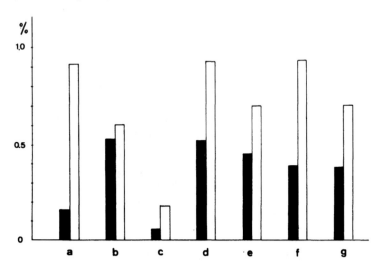

Das Gesamteiweiß betrug im Mittel 7,7 g%. Schwankungen in einem Bereich von 6,5 g% bis 8,9 g% waren festzustellen. Bei der Lipoproteidelektrophorese wurden gelegentlich Chylomikronen gefunden, während bei 4 Patienten eine Erhöhung der Beta, bei 5 Patienten der Prae-Beta, bei einem sowohl der Beta als auch Prae-Beta-Lipoproteide zu ermitteln waren.

Die Ergebnisse der Kammerwasseruntersuchungen werden in Tabelle 1 wiedergegeben.

Die Gesamteiweißmengen im Kammerwasser betrugen durchschnittlich 21,5 mg%. Deutliche individuelle Schwankungen waren festzustellen, die jedoch mit dem Verteilungsmuster der Kammerwasserproteine parallel verliefen.

Im Vergleich der einzelnen Proteinfraktionen im Serum und Kammerwasser gegenüber dem jeweiligen Gesamteiweißgehalt lassen sich die Filtrationsverhältnisse im Kammerwasser demonstrieren (Tab. 2). Da im Kammerwasser beispielsweise Makromoleküle nicht vorhanden sind, diese jedoch durch die Gesamteiweißbestimmung im Serum erfaßt werden, erscheinen sämtliche Proteine gegenüber dem Serum im Kammerwasser etwas erhöht.

Diskussion

Nach dem Ausschluß primärer Serumproteinveränderungen erhält man durch die quantitative Bestimmung von Kammerwasserproteinen ein Muster von Eiweißkonzentrationen, die einem Filtrat des Serums entsprechen.

Zur Beurteilung dieses bzw. eventueller Verschiebungen innerhalb des Kammerwassers durch zusätzliche Abgabe einzelner Proteine aus der Umgebung, ist die Bestimmung des Gesamteiweiß von großer Bedeutung. Daß dennoch dem Filtrationsgedanken entsprechend z.B. mehr Transferrin als erwartet gefunden wurde, führte zu verschiedenen Überlegungen. Sicherlich ist die Vereinfachung, daß es sich gleichsam um ein Netzwerk bestimmter Porengröße handeln würde, nicht möglich. Abgesehen davon, daß Proteine durch ihre Struktur individuelle räumliche Gestalt haben, ist zusätzlich ein großer Unterschied in deren Molekulargewicht und Oberflächenladungen bekannt. Versucht man die Serumproteine einmal nach deren elektrophoretischer Mobilität, ein andermal nach deren Molekulargewicht zu reihen, wird der Unterschied deutlich. Auf die der Arbeit zugrunde liegenden Proteine bezogen, heißt die Reihenfolge einmal: Praealbumin, Albumin, Retinol-bindendes Protein, Gc-Globulin, Coeruloplasmin, C_4-Komponente, Transferrin bzw. Retinol-bindendes Protein, Gc-Globulin, Praealbumin, Albumin, Transferrin, Coeruloplasmin, C_4-Komponente.

Ähnliche Probleme stellt Laterre bei den Liquorproteinen zur Diskussion. Die im Serum erhöhten Prae-Beta bzw. Beta-Lipoproteide mit einem Molekulargewicht von annähernd 3 200 000 können das Proteinspektrum des Kammerwassers nicht beeinflussen, wie dies von uns bereits nachgewiesen wurde (Schmut, Zirm).

Die bei Kataraktpatienten gewonnenen Ergebnisse lassen keine typische Veränderung im Kammerwasserproteinspektrum erkennen. Eine Diskussion darüber ist erst nach der Untersuchung von Kammerwasser möglich, welches aufgrund anderer Augenveränderungen gewonnen werden konnte.

Es kann also festgestellt werden, daß eine quantitative Beurteilung einzelner Kammerwasserproteine nur bei gleichzeitiger Bestimmung des Kammerwasser-Gesamteiweiß und bei Berücksichtigung der Serumproteinverhältnisse zulässig ist.

Literatur

Bennhold, H., Kylin, E., Rusznyak, S.: Die Eiweißkörper des Blutplasmas. Dresden und Leipzig: Steinkopff Verlag 1938. – Bichler, K. H.: Immundiagnostik der Proteine. Laboratoriumsblätter 2, 63 (1975). – Fredrickson, D. S., Levy, R. J., Lees, R. S.: Fat transport in lipoproteins. An integrated approach to mechanisms and disorders. New Engl. J. Med. 276, 34 (1967). – Grabar, P., Williams, C. A.: Méthode permettant l'etude conjugée des propriétés électrophorétiques et immunochimiques d'un mélange de proteines. Application du sérum sanguin. Biochim. Biophys. Acta 10, 193 (1953). – Kohn, J.: A lipoprotein staining method for zone electrophoresis, Nature 189, 312 (1961). – Laterre, E.Ch.: Proteine im Liquor cerebrospinalis (I): Das normale Proteinspektrum. Laborblätter 25, 125 (1975). – Laurell, C. B.: Quantitative estimation of proteins by electrophoresis in agarosegel containing antibodies. Analyt. Biochem. 15, 45 (1964). – Mancini, G., Carbonara, A.O., Heremans, J.F.: Immunochemical quantitation of antigens by single radial immundiffusion. Immunochemistry 2, 235 (1965). – Meulemans, O.: Determination of total protein in spinal fluid with sulphosalicylic acid and trichloracetic acid. Clin. chim. Acta 5, 757 (1960). – Michaelis, L.: Elektrische Überführung von Fermenten. I. Das Invertin. Biochem. Zschr. 16, 81 (1909). – Pauling, L., Corey, R.B.: Two hydrogen-bounded spiral configurations of the polypeptide chain. J. amer. chem. Soc. 72, 5349 (1950). – Pauling, L.: The configuration of polypeptide chains in proteins. Conseil de Chimie 9, 63 (1953). – Schmut, O., Zirm, M.: Vergleichende Untersuchungen über die Normalverteilung der Immunglobuline im menschlichen Serum und Kammerwasser. Klin. Mbl. Augenheilk. 164, 368 (1974). – Schmut, O., Zirm, M.: Die Kombination von Disk-Elektrophorese und Immundiffusion zur Eiweißanalyse des Kammerwassers. Albrecht v. Graefes Arch. klin. exp. Ophthal. 188, 217 (1973). – Schmut, O., Zirm, M.: Quantitative Bestimmung verschiedener Kammerwasserproteine. Albrecht v. Graefes Arch. klin. exp. Ophthal. 190, 63 (1974). – Schmut, O., Zirm, M.: Immunologische Bestimmung von Lipoproteinen im Kammerwasser. Albrecht v. Graefes Arch. klin. exp. Ophthal. 191, 19, (1974). – Schmut, O., Zirm, M.: Qualitative und quantitative Bestimmung von Präalbumin, Retinolbindendem Protein, Gc-Globulin und C4-Komponente im Kammerwasser. Albrecht v. Graefes Arch. klin. exp. Ophthal. 197, 209 (1975). – Weichselbaum, T. E.: An accurate and rapid method for the determination of proteins in small amounts of blood serum and plasma. Amer. J. clin. Path. 10, 40 (1946). – Zirm, M., Schmut, O.: Konzentrationsabhängigkeit der Immunglobuline des menschlichen Kammerwassers von Alter und Geschlecht. Albrecht v. Graefes Arch. klin. exp. Ophthal. 188, 239 (1973). – Zirm, M., Schmut, O.: Alpha-1-Antitrypsin, Coeruloplasmin und Sekret-IgA im menschlichen Kammerwasser. Albrecht v. Graefes Arch. klin. exp. Ophthal. 194, 125 (1975). – Zirm, M., Schmut, O.: Der

Nachweis von Proteinen im Kammerwasser mit Hilfe der kombinierten Disk-Elektrophorese Bericht über die 73. Zusammenkunft der Deutschen Ophthal. Gesellschaft, 426. München: J.F. Bergmann 1975. – Zirm, M., Petek, W., Schmut, O., Hofmann, H., Holasek, A.: Quantitative Bestimmung von Kammerwasserproteinen durch die Elektroimmundiffusion in einem antiserumhaltigen Agarosegel. Albrecht v. Graefes Arch. klin. exp. Ophthal. 196, 127 (1975). – Zirm, M., Schmut, O.: Immunologische Untersuchungsmethoden des Kammerwassers und deren Ergebnisse. Wr. klin. Wschr. 88, 343 (1976).

Aussprache

Herr Koch (Bonn):

Bei den interessanten Ausführungen von Herrn Zirm fehlt meines Erachtens doch ein näherer Hinweis, um welche Kataraktformen es sich bei den von ihm untersuchten Patienten gehandelt hat. Wir wissen ja, daß sich die Alterskatarakt in morphologisch ganz unterschiedlichen Ausprägungen manifestieren kann, denen wahrscheinlich auch andere Auslösemechanismen zugrunde liegen. Darüber hinaus dürfte es für das Auftreten von Proteinen im Kammerwasser von Kataraktpatienten nicht gleichgültig sein, ob es sich um eine funktionell störende aber nur teilweise getrübte Linse handelt oder um eine mature oder hypermature Katarakt mit etwa gestörter Kapselpermeabilität. Eine nähere Klassifizierung der hier zur Untersuchung gelangten Kataraktlinsen wäre daher sehr wünschenswert.

Frau Mayer:

Darf ich Herrn Zirm fragen, wie weitgehend er einen Eiweiß-Austritt in das Kammerwasser für physiologisch hält? Beispielsweise spielt bei der Kultur des Linsenepithels der EW-Gehalt des Mediums eine bedeutende Rolle.

Herr Zirm, Schlußwort:

Durch den Zeitmangel bedingt möchte ich nachtragen, daß wir ausschließlich Kammerwasser einer Altersgruppe von 56 bis 75 Jahren verwendet haben, die wegen einer Cataracta senilis im Reifestadium operiert wurden.

Es ist für uns eine bedeutende Erweiterung unserer Kenntnisse über die Proteinkonzentrationen im Kammerwasser, welches zu Lebzeiten gewonnen wurde, da bisher nur Leichenkammerwasser in größerer Menge untersucht werden konnte.

Wie ich festgestellt habe, können wir keine Aussagen über spezifische Veränderungen machen, da ähnliche Untersuchungsergebnisse nicht vorliegen.

Wesentlich erscheint uns die Erstellung einer grafischen Auswertung der Kammerwasserverhältnisse, wie in Tabelle 2 gezeigt. Nur aus der Gesamteiweißbestimmung ist eine (vergleichende) isolierte Proteinveränderung ersichtlich. Bestehen Kammerwasserveränderungen durch einen Stoffwechselaustausch aus verschiedenen Augenabschnitten, werden diese durch die beschriebene Vorgangsweise ersichtlich.

Frau Mayer danke ich für Ihre Diskussionsbemerkung. Ihre Beobachtung, daß das Kammerwasser ein schlechtes Nährmedium ist, ist verständlich, da es durchschnittlich nur 21 mg% Eiweiß enthält.

Bedeutung von Augenschädigungen für die Wirksamkeit von Sensibilisierungen

E. Kraus-Mackiw, R. Mohr (Heidelberg) und W. Müller-Ruchholtz (Kiel)

Weil seit vielen Jahren vermutet wird, daß der phakogenen Ophthalmie (auch Endophthalmi-tis phacoanaphylactica, lens induced uveitis, phakoantigene Uveitis oder Ophthalmia phaco-genetica genannt) Sensibilisierungen vorausgegangen sind, haben wir uns folgende Fragen gestellt:

1. Sind traumatische Augenschädigungen von Bedeutung für das Wirksamwerden solcher Sensibilisierungen am Auge?

2. Lassen sich derartige Beziehungen in einem tierexperimentellen Modell analysieren?

Klinische Beobachtungen erreichen nämlich in der Regel nicht die Aussagekraft tierexperi-menteller Modelle, deren Versuchsanordnung exakt kontrolliert und gesteuert variiert wer-den kann, wodurch erst eine schlüssige Analyse der einzelnen pathogenetischen Bedingungen möglich wird.

Versuchsanordnung

Als Versuchstiere wurden Ratten von zwei genetisch stark differenten (RtH-1-histoinkompa-tiblen) Inzuchtstämmen, LEW und CAP, verwendet. Die vier untersuchten Versuchsgruppen sind in Abb. 1 zusammengestellt. Die Behandlung der Tiere erfolgte (1) durch einmalige i.m. Injektion zerkleinerten Meerschweinchengewebes, d.h. durch xenogene Sensibilisierung, (2) durch einen Eingriff am Auge in Form von Linsen-Discision und Iridotomie, (3) durch einmalige i.m. Injektion zerkleinerten Meerschweinchenaugengewebes und in der 2. Woche danach einem zusätzlichen Eingriff am Auge, (4) durch einmalige i.m. und s.c. Injektion von Adjuvantien in Form von kompletten Freund-Adjuvans (Difco) sowie Bordutella pertussis Aufschwemmungen (d.h. einer Kombination der wirksamsten Adjuvantien, die uns heute zur Steigerung der immunologischen Reaktivität bekannt sind) und in der 2. Woche danach einem zusätzlichen Eingriff am Auge.

Als signifikant positive Befunde wurden während der 7-wöchigen Beobachtungszeit folgende registriert: Klinische Veränderungen: in der 3. Woche oder später nach den Eingriffen am Auge erstmals einsetzende heftige Entzündung der vorderen Augenabschnitte mit Tyndall-Phänomen, Zellen oder Fibrin. Histologische Veränderungen: eiweißreiches Vorderkammer-Exsudat, Rundzell-Ansammlungen in der Uvea anterior und um freigelegtes Linsenmaterial sowie perivaskuläre Netzhautinfiltrate (neben den Folgen der mechanischen Schädigung).

Ergebnisse

Die Versuchsergebnisse sind in Abb. 2 zusammengestellt. LEW-Ratten reagierten in keiner der vier Versuchsgruppen positiv. Die CAP-Tiere zeigten in der 1. Versuchsgruppe, d.h. bei alleini-ger Zufuhr von Meerschweinchenaugenmaterial, ebenfalls keine Reaktionen. Diese blieben auch aus, wenn nur Augenschädigungen vorgenommen wurden. Bei der Kombination Sensibi-lisierung mit Meerschweinchenaugenmaterial und Eingriffen am Auge fanden sich jedoch bei vier von sechzehn Augen, d.h. vier von acht Tieren, positive Befunde sowohl klinisch als auch histologisch. Keine Veränderungen traten dagegen in den Kontrollansätzen auf, denen statt Meerschweinchenaugenmaterial Adjuvantien in Kombination mit Linsen- und Iris-Schä-digungen injiziert worden waren.

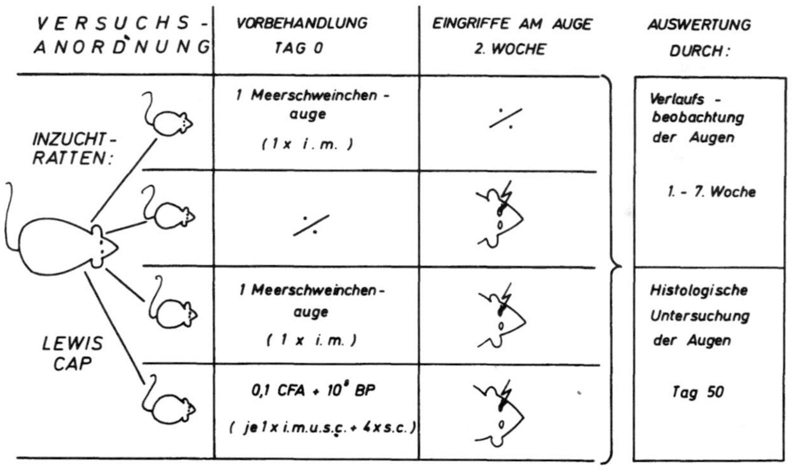

VERSUCHS-ANORDNUNG	VORBEHANDLUNG TAG 0	EINGRIFFE AM AUGE 2. WOCHE	AUSWERTUNG DURCH:
INZUCHT-RATTEN:	1 Meerschweinchen-auge (1 x i.m.)		Verlaufs-beobachtung der Augen
			1. - 7. Woche
LEWIS CAP	1 Meerschweinchen-auge (1 x i.m.)		Histologische Untersuchung der Augen
	0,1 CFA + 10⁸ BP (je 1 x i.m.u.s.ç. + 4 x s.c.)		Tag 50

Abb. 1

		Meerschweinchen-auge			Meerschweinchen-auge und			CFA + BP adjuvantien und		
			eye	damage	eye	damage	eye	damage		
INZUCHT RATTEN	LEWIS	0/10	0/8		0/12		0/5			
STÄMME	CAP	0/16	0/12		4/16 (4/8)		0/6			

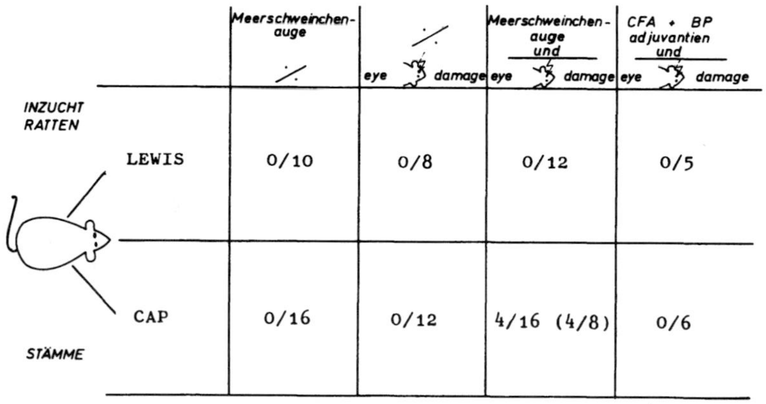

Abb. 2. Zusammenfassung der Versuchsergebnisse (Zahl der positiven Augenbefunde/Zahl der beobachteten Augen)

Ein Vergleich der histologischen Bilder der an CAP-Tieren ausgelösten experimentellen Ophthalmie und der phakogenen Ophthalmie des Menschen (Abb. 3 a, b) demonstriert anschaulich die Übereinstimmung folgender Befunde: Vorderkammer-Exsudat, zellige Infiltration der Uvea anterior und Linse sowie perivaskuläre Netzhautinfiltrate bei unbeteiligter Uvea posterior.

Schlußfolgerungen

1. Die positiven Befunde repräsentieren erstmals ein morphologisch exaktes tierexperimentelles Modell der phakogenen Ophthalmie beim Menschen.

2. Das Auftreten dieser experimentellen Ophthalmie bei der Ratte ist stammesabhängig.

3. Diese experimentelle Ophthalmie tritt nur bei Zusammenwirken von vorgegebener Sensibilisierung und abnormer Zugänglichkeit von Augenstrukturen (im Modell durch Traumatisierung) auf.

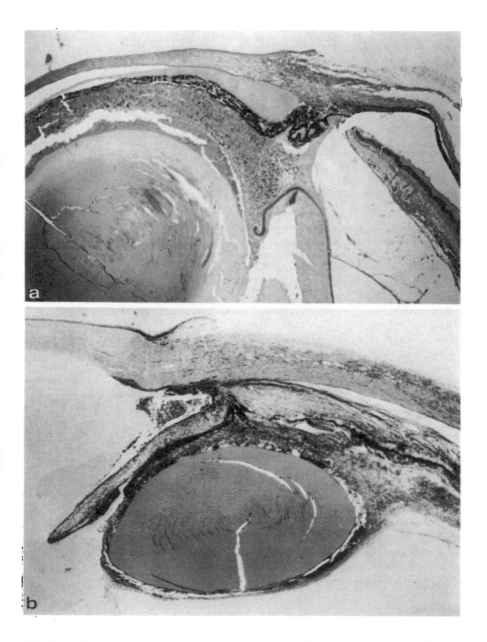

Abb. 3. (a) Phakogene Reaktion, experimentell ausgelöst bei CAP-Ratten: Vorderkammerexsudat, Iris- und Ciliarkörperinfiltration, Linsenmaterial mit Rundzellenansammlungen, perivasculäre Netzhautinfiltrate. PAS, 25 X

Abb. 3. (b) Phakogene Reaktion, traumatisch bedingt beim Menschen: Linsenmaterial mit Rundzellenwall und Riesenzellen. HE, 10 X

Zusammenfassung

Ratten von zwei Inzuchtstämmen wurden mit Meerschweinchenauge i.m. sensibilisiert oder durch Linsen-Discision und Iridotomie traumatisiert oder beiden Behandlungen in 2-wöchigem Abstand unterworfen. LEW-Ratten wiesen über 7 Wochen keine weiteren klinischen und am 50. Tag keine entzündlichen histologischen Veränderungen am Auge auf. CAP-Ratten zeigten nur nach Kombinationsbehandlung ab 3. Woche heftige Entzündungen der vorderen Augenabschnitte und histologisch das charakteristische Bild der phakogenen Ophthalmie. Kontroll-Kombinationsbehandlung mit Adjuvantien (CFA plus B. pertussis) statt xenogener Sensibilisierung verursachte keine derartigen Veränderungen. Damit wird ein tierexperimentelles Modell der phakogenen Ophthalmie des Menschen vorgestellt, das vom Stamm, Sensibilisierung gegen Augengewebe und Augenschädigung abhängig ist.

Summary. Rats of 2 inbred strains were sensitized i.m. with guinea-pig eye or suffered eye damage as a result of lens dicision and iridotomy or else underwent a combination of the two causes of treatment at two week intervals. Over a period of seven weeks LEW rats showed no further clinical changes neither were there any histological signs of inflammation on the 50. day.

Starting in the 3rd week, CAP rats however showed an acute inflammation of the anterior eye ball and histologically the characteristics of phacogenic ophthalmia only after combined treatment. Control treatment with adjuvants (CFA plus Bordetella pertussis) instead of xenogenic sensitisation did not cause any such changes.

Here we meet for the first time an exact experimental model of phacogenic ophthalmia of the human being which is dependent on strain, sensitisation to eye tissue and eye damage.

Für technische Unterstützung bei der Arbeit gilt den Damen Gunhilde Liszy, Verena Rüble und Elisabeth Vorreuther unser besonderer Dank.

Aussprache

Herr Zirm (Graz):

Durch die vielfältigen, ständig für das Individuum eigenständigen Immunreaktionen ist es für die Klinik schwer, einheitliche Verlaufsformen zu beschreiben.

Die Immunophthalmologie versucht daher durch das Tierexperiment Modellvorstellungen zu schaffen, die durch ihre Reproduzierbarkeit allgemeine Gültigkeit haben.

In Erinnerung an die Aussprachen anläßlich der internationalen Immunophthalmologen-Tage 1974 in Straßburg, freue ich mich besonders heute diese Fortschritte zu sehen.

Ich erlaube mir meine Glückwünsche zu Ihren Erfolgen auszusprechen.

Herr Jaeger (Heidelberg):

Die Ergebnisse, mit denen 1951 Horst Müller aus dem Institut von Maumenee zurückgekommen ist, sind mir noch sehr lebhaft in Erinnerung. Es war ihm gelungen, durch vorhergehende Sensibilisierung der Kaninchen und anschließende Discission der Linsen eine phakogene Reaktion zu erzeugen. Die Zweifel an der klinischen Anwendbarkeit dieser Untersuchungsergebnisse waren eigentlich nur dadurch entstanden, daß hohe Dosen von Adjuvant vorher gegeben werden mußten. Es bestand der Verdacht, daß weniger die vorhergehende Sensibilisierung mit Linseneiweiß als die Gabe dieser hohen Adjuvantdosen zu den beobachteten Reaktionen geführt haben. In diesem Zusammenhang glaube ich, daß die Ausführungen von Prof. Kraus-Mackiw eine ganz besondere Bedeutung haben.

Frau Kraus-Mackiw, Schlußwort:

Herrn Dr. Zirm möchte ich für seinen Glückwunsch zu dem erstmals gelungenen Versuch, die Phakogene Ophthalmie tierexperimentell zu erzeugen, danken und versuchen, die Frage von Herrn Professor Jaeger zu beantworten, wieweit in den bisherigen Berichten über tierexperimentell ausgelöste intraoculare Reizzustände spezifische immunologische Prozesse eine Rolle spielen.

H. Müller beobachtete in seinen 1952 mitgeteilten Untersuchungen bei Kaninchen verzögerte und heftiger ablaufende Selbstheilungsprozesse nach Linsendiscisionen, wenn vorher Adjuvantien oder Toxine bzw. an sich harmlose Linsenmaterialien verschiedener Genese in Kombination mit Adjuvantien gegeben wurden.

Bei der sog. Adjuvanskrankheit der Ratte, auf die u.a. Meier (1976), Lalive d'Epinay-Zimmerli (1968) und Tilgner (1972) aufmerksam machten, kommt es nach alleiniger Zufuhr von Adjuvantien in einem bestimmten Prozentsatz der Fälle neben polyarthritischen Symptomen zu rezidivierenden intraocularen Reizerscheinungen.

Beide Krankheitsbilder lassen sich auf Steigerung der Reaktivität des Organismus zurückführen.

Im Unterschied hierzu wurde in dem eben demonstrierten Modell gezeigt, daß neben einer gesteigerten Reaktionslage (hier stammesbedingt — nicht durch Adjuvantien ausgelöst) die einmalige Zufuhr von (d.h. Sensibilisierung mit) Meerschweinchenaugengewebe 10 Tage vor einer Linsendiscision ab der 3. Woche nach der Linsendiscision zu erneut aufflammenden Reaktionen führte, wenn die postoperativen Heilungsprozesse schon längst abgeklungen waren. Ich möchte nochmals darauf hinweisen, daß das Erscheinungsbild dieser „experimentellen Ophthalmie" sowohl klinisch, was Auftreten und Aussehen angelangt, als auch histologisch der beim Menschen bekannten Phakogenen Ophthalmie gleicht.

Enzymveränderungen des energieliefernden Stoffwechsels im Hornhautepithel und Stroma unter weichen Kontaktlinsen

H. Kilp (Köln), H.D. Framing (Aachen)

Seit Smelser und Ozaniks 1953 und Smelser und Chen 1955 Einflüsse von Kontaktlinsen auf Hornhautstruktur und Physiologie eingehender beschrieben haben, ist auf diesem Gebiet von vielen Autoren gearbeitet worden. In den letzten Jahren ist vor allen Dingen der Unterschied zwischen harten und weichen Kontaktlinsen besonders untersucht worden. Obwohl die weiche Linse einen deutlich geringeren Einfluß auf die normale Physiologie der Hornhaut hat, (Hamann, et al.; Kilp), sind dem Anpasser auch bei diesem System Komplikationen vergleichbar dem over-wearing-Syndrom bekannt. Störungen der Hydratation und Transparenz der Hornhaut wurden von Korb, et al. näher untersucht. Durch Messung der Aktivitäten einzelner Enzyme des energieliefernden Stoffwechsels in Hornhautepithel und Stroma versuchten wir einen Anhalt für Veränderungen zu erhalten.

Methodik

Als Versuchstiere verwandten wir nicht rassereine Kaninchen mit einem Gewicht von 2,5 bis 3,5 kg. Wir applizierten dem linken Auge hydrophile Polyhema-Linsen rein nach dem Sitz und legten eine Lidnaht im äußeren Drittel des Lidwinkels an, um die Lidspalte zu verkleinern und ein Antrocknen der Linsenränder und ein vorzeitiges Herausfallen zu vermeiden. Dem rechten Vergleichsauge wurde ebenfalls die Lidspalte verkleinert. Wir kontrollierten täglich makroskopisch und biomikroskopisch. Zur Enzymaktivitätsbestimmung präparierten wir die Augen mit den Kontrollaugen nach 4, 8 und 14 Tagen. Die Kaninchen wurden mit Pentobarbitalnatrium narkotisiert, das Epithel abradiert und die Hornhaut excidiert. Nach Bestimmung des Feuchtgewichtes der Gewebe wurden diese gefriergetrocknet und nochmals gewogen. Nach Homogenisierung in 100 mM Natrium-Kalium-Phosphatpuffer bestimmten wir die Enzymaktivitäten im Überstand mit Hilfe optischer Tests nach Bücher, Luh und Pette abgewandelt für Mikrobestimmungen. Wir errechneten den Mittelwert, die Standardabweichung des Mittelwertes und den Unterschied der einzelnen Stichproben mit Hilfe des Student-Testes für gepaarte Daten. Bestimmt wurden folgende Enzyme
HK Hexokinase (2.7.1.1), G-6-PDH Glucose 6 phosphat dehydrogenase (1.1.1.49), TIM Triose-phosphat-isomerase (5.3.1.1), GDH Glycerin-1-phosphat dehydrogenase (1.1.1.8), GAPDH Glycerinaldehyt-3-phosphat dehydrogenase (1.2.1.12), PGK 3-phosphoglyceratkinase (2.7.2.3), PGM Phosphoglycerat-motase (5.4.2.1), EN Enolase (4.2.1.11), LDH Lactatdehydrogenase (1.1.1.27), ME „malic-enzym" (1.1.1.40), MDH Malatdehydrogenase (1.1.1.37) T-ICDH NADP abhängige Isocetratdehydrogenase (1.1.1.42), D-ICDH NAD abhängige Isocetratdehydrogenase (1.1.1.41).

Ergebnisse und Diskussion

Bei unserer Versuchsanordnung ergab sich schon dadurch, daß wir das Kontrollauge durch eine Lidnaht teilweise verschlossen haben, eine deutliche Veränderung gegenüber dem Normalzustand. In Tabelle 1 haben wir die Hydratation zu den verschiedenen Zeitpunkten aufgetragen. Der Wassergehalt in Epithel und Stroma am rechten Auge verändert sich vom 4. zum 8. Tag signifikant. Während das Stroma nach 14 Tagen wieder etwa normale Hydratation aufweist, bleibt diese beim Epithel weiterhin erhöht. Dies ist nach Reim et al. als Störung des

Hydratation		R	L	α (%)
HH	4 Tg	3,03 ± 0,07	3,61 ± 0,24	2,5
	8 Tg	3,33 ± 0,10	4,14 ± 0,25	0,5
	14 Tg	2,99 ± 0,05	3,91 ± 0,25	0,5
Epi	4 Tg	2,58 ± 0,10	2,77 ± 0,33	50
	8 Tg	2,91 ± 0,08	3,77 ± 0,15	1
	14 Tg	2,93 ± 0,09	3,79 ± 0,17	1

Tabelle 1. Hydratation des Hornhautstromas und des Epithels. RA Lidspalte zu 1/3 zugenäht, LA mit hydrophiler Kontaktlinse und Lid 1/3 zugenäht. (Mittelwert, Standardabweichung des Mittelwertes und Signifikanzniveau in %)

energieliefernden Stoffwechsels zu werten. Der Vergleich der Enzymaktivitäten (Tab. 2) zeigt im Epithel eine hochsignifikante Reduzierung im Abschnitte des Glucoseabbaus bis zu den Triosephosphaten. Nach 14 Tagen sind auch die Enzyme LDH und MDH signifikant erniedrigt. Auf welche Faktoren diese Veränderungen zurückzuführen sind, muß weiteren Untersuchungen vorbehalten bleiben.

Unter weichen Kontaktlinsen steigt die Hydratation im Epithel nach etwa 4 Tagen gegenüber dem Kontrollauge deutlich an, um auf diesem Niveau zu bleiben. Im Stroma finden wir ein ähnliches Verhalten, jedoch zeigt sich hier schon nach 4 Tagen ein deutlicher Unterschied zum Kontrollauge. Zwischen dem 8. und 14. Tag ergibt sich keine Änderung, jedoch ist der Unterschied zum Kontrollauge signifikant.

Epithel RA	4 - 8 Tg	α %	8 - 14 Tg	α %
HK	(↓)	10		
G - 6 PDH	↓	0,5		
TIM	↓	0,5		
GDH	↓	1,0		
GAPDH	↓	2,0	↓	2
PGK	↓	5		
PGM				
EN				
LDH			↓	0,1
ME				
MDH			↓	0,1
T - ICDH	(↓)	10		
D - ICDH				

Tabelle 2. Signifikante Änderungen der Enzymaktivitäten bei zugenähten Lidern vom 4.–8. Tag und vom 8.–14. Tag. (Signifikanzniveau in %)

Betrachtet man die Enzymmuster im Epithel (Abb. 1 und 2), so fällt ein kontinuierlicher Abfall der meisten Schlüsselenzyme im Kontrollauge auf. Das behandelte Auge mit der weichen Kontaktlinse zeigt gegenüber dem Kontrollauge für die HK, die TIM und z.T. die GDH ein umgekehrtes Verhalten. Ansonsten sind die Aktivitäten besonders bis zum 14. Tag erniedrigt. Auffällig ist in beiden Stichproben die Angleichung der Triosephosphatgruppe. Bis auf die MDH konnte keine Aktivitätsänderung im Citronensäurecyklus nachgewiesen werden. Tab. 3 veranschaulicht die nachgewiesenen signifikanten Erhöhungen und Erniedrigungen.

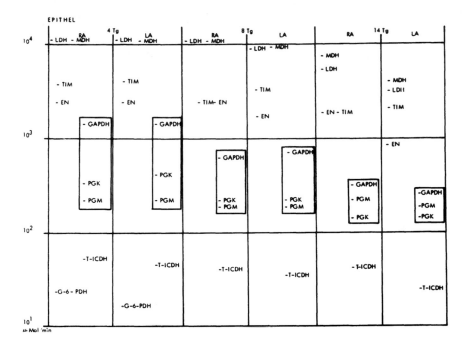

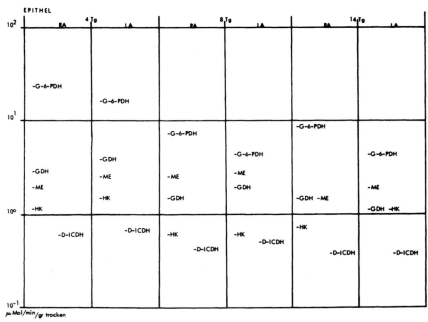

Abb. 1 und 2. Enzymverteilungsmuster im Epithel nach zugenähten Lidern am RA und zusätzlich hydrophiler Kontaktlinse am LA. (Logarithmische Orginatenteilung, Aktivitäten in µMol/min/gr Trockengewicht)

	4 Tage		8 Tage		14 Tage	
		α		α		α
HK	(↑)	10			↑	2
G-6-PDH	(↓)	15	↓	1	↓	2
TIM	(↑)	20	↑	0,1	(↑)	20
GDH	↑	5	(↑)	20	↓	5
GAPDH			(↑)	10		
PGK	(↑)	10	(↑)	10		
PGM					↓	2
EN			↓	1	↓	0,1
LDH			↓	1	↓	0,1
ME						
MDH			↓	1	↓	0,1
T ICDH			(↓)	15	↓	0,1
D-ICDH						

Tabelle 3. Signifikante Unterschiede der Augen mit hydrophilen Kontaktlinsen gegenüber der Kontrolle im Epithel. (Signifikanzniveau in %)

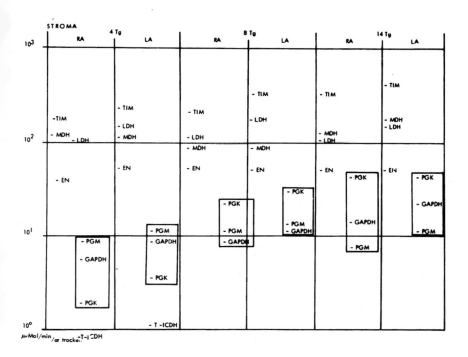

Abb. 3 und 4. Enzymverteilungsmuster im Hornhautstroma. RA Lider 1/3 zugenäht, LA zusätzlich mit hydrophiler Kontaktlinse. (Logarithmische Orginatenteilung, Aktivitäten in µMol/min/gr Trockengewicht)

Das Stroma wies bei unseren Ergebnissen bei sehr großer Schwankungsbreite für viele Enzyme ein entgegengesetztes Verhalten auf. Besonders die Triosephosphatgruppe und die Triosephosphatisomerase zeigten im Verlauf der Beobachtungen einen deutlichen Anstieg ihrer Aktivitäten (Abb. 3 und 4). Die Signifikanzen waren in dieser Untersuchungsreihe nicht so eindeutig wie beim Epithel. Eine Erklärung des Verhaltens unter teilweise geschlossenen Lidern und zusätzlich applizierten weichen Kontaktlinsen für Epithel und Stroma ist anhand der bisher vorliegenden Ergebnisse nicht möglich.

Der intakte energieliefernde Stoffwechsel ermöglicht eine konstante Hydratation und damit Transparenz der Hornhaut, gleichzeitig ist er erforderlich für Regenerationsprozesse besonders im Epithel. Er wird nach unseren Untersuchungen in seiner Aktivität durch teilweise verschlossene Lidern und durch hydrophile weiche Kontaktlinsen gestört. Es ist z.Zt. nicht bekannt, welcher Mechanismus dieser Veränderung zugrunde liegen könnte. Bei der Anwendung von weichen Kontaktlinsen sowohl zur optischen Korrektur als auch als Therapeutikum sollte bedacht werden, daß eine Störung in der Hydratation auftreten kann, wie sie auch nach längerem Schlaf nachgewiesen ist. Vordringlicher erscheint uns jedoch, daß durch eine geringere Energiebereitstellung Regenerationsvorgänge nach Mikroläsionen verzögert werden können. Dies dürfte besonders bei Patienten gegeben sein, die ihre Kontaktlinsen ganztägig schon über einen längeren Zeitraum tragen.

Literatur

Smelser, G. K., Ozaniks, V.: Structural changes in corneas of giunea pigs after wearing contact lenses. Arch. Ophthalmol. **49**, 335 (1953). – Smelser, G. K., Chen, O. K.: Physiological changes in cornea induced by contact lenses. Arch. Ophthalmol. **53**, 676 (1955). – Hamann, H., Huro, M., Hirayama, K.: The effects of hard and soft contact lenses on rabbit corneas. Contacto **16**, 26 (1972). – Bücher, Th., Luh, W., Pette, D.: Einfache und zusammengesetzte optische Tests mit Pyridinnucleotiden. In: Hoppe-Seyler/ Thierfelder (eds.) Handbuch der Physiologisch und Pathologisch. Chemischen Analyse, p. 262. Berlin– Göttingen–Heidelberg–New York: Springer 1964. – Kilp, H.: Einfluß von Kontaktlinsen auf Metabolite und Hydratation der Kaninchenhornhaut. v. Graefes Arch. klin. exp. Ophthal. **190**, 275–280 (1974). – Korb, D. R., Refojo, M. F., Finnemore, V. M.: Thickness and transparency of the cornea under contact lenses of increasing thickness. A clinical study. Presented at the Eighth Corneal Research Converence, Eye Research Institute of Retina Foundation, Boston, June 30, 1973. – Reim, M., Meyer, D., Turss, R.: Some observations on the relation between the energy-producing metabolism and the transparency of the cornea. Proc. Symp. on the Biochemistry, p. 68. Basel: S. Karger 1966.

Sinnesphysiologie
Strabismus

Zur Untersuchung der „Retinalen Sehschärfe" bei Patienten mit Medientrübungen

D. Wolf und B. Rassow (Abteilung für Medizinische Optik, Universitäts-Augenklinik Hamburg)

Die Untersuchungsmethode der „Retinalen Sehschärfe" hat seit der Vorstellung des Verfahrens von Campbell und Green (1965) nicht die Verbreitung gefunden, die sie verdient. Das Prinzip der Laserinterferenz gestattet es, auf der Netzhaut Streifen zu erzeugen, die dort ohne Abbildung durch die Augenmedien entstehen. Abbildung 1 zeigt das Meßprinzip. Das Wesentliche des Verfahrens besteht in der Aufteilung des Laserlichtes in zwei Strahlen. In dem von uns entwickelten Gerät geschieht das mit Hilfe von Planparallel-Platten. Der Laserstrahl wird an Vorder- und Rückfläche dieser Patten reflektiert. Die so entstandenen zwei zueinander kohärenten Lichtbündel werden auf den Augenhintergrund projiziert und es entstehen bei der Überlagerung Interferenzstreifen. Mit Hilfe einer Linse werden die Strahlen zu feinen Bündeln gesammelt. Dies hat den Sinn, daß an der Stelle der Konvergenzpunkte die Optik des Auges in zwei so engen Kanälen durchsetzt wird, daß die brechenden Medien, selbst bei Trübungen, geringen Einfluß auf die Entstehung der Streifen haben.

Die Hauptanwendung dieser Methode liegt daher auch in der Untersuchung von Patienten mit Medientrübungen. Dabei werden einem Patienten Interferenzstreifen verschiedener Dichte angeboten und die Grenze ermittelt, bis zu der er die Streifen noch voneinander trennen kann. Zur Erhöhung der Sicherheit der Aussagen lassen sich die Streifen mit Hilfe eines Drehprismas in jeder Richtung variieren. Die Liniendichte wird durch verschieden dicke Glasplättchen verändert.

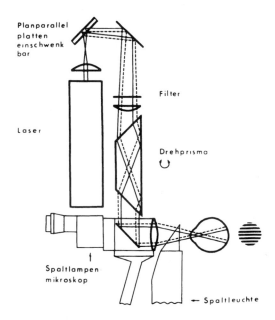

Abb. 1. Prinzip des Laserinterferenztestgerätes

Um die Leistungsfähigkeit dieses Testes bei Patienten zu untersuchen, wurden Messungen an 655 Augen durchgeführt. Dabei handelt es sich in ca. 90% um Kataraktaugen. Der Rest entfällt auf andere Medientrübungen, Hornhautnarben und Amblyopien. In einigen Fällen treten mehrere dieser Ursachen gemeinsam auf.

Abbildung 2 zeigt den Vergleich des normal bestimmten Visus mit der Retinalen Sehschärfe (33 Linien pro Sehwinkelgrad entsprechen einer Retinalen Sehschärfe von eins).

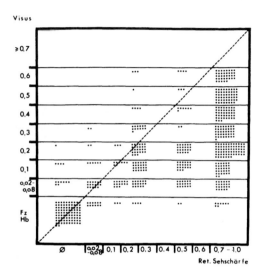

Abb. 2. Retinale Sehschärfe und Visus von Patienten mit Katarakt, anderen Medientrübungen, Hornhautnarben u.a.

Die Häufung unten links zeigt die Fälle, in denen auch die Retinale Sehschärfenbestimmung keine klaren Aussagen über die Netzhautfunktion liefert. Hier bleibt es offen, ob die Medientrübungen zu stark sind um Interferenzfiguren entstehen zu lassen oder ob tatsächlich eine Verringerung der Sensitivität der Netzhaut eingetreten ist.

Alle Punkte, die entlang bzw. in der näheren Umgebung der Diagonalen liegen, sagen aus, daß hier der Visus und die Retinale Sehschärfe einander in etwa entsprechen.

Die meisten Meßergebnisse (54%) zeigen aber eine Retinale Sehschärfe, die deutlich über dem entsprechenden Visuswerten liegt und demonstrieren damit die Bedeutung des Verfahrens. In all diesen Fällen kann gesagt werden, daß trotz schlechtem oder herabgesetztem Visus die Netzhautfunktion gut bis sehr gut erhalten ist.

Bei den links oben liegenden Punkten ergibt die Retinale Sehschärfe einen zu geringen Wert, wie das bessere Sehvermögen es zeigt. Die Ursache dürfte in den meisten Fällen auf Kommunikationsschwierigkeiten zwischen Patient und Untersucher zurückzuführen sein.

Eine genauere Untersuchung wurde an einer Gruppe durchgeführt, bei der eine Kataraktextraktion vorgenommen wurde. Es handelt sich dabei um 114 Augen. Abbildung 3a und 3b zeigen den Vergleich der Retinalen Sehschärfe mit dem prä- und dem postoperativen Visus. In der Abbildung 3a zeigt sich an einem kleineren Kollektiv etwa die gleiche Verteilung, wie bei der Gesamtgruppe. Der Schwerpunkt liegt bei einem geringen präoperativen Visus unter 0,2 und einer guten Retinalen Sehschärfe von 0,7.

Die Abbildung rechts bestätigt die präoperative Prognose in 67% der Fälle. Es sind dies die Punkte, die jetzt auf oder dicht an der Diagonalen liegen.

In etwa 20% der Fälle ist der postoperative Visus besser als der präoperativ durch die Retinale Sehschärfe vorausgesagt wurde. Dies dürfte mit den schon vorher diskutierten Grenzen des Verfahrens bei zu starker Medientrübung zu erklären sein.

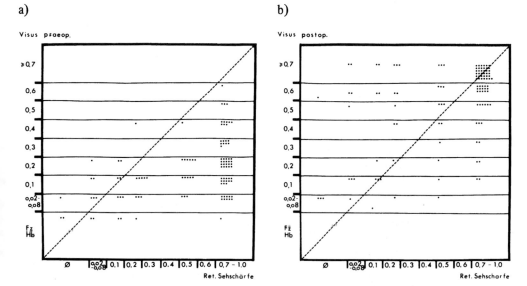

Abb. 3. Retinale Sehschärfe und Visus von Patienten, bei denen eine Kataraktextraktion vorgenommen wurde. (a) Visus präoperativ und Retinale Sehschärfe präoperativ. (b) Visus postoperativ und Retinale Sehschärfe präoperativ

13 % zeigen aber auch, daß die erwartete Sehschärfe nicht erreicht wird. Es scheint, daß alle Fälle eine klinische Erklärung finden. Hierzu läuft z.Zt. eine detaillierte Untersuchung.

Unsere Messungen zeigen, daß man mit dem Spaltlampenaufbau den Pupillarbereich auf kleine, klare Bezirke abtasten kann, so daß Trübungen, die keinen brauchbaren Visus liefern, bei der Retinalen Sehschärfe durchaus Werte von 0,7 und mehr ergeben können. Wir haben somit ein relativ schnelles Verfahren zur Untersuchung der Maculafunktion, wobei eine Kenntnis der Refraktion nicht nötig ist. Die Bestimmung der Retinalen Sehschärfe stellt im allgemeinen für die Prognostik bei Medientrübungen eine hilfreiche zusätzliche Information dar, insbesondere dann, wenn die Entscheidung schwer fällt, ob eine Visusminderung retinal oder durch die optischen Medien bedingt ist.

Auch bei klaren optischen Medien läßt sich dieses Verfahren bei Visusminderungen unklarer Genese sinnvoll einsetzen. Jetzt laufende Untersuchungen bei Amblyopien dienen der Frage, ob sich diese Methode zur Prognosestellung für eine Sehschulung einsetzen läßt. Das einfache Testmuster wird auch von Kindern gut verstanden.

Das Gerät wird in der wissenschaftlichen Ausstellung demonstriert.

Literatur

Campbell, F.W., Green, D.G.: Optical and retinal factors affecting visual resolution. J. Physiol. (London) 181, 576 (1965).

Aussprache

Herr Ehrich (Homburg/Saar):

Diese Untersuchungsmethode ist für die gleiche Indikationspalette wichtig, die für die entoptische Funktionsprüfung zutrifft (Netzhautgefäßschattenfigur, 5 mm vom Limbus, und Maculachagrin. Wenn man durch die getrübte Dioptik mit Ihrem Verfahren hindurch muß, dann ist es schon sehr wichtig, mit Hilfe der Spaltlampe die Lücken sich herauszusuchen. Bei entoptischen Verfahren haben wir ein „Loch" zwischen 5/50 (Netzhautgefäßschattenfigur) und 5/10 bis 5/4 (Chagrin). Dieses „Loch" ist bei Ihren Verfahren geschlossen. Allerdings wissen Sie nie, an welchem Netzhautort Sie prüfen (im Gegensatz zur Entoptik). Im Konsiliardienst dürfte zudem die Apparatur gegenüber der Entoptik hinderlich sein.

Die sogenannte Dunkelziffer ist bei entoptischen Verfahren durch das Können des Untersuchers klein zu halten. Bei Ihrem scheint mir ein besonderes Können nicht notwendig. Das kann ein Vorteil sein, aber durch das Gespräch mit dem Patienten erhält man oft den entscheidenden Hinweis, daß die Wahrheit gesagt wird.

Ich vermute, daß bei Ihrer Methode der Amblyope eine normale retinale Sehschärfe angibt, wenn er sich für eine pleoptische Behandlung eignet (genau wie bei der Entoptik). Ich vermute auch, daß bei der remittierten disseminierten Encephalomyelitis die retinale Sehschärfe dann noch schlecht ist, wenn an Visus- und Nahlesetafel schon normal gesehen wird. Ferner vermute ich, daß bei dichteren Glaskörpertrübungen (5/50) Ihr Verfahren nicht funktioniert. Wie ist es aber bei der Indikation zur Keratoplastik, wenn Hornhautleucome vorliegen?

Herr Kommerell (Freiburg):

Haben Sie als Alternative zu den Teststreifen eine homogene Farbfläche gleicher mittlerer Leuchtdichte angeboten, oder wurde das Streifengitter in verschiedenen Meridianen angeboten?

Herr Rassow (Hamburg), Schlußwort:

Die „Retinale Sehschärfe" ist der Prüfung der entoptischen Phänomene in zweierlei Weise überlegen:

1. Es ist eine quantitative Aussage möglich.
2. Es ist die Untersuchung nach einer kurzen einmaligen Einweisung auch durch Hilfspersonal leicht durchzuführen.

Der Nachteil, daß das Gerät nicht im konsiliarischen Dienst eingesetzt werden kann, ist nur durch die Größe des verwendeten Lasers bedingt. Wir bemühen uns einen kleineren Laser zu erhalten, mit dem dann auch ein Handgerät möglich sein sollte.

Die feste Verbindung mit der Spaltlampe erbringt andererseits gegenüber früheren Anordnungen einen bedeutend einfacheren und gleichzeitig stabileren Aufbau.

Bezüglich Hornhaut- und Glaskörpertrübung gilt das gleiche, was auch für Linsentrübung schon bekannt ist. Bei zu dichten Trübungen oder Trübungen mit großer Schichtdicke versagt das Verfahren. Diese Grenze kann jedoch nicht allgemein angegeben werden, da sie stark von den Gegebenheiten des einzelnen Falles abhängt.

Die Streifenrichtung kann durch ein Drehprisma (Dove-Prisma) verändert werden.

Die metaspektralen Farbenräume

M. Mertz und H. v. Denffer (Augenklinik rechts der Isar der TU München,
Direktor: Prof. Dr. H.-J. Merté)

Unsere Experimente gehen von zwei sehr einfachen Grundgedanken aus:

1. Die Grenze des sichtbaren Lichts sind zugleich die Grenzen der Farbe. Schon für den unmittelbar benachbarten Wellenlängenbereich UV und IR fehlen uns eigene Farbvorstellungen und Farbbegriffe. Sprache und Vorstellung müssen sich notgedrungen mit einer unterstellten Ähnlichkeit zur sichtbaren Nachbarschaft zufriedengeben. *„Infrarot"* ist demnach ein *„gerade nicht mehr sichtbares Dunkelrot"*, *„Ultraviolett"* ein *„bis zur Unsichtbarkeit tiefes Violett"*.

Dieser Vorstellung begegnet man sehr häufig in bildlichen Darstellungen. Zwei Beispiele: In Aufnahmen mit Kodak-Aero-Film wird Infrarot als Rot wiedergegeben, Ultraviolett in einem populärwissenschaftlichen Werk (Knaurs Physikbuch) als ein tiefes Violett. Diese Betrachtungsart ist so verbreitet, daß IR und UV gewissermaßen als besondere „Farben" geläufig sind. So wurde in unserem Bewußtsein das Spektrum an seinen beiden Enden um je eine Farbe verlängert.

2. Beleuchtet man einen Gegenstand mit einfarbigem Licht, z.B. Grün, so kann man in dem erhaltenen Bild nur Helligkeitsunterschiede (dieses Farbtons) wahrnehmen. Das gilt natürlich auch für die beiden „neuen Farben" Infrarot und Ultraviolett. So könnte ein monochromatisches Infrarotbild statt in Rotabstufungen ohne Informationsverlust auch in schwarz/weiß wiedergegeben werden.

Nun ist aber das Grautonunterschiedungsvermögen des menschlichen visuellen Systems ungleich schlechter als das Farbunterscheidungsvermögen. Deshalb hat man in Schwarz/Weiß-Bilder sekundär wieder Farben eingeführt, z.T. mit gutem Erfolg. Als Beispiel wird die Farbübersetzung der Chromatinverteilung eines Zellkerns mit Hilfe einer experimentellen Fernseheinrichtung demonstriert*. In diesem Bild bedeutet rot hohe, violett geringe DNS-Konzentration. Die übrigen Spektralfarben dazwischen haben entsprechend abgestufte Helligkeitsbedeutung.

Die Anwendung dieser Methode auf monochromatische Bilder des Auges erbringt merkwürdige Ergebnisse. Wird ein im sichtbaren Licht aufgenommenes Farbfoto der vorderen Abschnitte in Schwarz/Weiß wiedergegeben, so geht nur wenig Information verloren (Abb. 1). Das Bild ist auch ohne Kenntnis der Farben leicht deutbar. Bei der Infrarotaufnahme desselben Auges sieht man durch die Trübungen hindurch neue wichtige Einzelheiten, aber man kann sie z.T. schlecht deuten (Abb. 2). Aus dem Ultraschallbefund war in diesem Fall bekannt, daß es sich bei den zentralen Flächen nicht um Irisreste, sondern um Anteile der total abgehobenen Netzhaut handeln mußte. Das ist im Schwarz/Weiß-Bild optisch nicht zu erkennen. Der deshalb durchgeführte Versuch einer Farbübersetzung nach der Helligkeit schlägt völlig fehl: man erhält keinen Zuwachs an Information, sondern eher eine Zerstörung der bildlichen Zusammenhänge (Abb. 3).

Dieses negative Ergebnis gab Anlaß, die Grundlagen neu zu überdenken. Zwei Fragen:

1. Ist es wirklich richtig, *Helligkeits-*, also Amplitudenunterschiede in Farben, also *Wellenlängen*unterschiede zu übersetzen? Werden hier nicht ganz verschiedene physikalische Eigenschaften miteinander vermengt?

---

* Aus drucktechnischen Gründen muß auf die Wiedergabe der zugehörigen farbigen Abbildungen verzichtet werden

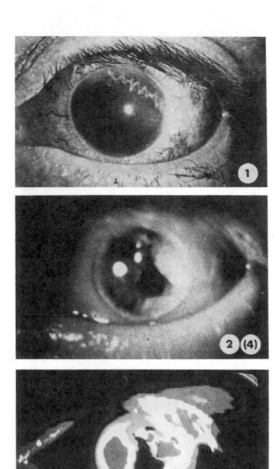

Abb. 1. Zustand nach perforierender Verletzung; Haemophthalmus. Aufnahme im sichtbaren Licht

Abb. 2. Einblick in dasselbe Auge durch die Trübungen hindurch: Infrarotaufnahme. Im Augeninneren deutlich Einzelheiten zu erkennen, aber schwer zu deuten. Irisreste? Fibrin? Blutkoagel? (Nach dem Ergebnis der Ultraschalluntersuchung handelt es sich eindeutig um eine hochblasige totale Ablatio)

Abb. 3. Eine Übersetzung der Helligkeitswerte der Infrarotaufnahme in Farben (Äquidensitometrie; aus drucktechnischen Gründen schwarz/weiß wiedergegeben) erbringt keinen Informationsgewinn, sondern bewirkt eine Zerstörung der morphologischen Zusammenhänge

Abb. 4 (hier nicht wiedergegeben; im schwarz/weiß-Druck identisch mit Abb. 2). Im Infrarot-Farbenbild ließen sich Irisreste und Ziliarkörper farblich von der abgehobenen Netzhaut unterscheiden

2. Ist es richtig, die Infrarotbilder als monochromatisch zu betrachten? Es gibt doch auch im Infrarotbereich verschiedene Wellenlängen!

Die Farbwahrnehmung ist beschränkt auf den Bereich des sichtbaren Lichts. Überschreiten wir dessen Grenzen durch den Bau von geeigneten Bildempfängern, z.B. Infrarotkameras, so sollten wir folgerichtig nicht nur den Helligkeitsbegriff in das Unsichtbare tragen, sondern auch die Farbenvorstellung.

Besäßen wir z.B. für irgendeinen anderen beliebigen Bereich elektromagnetischer Strahlung drei unterschiedlich spektralempfindliche Rezeptoren nach Art der Sinneszellen des Auges, so könnten wir auch dort Farben sehen, d.h. die Wellenlängen wie im Sichtbaren als Farbtöne differenzieren.

Für das farbige Sehen in anderen elektromagnetischen Wellenbereichen fehlen dem Menschen also erstens geeignete Rezeptoren. Würden entsprechende technische Empfänger eingesetzt, dann wäre zweitens ein „Übersetzer" notwendig, der die Intensitätsinformationen aus den betreffenden Bereichen in sichtbare Wellenlängen, also in sichtbare Farben überträgt. Mit anderen Worten: Die neue technische Aufnahmeeinrichtung müßte den drei Eingangskanälen unseres visuellen Systems angepaßt werden.

Wir haben eine solche Einrichtung gebaut.

Was ist zu erwarten? In den ausgedehnten Bereichen unsichtbarer elektromagnetischer Strahlung bestehen sicher ebenso starke lokale Unterschiede in der spektralen Zusammensetzung wie im sichtbaren Bereich. Wir kennen z.B. kurz- und langwellige Röntgenstrahlen und am anderen Ende des Spektrums kurze, mittlere und lange Radiowellen. Die Welt sollte auch in diesen Bereichen „farbig sein".

Im sichtbaren Licht wird die Qualität der Farbe dreidimensional beschrieben: nach Helligkeit, Sättigung und Wellenlänge. Weil nicht alle Kombinationen perzipierbar sind, werden die realisierbaren Farbwerte in räumlich begrenzten Farbkörpern zusammengefaßt, für deren Form einige verschiedene Modelle vorliegen (Übersicht bei Schober, 1964). Ich möchte diese „Farbkörper" nicht von außen festlegend einengen, sondern eher von innen gesehen als „Farbenräume" bezeichnen und deshalb für alle jenseits der Grenzen des sichtbaren Spektrums neu zu definierenden Bereiche den Ausdruck „*metaspektrale Farbenräume*" vorschlagen.

In der technischen Realisation haben wir mit demjenigen metaspektralen Bereich begonnen, von dem uns eine große Bedeutung für die ophthalmologische Diagnostik schon aus zahlreichen Untersuchungen bekannt war: dem nahen Infrarotbereich (Literatur bei Mertz und v. Denffer, 1974). Wir haben dazu eine Infrarot-Farbfernsehkamera gebaut und zeigen heute die ersten damit gewonnenen klinischen Untersuchungsergebnisse.

Doch bevor wir somit den ersten metaspektralen Farbenraum betreten, demonstriert Ihnen Herr Köhler die Grundlagen unserer Technik.

Literatur

Mertz, M., Denffer, H. v.: Photographische und fernsehtechnische Infrarot-Untersuchung der vorderen Augenabschnitte bei getrübter Hornhaut. Klin. Mbl. Augenheilk. 164, 649–660 (1974). – Schober, H.: Das Sehen. Bd. II, S. 159. Leipzig: VEB Fachbuchverlag 1964.

Eine neue multispektrale Untersuchungstechnik in der Augenheilkunde

H.-W. Köhler, N. Lemke, M. Mertz und H. v. Denffer (Augenklinik rechts der Isar der TU München, Direktor: Prof. Dr. H.-J. Merté)

Nach dieser Einführung in die Theorie des Farbensehens in nicht sichtbaren Bereichen elektromagnetischer Strahlung möchte ich eine technische Anordnung vorstellen, mit der es möglich ist, das im Infrarotbereich unterschiedliche Reflexions- bzw. Transmissionsverhalten von Geweben und anderen Stoffen als sichtbaren Farbkontrast darzustellen.

Zur Verwirklichung dieser Idee ist eine Übertragung der im Sichtbaren beschrittenen Lösungswege auf die Bereiche außerhalb des Sichtbaren notwendig. Zur technischen Realisierung eignet sich daher besonders gut das Prinzip einer Farbfernsehübertragungseinheit.

Zur Erzeugung von Farbeindrücken wird hierbei das additive Farbgesetz ausgenutzt.

Drei Grundfarben Rot, Grün und Blau reichen aus, um jede Farbe zu erzeugen.

Eine Farbfernsehkamera besteht daher aus 3 Systemen, die für diese 3 Grundfarben empfindlich sind (Abb. 1).

Das aufzunehmende Bild wird in 3 Farbauszüge aufgeteilt. Praktisch erreicht man das durch farbzerlegende, sog. dichroitische Prismen- oder Spiegelteiler, welche die entsprechenden Wellenlängenbereiche auf 3 unterschiedlich empfindliche Aufnahmeröhren verteilen. Die grüne Aufnahmeröhre empfängt nur den Spektralbereich von 470–610 nm, die blaue den Bereich von 380 – ca. 520 nm und die rote Röhre von 530–670 nm. Diese Anordnung eignet sich nicht nur für die Darstellung des sichtbaren Spektralbereiches. Sie ist ebenfalls in der Lage, in unsichtbaren Spektralbereichen, z.B. im nahen Infrarot von 750–1350 nm, eine farbige Darstellung zu ermöglichen.

Ein Hauptproblem bestand darin, eine Farbfernsehkamera zu finden, welche die notwendigen Änderungen zulassen würde. Die Wahl fiel auf ein Fabrikat der Fa. Shibaden-Hitachi. Das Modell FP 1200 eignete sich für diese Experimente besonders gut, da verschiedene Aufnahmeröhren eingebaut werden können und die sonst hermetisch abgeschlossene Farbzerlegungseinheit zugänglich war.

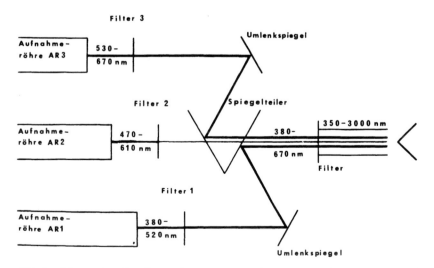

Abb. 1. Schema einer Farbfernsehkamera mit 3 Aufnahmeröhren für den sichtbaren Spektralbereich

Betrachten wir den schematischen Aufbau unserer Infrarot-Farbfernsehkamera etwas genauer (Abb. 2):

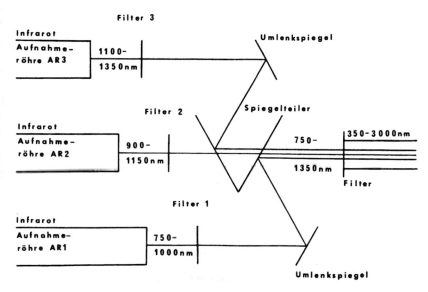

Abb. 2. Schema einer Infrarot-TV-Farbkamera mit 3 Aufnahmeröhren für den Spektralbereich von 750–1350 nm

Die von dem aufzunehmenden Objekt kommende Strahlung gelangt durch ein geeignetes Objektiv auf ein Filter, das den gesamten sichtbaren Teil des Spektrums abblockt, und danach auf den ersten Spiegelteiler, der einen Teil der Strahlungsleistung über einen möglichst voll reflektierenden Metallspiegel auf die erste Aufnahmeröhre lenkt.

Die durchgehende Strahlungsleistung wird entsprechend auf die anderen 2 Röhren aufgeteilt.

Die normalen Aufnahmeröhren (Plumbicons) wurden durch spezielle Röhren (Infrarot-Vidicons) ersetzt, die im nahen IR-Bereich empfindlich sind.

Für den Einsatz der Kamera im IR waren sowohl elektrische als auch optische und mechanische Modifikationen notwendig. Infolge der anderen Wellenlänge mußte die Röhrenposition und die Lage der Zwischenoptik neu aufeinander abgeglichen werden. Ein besonderes Problem besteht darin, daß die 3 Farbauszüge bzw. Teilbilder auf den Aufnahmeröhren exakt die gleiche Größe und Position haben müssen.

Die notwendigen Einstellarbeiten erfordern einen außerordentlich großen zeitlichen Aufwand, um geometrische Verzerrungen auf ein Minimum zu reduzieren und eine sog. Konvergenz zu erhalten. Abbildung 3 zeigt ein Prinzipschema, wie man den interessierenden Wellenlängenbereich in drei sich überlappende Kanäle einteilen kann. Für eine Reflexion im Bereich bis λ_2 werden nur die Röhren AR 1 und AR 2 angesteuert, im Bereich bis λ_3 nur die Röhren AR 2 und AR 3 und oberhalb nur die Röhre AR 3.

Da es bei der farbigen Wiedergabe des Infrarotbereiches nicht um eine naturgegebene Reproduktion geht, – das Auge ist in dem betrachteten Spektralbereich sowieso nicht empfindlich –, können den angesprochenen Infrarotdetektoren beliebige Wiedergabekanäle zugeordnet wer-

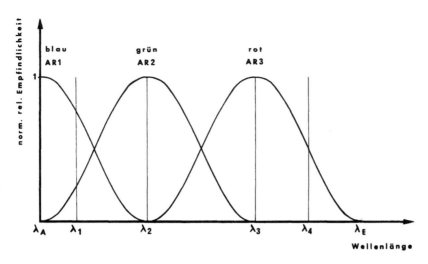

Abb. 3. Aufteilung des Spektralbereiches $\lambda_A - \lambda_E$ in 3 Kanäle

den. Sie sollten so gewählt werden, daß eine gute farbliche Differenzierbarkeit erreicht wird. Man kann also, wie Abbildung 4 zeigen soll, für den kurzwelligen Bereich sowohl eine rote, als auch eine grüne oder blaue Wiedergabefarbe wählen. Der Normalfall, der im sichtbaren Bereich üblich ist, aber auch im IR angewandt werden könnte, ist eingerahmt eingezeichnet.

Bei der Wiedergabe arbeitet man für diese Experimente am besten mit einem sog. RGB Farbwiedergabemonitor, der 3 Eingänge besitzt, die direkt mit den 3 Ausgängen der Kamera verbunden sind. Bei diesem sog. Kurzschlußverfahren sind die erwähnten 6 Kombinationsmöglichkeiten auf der Wiedergabeseite durch Umschalten am Monitor zu erreichen. Der RGB-Monitor gestattet fernerhin, die einzelnen Spektralauszüge getrennt zu beachten. Für die farbliche Wiedergabe wird die bei den normalen meisten Fernsehapparaten, auch bei denen für den Heimgebrauch, eingesetzte Lochmasken-Farbbildröhre benutzt.

Die Anordnung ist so aufgebaut, daß der von einem System ausgehende Elektronenstrahl nach Durchdringen der Lochmaskenlöcher nur Leuchtstoffpartikel einer bestimmten gleichen Farbart trifft. Eine normale Farbbildröhre hat fast 1,2 Millionen Leuchtstoffpunkte, d.h. pro Farbe ca. 400 000. Mit Hilfe dieser Anordnung ist es möglich, durch gegenseitig völlig unabhängige Regelung dreier Strahlströme die Intensitäten von 3 Grundfarben in weiten Grenzen von Null bis zur Sättigung zu regeln.

Wellenlängen-bereich	überwiegend angesprochene Aufnahmeröhre	Wiedergabekanal Kombinationsmög-lichkeiten
kurz	AR 1	R R G G B [B]
mittel	AR 2	G B B R R [G]
lang	AR 3	B G R B G [R]

Abb. 4. Möglichkeiten der Zuordnung von Aufnahme- und Wiedergabekanal. R = Rot, G = Grün, B = Blau (eingerahmt: Normalfall für den sichtbaren Bereich)

712

Zusammenfassend kann gesagt werden:

Es handelt sich bei dieser neuartigen Infrarot-Farbfernsehkamera um eine optoelektronische Einrichtung, die eine simultane Differenzierbarkeit des Remissionsverhaltens in verschiedenen Spektralbereichen erlaubt.

Der entscheidende Vorteil gegenüber anderen möglichen Anordnungen liegt darin, daß hier vollständige Bilder zur Verfügung stehen, und nicht nur einzelne, oft schwer und nicht eindeutig zuzuordnende Meßwerte gewonnen werden. Die Fernseh-Multispektralanalyse ist damit für die klinische Anwendung besonders geeignet, da die Apparatur zur unmittelbaren bildbetrachtenden Diagnostik dient, in der gerade der Augenarzt besonders geübt ist.

Die Spektralbereiche müssen nicht alle außerhalb des Sichtbaren liegen. Eine Kombination, wie sie z.B. mit Infrarot-Falschfarbenfilm erreicht wird, ist ebenso denkbar, wie eine Miteinbeziehung des ultravioletten Bereiches. Vielleicht ergibt es sich später, daß nur enge Spektralbereiche von Bedeutung sind, so daß die relativ breite Empfindlichkeit des von uns vorgestellten Prototyps auf einen wesentlich engeren Bereich reduziert werden kann. Ergebnisse, die mit der geschilderten Anordnung erhalten werden können, werden Ihnen im folgenden Vortrag demonstriert.

Klinische Befunde bei multispektraler Infrarot-Untersuchung

H. v. Denffer, M. Mertz und H.-W. Köhler (Augenklinik rechts der Isar der Technischen Universität München, Direktor: Professor Dr. H.-J. Merté)

Für die Untersuchung des Auges im Infraroten (IR) stehen uns heute im wesentlichen drei Untersuchungssysteme zur Verfügung: IR-Fotografie, IR-Bildwandler, IR-Fernsehen. Sie unterscheiden sich hinsichtlich ihrer relativen spektralen Empfindlichkeit; der Infrarotfilm erfaßt den geringsten, das IR-Fernsehen bei geeigneter Röhre den größten Anteil des nahen IR, das die Augenmedien zu durchdringen vermag. Allen bisher benutzten IR-Systemen war gemeinsam, daß sie nur Intensitätsunterschiede der Reflexion in einem bestimmten infraroten Spektralbereich aufzeigten und somit im IR nur monochromatische Bilder erzeugten. Mit dem IR-Falschfarbenfilm erzielt man zwar farbige Bilder, jedoch nur, wenn sichtbare Anteile des elektromagnetischen Spektrums gemeinsam mit IR zur Bilderzeugung herangezogen werden. Infrarotsensibel ist nur eine der drei Schichten des Umkehrfilmes (Cyan).

Über den klinischen Einsatz der oben beschriebenen IR-Untersuchungsverfahren liegen zahlreiche Publikationen vor (Dekking, 1933; Feldman, 1936; Mertz und v. Denffer, 1974; v. Denffer und Mertz, 1974; Sautter et al., 1974; v. Denffer et al., 1975).

Mit der von uns entwickelten IR-Farbfernsehkamera, die erstmals innerhalb des nahem IR unterschiedliche Wellenlängenremission als Farbe darstellen kann, wurden Augen mit Erkrankungen der vorderen Abschnitte untersucht, insbesondere solche, die mit Veränderungen pigmenthaltiger Strukturen einhergehen.

1. Tumoren

Mit unserer neuentwickelten IR-Farbkamera konnten wir bisher ein Irismelanom und zwei Ciliarkörpermelanome untersuchen.

Ergebnisse: Das sehr pigmentarme Irismelanom ließ sich farblich nicht differenzieren. Die beiden malignen Uveamelanome hingegen fielen in vivo wie als Präparat durch ihre intensive gelbe Eigenfarbe im IR auf. Alte Blutungen zeigten diesen Farbton nicht. An den Präparaten der untersuchten Uveamelanome wurde deutlich, daß nicht nur die oberflächlichen Pigmentzellen zur charakteristischen Farbgebung beitragen, sondern, wegen der sehr viel größeren Eindringtiefe des IR in streuendes Gewebe, auch tiefergelegene. Die Intensität der gelben Farbe wächst mit dem Pigmentierungsgrad. Dies kann am deutlichsten mit einem Häutchenpräparat der Chorioidea demonstriert werden, wo die anterior gelegenen, stärker pigmentierten Anteile einen intensiveren gelben Farbton im IR aufweisen.

Die „gelbe Farbe" des Pigments entsteht auf dem Monitor dadurch, daß im nahem IR nicht alle drei Fernsehaufnahmeröhren eine gleichstarke IR-Reflexion vom Pigment registrieren können, sondern daß diejenigen, die das Rot- und das Grün-Bild steuern, stärker angeregt werden.

Durch Darstellung der Farbauszüge am RGB-Monitor kann gezeigt werden, daß das Pigment Infrarotstrahlung, die unmittelbar an den sichtbaren Bereich des Spektrums angrenzt, weniger stark reflektiert als längerwelliges IR. Dementsprechend erscheint eine Pigmentansammlung im blauen Farbauszug dunkler als im grünen oder roten. Die additive Mischung dieser Spektralfarben ergibt Gelb (s. Abb. 1a–c).

Naevi der Iris verhalten sich im Farb-IR uneinheitlich. Die meisten erscheinen blasser als die Iris, einige wenige imponieren durch eine starke gelb-grüne Eigenfarbe, ohne daß dies auch

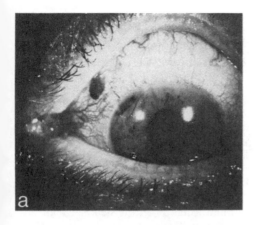

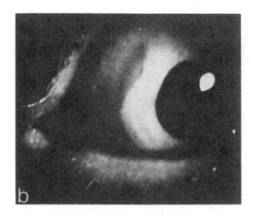

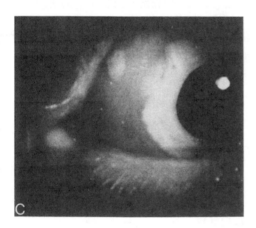

Abb. 1 (a). Stark pigmentiertes malignes Melanom des Ziliarkörpers mit Einbruch in Iriswurzel und Sklera. Foto im sichtbaren Licht. Bei Aufnahme mit der IR-Farbkamera hebt sich dieser Tumor in gelber Farbe von einer weißen Umgebung ab. Da aus verlagstechnischen Gründen eine farbige Abbildung nicht möglich ist, wird der Reflexionsunterschied kürzer- und längerwelligen IR hier durch Schwarz-Weiß-Wiedergabe von Farbauszügen demonstriert. (b) Der Tumor reflektiert relativ gering denjenigen IR-Anteil, der an das Sichtbare grenzt. Er erscheint dunkler als die Umgebung. (c) Stärkere Reflexion in den beiden längerwelligen Bereichen. Die stark pigmentierten Strukturen sind heller als die Umgebung

Unterschiede im Sichtbaren bedeutet. Eine Deutung dieses unterschiedlichen Verhaltens im IR steht noch aus.

2. Irispigmentblattdefekte

Da Melanin das nahe IR gut reflektiert, erscheinen Stellen, an denen es fehlt, bei IR-Untersuchung dunkel, es sei denn, daß andere, ebenfalls IR-reflektierende Strukturen dort vorhanden sind (z.B. Sklera). Dementsprechend sind Lücken im hinteren Pigmentblatt der Iris, wie sie in typischer Weise nach Traumen (perforierende Verletzung, Contusio bulbi, iatrogen) vorkommen, als schwarze Lücken demonstrierbar. In allen (4) Fällen von Pigmentdispersion, die bisher von uns mit der IR-Farbkamera untersucht wurden, konnte eine typische Radspeichenstruktur dieser Pigmentblattdefekte gefunden werden; dies auch in solchen (Früh-)Stadien, die bei Untersuchung im regredienten Strahlengang im sichtbaren Licht keine Besonderheiten aufzeigten. Mit Hilfe der bisher untersuchten IR-Untersuchungsverfahren konnte man in diesen Frühstadien keine Pigmentblattdefekte nachweisen. Unsere neue IR-Farbkamera stellt somit das z. Zt. empfindlichste Untersuchungsgerät dar.

3. Trübe Medien

Aufgrund der stark herabgesetzten Streuung infraroter Strahlung an Trübungen mit kleiner Teilchengröße (Rayleigh-Streuung) ist die Durchstrahlbarkeit trüber Medien gegenüber dem sichtbaren Licht stark verbessert. Mit IR-Foto, IR-Bildwandler oder IR-Fernsehen konnten schon seit einiger Zeit Bilder von Pupille und Iris durch total getrübte Cornea hindurch erhalten werden. Auf diesem Gebiet ist die IR-Diagnostik bereits in die Klinik eingeführt.

Ein wesentlicher Nachteil der bisherigen IR-Verfahren bestand nun darin, daß nur monochromatische bzw. schwarz-weiße Bilder der hinter den Trübungen befindlichen Strukturen zu erhalten waren. Dadurch war z.B. eine sichere Unterscheidung von Iris (die aufgrund ihres Pigmentgehaltes stark reflektiert und somit „hell" erscheint) und bindegewebigen Schwarten, wie sie als Folge schwerer perforierender Verletzungen aus Linsenresten etc. entstehen können, kaum möglich, da auch letztere IR stark reflektieren und somit ebenfalls „hell" erscheinen. Das Fehlen der in sichtbaren Licht gewohnten Farbinformation wirkte sich hier sehr negativ aus, es erlaubte nur eine begrenzte Deutbarkeit der erhaltenen Bilder.

Daher stellt die „wiedergewonnene Farbigkeit" unserer IR-Bilder einen wesentlichen Gewinn dar. Pigmentierte Strukturen erscheinen jetzt in einem anderen Farbton als bindegewebige Schwarten und Membranen und werden somit klar unterscheidbar.

Ein weiterer Vorteil unserer Farbkamera gegenüber den nur im sehr kurzen IR-empfindlichen Empfängern IR-Film und IR-Bildwandler ist, daß sie zur Bildherstellung den gesamten Bereich des nahen IR, der von den Augenmedien transmittiert wird, zur Bilderzeugung heranzieht. Die Ausnutzung längerwelliger Anteile des nahen IR führt zu geringeren Streuungseffekten und somit zu besserer Durchstrahlbarkeit getrübter Medien.

Zusammenfassend kann schon jetzt gesagt werden, daß durch die Fülle neuer Erkenntnisse, die mit dem ersten klinischen Einsatz unserer IR-Farbfernsehkamera gewonnen werden konnten, die aufwendige Entwicklung dieses Gerätes gerechtfertigt erscheint.

Literatur

Denffer, H. v., Mertz, M.: Fortschritte der fernsehtechnischen Infrarotuntersuchung in der Augenheilkunde. Techn. Med. 1974, 29–33. – Denffer, H. v., Mertz, M., Köhler, H.-W.: Ophthalmologische Infrarotdiagnostik. Biomed. Technik 20, Erg. Bd., 317–318 (1975). – Dekking, H.-M.: Infrarot-Photographie des Auges. Graefes Arch. Ophthal. 130, 373–374 (1933). – Feldman, J.B.: A review of infrared photography with reference to its value in ophthalmology. Arch. Ophthal (Chic.) 15, 435 (1936). – Mertz, M., Denffer, H. v.: Photographische und fernsehtechnische Infrarot-Untersuchung der vorderen Augenabschnitte bei getrübter Hornhaut. Klin. Mbl. Augenheilk. 164, 649–660 (1974). – Sautter, H., Lüllwitz, W., Naumann, G.: Die Infrarot-Photographie in der Differentialdiagnose pigmentierter tumorverdächtiger Fundusveränderungen. Klin. Mbl. Augenheilk. 164, 597–602 (1974).

Aussprache

Herr Rassow:

Das hier vorgestellte Verfahren ist sehr interessant, es wird sich jedoch schwer objektivieren lassen, so daß eine klinische Anwendung eine große Erfahrung voraussetzt. In diesem Zusammenhang interessiert die Frage, wie die Modulationsübertragungsfunktionen der drei Aufnahmeröhren durch die verschiedenen Filter unterschiedlich verändert werden.

Herr Piper (Lübeck):

Läßt sich ganz allgemein die besondere Information umreißen, welche diese neue physikalisch-physiologische Dimension vermittelt. Neuerlich ist eine andere Methode, nämlich die Äquidensitometrie in die photographische Technik eingeführt worden; diese ist der von Ihnen vorgetragenen diametral entgegengesetzt, da sie den Farbraum nicht erweitert sondern alle Farben durch Grautöne ersetzt. Der Gewinn dieser Methode ist in einer besseren Versinnbildlichung der Kontraste zu sehen. Gerade auch den Kliniker interessiert es naturgemäß, welche neuen Informationen ganz theoretisch zu erwarten sind.

Herr Zrenner:

Wie verläuft das Remissionsspektrum der biologischen Strukturen des Auges im infraroten Bereich und wie füllt es den mit Ihrer Apparatur „multispektral" erfaßbaren Wellenlängenbereich aus? Ist Ihnen eine Aussage über die Farbdiskrimination Ihres Systems möglich?

Herr Drechsel (München):

Frage 1: Was ist in den metaspektralen Farbräumen die Sättigung?

Frage 2: Ist es möglich, in tiefere Strukturen, die nicht ohne weiteres sichtbar sind, vorzudringen und dort weitere Informationen zu gewinnen, die im sichtbaren Wellenlängenbereich nicht zu erhalten sind?

Herr Mertz zu Herrn Rassow:

Die Übertragungsunterschiede verhalten sich analog zu denen beim Farbfernsehen im sichtbaren Farbbereich. Diese Kameras sind alle keine Meßgeräte (ebensowenig wie das menschliche Auge), trotzdem kann man damit aufgrund des physiologischen Farbunterschiedungsvermögens sehr wohl recht genaue Beobachtungen machen. Natürlich lassen sich spektrale Verteilungen mit Photometern exakter messen. Uns interessieren aber weniger exakte punktuelle Einzelwerte; vielmehr können wir mit unserer Kamera im Infraroten ganz wie mit dem Auge im sichtbaren Licht bewegliche Objekte in einem weiten Spektralbereich simultan beobachten. Genau diese Fähigkeit wird bei der klinischen Untersuchung des Auges benötigt. Die Beurteilung der Bilder und ihrer Farben ist dann Sache der Erfahrung — wie beim Sehen schlechthin.

zu Herrn Piper:

Bei der Äquidensitometrie handelt es sich um ein grundsätzlich anderes Verfahren. Die Farben werden sekundär den verschiedenen Helligkeitsstufen eines schon vorhandenen Grautonbildes zugeordnet, damit man sie besser unterscheiden kann. Die spektrale Zusammensetzung der Strahlung, die das ursprüngliche Bild hervorgerufen hat, bleibt dabei völlig unberücksichtigt.

zu Herrn Drechsel:

„Sättigung" beschreibt im sichtbaren Licht den Grad der Beimischung von Unbunt („Weiß") zu einer Farbe, welches sich aus farblich einander aufhebenden Strahlungsanteilen anderer (im Farbendreieck gegenüberliegender) Wellenlängen zusammensetzt. Im sichtbar gemachten IR-Farbenbild hat dieses Phänomen natürlich dieselbe Bedeutung, und es läßt dieselben Rückschlüsse auf die spektralen Remissionsverhältnisse im Infrarotbereich zu. Die drei Farbvalenzen Helligkeit, Sättigung und Farbton gleicher Wellenlänge sind ohne Unterschied in jedem metaspektralen Farbenraum anzuwenden.

zu Herrn Zrenner:

Die Farbempfindungen bei der Beobachtung des Monitors sind natürlich grundsätzlich dieselben, da es sich ja um sichtbare Farben handelt. Die Farbmetrik des jeweils zugrundeliegenden metaspektralen Farbenraums muß für jede gewählte Kombination von Spektralbereichen neu untersucht werden. Dabei machen unsere Beobachtungen es sehr wahrscheinlich, daß auch schon in unserem ersten metaspektralen Farbenraum, dem nahen Infrarot, sehr wesentlich andere Remissionsverteilungen zu finden sind als im sichtbaren Licht.

Herr v. Denffer zu Herrn Piper:

Beim sogenannten Infrarot-Farbfilm handelt es sich um Filmmaterial mit nur *einer* infrarotsensiblen Schicht. Die Mehrfarbigkeit kommt dadurch zustande, daß sichtbare Nachbarbereiche des elektromagnetischen Spektrums (Licht verschiedener Wellenlänge) hinzugenommen werden, für welche nämlich die beiden anderen Filmschichten empfindlich sind. Nur wenn man das sichtbare Licht ausfiltert, erhält man reine Infrarotaufnahmen. Diese sind monochromatisch. Im Gegensatz dazu unterscheidet unsere Kamera innerhalb des Infraroten drei verschiedene Spektralbereiche und wandelt sie in Farben.

Altersbedingter Sensitivitätsverlust bei NMRI-Mäusen:
Einfluß von Pyridon- und Pyrazol-Derivaten auf das ERG

K. A. Hellner und K. K. Gauri (Universitäts-Augenklinik Hamburg)

Vor der DOG berichteten wir 1973 über die Pharmokinetik von (Hellner und Gauri, 1975) ω-Hydroxy-hexylpyridon-2, im folgenden kurz OH-AAD genannt, das im Tierexperiment einen bisher von keiner weiteren Substanz bekannten Einfluß auf das ERG besitzt, insofern, daß die Amplituden um 200–300% gesteigert werden.

Dieser Befund konnte zunächst bei weiteren Tierarten (Ratten, Kaninchen und Affen) nicht bestätigt werden, zum anderen zeigten ausgedehnte Versuche an Mäusen ein nicht einheitliches Ergebnis. Die Ursache hierfür liegt im folgenden begründet und basiert auf der Auswertung von Versuchen an 500 Mäusen:

Mäuse haben eine durchschnittliche Lebenserwartung von etwa 3 Jahren. In diesem Zeitraum nehmen die Amplituden des ERG (Abb. 1) mit fortschreitender Alterung kontinuierlich ab. Während bei jungen Tieren Amplituden über 1000 µV registriert werden, erreichen die b-Wellen bei alten Tieren nur noch etwa 100 µV. Die sogenannte Kennlinie der b-Welle für die 3 Altersgruppen

$$\frac{> 1 \text{ Jahr}}{< 1 \text{ Jahr}} = 1 \text{ Jahr}$$

zeigt die graphische Darstellung (Abb. 2). Dieser Befund korreliert nicht mit einer histologischen nachweisbaren Netzhautdegeneration (Hellner und Bolstorff, 1975).

Der strukturelle Aufbau der Netzhaut ist auch bei alten Tieren gewahrt. Eine Wirksamkeit von OH-AAD ist nur dann zu verzeichnen, wenn die Netzhautsensorik gestört ist, d.h. der beschriebene Effekt ist nur bei den mittelalten bis alten Tieren mit reduziertem ERG zu beobachten.

OH-AAD stellt ein Metabolit des von uns ursprünglich untersuchten Hexylpyridon-2 (AAD) dar. AAD besitzt einen aktivierenden Einfluß auf die Alkoholdehydrogenase.

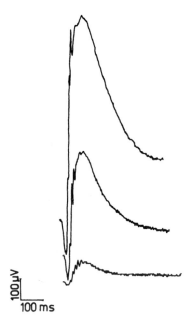

100 µV

100 ms

Abb. 1. ERG-Amplituden bei jungen (Alter > 1 Jahr), mittelalten (≙1 Jahr) und alten Tieren (< 1 Jahr)

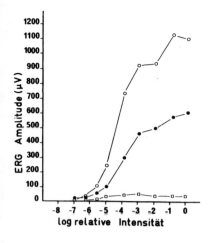

Abb. 2. „Kennlinie" der b-Welle bei Mäusen verschiedener Altersgruppen (Alter in Monaten $\bar{\bar{o}}$ 4–6, • = 8, □ = 12–18)

Obwohl für uns nun feststeht, daß die Wirkung von AAD nicht über die Beeinflussung der ADH verläuft, sondern wie eben erwähnt mit dessen metabolischen Produkt OH-AAD in Verbindung steht, haben wir zur Erhärtung dieser Hypothese in weiteren Versuchsreihen die Verbindungen Pyrazol und 4-Methylpyrazol getestet. Diese beiden Substanzen stellen nämlich Inhibitoren der ADH unter in vivo Bedingungen dar. (Feytmans und Leighton, 1973; Blomstrand, 1971).

Dosisgabe von 100 und 200 mg/kg Körpergewicht wurden einmalig oder 7 tägig intraperitonial appliziert. Ein Einfluß auf das ERG konnte nicht festgestellt werden.

Zur Untermauerung dieses Befundes dient die Abbildung 3.

Wie die Abbildung 4 zeigt, wird die Aktivierung von OH-AAD bei alten Mäusen durch Pyrazol und 4-Methylpyrazol nicht gestört bzw. aufgehoben.

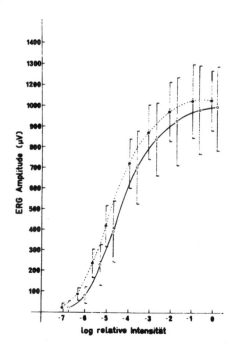

Abb. 3. Graphische Darstellung der statistischen Mittelwerte der b-Wellen Aplituden und ihrer Standardabweichungen in Abhängigkeit von der relativen Reizleuchtdichte nach einmaliger Behandlung mit 100 mg/kg 4-Methylpyrazol (jeweils 8 Tiere: • behandelt, ○ unbehandelt)

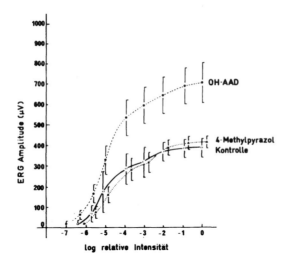

Abb. 4. Darstellung der statistischen Mittelwerte und ihrer Standardabweichungen in Abhängigkeit von der relativen Reizleuchtdichte bei 12 Monate alten Kontrolltieren und bei mit 175 mg/kg w-Hydroxyhexylpyridon-2 (●) sowie mit 100 mg/kg 4-Methylpyrazol behandelten Tieren (▲)

Diese Befunde über die Wirksamkeit von OH-AAD und die Unwirksamkeit von Pyrazol, bzw. 4-Methylpyrazol lassen vermuten, daß die Beeinflussung der ERG-Funktion über andere Mechanismen, als über die Alkohol-, Retinoldehydrogenase abläuft.

Der mitgeteilte altersbedingte Sensitivitätsverlust im ERG einerseits und die günstige Beeinflussung durch OH-AAD andererseits stellt ein brauchbares Modell für das Studium der Wirkung von Netzhautschutzstoffen dar.

Literatur

Blomstrand, R.: Studies on the Inhibitory effect on Ethanol oxidation in man after administration of 4-Methylpyrazole. In: Metabolic changes induced by alcohol, 38–52. Berlin–Heidelberg-New-York: Springer 1971. – Feytmans, E., Leighton, F.: Effects of Pyrazole and 3-Amino-1-2-4-Triazole on methanol and ethanol metabolism by the rat. Biochem. Pharma. 22, 349–360 (1973). – Gauri, K. K., Hellner, K. A., Rickers, J., Watanabe, J.: Effect of Alkoholdehydrogenase activators an mouse ERG. Doc. Ophthal. Proc. Series Vol 2, X. ISCERG Sympos., 119–124 (1973). – Hellner, K. A., Gauri, K. K.: Über die Wirksamkeit von Alkoholdehydrogenase-Effektoren im Tierexperiment. Ber. d. Ophthalm. Ges. 72, 265–268. München: J. F. Bergmann 1975. – Hellner, K. A., Bolstorff, W.: Über den elektroretinographischen Nachweis eines altersbedingten Funktionsverlustes der Mäuseretina. (In Vorbereitung).

Der Einfluß von Areagröße und Netzhautort auf die Flimmer-Fusions-Leuchtdichte

W. Herbolzheimer (Arbeitsgemeinschaft II. Physiologische Abteilung des Max-Planck-Instituts für physiologische und klinische Forschung, W.G. Kerckhoff-Institut, Bad Nauheim und Zentrum für Augenheilkunde der Universität Frankfurt/M.)

Nach Granit und Harper (1930) besteht zwischen der kritischen Flimmerfrequenz und der Größe der belichteten Netzhautarea eine lineare Beziehung, die sich im Zentrum und in der Peripherie der Retina verschieden darstellt. Zahlreiche Autoren untersuchten diese Beziehung genauer (Hecht und Smith, 1936; Hylkema, 1942; Brown, 1945; Berger, 1953; Landis, 1954; Piéron, 1965), doch liegen bisher keine Messungen vor über das Verhältnis der belichteten Area zur Flimmer-Fusions-Leuchtdichte, d.h. zu der für den subjektiven Eindruck der Verschmelzung bei konstanter Flimmer-Frequenz erforderlichen Intensitätsschwelle. Ein solches Vorgehen ist zum Vergleich psychophysischer und elektro-ophthalmologischer Befunde erwünscht, da beim Elektroretinogramm (ERG) bzw. der visuell evozierten kortikalen Antwort (VECP) Bestimmungen der Leuchtdichte, die man für eine elektrische Antwort von bestimmter Höhe benötigt, genauer sind als Messungen der absoluten Schwelle oder der kritischen Flimmerfrequenz.

Die folgenden Versuche beschreiben die hier psychophysisch untersuchte Beziehung zwischen der Testreizgröße und der für den Fusionseindruck (kritische Flimmerschwelle) erforderlichen Leuchtdichte an verschiedenen Netzhautorten. Dabei wird auch der Einfluß anderer Parameter, wie der Umfeldleuchtdichte und verschiedener Reizfrequenzen, untersucht.

Die Versuche wurden an 4 Personen im Alter zwischen 22 und 30 Jahren durchgeführt. Der Reiz wurde durch ein Tübinger Projektionsperimeter mit stufenweise variierbarer Umfeld- und Reizleuchtdichte erzeugt. Der Strahlengang des Prüfpunktprojektors wurde durch eine Sektorenscheibe mit Antriebsmotor unterbrochen, wobei Lichtreize konstanter Frequenz mit einer Hell-Dunkel-Relation von 1:1 dargeboten wurden. Die Darbietungszeit der Lichtreize betrug in der Regel 3 Sekunden. Um die Belichtung des blinden Flecks zu vermeiden, wurde vornehmlich die temporale Retina gereizt. Der Einfluß von Übung und Ermüdung während der Messung wurde gesondert bestimmt. Durch Instillation von Mydriaticum Roche und Neosynephrin (2,5%) wurde eine konstante Pupillenweite erzielt.

Die kritische Flimmerschwelle wurde durch Änderung der Testreizleuchtdichte nach der Up-and-down-Methode (Guilford, 1954) bestimmt. Von den erhaltenen Werten wurden summierte Verteilungskurven, die die Wahrscheinlichkeit der Fusion bei der jeweiligen Testreizleuchtdichte angeben, gezeichnet. Als kritische Flimmerschwelle wurde eine Wahrscheinlichkeit von 0,5 festgelegt. Die Umfeldleuchtdichte betrug durchschnittlich $11,1 \pm 1$ cd/m^2; diese liegt deutlich im photopischen Bereich, was durch Messung der Purkinje-Schwelle für ein blaues (450 nm) und ein rotes (656 nm) Reizlicht bei stufenweise ansteigender Umfeldleuchtdichte bestimmt wurde.

Ergebnisse

1. Die Bedeutung der Area

Mit steigender Größe der belichteten Netzhautarea nahm die kritische Schwelle flimmernder Testreize bei 30 und 40 Hz ab. Bei Reizfeldern unter 44′ entsprach das Absinken der Testreizleuchtdichte etwa der Zunahme der Area, bei Reizfeldern bis etwa 2° (116′) war die Abnahme der Leuchtdichte geringer (Abb. 1). Der Unterschied der Area-Leuchtdichtebezie-

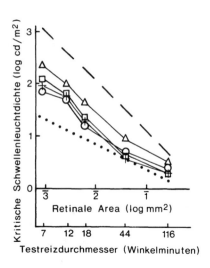

Abb. 1. Beziehung zwischen kritischer Schwellenleuchtdichte (log cd/m², Ordinate) und retinaler Area (log mm², Abszisse) bei intermittierender Belichtung konstanter Reizfrequenz (40 Hz). Die zweite Abszisse zeigt den Durchmesser des Testreizes in Winkelminuten (logarithmische Skala). Zentrale Reizung – Kreise; periphere Reizung – Kreuze (20°), Quadrate (30°), Dreiecke (60°). Umfeldleuchtdichte 13,6 cd/m². Das Riccosche Gesetz (I x A = konstant) ist mit gestrichelter Linie, das Pipersche Gesetz (I x $\sqrt{A}$ = konstant) mit punktierter Linie gekennzeichnet. VP: S.G.

hung zwischen kleineren und größeren Reizfeldern war bei Belichtung des Netzhautzentrums deutlicher als bei Belichtung der Peripherie (Tab. 1).

Berger (1953) zeigte einen dem Logarithmus der retinalen Area entsprechenden Anstieg der kritischen Flimmerfrequenz, der für die größten verwendeten Testfelder (4,6°) kleiner war als für die kleinsten (27″). Während Granit und Harper (1930) in ihren Bestimmungen der kritischen Flimmerfrequenz Reizfelder zwischen 21′ und 6° verwendeten, waren die hier beschriebenen Messungen aus technischen Gründen auf Reizdurchmesser bis zu 116′ begrenzt. Bei fovealer und peripherer Reizung (10°) beobachteten die genannten Autoren einen weiteren Anstieg der kritischen Flimmerfrequenz bis zu einem Testreizdurchmesser von 6°. Mit größeren Testfeldern war die Zunahme der kritischen Flimmerfrequenz geringer, d.h. bis zu einem Testreizdurchmesser von 6° bestand eine lineare Beziehung zwischen der kritischen Flimmerfrequenz und der Area. Bei Reizfeldern unter 21′ war der Abfall der kritischen Flim-

Tabelle 1. Steigungsgradienten der Area-Leuchtdichte-Beziehung am Fusionspunkt für kleinere (unter 44 Winkelminuten) und größere Testfelder (über 44 Winkelminuten) bei zwei verschiedenen Versuchspersonen (S.G. und A.M.). Zahlen sind die arithmetischen Mittelwerte ($\bar{x}$; die Zahlen bedeuten negative Werte) mit den Standardabweichungen (s) und der Anzahl der Meßwerte (n). Im Durchschnitt sind die Gradienten der Steigung bei größeren Testfeldern und bei S.G. kleiner als bei kleineren Testfeldern und bei A.M. Der Unterschied der Steigungsgradienten zwischen den kleineren und den größeren Testfeldern ist bei zentraler Reizung deutlicher als bei Reizung der Peripherie

Netzhautort	Testreizdurchmesser unter 44 Winkelminuten						Testreizdurchmesser über 44 Winkelminuten					
	V.P.: S.G.			V.P.: A.M.			V.P.: S.G.			V.P.: A.M.		
	$\bar{x}$	s	n	$\bar{x}$	s	n	$\bar{x}$	s	n	$\bar{x}$	s	n
zentrale Messung	0,50	0,2	5	0,88	0,17	9	0,37	0,28	4	0,68	0,12	10
periphere Messung 20°	0,73	—	1	0,83	0,07	6	0,36	—	1	0,79	0,12	7
30°	0,79	0,24	4	1,05	0,14	10	0,73	0,19	4	0,77	0,18	10
60°	0,87	0,12	4	0,85	0,23	8	0,50	0,18	4	0,89	0,19	9

merfrequenz ebenfalls geringer als die Abnahme der Größe der Area, so daß die Beziehung zwischen der Area und der kritischen Flimmerfrequenz graphisch die Form einer S-Kurve annahm. Ein hierzu ähnliches Verhalten konnten wir in der Regel bei der Bestimmung der kritischen Flimmerfrequenz-Leuchtdichte bei Reizdurchmessern von 7′ beobachten. Andere Autoren fanden, daß die von Granit und Harper festgestellte Beziehung auch für Testfelder oberhalb 6° gilt (Brown, 1945; Roehrig, 1959).

2. Die Bedeutung der Exzentrizität

Großen Einfluß auf die kritische Flimmerfrequenz-Leuchtdichte zeigte der gereizte Netzhautort, wie bei Verwendung von Reizfeldern gleicher (Abb. 2) und unterschiedlicher Größe (Abb. 3) deutlich wurde. Die höchste Flimmerfusionsleuchtdichte wurde bei einer konstanten Reizfrequenz von 40 Hz foveal festgestellt (VP. A.M. in Abb. 2 und 3). Sie fiel zur Peripherie ab, bei größeren Testfeldern deutlicher als bei kleineren. In einzelnen Versuchen wurde ein Absinken der Flimmerfusionsleuchtdichte zwischen der Fovea und der Peripherie (15°) bis zu zwei Zehnerpotenzen beobachtet. Je größer das Reizfeld, um so mehr peripher lagen die Leuchtdichte-Minima der kritischen Flimmerschwelle. Jenseits der Minima blieb die Schwellenleuchtdichte bis zu 60° peripher gleich oder stieg etwas an (Abb. 2 und 3). In anderen Versuchen lagen die Leuchtdichte-Minima bei kleineren Reizfeldern (18′ und darunter) zentral, bei größeren (118′) peripher (Abb. 1). Die Verschiebung der Schwellenminima in die Netzhautperipherie wurde bei einem Testreizdurchmesser von etwa 40′ beobachtet. Dies entspricht neueren Befunden von Lüddeke (1974). Andere hier untersuchte Parameter waren die Umfeldleuchtdichte und die Frequenz. Dabei stieg die kritische Flimmerfusionsleuchtdichte mit steigender Umfeldleuchtdichte und mit der Reizfrequenz (geprüft zwischen 10 und 40 Hz).

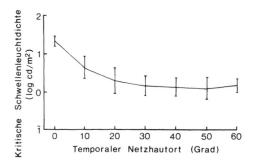

Abb. 2. Kritische Schwellenleuchtdichte (log cd/m² , Ordinate) bei verschiedenen Exzentrizitäten der intermittierenden Lichtreize (Abszisse). Temporale Netzhauthälfte. Testreizdurchmesser 116 Winkelminuten; Reizfrequenz 40 Hz; Umfeldleuchtdichte etwa 10 cd/m². Die Kurve zeigt die arithmetischen Mittelwerte mit den Standardabweichungen von 7 Untersuchungen mit einer Versuchsperson (A.M.)

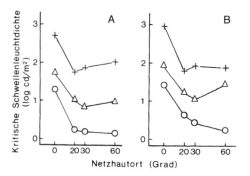

Abb. 3. Kritische Schwellenleuchtdichte (log cd/m² , Ordinate) bei verschiedenen Exzentrizitäten (temporale Retina, Abszisse). Testreizdurchmesser (in Winkelminuten): 18 (Kreuze), 44 (Dreiecke), 116 (Kreise). Umfeldleuchtdichte: 8,6 cd/m² (A), 13,6 cd/m² (B), VP: A.M.

723

Zwischen der Reizleuchtdichte und der kritischen Flimmerfrequenz besteht nach Ferry (1892) und Porter (1898) eine direkte Beziehung (Ferry-Portersches Gesetz), ebenso zwischen der kritischen Flimmerfrequenz und der Größe der gereizten Area (Granit-Harpersches Gesetz). Dies läßt eine ähnliche Beziehung zwischen der Größe der Area und der Leuchtdichte der diese Area mit konstanter Flimmerfrequenz belichtenden Reize erwarten. Die gegenwärtigen Versuche zeigen einen solchen Zusammenhang bis zu einem Reizfelddurchmesser von etwa 1°. Bei zentraler Reizung mit kleinen Feldern (hier unter 44' beobachtet) folgte die Beziehung zwischen der kritischen Flimmerfrequenz-Leuchtdichte und dem Logarithmus der Area annähernd dem Riccoschen Gesetz (I x A = konstant; Ricco, 1877). Dies entspricht einer Geraden mit dem Gradienten −1 und bedeutet vollständige räumliche Summation. Bei größeren Reizfeldern (zwischen 44' und 116') folgt die Beziehung dem Piperschen Gesetz teilweiser räumlicher Summation (I x $\sqrt{A}$ = konstant; Piper, 1903) entsprechend einer Geraden mit dem Gradienten − 0,5. Bei Reizung der Netzhautperipherie zeigte sich bei einzelnen Versuchen vollständige räumliche Summation unabhängig von der Testreizgröße.

Bestimmungen der Leuchtdichte werden üblicherweise bei Untersuchungen der absoluten und der Unterschieds-(Zuwachs-)Schwelle vorgenommen. Die hier vorgenommene Bestimmung der für den Fusionseindruck eines mit konstanter Frequenz flimmernden Testreizes erforderlichen Leuchtdichte (kritische Flimmerschwelle) erwies sich als eine geeignete und genaue Methode für die Untersuchung der Area-Leuchtdichte-Beziehung und der retinalen Empfindlichkeit bei verschiedenen Exzentrizitäten.

Literatur

Berger, C.: Area of retinal image and flicker fusion frequency. Acta physiol. scand. 28, 224−233 (1953). − Brown, H.C.: The relation of flicker to stimulus area in peripheral vision. Arch. Psychol. (New York) 298 (1945). − Ferry, E.S.: Persistence of vision. Amer. J. Sci. 44, 192−207 (1892). − Granit, R., Harper, P.: Comparative studies on the peripheral and central retina. Amer. J. Physiol. 95, 211−228 (1930). − Guilford, J.P.: Psychometric methods, p. 114. New York: McGraw-Hill 1954. − Hecht, S., Smith, E.L.: Intermittent stimulation by light. VI. Area and the relation between critical frequency and intensity. J. gen. Physiol. 19, 979−989 (1936). − Hylkema, B.S.: Examination of the visual field by determining the fusion frequency. Acta Ophthal. 20, 181−193 (1942). − Landis, C.: Determinants of the critical flicker-fusion threshold. Physiol. Reviews 34, 259−286 (1954). − Lüddeke, H.: CFF and visual field threshold. First International Visual Field Symposium Marseille, May 1974. − Piéron, H.: Vision in intermittent light. In: Contributions to Sensory Physiology, Vol. 1, (ed. W.D. Neff) New York−London: Academic Press: 1965. − Piper, H.: Über die Abhängigkeit des Reizwertes leuchtender Objekte von ihrer Flächen- bzw. Winkelgröße. Z. Psychol. Physiol. Sinnesorg. 32, 98−112 (1903). − Porter, T.C.: Contributions to the study of flicker. Part II., Proc. Roy. Soc., 70 A, 313−329 (1902). − Ricco, A.: Relazione fra il minimo angolo visuale e l'intensità luminosa. Ann. Ottal. 6, 373−479 (1877). − Roehrig, W.C.: The influence of area on the critical flicker-fusion threshold. J. Psychol. 47, 317−330 (1959).

Gleichspannungsanteile in visuell evozierten Potentialen (VER, VEP) des menschlichen Elektroenzephalogramms (EEG)

Rix, R. und M. Korth (Erlangen)

Die EEG-Forschung wird unübersehbar angeregt von dem Streben des Menschen, über die Vorgänge unseres Denkens und unseres Verstandes ein objektives Korrelat zu gewinnen. Von der Struktur her stellt das EEG ein recht komplexes Substrat dar. Daher bemühte man sich bereits sehr früh, detaillierte Antworten herauszukristallisieren.

Ein solches Detail bilden die evozierten Potentiale. Sie entstehen durch einen Reiz oder ein Reizmuster, die in zahlreichen Wiederholungen auf das Objekt einwirken. Das dabei kontinuierlich abgeleitete 10 000fach verstärkte EEG wird in gleichmäßige Abschnitte zerlegt und in einem konstanten Verhältnis zum Reizzeitpunkt aufaddiert. Auf diese Weise summieren sich die Komponenten, die in einem konstanten reproduzierbaren Verhältnis zum Reizzeitpunkt stehen, auf, das übrige EEG geht bis zu einem gewissen Restbestand unter, dem „EEG-Rauschen".

Das Ergebnis solcher Registrierungen hängt insbesondere von den Verstärkereigenschaften ab. Während das Routine-EEG mit Wechselspannungsverstärkern gewonnen wird, unterscheidet das Neurophysiologische Labor unter anderem zwischen „Gleichspannungs- und Wechselspannungskoppelung". Gleichspannungskoppelung stellt die universellere Ableitungsart dar, birgt aber viele technische Schwierigkeiten. Wechselspannungsverstärkung verzerrt die Gleichspannungsanteile oder läßt sie ganz untergehen. Da Wechselspannungsverstärkung sich leichter realisieren läßt, hat man bisher die Hauptaufmerksamkeit auf die schnellen Potentiale gerichtet. Diese treten vornehmlich als Antwort auf die Reizänderung auf, on- und off-Effekt.

Hinzu kommt, daß zur Erzeugung von langsamen Potentialen zusätzlich subtile Versuchsbedingungen vonnöten sind.

Die hier mitzuteilenden Versuche werfen die Frage auf, welchen Verlauf das Potential zwischen on- und off-Effekt nimmt. Dazu muß der Reiz oder die Reizfolge natürlich eine Dauer aufweisen, die den biologischen Vorgängen Gelegenheit zum Ausschwingen bietet. Es liegt dann ein quasi stationärer Zustand zwischen 2 Reizen oder während der Dauer eines länger anhaltenden Reizes vor.

Die Literatur verzeichnet eine größere Anzahl verschiedener langsamer Potentiale, deren Entstehung und deren Art wesentlich von unterschiedlichen Versuchsanordnungen bedingt ist. Ausführlich befaßt sich damit der Bericht über ein Symposium, herausgegeben von McCallum und Knott (1973).

Keidel und seine Schule (David et al., 1969; Keidel, 1971) reizten akustisch mit einem Ton langsamer Dauer. Dabei erzielten sie eine Gleichspannungsverschiebung, die den ganzen Ton über anhielt.

In den eigenen Versuchen kam als Reiz ein Licht von 800 ms Dauer zur Anwendung. Die Leuchtdichte der Leuchtdiode wurde während einer Sitzung von 60 Mittelungen konstant gehalten. Nach Ausschaltung multipler Parameter, auf die in einer ausführlichen Arbeit eingegangen werden wird (Rix, Korth, 1975), fiel auf, daß die Gleichspannung erstaunlich variabel auftrat. In manchen Situationen zeigte sich die Komponente nur angedeutet, dann wieder sehr hoch. Zur Abklärung wurde daher eine Frequenzanalyse über dem Gesamt-EEG während der Sitzung von 60 Mittelungen durchgeführt.

Unter diesen skizzierten Bedingungen sollten die Versuchspersonen zunächst den Lichtreiz mit Interesse verfolgen, sodann den Reiz in einer leicht träumerischen Ruhigstellung übergehen, zuletzt wurde wieder um Aufmerksamkeit gebeten. Diesen Wechsel in der Aufmerksamkeit empfanden die meisten Versuchspersonen als eine erhebliche Anforderung.

Vergleicht man von einer Sitzung zur anderen die langsame Potentialveränderung zwischen Ende on- und Anfang off-Effekt mit der Entwicklung der entsprechenden Frequenzanalysen, so fällt ein bemerkenswerter Gleichlauf auf.

Je mehr sich die Gleichspannung nach der negativen Seite verschiebt, desto deutlicher treten die Frequenzanteile 0–7 Hz hervor. Die Frequenzen dürfen allerdings einen gewissen Bereich nicht überschreiten. Sobald Schlafspindeln auftreten, ist der Gleichlauf hinfällig. Errechnet man sich zwischen beiden Erscheinungen den Korrelationskoeffizienten, so ergeben sich Faktoren zwischen + 0,4 und + 0,89 (+ 1,0 würde extremen Gleichlauf bedeuten, 0 keine Vergleichbarkeit, − 1,0 absoluten Gegenlauf).

Für diese Korrelierbarkeit des langsamen Potentials mit der Frequenzanalyse finden sich in der Literatur keine erklärenden Hinweise. Das Phänomen an sich dürfte am ehesten dem Erwartungspotential von Walter et al. (1964) entsprechen.

Zusammenfassend läßt sich sagen, daß sich bei optisch evozierten Potentialen ein langsamer Wellenzug darstellte. Dieser liegt zwischen dem Ende des on-Effektes und dem Anfang des off-Effektes und zeigt ins Negative. Vergleicht man dieses Potential mit den Frequenzanteilen 0–7 Hz des entsprechenden EEG, so zeigt sich ein hochsignifikanter Gleichlauf. Dies könnte einen weiteren Einblick in die komplexen Vorgänge des Zentralnervensystems ermöglichen.

Literatur

David, E., Finkenzeller, P., Kallert, S., Keidel, W.D.: Akustischen Reizen zugeordnete Gleichspannungsänderungen am intakten Schädel des Menschen. Pflügers Arch. 309, 362–367 (1969). – Keidel, W.D.: D.C. Potentials in the Auditory Evoked Response in Man. Acta Oto-Laryng. (Stockh.) 71, 242–248 (1971). – McCallum, W.C., Knott, J.R. (Ed.): Event Related Slow Potentials of the Brain: Their Relations to Behavior. Electroenceph. Clin. Neurophysiol. Suppl. 33 (1973). – Rix, R., Korth, M.: Langsame Potentialanteile im evozierten Potential des menschlichen Elektroenzephalogramm (EEG) Untersuchungen zur Frage ihrer Korrelierbarkeit mit Frequenzgruppen des EEG. A. v. Graefe Arch. Klin. Exp. Ophthal. 1975 (in Druck). – Walter, W.G., Cooper, R., Aldridge, V.J., McCallum, W.C., Winter, A.L.: Contingent negative Variation: An Elektric Sign of Sensomotor Association and Expectancy in the Human Brain. Nature (Lond.) 203, 380–384 (1964).

Aussprache

Herr Krastel (Heidelberg):
Es wird nach den Reizbedingungen und nach der Technik der Ableitung gefragt.

Herr Rix, Schlußwort:
Abgeleitet wurde in 0,1–300 Hz. Läßt man unter diesen Bedingungen ein Rechteck durch die Verstärkerkette laufen, so wird dies bei der Reizdauer von 800–1600 ms in seiner Form ausreichend übertragen. Es handelt sich somit um einen brauchbaren Kompromiß.

In dieser Verstärkung sind die Versuche gut durchführbar, wenn die Elektroden befriedigende Übertragungseigenschaften aufweisen. Dies ist erheblich von der Applikation derselben abhängig.

Untersuchung des Farbsinns mit der Methode der visuell evozierten corticalen Potentiale (VECP)

E. Zrenner, M. Kojima, E. Jankov (Arbeitsgemeinschaft Abteilung für Experimentelle Ophthalmologie, II. Physiol. Abt. des Max-Planck-Instituts für physiologische und klinische Forschung, Direktor: Prof. Dr. E. Dodt, Bad Nauheim und Universitäts-Augenklinik Frankfurt/M., Direktor: Prof. Dr. W. Doden)

Die Fähigkeit unseres Gesichtssinns, Wellenlängen zu unterscheiden, läßt sich mit elektrophysiologischen Ableitungen nur schwer untersuchen. Die visuell evozierten corticalen Potentiale (VECP) zeigen zwar eine Abhängigkeit von der Reizwellenlänge, die der Tagesempfindlichkeitskurve V_λ (CIE) nahekommt (Cavonius, 1965) und repräsentieren damit das photopische System und seine aufsteigenden Bahnen; eine Unterscheidung der spektralen Empfindlichkeit einzelner Farbsinnmechanismen aber erfordert eine funktionelle Isolierung.

Stiles (1961) und Wald (1964) haben in psychophysischen Untersuchungen gezeigt, daß starke farbige Adaptationslichter die Reizschwellen zweier Farbsinnmechanismen selektiv so erhöhen können, daß die spektrale Empfindlichkeit eines dritten dargestellt werden kann. Kellermann und Adachi-Usami (1973) haben die Anwendbarkeit dieser Methode auch für das VECP qualitativ nachgewiesen.

Die vorliegenden Versuche zeigen die adaptiven Bedingungen, die es erlauben, mit dem VECP einzelne Farbsinnmechanismen eindeutig und reproduzierbar zu trennen, durch Absolutmessungen die gegenseitigen Beziehungen aufzuzeigen und Störungen des Farbsehens bei Dichromaten nachzuweisen.

Methode

Als Versuchspersonen dienten in etwa 50 Versuchsreihen 3 normale Trichromaten, 3 Protanope und 3 Deuteranope. Die Farbsinnstörung wurde jeweils mittels der Ishihara-Tafeln, des Nagel'schen Anomaloskops, des Farnsworth Panel D-15 und des Farnsworth 100-Hue-Tests klassifiziert.

Der Beobachter fixierte mit erweiterter Pupille im Maxwell'schen Strahlengang den Mittelpunkt eines kreisförmigen Adaptationsfeldes von 15° Durchmesser. Ein Testfeld von 10° Durchmesser wurde konzentrisch superponiert. Die pupilläre Strahlstärke I_p (CIE 1970) des Testlichts wurde für 10 Wellenlängen des sichtbaren Spektrums mit einem Bestrahlungsstärkemeßgerät (Hewlett Packard, Modell 8330 A) bestimmt. Die Bestrahlungsstärke (E) in einem bestimmten Abstand (d) von der Pupillenebene ergibt über das Entfernungsgesetz ($E \cdot d^2$) die Pupillenstrahlstärke I_p mit der Einheit $W \cdot sr^{-1}$.

Für jedes Interferenzfilter (Schott, AL) im Teststrahlengang wurde ein Ausgleichsfaktor errechnet, um ein äquienergetisches Spektrum darbieten zu können. Zur chromatischen Adaptation wurden verwendet (a) blaugrün (μ = 489 nm), um den postulierten blauempfindlichen und grünempfindlichen Mechanismus zu unterdrücken, (b) purpur — eine Mischung aus blau und rot (422 nm + 630 nm), um den blau- und rotempfindlichen Mechanismus zu unterdrücken bzw. seine Schwelle zu heben.

Die Pupillenlichtstärke des Adaptationsfeldes wurde mit einem Photometer (Gamma Scientific, Modell 900, Detector Head 820/6L) auf maximal 80 000 Troland eingestellt. Die Lichtpulse wurden mit einer Dauer von 25 ms und einer Wiederholungsfrequenz von 2.3 pro s dargeboten. Das VECP wurde mit einer Hautelektrode aus Gold in der Medianlinie 3 cm über der Protuberantia occipitalis externa abgeleitet; die Referenzelektrode und die Erdungselektrode wurden an den Ohrläppchen angebracht. Die Potentiale wurden verstärkt, gefiltert (Bandpaß 0,8–250 Hz) und in einem Biomac 1000 Computer gemittelt (n = 128).

Die Amplitude des VECP wurde zwischen der ersten positiven Deflektion P_1 und der zweiten negativen Deflektion N_2 gemessen (Abb. 1). Die Empfindlichkeit wurde als Reziprokwert der absoluten Pupillenstrahlstärke I_p definiert, die erforderlich war, um ein 4 µV Amplitudenkriterium im VECP zu erreichen.

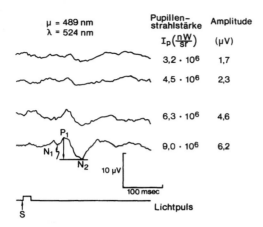

$\mu = 489$ nm $\lambda = 524$ nm	Pupillen- strahlstärke $I_p\left(\frac{nW}{sr}\right)$	Amplitude (μV)
	$3{,}2 \cdot 10^6$	1,7
	$4{,}5 \cdot 10^6$	2,3
	$6{,}3 \cdot 10^6$	4,6
	$9{,}0 \cdot 10^6$	6,2

Abb. 1. Beispiele gemittelter VECPs (n = 128) eines Normalbeobachters bei zunehmenden Pupillenstrahlstärken I_p. Die Wellenlänge des Testlichts ist als λ, die des Adaptationslichts als μ angegeben

Ergebnisse

Adaptiert man eine normale Versuchsperson mit Purpurlicht ($\mu = 422 + 630$ nm) von 4,9 lg Trol (Abb. 2A, offene Kreise), so zeigt die resultierende Empfindlichkeitskurve gegenüber der Tagesempfindlichkeitskurve (CIE V_λ, gepunktet) einen deutlichen Verlust im langwelligen Spektralbereich mit einem Maximum bei 540 nm. Die Adaptation mit einem photopisch äquivalenten blaugrünen Licht dagegen ($\mu = 489$ nm, Abb. 2B, offene Dreiecke) hat eine Verschiebung der Kurve in den langwelligen Spektralbereich zur Folge, verbunden mit einem Verlust im blau- und grünempfindlichen Teil. Durch das entsprechend gewählte Adaptationslicht läßt sich also ein vorwiegend grün- von einem vorwiegend rotempfindlichen Mechanismus abtrennen.

Die schraffierte Fläche zwischen der V_λ-Kurve und den Meßwerten ist ein Relativmaß für den durch die chromatische Adaptation hervorgerufenen Empfindlichkeitsverlust des gesamten photopischen Systems. Wird die Pupillenlichtstärke des blaugrünen Adaptationslichts stufenweise abgeschwächt (indiziert durch zunehmende Füllung der Symbole in Abb. 2), so nimmt die Absolutempfindlichkeit stufenweise zu. Bereits bei einer Verminderung der Lichtstärke des blaugrünen Adaptationslichts um 1,7 lg Trol gleicht sich die Funktion der V_λ-Kurve an (vgl. halb gefüllte Quadrate in Abb. 2B). Wie die gleichmäßige Abnahme der schraffierten Fläche im mittel- und kurzwelligen Spektralbereich zeigt, ist der Übergang zu der in den Stufen der Adaptationsabschwächung verschobenen V_λ-Kurve stetig. Um diese Annäherung an die aus den Komponenten der 3 Farbmechanismen zusammengesetzten V_λ-Kurve zu erreichen, muß die stufenweise Verminderung der blaugrünen Adaptation beim blau- und grünempfindlichen Mechanismus zu einer größeren Empfindlichkeitssteigerung führen als beim rotempfindlichen. Aus diesem Versuch (Abb. 2B) ist zu folgern, daß eine vergleichsweise hohe Adaptationslichtstärke notwendig ist, um die Schwelle des grün- bzw. blauempfindlichen Mechanismus soweit anzuheben, daß der rotempfindliche Mechanismus isoliert werden kann.

Ein entsprechender Befund ist bei stufenweiser Abschwächung des purpurfarbigen Adaptationslichts nicht zu finden (Abb. 2A). Solange der Adaptationszustand im photopischen Bereich bleibt, also im dargestellten Experiment bis 2,3 lg Trol (gefüllte Quadrate), zeigt sich im langwelligen Spektralbereich trotz der konstanten Verschiebung des Empfindlichkeitsbereiches keine Angleichung an die V_λ-Kurve. Erst unter mesopischen Bedingungen (1,3 lg Trol, gefüllte Kreise) findet eine allmähliche Angleichung im rotempfindlichen Bereich statt. Die Herausbildung eines Nebenmaximums bei 500 nm könnte auf die unter diesen Bedingun-

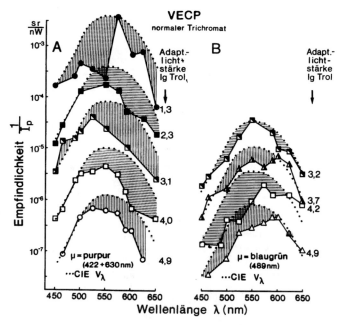

Abb. 2. Spektrale Empfindlichkeitskurven eines farbnormalen Beobachters (J.B.), definiert durch den Reziprokwert der für ein VECP-Amplitudenkriterium von 4 μV erforderlichen Pupillenstrahlstärke I_p (CIE 1970) (A) während Purpuradaptation (μ = 422 + 630 nm), (B) während Blaugrünadaptation (μ = 489 nm); Adaptationslichtstärke wie angegeben. Die CIE V_λ-Kurve (gepunktet) wurde zunächst mit dem Teil der Empfindlichkeitskurve, der bei 4,9 lg Trol von der Adaptation am wenigsten betroffen war, zur Deckung gebracht und dann in den Stufen der Adaptation vertikal verschoben. Die schraffierten Flächen geben den relativen Empfindlichkeitsverlust gegenüber der V_λ-Kurve an. Zum Ablesen von Absolutwerten in sr · nW^{-1} sind an der Ordinate 2,2 Zehnerpotenzen abzuziehen

gen einsetzende Aktivität des skotopischen Apparates hindeuten. Es ist demnach zu fordern, daß bereits eine geringe selektive Rotadaptation die Schwelle des rotempfindlichen Mechanismus so weit anhebt, daß sich der grün- bzw. blauempfindliche Mechanismus isolieren läßt.

In Abb. 3 sind die spektralen Empfindlichkeitskurven von 3 Normalen (N), 3 Protanopen (P) und 3 Deuteranopen (D) bei chromatischer Adaptation von 4,9 lg Trol dargestellt. Bei *Purpuradaptation* (Abb. 3A) zeigt die mit dem VECP gewonnene Empfindlichkeitskurve der „rotblinden" Protanopen (Halbkreise, punktierte Linie) gegenüber der V_λ-Kurve (gestrichelt) den typischen Empfindlichkeitsverlust im langwelligen Teil des Spektrums. Die auffallende Übereinstimmung mit der Empfindlichkeitskurve der purpuradaptierten Normalen (offene Kreise, durchgezogene Linie, in Absolutwerten) zeigt, daß die durch die Purpuradaptation hervorgerufene Schwellenerhöhung des Rotmechanismus einem echten Ausfall sehr nahe kommt. Das bedeutet, daß eine eindeutige Isolierung eines Einzelmechanismus möglich ist. Die Empfindlichkeitskurve der „grünblinden" Deuteranopen (gefüllte Kreise, gestrichelte Linie) weist auch im VECP gegenüber den Normalen einen deutlichen Verlust im kurz- und mittelwelligen Spektralbereich auf. Die mit den Normalen übereinstimmende Empfindlichkeit im langwelligen Bereich zeigt an, daß die Wirkung der chromatischen Adaptation auf den rotempfindlichen Mechanismus des Normalen und Deuteranopen gleich ist.

Bei *blaugrüner Adaptation*, die den rotempfindlichen Mechanismus isolieren würde (Abb. 3B), zeigen die Protanopen (halbgefüllte Dreiecke, punktierte Linie) eine gegenüber den Normalen herabgesetzte Rotempfindlichkeit; im Angriffspunkt der Adaptation (489 nm) stimmt die

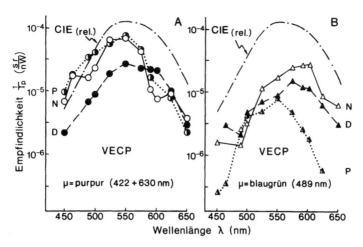

Abb. 3. Gemittelte spektrale Empfindlichkeitskurven von 3 Normalbeobachtern (N, offene Symbole), 3 Protanopen (P, halbgefüllte Symbole), und 3 Deuteranopen (D, gefüllte Symbole), bestimmt durch den Reziprokwert der für ein VECP-Amplitudenkriterium von 4 μV erforderlichen Pupillenstrahlstärke (A) während Purpuradaptation (422 + 630 nm), (B) während Blaugrünadaptation (489 nm); Adaptationslichtstärke jeweils 80 000 Trol. Die CIE V_λ-Kurve (relativ) ist eingetragen

spektrale Empfindlichkeit des Protanopen mit der des Normalen jedoch überein, als Ausdruck der gleichgearteten Adaptationsfähigkeit des in beiden Fällen vorhandenen mittel- bzw. kurzwelligen Mechanismus. Beim Vergleich der Empfindlichkeitskurven der Protanopen während beider Adaptationszustände untereinander (Abb. 3A, B, halbgefüllte Symbole, gepunktete Linien) fällt auf, daß beide Funktionen zwar annähernd gleichen spektralen Verlauf aufweisen, aber je nach Angriffspunkt der chromatischen Adaptation einen Unterschied der absoluten Empfindlichkeit um den Faktor 10 zeigen. Beim Vergleich der beiden Adaptationszustände im Falle der Deuteranopen dagegen (gefüllte Symbole in Abb. 3A, B, gestrichelte Linien) ist eine Verstellung des Empfindlichkeitsbereiches nicht zu finden. Der spektrale Verlauf bleibt nicht konstant beim Wechsel von purpurfarbiger zu blaugrüner Adaptation. Das Maximum verschiebt sich zum langwelligen Teil des Spektrums; im grünempfindlichen Bereich zeigt sich ein klarer Sensitivitätsverlust, ein Hinweis, daß der Deuteranop nicht ein einfaches Analogon zum Protanopen darstellt.

Diskussion

Es konnte gezeigt werden, daß das VECP unter Anwendung der chromatischen Adaptation es erlaubt, die spektrale Empfindlichkeit einzelner Farbsinnmechanismen zu bestimmen oder deren Ausfall nachzuweisen. Der blauempfindliche Mechanismus ist unter den verwendeten Bedingungen im VECP nicht repräsentiert (Zrenner und Kojima, 1975); er zeichnet sich gegenüber dem rot- und grünempfindlichen Mechanismus durch wesentlich längere Latenzen aus. Um den grünempfindlichen Mechanismus zu unterdrücken und damit den rotempfindlichen Mechanismus zu isolieren, war eine Blaugrünadaptation von mindestens 5000 Trol erforderlich, während für die Unterdrückung des rotempfindlichen und damit die Isolierung des grünempfindlichen Mechanismus eine Purpuradaptation von 200 Trol genügte. Die dadurch nachgewiesene erhöhte Beeinflußbarkeit des Rotmechanismus wurde bereits von Brindley (1953) festgestellt; für Farbabgleiche unter chromatischer Adaptation waren wesentlich höhere Rotanteile als Grünanteile erforderlich. Aus dem Vergleich der Empfindlichkeitskurven mit der V_λ-Kurve, die in Abb. 2 genau in den Stufen der Adaptationsverminderung verschoben wurde, läßt sich folgern, daß für den zu isolierenden Mechanismus, an dem das Adaptationslicht am wenigsten angreift, die Weber'sche Konstante etwa 1,0 ist. Für die Mechanismen, die vom Adaptationslicht stärker betroffen sind (Abb. 2B, kurz- und mittelwelliger Teil), nimmt die Weber'sche Konstante Werte an, die größer als 1 sind.

Im Falle der Protanopie zeigt ein Vergleich der VECP-Daten mit Judd's (1945) psychophysischen Befunden, mit Rushton's (1963) densitometrischen Messungen und mit Dodt's (1958) elektroretinographisch bestimmten Empfindlichkeitskurven eine deutliche Übereinstimmung im langwelligen Bereich. Die Empfindlichkeitsfunktion eines Protanopen wird demnach bei der Übertragung zum optischen Cortex nur geringgradig beeinflußt.

Ein Sprung im Verlauf der spektralen Empfindlichkeit beim Wechsel der Adaptationswellenlänge, wie sie von uns bei Deuteranopen im Bereich mittlerer Wellenlängen gefunden wurde, kann nur durch Interaktion zweier Mechanismen erklärt werden. Die bei Deuteranopen nahezu unveränderte Tagesempfindlichkeitskurve hat schon immer zu Vermutungen Anlaß gegeben, daß nicht der Verlust eines Mechanismus, sondern die Fusion zweier langwelliger Mechanismen zugrunde liegt (Übersicht bei Alpern et al., 1968). Schließt man sich der von Rushton (1965) erhärteten Verlusthypothese an, so könnte beim Deuteranopen der Sprung in der Empfindlichkeitsfunktion durch eine Interaktion zwischen rot- und blauempfindlichem Mechanismus erklärt werden. Berücksichtigt man aber, daß der Blaumechanismus im VECP des Normalen unter diesen Bedingungen keinen Einfluß auf die Empfindlichkeitsfunktion hat (Zrenner und Kojima, 1975), so muß unter der Voraussetzung, daß die verbliebenen Pigmente beim Deuteranopen denen des Normalen gleich sind, eine Modifikation im neuralen Netzwerk des photopischen Apparates vorliegen.

Zusammenfassend läßt sich sagen, daß die objektive Messung der spektralen Empfindlichkeit mittels der evozierten corticalen Potentiale es erlaubt, normales und defektes Farbensehen zu differenzieren und durch Absolutmessungen die gegenseitigen Beziehungen der Farbsinnmechanismen aufzuzeigen.

Wir danken Prof. Dodt und Prof. Scheibner für hilfreiche Diskussionen und Frl. Brita Maschen für die technische Assistenz.

Zusammenfassung

Farbsinnmechanismen normaler und farbsinngestörter Beobachter wurden mittels eines Reizschwellenkriteriums der visuell evozierten corticalen Potentiale (VECP) untersucht. Durch farbige Adaptationslichter wurden die Reizschwellen der Farbsinnmechanismen selektiv so weit erhöht, daß die spektralen Empfindlichkeitskurven von Einzelmechanismen isoliert dargestellt werden konnten. Dabei ließ sich der vorwiegend rotempfindliche Mechanismus mit wesentlich geringeren Adaptationslichtstärken unterdrücken als der grünempfindliche Mechanismus.

Bei *Farbnormalen* konnten beide Mechanismen klar voneinander getrennt und durch Absolutmessungen in ihrer spektralen Verteilung beschrieben werden. *Protanope* zeigten einen konstanten Empfindlichkeitsverlust im langwelligen Spektralbereich, unabhängig von der Wellenlänge der Adaptationslichter (purpur, blaugrün). *Deuteranope* zeigten bei Adaptation mit grünfreiem und rotfreiem Licht unterschiedlichen Verlauf der spektralen Empfindlichkeit. Dies wird als Hinweis gedeutet, daß auf corticaler Ebene im längerwelligen Spektralbereich mindestens zwei Farbsinnmechanismen beteiligt sind. Der Bezug des vorwiegend blauempfindlichen Mechanismus zu diesem Befund wird diskutiert.

Summary. Colour vision mechanisms in normal and colour deficient observers were studied by measuring the radiation power of monochromatic test lights necessary for a small constant response amplitude in the visually evoked cortical potential (VECP). Individual colour mechanisms were depressed selectively by exposing the eye to strong coloured adaptation lights. Whereas the spectral sensitivity of the green mechanism could be isolated by a purple adaptation of only 200 td, the separation of the red sensitive mechanism required a bluegreen adaptation of 5000 td.

In *normal* subjects, by this procedure a predominantly green sensitive function could be separated from a clearly distinguishable, predominantly red sensitive curve. In *protanopes*, the sensitivity function showed a constant loss in the longwave part of the visible spectrum regardless of the colour of the adapting light (purple, blue-green). In *deuteranopes*, the same procedure exhibited two different distributions of spectral sensitivity. With respect to the longwave part of the spectrum, these results indicated that two mechanisms are present at the cortical level of deuteranopes. The relation of the blue mechanism to this finding is discussed.

Résumé. Les méchanismes de la vision des couleurs de sujets normaux et de dichromates ont été étudiés en mesurant la radiation monochromatique des stimuli nécessaires pour obtenir une amplitude constante des potentiels évoqués occipitaux. La sensibilité des méchanismes individuels de la vision des couleurs a été réduite sous l'action de lumières d'adaptation intenses et colorées. Tandis que la sensibilité spectrale du mechanisme vert nécessitait une adaptation pourpre de seulement 200 Troland, une adaptation bleu-verte de 5000 Troland était nécessaire pour l'isolation du méchanisme rouge.

Par cette procédure, le méchanisme de la sensibilité spectrale à prédominance verte était, chez les *trichromates normaux*, isolable de celui à prédominance rouge. Les *protanopes* presentaient une perte constante de la sensibilité dans les grandes longueurs d'onde, indépendamment des longueurs d'onde des lumières d'adaptation. Les *deuteranopes* présentaient une sensibilité spectrale differente en adaptation à la lumière pourpre et bleu-verte. Ceci peut laisser supposer la párticipation, au niveau cortical, d'au moins deux méchanismes de la vision des couleurs dans le spectre des grandes longueurs d'onde. Le rapport du mechanisme bleu avec ces résultats est discuté.

Literatur

Alpern, M., Mindel, J., Torii, S.: Are there two types of deuteranopes? J. Physiol. **199**, 443–456 (1968). – Brindley, G. S.: The effects on colour vision of adaptation to very bright lights. J. Physiol. **122**, 332–350 (1953). – Cavonius, C. R.: Evoked responses of the human visual cortex: Spectral sensitivity. Psychon. Sci. **2**, 185–186 (1965). – Dodt, E., Copenhaver, R. M., Gunkel, R. D.: Photopischer Dominator und Farbkomponenten im menschlichen Elektroretinogramm. Pflügers Arch. **267**, 497–507 (1958). – Judd, D. B.: Standard response function for protanopic and deuteranopic vision. J. opt. Soc. Amer. **35**, 199–221 (1945). – Kellermann, F.-J., Adachi-Usami, E.: Spectral sensitivity of colour mechanism isolated by the human VER. Ophthal. Res. **4**, 199–210 (1973). – Rushton, W. A. H.: A cone pigment in the protanope. J. Physiol. **168**, 345–359 (1963). – Rushton, W. A. H.: A foveal pigment in the deuteranope. J. Physiol. **176**, 24–37 (1965). – Stiles, W. S.: Adaptation, chromatic adaptation, colour transformation. Anales de la Real Soc. Espanola Fisica y Quimica, Serie A – Fisica **57** (A), 149–175 (1961). – Wald, G.: The receptors of human colour vision. Science **145**, 1007–1017 (1964). – Zrenner, E., Kojima, M.: The visually evoked cortical potential in dichromats. In: Modern Problems in Ophthalmology, vol. 17, pp. 241–246. Basel: Karger 1976.

Aussprache

Herr Krastel (Heidelberg):

Es sieht so aus, als werde man diese Versuchsanordnung in der Praxis sehr bald brauchen können. Die Frage geht dahin, inwieweit die Versuchsanordnung aus dem Stadium des Prototyp schon herausgetreten ist und vermutlich bald in die Routine wird übernommen werden kann.

Herr Zrenner, Schlußwort:

Die vorgestellte Untersuchungsmethode ermöglicht es, einzelne Farbsinnmechanismen funktionell zu trennen; somit lassen sich Ausfälle bestimmter Anteile des photopischen Systems und seiner aufsteigenden Bahnen objektiv darstellen; wir haben dies am Beispiel angeborener Störungen des Farbsinns gezeigt. Einer routinemäßigen Untersuchung von Patienten, die ein Fadenkreuz fixieren können und normal ausgeprägte evozierte Potentiale aufweisen, steht nichts im Wege.

Der Einfluß von Reizlichtstärke und Dauer der vorangehenden Dunkelphase auf die oszillatorischen Potentiale im menschlichen Elektroretinogramm

M. Kojima, E. Zrenner, H.-J. Langhof (Arbeitsgemeinschaft Abteilung für Experimentelle Ophthalmologie, II. Physiol. Abt. des Max-Planck-Instituts für physiologische und klinische Forschung, Direktor: Prof; Dr. E. Dodt, Bad Nauheim und Universitäts-Augenklinik, Frankfurt/M., Direktor: Prof. Dr. W. Doden)

Die initialen Potentialschwankungen im ERG (a- und b-Welle) sind häufig von sogenannten oszillatorischen Potentialen (OPs) hoher Frequenz (110–160/s) überlagert, die der Aktivität der inneren Körnerschicht zugeordnet werden (Yonemura, 1962; Brown, 1968). Die oszillatorischen Potentiale fehlen bei proliferierender diabetischer Retinopathie (Yonemura et al., 1962; Simonsen, 1968). Zum Unterschied von der a- und b-Welle sind die Amplituden der oszillatorischen Potentiale nach Dunkeladaptation sehr gering (De Molfeta et al., 1968), die größten Amplituden werden unter mesopischen Adaptationsbedingungen erreicht (Adams und Dawson, 1971). Beim Übergang vom mesopischen zum photopischen Adaptationsbereich beobachteten Algvere und Westbeck (1972) eine Frequenzminderung der oszillatorischen Potentiale von 150–160/s auf 110–120/s. Eine Purkinje-Verschiebung wird unter Verwendung des „wavelet index" (Summe aller OP-Amplituden) von Wachtmeister (1974) nicht gefunden, ist jedoch für einzelne OPs nachweisbar (Stodtmeister, 1973). Algvere und Westbeck (1972) haben darauf hingewiesen, daß die Amplituden der OPs sehr stark vom Reizintervall beeinflußt werden.

Die vorliegende Arbeit untersucht die adaptive Wirkung der Reizfrequenz und der Reizlichtstärke auf die Amplitude und Schwelle der oszillatorischen Potentiale, getrennt nach Einzelkomponenten im skotopischen und photopischen Bereich.

Methode

Versuchspersonen waren 4 augengesunde Studenten. Nach Erweiterung der Pupille mit Mydriaticum „Roche" und Neo-Synephrine (5%) wurde das ERG von der mit Novesin (0,4%) anaesthesierten Hornhaut mit einer Kontaktschalenelektrode nach Henkes abgeleitet. Die Potentiale wurden mit einem Differentialvorverstärker (Princeton Applied Research, Modell 113) und einem Oszilloskop (Tektronix 565) verstärkt. Die untere und obere Grenzfrequenz der Registrieranordnung bei -3 db lag bei 0,1–1000 Hz für die a- und b-Welle und bei 100–1000 Hz für die oszillatorischen Potentiale. Die Amplituden der oszillatorischen Potentiale (O_1–O_4) wurden von einer die Fußpunkte der Potentiale verbindenden Linie gemessen. Die Amplitudeneichung erfolgte mit einem Sinusgenerator bei 130 Hz.

Zur Lichtreizung wurde ein Zweistrahlgerät mit einem Reiz- und Adaptationsteil verwandt. Lichtquelle war eine Xenon-Hochdrucklampe (XBO 150 W/1). Freigabe und Unterbrechung der über eine Mattscheibe vor dem Auge vereinigten Strahlengänge erfolgte über elektromagnetische Verschlüsse für beliebige Reizdauern (30 ms bis Dauerlicht). Zur Lichtmessung wurde die auf der Mattscheibe herrschende Beleuchtungsstärke als Leuchtdichte hinter der Mattscheibe berechnet. Die volle Leuchtdichte betrug 8.800 cd/m^2 für den Test- und 220 cd/m^2 für den Adaptationsstrahl. Unterschiedliche Pupillendurchmesser wurden durch Umrechnung in Troland (Trol) berücksichtigt. Vor jeder Aufnahme wurde abgewartet, bis ein „steady state" der Amplitude erreicht war; meist genügte drei- bis viermalige Prästimulation.

Ergebnisse

Einzelreizelektroretinogramme einer Versuchsperson bei unterschiedlicher Reizfrequenz, angegeben als Intervalldauer zwischen den einzelnen Lichtreizen, zeigt die Originalregistrierung in Abb. 1. Durch die untere Grenzfrequenz des Registriersystems (100 Hz) sind die initialen Komponenten (a- und b-Wellen) weitgehend unterdrückt, wodurch die oszillatori-

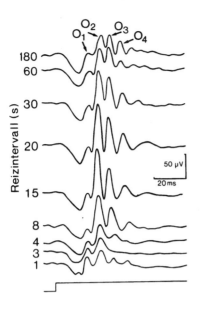

Abb. 1. Oszillatorische Potentiale (O_1-O_4) im Einzelreiz-ERG einer augengesunden Versuchsperson. Reizintervalle zwischen 1 s und 3 min. Pupillenlichtstärke des Reizlichts 4,6 lg Trol, Reizdauer 100 ms. Ganzfeldbeleuchtung. Die ersten drei Antworten jeder Reizserie blieben unberücksichtigt

schen Potentiale (O_1-O_4) besser hervortreten. Verkürzung des Intervalls zeigt besonders deutliche Wirkung auf die oszillatorischen Potentiale O_2 und O_3, deren Amplituden zunächst ansteigen. Bei der gewählten Reizlichtstärke und -dauer hat die Komponente O_2 ihre größte Amplitude bei einer Intervalldauer von 15 s, das Potential O_3 bei 20 s; eine weitere Verkürzung der Intervalldauer hat eine Amplitudenverminderung zur Folge. Verkürzung des Intervalls wirkt auf das oszillatorische Potential O_4 amplitudenmindernd, bis es bei Intervalldauer von 4 bzw. 3 s nicht mehr registriert werden konnte; bei Reizintervallen von 1 s

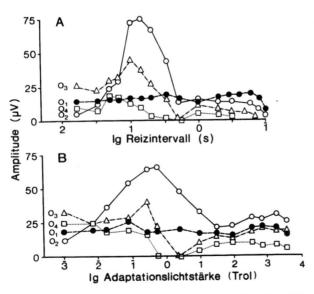

Abb. 2. Einfluß des Reizintervalls (A) und der Adaptationslichtstärke (B) auf die Amplitude oszillatorischer Potentiale (O_1-O_4) im ERG einer augengesunden Versuchsperson. Halblogarithmische Darstellung. Reizdauer 100 ms, Ganzfeldbeleuchtung. Pupillenlichtstärke 4,0 lg Trol (A), 4,2 lg Trol (B). Reizintervall in B = 3 min

tritt es wieder hervor. O_1 wird durch die Verkürzung der Intervalldauer kaum beeinflußt. Zusätzlich wurde bei Reizung von 1/s ein noch früheres oszillatorisches Potential sichtbar. Die graphische Auswertung eines derartigen Versuchs zeigt Abb. 2A.

In den beschriebenen Versuchen war die Dauer und Lichtstärke des auslösenden Lichtreizes konstant (100 ms; 4,6 lg Trol), doch veränderte sich die pro Zeit dargebotene Lichtmenge mit Verkürzung der Intervalldauer im Verhältnis 1:180, d.h. der Adaptationszustand der Netzhaut wurde mit zunehmender Frequenz stark im Sinne fortschreitender Helladaptation verändert. Um den Einfluß der Reizfrequenz (Intervalldauer) gegenüber der Wirkung des sich verändernden Adaptationszustandes abgrenzen zu können, wurde in weiteren Versuchen bei konstantem Reizintervall (3 min) die Adaptationslichtstärke zwischen 10^{-3} und $6 \cdot 10^3$ Trol verändert (Abb. 2B). Ein Vergleich beider Versuche (2A und B) zeigt an, daß die Amplituden der OPs durch eine Verringerung des Reizlichtintervalls und durch die Erhöhung der Adaptationslichtstärke in gleicher Weise beeinflußt werden. Die Amplituden von O_2 und O_3 steigen deutlich an und erreichen ihr Maximum bei einem Reizlichtintervall von 8–10 s bzw. einer Adaptationslichtstärke von 0,5 Trol. Weitere Erhöhung des Reizintervalls oder der adaptiven Beleuchtung führt zu einer Amplitudenabnahme der oszillatorischen Potentiale O_2 und O_3. Dagegen bleibt die Amplitude von O_1 nahezu unverändert; O_4 jedoch verhält sich annähernd gegenläufig zu O_2. Der Versuch zeigt, daß die in Abb. 1 sichtbare Amplitudenvariation der oszillatorischen Potentiale weitgehend adaptationsbedingt ist.

Einen der Änderung der Hintergrundsbeleuchtung ähnlichen Anstieg und Abfall der Amplitude der oszillatorischen Potentiale sieht man auch bei Änderung der Reizlichtstärke (Abb. 3). Bei konstanter Dauer des Reizintervalls (5 s) zeigt sich in der Lichtstärke/Amplitudenbeziehung wiederum O_2 und O_3 besonders adaptationsabhängig. Der ohne Adaptation bei geringer Reizlichtstärke in Abb. 3 (D.A.) erkennbare Anstieg von O_2 und O_3 fehlt unter der adaptiven Beleuchtung von 4,0 lg Trol (Abb. 3, H.A.). Statt dessen weisen unter Helladaptation die OPs verringerte Amplituden auf und steigen bei zunehmender Reizlichtstärke gleichmäßig an. Je länger die Latenz eines OP's ist, desto höher ist seine Schwellenlichtstärke (z.B. bei 8 μV

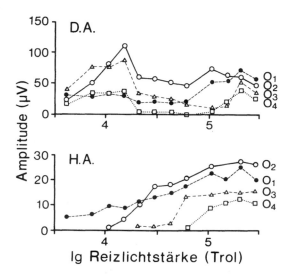

Abb. 3. Amplituden oszillatorischer Potentiale (O_1–O_4) im ERG einer augengesunden Versuchsperson bei verschiedener Reizlichtstärke (lg Trol). D.A. – ohne adaptive Beleuchtung, H.A. – während adaptiver Beleuchtung mit 4,0 lg Trol. Reizdauer 100 ms, Reizintervall 5 s, Ganzfeldbeleuchtung

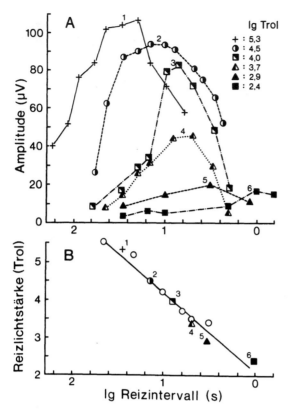

Abb. 4. (A) Beziehung zwischen Reizintervall und Amplitude des oszillatorischen Potentials O_2 im ERG einer augengesunden Versuchsperson bei Testlichtstärken zwischen 2,4 und 5,3 lg Trol. Reizdauer 100 ms, Ganzfeldbeleuchtung. (B) Das für eine maximale Amplitude des oszillatorischen Potentials O_2 (entspr. Abb. 4A) erforderliche Reizlichtintervall (Abszisse) bei gegebener Reizlichtstärke in lg Trol (Ordinate). Zwei Versuchspersonen. Die aus Abb. 4A entnommenen Meßwerte sind mit Ziffern (1–6) bezeichnet

in Abb. 3 B). Die subjektive Schwelle lag nach Dunkeladaptation durchschnittlich bei $10^{-3,5}$ Trol. Die ERG-Schwelle unter gleichen Bedingungen war für die b-Welle 10^2 mal höher, für die a-Welle 10^4 mal höher und für die oszillatorischen Potentiale etwa $10^{4,5}$ mal höher.

Aus den bisherigen Befunden geht hervor, daß für die oszillatorischen Potentiale zwischen der Reizlichtstärke und dem Reizintervall ein bestimmter Zusammenhang besteht, der sich für O_1–O_4 unterschiedlich darstellt. Diesen für die Darstellung reproduzierbarer oszillatorischer Potentiale O_1–O_4 bedeutsamen Zusammenhang zeigt Abb. 4 für das besonders adaptationsabhängige oszillatorische Potential O_2, wonach zwischen der für eine maximale Antwort notwendigen Reizlichtstärke und dem Reizintervall (d.h. Adaptationszustand) eine direkte Beziehung besteht (Abb. 4 B). Somit begünstigen Zunahme des Reizintervalls und der Reizlichtstärke die Entwicklung des oszillatorischen Potentials bis zu einem von der Reizlichtstärke bestimmten Amplitudenmaximum.

Diskussion

Zunehmende Helladaptation hat unterschiedlichen Einfluß auf die einzelnen Komponenten des menschlichen Elektroretinogramms; während die Amplituden der a- und b-Welle stetig abnehmen (Riggs and Johnson, 1949), nimmt jene des positiven off-Effekts zu (Kawasaki et al., 1971; Langhof et al., 1975). Die vorliegenden Befunde zeigen, daß zunehmende Hell-adaptation bis zum mesopischen Bereich die Amplituden O_2 und O_3 vergrößert und im photopischen Bereich absinken läßt. Dagegen bleibt die Amplitude von O_1 vom Adaptationszustand unbeeinflußt, während die Amplitude von O_4 ein gegenläufiges Verhalten zu O_2 zeigt. Dieser Effekt ist unabhängig davon, ob die Helladaptation durch Dauerlicht oder durch Verkürzung des Reizintervalls erfolgt. Während die einzelnen oszillatorischen Potentiale nach Dunkeladaptation somit einen komplexen Verlauf zeigen, nehmen ihre Amplituden unter photopischen Adaptationsbedingungen mit dem Anstieg der Reizlichtstärke stetig zu. Eine Summenangabe aller oszillatorischen Potentiale (,,wavelet index" nach Algvere, 1968; Wachtmeister, 1974) ist demnach bei der Untersuchung dunkeladaptierter Augen nur bedingt anwendbar, wäre jedoch bei Helladaptation brauchbar. Für die Beobachtung einer Purkinje-Verschiebung ist die Bestimmung des ,,wavelet index" somit ungeeignet. Die vorliegende Untersuchung zeigt an, welches Reizlichtintervall bei vorgegebener Reizlichtstärke eine maximale Amplitude des zweiten oszillatorischen Potentials erzeugt. Das Maximum tritt immer dann auf, wenn sich der Logarithmus des Reizintervalls zum Logarithmus der Reizlichtstärke wie 1:2 verhält. Dieser Zusammenhang ist gerade bei wiederholter Reizdarbietung, wie bei der viel angewandten averaging-Technik bedeutungsvoll.

Zusammenfassung

Die oszillatorischen Potentiale (O_1-O_4) im menschlichen Elektroretinogramm zeigten sich beeinflußbar durch das Reizintervall, durch die Reizlichtstärke oder durch die Adaptationsbeleuchtung.

Jeder einzelne dieser Parameter oder eine Kombination von ihnen bewirkt einen steilen Amplitudenanstieg von O_2 im mesopischen Bereich. Nach Dunkeladaptation wird das Maximum von O_2 immer dann erhalten, wenn sich der Logarithmus des Reizintervalls zum Logarithmus der Reizlichtstärke wie 1:2 verhält. Die Amplitude von O_1 wird hauptsächlich von der Reizlichtstärke beeinflußt; O_3 zeigt ein ähnliches Amplitudenverhalten wie O_2, wenn auch in geringerem Maße. Ein kontinuierlicher Amplitudenzuwachs bei Erhöhung der Reizlichtstärke findet sich für O_1-O_4 nur im helladaptierten Zustand.

Summary. The oscillatory potentials (O_1-O_4) in the human electroretinogram were studied in relation to stimulus interval, stimulus luminous intensity, and background illumination. By any of these variables or a combination thereof, O_2 is greatly increased in the mesopic range of light adaptation. Without background illumination, the maximum amplitude of O_2 is obtained with a 1:2 relationship between the logarithm of stimulus interval and the logarithm of stimulus luminous intensity. The amplitude of O_1 is influenced mainly by stimulus luminous intensity while O_3 behave similarly to O_2 though to a lesser degree. A direct relationship between the amplitude of every oscillatory potential (O_1-O_4) and stimulus luminance is seen only within the photopic range of background illumination.

Résumé. Les potentiels oscillatoires (O_1-O_4) dans l'électrorétinogramme humain étaient influençables par l'intervalle et l'intensité du stimulus et par l'adaptation à la lumière. Chacun de ces paramètres ou une combinaison de ceux-ci provoque un accroissement d'amplitude de O_2 sous des conditions mésopiques. Après adaptation à l'obscurité, on enregistre toujours le maximum d'amplitude de O_2 quand le logarithme de l'intervalle du stimulus et le logarithme de l'intensité du stimulus se trouvent dans un rapport de 1 à 2. L'amplitude de O_1 est principalement influençable par l'intensité du stimulus. Le comportement de O_3 est sensiblement comparable à celui de O_2, bien qu'à un moindre degré. Si l'intensité du stimulus augmente, un accroissement constant de l'amplitude de chaque potentiel oscillatoire n'est obtenu que sous une adaptation intense à la lumière.

Literatur

Adams, C.K., Dawson, W.W.: Fast retinal potential luminosity functions. Vision Res. 11, 1135–1146 (1971). – Algvere, P.: Clinical studies on the oscillatory potentials of the human electroretinogram with special reference to the scotopic b-wave. Acta ophthal. 46, 993–1024 (1968). – Algvere, P., Westbeck, S.: Human ERG in response to double flashes of light during the course of dark adaptation. A Fourier analysis of the oscillatory potentials. Vision Res. 12, 195–214 (1972). – Brown, K.T.: The electroretinogram. Its components and their origins. Vision Res. 8, 633–677 (1968). – Molfeta, V., De Spinelli, D., Polenghi, F.: Behaviour of electroretinographic oscillatory potentials during adaptation to darkness. Arch. Ophthal., Chicago 79, 531–535 (1968). – Kawasaki, K., Tsuchida, Y., Jacobson, J.H.: Positive and negative deflections in the off response of the electroretinogram in man. Am. J. Ophthal. 72, 367–375 (1971). – Langhof, H.-J., Kojima, M., Zrenner, E.: Parameter des off-Effekts im menschlichen Elektroretinogramm. 74. Zus. kunft d. DOG, Essen 1975, S. 739–742. München: J.F. Bergmann 1977. – Riggs, L.A., Johnson, E.P.: Electrical responses of the human retina. J. exp. Psychol. 39, 415–424 (1949). – Simonsen, S.E.: ERG in diabetics. In: J. François (Ed.) The Clinical Value of Electroretinography. ISCERG Symposium Ghent 1966, p. 403–412. New York: Karger 1968. – Stodtmeister, R.: The spectral sensitivity functions of human ERG wavelets. Ophthal. Res. 5 21–30 (1973). – Wachtmeister, L.: Luminosity functions of the oscillatory potentials of the human electroretinogram. Acta ophthal. 52, 353–366 (1974). – Yonemura, D.: The oscillatory potential of the electroretinogram. Acta Soc. Ophthal. Jap. 66, 1566–1584 (1962). – The oscillatory potential of the electroretinogram. Acta Soc. Ophthal. Jap. 66, 1566–1584 (1962). – Yonemura, D., Aoki, T., Tsuzuki, K.: Electroretinogram in diabetic retinopathy. Arch. Ophthal. 68, 19–24 (1962).

Parameter des off-Effekts im menschlichen Elektroretinogramm

H.-J. Langhof, M. Kojima, E. Zrenner (Arbeitsgemeinschaft Abteilung für Experimentelle Ophthalmologie, II. Physiol. Abt. des Max-Planck-Instituts für physiologische und klinische Forschung, Direktor: Prof. Dr. E. Dodt, Bad Nauheim und Universitäts-Augenklinik Frankfurt/M., Direktor: Prof. Dr. W. Doden)

Unter dem off-Effekt im Elektroretinogramm (ERG) versteht man die Summe der Potential-änderungen, die bei Ende des Lichtreizes auftreten. Dabei wird unter skotopischen Bedingungen ein negativer off-Effekt, unter photopischen ein positiver off-Effekt beobachtet. Dieser Effekt ergibt sich nach der Komponentenanalyse von Granit (1933) durch die adaptationsbedingten Unterschiede im zeitlichen Verhalten der Komponenten PII und PIII. Ein positiver off-Effekt ist auch im menschlichen ERG nachweisbar (Dodt, 1952), doch wurde er wegen seiner wechselnden und geringen Amplitude bisher wenig beachtet. Heck (1957) fand eine lineare Beziehung zwischen der Amplitude des off-Effekts und dem Logarithmus der am Auge gemessenen Beleuchtungsstärke des Lichtreizes. Best und Bohnen (1957) beobachteten einen Anstieg des positiven off-Effekts bei Verkürzung des Lichtreizes unterhalb 40 ms, der von Howarth (1961) als Ausdruck des Broca-Sulzer Effekts diskutiert wurde. Das von Kawasaki et al. (1971) beobachtete Fehlen des negativen off-Effekts bei kongenitaler Nachtblindheit bzw. des positiven off-Effekts bei Stäbchenmonochromaten ergibt sich aus dem Ausfall der skotopischen bzw. photopischen Antwort im ERG.

Die vorliegende Arbeit beschreibt die Bedingungen, unter denen ein positiver off-Effekt nachweisbar ist, und seine Abhängigkeit von Dauer und Stärke des Reizlichts und dem Adaptationszustand.

Zur Lichtreizung diente ein Zweistrahl-Lichtreizgerät mit einer Xenonbogenlampe. Ein Strahlengang des Gerätes diente der adaptiven Beleuchtung, der andere der Darbietung der Testreize. Die Reizdauer wurde durch einen elektromechanischen Lichthahn bestimmt, der rechteckige Reize von 15 ms bis Dauerlicht erzeugte. Die Anstiegs- und Abfallzeit der Reize betrug jeweils 1,7 ms, das Reizintervall 5 s. Reiz- und Adaptationslichtstrahl beleuchteten einen unmittelbar vor der Kontaktlinse befindlichen weißen Diffusor, wodurch Ganzfeldbeleuchtung der Retina erzielt wurde. Die maximale Leuchtdichte des Teststrahles hinter dem Diffusor betrug 8800 cd/m^2, jene des Adaptationsstrahles 220 cd/m^2. Unterschiedliche Pupillendurchmesser wurden durch Umrechnung in Troland (Trol) berücksichtigt. Zur Lichtschwächung dienten Neutralfilter.

Untersucht wurden insgesamt neun männliche und weibliche augengesunde Versuchspersonen. Die Pupillen wurden mit Mydriaticum „Roche" und Neo-Synephrine (5%) erweitert. Die mit einer Henkes-Kontaktschalenelektrode von der mit Novesin (0,4%) anästhesierten Hornhaut abgeleiteten Potentiale wurden nach Verstärkung (Differentialvorverstärker nach Tönnies, Tektronix Oszilloskop RM 565) von einem Computer (Nicolet 1072) summiert (n = 8). Die Zeitkonstante des Systems betrug 1 ms, die obere Halbfrequenz 1000 Hz. Dadurch ließ sich die verhältnismäßig schnelle Potentialänderung des off-Effekts von überlagernden langsamen Komponenten trennen (vgl. hierzu Abb. 2). Die Amplitudeneichung erfolgte mit einem Sinussignal (130 Hz, 100 μV).

Abb. 1 zeigt die Abhängigkeit der Amplitude des off-Effekts von der Dauer des Testlichts während Helladaptation (adaptive Beleuchtung 3,4 bzw. 4,0 lg Trol). Bei schrittweiser Verlängerung des Testreizes von 30 ms bis etwa 100 ms steigt die Amplitude des off-Effekts steil an, weitere Zunahme der Reizdauer bewirkt nur noch einen geringen Anstieg. Der bei einer Reizdauer von 15 ms gefundene Wert (Einzelversuch, gepunktete Linie) zeigt den bereits früher von Best und Bohnen (1957) beschriebenen Anstieg der Amplitude des off-Effekts bei sehr kurzen Lichtreizen. Da der off-Effekt bei sehr kurzer Testlichtdauer den on-Effekt überlagert, wurde der in Abb. 1 angegebene Wert bei 15 ms durch Differenzbildung, d.h. durch Subtraktion eines on-Effekts, der nicht von einem off-Effekt überlagert war, ermittelt.

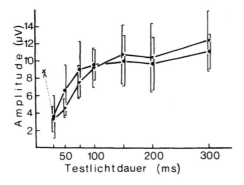

Abb. 1. Amplituden des off-Effekts im ERG augengesunder Versuchspersonen in Abhängigkeit von der Dauer des Testreizes während Helladaptation. Adaptive Beleuchtung 4,0 lg Trol (Punkte), 3,4 lg Trol (Dreiecke). Pupillenlichtstärke des Testlichts 4,3 lg Trol. Reizintervall 5 s. Mittelwerte von 6 Versuchspersonen. Standardabweichung (± σ) durch senkrechte Balken angezeigt. Der Verlauf der Kurve bei Testlichtdauer unterhalb 30 ms (einzelne Messung) ist durch die gepunktete Linie bezeichnet

Die Originalregistrierung in Abb. 2A zeigt die Abhängigkeit des off-Effekts von der Testlichtstärke bei einer Reizdauer von 100 ms. Danach nimmt die Amplitude des off-Effekts während Helladaptation (adaptive Beleuchtung 3,3 lg Trol) mit steigender Testlichtstärke zunächst zu, erreicht bei 4,3 lg Trol ein Maximum und wird bei weiterer Zunahme der Pupillenlichtstärke wieder kleiner. In Abb. 2B ist der in A mit einer Zeitkonstante von 1 s dargestellte Potentialverlauf bei einer kurzen Zeitkonstante (1 ms) wiedergegeben. Die graphische Auswertung ähnlicher Versuche mit verschiedener adaptiver Beleuchtung (Abb. 3) zeigt, daß ein positiver off-Effekt nur über einen Reizstärkebereich von etwa 1,7 Zehnerpotenzen nachweisbar ist. Während Heck (1957) ohne konstante adaptive Beleuchtung mit steigender Reizlichtstärke lediglich eine lineare Zunahme des positiven off-Effekts beobachtete, ergaben unsere Versuche nach einem Maximum eine Abnahme der Amplitude des off-Effekts. Über eine ähnliche Beobachtung berichteten Best und Bohnen (1957), die bei Steigerung der Reizleuchtdichte von 1400 asb auf 10000 asb eine Verkleinerung der Amplitude des off-Effekts sahen.

Vergleicht man die bei verschiedener adaptiver Beleuchtung erhaltenen Kurven miteinander (Abb. 3D), erkennt man mit zunehmender Helladaptation eine Zunahme der maximalen Amplitude des off-Effekts und eine Verschiebung der Meßwerte nach höheren Reizstärken.

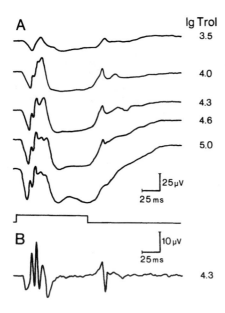

Abb. 2. Summierte (n = 8) Elektroretinogramme einer augengesunden Versuchsperson bei verschiedener Pupillenlichtstärke während Helladaptation (3,3 lg Trol). Reizintervall 5 s. Testlichtdauer 100 ms, Reizmarkierung zwischen A und B eingefügt. Verschiedene Verstärkung in A und B (siehe Amplitudeneichung). A – Zeitkonstante 1 s, B – Zeitkonstante 1 ms

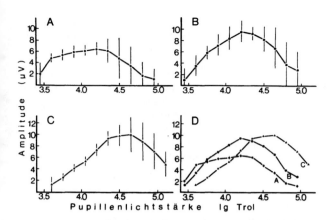

Abb. 3. Amplituden des off-Effekts im ERG augengesunder Versuchspersonen in Abhängigkeit von der Pupillenlichtstärke bei verschiedener adaptiver Beleuchtung (A – 3,0 lg Trol; B – 3,4 lg Trol; C – 4,1 lg Trol). Im Abbildungsteil D sind die Meßwerte von A–C gemeinsam dargestellt. Testlichtdauer 100 ms. Reizintervall 5 s. Mittelwerte von 5 (A) bzw. 6 (B und C) Versuchspersonen. Standardabweichung (± σ) durch senkrechte Balken gekennzeichnet

Diese Verschiebung ist nach dem Weber-Fechnerschen Gesetz, das den Reizschwellenzuwachs (ΔI) bei steigender adaptiver Beleuchtung (I) bestimmt (ΔI/I = const.), zu erwarten. Dabei erfordert eine Zunahme der adaptiven Beleuchtung um 0,4 lg Trol (Kurven A und B) für eine Amplitude des off-Effekts von 4 μV eine Reizstärkenzunahme im ansteigenden Kurventeil von 0,1 lg Trol; eine zunehmende adaptive Beleuchtung von 0,7 lg Trol (Kurven B und C) fordert eine solche von 0,3 lg Trol. Für den fallenden Kurventeil (bei hoher Pupillenlichtstärke) ist die entsprechende Reizstärkenzunahme etwas größer. Ähnlich der b-Welle ist somit für den off-Effekt der Anstieg der Reizschwelle bei steigender adaptiver Beleuchtung geringer als der Zunahme der adaptiven Beleuchtung entspricht (vgl. Lith, 1966).

Die Bedeutung der beschriebenen Versuche liegt in der Angabe der Reizbedingungen unter denen im menschlichen ERG ein reproduzierbarer positiver off-Effekt registriert werden kann. Diese sind (a) Reizdauern oberhalb 100 ms, (b) adaptive Beleuchtungen oberhalb 3,0 lg Trol entsprechend dem $10^{6,5}$fachen der mit dem gleichen Reizlicht gemessenen sensorischen Dunkelschwelle, (c) Pupillenlichtstärken des Testlichts oberhalb 3,5 lg Trol.

Zusammenfassung

Ein positiver off-Effekt im menschlichen Elektroretinogramm ist mit Einzelreizen bei einer adaptiven Beleuchtung oberhalb 3,0 lg Trol und einer Pupillenlichtstärke des Testlichts oberhalb 3,5 lg Trol zu beobachten. Zunahme der Testlichtdauer von 30 auf 100 ms bewirkt einen steilen Anstieg der Amplitude des off-Effekts; weitere Zunahme hat nur einen geringen Amplitudenzuwachs zur Folge. Zunahme der Testlichtstärke bewirkt einen Anstieg, weitere Steigerung der Testlichtstärke einen Abfall der Amplitude des off-Effekts. Beachtung der genannten Parameter erlaubt eine Registrierung von konstanten und vergleichbaren off-Effekten im menschlichen ERG.

Summary. The positive off-effect in the human electroretinogram was studied in response to single flashes of 15 to 300 ms during adaptive illumination of more than 3.5 log td. With increase of testlight duration from 30 to 100 ms the amplitude of the off-effect rises steeply; with testlights of longer duration, only a small increase of amplitude is seen. With increase of testlight luminous intensity, the amplitude of the off-effect rises to a maximum; with further increase of testlight luminous intensity, the amplitude decreases. Consideration of the above findings permits the recording of constant and comparable off-effects in the human electroretinogram.

Résumé. Par une adaptation à la lumière au-dessus de 3.0 lg Trol et une intensité du stimulus au-dessus de 3.5 lg Trol, on peut observer, sous l'effet de stimuli isolés, un off-effect positif dans l'électrorétinogramme humain. Si l'on prolonge la durée du stimulus de 30 à 100 ms, l'amplitude de l'off-effect s'accroît rapidement. Une durée plus longue du stimulus est sans grand effet. Par une adaptation constante à la lumière, l'off-effect, avec l'accroissement de l'intensité, augmente d'abord d'amplitude, passe par un maximum et au-delà s'effondre. La prise en considération de ces paramètres permet d'enregistrer l'off-effect dans l'électrorétinogramme humain sous des conditions constantes et comparables.

Literatur

Best, W., Bohnen, K.: Über den „off-Effekt" im Elektroretinogramm des Menschen. Graefes Arch. klin. exp. Ophthal. **158**, 568–577 (1957). – Dodt, E.: Beiträge zur Elektrophysiologie des Auges. II. Über Hemmungsvorgänge in der menschlichen Retina. Graefes Arch. klin. exp. Ophthal. **153**, 152–162 (1952). – Granit, R.: The components of the retinal action potential in mammals and their relation to the discharge in the optic nerve. J. Physiol. **77**, 207–239 (1933). – Heck, J.: Der Off-Effekt im menschlichen Elektroretinogramm. Acta Physiol. Scand. **40**, 113–120 (1957). – Howarth, C. I.: On-off interaction in the human electroretinogram. J. opt. Soc. Am. **51**, 345–352 (1961). – Kawasaki, K., Tsuchida, Y., Jacobson, J. H.: Positive and negative deflections in the off response of the electroretinogram in man. Am. J. Ophthal. **72**, 367–375 (1971). – van Lith, G. H. M.: Simultane Bestimmung der elektroretinographischen und sensorischen Reizschwelle. Vision Res. **6**, 185–197 (1966).

Aussprache

Herr Zrenner:

Um die Fragen zusammenzufassen: Es wird nach der Berechtigung der Registrierung des off-Effektes mit einer kurzen Zeitkonstante gefragt.

Herr Langhof, Schlußwort:

Vorversuche mit einer Zeitkonstante von 1 sec zeigten für den off-Effekt unter unseren Bedingungen eine Dauer von wenigen msec; bei einer Testlichtdauer von mehr als 75 msec wird er vom Anstieg der c-Welle überlagert; wir halten deshalb die Registrierung des off-Effekts mit einer kurzen Zeitkonstante für gerechtfertigt.

Studium der elektrischen Potentiale der Netzhaut mit der ERG-, EOG- und DC-ERG-Technik*

R. Täumer, N. Rohde, W. Wichmann und J. Röver (Augenklinik des Klinikum Westend der Freien Universität Berlin, Direktor: Prof. Dr. J. Wollensak und Univ. Augenklinik Freiburg, Direktor: Prof. Dr. G. Mackensen)

Seit den Arbeiten von Riggs (1941) und Karpe (1945) stellt das ERG eine klinische Routine-Methode dar. Dabei werden wechselstromgekoppelte Verstärker verwendet. Mit dieser Technik können Vorgänge im Sekunden-Bereich, insbesondere die a- und die b-Welle, ohne Verzerrung registriert werden.

Die a-Welle des ERG erreicht ihren tiefsten Punkt etwa 20 msec nach einem Photoblitz (Abb. 1). Sie erscheint als Differenz aus der P_{III}- und P_{II}-Komponente (Hanitzsch, 1970). Ihr Anfangsteil wird nur von P_{III} gebildet, das das Zapfen-Rezeptorpotential darstellt.

EOG	main oscillation of SRP	26 min	periode time
	fast oscillation	2,5 min	
DC-ERG	c-wave (on-peak)	10 sec	time of max
ERG	b-wave of ERG	100 msec	periode time
	a-wave	20 msec	
	oscillatory potentials	7 msec	
	early receptor potential	0,5 msec	

Abb. 1. Electric Gross Potentials of the Retina

Die b-Welle erreicht ihr Maximum etwa 100 msec nach einem Blitz. Sie zeigt über einen Bereich von 2 Log. Einheiten eine lineare Abhängigkeit vom Logarithmus der Intensität des Blitzes (Burian, 1954) und vergrößert ihre Amplitude im Verlauf der Dunkeladaptation. Durch die Arbeiten von Miller and Dowling (1970) wurden die Müller-Zellen der Netzhaut als der Ursprungsort der b-Welle nachgewiesen.

Bei Verwendung von besonders starken Blitzen werden im ERG kleine Oszillationen sichtbar, die der b-Welle überlagert sind. Diese oszillatorischen Potentiale haben eine Periodendauer von ca. 7 msec (Algvere and Westbeck, 1972) und sind besonders gut durch Doppelblitze auslösbar. In Experimenten mit intravitrealer Glycin-Injektion konnte die Entstehung dieser Potentiale in den amakrinen Zellen nachgewiesen werden (Leuenberger, 1975).

Eine noch schnellere Komponente des ERG stellt das frühe Rezeptor Potential („early receptor potential") dar. Nach einem intensiven Photoblitz wird dieses Potential auf dem abfallenden Schenkel der a-Welle sichtbar (Berson, 1970). Schon 1,5 msec nach dem Blitz ist dieses Potential beendet. Es hat seinen Ursprung in den äußeren Segmenten der Photorezeptoren.

Langsame Änderungen des retinalen Potentials werden mit der EOG-Technik registriert. Sie werden indirekt bestimmt, indem die Änderung der Amplitude für gleich große, ständig wiederholte Augenbewegungen, die über Hautelektroden an den Lidwinkeln abgeleitet werden, aufgezeichnet wird. Nach einer sprungartigen Umfelderhellung wird das retinale Potential zu

* Unterstützt von der Deutschen Forschungsgemeinschaft

einem Schwingungsvorgang angeregt (Kolder, 1959). Dieser Vorgang gleicht einer gedämpften harmonischen Oszillation mit einer Periodendauer von ca. 25 min (Täumer, 1974). Nach den Arbeiten von Noell (1952) und Heck und Papst (1956) wird das Pigmentepithel als der Ursprungsort dieser Hauptschwingung angesehen. Basierend auf der Anregung der Hauptschwingung durch einen Dunkel- und einen anschließenden Hellschritt, führte Arden (1962) das EOG als klinische Testmethode ein.

Die Hauptschwingung ist am Beginn von der schnellen Schwingung („fast oscillation") überlagert (Kolder, 1966). Sie läßt sich besonders gut durch einen 30 sec langen Hellreiz auslösen (Täumer, 1975). Diese schnelle Schwingung hat eine Periodendauer von 2,5 min.

Mit der EOG-Methode kann eine zeitliche Auflösung erreicht werden, die zwischen 10 und 30 sec liegt. Schnellere Prozesse sind mit dieser Methode nicht erfaßbar. Mit der üblichen ERG-Methode können Potentialänderungen erfaßt werden, die 0,5 bis 1 sec andauern. Für den Zeitbereich von 1 sec bis 1 min besteht eine experimentelle Lücke. Nur in Allgemeinnarkose konnte bisher die c-Welle, die in diesen Zeitbereich fällt, abgeleitet werden (Hanitzsch, 1966). Kürzlich haben Knave und Nilsson (1973) eine Methode zur DC-ERG-Ableitung am wachen Menschen beschrieben. Wir haben eine ähnliche Technik entwickelt (Täumer, Wichmann; 1975).

Ein Cornea-Saug-Glas, das einen geringeren Durchmesser als die Cornea hat, ist über einen dünnen Plastikschlauch, der mit Ringerlösung gefüllt ist, mit einer separaten Elektrode verbunden (Abb. 2). Diese Elektrode besteht aus einer Flasche mit Ringerlösung, in die ein Silber-Silberchlorid-Draht eintaucht. Die Ableitung erfolgt über einen DC-Verstärker und ist stabil, solange das Cornea-Glas den Lidsperrer nicht berührt.

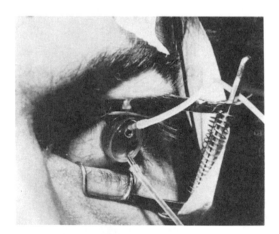

Abb. 2. Cornea-Saug-Glas auf das Auge aufgesetzt. Durch den unteren Plastikschlauch wird über Ringer-Lösung die Verbindung zur separaten Elektrode hergestellt

Abb. 3 zeigt die Antwort des retinalen Potentials auf einen Hellsprung von 3 bzw. 2 Log.-Einheiten. Bei diesem Experiment wurde darauf geachtet, daß vor dem Hellsprung ein ruhiger Basiswert erreicht war. Dies wurde durch eine Adaptation von 1 Std. an den Ausgangswert von 0,1 asb erreicht. Im linken Teil der Abb. erkennt man ein Minimum unmittelbar nach dem Hellschritt. Dieses Minimum fällt nach dem 3.Log.-Einheiten-Schritt 250 μV bzw. nach dem 2 Log.-Einheiten-Schritt 150 μV unter den Basiswert. Nach dem Minimum steigt das Po-

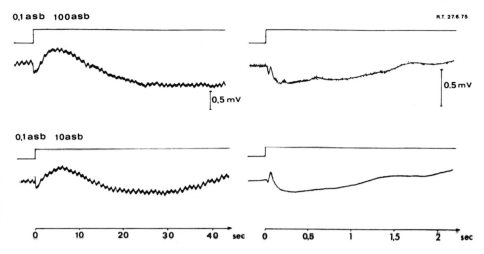

Abb. 3. DC-ERG-Antwort auf einen Hellschritt von 3(a) und 2 Log.-Einheiten (b). 1 Std. Adaptation an 0,1 asb vor dem Schritt. Rechter Teil der Abb.: Gleiche Antworten bei gestreckter Zeitachse

tential an und formt die c-Welle, die ihr Maximum 5 sec nach dem 3 Log.-Einheiten-Schritt bzw. 6 sec nach dem 2 Log.-Einheiten-Schritt erreicht. Der c-Welle ist eine feine Oszillation überlagert. Durch simultane Registrierung des EKG konnte gezeigt werden, daß diese Feinstruktur eng mit den Blutdruckschwankungen in der Arteria ophthalmica korreliert ist. Da das DC-ERG unter Einbeziehung des variablen Volumenleiters des Augapfels abgeleitet wird, kann diese Feinstruktur entweder durch pulssynchrone elektrische Widerstandsänderungen oder durch eine Variation des retinalen Potentials selbst bedingt sein.

Im rechten Teil der Abb. 3 sind dieselben Antworten auf einer gestreckten Zeitbasis dargestellt. Jetzt sind deutlich die a- und die b-Welle am Beginn der Antwort erkennbar. Wegen der relativen Helladaptation an 0,1 asb ist die a-Welle sehr deutlich ausgebildet. Die b-Welle wird von einem flachen Minimum gefolgt, das nach 200 msec (3 Log.-Einheiten) bzw. 300 msec (2 Log.-Einheiten) erreicht wird.

Die Arbeiten von Steinberg (1970) und neuerlich von Niemeyer (1973) zeigen, daß die c-Welle im Pigmentepithel gebildet wird. Kürzlich konnte Oakley (1975) nachweisen, daß die lichtinduzierte Abnahme der Konzentration des extrazellulären Kaliums, das die apikalen Membranen der Pigmentepithelzellen umgibt, in ihrem Verlauf mit der c-Welle identisch ist. Sie schließen daraus, daß die c-Welle durch die Pigmentepithelzellen produziert wird, die mit einer Hyperpolarisation auf die Abnahme des Kaliums um die Photorezeptoren herum antworten.

Die DC-ERG-Technik gestattet das Studium der retinalen Prozesse bis in den Zeitbereich von einigen Minuten am wachen Menschen. Damit kann die c-Welle beim Menschen ohne allgemeine Narkose untersucht werden.

Literatur

Algvere, P., Westbeck, S.: Human ERG in response to double flashes of light during the course of dark adaptation: A fourier analysis of the oscillatory potentials. Vision Res. 12, 195–214 (1972). – Arden, G.B., Barrada, A., Kelsey, J.H.: New clinical test of retinal function based upon the standing potential of the eye. Brit. J. Ophthal. 46, 449–467 (1962). – Berson, E.L., Goldstein, E.B.: Early receptor potentials in dominantly inherited retinits pigmentosa. Arch. Ophthalmol. 83, 412–419 (1970). – Burian, H.M.:

Electric responses of the human visual system. Arch. Ophthalmol. **51**, 509–524 (1954). – Hanitzsch, R., Hommer, K., Bornschein, H.: Der Nachweis langsamer Potentiale im menschlichen ERG. Vision Res. **6**, 245–250 (1966). – Hanitzsch, R.: Vergleichende Untersuchungen an isolierten umströmten Warmblüter-netzhäuten über das Verhalten intraretinaler langsamer Belichtungspotentiale und des Elektroretino-gramms. Vision Res. **10**, 1011–1023 (1970). – Heck, J., Papst, W.: Über den Ursprung des corneoretinalen Ruhepotentials. Bibl. cyl. Ophthal. **48**, 96–107 (1957). – Karpe, G.: The basis of clinical electroretino-graphy. Acta ophthal. (Kbh.), Suppl. 24 (1945). – Knave, B., Nilsson, S. E., Lunt, T.: The human electro-retinogram: d. c. recordings at low and conventional intensities. Description of a new method für clinical use. Acta ophthal. (Kbh.) **51**, 716–726 (1973). – Kolder, H.: Spontane und experimentelle Änderung des Bestandpotentials des menschlichen Auges. Pflügers Arch. **268**, 258–272 (1959). – Kolder, H., Brecher, G. A.: Fast oscillations of the corneoretinal potential in man. Arch. Ophthalmol. **75**, 232–237 (1966). – Leuenberger, P. M., Korol, S., Babel, J.: In vivo effects of glycine on retinal ultrastructure and AERG. ARVO spring meeting, Sarasota (1975). – Miller, R. E., Dowling, J. E.: Intracellular responses of the Müller (glia) cells of mudpuppy retina: Their relation on b-wave of the electroretinogram J. Neuro-physiol. **33**, 323–341 (1970). – Niemeyer, G.: Intracellular recording from the isolated perfused mam-malian eye. Vision Res. **13**, 1613–1618 (1973). – Oakley, B., Green, D. G.: The ionic basis of the c-wave of the electroretinogram. ARVO spring meeting, Sarasota (1975). – Riggs, L. A.: Continuous and re-producible records of the activity of the human retina. Proc. Soc. exp. Biol. Med. (N. Y.) **48**, 204–207 (1941). – Steinberg, R. H., Schmidt, R., Brown, K. T.: Intracellular responses to light from cat pigment epithelium: origin of the electroretinogram c-wave. Nature (Lond.) **227**, 728–730 (1970). – Täumer, R., Hennig, J., Pernice, D.: The ocular dipole- a damped oscillator stimulated by the speed of change in illumination. Vision Res. **14**, 637–645 (1974). – Täumer, R., Wichmann, W., Rohde, N.: Antworten auf Hell- und Dunkelsprünge im Gleichspannungs-ERG. Klin. Mbl. Augenheilk. **166**, 725 (1975). – Täumer, R., Hennig, J., Wolff, L.: Further investigations concerning the fast oscillation of the retinal potential. In: The clinical importance of the EOG. 1975.

Vorschlag eines verbesserten klinischen EOG-Testes*

N. Rohde, R. Täumer und D. Pernice (Augenklinik des Klinikum Westend der Freien Universität Berlin, Direktor: Prof. Dr. J. Wollensak und Univ. Augenklinik Freiburg, Direktor: Prof. Dr. G. Mackensen)

1962 führte Arden einen klinischen Funktionstest für die Netzhaut des Menschen ein, der auf der Anregung der Hauptschwingung des langsamen retinalen Potentials (SRP) durch die Aufeinanderfolge einer Dunkel- und einer Hellperiode von jeweils 12 min beruht. Dieser Test hat sich in der Folgezeit in den meisten Kliniken durchgesetzt und wird heute häufig angewendet.

Wenn die Hauptschwingung des SRP in einem klinischen Test ausgenutzt werden soll, so muß man die langen Nachwirkungen einer einmaligen Helligkeitsänderung berücksichtigen. Die quantitative Bestimmung des Hellmaximums, durch die die Schwingung gut charakterisiert werden kann, ist schwierig wegen der unbekannten Lichtwechsel, denen der Patient vor Testbeginn unterworfen war. Das System wird noch durch Lichtänderungen beeinflußt, die 2 Std. zurückliegen können (Täumer, 1974). Um die Streuung der Meßergebnisse zu verringern, sollte das System vor dem Hellschritt einen möglichst ruhigen Basiswert (BW) erreicht haben. Diese Forderung ist nur durch eine längere Adaptation an die Ausgangshelligkeit erreichbar.

Andere Störfaktoren sind begründet in anatomischen Unterschieden, die die Verteilung des elektrischen Feldes am Kopf beeinflussen, z.B. die Knochenstruktur der Orbita, die Lage der Bulbi und die Positionierung der Elektroden. Das elektrische Feld wird durch den Gewebewiderstand ebenfalls beeinflußt, d.h. ein geringer Widerstand zwischen den Ableiteelektroden bedingt eine kleine Schwingung auf einem niedrigen Niveau. Aus dieser Erkenntnis heraus scheint es vernünftig, die Amplitude der Hauptschwingung auf den Basiswert zu beziehen, der von dem Potential nach einer langen Adaptation eingenommen wird. Die Messungen werden dann in % dieses Basiswertes (%BW) angegeben. Die Richtigkeit wird durch folgendes Experiment bestätigt: Wenn bei 30 Vpn das Hellmaximum nach einem Sprung auf 10 asb in μV gemessen wird, so ergibt sich eine relative Streuung der Meßergebnisse von 40%. Bezieht man jedoch das Maximum einer jeden Kurve auf ihren BW, so ergibt sich ein Durchschnittswert von 145 ± 19%BW, was einer relativen Streuung von 13% entspricht.

Es besteht eine interindividuelle Verschiedenheit der Periodendauer der Hauptschwingung. Kolder (1959) fand 25,5 ± 2,5 min, wir fanden 26,9 ± 2,5 min. Wenn ein solcher Vorgang mit einer festen Frequenz untersucht wird, so wirken sich solche Unterschiede in der Amplitude der Schwingung aus. Es tritt im Extremfall, bei dem die eine Schwingungsdauer bei 26 min, die andere bei 31,5 min liegt, eine Amplitudendifferenz im EOG-Test nach Arden von mehr als 30%BW auf.

Eine andere Schwierigkeit ist die Tatsache, daß der Terminus „Dunkelheit" schlecht definiert ist. Dies führt dazu, daß die experimentellen Bedingungen zwischen den einzelnen Labors beträchtlich differieren. Andererseits ist das SRP abhängig vom Logarithmus der Helligkeit. Dies ist besonders bei geringen Helligkeiten wichtig. Diese Helligkeitswerte müssen sehr genau bestimmt werden. Jedes Streulicht sollte peinlichst vermieden werden. Die auch in völlig lichtdichten Kabinen notwendigen Fixierlampen beeinflussen die Leuchtdichte bei geringen Helligkeiten. Deshalb verändern wir deren Helligkeit automatisch mit der Helligkeit in der Kabine. Anstatt der schlecht definierten „Dunkel"-Bedingung verwenden wir 0,1 asb als unteren Helligkeitswert.

---

* Unterstützt von der Deutschen Forschungsgemeinschaft SFB 70

Ausgehend von den erarbeiteten Erkenntnissen führen wir den Test jetzt in der folgenden Weise durch: wir unterteilen den Test in einen Helltest und einen Dunkeltest. Nach einer 1/2 stündigen Adaptation erfolgt ein Helligkeitsschritt von 4 Log.-Einheiten. Beim Helltest liegt das Adaptationsniveau bei 0,1 asb (Abb. 1), beim Dunkeltest bei 1000 asb. Wir halten den Helltest für den wichtigeren Teil und führen ihn zur Zeit bei allen untersuchten Patienten durch. Wann und ob der Dunkeltest eine besondere Aussagefähigkeit finden wird, können wir z.Zt. noch nicht sagen.

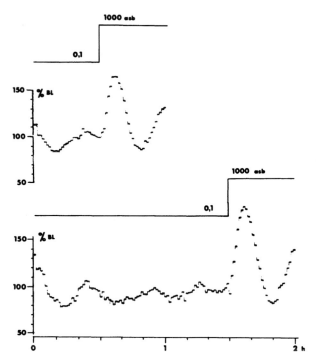

Abb. 1. Einfluß der Schwingung während der Adaptationsphase auf das Maximum des Helltestes. (a) Helltest mit einer Adaptationszeit von 0,5 Std. Der Wert des Hellmaximums beträgt 165% BW. (b) Helltest mit einer Adaptationszeit von 1,5 Std. Man kann 4 Perioden einer Dunkelschwingung erkennen. Das 2. Minimum erscheint zur gleichen Zeit wie das Hellmaximum in der oberen Kurve. Wert des Hellmaximums: 185% BW

Während der Adaptationsphase kommt es beim Helltest zu einer unerwünschten Ausbildung einer Dunkelschwingung, da die Helligkeit des Labors etwa 2,5 Log.-Einheiten über 0,1 asb liegt. In Abb. 1 wurde das Ergebnis des Helltestes nach einer Adaptation von 0,5 und 1,5 Std. Dauer verglichen. Während der langen Adaptation erkennt man die abnehmenden Oszillationen der Dunkelschwingung. Das 2. Minimum dieser Schwingung erreicht mit − 15% BW doch noch einen beträchtlichen Wert. Dieser Wert addiert sich zu dem Wert des Hellmaximums bei der Adaptation von 0,5 Std. Deshalb erreicht das Maximum nur 165% BW, während es nach der längeren Adaptation einen Wert von 185% BW hat.

Um die Ausbildung der Dunkelschwingung während der Adaptationsphase zu verhindern, änderten wir den Test weiter ab. Die Helligkeit wird von der Laborhelligkeit von 200 asb innerhalb von 30 min langsam auf 0,1 asb erniedrigt. Wir haben früher gezeigt (Täumer, 1974),

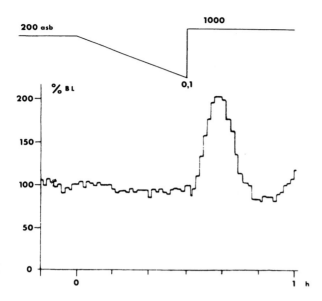

Abb. 2. Helltest mit stetig abnehmender Helligkeit während der Adaptationsphase. Es wird keine Dunkelschwingung ausgelöst

daß das SRP auf langsame Lichtänderungen nicht reagiert (Grenzwert: 1 Log.-Einheit/10 min). Abb. 2 zeigt, daß nun während der Adaptation keine Dunkelschwingung mehr ausgelöst wird. Die unvorhersagbaren Schwingungen des SRP können ohne zusätzliche Störung durch eine Dunkelschwingung abklingen. Das Hellmaximum erreicht seine tatsächliche Amplitude und wird nicht durch ein unterlegtes Dunkelminimum verfälscht. Bei 30 Vpn ergibt sich ein Wert von $187 \pm 18\%$ BW, was einer relativen Streuung von 9,7% entspricht.

Der Test wird in einer geschlossenen und gleichmäßig weiß gestrichenen Kabine mit Fixierlampen im Abstand von $40°$ durchgeführt. Die Adaptationsphase dauert 30 min und nur in den letzten 5 min werden Augenbewegungen zur Bestimmung des BW vom Patienten ausge-

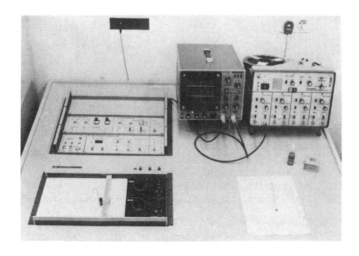

Abb. 3. Lichtsteuereinheit, EOG-Rechner und XY-Plotter zur automatischen Auswertung des EOG-Testes

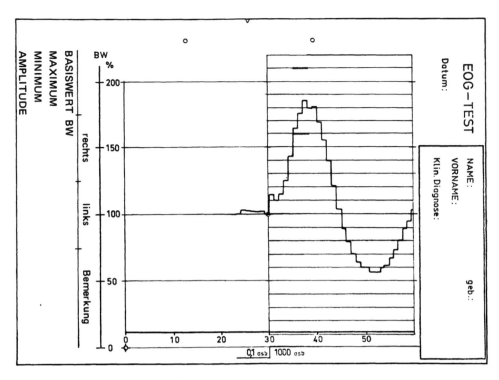

Abb. 4. Formblatt mit dem Verlauf eines normalen EOG-Testes

führt. Die Helligkeit wird unter Kontrolle durch eine Steuereinheit stetig von 200 auf 0,1 asb gesenkt. In der 30. min erfolgt ein Hellschritt von 4 Log.-Einheiten. Vor dem Test werden die Pupillen dilatiert. Serien von jeweils 10 Augenbewegungen werden von der 25. bis zur 40. min in Abständen von 1 min ausgeführt. Die Registrierung erfolgt über einen DC-Verstärker. So ist es uns möglich, auch die Korrektursakkaden zu berücksichtigen. Die Ableite-Elektroden werden in Höhe der Lidspalte am nasalen und temporalen Lidwinkel geklebt. Die Auswertung der Augenbewegungen erfolgt über einen EOG-Rechner (Rohde, 1976). Rechner und Steuereinheit sind auf Abb. 3 zu sehen. Das Ergebnis des Testes wird von einem XY-Plotter in ein Formblatt eingetragen (Abb. 4). Die dicken horizontalen Striche geben den Normbereich des Hellmaximums an.

Literatur

Arden, G. B., Barrada, A., Kelsey, J. H.: New clinical test of retinal function based upon the standing potential of the eye. Brit. J. Ophthal. 46, 449–467 (1962). – Kolder, H.: Spontane und experimentelle Änderungen des Bestandpotentials des menschlichen Auges. Pflügers Arch. 268, 258–272 (1959). – Rohde, N., Täumer, R., Braas, F.: An EOG-computer and a stimulator for the investigation of the retinal potential. Automatisation of the clinical EOG test. In: The clinical importance of the EOG (ed. by R. Täumer). Basel: Karger (in press, 1976). – Täumer, R., Hennig, J., Pernice, D.: Slow ocular dipole moment (ODM) variation – a damped oscillation. Proc. XI. ISCERG-Symp. Documenta Ophthal. Proceedings series, 465–469 (1974).

Sakkadische Augenbewegungen bei homonymer und bitemporaler Hemianopie

Fritz Körner (Universitäts-Augenklinik CH-3010 Bern)

Die Charakteristik von Willkürblickbewegungen (Sakkaden) wird wesentlich durch visuell sensorische Afferenzen bestimmt. Neben der Bewegungsrichtung von Sakkaden können Amplitude, Dauer, Maximalgeschwindigkeit und Korrekturmechanismen (Sekundärsakkaden) gemessen und verglichen werden.

Willkürsakkaden bestimmter Größe, die mit offenen Augen im Dunklen, also ohne visuelle Afferenz von gesunden Versuchspersonen reproduziert werden, verlaufen relativ langsamer als sogenannte visuelle Sakkaden (Jeannerod et al., 1965; Becker und Fuchs, 1969; Jeannerod, 1971). Die Amplitudengeschwindigkeitsfunktion nimmt für Sakkaden unter visuellen Bedingungen einen anderen Verlauf als für nicht-visuelle Sakkaden (Körner, 1975). Eine bestimmte Sollamplitude von Willkürsakkaden wird im Dunklen überschätzt; vor allem kleine Sakkaden werden viel zu groß reproduziert.

Der partielle Verlust von sensorischer Afferenz bei Patienten mit ausgedehnten Gesichtsfeldausfällen infolge von Läsionen der höheren Sehbahn könnte zu einer ähnlichen Beeinflussung der Charakteristik von Willkürsakkaden führen.

Material und Methodik

22 Patienten, 8 mit kompletter, 9 mit inkompletter homonymer Hemianopie und 5 mit bitemporaler Hemianopie, wurden untersucht. Die sakkadischen Augenbewegungen wurden elektrookulographisch (DC-Verstärker) bei einem Papiervorschub von 50 mm/sec. registriert.

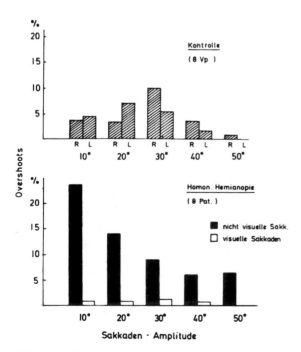

Abb. 1. Häufigkeit überschießender Sakkaden (Overshoots) bei Willkürblickbewegungen Gesunder (oben; Rechts-Linksvergleich) und bei 8 Patienten mit homonymer Hemianopie (unten; Vergleich der Sakkaden zur visuellen mit denen zur nicht-visuellen Seite des Gesichtsfeldes)

Die Maximalgeschwindigkeit von 10 Sakkaden nach rechts und 10 Sakkaden nach links wurde gemessen und für die einzelnen Gruppen gemittelt.

Ergebnisse

Patienten mit homonymer Hemianopie lernen schnell, Blickzielbewegungen zwischen zwei stationären Fixierpunkten auszuführen. Die auch bei Gesunden normalerweise vorkommenden Sekundär- oder sogenannten Korrektursakkaden treten jedoch bei Patienten mit homonymer Hemianopie in veränderter Häufigkeitsverteilung auf. Besonders signifikant ist die größere Häufigkeit überschießender Blickbewegungen (sogenannte Overshoots) in Richtung der defekten Gesichtsfeldhälfte (Abb. 1). Die Primärsakkade fällt um durchschnittlich ca. 10% zu groß aus und wird durch eine kleine Sekundärsakkade korrigiert. Die Latenz dieser zweiten kleinen Sakkade ist mit weniger als 200 msec. geringer als die normale Reaktionszeit. Solche Overshoots zur nicht-visuellen Gesichtsfeldhälfte sind besonders häufig bei kleinen Sakkadenamplituden.

Ein weiterer Unterschied zwischen visuellen und nicht-visuellen Sakkaden bei Hemianopie ist beim Vergleich der Maximalgeschwindigkeiten festzustellen. In der Kontrollgruppe von 8 gesunden Versuchspersonen läßt sich trotz größerer individueller und interindividueller Streuung eine Seitendifferenz symmetrisch um die Primärposition ausgeführter Willkürblickbewegungen nicht feststellen (Abb. 2). In der Gruppe der 8 Patienten mit kompletter homonymer Hemianopie sind die nicht-visuellen, d.h. zur hemianopischen Gesichtsfeldhälfte hingerichteten Sakkaden um 15,6% (9−31%) verlangsamt (Abb. 3). Diese Differenz ist nach dem Wilcoxon-Test bei weniger als 1% Irrtumswahrscheinlichkeit hochsignifikant. Für die Gruppe der 9 Patienten mit inkompletter homonymer Hemianopie ist die Tendenz zu einer Verlangsamung der nicht-visuellen Sakkaden zwar auch deutlich. Die Seitendifferenz ist hier jedoch nicht signifikant.

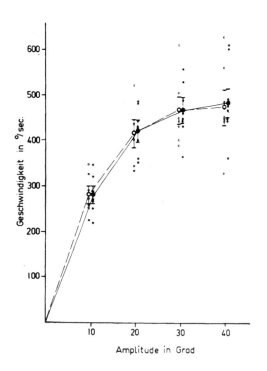

Abb. 2. Maximalgeschwindigkeit für rechts- bzw. linksgerichtete Willkürblickbewegungen bei 8 Gesunden

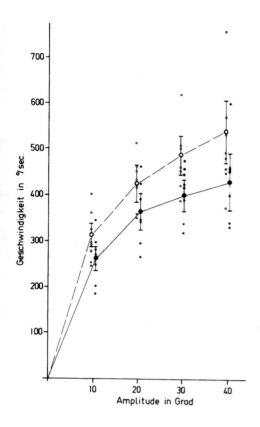

Abb. 3. Vergleich der Maximalgeschwindigkeit von Willkürsakkaden zur visuellen (○) bzw. zur defekten Gesichtsfeldhälfte (●) bei 8 Patienten mit homonymer Hemianopie

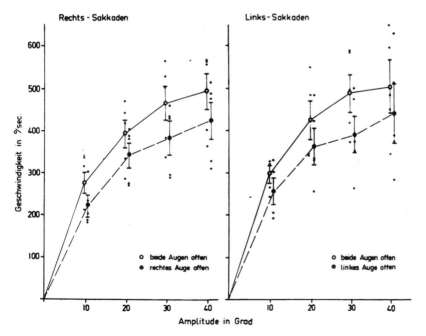

Abb. 4. Vergleich der Maximalgeschwindigkeit von Willkürsakkaden zur defekten Gesichtsfeldhälfte (nicht-visuell; ein Auge offen) mit visuell gesteuerten Sakkaden (beide Augen offen) bei 5 Patienten mit bitemporaler Hemianopie

Um zu differenzieren, ob die Verlangsamung der Willkürsakkaden bei homonymer Hemianopie Ausdruck eines primär motorischen oder aber eines sensorischen Defekts ist, wurde eine dritte Gruppe von 5 Patienten mit kompletter bitemporaler Hemianopie untersucht. Unter monokularen Sehbedingungen sind bei diesen Patienten die Sakkaden zur jeweils temporalen hemianopischen Gesichtsfeldhälfte hin, also für das rechte Auge allein nach rechts und für das linke Auge allein nach links, langsamer als unter binokularen Bedingungen, wenn sich die intakten nasalen Hälften zu einem vollen Gesichtsfeld ergänzen (Abb. 4). Die durchschnittliche Verlangsamung der Sakkaden beträgt wie bei der kompletten homonymen Hemianopie 15,6% (2,5–30%).

Diskussion

Bei kompletter homonymer Hemianopie läßt sich eine signifikante Verlangsamung von Willkürblickbewegungen in Richtung der hemianopischen Gesichtsfeldhälfte feststellen. Die Verlangsamung beträgt im Durchschnitt ca. 15%. Ursache dieser Verlangsamung muß ein Ausfall sensorischer Afferenz aus dem Gesichtsfeldbereich sein, in dem sich der Zielpunkt für eine Sakkade befindet. Nur so läßt sich die gleiche Sakkadenverlangsamung bei Patienten mit bitemporaler Hemianopie zur defekten Gesichtsfeldhälfte eines Auges hin erklären, wenn das andere Auge abgedeckt wird.

Eine gleichzeitige Hirnstammläsion konnte bei allen Patienten mit bitemporaler Hemianopie und bei einem Teil der übrigen Patienten klinisch sicher ausgeschlossen werden. Eine zusätzliche Schädigung des okulomotorischen Kerngebietes scheidet also als primäre Ursache aus.

Bei der Reproduktion von Willkürblicksakkaden im Dunkeln fallen vor allem kleine Sollamplituden wesentlich zu groß aus. Dieser Effekt scheint sich auch bereits bei Ausfall einer Gesichtsfeldhälfte für Sakkaden in Richtung dieses Defekts auszuwirken, da diese Sakkaden signifikant häufiger überschießend sind, besonders bei kleinen Amplituden.

Es ist bekannt, daß nicht nur Richtung, sondern auch Amplitude und Korrektur einer Sakkade durch visuelle Information über die räumliche Orientierung des Zielpunkts im Gesichtsfeld vorprogrammiert werden. Auch die Maximalgeschwindigkeit der Sakkaden wird durch die visuelle Afferenz bestimmt, wie die Versuche mit Willkürblickbewegungen im Dunkeln ergeben haben. Der gleiche Effekt trifft offenbar für Patienten mit homonymen Gesichtsfeldausfällen zu. Es ist vorstellbar, daß die Summe strukturierter visueller Reize, die mit dem Zielpunkt zusammen eine Großhirnhemisphäre erreichen, möglicherweise auf dem Umweg über thalamische Zentren einen bahnenden „Arousal-Effekt" auf den okulomotorischen Apparat im Kleinhirn oder auch direkt auf die Formatio reticularis im Hirnstamm ausüben. Die Neurone der Augenmuskelkerne würden mit einer gesteigerten Entladungsfrequenz antworten. Diese Entladungsfrequenzänderung würde sich in einer höheren, bei Ausfall dieses bahnenden Effekts umgekehrt in einer geringeren Maximalgeschwindigkeit gleich großer Sakkaden äußern. Eine Minderung der Sakkadengeschwindigkeit durch Aufmerksamkeitsablenkung, Müdigkeit, Alkohol- oder Valiumgabe wurde auf ähnliche Weise interpretiert (Aschoff, 1968; Bahill et al., 1975; Franck und Kuhlo, 1970).

Literatur

Aschoff, J.: Veränderungen rascher Blickbewegungen (Sakkaden) beim Menschen unter Diazepam (Valium). Arch. Psychiat. Nervenkr. 211, 325–332 (1968). – Bahill, A. T., Stark, L.: Overlapping saccades and glissades are produced by fatigue in the saccadic eye movement system. Experimental Neurol. 48, 95–106 (1975). – Becker, W., Fuchs, A. F.: Further properties of the human saccadic system: eye movements and correction saccades with and without visual fixation points. Vision Res. 9, 1247–1258 (1969). –

Franck, C., Kuhlo, W.: Die Wirkung des Alkohols auf die raschen Blickzielbewegungen (Saccaden) beim Menschen. Arch. Psychiat. Nervenkr. **213**, 238–245 (1970). – Jeannerod et al.: Influence de l'obscurité et de l'occlusion des paupières sur le contrôle des movements oculaires. Ann. psychol. **65**, 309–324 (1965). – Jeannerod et al.: Contrôle des movements oculaires par les afférences visuelles. In: La Function du regard, (Hrsg. Dubois-Poulsen, Lairy et Remond), pp. 85–107. Paris: INSERM 1971. – Körner, F.: Untersuchungen über die nicht-visuelle Kontrolle von Augenbewegungen. Adv. in Ophthalm. **31**, 100–158 (1975).

Aussprache

Herr Friedburg:

Frage: Welche Art von homonymer Hemianopie lag bei Ihren Patienten vor?

Fanden Sie Unterschiede zwischen einer Traktus- und Sehstrahlungs-Hemianopie hinsichtlich des Einflusses auf die sakkadischen Augenbewegungen?

Herr Täumer (Berlin):

Es wird nach den überschießenden Sakkaden bei Patienten mit Hemianopsien gefragt.

Herr Piper (Lübeck):

Der Vergleich zwischen homonymen (zentralen) und bitemporalen (peripheren) Hemianopsien scheint auch mir zur Entscheidung der Frage beizutragen, ob der motorische Defekt unmittelbar Folge des sensorischen Ausfalles ist oder ob (im ersten Fall) eine zusätzliche Läsion motorischer Bahnen angenommen werden muß. Wegen der funktionellen Rückbildung zentraler motorischer Störungen wäre es aber doch wichtig zu wissen, ob das untersuchte Material frische oder ältere Krankheitsvorgänge umfaßt, und ob auch bei längeren Beobachtungen die charakteristischen motorischen Abweichungen unverändert bleiben.

Herr Körner, Schlußwort:

Zu Herrn Friedburg:

Bei den Patienten mit homonymer Hemianopie handelte es sich um supragenikuläre Läsionen der Sehstrahlung.

Zu Herrn Täumer:

Die überschießenden Sakkaden („Overshoots") traten bei Patienten mit homonymer Hemianopie in Richtung des Gesichtsfelddefekts auf. Die Primärsakkaden waren also eher zu groß, was den beschriebenen Effekt der Sakkadenverlangsamung eher noch verstärkt.

Zu Herrn Piper:

Störungen der Willkürsakkaden und des optokinetischen Nystagmus bei Parieto-Temporo-Occipital-Läsionen haben eine sensorische und eine motorische Komponente. Sakkadenverlangsamung und leichte Seitendifferenzen des OKN lassen sich sensorisch erklären. Dafür spricht auch eine Verlangsamung des OKN bei Patienten mit bitemporaler Hemianopie in Richtung des Gesichtsfelddefekts unter monokularen Sehbedingungen. Völliger Ausfall des OKN zur Gegenseite eines Perietalherdes ist dagegen als eine primär okulomotorische Funktionsstörung anzusehen.

Binokularfunktion unter optischer Penalisation

W. Rüßmann und G. Kirsch (Universitäts-Augenklinik Köln, Direktor: Prof. Dr. H. Neubauer)

Die optische Penalisation hat sich als eine wirksame Methode zur Behandlung der Amblyopie erwiesen (vgl. u.a. Pfandl, Pouliquen, Quéré, Cüppers et al., Gregersen et al., Haase, Krzystkowa et al., Rüßmann et al.). Dieser günstige Effekt ist auf den erzwungenen Führungswechsel bei Übergang von Fern- auf Nah-Fixation (Fern-Nah-Alternans – Cüppers) zurückzuführen, den wir je nach Grad der Schwachsichtigkeit durch sphärische Pluszusätze allein (leichte und alternierende Penalisation) oder auch durch zusätzliche Atropinisierung des Führungsauges (Nah- und Fern-Penalisation) erzielen können. Dabei findet sich stets ein Bereich gleicher monokularer Sehschärfe, dessen Abstand und Ausdehnung vom Ausmaß der Amblyopie und der Art der Penalisation abhängen (sogenannte neutrale Zone – Cüppers). Gemessen an der monokularen Sehschärfe sollte in diesem Bereich beidäugiges Sehen möglich sein. Doch verursacht auch hier die unterschiedliche Korrektion beider Augen Bildgrößenunterschiede. Da sich daneben die Akkommodation bei jedem Führungswechsel in der neutralen Zone ändert, dürfte diese Aniseikonie ebenso wie die akkommodative Konvergenz so instabil sein, daß insbesondere bei stärkeren Pluszusätzen unerwünschte Binokularfunktionen verhindert werden. Kann andererseits eine exakt dosierte Penalisation unterwertiges Binokularsehen stabilisieren oder verbessern? Wir haben dazu einige Modellversuche bei praktisch emmetropen, normophoren Erwachsenen im Alter von 18 bis 35 Jahren durchgeführt.

Methodik

Die Bedingungen der leichten Penalisation wurden bei 9 Versuchspersonen (Vp) mit + 1,0 und + 2,0 dpt sph vor dem linken Auge nachgeahmt. Für Messungen unter Nah-Penalisation tropften wir 3 Vp zusätzlich Zyklolat° 2mal im Abstand von 5 Minuten und begannen unsere Untersuchungen nach 30 Minuten, wenn die Nahsehschärfe in 30 cm Entfernung auf Nieden 10 oder weniger abgefallen war. Bei längerer Versuchsdauer wurde erneut Zyklolat° gegeben. Eine Vp erhielt statt Zyklolat° Mydriaticum Roche° 5mal im Abstand von 5 Minuten. Sie hatte danach noch eine Restakkommodation, die noch eine Nahsehschärfe von Nieden 4 bis 5 gestattete.

Unter diesen Bedingungen wurden in Entfernungen von 0,4–0,75–1,0/1,5–2,5 und 5,0 m monokulare und binokulare (Polatest) Sehschärfe gemessen. Zusätzlich wurde das Binokularsehen mit dem Lichtschweiftest nach Bagolini, dem Vier-Lichter-Test nach Worth und Stereo-Polarisations-Testen (Turville-Test für 0,75 bis 5,0 m, Titmus-Test für 0,4 m). Die Ergebnisse der Binokular-Tests wurden bei allen Vp quantitativ mit Dezimalbrüchen bewertet (1,0 = positiv, 0,0 = Exklusion, vgl. Tab. 1). Aus den individuellen Maßzahlen des Binokularsehens wurden für die verschiedenen Entfernungen Mittelwerte errechnet. Monokulare und binokulare Sehschärfe wurden entsprechend gemittelt.

4 Vp wurden zusätzlich am Phasendifferenz-Haploskop nach Aulhorn in 0,4–1,0 und 2,0 m Abstand untersucht. Dabei wurden Aniseikonie (prozentualer Größenunterschied subjektiv gleich großer Halbkreise), Fixationsdisparität (Noniusstriche) und Fusionsbreite (großer Clown 3,5° Durchmesser bei 1,0 und 2,0 m, 6,3° bei 0,4 m) gemessen. Die Fixationsdisparität wurde nur in 1,0 und 2,0 m Entfernung bestimmt, wobei in Anlehnung an Untersuchungen von Jampolsky und Monjé et al. die Reproduktion eines Sesamstraßen-Posters als geschlossenes Fusionsmuster auf den Hintergrund projiziert wurde. Vor demselben Hintergrund wurde die Fusionsbreite in diesen Entfernungen geprüft. Dabei wurden die Phasenprojektoren

Tabelle 1. Quantitative Bewertung verschiedener Binokular-Tests

Bewertung	Bagolini Worth	Turville	Titmus
1.0	positiv	positiv	40″
0.9	Dominanz		
0.8			50″
0.5	positiv bis Exkl./DB		
0.2	DB		200″
0.0	Exkl.	negativ	

für rechtes und linkes Auge manuell langsam (etwa 2°/Sekunde) und möglichst stetig disjugiert bewegt. Ausgewertet wurden die Maximalwerte von 3 bis 4 Versuchen. In 0,4 m Abstand mußten wir auf die Hintergrundprojektion verzichten, so daß diese Werte mit den übrigen nicht verglichen werden können.

Ergebnisse

1. Sehschärfe und Binokular-Tests

Bei leichter Penalisation mit Vorsätzen von + 1,0 und + 2,0 dpt sph links erreicht die Sehschärfe bei monokularer Prüfung in 1,0 und 0,5 m Abstand beiderseits normale Werte. Trotzdem wird bei beidäugiger Prüfung (Polatest) auch im Nahbereich kein Funktionsgleichgewicht erreicht, weil die Optotypen von rechtem und linkem Auge nur bei unterschiedlicher Akkommodation scharf gesehen werden. Die Beeinträchtigung des beidäugigen Sehens scheint nach Bagolini- und Worth-Test gering, während sich bei der Bewertung des Turville-Tests besonders bei Vorsatz von + 2,0 dpt sph die Fehler häufen (Abb. 1).

Die Befunde unter Nah-Penalisation (Abb. 2) stimmen weitgehend mit einer ähnlichen Studie Haases überein. Während die Fernsehschärfe des zykloplegischen Auges ab 1,5 m deutlich von 1,0 auf 0,2 absinkt, nimmt die Sehschärfe des überkorrigierten Auges zu. Mit Zykloplegie rechts, + 2,0 dpt sph links wird gleiche monokulare Sehschärfe in 0,75 m Entfernung erreicht. Trotzdem wird beim Polatest die Zone gleicher Sehschärfe meist deutlich näher − bei 0,5 bis 0,6 m − gesucht. Das ist wahrscheinlich auf eine unvollständige Zykloplegie zurückzuführen. Bei Bagolini- und Worth-Test wurden in 2,5 und 5,0 m stärkere Störungen beobachtet, während in 0,75 und 1,0 m praktisch keine Probleme bestanden. Nur einzelne Vp waren unter Nah-Penalistion noch in der Lage, den Turville-Test richtig zu erkennen. Beim Titmus-

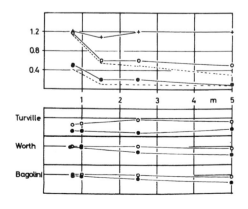

Abb. 1. Sehschärfe (oben) und Binokular-Tests (unten) unter leichter Penalisation. Der Bewertungsbereich entspricht 0,0−1,0 (Testbezeichnung). Zur Bewertung vgl. Tab. 1.
+ RA, ○ LA mit + 1,0 dpt sph, ● LA mit + 2,0 dpt sph, gestrichelt binokulare Visusprüfung (Polatest)

757

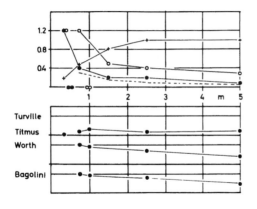

Abb. 2. Sehschärfe (oben) und Binokular-Tests
(unten) unter Nah-Penalisation.
Bewertung vgl. Abb. 1 und Tab. 1.
+ RA mit Zyklolat, ○ LA + 1,0 dpt sph,
● LA + 2,0 dpt sph, gestrichelt binokulare Visus-
prüfung (Polatest)

Test war Stereopsis erst bei Querdisparationen von mehr als 200 bis 400 Bogensekunden
nachzuweisen.

2. Phasendifferenz-Haploskop nach Aulhorn

Die Abbildungen 3 und 4 geben Messungen von Fixationsdisparität und lateraler Fusionsbreite bei 4 Vp wieder. 2 Vp hatten eine etwas deutlichere dissoziierte Heterophorie (vgl. Tab. 2).

Tabelle 2. Heterophorien von 4 Versuchspersonen

Versuchsperson	Dunkelrot-Glas/Maddox-Kreuz 5 m	Maddox-Wing
1	− 0,5°	− 2.0°
2	0.0°	− 1.0°
3	0.0°	− 0.5°
4	+ 1.5°	+ 2.5°

Unbeeinflußt zeigen Vp 1 und 4 ihrer Heterophorie entsprechende Fixationsdisparitäten
(Abb. 3). Ihre Fusionsbreite ist von vornherein geringer als die der Vp 2 und 3, bei denen sie
über den Meßbereich in die Konvergenz reicht. Mit Vorsatz von + 1,0 und + 2,0 dpt sph links

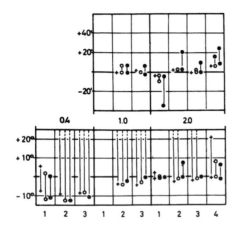

Abb. 3. Fixationsdisparität (bei 1,0–2,0 m und
Fusionsbreite (bei 0,4–1,0–2,0 m).
Fixationsdisparität (oben) in Bogenminuten,
Fusionsbreite (unten) in Bogengrad. Bezeich-
nung der Versuchspersonen (unten) wie Tab. 2.
+ bds. kein Vorsatz
○ RA 0,0–LA + 1,0 dpt sph
● RA 0,0–LA + 2,0 dpt sph

ändert sich das Bild bei allen deutlich. Der Einstellbereich der Fixationsdisparität wächst. Bei 3 Vp (2–3–4) entwickelt sich eine Neigung zu esophoren Disparitäten. Nur bei Vp 1 nimmt die Exodisparität zu, wie es vom beidseitigen Vorgeben von Plusgläsern seit Ogle et al. bekannt ist. Die Fusionsbreite ist bei dem stärkeren Vorsatz und der größeren Distanz bei allen Vp besonders beeinträchtigt. In 0,4 m (ohne Hintergrundsbild) verschiebt sie sich den Erwartungen entsprechend in divergente Richtung.

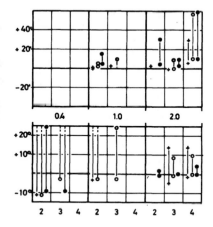

Abb. 4. Fixationsdisparität (oben) und Fusionsbreite (unten) vgl. Abb. 3 und Tab. 2.
+ RA Zyklolat, LA 0,0
o RA Zyklolat, LA + 1,0 dpt sph
● RA Zyklolat, LA + 2,0 dpt sph
Vp 4 mit Mydriaticum statt Zyklolat

Bei Zykloplegie rechts mit 0,0 − + 1,0 − + 2,0 dpt sph links (Abb. 4) ist die Fusionsbreite in 2,0 m Abstand besonders beeinträchtigt. Deutlich besser sind die Ergebnisse bei Vp 2 und 3 in 1,0 m mit + 1,0 dpt sph links. Dieser Bereich entspricht der neutralen Zone. Überraschend groß zeigt sich die Fusionsbreite im Nahbereich vielleicht aus methodischen Gründen (fehlender Hintergrund). Betrachten wir die Fixationdisparitäten, dann erkennen wir eine Vergrößerung des Einstellbereichs und eine Zunahme der Esodisparitäten gegenüber der leichten Penalisation. Die Schwankungen der Esodisparität sind bei Vp 4 (Mydriaticum Roche° statt Zyklolat°) maximal. Offensichtlich liegt in diesem Fall eine größere Restakkommodation vor, die Rechtsführung erleichtert. In der Tat nimmt die Esodisparität in der Anflutphase des Zykloplegikum zu (Abb. 5). Dabei spielen Prüfentfernung und sphärischer Zusatz auf der nichtzykloplegischen Seite eine große Rolle (vgl. aber Ogle et al.).

Nach diesen Befunden hängt die Fixationsdisparität von der Vernebelung durch die Überkorrektur ab. Bei gegebener Überkorrektur steigt der Vernebelungseffekt mit der Prüfdistanz. Je stärker die Vernebelung des überkorrigierten Auges, desto mehr versucht die Vp die Zykloplegie durch vermehrte Akkommodation zu überwinden. Das Muskelgleichgewicht wird durch

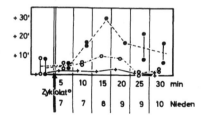

Abb. 5. Änderung der Fixationsdisparität (Bogensekunden) bei Vp 2 unter Anfluten der Zykloplegie.
Prüfdistanz 1,0 m (neutrale Zone für o) unten
Zeit nach 2 Tropfen Zyklolat in Minuten und Nahsehschärfe auf 30 cm
+ RA Zyklolat, LA 0,0
o RA Zyklolat, LA + 1,0 dpt sph
● RA Zyklolat, LA + 2,0 dpt sph

akkommodative Konvergenz belastet, die durch fusionale Divergenz kompensiert wird. Nach Crone ist die esophore Fixationsdisparität für die Regelung fusionaler Divergenz von entscheidender Bedeutung. Der wechselnde Akkommodationsaufwand unter Nahpenalisation wird in den unterschiedlichen Fixationsdisparitäten widergespiegelt.

Wie ist die Tendenz zu esophoren Fixationsdisparitäten unter leichter Penalisation zu erklären? Sie könnte auf einer unzweckmäßigen Akkommodation beruhen, für die sich allerdings keine Hinweise finden. Auch eine Verschiebung des Horopters infolge der Bildgrößenunterschiede kommt als Ursache in Betracht (vgl. Burian). Daß unter Penalisation durchaus meßbare Aniseikonien auftreten, zeigt Tabelle 3. Bei strukturlosem Hintergrund werden teilweise Werte über 5% eingestellt. Sicher sind Ablesung und Einstellung bei großer Überkorrektur und Prüfdistanz durch die Unschärfe beeinträchtigt. Dazu sind die Werte bei Hintergrundsmuster geringer. Trotzdem stimmen Bildgrößenunterschiede und Disparitäten der Richtung nach überein.

Aniseikonie (%) = (R/L − 1) x 100		
Penalisation	Prüfentfernung	
	2.0 m	0.4 m
RA 0.0 LA + 1.0	1.9 (0.5)	2.7
RA 0.0 LA + 2.0	5.3 (3.8)	6.2
RA Zyklolat° LA 0.0	− 0.8	0.0
RA Zyklolat° LA + 1.0	0.6	1.7
RA Zyklolat° LA + 2.0	5.4	5.0

Tabelle 3. Aniseikonie gemessen mit dem Phasendifferenz-Haploskop nach Aulhorn. Mittelwerte von 3 Vp, eingeklammert mit Hintergrundprojektion bei 1 Vp

Diskussion

Unsere Modellversuche mit der optischen Penalisation bei emmetropen Erwachsenen zeigen, daß die Dissoziation des Binokularsehens nicht nur durch Unschärfe des Netzhautbildes erzielt wird. Auch Bildgrößenunterschiede, Störungen des Akkommodations- und Muskelgleichgewichts tragen dazu bei. Sie führen bei größeren Überkorrekturen zu einer erheblichen Einschränkung der Fusionsbreite und des räumlichen Sehens.

Es ist sicher unzulässig, aus Modellversuchen an normalen Erwachsenen mit stabilem Binokularsehen, weitgehende Rückschlüsse auf die klinische Anwendung der Penalisation zu ziehen. Immerhin lehrt die klinische Erfahrung, daß in manchen Fällen Komplikationen unter dieser Behandlung auftreten können. Große Überkorrekturen über + 1,5 dptr können − besonders bei Nystagmus − eine Vergrößerung des objektiven Schielwinkels verursachen (vgl. Cüppers) und damit unterwertiges Binokularsehen zerstören. Ähnliches gilt für unvollständige Zykloplegie oder ungenügende Korrektion (Unterkorrektur) des zykloplegischen Auges. Man muß deshalb in jedem Fall auf exakte Zykloplegie sowie genauen Ausgleich der zykloplegischen Refraktion bei Nah-Penalisation achten. Bei Nah-Penalisation und leichter Penalisation sollten die sphärischen Pluszusätze so klein wie möglich gewählt werden (vgl. Cüppers und Mühlendyck). Besondere Zurückhaltung ist nach unseren eigenen Erfahrungen und nach den hier vorgelegten Befunden bei kompensierten primären und sekundären Mikrostrabismen geboten. Auch bei sehr schwachen sphärischen Pluszusätzen könnten ihre Binokularfunktionen der gemeinsamen Wirkung von Akkommodations- und Muskelungleichgewicht, von Bildgrößenunterschieden und Esodisparitäten möglicherweise nicht standhalten. Besonders beim sekundären Mikrostrabismus haben sich dosierte Teilzeit- und Ausschleichokklusionen (Lang, de Decker) klinisch bewährt. Bei diesen Verfahren treten Akkommodationsstörungen wahrscheinlich nicht auf. Weitere Versuche zu dieser Frage sind beabsichtigt.

Zusammenfassung

Bei emmetropen, normophoren Versuchspersonen wurden unter leichter Penalisation (LA + 1,0 und + 2,0 dpt sph) und unter Nah-Penalisation (RA Zyklolat°, LA 0,0 − +1,0 − +2,0 dpt sph) folgende Untersuchungen durchgeführt: monokulare und binokulare Sehschärfe, Bagolini-, Worth-, Turville- und Titmus-Test auf 0,4−0,75−1,0/1,5−2,5 und 5,0 m; am Phasendifferenz-Haploskopn. Aulhorn zusätzlich in 0,4−1,0−2,0 m Entfernung Fusionsbreite, Aniseikonie und Fixationsdisparität. Ergebnisse: Penalisation mit stärkeren Zusätzen beeinträchtigte besonders die Stereopsis. Die sphärischen Pluszusätze führten mit und ohne Zykloplegie des Gegenauges in 1,0 und 2,0 m zu einer Änderung der Fixationsdisparität (1 mal Zunahme einer Exodisparität, 3 mal Zunahme oder Auftreten einer Esodisparität, in allen Fällen bei Vergrößerung der Einstellbreite). Die Tendenz zu Esodisparität war bei Zykloplegie eines Auges besonders stark. Bei unvollständiger Zykloplegie wurden die größten Werte gemessen. Die Zunahme der Esodisparitäten könnte durch Störungen der Akkommodation, teils auch durch meßbare Bildgrößenunterschiede (Horopterverschiebung) ausgelöst werden. Wegen der Störungen der Binokularfunktion sollte die Indikation zur Penalisation bei unterwertigem Binokularsehen nur sehr zurückhaltend gestellt werden. Unvollständige Zykloplegien, überdosierte Zusätze können in manchen Fällen zu unangenehmen Winkelvergrößerungen führen.

Summary. The following examinations have been done in emmetropes with normal binocular vision using weak penalization (OS + 1.0 to + 2.0 D) and penalization of near vision (OD cycloplegic with cyclopentolate, OS 0.0 − +1.0/+ 2.0 D): (1) monocular and binocular visual acuity, striated glass-test (Bagolini), Worth-, Turville-, and Titmus-stereo-test at (0.4)−0.75−1.0/1.5−2.5−5.0 m; (2) aniseikonia, fixation disparity and fusion amplitudes have been assayed with phase difference haploscopy of Aulhorn. Results: Performance of stereo-tests has been reduced as monocular positive lenses were increased. Fusion amplitudes showed similar effects. Monocular positive lenses caused an alteration of fixation disparities at 1.0 and 2.0 m (an exophoric subject had increase of exodisparity, an esophoric of esodisparity, two orthophoric subjects developed esodisparity; in all cases the normally well-defined disparity setting became very variable with the positive glasses). The esodisparity increased if the second eye was cycloplegic, especially if cycloplegia was not complete. Changes of disparity settings may be induced by a disturbance in accommodation or a tilting of the frontoparallel plane caused by aniseikonia. Because of its restricting effect on binocular vision we should not use optical penalization but carefully in cases with rather low grade binocular functions. Incomplete cycloplegia, high additional powers may result in a considerable increase of the objective angle with the destruction of binocular vision.

Résumé. Sur des personnes emmétropes et normophores furent éxecutés, sous faible pénalisation (OS + 1,0 et = 2,0 D) et sous pénalisation de près (OD cycloplégie avec Zyklolat°, OS 0,0 − +1,0 − +2,0 D), les examens suivants: acuité visuelle monoculaire et binoculaire, test de Bagolini, Worth, Turville et Titmus sur 0,4−0,75−1,0/1,5−2,5 et 5,0 m; à l'haploscope aux phase différents d'après Aulhorn l'amplitude de fusion, l'aniseiconie et la disparité de la fixation. Résultats: Pénalisation avec des additions plus fortes porta particulièrement préjudice à la stéréoscopie. Les suppléments sphériques menèrent avec ou sans cycloplégie de l'oeil droit, à 1,0 et 2,0 m, à un changement de la disparit de la fixation (une fois augmentation d'une disparité exophorique, 3 fois augmentation ou apparition d'une disparité ésophorique; an tous cas en agrandissent la largeur d'ajustation. La tendance a une ésodisparité était particulièrement forte dans le cas de cycloplégie d'un oeil. Dan le cas d'une cycloplégie incomplète on mésura les plus grandes valeurs. L'augmentation des disparités ésophoriques pourrait être provoquée par des troubles d'accommodation, en partie également par des différences mésurables de la grandeur de l'image (déplacement de l'horopter). En raison des troubles de la fonction binoculaire, l'indication de la pénalisation ne devraient être posée que de façon assez reservée dans le cas d'une vision binoculaire faible. Des cyclo-plégies incomplètes, des additions trop dosées peuvent, dans certains cas, conduire a de désagréables agrandissements d'angle.

Literatur

Burian, H. M., Noorden, G. K. von: Binocular vision and ocular motility. St. Louis: The C. V. Mosby Co. 1974. – Crone, R. A.: Diplopia. Amsterdam: Excerpta Medica 1973. – Cüppers, C.: Die Penalisation. Arbeitskreis Schielbehandlung Bd. 3, S. 126 (1971). – Cüppers, C.: persönliche Mitteilung. – Cüppers, C., Mühlendyck, H.: Ergebnisse der Penalisation. Arbeitskreis Schielbehandlung Bd. 6 (1975) im Druck. – de Decker, W.: Kurze Bilanz der Behandlung mit artefizieller Divergenz. Klin. Mbl. Augenheilk. 166, 619–623 (1975). – Gregersen, F., Pantoppidan, J., Rindziunski, E.: Penalization where conventional occlusion treatment fails. Isa-Kreuzfahrt 1974. London: Henry Kimpton (im Druck). – Haase, W.: Über die Indikation zur Penalisation bei der Behandlung des frühkindlichen Strabismus. Klin. Mbl. Augenheilk. 165, 714–724 (1974). – Jampolsky, A.: Esotropia and convergent fixation disparity. Amer. J. Ophthal. 41, 825–833 (1956). – Krzystkowa, K., Rusin, A., Hydzik, M., Zielinska, A.: The results of treatment of convergent squint by penalization method. Isa-Kreuzfahrt 1974. London: Henry Kimpton (im Druck). – Lang, J.: Mikrostrabismus. 62. Beiheft Klin. Mbl. Augenheilk. Stuttgart: F. Enke 1973. – Monjé, A., de Decker, W., Stingl, H.: Fixationsdisparität bei peripherem und zentralem Binokularsehen unter phori-scher Belastung. Graefes Archiv. Ophthal. 194, 95–107 (1975). – Ogle, K. N., Martens, T. G., Dyer, J. A.: Oculomotor imbalance in binocular vision and fixation disparity. Philadelphia: Lea and Febiger 1967. – Pfandl, E.: Penalisation. Vortrag beim 8. Schielsymposium des Verbandes der Augenärzte Österreichs vgl. Klin. Mbl. Augenheilk. 166, 715–718 (1975). – Pouliquen, P.: Zum Problem der Penalisation. Klin. Mbl. Augenheilk. 161, 130–139 (1972). – Quéré, M. A.: Die Methoden der Penalisation in der Behandlung des Strabismus convergens. Klin. Mbl. Augenheilk. 161, 140–155 (1972). – Rüßmann, W., Runne, A.: Atropinisierung und optische Penalisation in der Behandlung der Amblyopie. Orthoptik – Pleoptik 2, 42–47 (1974).

Aussprache

Herr Friedburg:

Die Erwähnung der „falschen Akkomodation" scheint mir sehr wichtig.
Ganz allgemein ist ein Akkomodationsreiz ja jede Unschärfe eines Netzhautbildes. Aus diesem Grunde scheinen mir auch Sichtokklusive auf dem führenden Auge nicht unbedenklich. Ich habe einige Kinder beobachtet, die unter Sichtokklusiven ihren eigentlich sehr kleinen Winkel deutlich vergrößert haben, was man eben nur durch Akkomodationsanstrengung in Folge des verschwommenen Bildes erklären kann.

Herr Rüßmann, Schlußwort:

Winkelvergrößerungen sind bei Sichtokklusiven in Einzelfällen sicher möglich. Ob dafür unzweckmäßige Akkommodation verantwortlich zu machen ist, ist nicht bekannt. Messungen der Fixationsdisparitäten sind in Modellversuchen geplant.

Untersuchungen zum konsekutiven Strabismus divergens nach Operationen

W.D. Schäfer (Universitäts-Augenklinik Würzburg, Direktor: Prof. Dr. Dr. h.c. W. Leydhecker)

Seit Schieloperationen ausgeführt werden, besteht auch das Problem des konsekutiven Strabismus divergens durch operative Überdosierungen. Bei 192 Neuzugängen unserer Sehschule in den ersten vier Monaten des Jahres 1975 waren 10 Patienten bereits voroperiert. Fünf dieser Patienten zeigten eine Divergenz wegen überdosierter Schieloperation.

Definition

Unter einem konsekutiven Strabismus divergens versteht man Fälle, die früher convergent standen und durch Brillenkorrektur, Prismenbehandlung oder Schieloperation, aber auch von selbst divergent geworden sind. Bei den durch Operationen ausgelösten Divergenzen können zwei verschiedene Formen unterschieden werden, zwischen denen es fließende Übergänge gibt. Es sind einmal die Fälle mit physiologischen Motilitätsverhältnissen und andere mit der Symptomatik der überdosierten Internusrücklagerung. In Abb. 1 sind die sechs typischen Symptome der zweiten Form aufgeführt. Neben der Divergenzstellung und der schlechten Kosmetik findet man eine Adduktionsschwäche bis zu einer Adduktionsparese und dadurch einen inkomitanten Strabismus (Abb. 2). Die Convergenzschwäche kann asthenopische Beschwerden auslösen. Wurde eine Operation am Rectus internus des führenden Auges oder an beiden Augen vorgenommen, dann besteht eine Zwangshaltung mit leichter Kopfdrehung zur Entlastung des geschädigten Muskels. Bei der späteren operativen Korrektur muß die

1. Divergenzstellung ———— schlechte Kosmetik
2. Adduktionsschwäche oder –lähmung ———— Inkomitanz
3. Konvergenzschwäche ———— Asthenopie
4. Zwangshaltung
5. Kontraktur des Muskels u. des Antagonisten
6. Diplopiegefahr (nach operat. Korrektur)

Abb. 1. Symptomatik des konsekutiven Strabismus divergens nach zu ausgiebiger Rücklagerung des M. rectus internus. Eine Zwangshaltung tritt nur bei Operation am führenden Auge auf

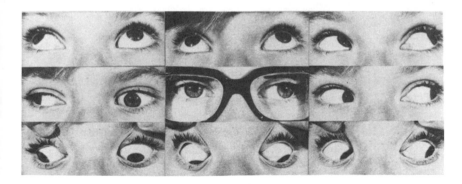

Abb. 2. Motilitätsschema einer Tenotomie des linken M. rectus internus

Kontraktur des Muskels und seines Antagonisten und die erhöhte Diplopiegefahr berücksichtigt werden (Schäfer, 1975).

Ursachen

Diese spezielle Form einer konsekutiven Divergenz kann verschiedene Ursachen haben. Überdosierungen bei Eingriffen an Augenmuskeln entstehen durch Nichtgebrauch eines Zirkels oder eines Lineals während der Operation, aber auch durch Mißdeutungen, etwa bei einem schrägen Muskelansatz. Kontrolliert man die Lage des Sehnenansatzes zum Limbus, dann kann dieser Fehler gering gehalten werden. Nach Tillaux, Kraus und Immich (1975) und nach unseren eigenen Erfahrungen beträgt diese Strecke bei Kindern 5,0 mm–6,0 mm. Ein weiterer Grund für die Überdosierungen sind fehlende oder sehr unterschiedliche Hinweise in den Operationslehren. Wir haben Empfehlungen für die Internusrücklagerung zwischen 3,0 mm und über 6,0 mm gefunden (Schäfer und Kellermann, 1975). Wichtig ist, das Alter des Patienten zu berücksichtigen und die Achsenlänge des Bulbus, die sich für die klinische Praxis am schnellsten in der Refraktion ausdrücken läßt. Bei jungen, hyperopen Patienten besteht die Gefahr der Überdosierung eher als bei älteren, myopen Patienten.

Eigene Untersuchungen

Wir haben bei der Auswertung der Ergebnisse von 252 Schieloperationen bei Strabismus concomitans convergens unserer Klinik nach Divergenzen gesucht. Die Ergebnisse sind in Abb. 3 zusammengestellt. Wir fanden 17 Patienten mit einer Divergenz sechs Monate nach der Operation. Davon betrug bei neun Kindern (= 3,6%) der Schielwinkel 5° und mehr. Bei diesen neun Patienten lag die Ursache zweimal in einer überdosierten Internusrücklagerung und dreimal darin, daß an beiden Recti interni maximale Rücklagerungen vorgenommen worden waren. Bei den restlichen vier Kindern lag die Ursache in einer falschen Dosierung.

Konsekutiver Strabismus divergens (1965 - 1972)

Patienten	Diagnose / Ursache	Prozent
252	Strab. conv.	100
17	konsek. Strab. div.	6.7
9	konsek. Strab. div. (∢ - 5° und mehr)	3.6
davon bei:		
2	überdosierte Internus-rücklagerung	0.8
3	je zwei Operationen mit maximaler Internusrückl.	1.2

Abb. 3. Auswertung von 252 Operationen bei Strabismus concomitans convergens

Bei den ersten beiden Fällen handelte es sich um eine Internusrücklagerung von 4,5 mm bei einem dreijährigen und um eine Rücklagerung von 5,0 mm bei einem fünfjährigen Kind. Bei den drei anderen Patienten fiel auf, daß jeweils eine Voroperation mit maximaler Internusrücklagerung von 4,0 mm vorgenommen worden war. Eine besondere Gefahr besteht somit durch eine Voroperation, wenn in beiden Fällen maximale Dosierungen am Rectus internus angewendet werden.

764

Es wurde danach überlegt, wie man eine konsekutive Divergenz vor einer Operation voraussagen und auch verhüten kann. Dazu sind genaue Zahlen über das physiologische Ausmaß der Adduktion erforderlich. Nach Kestenbaum (1961) beträgt dies 9 mm bis 10 mm. Werte von 8 mm und weniger werden als pathologisch betrachtet. Um eine erste Vorstellung zu erhalten, haben wir 72 Messungen bei bereits operierten Patienten unserer Sehschule vorgenommen. Dazu wurde der von Kestenbaum empfohlene Limbustest fotografisch angewendet (Meßfehler ± 0,08 mm). Der Blick geradeaus — monocular gemessen — wird mit der größtmöglichen Adduktion verglichen. Die Resultate dieser Messungen sind in Abb. 4 zusammenge-

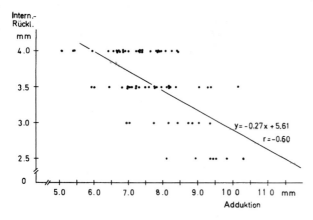

Abb. 4. Fotografische Messungen der Adduktionsfähigkeit bei 72 operierten Schielkindern

stellt. Für diesen ersten Überblick wurde nicht in verschiedene Refraktions- und Altersgruppen unterteilt. Die Messungen wurden mindestens drei Monate bis vier Jahre nach der Operation ausgeführt. Die Abbildung zeigt, daß in vielen Fällen eine Internusrücklagerung von 4,0 mm und 3,5 mm eine Adduktionseinschränkung bewirkt. Bei Rücklagerung von 3,0 mm und 2,5 mm sieht man fast immer eine physiologische Adduktion. Die errechnete Regressionsgerade bestätigt die vorherigen theoretischen Überlegungen.

Man kann danach feststellen, daß der Musculus rectus internus um so eher paretisch werden kann, je größer die Internusrücklagerung ausfällt.

Empfehlungen

Nach diesen Untersuchungen empfehlen wir für die Internusrücklagerung bei Strabismus convergens folgende Maximalwerte: bis zum zweiten Lebensjahr 3,0 mm, dann höchstens 3,5 mm und ab dem Schuleintrittsalter 4,0 mm. Bei myopen Erwachsenen kann 4,5 mm rückgelagert werden. Man berücksichtige die individuellen Ansatzverhältnisse und die Refraktion des Patienten. Liegt der Sehnenansatz näher als 5,5 mm zum Limbus, dann kann ausgiebiger rückgelagert werden, besonders, wenn vorher bei der Motilitätsprüfung eine überschießende Adduktion festgestellt wurde. Die zweite, ebenfalls maximal dosierte Schieloperation, mit Internusrücklagerung stellt ein erhöhtes Risiko für eine konsekutive Divergenz dar.

Für ihre Hilfe bei den fotografischen Messungen danke ich Frau U. Geiger.

Zusammenfassung

Es wurden fotografische Messungen der Adduktionsfähigkeit bei 72 operierten Schielkindern ausgeführt. Dabei zeigt sich, daß die Gefahr einer Adduktionsparese mit dem Ausmaß der Internusrücklagerung ansteigt. Eine Analyse von 252 Operationen bei Strabismus convergens ergab, daß im Falle einer maximal dosierten Internusrücklagerung bei der Voroperation später eine erhöhte Gefahr für einen konsekutiven Strabismus divergens besteht. Die Ursachen der operativen Überdosierungen werden diskutiert und Maximalwerte für die Internusrücklagerung werden angegeben.

Summary. Photographic measurements of the ability for adduction have been performed in 72 operated children that had squint surgery done. We found that the danger of a paresis of the adduction increases with the amount of recession of the interne rectus. The analysis of 252 operations in strabismus convergens showed an increased danger for a consecutive divergent squint in cases of a maximum recession of the interne rectus in both eyes. Reasons of the surgical overdosage are discussed and recommendations for the maximum interne rectus recession are given.

Literatur

Kestenbaum, A.: Clinical Methods of Neuro-Ophthalmologic Examination, 234–239. New York–London: Grune and Stratton, 1961. – Kraus, E., Immich, H.: Ansatzverhältnisse und Sehnenlängen der geraden Augenmuskeln in Abhängigkeit vom Alter. 73. Ber. Dtsch. Ophthal. Ges., 666–673. München: J.F. Bergmann 1975. – Noorden, G.K. von, Maumenee, A.E.: Atlas der Schieldiagnostik. Stuttgart: Schattauer Verlag, 1971. – Schäfer, W.D.: Konsekutiver Strabismus divergens nach Schieloperationen. Tag. Ver. Bayr. Augenärzte, Erlangen, 21.–22.6.75. – Schäfer, W.D., Kellermann, A.: Untersuchungen zur Operationsdosierung bei Strabismus convergens. Albrecht v. Graefes Arch. Ophthal. 198, 207–215 (1976). – Tillaux: zit. n. von Noorden.

Aussprache

Herr Mühlendyck:

Die von Herrn Schäfer gefundenen Grenzwerte einer isolierten·Rücklagerung des Rectus internus stimmen vollkommen mit denen überein, die von Tour und Asbury (1958) wie von Adelstein und Cüppers (1968) angegeben wurden.

Bei größeren Rücklagerungen kommt es außer der Schwächung durch Beeinträchtigung der Abrollstrekke auch zu Sekundärveränderungen am Antagonisten. Um dies zu vermeiden, führen wir sowohl bei Konvergenz- wie Divergenzschielern bei Winkeln von über 10° eine Rücklagerung und Resektion im Verhältnis von 1:2 durch. Bei diesem kombinierten Vorgehen verringert sich die erforderliche Rücklagerung um die Hälfte, und es läßt sich diese leicht berechnen, da ein direkter Zusammenhang mit dem zu korrigierenden Winkel besteht.

Ich möchte Herrn Schäfer fragen, ob er bei größeren Winkeln in entsprechender Weise vorgeht.

Herr Schäfer, Schlußwort:

Herrn Mühlendyck danke ich für seine ergänzenden Diskussionsbemerkungen. Die empfohlenen Maximaldosierungen für Internusrücklagerungen zwingen zu ausgiebigeren Externusresektionen. Wir resezieren den Musc. rect. ext. bis zu 8,0 mm. Mit dem kombinierten Verfahren (Internusrücklagerung plus Externusresektion) an einem Auge haben wir auch bei kleinen Schielwinkeln bessere Resultate erzielt als mit isolierten oder symmetrischen Muskeloperationen.

Auf die Verkürzung der Abrollstrecke eines Muskels bei zu ausgiebiger Rücklagerung haben verschiedene Autoren hingewiesen; etwa Hollwich (1960) und Cüppers, zuletzt 1972. Trotzdem findet man in der Literatur Empfehlungen für eine Internusrücklagerung bis 6,0 mm und die von uns bei Revisionsoperationen erhobenen Befunde erbrachten ähnlich große Strecken.

Die in der Tabelle angegebenen, dem Lebensalter angepaßten Maximalwerte, bedeuten auch eine Absage an eine Schieloperation vor dem dritten Lebensjahr.

Demonstrationssitzung

Bilaterale Simultanfluoreszenzserienangiographie

U. Laux (Abteilung für Augenheilkunde der Universität Ulm und des Bundeswehrkrankenhauses Ulm, Leiter: Prof. Dr. R. Marquardt)

Das Auge bietet sich als paariges Organ für eine doppelseitige simultane Serienangiographie an.

Ein derartiges Verfahren ermöglicht nicht nur die exakt vergleichende Untersuchung seitendifferenter Spiegelbefunde, sondern ganz besonders die Bestimmung von Kreislaufgrößen, beispielsweise im Rahmen der Diagnostik von Karotisverschlüssen. Bisher haben lediglich Kooijman (1970) und Hisatomi und Suzuki (1972) eine simultane Angiographie beider Fundi versucht. Die Autoren verwenden hierzu eine Funduskamera und photographieren beide Augen simultan über ein Spiegelsystem. Diese Methode hat zwar den Vorteil eines relativ geringen Aufwandes, die Qualität der Bilder ist aber nicht voll zufriedenstellend und das zeitliche Auflösungsvermögen mit 1–1,5 sec Bildabstand zu gering. Für die genaue Messung von Kreislaufzeiten muß eine gute doppelseitige Abbildung der Papillen sowie der peripapillären Region mit dem Gefäßstamm und zusätzlich ein hohes zeitliches Auflösungsvermögen gefordert werden.

Diese beiden Bedingungen lassen sich gut bei Verwendung zweier elektronisch gekoppelter und voll synchronisierter Funduskameras mit je einem Schnellblitzgenerator erfüllen (Abb. 1). Die Kameras müssen in einem Winkel von 30° zueinander stehen, damit die Papillen, die jeweils ca. 15° nasal der Macula liegen, zentral abgebildet werden (Abb. 2).

Der Schnellblitzgenerator ermöglicht ein Aufnahmeintervall von 0,6 Sekunden bei einer Blitzleistung von 120 WS. Diese geringe Lichtstärke erfordert zusätzliche Maßnahmen, da-

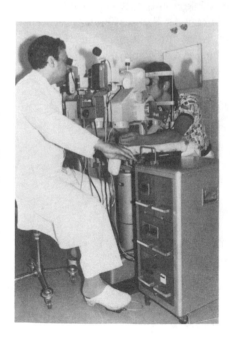

Abb. 1. Zwei voll synchronisierte Funduskameras zur Simultanangiographie

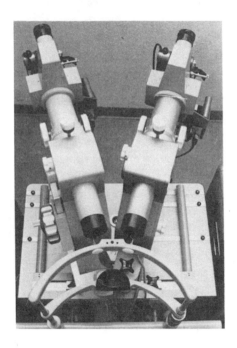

Abb. 2. Position der Funduskameras zur Simultanangiographie

mit eine ausreichende Belichtung des Filmes erzielt wird. Wir verwenden die neue Erreger- und Sperrfilterkombination von Zeiss (Interferenzfilter 500 und Absorptionsfilter 520), die gegenüber den bisherigen Filtern eine wesentlich günstigere Lichttransmission hat (Wessing, 1974). Zusätzlich müssen allerdings empfindliche Filme (Kodak Tri-X-Pan) eingesetzt werden, damit bei der geringen Blitzenergie eine ausreichende Filmschwärzung erreicht wird. Zusatzlinsen zur Bildvergrößerung dürfen wegen der eintretenden Lichtverluste nicht verwendet werden. Schließlich ist eine hohe initiale Fluoreszeinkonzentration (kompakter Farbstoffbolus) erforderlich, um auch in den frühesten Phasen des Farbstoffeintrittes gute Bilder zu erhalten (Hayreh, 1974). Dies läßt sich nur mit einer automatischen Injektion erreichen. Wir haben hierfür ein spezielles Injektionsgerät entwickelt (Abb. 3), über das an anderer Stelle berichtet wurde (Laux, 1976).

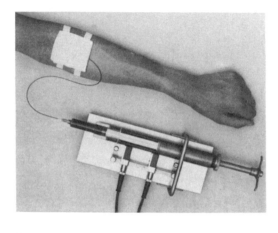

Abb. 3. Einfaches automatisches Injektionsgerät zur Simultanangiographie

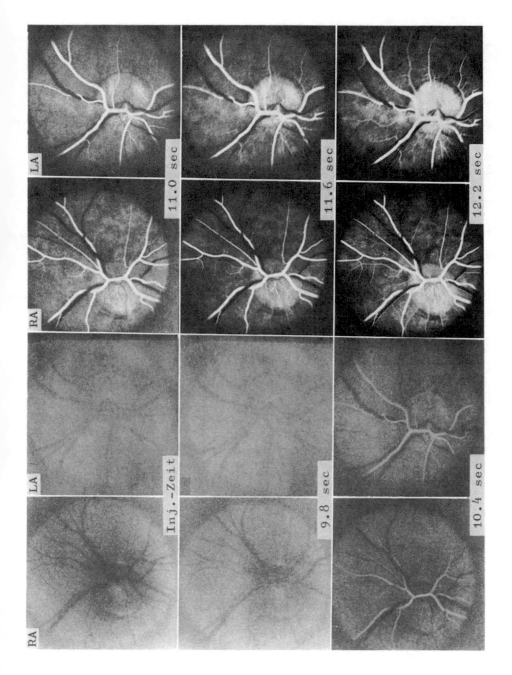

Abb. 4. Normales bilaterales Simultanfluoreszenzangiogramm

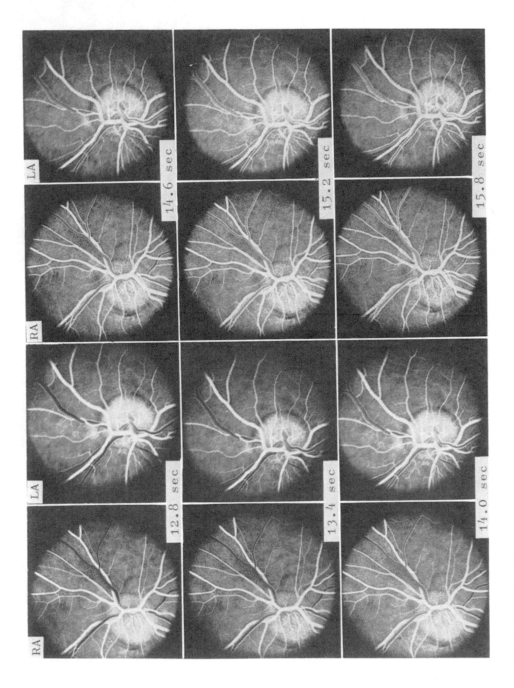

Abb. 4. (Fortsetzung)

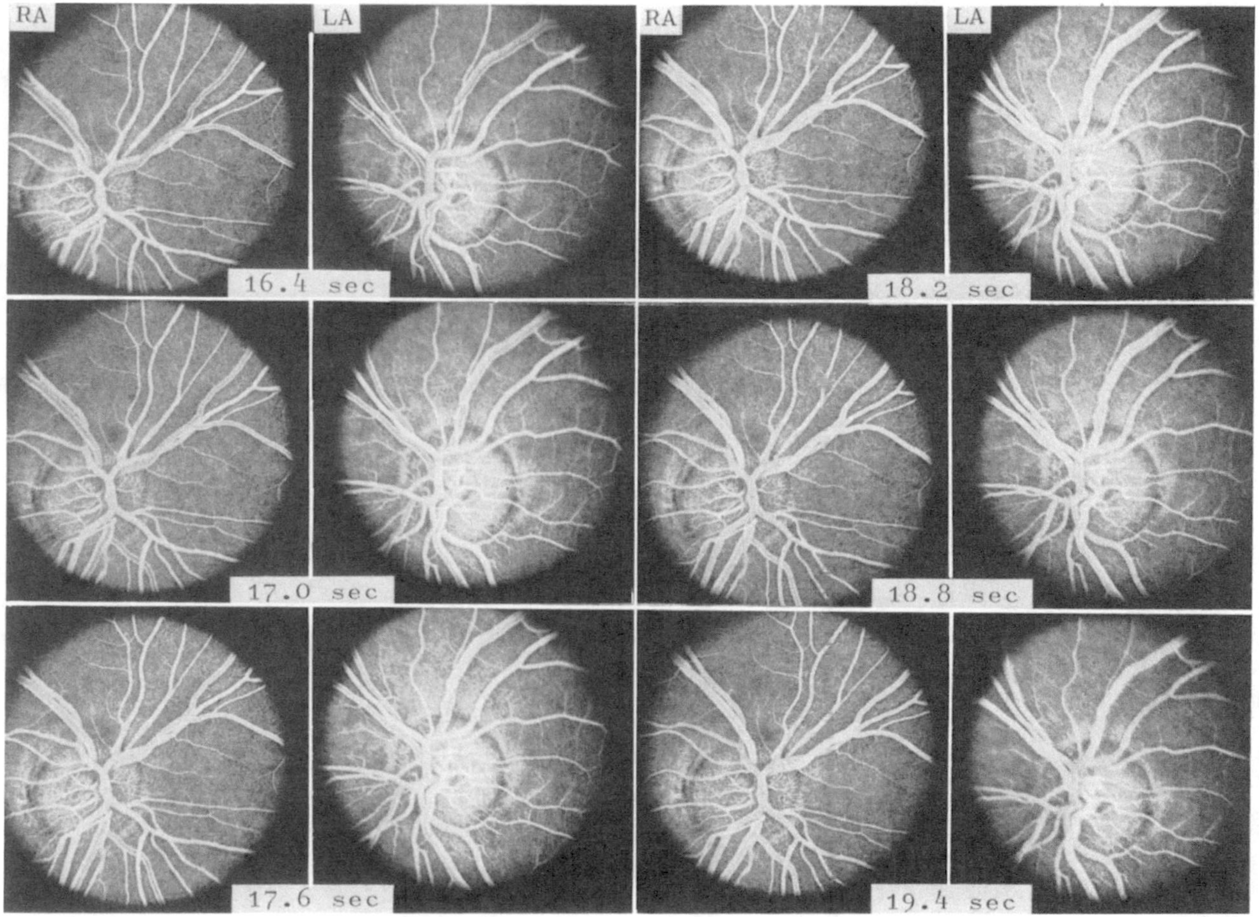
RA
LA
16.4 sec
RA
LA
18.2 sec
17.0 sec
18.8 sec
17.6 sec
19.4 sec

Abb. 4. (Fortsetzung)

Neben der geringen zur Verfügung stehenden Lichtstärke bedingt die rasche Bildfolge eine erhöhte Belastung des Patienten, da beide Augen gleichzeitig fast 2 Lichtblitze/Sekunde tolerieren müssen. Durch eine spezielle Fixierleuchte, die zwischen den beiden Kameras montiert ist und an den Rand eines der beiden Objektive gebracht wird, erreichen wir eine exakte Ruhigstellung der Augen. Das in die Kamera eingebaute Fixationsobjekt wurde durch eine Lochblende ersetzt, die einen weiten Teil des Fundus, insb. die lichtempfindliche Macula ausblendet und nur die Papille und das peripapilläre Gebiet mit dem Gefäßstamm zur Darstellung bringt. Wir haben inzwischen über hundert doppelseitige Simultanangiographien durchgeführt und nach unserer Erfahrung ist die Belastung der Patienten durch die Doppelangiographie geringer als bei einseitiger Angiographie mit höheren Lichtstärken und ohne Blende. In Abb. 4 sind die ersten 18 Aufnahmen des bilateralen Simultanserienangiogrammes eines 54-jährigen gesunden Patienten dargestellt.

Zu Beginn der Farbstoffinjektion wird durch die automatische Injektionsspritze eine Kontrollaufnahme ausgelöst, so daß dieser wichtige Zeitpunkt auf dem Film dokumentiert ist. Nach Ablauf von 5 Sekunden beginnen wir dann mit der lückenlosen Aufnahmefolge. Die Empfindlichkeit wurde absichtlich so ausgelegt, daß der Augenhintergrund schon vor dem Farbstoffeintritt gerade eben erkennbar wird. Nur so ist die exakte Einstellung der Kameras auch nachträglich bei der Filmauswertung überprüfbar und der erste Fluoreszeineintritt zeitlich sicher festzulegen.

Literatur

Hayreh, S. S.: Recent advances in fluorescein fundus angiography. Brit. Journ. Ophthal. 58, 391–412 (1974). – Hisatomi, Ch., Suzuki, Y.: Simultaneous Bilateral Angiography. Fol. Ophthal. Jap. 23, 239–243 (1972). – Kooijman, A. C.: Binocular Fundus Fluorescence Angiography. Netherl. Ophthal. Soc. 164th Meeting 1970. Ophthalmologica 164, 398–401 (1972). – Laux, U.: Standardisierte Fluoreszeininjektion zur Serienangiographie. A.-v.-Graefes Arch. klin. exp. Ophthal. 198, 57–62 (1976) Wessing, A.: Erfahrungen mit neuen Filtern für die Fluoreszenzangiographie. Klin. Mbl. Augenheilk. 165, 302–308 (1974).

Simultane Fluoreszenzangiographie des Fundus und des vorderen Augenabschnittes

D. Friedburg (Universitäts-Augenklinik Düsseldorf, Dir. Prof. Dr. med. H. Pau)

Auf der Suche nach einer einfachen Methode, die Aussagen über den Carotiskreislauf machen sollte, versuchten wir, hierfür die Angiographie des vorderen Augenabschnittes einzusetzen. Mit Hilfe der Fundus-Fluoreszenzangiographie ist ein Vergleich der Durchblutung der rechten und linken Carotis interna möglich (Hollenhorst und Kerns, Pemberton und Briton).

Zunächst untersuchten wir daher die Frage, ob eine konstante Zeitbeziehung zwischen dem Erscheinen des Farbstoffes am Fundus und am vorderen Augenabschnitt besteht. An der Zeiss-Funduskamera wurde ein umgebautes Operationsmikroskop mit Strahlenteiler und Motorkamera sowie Irisfluoreszenzleuchte (Friedburg und Härting) montiert. Diese Motorkamera wurde simultan mit der Fundus-Motorkamera über den Schnellblitzgenerator elektromagnetisch ausgelöst, Zeitintervall 1,5 sec. Die Angiogramme zeigen zunächst den Einstrom des Farbstoffes in das retinale Gefäßsystem, mit variierender Verspätung füllt sich dann das episklerale und conjunctivale Gefäßsystem. Eigene Untersuchungen hatten eine deutliche Mehrdurchblutung des vorderen Augenabschnittes nach lokaler Gabe von Priscol nachgewiesen, daher instillierten wir 5 Minuten vor Durchführung der Angiographie 1 Tropfen Priscol-Lösung in den Bindehautsack. Hiernach ergaben sich infolge der Gefäßweitstel-

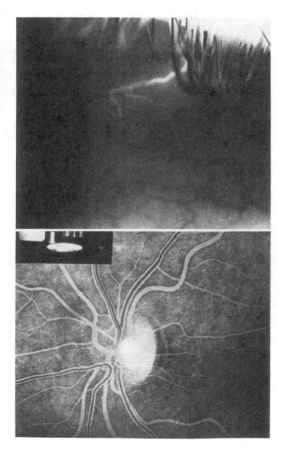

Abb. 1. Erst in der arteriovenösen Phase am Fundus erscheint die erste Anfärbung einer episkleralen Arteriole am vorderen Augenabschnitt

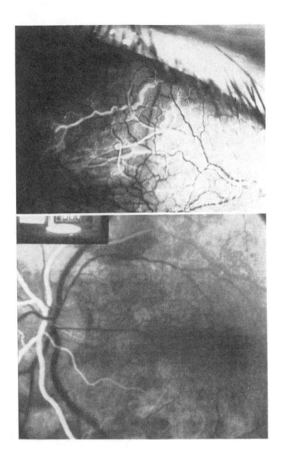

Abb. 2. Simultane Fluoreszenzangiographie des vorderen Augenabschnittes und des Fundus nach lokaler Gabe von Priscol. Simultanes Einfließen des Farbstoffes in die Äste der Arteria zentralis retinae und in die episkleralen Arteriolen

lung am vorderen Augenabschnitt synchrone Anfärbungen von Fundusgefäßen und Gefäßen des vorderen Augenabschnittes. Hieraus ergibt sich einmal, daß die episkleralen und conjunctivalen Gefäße in starkem Maße einer Lumenregulation unterworfen sind, durch den α-Blocker Priscol läßt sich eine deutliche Hyperämisierung erreichen. Andrerseits wird durch diese Hyperämisierung die Durchströmung derart beschleunigt, daß unter unseren Versuchsbedingungen kein Zeitunterschied zwischen Färbung der Retinaarterien und der episkleralen Arterien mehr auftritt. Hieraus ergibt sich die prinzipielle Möglichkeit, durch Darstellung der episkleralen Gefäße im Angiogramm Aussagen über die Relation der beidseitigen Carotis-Durchblutung zu machen. Ein doppelseitiges Angiogramm des vorderen Augenabschnittes bei einer gesunden Versuchsperson belegt die synchrone Anfärbung eindeutig.

Diese Methode hat vor der simultanen Fundusangiographie den Vorzug, sehr viel einfacher ausführbar zu sein. Dies ist insbesondere bei Kranken von Vorteil. Außerdem ist das Ergebnis nicht abhängig vom Zustand der brechenden Medien des Auges. Gegenüber der bilateralen Irisangiographie (Jensen) ergibt sich der eindeutige Vorteil, daß die Ergebnisse völlig unabhängig von der Irispigmentierung sind.

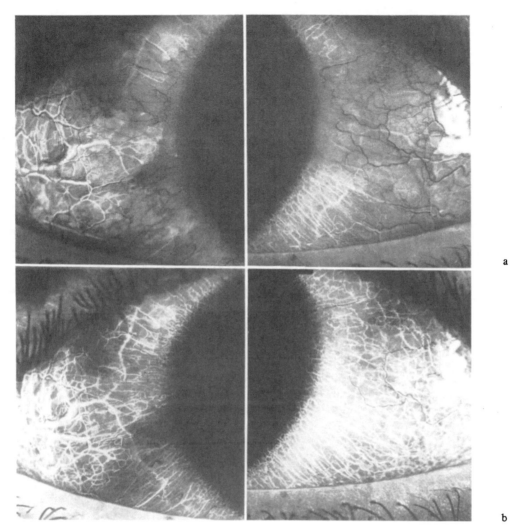

Abb. 3. Simultane Angiographie beider vorderen Augenabschnitte nach lokaler Priscol-Gabe. a Erster Einstrom des Farbstoffes in die episkleralen Arteriolen. b 1,5 sec. später bereits nahezu vollständige Füllung der Gefäßschlingen am Limbus corneae

Frau Monika Kötter danke ich für ihre ausgezeichnete Mithilfe. Diese Arbeit wurde unterstützt durch das Diabetesforschungsinstitut an der Univ. Düsseldorf sowie durch die Firma Carl Zeiss in Oberkochen.

Literatur

Friedburg, D., Härting, F.: Aufbau eines Gerätes zur Fluoreszenzangiographie des vorderen Augenabschnittes mit neuer Beleuchtungseinrichtung. Klin. Mbl. Augenheilk. 164, 526 (1974). – Hollenhorst, R., Kearns, T.: The fluorescein dye test of circulation time in patients with occlusive disease of the carotid artery system. Proc. Mayo Clinic 36, 457 (1961). – Jensen, V.A.: Simultaneous fluorescein angiography of both irides. Acta Ophthalmologica 51, 583 (1973). – Pemberton, J., Briton, W.: Retina circulation time. Arch. Ophthal. 71, 364 (1964).

Ein binokulares Spiegeloptometer

J. Reiner

Zur Prüfung des stereoskopischen Sehens stehen verschiedene Geräte und Hilfsmittel zur Verfügung. Unter natürlichen Akkomodations- und Konvergenzverhältnissen erfolgt die Prüfung durch Anwendung verschiebbarer Stäbchen. Der Beobachter sieht in einem das Gesichtsfeld begrenzenden Rahmen die Stäbchen, und seine Aufgabe besteht darin, diese in einer Reihe anzuordnen. Das Gerät besitzt die Größe eines Tisches und ist daher in der praktischen Anwendung unhandlich. Ähnliche Anordnungen zur Prüfung des stereoskopischen Sehens bei Kindern enthalten kleine Spielzeugautomobile, die in einer Reihe angeordnet werden sollten.

Das Stereoeidometer nach Monjé, das ebenfalls unter natürlichen Bedingungen das stereoskopische Sehen zum Prüfen gestattet, enthält drei in der Tiefe versetzte Stäbchen (Dreistäbchenversuch nach Hering), die um die Achse des Beobachterauges gedreht werden können, so daß sie verschiedene Positionen zwischen $0°$ und $180°$ einnehmen können.

Am häufigsten benutzt man polarisierte Testfiguren, die durch entsprechende Polarisationsbrillen beobachtet werden und stereoskopisch erscheinen. Jene Methoden, denen ein echtes stereoskopisches Sehen zugrunde liegt, haben den Nachteil, daß sie nur für eine Entfernung eine Prüfung zulassen. Die Polarisationsteste besitzen darüber hinaus noch den Nachteil, daß hier keine harmonischen Verhältnisse zwischen Akkommodation und Konvergenz bestehen. Das Augenpaar muß bei den flachen Testfiguren stets in einer Entfernung akkommodieren, jedoch — je nach ihrer scheinbaren Raumversetzung — verschieden konvergieren.

Eine einwandfreie Prüfung des stereoskopischen Sehens unter Anwendung verschiedener Testkriterien läßt sich mit einem binokularen Optometer vornehmen, welches unter der Bezeichnung Bioptometer von der Firma Oculus in Dutenhofen hergestellt wird.

Das Gerät enthält ein Spiegelsystem aus vollen und teildurchlässigen Spiegeln, wobei die Abbildung der Testobjekte durch einen Hohlspiegel bewirkt wird. Diese werden innerhalb der einfachen Brennweite des Hohlspiegels bewegt, so daß Bilder zwischen 33 cm und unendlich bis in virtuelle Objektentfernungen eingestellt werden können. Die Bilder erscheinen aberrationsfrei im freien Raum.

Das Bioptometer ist als Tischgerät ausgebildet. Am oberen Teil des kastenförmigen Gehäuses befindet sich eine große Durchblicköffnung, durch die der Proband den freien Raum beobachten kann. In dieser Öffnung erscheinen ihm zugleich auch die Testobjekte. Die Entfernung der Testobjekte läßt sich mit den am unteren Teil des Gehäuses befindlichen Rendelknöpfen einstellen. An der rechten Seite wird an einer Skala die Einstellung des Testobjektes angezeigt.

Im einzelnen lassen sich mit dem Bioptometer folgende Messungen und Prüfungen durchführen:

1. Visus-Bestimmung

Eine Norm entsprechend abgestufte Optotypentafel gestattet die Bestimmung des Visus monokular und binokular für verschiedene Entfernungen von 33 cm bis unendlich. Bei der Einstellung bei verschiedenen Entfernungen bleibt der Winkel, unter dem die Optotypen erscheinen, konstant, und die Leuchtdichte der Visustafel kann beliebig verändert werden. Durch Vorschalten von Filtergläsern kann auch die Umfeldleuchtdichte des freien Raumes unabhängig von der Leuchtdichte der Optotypentafel geändert werden. Somit ist eine wissenschaftliche exakte Visusbestimmung für verschiedene Entfernungen unter sehr verschiedenen Voraussetzungen möglich.

2. Refraktionsbestimmung

In Verbindung mit der Optotypentafel läßt sich durch Anwendung üblicher Probiergläser die monokulare und binokulare Refraktion für verschiedene Entfernungen von 40 cm, 1 m, 5 m, 6 m oder auch unendlich (im mathematischen Sinne) bestimmen. Die Optotypentafel läßt sich gegen eine Rot-Grün-Probe in einen Cowen-Test für binokularen Abgleich oder gegen andere Teste für die Refraktionsbestimmung rasch umschalten.

3. Demonstration der Zusatzwirkung

Bei der Refraktionsbestimmung presbyopischer Patienten kann der Nahpunkt mit der Fernkorrektion bestimmt werden. Angezeigt wird zugleich die Akkommodationsbreite des Patienten, was die Wahl des Nahzusatzes erleichtert.

Wird der entsprechende Nahzusatz vorgeschaltet, so kann dem Patienten gezeigt werden, in welchem Entfernungsbereich er mit diesem Nahzusatz deutlich zu sehen vermag.

4. Prüfung binokularer Funktion

Durch Anwendung eines polarisierten Worth-Test oder anderer polarisierter Teste kann die Prüfung auf simultanes binokulares Sehen erfolgen. Die Polarisationsfilter (Analysatoren) sind im Gerät eingebaut.

5. Prüfung der Heterophorie

Die Heterophorie kann mit polarisierten oder anderen Testfiguren in verschiedenen Entfernungen zwischen 33 cm und unendlich unter gleichen Voraussetzungen im freien Raum geprüft werden. Hierbei ergeben sich neue Möglichkeiten für die Erfassung der Zusammenhänge bei Vorhandensein einer Heterophorie, denn bisher gab es keine Möglichkeit, unter gleichen Voraussetzungen eine Prüfung in verschiedenen Entfernungen vorzunehmen.

6. Prüfung des stereoskopischen Sehens

Das Gerät enthält fest eingebaut für räumliche Testobjekte eine Dreistichprobe nach Hering und einen Koinzidenz-Test (Bleistift-Test). Diese Figuren können ebenfalls in beliebigen Entfernungen im freien Raum zwischen 33 cm und unendlich dargeboten werden. Die stereoskopischenVerschiebung, die man meßbar einstellen kann, bleibt für alle Einstellentfernungen konstant. Somit kann mit diesen beiden Testfiguren das stereoskopische Sehen bei stets richtiger Akkommodation- und Konvergenz-Einstellung in verschiedenen Entfernungen geprüft werden.

7. Prüfung der Blendempfindlichkeit

Durch Zuschalten zusätzlicher Lichtquellen und bei Beobachtung geeigneter Optotypen läßt sich die Blendungsempfindlichkeit unter verschiedenen Voraussetzungen beim Sehen im freien Raum prüfen.

8. Psychologisch-optische Untersuchungen

Stellt man ein beliebiges Testobjekt des Bioptometers so ein, daß es in 5 oder 6 m Entfernung zu liegen kommt, so erscheint es im freien Raum in der richtigen Entfernung. Deckt man die Durchblicköffnung des Bioptometers ab, so daß der freie Raum nicht mehr beobachtet werden kann, so erscheint das Testbild nicht in 5 oder 6 m vielmehr in einem kurzen Abstand, als ob es sich im Gerät selbst befinden würde. Tatsächlich haben sich jedoch weder Akkommodation noch Konvergenz des Augenpaares verändert. Beim Aufdecken der Durchblicköffnung liegt die Testfigur wieder in der großen Entfernung. Diese geometrisch oder physiologisch-optische nicht erklärbare Erscheinung läßt sich mit dem Bioptometer demonstrieren. Möglichkeiten zur weiteren Untersuchung durch Veränderung der Akkommodations- und Konvergenz-Verhältnisse sind gegeben.

Ophthalmologische Rechenhilfen

J. Reiner

Die Korrektion der Presbyopie besitzt infolge der Altersstruktur der Bevölkerung eine große Bedeutung. Etwa 65 % der zu verordnenden Brillen werden von Presbyopen in Form von Nahbrillen oder Mehrstärkenbrillen zum Nahsehen und zur Arbeit verwendet.

Außer den einfachen Nahbrillen finden die Zweistärkenbrillen eine immer weitere Verbreitung. Bei Fortschreiten der Presbyopie sollten die Dreistärkenbrillen angewandt werden, um deutliches Sehen in allen wichtigen Entfernungsbereichen zu ermöglichen. Bei bestimmten beruflichen Tätigkeiten wird die Anwendung besonderer Zweistärkenbrillen erforderlich (Arbeitsbrillen), bei denen der obere Teil des Glases deutlicheres Sehen in einer größeren, der untere in einer geringeren Entfernung innerhalb der Reichweite der Arme möglich macht.

Die Nahprüfung im Rahmen der Brillenbestimmung erfolgt in der Regel im Anschluß an die monokulare und binokulare Fernprüfung. Die einfache Nahprüfung wird mittels der Leseprobe durchgeführt; zu sichereren Ergebnissen gelangt man jedoch bei Verwendung eines Nahprüfgerätes, welches außer der Bestimmung der Nahsehschärfe auch die Prüfung verschiedener monokularer und binokularer Funktionen beim Nahsehen ermöglicht.

Das Ergebnis der Nahprüfung bilden der Nahzusatz (Addition) und die Akkommodationsbreite (maximaler Akkommodationserfolg).

Optimal wirkt der Nahzusatz für eine bestimmte Lese- oder Arbeitsentfernung. Je nach Größe der Akkommodationsbreite ergibt sich auch außerhalb dieser Entfernung in einem Sehbereich (Akkommodationsgebiet) noch ein deutliches Sehen. Die Größe dieses Sehbereiches ist vom Nahzusatz und von der Akkommodationsbreite abhängig. Zwischen diesen besteht ein mathematischer Zusammenhang.

Bei der Verordnung einer Nahbrille interessiert zumeist die Größe des Sehbereiches, wobei der Nahzusatz und die Akkommodationsbreite bekannt sind. Ebenso wichtig ist auch die Kenntnis der Änderung des Sehbereiches bei entsprechender Änderung des Nahzusatzes.

Mit dem Presby-Rechenstab lassen sich die erforderlichen Berechnungen sehr einfach durchführen.

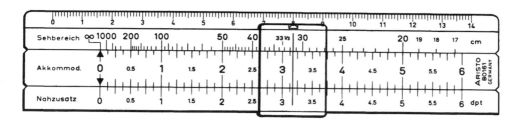

PRESBY-Rechenstab nach Dr. Reiner

1. Einstellen des unteren Pfeils der Akkommodations-Skala auf den Wert des Nahzusatzes.
2. Der obere Pfeil zeigt den Fernpunktabstand an der Sehbereichs-Skala an.
3. Einstellen des Läuferstriches an der Akkommodations-Skala auf den Wert der bei der Refraktionsbestimmung ermittelten Akkommodationsbreite (max. Akk.-Erfolg).
4. Der Läuferstrich zeigt den Nahpunktsabstand an der Sehbereichs-Skala an.
5. Der Bereich des scharfen Sehens (Akkommodationsgebiet) mit dem eingestellten Nahzusatz liegt zwischen Fern- und Nahpunkt.

Alter	Akkom-modation	Prov. Nahzusatz		
		33 cm	40 cm	50 cm
45	2,0 - 6,0	1,0	0,75	0,5
48	1,5 - 4,25	1,5	1,0	0,75
50	1,0 - 3,0	2,0	1,5	1,0
55	0,75 - 2,0	2,25	1,75	1,25
60	0,5 - 1,75	2,5	2,0	1,5
65	0,5 - 1,5	2,5	2,25	1,75
70	0,5 - 1,0	3,0	2,5	2,0
75	0,5 - 1,0	3,0	2,5	2,0

Der Rechenstab enthält drei Skalen. Auf der unteren Skala ist der *Nahzusatz* in Dioptrien aufgetragen, auf der mittleren Skala die *Akkommodationsbreite*, ebenfalls in Dioptrien, und auf der oberen Skala der *Sehbereich* in Zentimetern.

Die mittlere Skala befindet sich auf der verschiebbaren Zunge des Rechenstabes. Über alle Skalen hinweg läßt sich der durchsichtige Läufer mit dem Läuferstrich verschieben. Der Nullstrich der Akkommodationsskala ist mit zwei nach oben und unten zeigenden Pfeilen gekennzeichnet.

Um den Sehbereich zu ermitteln, wird die Zunge des Rechenstabes so verschoben, daß der untere Pfeil auf den Wert des Nahzusatzes auf der unteren Skala zeigt (Beispiel: 1,25 dpt). Der Läuferstrich wird anschließend in der mittleren Skala auf den Wert der Akkommodationsbreite eingestellt (Beispiel: 1.50 dpt). Der Sehbereich, der in der oberen Skala angezeigt wird, liegt zwischen dem Wert, den der obere Pfeil anzeigt (Beispiel: 80 cm) und dem, den der Läuferstrich kennzeichnet (Beispiel: 36.4 cm). Der obere Pfeil zeigt stets den mit dem eingestellten Nahzusatz erreichbaren Fernpunkt an, während der Läuferstrich den Nahpunkt anzeigt.

Die „optimale Entfernung" für einen bestimmten Nahzusatz liegt nach eigenen Erfahrungen in der Mitte zwischen Fern- und Nahpunkt, wobei die Hälfte der Akkommodationsbreite einzustellen ist (Beispiel: für einen Nahzusatz von 2,00 dpt und bei einer Akkommodationsbreite von 1,50 dpt läge die optimale Entfernung bei 36 cm).

Bei der Korrektion der Heterophorie mittels prismatischer Brillengläser wird auch die Sheard'sche Regel angewandt. Diese stellt den Zusammenhang zwischen der für die Korrektion erforderlichen prismatischen Wirkung, der positiven oder der negativen relativen Konvergenz und der zu korrigierenden Heterophorie her.

Für die Esophorie lautet die Sheard'sche Regel:

Prisma Ba = $\frac{2}{3}$ Eso $- \frac{1}{3}$ neg. rel. Konvergenz

Für die Exophorie:

Prisma Bi = $\frac{2}{3}$ Exo $- \frac{1}{3}$ pos. rel. Konvergenz

Sehr einfach lassen sich die für die Korrektion erforderlichen Prismendioptrien mit einem Rechenschieber berechnen, der auf Anregung von *W. Jaeger* entstand. Dieser enthält drei Skalen, wobei die untere die Prismenwirkung in Prismendioptrien, die mittlere die positive oder negative Konvergenz und die obere die Heterophorie trägt. Durch Einstellen der korrigierenden Heterophorie und der ermittelten Konvergenz ergibt sich die Prismenwirkung.

Bipolare Pinzette zur Blutstillung bei der Enukleation

W. Jaeger, O. Käfer (Universitäts-Augenklinik Heidelberg, Direktor: Prof. Dr. W. Jaeger)

Trotz sorgfältiger Tamponade kommt es bei der Enukleation häufig nach dem Durchschneiden des Opticus zu stärkeren Blutungen, die besonders stark sind, wenn der Eingriff in Narkose durchgeführt wird, da hier die vasokonstriktorische Komponente der retrobulbären Injektion entfällt. Nach Stone kann hierbei eine der unangenehmsten Situationen am Operationstisch entstehen (Fasanella).

Nachdem bei der Enukleation die äußeren Augenmuskeln vom Bulbus abgetrennt sind, kann es beim Durchschneiden des Opticus eigentlich nur noch aus den netzförmig, um den Sehnerven angeordneten Arteriae ciliares posteriores breves und der Arteria zentralis retinae bluten. Um diese Blutung zu verhindern, ist es notwendig, entweder die Gefäße zu unterbinden, zu koagulieren oder sie elektrisch zu durchschneiden. Beim letzteren Vorgehen benötigt man sehr hohe Spannungen, etwa um 1000 Volt. An Arm oder Bein muß eine Plattenelektrode angelegt werden. Wird diese Plattenelektrode nicht sorgfältig angebracht, kann es zu umschriebenen Verbrennungen kommen. Außerdem wird von neurochirurgischer Seite das monopolare Schneiden im Kopfbereich abgelehnt.

Bei der bipolaren Koagulation braucht man keine Plattenelektroden. Es reichen Spannungen um 80 Volt aus. Auf Anregung unserer Neurochirurgen, die mit der bipolaren Koagulation sehr viel Erfahrung haben, und nachdem auch wir uns bei der Orbitachirurgie von der Leistungsfähigkeit dieser Methode überzeugt hatten, ließen wir uns von der Firma Aesculap eine Pinzette anfertigen, die zur Blutstillung bei der Enukleation geeignet ist (Abb. 1).

Die Pinzette ist 12 cm lang und hat im Griffbereich 1 cm breite Branchen. Das vordere Ende hat einen Krümmungsradius von 17 mm und paßt sich so mühelos dem Bulbus an. Bis auf die äußersten 7 mm ist sie völlig isoliert.

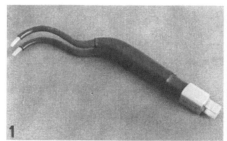 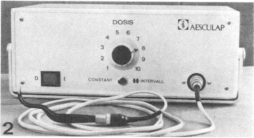

Abb. 1. Enukleationspinzette AESCULAP GK 650

Abb. 2. AESKULAP-Koagulator GK 4 mit Enukleationspinzette GK 650

Die Pinzette wird an das von dem Neurochirurgen Yasargil entwickelte und ebenfalls von Aesculap gefertigte Gerät angeschlossen (Abb. 2). Bei der stärksten Intensität ist nach 10 Sekunden die Koagulationswirkung so stark, daß alle Gefäße um den Opticus herum und die Arteria zentralis retinae, auch wenn sie an der Koagulationsstelle schon im Opticus verlaufen sollte, koaguliert sind. Zur Sicherheit kann man die Pinzette auch noch um 90 Grad drehen und vor oder hinter dem ersten Ansatz nochmals koagulieren, um mit Sicherheit eine Blutstillung zu erreichen.

Bei der klinischen Anwendung hatten wir in allen Fällen sofort nach der Koagulation eine ausreichende Blutstillung erreicht, so daß ohne Verzögerung nach der Durchtrennung des Opticus unter normalen Bedingungen weiter operiert werden konnte.

Dies war namentlich dann sehr angenehm, wenn eine Plombe in den Muskeltrichter implantiert werden sollte.

Literatur

Fasanella, R. M.: Komplikationen in der Augenchirurgie und ihre Behandlung. Stuttgart: Ferdinand Enke Verlag 1968.

Ein Motortrepan
mit Gleichlaufregulierung und Mikroschneide

J. Hennig, H. Borgmann (Augenklinik im Brüderkrankenhaus, Trier)

Es wird ein neuer Motor-Trepan demonstriert (Abb. 1). Das Instrument wird senkrecht auf die Hornhaut aufgesetzt. Im Griffstück befindet sich der Motor und ein Getriebe, die Trepankrone ist seitlich angebracht. Sie läßt sich mit Hilfe eines Druckknopfes in den Handgriff einsetzen bzw. auswechseln.

Die Trepankrone wird über Zahnräder angetrieben. Da sich der Widerstand eines Trepans beim Eindringen in das Gewebe erhöht, wurde eine elektronische Gleichlaufregulierung entwickelt, die die Drehzahl – lastunabhängig – konstant hält. So ist es möglich, den Trepan auch sehr langsam laufen zu lassen, ohne daß er bei Belastung stehenbleibt.

Die Trepankrone ist in ihrem Kunststoffteil flach und dünn gebaut, so daß bei der Trepanation die Schneide sowohl von außen, als auch durch die mittlere Bohrung von innen beobachtet werden kann. (Abb. 2). In die Kunststoffkrone ist eine 0,04 mm dünne Mikroklinge eingelassen, eine Rasierklinge ist vergleichsweise doppelt so dick. Die Trepankronen sind einzeln steril verpackt und zum einmaligen Gebrauch vorgesehen.

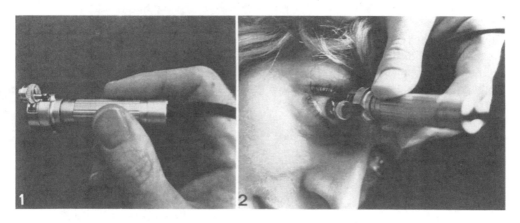

Abb. 1. Motor-Trepan mit eingesetzter Trepankrone

Abb. 2. Motor-Trepan in Arbeitshaltung

Mit Ausnahme des Motors ist das ganze Gerät mit allen Methoden zu sterilisieren. Zur Stromversorgung dient ein Steuergerät, an dem die Drehzahl stufenlos eingestellt werden kann. Ein- und Ausschalten des Trepans erfolgt mit Hilfe eines Fußschalters.

In einem kurzen Filmstreifen wird die Arbeitsweise des Instrumentes demonstriert.

Untersuchung zur Aussagekraft der Orbitaphlebographie im Rahmen der modernen Orbitadiagnostik

H. Werry, H. Vogelsang (Hannover)

Die von Dejean und Boudet 1951 eingeführte Phlebographie der Orbitavenen über die Vena-frontalis ist eine einfache, ambulant durchführbare, den Patienten nicht belastende und jederzeit wiederholbare Untersuchungsmethode. Komplikationen wurden bisher nicht beschrieben. Hat die röntgenologische Nativdiagnostik keinen Aufschluß über Art und Ausdehnung des intraorbitalen Prozesses erbracht, so führen wir als erste Kontrastmittel-Untersuchung die Orbitaphlebographie und erst danach die eingreifendere und auch komplikationsreichere Carotisangiographie, Pneumoorbitographie bzw. Kontrastmittel-Orbitographie durch.

Füllungsdefekte, Veränderungen der Hämodynamik, Gefäßverlagerung und seltener auch direkter Nachweis von Tumorgefäßen können bei geeigneter Technik wesentliche Hinweise auf raumfordernde, vaskuläre oder entzündliche Orbitaprozesse geben.

Um die Aussagekraft der Orbitaphlebographie bei raumfordernden Veränderungen zu untersuchen, wurden 15 Patienten, die zwischen 1972 und 1974 aus unterschiedlicher Indikation enukleiert werden mußten, angiographisch untersucht. In 9 Fällen war die Implantation einer Netznylonplombe nach Bangerter vorgenommen und 6 mal war ohne Plombenimplantation enukleiert worden. Bei 9 Patienten wurde also der ca. 24 mm große Bulbus durch ein 18 bzw. 20 mm messendes Nylongespinst ersetzt, das infolge der Muskelnaht vor der Plombe im Vergleich zum Bulbus etwas weiter dorsal im Muskeltrichter liegt. In den restlichen 6 Fällen wurde durch die Entfernung des Augapfels ohne Einsetzen eines „Platzhalters" ein Volumenangebot geschaffen, das wegen der Lagerung der Vena ophthalmica superior im weichen Orbitagewebe eine deutliche Verlagerung dieser Vene erwarten ließe, der bei der Auswertung einer Orbitaphlebographie vor allen anderen Gefäßen am meisten Beachtung geschenkt wird. Auf dem ersten Dia (Abb. 1) sehen Sie in der rechten Orbita den normalen Verlauf der Vena ophthalmica superior mit dem aus der Vena angularis entspringenden I. Segment, der typischen Schlinge unter dem Musculus rectus superior und dem III. postbulbären Segment, in der a−p Projektion etwa ein Parallelogramm und in der seitlichen Aufnahme ein langgestrecktes Fragezeichen von der Trochlea bis zur Fissura orbitalis superior bildend. Das linke Auge des hier gezeigten Patienten wurde ohne Plombenimplantation enukleiert, die Schalenprothese ist gut zu erkennen. Im Vergleich zur rechten Seite zeigt die Vena ophthalmica superior im 2. und 3. Segment eine geringfügige Verlagerung nach medial und unten, was besonders in der seitlichen Projektion gut zu erkennen ist.

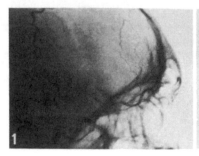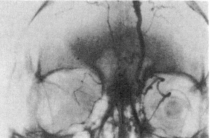

Abb. 1. Orbitaphlebographie nach Enukletion des LA ohne Plombenimplantation

Auf diesem Dia sehen Sie die Orbitaphlebographien von drei Patienten nach Enukleation jeweils des linken Auges ohne Implantation einer Nylonplombe. Die Venen sind beidseits annähernd symmetrisch, zu beobachten ist eine leichte Akzentuierung der Muskelschlinge sowie eine kaudale Verlagerung des 2. und 3. Segments, die besonders gut in der Seitenansicht erkennbar ist. Bei dieser Patientin (Abb. 2) ist eine Enukleation des linken Auges mit Implantation einer BANGERTER-Plombe durchgeführt worden. Trotz der geringeren Füllung links deutlich plumperes, breiter geöffnetes Parallelogramm mit stumpfwinkligeren Ecken, auf der Seitenaufnahme im Vergleich zu den vorher gezeigten Bildern gestreckter, dem Orbitadach mehr angeschmiegter Verlauf der Vene.

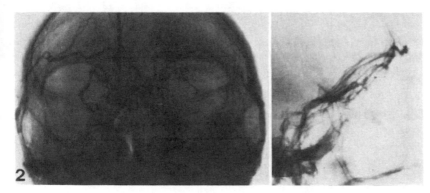

Abb. 2. Orbitaphlebographie des LA mit Implantation einer Netznylon-Plombe nach Bangerter

Auf diesem Dia sind die Phlebographien von drei mit Plombenimplantation enukleierten Patienten dargestellt. Es findet sich eine leichte Stauchung sowie eine mediale und kraniale Verlagerung der Vena ophthalmica superior. In der seitlichen Projektion verläuft die Vene deutlich gestreckt, der nach unten konvexe Bogen des 2. Segmentes ist nur schwach ausgeprägt.

Bei den 15 angiographierten Patienten sollte die Aussagefähigkeit der Orbitaphlebographie im Hinblick auf die Erfassung einer intraorbitalen Volumenänderung untersucht werden. Angesichts des durch die Enukleation ohne nachfolgende Plombenimplantation geschaffen nicht ganz unbeträchtlichen Volumenangebotes erscheint das angiographische Korrelat in Form der geringfügigen Verlagerung des 2. und 3. Segmentes verhältnismäßig gering und ist wegen des individuell variablen Verlaufs der orbitalen Venen nur im Vergleich mit der kontralateralen Seite erkennbar. Durch die Implantation einer Plombe kommt es infolge der Vereinigung der Musculi recti vor der Plombe im Verhältnis zum Bulbus zu einer weiter dorsalen Lage des „Platzhalters", wodurch der deutlich gestrecktere, dem Orbitadach genäherte Verlauf der Vena ophthalmica superior erklärt ist. Je nach Operationstechnik (große Plombe, überlappende Muskelnaht) kann dabei eine geringe Raumverdrängung im Muskeltrichter resultieren, die sich als Öffnung des dann stumpfwinkligeren Venenparallelogramms nachweisen läßt.

Ihre größte Aussagekraft hat die Orbitaphlebographie zweifellos bei vaskulären Prozessen, daß sie jedoch bei einer geringfügigen Volumenverdrängung im Muskelkonus reagiert, sollte gezeigt werden. Voraussetzung für eine richtige Interpretation ist die beidseitige Darstellung der Orbitavenen, die bei geeigneter Technik (Kompression von Gesichts- und Stirnvenen, ausreichend schnelle Kontrastmittelinjektion) in der Regel erreicht werden kann.

Daß die Indikation zur Kontrastmittel-Untersuchung bei intraorbitalen Prozessen in nächster Zukunft wahrscheinlich eher strenger gestellt werden kann, möchte ich mit diesen Bildern demonstrieren. Auf der Phlebographie stellt sich links das erste präbulbäre Segment der Vena ophthalmica superior nicht dar, die Füllung der Segmente 2 und 3 erfolgt über Kollateralen, eine wesentliche Verlagerung als Ausdruck einer Raumforderung findet sich nicht.

Mit Hilfe der Computer-Tomographie ist dagegen in der linken Orbita ein dem Sehnverv angelagerter Tumor zu erkennen, während rechts der Nervus opticus gut zur Darstellung kommt. Trotz der zur Zeit noch geringen Erfahrungen mit dem EMI-Scanner ist doch zu hoffen, daß mit dieser neuen Untersuchungsmethode ein weiteres wichtiges Hilfsmittel in der Orbitadiagnostik verfügbar wird.

Literatur

Boudet, C.: Bull. Mém. Soc. franc. Ophthal. 79, 52–62 (1966). – Hanafee, W. N., Schiu, P.C., Dayton, G. O.: Am. J. Roentgenol. 104, 29–35 (1968). – Henderson, J. W.: Orbital Tumors, 60–65. Philadelphia: 1973. – Huber, A.: Mod. Probl. Ophthal. Vol. 14, 120–126 Basel: Karger 1975. – Krayenbühl, H.: Brit. J. Ophthal. 42, 180–190 (1958). – Lloyd, G. A. S.: Brit. J. Radiol. 45, 405–414 (1972). – Offret, G., Aron-Rosa, D.: Arch. Ophthal. (Paris) 25, 85–96 (1965). – Vignaud, J., Clay, C.: Arch. Opthal. (Paris) 29, 205–210 (1969). – Vogelsang, H., Werry, H.: Mod. Probl. Ophthal. Vol. 14, 663–668 Basel: Karger 1975.

Die Auswirkung von Blickhebung und Blicksenkung auf die Lesekurve

P. Roggenkämper (München)

Die Auswertung von Lesekurven als Methode, Aussagen über das Zusammenwirken von Auge und Gehirn zu erhalten, beschäftigt schon seit längerer Zeit Wissenschaftler verschiedener Fachrichtungen, vor allem Psychologen. Auch für den Ophthalmologen ist sie von großem Interesse. Mackensen weist darauf hin, daß, während Leistungsprüfungen des Auges gewöhnlich bei ruhendem Blick vorgenommen werden, im täglichen Gebrauch des Sehorgans — wie es beim Lesen der Fall ist — sensorische und motorische Leistungen stets zusammenwirken müssen und somit oculographische Untersuchungen des Lesens recht geeignet zu sein scheinen, um einen besseren Einblick in diese komplexe Funktion der Augen zu gewährleisten.

Uns interessierte die Frage, in welcher Weise die Blickhebung und Blicksenkung einen Einfluß auf die Qualität der Lesekurve haben, einerseits bei Normalpersonen und zum anderen bei Patienten mit Augenmuskelstörungen. Lesen bei gehobenem Blick spielt beispielsweise im Straßenverkehr eine Rolle; unter extrem gesenktem Blick wird u.a. in liegender Position gelesen.

Für diese Untersuchungen benutzten wir die auf Abbildung 1 dargestellte Apparatur, deren Grundlage das Eye-Trac-Gerät bildet. Dieses gestattet unter Verwendung von Strahlen im langwelligen Rot- und Infrarotbereich die Dislokation der Corneoskleralgrenze bei Augenbewegungen mit Hilfe von Photozellen aufzuzeichnen. Es brauchen hierbei nicht — wie bei der Anfertigung von Lesekurven mit Hilfe der EOG-Technik — den Patienten störende Elektroden angebracht zu werden. Der Text mit einer Schriftgröße von etwa Nieden 6 wurde in einer Entfernung von 33 cm dargeboten. Dabei erschien eine Zeile unter einem Winkel von 16°.

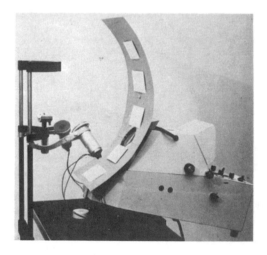

Abb. 1. Untersuchungseinrichtung

Die so erzeugten Lesekurven haben folgendes Aussehen:
Die einzelnen Rucke während des Lesens einer Zeile sowie die Rückführbewegungen des Auges zur nächsten Zeile bei der auf Abbildung 2a dargestellten Normalkurve sind deutlich zu erkennen. Die Beurteilung der Qualität einer Lesekurve können wir nach folgenden Merkmalen vornehmen:

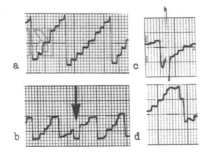

Abb. 2. Lesekurven, monokular abgeleitet
a   bei zügigem, störungsfreiem Lesen
b   mit Kontrollbewegung (Pfeil)
c   mit Lidschlag
d   mit gestörter Rückführbewegung

1. Der Zeit, die zum Lesen einer Zeile benötigt wird,
2. der Zahl der Fixationen pro Zeile,
3. der Anzahl der im englischen Schriftum als „regression" bezeichneten Kontrollbewegungen der Augen (Abb. 2b),
4. der Zahl der Lidschläge, die einen weiten Zeigerausschlag bedingen und leicht zu identifizieren sind (Abb. 2c),
5. den gestörten Rückführbewegungen (Abb. 2d).

Um das Verhalten dieser verschiedenen Parameter bei unterschiedlichen Blickrichtungen in der Vertikalen zu untersuchen, wurden 16 erwachsene und augengesunde Personen mit vollem Fern- und Nahvisus gebeten, verschiedene im Hinblick auf Gleichförmigkeit und Einfachheit besonders ausgesuchte Texte stumm zu lesen. In statistisch zufälliger Anordnung und auch zufälliger Reihenfolge wurden diese Texte bei + 20° (gehobener Blick), bei 0° und bei einem gesenkten Blick von − 20°, − 40° und − 60° dargeboten. Ausgewertet wurde jeweils nur die 3. bis 8. Zeile eines Textes. Wie die beiden graphischen Darstellungen (Abb. 3a und 3b) zeigen, sind die Lesekurven − aufgenommen bei 0° und − 20° − hinsichtlich der Zeit pro

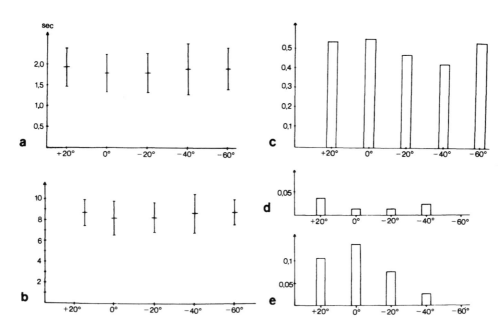

Abb. 3. In verschiedenen vertikalen Blickrichtungen: a Zeit pro Zeile in sec; b Zahl der Fixationen pro Zeile; c Zahl der Kontrollbewegungen pro Zeile; d Zahl der gestörten Rückführbewegungen pro Zeile; e Zahl der Lidschläge pro Zeile

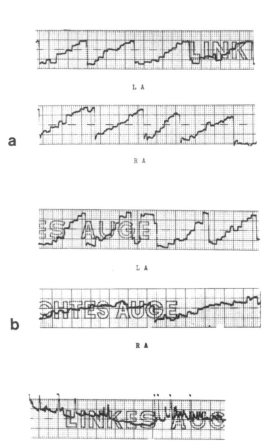

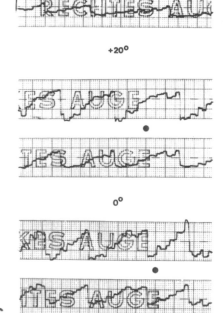

Abb. 4. Frische Blow-out-Fraktur, Einklemmung des rechten m. rect. inf., 19 Jahre, ♂.
a bei monokularem Lesen bei 0° keine nennenswerten Unterschiede der Lesekurven. (Bei allen Kurvenpaaren, auch in den folgenden Abbildungen, zeigt die obere Kurve die Lesebewegung des linken, die untere Kurve die des rechten Auges) b dagegen besteht bei gesenktem Blick (− 40°) eine erhebliche Behinderung beim Lesen mit dem rechten Auge (ebenfalls monokulare Ableitungen). Zeit pro Zeile, Zahl der Fixationen und Kontrollbewegungen sind stark angestiegen. c Beidäugiges Lesen: bei 0° und − 20° ergibt sich die für den Patienten typische Lesekurve. Bei gehobenem Blick (+ 20°) ist das Lesen wegen der Anstrengung zur Vermeidung störender Doppelbilder stark beeinträchtigt, typisch sind die zahlreichen Lidschläge. (Lesen bei weiter gesenktem Blick auf − 40° war binocular nicht möglich)

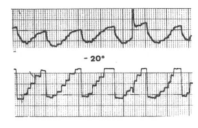

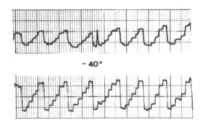

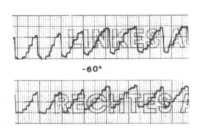

Abb. 5. Abduzensparese des linken Auges durch Geburtstrauma, 33 Jahre, ♂, beidäugig abgeleitete Kurven:

Bei − 20° und − 40° ist eine „gebogene" Zeilenrückführbewegung (linkes Auge, oberer Anteil der Kurvenpaare) deutlich sichtbar. Die Bedeutung des m. rect. externus für die Rückführbewegung nimmt jedoch bei Blicksenkung ab, so daß bei − 60° auch auf der Kurve des linken Auges eine normale Rückführbewegung erscheint. Subjektive Störungen beim Lesen werden nicht angegeben

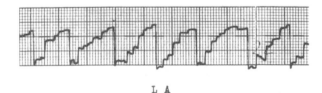

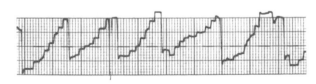

Abb. 6. Parese des m. obliquus superior des rechten Auges, 22 Jahre, ♂. Monokular abgeleitete Kurven. Während dieser Patient binokular wegen Doppelbildern beim Lesen stark behindert ist, sind die monokular abgeleiteten Lesekurven des rechten Auges kaum schlechter als die des Gegenauges, selbst − wie hier abgebildet − bei Blicksenkung von − 60°

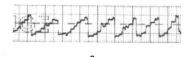

a

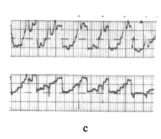

b

c

Abb. 7. Hochgradige Akkommodations- und Konvergenzschwäche, 26 Jahre, ♂. Alle Kurven wurden unter Vorgabe eines Nahzusatzes von + 3,0 D bei Blicksenkung von − 20° aufgenommen, a relativ glatte Lesekurve bei monokularem Lesen mit dem rechten Auge; b erhebliche Schwierigkeiten bei binokularem Lesen; c Ausgleich mit Prismengläsern: die Qualität dieser Kurven steht hinter der der monokular aufgenommenen Kurven immer noch zurück

Zeile und der Zahl der Fixationen etwa gleich. Ein Ansteigen beider Parameter ergibt sich bei gehobenem Blick sowie bei weiter gesenktem Blick von − 40° und − 60°. Aufgrund der starken individuellen Unterschiedlichkeit der Lesekurven verschiedener Personen sind die hier eingezeichneten Standardabweichungen relativ groß. Signifikante Unterschiede ergeben sich hinsichtlich der Zeit pro Zeile bei + 20° gegenüber − 20° (bei einseitigem Test auf dem 5% Niveau). Die einseitige Irrtumswahrscheinlichkeit hinsichtlich der Fixationen pro Zeile liegt bei Vergleich beider genannten Blickrichtungen auf dem 1% Niveau.

Aus der Abb. 3c geht hervor, daß durchschnittlich auf etwa zwei Zeilen eine Kontrollbewegung fällt. Auch deren Zahl nimmt bei den extremen Blickwendungen nach oben und nach unten zu. Gestörte Rückführbewegungen (Abb. 3d) kamen bei den augengesunden und lesegewohnten Versuchspersonen sehr selten vor, desgleichen Lidschläge (Abb. 3e). Es ist deutlich zu erkennen, daß letztere bei Blicksenkung abnehmen.

Summarisch kann festgestellt werden, daß bei augengesunden Personen Blickhebung und Blicksenkung eine zwar erkennbare, jedoch nicht erhebliche Minderung der Qualität einer Lesekurve bewirken. Verschiedenartige Motilitätsstörungen rufen dagegen zum Teil sehr deutliche und recht charakteristische Veränderungen der Lesekurven bei angehobenem bzw. gesenktem Blick hervor. Hierzu geben die Abbildungen 4, 5, 6, 7, 8 einige Beispiele, Erklärungen sind den Legenden zu entnehmen.

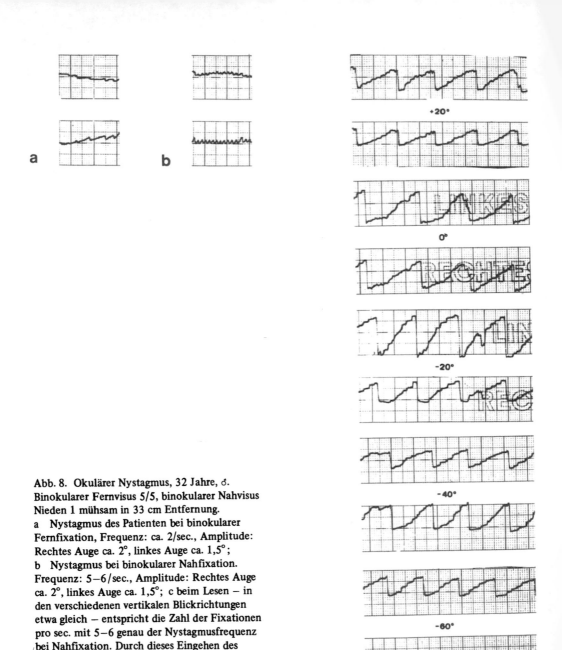

Abb. 8. Okulärer Nystagmus, 32 Jahre, ♂.
Binokularer Fernvisus 5/5, binokularer Nahvisus
Nieden 1 mühsam in 33 cm Entfernung.
a Nystagmus des Patienten bei binokularer
Fernfixation, Frequenz: ca. 2/sec., Amplitude:
Rechtes Auge ca. 2°, linkes Auge ca. 1,5°;
b Nystagmus bei binokularer Nahfixation.
Frequenz: 5–6/sec., Amplitude: Rechtes Auge
ca. 2°, linkes Auge ca. 1,5°; c beim Lesen – in
den verschiedenen vertikalen Blickrichtungen
etwa gleich – entspricht die Zahl der Fixationen
pro sec. mit 5–6 genau der Nystagmusfrequenz
bei Nahfixation. Durch dieses Eingehen des
Nystagmus in die Sakkaden ist für den Patienten
flüssiges Lesen möglich

Literatur

Gabersek, V.: L'electro-oculographie ou l'enregistrement des mouvements oculaires. Son application à
l'étude de la lecture normale et des anomalies pathologiques de la lecture. Thèse présentée à la Faculté des
Science de Paris le 28 avril 1960. – Mackensen, G., Wiegmann, O.: Lesebewegungen. 62. Ber. Dtsch.
Ophth. Ges. 1959, S. 121–126. München: J.F. Bergmann. – Roggenkämper, P.: Die Veränderung von
Lesekurven bei zunehmender Akkomodation. Klin. Mbl. Augenheilk. 164 541–548 (1974).

Verbindungen zwischen den Ästen einer Arteria hyaloidea persistens und den peripheren Netzhautgefäßen

B. Schwab und D. Schriever (Netzhautabteilung an der Universitäts-Augenklinik Mainz, Vorsteher: Prof. Dr. J. Gärtner)

Im folgenden wird über die klinische Beobachtung einer Rückbildungsstörung der embryonalen Glaskörpergefäße bei einem 15jährigen Jungen berichtet. In der Familie sind einseitige Amblyopie der Mutter und des Bruders, sonst keine Augenkrankheiten bekannt. Der 15jährige, im übrigen gesunde Junge, hatte immer gut gesehen. Etwa 14 Tage vor der Einweisung bemerkte er einen Schleier vor dem linken Auge.

Aufnahmebefund

Visus: Re. Auge: 0,8; Nd. II. *Li. Auge:* 0,8; Nd. I. Stellung, Motilität sowie Pupillomotorik regelrecht. Tensio jederseits im Normbereich. Perimetrie: jederseits regelrechte Außengrenzen, normalgroßer blinder Fleck. Anomaloskop, Dunkeladaptation, ERG und EOG regelrecht.

Bei der Spaltlampenuntersuchung sind Hornhaut, Iris und Linse jederseits o. B. Im Glaskörper des rechten Auges finden sich neben einer typischen Arteria hyaloidea persistens mäßig viele, nichtpigmentierte Zellen zwischen den teils fein-, teils grobfädigen Glaskörperstrukturen. Fundus ohne Besonderheiten, an der Papille kein Rest einer A. hyaloidea.

Der Glaskörper des linken Auges enthält ebenfalls nicht sehr zahlreiche, teils pigmentierte, teils nicht pigmentierte Zellen. Im hinteren Glaskörperabschnitt, unterhalb der Macula ist ein frei schwebender, doppelter Strang zu erkennen, der papillenwärts konfluiert und an dieser Verbindungsstelle in einen kleinen, stummelartigen Fortsatz ausläuft. Es handelt sich hierbei um den ehemaligen Ansatz einer Arteria hyaloidea persistens an der Papille (Abb. 1a). An dem oberen Teil des Doppelstrangs setzt etwa in seiner Mitte eine sackartige, mit Blut gefüllte Membran an (Abb. 1b). Das Ende dieses Strangs verläuft nach temporal zur mittleren Peripherie und fächert sich dort in eine ausgedehnte, dünne, segelartige Membran mit mehreren, frei schwebenden Fortsätzen auf. Das periphere Ende des unteren Teils des Doppelstrangs zieht nach temporal unten und setzt in seinem Verlauf an einem Seitenast der Vena temporalis inferior an. Dadurch wird die Vene etwas aus dem Netzhautniveau herausgehoben und verläuft eine Strecke zusammen mit dem Strang. Ein zweiter, dünner Seitenast der Vena temporalis inferior wird ebenfalls zu diesem unteren Teil des Doppelstrangs hingezogen (Abb. 1c). Zur Ora hin verbreitert sich der Strang membranartig und zeigt mehrere, unterschiedlich große, runde und ovale Foramina.

Mann (1964) weist darauf hin, daß im Lauf der Entwicklung des Glaskörpergefäßsystems Anastomosen von peripheren Ästen der Arteria hyaloidea mit Netzhautgefäßen entstehen können, die in manchen Fällen erhalten bleiben. Nach Mann kommen derartige persistierende Gefäße auch ohne Persistenz des Hauptstammes vor. Pau (1957) hat beim normalen menschlichen Embryo neben Adhaerenzen embryonaler Glaskörpergefäße an der Netzhautinnenseite, außerhalb von Gefäßen, auch Verbindungen mit den Netzhautgefäßen selbst beschrieben. Eine entsprechende klinische Beobachtung stammt von Gärtner (1964). Im vorliegenden Fall handelt es sich offenbar ebenfalls um eine persistierende, vitreoretinale Gefäßanastomose.

Bemerkenswert ist, daß der Junge vor der Klinikseinweisung außerhalb 10 Tage stationär wegen Verdachts auf Periphlebitis retinae behandelt wurde. Die dabei durchgeführten Spezialuntersuchungen ergaben sämtlich normale Befunde.

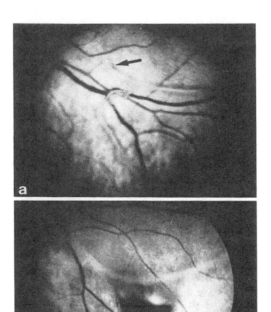

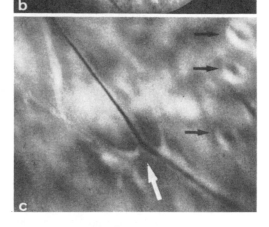

Abb. 1. Rückbildungsstörung der Arteria
hyaloidea.
(a) Teil des persistierenden Gefäßsystems der
Arteria hyaloidea. Der Pfeil zeigt auf den an der
Papille abgerissenen Ansatz der Arteria hyaloidea.
Im weiteren Verlauf Aufzweigung in zwei Äste
(b) Am oberen Ast ansetzende, sackartige, z.T.
mit Blut gefüllte Membran
(c) Ansatz des unteren Astes an einem Seitenast
der V. temp. inf. (weißer Pfeil). Die schwarzen
Pfeile zeigen auf pigmentierte ARGON-Laser-
Effekte

Wir haben bei unserem Patienten in einem Abstand von 6 Wochen eine zweimalige Lichtkoagulation mit dem ARGON-Laser in der temporal unteren Peripherie durchgeführt. Zweck dieser
Behandlung war es einerseits, kleinere Gefäßäste, aus denen es infolge von Traktionen durch
die ansetzenden Glaskörperstränge wieder zu Blutungen hätte kömmen können, zu verschließen. Andererseits sollte durch die Lichtkoagulation der Ausbildung einer Retinoschisis vorgebeugt werden. Eine zwischenzeitlich erfolgte Kontrolluntersuchung ergab weitgehende Resorption der Glaskörperblutung. Eine neue Blutung ist nicht aufgetreten.

Literatur

Gärtner, J.: Über persistierende netzhautadhaerente Glaskörperstränge. Graefes Arch. Ophthal. 167, 103
(1964). – Mann, I.: The development of the human eye. London 1964. – Pau, H.: Zur Entwicklung der
Glaskörperstrukturen und der Zonula. Ophthalmologica (Basel) 134, 320 (1957).

Netzhautdegenerationen beim Hund

E. H. Schäffer, G. Brunnthaler-Frère, F. H. Stefani (München)

Der Augenhintergrund beim Hund unterscheidet sich von dem des Menschen durch ein Tapetum lucidum in der oberen Fundushälfte, dessen Farbe ophthalmoskopisch je nach Rasse und Färbung des Tieres zwischen gelb und grün schwankt. In diesem Bereich ist das retinale Pigmentepithel frei von sichtbaren Melaningranula, so daß der Durchblick auf die zinkhaltigen reflektierenden, parallel angeordneten Tapetumzellen möglich ist. Die außerhalb des dreieckigen Tapetums gelegenen melaninhaltigen retinalen Pigmentepithelzellen geben dem übrigen Fundus eine braune Farbe. Weiter besitzt der Hund eine Area zentralis, aber keine dem Menschen vergleichbare Macula und der Gefäßbaum gliedert sich in einen oberen und zwei horizontale Hauptstämme.

Nachdem Magnusson (1909) als Ursache einer Nachtblindheit bei Gordon Settern ein an eine Retinopathia pigmentosa erinnerndes Bild fand, sind ähnliche Krankheitsbilder bei verschiedenen Hunderassen beschrieben worden (Tab. 1). Deshalb sahen sich 1964 die britischen Züchterverbände veranlaßt auf die Häufigkeit von hereditären Netzhautdegenerationen hinzuweisen. Diese Mitteilung ist für Tierhalter, Tierhandel und wissenschaftlich-experimentelle Abteilungen von Bedeutung.

Seit den ausführlichen Arbeiten von Parry (1953/54) wird eine zentrale Netzhautatrophie von einer generalisierten peripheren Form auf Grund des klinischen und histopathologischen Erscheinungsbildes unterschieden (Tab. 2).

Die zentrale Netzhautatrophie beginnt damit, daß zentrale Sehstörungen auftreten, die dazu führen, daß die Hunde sich nicht bewegende Gegenstände erschwert wahrnehmen. Ursache

Tabelle 1. Progressive retinale Atrophie bei Hunden

H. Magnusson, 1909, 1911, 1917
  Gordon Setter
W. J. Rasbridge, 1938
  Irish Setter
H. B. Parry, 1953, 1954
  Setter, Collie, Spaniel, Retrievers, Labradors
D. R. Lucas, 1954
  Irish Setter
S. F. J. Hodgman, 1962
  Pudel
J. M. Keep, 1962
  Pudel
D. G. Cogan, 1965
  Elchhund
L. F. Rubin, 1965
  Pudel
K. C. Barnett, 1965, 1969
  Dackel, Pudel, Spaniel, Retrievers, Elchhund, Collies, Welsh Corgi
R. Heywood, 1974
  Beagle
G. D. Aguirre, L. F. Rubin, 1975
  Setter
A. Krähenmann, 1975
  Sennenhunde, Berner Niederlaufhund

Tabelle 2. Progressive Netzhautatrophie des Hundes

Periphere, generalisierte Form	Zentrale Form
Klinik: nachtblinde Welpen (ERG abnorm)	Zentralskotom, keine Hemeralopie (ERG normal)
allmähliche Erblindung	
Cataractentwicklung	keine Cataract
autosomal rezessiv	Heredität unsicher
Pathologie − Stadien:	
I. Stäbchenverlust	I. Verlust d. äußeren Körnerschicht mit
II. Zapfenverlust	Rezeptoren zunächst über Tapetum lucidum
(Ausfall d. äußeren Körnerschicht)	RPE-Hypertrophie
III. Restliche innere Netzhaut desorganisiert	II. Befall nicht-tapetaler Netzhaut
Atrophie des RPE Cataract	III. Sklerose der inneren Netzhaut

für diese Zentralskotome sind degenerative Veränderungen der Netzhaut mit Hyperplasie des retinalen Pigmentepitheles über dem Tapetum lucidum.

Die periphere generalisierte Netzhautatrophie äußert sich schon bei Welpen in einer Nachtblindheit; morphologisch findet man einen Zellausfall in den äußeren Netzhautschichten. Es tritt dann eine zunehmende Erblindung und Cataractbildung ein; histopathologisch findet man als Korrelat im Spätstadium nur noch sklerosierte innere Netzhautanteile.

Bei einem dreijährigen Deutschdrahthaar-Rüden fanden wir kürzlich beispielhaft die klinischen Charakteristika der peripheren, generalisierten Netzhautatrophie. Der Hund war seit einem Vierteljahr beiderseits blind, hatte weite Pupillen, cataractöse Linsen und die Netzhautgefäße erschienen ophthalmoskopisch verengt und rarefiziert. Sichere Informationen über eventuelle Heredität konnten wir von dem Züchter nicht erhalten.

Makroskopisch fanden wir neben der Cataract auffallende runde, grau-weiße, atrophische Netzhautbezirke, die nicht nur in der Peripherie (Abb. 1), sondern auch am hinteren Augenpol vorhanden waren, und teilweise wie anliegende Netzhautforamina imponierten (Abb. 2). Der Glaskörper war klar. Histologisch war die gesamte Netzhaut verändert; im Vordergrund stand ein Ausfall der äußeren Netzhautschichten (Abb. 3). Der makroskopische Eindruck von großen degenerativen Rundlöchern bestätigte sich (Abb. 4). Daneben fanden sich chorioreti-

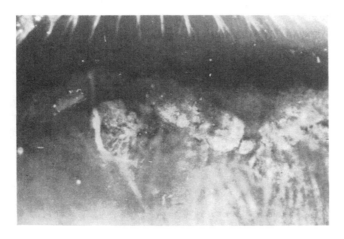

Abb. 1. Auffallend runde, hellgraue Atrophiebezirke in der peripheren Netzhaut

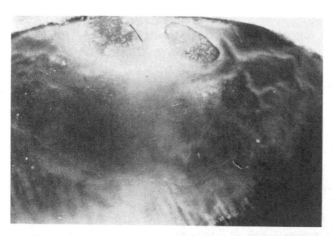

Abb. 2. Atrophische runde Netzhautbezirke am hinteren Augenpol

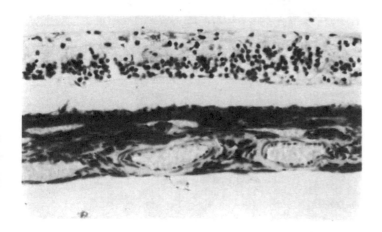

Abb. 3. (Periphere Retina) Ausfall der äußeren Netzhautschichten. Das retinale Pigmentepithel zeigt Pigmentverlust und ist rarefiziert. HE x 100

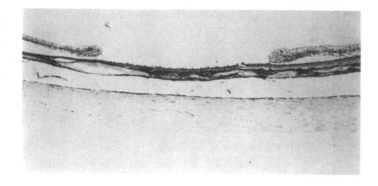

Abb. 4. Parazentrales großes degeneratives Rundloch der Retina mit hohen retinalen Pigmentepithelzellen. HE x 16

nale Adhaesionen ohne entzündliche Erscheinungen. Trotz erheblicher Ausfälle in den äußeren Netzhautschichten erschien die Nervenfaserschicht in den weniger betroffenen Arealen
gut erhalten. Das histopathologische Bild einer vorwiegend äußeren Netzhautschädigung
ließ uns an einen primären Schaden vom retinalen Pigmentepithel oder der Aderhaut ausgehend denken. Neben einer Rarefizierung mit Pigmentverlust des retinalen Pigmentepithels
fanden sich Defekte der Bruch'schen Membran mit durchtretenden großen, makrophagenar-
tigen Zellen. Elektronenoptisch fielen im retinalen Pigmentepithel der Netzhautperipherie
zusammengesetzte Granula auf, wobei Melanin von einer Lipofuscinhülle umgeben ist. Solche
zusammengesetzte Komplexgranula sieht man außerhalb der Area zentralis besonders bei
chronischen Aderhauterkrankungen.

Meine Damen und Herren, Degenerationen der äußeren Netzhautschichten können bei Tieren
nicht nur hereditär, sondern auch als Folge des normalen Alterns im Gebiete der Ora serata
in Form cystoider Retinadegenerationen mit und ohne Lochbildung auftreten. Darüber hinaus sind sekundäre retinale Degenerationen auch als Folge von systemischen Erkrankungen
(Staupe), im Gefolge einer Chorioretinitis (Toxoplasmose), bei Mangelerscheinungen (A-
Avitaminose), bei Glaukom, beim Diabetes, posttraumatisch und bei Vergiftungen (Quinin,
Quinolin, Phenobarbitat, Nicotin, Filix mas, Blei, Cobalt, Phosphor, Naphthalen) zu beobachten (Tab. 3).

1. progressiv-„hereditär"	Tabelle 3. Netzhautatrophie bei Hunden
2. senil (z. B. cystoide Degeneration)	
3. entzündlich (z. B. Staupe, Toxoplasmose)	
4. toxisch (z. B. alimentär)	

Literatur

Aguirre, G. D., Rubin, L. F.: Javma 166, 157 (1975). – Barnett, K. C.: Vet. Rec 77, 1543 (1965). –
Barnett, K. C.: J. small anim. Pract. 6, 41, 93, 185, 229 (1965). – Barnett, K. C.: J. small anim. Pract.
10, 451 (1969). – Cogan, D. G.: Personal communication in: K. C. Barnett, Retinal Atrophy. Vet. Rec.,
77, 1543 (1965). – Heywood, R.: J. small anim. Pract., 15, 189 (1974). – Hodgman, S. F. J.: Vet. Rec.
74, 1, 239 (1962). – Keep, J. M.: Vet. Rec. 74, 1, 193 (1962). – Krähenmann, A.: Schweiz. Ophthal.
Ges., 66. Vers. Montreux 1973. Ophthalmologica, Basel, 170, 210 (1975). – Lucas, D. R.: J. Exp. Zool.
126, 537 (1954). – Magnusson, H.: Svensk. VetTidskr. 14, 462 (1909). – Magnusson, H.: Arch. vergl.
Ophthal. 2, 147 (1911). – Magnusson, H.: v. Graefes Arch. Ophthal. 93, 404 (1917). – Parry, H. B.:
Brit. J. Ophthal. 37, 487 (1953). – Parry, H. B.: Brit. J. Ophthal. 38, 653 (1954). – Rasbridge, W. J.:
"Our Dogs". Oct. 28th. (1938). – Rubin, L. F.: Personal communication in: K. C. Barnett Retinal
Atrophy. Vet. Rec., 77, 1543 (1965).

Fundus albipunctatus cum hemeralopia (Lauber) und atypische progressive tapetoretinale Degeneration bei einem Geschwisterpaar[*]

H. Krastel (Universitäts-Augenklinik Heidelberg, Dir. Prof. Dr. W. Jaeger)

Zusammenfassung

Bei einem Geschwisterpaar mit Dunkeladaptationsstörung zeigte die 60 jährige Schwester das typische Bild des Fundus albipunctatus cum hemeralopia mit isoliertem und stationärem Funktionsverlust des Dämmerungssehapparates. Beim 57 jährigen Bruder wurden die Beschwerden erst in der sechsten Lebensdekade deutlich. Sie zeigen merkliche Progredienz. Neben der Peripherie mit multiplen weißlichen und einigen dunkler tingierten Flecken ist auch die zentrale Netzhaut sowohl morphologisch (Veränderungen im Sinne einer beginnenden hereditären Maculadegeneration) wie funktionell – mit Farbsinnstörung und perizentralem Ringskotom – beteiligt.

FUNDUS ALBIPUNCTATUS CUM HEMERALOPIA

H.G. ♀ * 1915

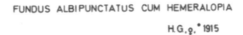

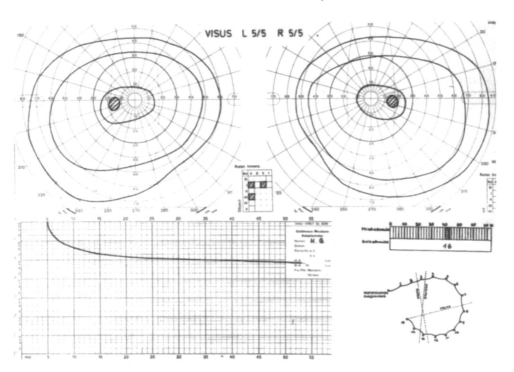

Abb. 1. Patientin H. G. Visus, Gesichtsfeld (Projektionsperimeter nach Goldmann), Farbsinn (Anomaloskop nach Nagel und Farnsworth Panel D 15), Dunkeladaptation (Adaptometer nach Goldmann-Weekers, Praeadaptation 5 min. an 660 cd/m^2)

* Mit Unterstützung der Deutschen Forschungsgemeinschaft (SFB 35, Klinische Genetik)

Summary. The paper deals with brother and sister suffering from hemeralopia. The sister, sixty years of age, shows the caracteristics of fundus albipunctatus cum hemeralopia with isolated and stationary loss of nocturnal vision. The brother, now at the age of 57, did not realize any visualcomplaints till the beginning of the sixth decade of his life. Besides the periphery of the eye fundus with multiple whitish and a few darker spots, the central retina is involved, morphologically (with changes like those of a beginning hereditary macular degeneration) and functionally (acquired dyschromatopsia and pericentral scotoma) as well.

Es soll über ein Geschwisterpaar berichtet werden, das wegen einer Dunkeladaptationsstörung untersucht wurde. Als auffallendsten morphologischen Befund boten beide Patienten multiple, kleinfleckige, gelblich-weiße Netzhauteinlagerungen in etwas unterschiedlicher Ausprägung.

Befund und Funktionsstörung (Abb. 1) bei Frau G., geb. 1915, sind typisch für einen Fundus albipunctatus cum hemeralopia (Nettleship, 1888, Lauber, 1910). Diese Patientin wurde deshalb auch in der Ringvorlesung der Heidelberger Klinik auf dieser Tagung als Beispiel für

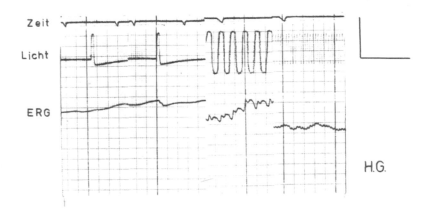

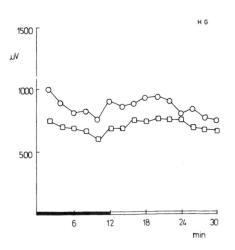

Abb. 2. Pat. H. G. Elektrophysiologie. Oben: Elektroretinogramm des linken Auges. Bei Dunkeladaptation (Einzelreize) lassen sich lediglich mit hohen Stimulusintensitäten kleine Antworten gewinnen (zweite Registrierung von links). Das bei Helladaptation abgeleitete Flimmer-ERG ist unauffällig.
Reizdauer: 30 msec. Bestrahlungsstärke bei voller Intensität ca. 2×10^5 lx am Ort des Probandenauges, bei niedriger Intensität (erste Registrierung von links) Abschwächung um 1,9 log Einheiten. Glühlampenlicht.
Eichsymbol: bezügl. Einzelreizen horizontal 1 sec., vertikal 250 μV; bezügl. Flimmerreizen horizontal 0,5 sec., vertikal 125 μV.
Unten: Elektrookulogramm. Quadratische Symbole: rechtes Auge, kreisförmige Symbole: linkes Auge. Helladaptation: 1000 cd/m^2. Arden-Quotient rechts 1,3; links 1,2

Fundus albipunctatus cum hemeralopia demonstriert. Die Nachtblindheit ist ihr seit Kindesjahren geläufig; sie hat keine Verschlechterung bemerkt. Visus, Farbsinn und das bei Helladaptation gewonnenen Gesichtsfeld sind intakt, ebenso der Zapfenteil der Dunkeladaptation. Der Stäbchenteil fehlt. Das ERG (Abb. 2) ist skotopisch erloschen, photopisch noch im Normbereich. Der Lichtanstieg im EOG ist reduziert. Der Fundus (Abb. 3) zeigt multiple, gelblichweiße Flecken ubiquitär, zentral mit der typischen Morphe der Drusen, zur Peripherie hin als gut begrenzte, kleine helle Tupfen, in Reihen angeordnet. Es besteht kein Grund, an der Diagnose Fundus albipunctatus cum hemeralopia zu zweifeln, der hier in Kombination mit Drusen der lamina vitrea vorliegt. Fälle von Fundus albipunctatus mit skotopisch ausgelöschtem ERG schilderten bereits Franceschetti et al. (1963). Electrooculographische Befunde bei derartigen Patienten wurden bisher allerdings nicht gezeigt.

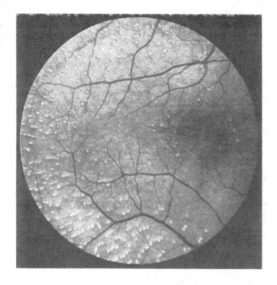

Abb. 3. Pat. H. G. Fundusphoto. Peripher die für den Fd. albipunctatus cum hemeralopia typischen kleinen Flecken, zentral Drusen

Anders beim heute 57 jährigen Bruder (Abb. 4) der früher nachts gut gesehen hat und erst seit einigen Jahren die Störung bemerkt. Der Nachweis, daß die Hemeralopie früher nicht existierte, wird dadurch erleichtert, daß der Patient im Krieg die Fliegertauglichkeitsprüfung bestand. Im Hellen erreicht Herr S. auch jetzt noch vollen Fernvisus, irrt sich jedoch in letzter Zeit beim Lesen häufiger in der Zeile. Im Gesichtsfeld besteht ein perizentraler, ringförmiger Defekt, am Anomaloskop eine in Richtung Rot vergrößerte Einstellbreite. Blausinnstörungen konnten nicht nachgewiesen werden. Die Blendungsempfindlichkeit war erhöht. Bei der Prüfung der Dunkeladaptation am Adaptometer nach Goldmann-Weekers konnte, nach voraufgegangener Helladaptation von 5 Minuten an 660 cd/m², zunächst überhaupt kein Meßwert gewonnen werden. Demgegenüber war das skotopische ERG (Abb. 5) zwar deutlich subnormal, jedoch nicht erloschen. Wir prüften deshalb die Dunkeladaptation nochmals, ohne Vorbelichtung, jedoch mit pupillographischer Kontrolle. Im Verlauf von 45 Minuten Dunkeladaptation war nur eine minimale Empfindlichkeitszunahme zu registrieren. Die Schwellenwerte für den Pupillenlichtreflex bestätigten die Angaben des Patienten. Das EOG zeigte einen sehr deutlich reduzierten Lichtanstieg. Bei der Fundusphotographie (Abb. 6) störte die Blendungsempfindlichkeit des Patienten. Die Medien waren jedoch klar (auch Glaskörperzellen wurden vermißt). Im Bereich des hinteren Pols fanden sich kleinfleckige Pigmentepithel-

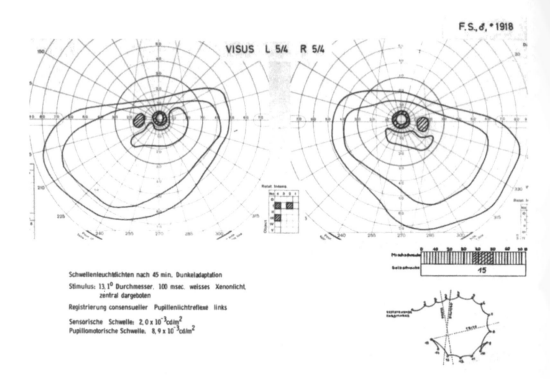

Abb. 4. Pat. F. S. Visus, Gesichtsfeld, Farbsinn. Sensorische und pupillomotorische Schwellenleuchtdichten nach 45 min. Dunkeladaptation. Normalwerte für die betr. Area liegen 3 log Einheiten tiefer (Alexandridis 1970). Die Differenz zwischen sensorischer und pupillomotorischer Schwelle liegt im Bereich der von Alexandridis (ibidem) für diese Area genannten Werte

defekte fast regelmäßig abwechselnd mit dunkleren Einsprengseln ringförmig um die Fovea angeordnet. Die Fundusperipherie wies eine gröbere Pfeffer-Salz-Struktur auf mit sich deutlich abhebenden hellen Flecken. Papille und Netzhautgefäße waren unauffällig.

Worum handelt es sich bei diesem Patienten? Die auffällige Diskrepanz zwischen unverhältnismäßig stark gestörter Dunkeladaptation und vergleichsweise gut erhaltenem skotopischem ERG ist für den Fundus albipunctatus cum hemeralopia nicht so ungewöhnlich (Franceschetti et al., 1963). Aber die Progredienz des Leidens erlaubt diese Diagnose nicht; andererseits wird das Vollbild einer Retinitis punctata albescens (Franceschetti und Dieterle, 1957) zumindest zur Zeit noch keineswegs erreicht: es fehlen Röhrengesichtsfeld, ausgelöschtes ERG, Papillen- und Gefäßbefunde. Eine Kombination peripherer und zentraler Fundusveränderungen und Funktionsdefekte wie die beschriebene läßt sich auch jenen Bildern schlecht zuordnen, die unter „Fundus flavimaculatus" subsummiert werden (Franceschetti und François, 1963). Die in den fortschreitenden Krankheitsprozeß mit einbezogene Macula entspricht, für sich betrachtet, sowohl betreffs morphologischer Kriterien (Behr, 1920) wie auch bezüglich der funktionellen Einbußen — Farbsinnstörung, Blendungsempfindlichkeit (Grützner, 1961; Jaeger, 1962; Jaeger und Grützner, 1963, 1966), perizentrales Skotom (Aulhorn, 1973) — dem Bild eines hereditären Maculaleidens. Für die Maculaveränderungen wie auch für jene der Peripherie bei Herrn S. ist schließlich äußerst ungewöhnlich, daß sie erst jenseits des 50. Lebensjahres Beschwerden machen.

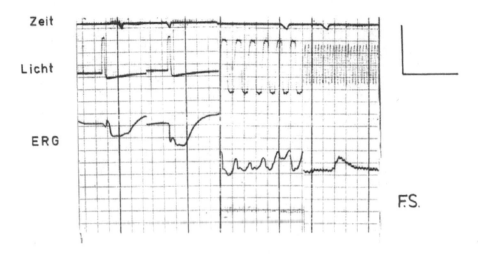

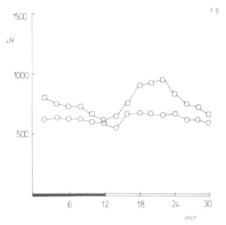

Abb. 5. Pat. F. S. Elektrophysiologie. Bedingungen s. Abb. 2. Oben: Elektroretinogramm des linken Auges. Bei Dunkaladaptation lassen sich nach Einzelreizen subnormale b-Wellen ableiten. Das bei Helladaptation registrierte Flimmer-ERG ist unauffällig. Unten: Elektrookulogramm. Arden-Quotient rechts 1,5; links 1,2

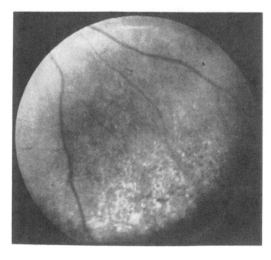

Abb. 6. Pat. F. S. Fundusphoto (Peripherie)

Die bei dem untersuchten Geschwisterpaar zunächst ganz ähnlich erscheinenden Krankheitsbilder – Dunkeladaptationsstörung bei weißgeflecktem Fundus – erwiesen sich als unter mehreren Aspekten geradezu gegensätzlich: Der Fundus albipunctatus bei der älteren Schwester zeigt die typischen Kriterien: seit Kindheit stationärer Zustand der Dunkeladaptationsstörung, Tagessehapparat unbeeinträchtigt. Konträr ist der Verlauf beim jüngeren Bruder: Manifestation der Dunkeladaptationsstörung in der sechsten Lebensdekade, dazu Maculabeteiligung (mit zugehöriger erworbener Farbsinnstörung) und Progredienz des Leidens.

Bei Herrn Prof. Jaeger bedanke ich mich für die Diskussion und Durchsicht des Manuskripts. Frau Dr. Buhr und Frau Dr. Klimpel, Herrn Priv.-Doz. Dr. Käfer und Herrn Dr. v. Kettler danke ich für ihre Hilfe, ebenso dem elektrophysiologischen Labor, Frau Faylor und Frau André, und dem Fotolabor, Frau Vorreuther und Frl. Praska.

Literatur

Alexandridis, E.: Bestimmung der Dunkeladaptationskurve mit Hilfe der Pupillenlichtreflexe. Ber. 68. Zus. dtsch. ophthal. Ges., 1968, 274–277. München: J. F. Bergmann. – Alexandridis, E.: Räumliche und zeitliche Summation pupillomotorisch wirksamer Lichtreize beim Menschen. A. v. Graefe's Arch. klin. exp. Ophthal. **180**, 12–19 (1970). – Alexandridis, E., H. Krastel: Ein tragbares Infrarot-Reflexpupillometer. Ber. 71. Zus. dtsch. ophthal. Ges., 1971, 652–654. München: J. F. Bergmann. – Aulhorn, E.: Die Gesichtsfeldprüfung bei macularen Erkrankungen. Ber. 73. Zus. dtsch. Ophthal. Ges. 1973, 77–86. München: J. F. Bergmann. – Behr, C.: Die Heredodegeneration der Macula. Klin. Mbl. Augenheilk. **65**, 465–505 (1920). – Carr, R. E., Siegel, J. M.: Electrophysiological aspects of several retinal diseases. Amer. J. Ophthal. **58**, 95–107 (1964). – Franceschetti, A., Dieterle, P.: Die differentialdiagnostische Bedeutung des ERG bei tapetoretinalen Degenerationen. In: Elektroretinographie, Symposium Hamburg 1956, Biblioteca ophthalmologica 48, S. 161–182, Basel: 1957. – Franceschetti, A., Dieterle, P., Amann, F., Marty, F.: Une nouvelle forme de fundus albipunctatus cum hemeralopia. Ophthalmologica (Basel) **145**, 403–410 (1963). – Franceschetti, A., François, J.: Fundus flavimaculatus. Arch. Ophthal. (Chic. **25**, 505–530 (1963). – Franceschetti, A., François, J., Babel, F.: Les rétinopathies pigmentaires atypiques. In: Les hérédodégenerescens chorio-rétiniennes. Bd. I, S. 280–369. Paris 1963. – Grützner, P.: Typische erworbene Farbsinnstörung bei heredodegenrativen Maculaleiden. A. v. Graefes Arch. klin. exp. Ophthalmol. **163**, 99–116 (1961). – Jaeger, W.: Erworbene Farbsinnstörung. Wiener Fortbildungskurs 1962. – Jaeger, W., Grützner, P.: Erworbene Farbsinnstörungen. In: Entwicklung und Fortschritt in der Augenheilkunde, 591–614. Stuttgart: 1963. – Jaeger, W., Grützner, P.: Le alterazioni del senso cromatico nelle degenerazioni famigliari maculari e nelle atrofie ottiche ereditarie. Bolletino d'Oculistica XLV, 783–810 (1966). – Lauber, H.: Die sogenannte Retinitis punctata albescens. Klin. Mbl. Augenheilk. 48, 133–148 (1910). – Nettleship, E.: A case of stationary night blindness with·minute white spots at the fundus. Trans. ophthal. Soc. U. K. 8, 163–171 (1888). – Riggs, L. A.: Electroretinography in cases of night blindness. Amer. J. Ophthal. 38, 70–78 (1954). – Rintelen, F.: Diskussion zu Franceschetti und Chomé. Klin. Mbl. Augenheilk. 101, 904–905 (1938).

Nekrotisierende Retinitis bei subakut sklerosierender Panenzephalitis

G. Pülhorn (Abteilung für Allgemeine Ophthalmologie der Universität Kiel, Leitender Arzt: Prof. Dr. med. W. Böke)

Bei dem hier zu demonstrierenden Fall handelt es sich um ein 11jähriges Mädchen, das bei sonstigem körperlichem Wohlbefinden wegen einer rasch einsetzenden, beidseitigen Sehverschlechterung in stationäre Behandlung der Augenklinik Kiel kam.
Anamnestisch ergaben sich folgende Vorerkrankungen:

Mit 4 Jahren Herpes-Simplex-Sepsis (serologisch gesichert)
Mit 6 Jahren Röteln
Mit 7 Jahren sehr leichte *Masern*
Mit 8 Jahren Varizellen

Die bedeutsamsten ophthalmologischen Befunde waren:

	RA s. c. 0.1	
Visus		Gl. b. n.
	LA s. c. 1/20	

Gesichtsfeld bds. stark konzentrisch eingeschränkt
Dunkeladaptation stark verzögert
Fluoreszenzangiographie ausgedehnte Defekte im retinalen Pigmentepithel; Ähnlichkeit mit chorioretinitischen Narben.

Ophthalmoskopisch zeigten sich die stärksten Veränderungen im zentralen Fundusbereich, aber auch die Peripherie war in prinzipiell gleicher Weise verändert. Man beobachtete einen ausgedehnten Schwund aller Netzhautstrukturen, daneben membranartige fibröse Verdichtungen und in der Fundusperipherie einzelne Gefäßeinscheidungen. Beiderseits bestand annähernd gleicher Befund, die Papillen erschienen temporal leicht abgeblaßt, eine Beteiligung der Aderhaut konnte nicht festgestellt werden.

Da es sich offensichtlich um eine rasch ablaufende nekrotisierende Retinitis handelte, wurde eine ausgedehnte serologische Diagnostik vorgenommen; die Fahndung nach einer viralen, bakteriologischen oder parasitären Ursache verlief jedoch in jedem Falle negativ. Die bis dahin allgemein-klinisch völlig unauffällige Patientin zeigte nach knapp 3wöchigem stationären Aufenthalt plötzlich myoclonische, rhythmische Zuckungen im Bereich des rechten M. deltoideus und pectoralis, die auch nach Sedativa nicht zu unterbrechen waren. Es erfolgte die Verlegung in die Universitäts-Kinderklinik. Auch dort konnten die rhythmischen Jactationen im rechten Arm nicht beherrscht werden, vielmehr wurde das Mädchen nach wenigen Tagen komatös. Die wichtigsten pädiatrischen Befunde, die schließlich auch zur Diagnose führten, waren:

EEG:	Zeichen einer Enzephalitis
Blutbild:	geringe Leukozytose
Liquor:	Eiweißanstieg; IgG- u. IgA-Vermehrung
Immunfluoreszenz:	erhöhte AK-Titer gegen SSPE-Virus in Liquor u. Serum (zytoplasmatisch und nukleär)

Letztgenannter Befund ergab die Diagnose einer subakuten sklerosierenden Panenzephalitis. Die Patientin blieb weiterhin tief komatös und kam dann sechs Wochen nach Auftreten der ersten ophthalmologischen Symptomatik unter den Zeichen eines zentralen Herz-Kreislauf-Versagens ad exitum.

Die pathologische Anatomie bestätigte die klinische Diagnose: Hervorstechend sind im gesamten Hirn vorkommende perivaskuläre lymphozytär-plasmazelluläre Infiltrate, ein Befund, der sich auch im Nervus opticus wiederholt, daneben findet man für die Erkrankung typische intrazelluläre eosinophile Einschlußkörperchen. Ansonsten bestanden ausgedehnte Ganglienzelluntergänge und subkortikale Entmarkungsherde.

Ähnliche perivaskuläre Infiltrate wie zerebral zeigen sich auch in der Retina. Über weite Bereiche ist die Netzhaut zusammengesintert und eingeschmolzen, definierte Strukturen lassen sich nicht mehr erkennen. Es findet sich eine geringe narbige Reaktion, oder im Extremfall eine Umwandlung der Retina zu einem schmalen, fibro-gliösen Band mit klumpigen Pigmentanlagerungen und -einschlüssen. Während das Pigmentepithel größtenteils geschwunden ist, zeigt die Aderhaut lediglich eine diskrete lymphozytär-plasmazelluläre Infiltration.

Die subakut sklerosierende Panenzephalitis gilt heute als Prototyp einer menschlichen Infektion durch sog. „langsame Viren".

Es werden folgende, seit Jahrzehnten bekannte, Krankheitsbilder unter diesem Oberbegriff zusammengefaßt:

a) Panenzephalitis Pette-Doehring
b) subakut sklerosierende Leukoenzephalitis Bogaert
c) Einschlußkörperchen-Enzephalitis Dawson

Die klinische Symptomatik läßt sich nach den Angaben aus der Literatur folgendermaßen zusammengefaßt darstellen:

Anamnese: Masern obligat (meist Jahre zurückliegend)

Manifestationsalter: 4–17 Jahre

Krankheitsdauer: 2 Monate – 7 Jahre (zeitlich begrenzte Remissionen möglich)

Verlauf: schematisch in einzelnen Stadien
1. schleichender Beginn, psychische Auffälligkeit, Zeichen der Demenz, rigorartige Steigerung d. Muskeltonus
2. fortschreitende psychische u. intellektuelle Veränderungen, myoklonische, lokale u. generalisierte Anfälle, okuläre Symptome
3. Koma, Dezerebration, vegetative Dysregulation

Befunde: EEG-Veränderungen (vor Eintreten der Dezerebration)
γ-Globuline erhöht in Liquor u. Serum (IgG, IgA, IgM)
AK-Titer gegen SSPE-Virus erhöht in Liquor u. Serum

Therapie: versuchsweise immunsuppressiv

Prognose: absolut infaust

Eine Augenbeteiligung findet sich in ca. 30% der beschriebenen Fälle. Sie drückt sich aus in:
1. Störungen höherer optischer Funktionen
(gnostische Störungen, Halluzinationen, kortikale Blindheit, Nystagmus)
2. Augenmuskelstörungen

3. Fundusveränderungen (meist einseitig)
akute Chorioretinitis zentralis
zentrale chorioretinitische Narben
periphere chorioretinitische Narben (selten)

temporale Papillenabblassung
Optikusatrophie
Papillenödem u. Stauungspapille
(im Terminalstadium)

Der hier demonstrierte Fall weicht in mancher Hinsicht von der typischen klinischen Symptomatik ab, insbesondere konnte eine entsprechende retinale Beteiligung in der zugänglichen Literatur nicht gefunden werden.

Tumor der Fundusperipherie bei M. Boeck, eine Langzeitbeobachtung

A. Tenner (Universitäts-Augenklinik Heidelberg, Direktor: Prof. Dr. W. Jaeger)

1969 wurde uns ein Patient vom Augenarzt mit Verdacht auf ein malignes Melanom der Fundusperipherie überwiesen.

Es fand sich am linken Auge nasal unten ein größerer weißlicher Tumos, der nach zentral mit einem pigmentierten Narbensaum umgeben war. Auf dem Tumor fanden sich kleine

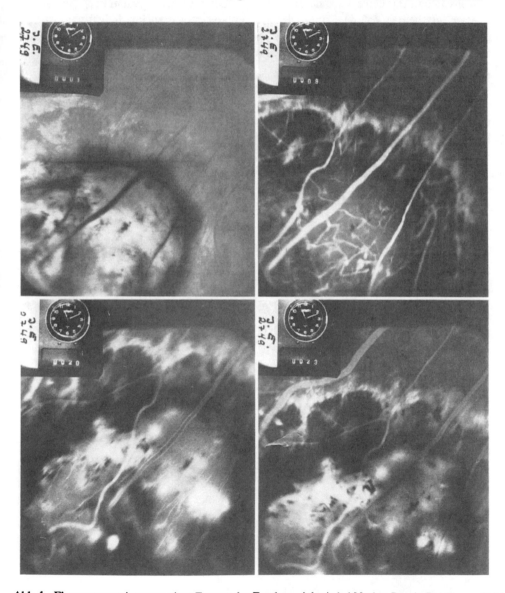

Abb. 1. Fluoreszenzangiogramm eines Tumors der Fundusperipherie bei Morbus Boeck. Der Tumor färbt sich während des Angiogrammes weder diffus an noch ist er vaskularisiert. Lediglich aus kleinen Gefäß-proliferationen über dem Tumor tritt in der Spätphase etwas Farbstoff aus. Die Narbenzone um den Tumor mit Pigmentierungen und Rarefizierung des Pigmentepithels tritt besonders deutlich hervor

Gefäßproliferationen, nach peripher war keine eigentliche Begrenzung zur Pars plana des Ziliarkörpers erkennbar. Vom klinischen Aspekt her schien uns der Tumor nicht typisch für ein malignes Melanom der Aderhaut oder des Ziliarkörpers. Der damals durchgeführte P 32 Test verlief negativ. Das Fluoreszenzangiogramm war ebenfalls nicht typisch für ein malignes Melanom, obwohl unser damals noch schlecht trennendes Filtersystem keine sichere Entscheidung zuließ, ob im Tumorbereich eine diffuse Anfärbung auftrat oder ob nur Erregerlicht reflektiert wurde. Die Durchuntersuchung in den Nachbardisziplinen ergab keine weiteren Hinweise. Allerdings wurde von den Internisten ein M. Boeck im Stadium I in Ausheilung festgestellt. Wir entschlossen uns, den Tumor zunächst weiter zu beobachten. In den vergangenen sechs Jahren trat keine Veränderung auf. Im Fluoreszenzangiogramm konnten wir jetzt besser entscheiden, daß der Tumor weder vaskularisiert war noch sich diffus anfärbte, lediglich an den kleinen Gefäßproliferationen über dem Tumor trat etwas Farbstoff aus. Die Narbenzone um den Tumor mit Pigmentierungen und Rarefizierung des Pigmentepithels tritt deutlich hervor (Abb. 1).

Aufgrund des bisherigen Verlaufes und des fluoreszenzangiographischen Befundes halten wir es für wahrscheinlich, daß es sich hier um ein Residuum nach abgeheiltem M. Boeck-Granulom der Pars plana des Ziliarkörpers handelt.

Martenet hat über einen solchen histologisch verifizierten Fall berichtet mit M. Boeck im Bereich der Pars plana. Es schien uns von Interesse, diese Langzeitbeobachtung dieses seltenen Tumors mitzuteilen, zumal unseres Wissens noch keine intravitam Beobachtungen vorliegen.

Literatur

Martenet, A.: Les formes oculaires de la sarcoidose. Schweizerische Rundschau für Medizin (Praxis) 61, Nr. 18., 594–600 (1972). – Böcke, W.: Die Manifestationsformen der Boeckschen Sarkoidose am Sehorgan. Klinische Monatsblätter für Augenheilkunde 138, 1–25 (1961). – Jansen, H.H., Kolkmann, F.W., Kraus, E.: Der extrapulmonale Morbus Boeck unter besonderer Berücksichtigung seiner cerebralen und okulären Manifestationen. Ärztliche Forschung 23, 8, 249–261 (1969).

Ein Beitrag zum Krankheitsbild der Phakomatosen

G. Hafner und H. Meythaler (Augenklinik der Universität Erlangen-Nürnberg, Dir. Prof. Dr. E. Schreck)

Multiple okuläre Mißbildungen, kombiniert mit solchen anderer Organe, fanden schon immer das Interesse des Ophthalmologen, so auch wohl folgende Demonstration.

33jährige imbezile Patientin (Abb. 1), Familienanamnese ohne Erbkrankheiten oder Mißbildungen, Konsanguinität der Eltern nicht bekannt. Seit dem 2. Lebensjahr epileptische Anfälle, die z.Z. medikamentös gut zu beherrschen sind.

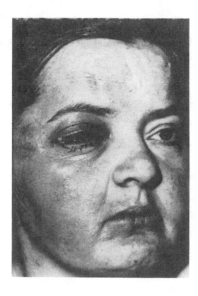

Abb. 1. 33jähr. imbezile Patientin mit 5 DM-großem, etwas subkutan gelegenem Hämangioma cavernosum an der rechten Schläfe. Ausgedehnte epibulbäre Epidermoide

Augenbefund: Visusprüfung nicht möglich. Am lateralen Rand des rechten Oberlides klein-erbsengroßer, mit Lanugohaaren bedeckter, gelblicher, kugeliger Tumor. Motilität des Bulbus nach allen Richtungen, vor allem nach temporal erheblich eingeschränkt. Im lateralen Bindehautbereich ausgedehnte, fleischig-rote, kapillarreiche Bindehauttumoren, je ein kleinerer bei 12 und 3 h am Limbus, wobei letzterer zu einem Drittel auf die Cornea übergreift. Die histologische Untersuchung ergibt ein Epidermoid mit ausgeprägter hämangiomatöser und lymphangiomatöser Komponente. Die Hornhaut findet sich im ganzen grau-weiß eingetrübt mit zentraler Erosio, Einblick auf die tieferen Augenabschnitte nicht möglich.

Am linken Auge (Abb. 2) erkennt man kleinere, flache, fleischig-rote bis gelbliche gefäßreiche Geschwülste der Bindehaut, die bei 3 und 12 Uhr am Limbus gelegen sind und teilweise auf die Hornhaut übergreifen. Bis auf einzelne umschriebene Reste temporal fehlt die Regenbogenhaut, wobei vor allem bei ihnen ein Schwund des Pigmentblattes auffällt. Auf der Linsenvorderfläche, neben einzelnen Fäden der Membrana pupillaris persistens, findet sich reichlich Sternchenpigment. Die Papille (Abb. 3) erscheint durch einen ausgedehnten Gliaschleier unscharf und leicht prominent. Nasal neben ihr drei mittelgroße Aderhautkolobome mit spärlicher Randpigmentierung, auch oberhalb von ihr vier weitere kolobomatöse Bezirke. Bei 9 h umschriebene Aplasie der Aderhaut.

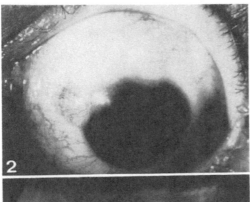

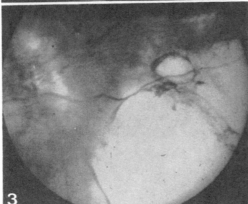

Abb. 2. Epibulbäre Epidermoide bei 10 und 12 h, subtotale Aniridie

Abb. 3. Erheblicher Gliaschleier der Papille. Ausgedehnte Aderhautkolobome

Zahnstatus: Oberkiefer zahnlos, Unterkiefer lückenhaft. Kein Hinweis für Knochencysten im Bereich der Kiefer. Leicht angedeutete Lingua plicata, Mundschleimhaut ohne Besonderheiten.

Neurologischer Befund: Epilepsie, keine Besonderheiten im Hirnnervenbereich. Im Echogramm mäßige Erweiterung des III. Ventrikels, im EEG deutlicher Herd occipito-temporal. Die Hirnszintigraphie zeigt in der hinteren Temporalregion links nahe der Kalotte einen unscharf begrenzten, kugeligen Prozeß, wahrscheinlich blastomatöser Natur. Eine weitere Abklärung ließen die Angehörigen nicht zu.

Dermatologischer Befund: An der rechten Schläfenseite in Orbitanähe ca. 5 DM-großes, subkutan gelegenes cavernöses Hämangiom. Säbelhiebartige Narben der Stirn infolge mehrerer Stürze im Anfall, außerdem im Mundbereich chronische Pyodermie nach Bißverletzungen. Bakteriologisch konnte Candida albicans gezüchtet werden.

Zusammenfassend führen im klinischen Bild tumoröse Alterationen an Haut, Zentralnervensystem und Auge. Mit ihnen kombinieren sich multiple Mißbildungen der Uvea, großenteils nach Art typischer Kolobome. Hieraus liegt eine Zuordnung des demonstrierten Krankheitsbildes zu den neurokutanen Syndromen bzw. Phakomatosen nahe. Sie stellen nach v.d. Hoeve und neuerdings François kongenitale Dysplasien auf hereditärer Grundlage dar, welche sich durch eine extensive Variationsbreite auszeichnen. Als charakteristischste Manifestationen von ihnen gelten multiple Tumoren oder Zysten an den verschiedensten Organen, vor allem Haut, ZNS und Auge, aber auch inneren Organen. Nach Hornstein ist die Diagnose einer nosologisch eigenständigen Phakomatose auch dann zu stellen, wenn nicht nur Abkömmlinge des Neuroektoderms, sondern auch des Mesoderms beteiligt scheinen. Unverkennbar trifft dies für die hier demonstrierte Pat. zu. Allerdings sei nicht verkannt, daß die Abgrenzung verschiedener Erscheinungsformen infolge der außerordentlich großen phänotypischen Variationsbreite der Phakomatosen und ihrer Neigung zur Entwicklung von Mischformen und Kombinationen bisweilen Schwierigkeiten bereitet. So ist die immer wieder überraschende Vielgestaltigkeit erklärt, die oft eine diagnostische Systematik vor Probleme stellt (Schimmelpenning).

Soweit überschaubar fehlt in der einschlägigen Literatur die hier vorgestellte Kombination einer Phakomatose mit Aniridie und Kolobomen der Aderhaut. Lediglich beim seltenen Syndrom nach Schimmelpenning, Feuerstein und Mims sieht man gehäuft Kolobome der Lider, wobei das epibulbäre Epidermoid als okuläres Leitsymptom fungiert. Hinsichtlich der Ätiologie und Pathogenese der Phakomatosen dürfte, wie auch unsere Pat. nahelegt, die Störung auf eine zeitlich determinierte teratogenetische Periode zwischen der 4. und 8. Embryonalwoche begrenzt sein, was ebenfalls die Annahme einer einheitlichen nosogenetischen Basis stützt (Hornstein und Knickenberg).

Literatur

François, J.: Ann. d'Oculist. (Paris) **207**, 497 (1974). – Hornstein, O.P., Knickenberg, M.: Arch. Derm. Forsch. **250**, 33 (1974). – Schimmelpenning, G.W.: Fortschr. Röntgenstr. **87**, 716 (1957).

Consilium diagnosticum

Eröffnung

Herr François (Gent):

Meine Damen und Herren!

Ich möchte sehr herzlich Herrn Professor Meyer-Schwickerath danken, der seine Klinik so freundlich dem Consilium diagnosticum zur Verfügung gestellt hat. Ich möchte ebenso herzlich denjenigen Kliniken und ihren Direktoren, sowie den Augenärzten, die uns besonders interessante Fälle für die Diskussion geschickt haben, danken. Schließlich möchte ich auch sehr herzlich Herrn Professor Nover danken, der sehr freundlich das Sekretariat des Consiliums übernommen hat und uns die Beobachtungen zur rechten Zeit geschickt hat.

Wir bitten nochmals um zahlreichere Einsendungen von Krankheitsbildern, nicht nur aus den Universitätskliniken, sondern auch aus dem Krankengut der praktizierenden Augenärzte. Wir verlangen interessante Augenkrankheiten, deren Diagnose und Therapie strittig ist und deren Diskussion vor allen Mitgliedern unserer Gesellschaft fruchtbar sein könnte.

Zum Schluß möchte ich noch darauf hinweisen, daß die Meinung des Diskussionsleiters die Meinung aller Mitglieder des Consiliums ausdrückt.

H. Fanta (Wien): Zystisches Epitheliom des Ciliarkörpers

Dem Consilium diagnosticum 1968 hat Hruby einen Fall mit einer einseitigen recidivierenden Schleimbildung in der Vorderkammer des linken Auges vorgestellt. Die 10jährige Patientin wurde unter der Diagnose „chronische Cyclitis" zur Behandlung eingewiesen. Damals fand man im temporal oberen Quadranten des Kammerwinkels eine schleimige Masse ungeklärter Ätiologie. Die Durchuntersuchung ergab lediglich einen Hinweis auf eine Toxoplasmoseinfektion. Herr Nordmann hat auf Grund des Krankheitsbildes und der erhobenen Befunde die Diagnose „angeborene Iriscysten" gestellt.

Die Patientin konnte 2 Jahre später an anderer Stelle wieder gesehen werden, wobei festzustellen war, daß sich diese Veränderungen im temporal oberen Quadranten wesentlich mehr ausgedehnt haben und stellenweise tumorartig, in anderen Bereichen schleimig imponierten. Außerdem konnte man einen Zusammenhang mit dem Ciliarkörper erkennen. Es wurde deshalb jetzt die Veränderung als ein Diktyom angesehen. Eine Enucleation wurde von den Eltern abgelehnt, weil man früher immer betonte, daß diese Erkrankung gutartig wäre. Später, 1972, wurde die Enucleation durchgeführt. Zu dieser Zeit war das Auge vollkommen erblindet und die Patientin hatte Schmerzen als Folge einer Hypotonie des Auges. Die tumorartigen Massen im äußeren oberen Kammerwinkel haben sich noch mehr ausgebreitet, die Linse war getrübt. Die Erblindung wies auf eine totale Netzhautabhebung hin.

Die histologische Untersuchung ergab nachfolgenden Befund (Abb. 1). Es sind mehr oder weniger große Zysten erkennbar, die im Kammerwinkel außen oben gelegen sind. Die Zysten liegen teilweise hinter der Iris und drängen an dieser Stelle die Iris stark an die Hornhaut, wobei die Iris teils zerstört und teils atrophisch aussieht. Andererseits wieder liegen Zysten an der Oberfläche der Iris und drängen die stark veränderte Iris an die Linse. Das Epithel dieser Zysten ist ein gut differenziertes, nicht pigmentiertes Ciliarepithel. Die Zellen dieses Epi-

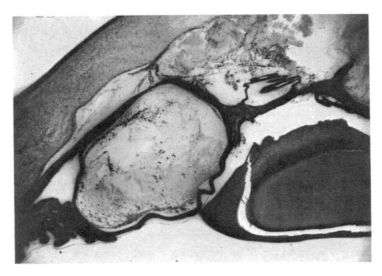

Abb. 1. Zystische Veränderungen im Bereich der Vorderkammer vom Ziliarkörper ausgehend

thels sind meist einreihig, in wenigen Bereichen sind sie mehrreihig. Der Inhalt ist ein Netzwerk von Fibrillen mit eosinophilen Einlagerungen. Die Zysten erscheinen gut abgegrenzt und sind von klarem Kammerwasser umgeben.

Wegen des vollkommen differenzierten, nicht pigmentierten Ciliarepithels im Bereich der Zystenwand mußte die Diagnose „Diktyom" fallen gelassen werden. Zunächst wurde auch von vielen Ophthalmo-Pathologen, die den Fall sahen, ein Diktyom (Medulloepitheliom) vermutet. Dann wäre aber das Ciliarepithel nicht so gut differenziert, wie in dem gezeigten Fall. Aus diesem Grund ist die endgültige Diagnose „Zystisches Epitheliom des Ciliarkörpers".

Dem Consilium diagnosticum, bzw. Herrn Prof. Nordmann kann man zu der früheren Diagnose nur gratulieren, da doch dieser außerordentlich seltene Fall praktisch richtig beurteilt wurde.

K. Hruby (Wien): **Ungewöhnliche Maculopathie bei einem 29jährigen**

Der 29jährige Patient Morris Y. stellte sich am 6.2.1975 vor und klagte über eine Abnahme der Sehschärfe seines *rechten* Auges; die Störung war vor etwa 2 Monaten aufgetreten. In seinem Heimatland war er mit Steroiden und Antibiotika behandelt worden. Im Kammerwasser und im Glaskörper des rechten Auges fanden sich einige suspendierte zellige Elemente. Ophthalmoskopisch sah man am hinteren Pol einen unregelmäßig begrenzten weißen Herd, entfernt ähnlich einer „Sternfigur" in Fällen von Netzhautablösung. Biomikroskopisch konnte die vermutliche Bindegewebsproliferation in die inneren Netzhautschichten lokalisiert werden, an einer Stelle tauchte eine Gefäßschlinge auf. Im Zentrum des Herdes konnte ein weißer Knoten in den äußeren Netzhautschichten erkannt werden; der ganze Herd war von einem transparenten Netzhautödem umgeben. Die Fundusperipherie war ophthalmoskopisch und biomikroskopisch frei, es konnte auch keine hintere Glaskörperabhebung und keine Adhäsion des Netzhautherdes mit der abgehobenen hinteren Glaskörpergrenzschicht erkannt werden. Infolge eines Zentralskotoms war die Sehschärfe auf 6/60 reduziert. Der intraoculare Druck war normal. – Das *linke* Auge war normal und erreichte mit – 2,0 sph c. – 0.75 cyl. 80° in Ferne und Nähe volle Sehschärfe.

Im Fluoreszenz-Angiogramm war während der Leerphase ein stark eigenfluoreszierender Herd nasal unterhalb der Makula zu sehen. Während des ganzen Ablaufs der Angiographie trat keine Änderung im Bereich des erkrankten Fundusbezirkes auf, insbesondere waren keine abnormen Kapillaren und keine Farbstoffpermeation sichtbar.

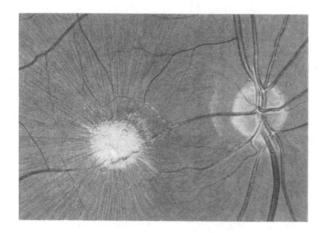

Abb. 1

Die *interne* Untersuchung ergab lediglich eine Adipositas infolge einer Fettstoffwechselstörung sowie eine Hypertonie von 150/100 mm Hg. Außerdem fand sich vorübergehend eine starke Lokalreaktion nach einer wenige Tage vorher stattgefundenen Pockenschutzimpfung. WaR negativ. Das Blutbild war unauffällig, die Blutsenkung niedrig. Im Stuhl waren schon auswärts Giardiazysten gefunden worden.

Im *Hals-Nasen-Ohrenbereich* fand sich ebenfalls kein pathologischer Befund.

Ein positiver Sabin-Feldmann-Test ergab einen Titer von 1:65.563, so daß eine rezente Infektion angenommen wurde.

Therapie: Zunächst erhielt der Patient (nachdem die Impfreaktion abgeklungen war) täglich eine i.v.-Infusion von je 50 mg Soludecortin, 1 g Vitamin C, 4 ml Multivit B und 1 Amp. Complamin in 250 ml 5% Laevulose. Danach konnte man ophthalmoskopisch einen leichten Rückgang der Makulopathie erkennen und der Patient gab auch eine subjektive Besserung an, wenn auch die Sehschärfe unverändert mit 6/60 angegeben wurde. Anschließend erhielt der Patient 10 i.m.-Injektionen von je 2 ml Etaretin und eine Serie von 10 parabulbären Injektionen von je 1 ml Priscol. Auch eine Bestrahlungstherapie wurde erwogen, aber nicht ausgeführt. Der Visus erreichte nie mehr als 6/60, Birkhäuser 0,1.

Am 8.4.1975 stellte sich der Patient wieder vor, eine Änderung des objektiven Befundes war nicht eingetreten. Die Sehschärfe erreichte mit Korr. 6/24 (Einzeloptotypen) und Birkhäuser 0,1–0,2. Nach der Abreise des Patienten erhielten wir am 14.4.1975 das Ergebnis eines zweiten Sabin-Feldman-Tests; der Titer erreichte nunmehr 1:1.048.576. Nach Rücksprache mit dem Leiter der Abteilung für Neonatologie und angeborene Störungen an der Universitäts-Kinderklinik entschlossen wir uns, dem Patienten eine antitoxoplasmotische Therapie mit Daraprim und Sulfonamiden zu empfehlen, obwohl wir die bestehende Makulopathie mangels entsprechender klinischer Zeichen einer aktiven Entzündung nicht als toxoplasmotische Erkrankung ansehen. Wir konnten uns nicht entschließen, aufgrund der zeitlichen Koinzidenz der Makulopathie mit einem ansteigenden Toxoplasmosetiter im Blutserum, die Augenerkrankung als toxoplasmotische Manifestation anzusehen. Die Therapie sollte das evtl. Auftreten echter toxoplasmotischer Manifestationen im Organismus verhüten. Somit blieben Wesen und Ursache der Makulopathie bisher ungeklärt.

Eine ähnliche „Sternfigur" wurde kürzlich bei einer 75jährigen Patientin im Rahmen einer vorgeschrittenen senilen Maculopathie gesehen.

Consilium diagnosticum

Vorgetragen von Herrn Bietti (Rom):

Ich kann nicht leugnen, daß die exakte Deutung des jetzt von Herrn Prof. Hruby vorgetragenen Falles dem Consilium diagnosticum manche Schwierigkeiten bereitet hat.

Es sind nämlich widersprechende Befunde vorhanden, die zum Teil für eine aktive Läsion, zum Teil aber für einen abgelaufenen Prozeß sprechen.

Als positive Zeichen für eine aktive Entzündung spricht die Tatsache, daß die fibrotische Läsion am hinteren Augenpol von einem durchsichtigen Netzhautödem umgeben wird und daß Vorderkammer und Glaskörper suspendierte zellige Elemente enthalten. Es ist außerdem ganz besonders zu unterstreichen, daß die Sabin-Feldmann'sche Reaktion äußerst hohe Titer von Toxoplasma-Antikörper ergibt; man findet nämlich einen Titer von 1:65.536 bei der ersten Untersuchung mit einer Steigerung bis 1:1.048.576 etwa 2 Monate später.

Das beweist, daß eine frische toxoplasmatische Infektion in ihrer aktiven Phase im Gange ist.

Andererseits sind keine Zeichen einer allgemeinen Beteiligung wie Lymphadenopathie, Fieber, Milzvergrößerung, intracranielle Verkalkungen usw. vorhanden. Es ist außerdem zu bemerken, daß vitreoretinale Verklebungen sowie eine Glaskörperabhebung ganz fehlen und daß die Netzhautperipherie völlig normal erscheint. Gegen ein Netzhautödem sprechen schließlich die Resultate der Fluoreszenzangiographie, welche normale Capillaren und keine Farbstoffpermeation, auch nicht um den retinalen Herd herum, zeigen.

Es fragt sich nun, ob wir hier vor dem Bild einer aktiven evolutiven Form der Toxoplasmose stehen, oder ob es sich um eine präretinale Fibrose eines abgelaufenen Prozesses handelt, wie besonders die fluoreszenzangiographischen Resultate zu zeigen scheinen.

Die präretinale Fibrose entsteht bekanntlich durch eine Proliferation der perivasculären Glia, wie besonders Wise und Mitarbeiter vor kurzem festgestellt haben. Sie kann natürlich die Folge eines entzündlichen Prozesses sein, was man aber bei diesem Fall weder ophthalmoskopisch noch fluoreszenzangiographisch beweisen kann. Da der Patient jedoch eine Verschlechterung der Sehschärfe in den letzten 2 Monaten angibt, könnte diese Interpretation, trotz der kurzen abgelaufenen Zeit, besonders in Verbindung mit dem Ansteigen der Toxoplasmose-Antikörper vom Consilium diagnosticum als gültig, allerdings nur mit gewisser Zurückhaltung angenommen werden.

Die oben erwähnte präretinale idiopathische Fibrose, die nicht von entzündlichen Zeichen begleitet wird, ist übrigens nur ausnahmsweise vor dem 50. Lebensjahr gesehen worden.

Es wäre wünschenswert, wenn man im Laufe der Zeit weitere Angaben über die Werte der Komplementbindungsreaktion, zusammen mit dem Verhalten der spezifischen IgM und IgG Globuline erhalten könnte. Eine weitere Beobachtung des Verlaufes der Fundusläsion erscheint außerdem für eine genauere Deutung des vorgetragenen Bildes dem Consilium diagnosticum sehr angezeigt.

Aussprache:

Herr Brückner (Basel):
Wenn es keine Toxoplasmose war, wie konnten wohl die Medikamente, die Sie gaben, auf eine Maculopathie wirken?

Herr Hruby (Wien):
zu Herrn Brückner (Basel): Da wir in unserem Falle von Maculopathie weder eine genaue Diagnose stellen, noch die Ätiologie der Erkrankung feststellen konnten, war jede Art von Therapie problematisch; wir haben uns zu der erwähnten symptomatischen Therapie entschlossen. Das Ergebnis des Sabin-Feldman-Testes erhielten wir erst nach der Heimreise des Patienten, die antitoxoplasmotische Behandlung haben wir ihm brieflich nahegelegt.

K. Hruby (Wien): **Partielle blutige Aderhautabhebung und gleichzeitige Affektion des Sehnerven 16 Tage nach Staroperation**

Der 71jährige Patient Georg T. mit beidseitiger Achsenmyopie von etwa 20 Dptr. unterzog sich am 9. September 1974 einer Kataraktoperation am rechten Auge in Lokalanästhesie. Wegen der hohen Myopie mußte mit Glaskörperkomplikationen gerechnet werden; daher wurde eine totale Iridektomie nach oben ausgeführt. Die Linse wurde nach Zonulolyse mittels Trypsins durch Kryoextraktion entbunden, gleichzeitig entleerte sich flüssiger Glaskörper. Der Starschnitt wurde mit 7 Korneoskleralnähten verschlossen, der Bindehautlappen darüber mit Catgutnähten fixiert und die Vorderkammer mit Ringerlösung aufgefüllt. Unmittelbar nach der Operation sah man ophthalmoskopisch Blut im Glaskörperraum und eine Aderhautabhebung in der nasalen Peripherie. Postoperativ erholte sich das Auge nur langsam, am 23.9. erreichte der Nahvisus jedoch Jäger 2. Am 21.9.1974 war der Patient entlassen worden und hatte für einige Tage ein Hotelzimmer bezogen.

Am 25.9.1974 klagte der Patient über eine plötzliche Abnahme des Sehvermögens. Die klinische Untersuchung einschließlich Echographie ergab *rechts* eine blutige Aderhautabhebung in der Peripherie des temporalen oberen Quadranten, die bis in die Nähe der Papille reichte. Das Sehvermögen war mit Korrektur auf 1/60, Jäger 14 reduziert, die Lichtprojektion war erhalten, bei der Prüfung des Farbensinnes wurde nur rot erkannt. Am gleichen Tage begann die Behandlung mit Premarin i.v., Etaretin forte i.m., Ambozim (orales Trypsin), Kurzwellen und lokalen Applikationen von Vitamin-A-Salbe, Rhinon-Salbe (Vasoconstrictor) und Betnesol-N-Salbe (Steroid + Neomycin).

Am 8. Oktober wurde der Patient auf eigenen Wunsch entlassen und reiste in seine Heimat zurück. Zu diesem Zeitpunkt waren die Lider des rechten Auges noch etwas ödematös geschwollen und der Bulbus ciliar injiziert, das Kammerwasser war leicht getrübt, im Glaskörper fanden sich Reste einer intravitrealen Blutung, der Fundus zeigte geringe myopische Veränderungen und in der Peripherie des temporalen oberen Quadranten den Rest einer Aderhautabhebung. Der Visus war stärker reduziert als dem objektiven Befund entsprach (Fingerzählen vor dem Auge), die Lichtprojektion war richtig, wenn die Angaben auch zögernd gemacht wurden.

Zur Information des Collegiums möchte ich noch den vom Internisten erhobenen präoperativen Befund anführen: Zustand nach Hinterwandinfarkt, keine frischen Malaziezeichen, Koronarinsuffizienz; Adipositas; Blutzucker 84 mg%, RR 145/85. Therapie: 3 Tage hindurch 2 x 1 Novodigal; Fortsetzung der bisherigen Therapie mit Nitrong-Tabletten und Nitropräparaten. – Postoperativ erlitt der Patient einen Kollaps, der rasch behoben werden konnte. – Entlassungsbefund: Zustand nach Hinterwandinfarkt, Koronarinsuffizienz. Therapie: Nitropräparate nach Bedarf.

Im November 1974 erhielt ich einen Brief des lokalen Augenarztes vom 19. November 1974 mit folgenden Angaben: „Der Glaskörper hat sich weitestgehend aufgehellt, so daß man im Fundus alle Einzelheiten gut sehen kann. Es besteht noch ein geringer Rest eines choroidealen Hämatoms, das den temporalen oberen Quadranten einnimmt, den hinteren Pol aber nicht erreicht. Die Papille ist atrophisch und die Netzhautgefäße einschließlich der Venen sind sehr eng. Der Visus ist auf unsicheres Fingerzählen vor dem Auge gesunken. Es sieht aus, als hätte eine bulbusnahe Optikomalazie bestanden. Ich glaube nicht, daß man beide Geschehnisse, nämlich eine unvollständige expulsive Blutung und die vermutliche Optikomalazie auf einen gemeinsamen Nenner bringen kann."

Aus meinem Antwortschreiben: „Bei dem Patienten Georg T. ist nach der Entlassung aus der Klinik vermutlich eine partielle expulsive Spätblutung aufgetreten, oder wir haben den Befund wenigstens so gedeutet. Gleichzeitig sank der Visus stärker ab, als dem objektiven Befund entsprach. Papille und Makula waren ophthalmoskopisch und biomikroskopisch frei. Daß schon damals eine Blockierung des Fasc. opt. bestand, ist erst durch die nachträglich sichtbar gewordene Sehnerven- und Netzhautatrophie klar geworden. Expulsive Spätblutungen sind ebenso selten wie Fälle von Optikomalazie, so daß ich mir schwer vorstellen kann, daß bei dem Patienten zwei seltene Affektionen unabhängig voneinander gleichzeitig aufgetreten sind; ein kausaler Zusammenhang bzw. eine gemeinsame Ursache beider Komplikationen erscheint mir naheliegend, ohne daß ich eine genauere Erklärung geben könnte."

Ich bitte das Collegium diagnosticum, seine Meinung dazu zu äußern.

Consilium diagnosticum

Vorgetragen von Herrn Rintelen (Basel):

Darf ich die Gelegenheit hier vor Ihnen zu stehen, benutzen, um Ihnen sehr herzlich für die große und unerwartete Ehre zu danken, die Sie mir durch Verleihung der Ehrenmitgliedschaft der Deutschen Ophthalmologischen Gesellschaft erwiesen haben.

Der Herr Vorsitzende hat mich als kritischen Menschen qualifiziert. Es wäre schlimm, wenn kritisches Verhalten nicht zunächst dem eigenen Ich gälte. So muß ich mich, fast beschämt, angesichts solcher Ehrung beklommenen Herzens nach einer Rechtfertigung dieses Ereignisses fragen.

Daß ich als Chef einer Universitätsklinik insofern eine avis rara bin, als ich nur an subklinischer Kongressitis gelitten habe, wird Ihnen als Indikation nicht genügt haben. Vielleicht aber galt die Honorierung schulmeisterlichen, nicht ganz frustranen Bemühungen junge Mediziner während über 30 Jahren für unser schönes Fach zu begeistern. Möglicherweise auch dem Versuch, gelegentlich Geschichte der Ophthalmologie zu einem passé présent werden zu lassen.

Wenn ich auch fürderhin als Emeritus dann und wann Ihre Kongresse durch historische Aberrationen auflockern dürfte, wäre ich glücklich; es gäbe mir Möglichkeit Ihnen meine dankbare Verbundenheit zu bekunden.

Ein 71jähriger leidet an einer coronaren Herzkrankheit; er ist hochmyop. Kataraktextraktion mit totaler Iridektomie. Es kommt zu einem Glaskörperverlust, der jedoch nicht expulsiv ist. Es handelt sich somit nicht um eine expulsive Blutung, wohl aber um deren „forme fruste" eine blutige Aderhautabhebung an zwei Stellen. Die gleichzeitige mäßige Glaskörperblutung ist eine verständliche Operationsfolge, sei es durch Iridektomie, sei es bei absinkendem Okulardruck durch Ruptur eines sklerotischen Netzhautgefäßes bedingt. Auch ein Ora-naher Riß wäre denkbar.

Wie bei einer expulsiven Blutung dürften auch die blutigen Aderhautabhebungen Folge einer sklerosierenden-nekrotisierenden Angiopathie von hinteren Ciliargefäßen sein. Der Visus am 16. Tage nach dem Eingriff läßt ein leidlich brauchbares Auge erwarten.

2 Tage später kommt es zu plötzlicher schwerer Visusabnahme, die der jetzt sichtbare Fundus nicht erklärt. Wie eng schon damals die senil-myopen Netzhautgefäße waren, wissen wir nicht; auch das Gesichtsfeld kennen wir nicht.

Etwa 2 Monate später stellt der einweisende Arzt stark verengte Retinagefäße und eine Ödemfreie Opticusatrophie fest; der Visus ist hochgradigst reduziert.

Die plötzliche Visusabnahme am 18. postoperativen Tage, nicht retinal bedingt, ist durch einen Opticusschaden erklärt, der erst jetzt manifest wird. Ein unvollständiger Verschluß der Zentralarterie ist unwahrscheinlich; dazu ist die Papille schon zu blaß. Die Opticusatrophie dürfte Folge eines retrolaminaren apoplektischen Insultes sein. Die Perimetrie hätte zeigen können, ob die Malazie durch Verschluß eines Gefäßes des Zinn'schen Kranzes oder der a. axialis optici anterior — sie existiert — entstanden ist. Im ersten Fall wäre ein großer Sektorendefekt, im letzteren ein Zentralskotom zu erwarten gewesen.

Blutige Aderhautabhebungen nach Staroperationen sind besonders bei myopen Sklerotikern nicht so selten. Die Pathogenese entspricht jener bei expulsiver Blutung, die in etwa 1°/oo der Extraktionen vorkommt. Die Resorption der Aderhautblutung dauert länger wie bei der viel häufigeren serösen Aderhautabhebung. Das Geschehen ist im vorliegenden Falle zweizeitig. Aderhautblutungen und Opticus-Malazie haben offensichtlich die gleiche Ursache, eine sklerosierende, stenosierende und nekrotisierende Angiopathie im peripheren Stromgebiet der a. ophthalmica. Die Aderhautblutungen könnten das Geschehen im Opticus begünstigt haben. Allerdings kann ein morbus Horton nicht völlig ausgeschlossen werden. Die hier meist stark beschleunigte B.S.G. kennen wir nicht. Eine Biopsie aus der a. temporalis empfiehlt sich aus therapeutischen Konsequenzen (Cortison!) in solchen Fällen.

Eine expulsive Blutung wäre möglich gewesen. Falls das zweite Auge zur Operation kommt, sind gute Sedation, praeoperativer Aderlaß, langsames Operieren und eine genügende Wartezeit nach der retrobulbären Lokalanaesthesie angezeigt.

Die Apoplexia papillae, bzw. fasciculi optici, pseudopapillite vasculaire ist nicht so selten. In Basel wurden 1956/65 69 Fälle beobachtet. Bei 50% im Gesichtsfeld ein Zentralskotom, bei 40% große Sektorenausfälle. Vorwiegend waren 60/70jährige befallen. 50% hatten eine Hypertonie, 30% einen Diabetes. Die mittlere Lebenserwartung der Betroffenen war deutlich reduziert.

D. Dausch (Hannover): Beidseitige, rezidivierende Maculablutung bei Tortuositas der paramaculären Arteriolen

Der 16jährige Patient wurde der Augenklinik der Medizinischen Hochschule Hannover erstmals am 12.6.1972 wegen einer beidseitigen frischen Maculablutung unklarer Genese überwiesen.

Anamnese

Die Familien- und Eigenanamnese des Patienten war frei von in diesem Zusammenhang wichtigen Erkrankungen. Bis 1972 bestanden keine Augenbeschwerden.

Im Juni 1972 bemerkte der Patient erstmals im Anschluß an eine Turnübung eine plötzliche Sehverschlechterung auf beiden Augen. Zur stationären Abklärung der Genese der Blutungen erfolgte die Überweisung in die Augenklinik der Medizinischen Hochschule Hannover.

Untersuchungsbefund vom 12.6.1972

Der Visus betrug rechts 0,5 p, links 0,2. Die Gesichtsfelduntersuchung ergab rechts und links ein kleines Zentralskotom, die Außengrenzen waren normal.

Rechtes und linkes Auge: Die vorderen und mittleren Augenabschnitte waren jederseits altersentsprechend regelrecht. Ophthalmoskopisch fanden sich jederseits sub- und praeretinale Blutungen in der Macula. Am rechten Augen sah man eine etwa Papillendurchmesser große subretinale Blutung, die in die Macula hineinreichte. Auffallend war dabei eine ausgeprägte Schlängelung der paramaculären Arteriolen. Ein ähnlicher Befund ergab sich am linken Auge. Hier handelte es sich um zwei kleinere zentrale subretinale Blutungen (Abb. 1).

Therapie und Verlauf

Eine während des stationären Aufenthaltes durchgeführte konsiliarische Untersuchung in der Medizinischen Klinik ergab folgende Befunde:

Brust- und Bauchorgane waren ohne krankhafte Veränderungen. Der Blutdruck betrug 120/80 mmHg. Eine Herz-Kreislauferkrankung konnte ausgeschlossen werden.

Laborbefunde: Die Blutsenkungsgeschwindigkeit war mit 4/10 nach Westergren nicht erhöht. Das rote und weiße Blutbild waren einschließlich Differential-Blutbild normal. Die Thrombocyten lagen mit 220000 im Normbereich.

Elektrolyte, harnpflichtige Substanzen, Gesamtprotein und Immunelektrophorese waren unauffällig. Die CPK zeigte sich bei mehrfachen Kontrollen leicht erhöht. Sonst waren die übrigen Serumenzyme normal. Die serologische Untersuchung des Blutes auf eine rheumatische Erkrankung war negativ.

Gerinnungsstatus: Normale Blutungszeit, normaler Thromboplastintest, normale partielle Thromboplastinzeit und normale Thrombinzeit. Das Thrombelastogramm war unauffällig. Das Fibrinogen nach Claus war mit 170 mg% minimal erniedrigt, ebenso geringe Erniedrigung des Hitzefibrinogens mit 250 mg%. Die Faktoren II, V, VIII, IX, X und XIII waren normal. Die geringgradige Erniedrigung des Fibrinogens und Hitzefibrinogens konnte jedoch nicht als pathologisch gewertet und als Anlaß für eine Blutung angesehen werden.

Unter einer hämostyptischen Therapie und resorptionsfördernden Maßnahmen kam es im Verlauf von 4 Wochen zu einer weitgehenden Resorption der Blutungen, so daß am rechten Auge bereits bei Entlassung aus der stat. Behandlung rechts wieder volle Sehschärfe und links 0,7 p erreicht wurde (Abb. 2).

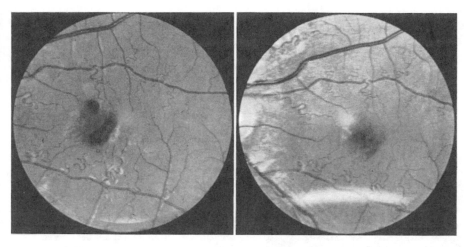

Abb. 1. Befund des linken Auges vom 12.6.1972: Zentrale subretinale Blutungen mit Tortuositas der paramaculären Arteriolen

Abb. 2. Befund des linken Auges vom 12.7.1972: weitgehende Resorption der Maculablutung

Kurz im Anschluß an die Entlassung kam es im August 1972 zu einer erneuten fleckförmigen Blutung auf dem rechten Auge. Man sah in Maculanähe eine relativ kleine rundliche Blutung im Verlauf eines Gefäßes, das eine deutlich vermehrte Schlängelung aufwies. Die Blutung resorbierte sich in etwa 14 Tagen völlig. Anschließend war der Patient etwa 1 1/2 Jahre von Seiten der Augen beschwerdefrei.

Erst im Februar und im September 1974 kam es wieder zu Sehstörungen, vornehmlich auf dem rechten Auge. In beiden Fällen war die Sehstörung wieder nach körperlicher Anstrengung (Kopfsprung ins Wasser) aufgetreten.

Bei der Ophthalmoskopie des rechten Auges fand man im Februar 1974 in der Macula eine längsovale, dichte subretinale Blutung. Auffallend war auch hier wieder die verstärkte Schlängelung der paramaculären Arteriolen. Nasal von der Papille fand sich eine weitere kleinere intraretinale Blutung, dicht einem Gefäß aufsitzend. Am linken Auge waren außer einer kleineren paramaculären Hämorrhagie praktisch keine Blutungen festzustellen.

Der Befund im September 1974 war ähnlich: Am Augenhintergrund des rechten Auges fanden sich sub- und intraretinale Blutungen in Papillennähe, sowie im Verlauf der oberen Temporalgefäße. In der Macula war wieder eine dichte subretinale Blutung zu sehen (Abb. 3).

Die fluoreszenzangiographischen Aufnahmen ließen keinerlei Permeabilitätsstörungen im Bereich der Gefäße erkennen.

Die Hämorrhagien resorbierten sich relativ rasch. Im Oktober 1974, etwa 3 Wochen später, waren die Blutungen in Papillennähe nicht mehr zu sehen, die Maculablutung resorbierte sich etwas langsamer (Abb. 4).

Regelmäßig wurden auch zu dieser Zeit Kontrollen des Blut- und Gerinnungsstatus durchgeführt. Auch hierbei waren sämtliche Befunde außer einer geringen Erhöhung der CPK und einer minimalen, nicht pathologisch zu wertenden Erniedrigung des Fibrinogens und des Hitzefibrinogens im Normbereich.

Anamnestisch wurde hierbei erstmals bekannt, daß der Patient häufiger mit Nitrolacken und Firnissen zu tun hatte und daß vor jeder Maculablutung regelmäßig eine Exposition mit die-

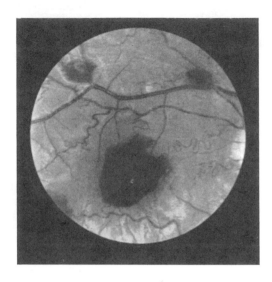

Abb. 3. Augenhintergrund des rechten Auges am 4.9.1974: Dichte Maculablutung und kleinere Hämorrhagien im Verlauf der oberen Temporalgefäße

sen Nitroverbindungen bestanden habe. In wieweit die Exposition mit diesen Nitroverbindungen eine Rolle bei dem Krankheitsgeschehen spielt, läßt sich nicht mit Sicherheit sagen. In allen Fällen, so auch bei den letzten beiden Rezidiven, kam es zu einer raschen Resorption der Blutungen.

Bei der zuletzt durchgeführten Kontrolle im August 1975 war der Patient beschwerdefrei. Es bestand auf beiden Augen volle Sehschärfe. Die Netzhaut zeigte unverändert die starke Schlängelung der Gefäße. Frische Blutungen waren nicht festzustellen.

Zusammenfassend handelt es sich bei der demonstrierten Erkrankung um ein seit 3 Jahren rezidivierend auftretendes Erkrankungsbild mit Netzhautblutungen bei auffallend starker Schlängelung der Gefäße. Betroffen sind hierbei vorwiegend die Arteriolen und zwar in Papillen- und Maculanähe. Die Blutungen haben sich bei allen Rezidiven vollständig resorbiert.

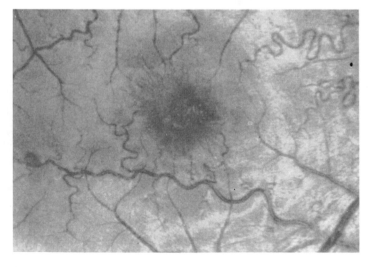

Abb. 4. Augenhintergrund des rechten Auges am 17.10.1974: Außer der in Resorption befindlichen zentralen Blutung sind keine weiteren Hämorrhagien mehr sichtbar

Die fluoreszenzangiographischen Untersuchungen ließen keinerlei Permeabilitätsstörungen im Bereich der Gefäße nachweisen. Von Seiten des Blut- und Gerinnungsstatus konnte keine sichere Ursache für die rezidivierenden Netzhautblutungen gefunden werden.

Consilium diagnosticum

Vorgetragen von Herrn Bietti (Rom):

Der von Herrn Dausch vorgetragene Fall bietet uns die Möglichkeit, verschiedene Hypothesen zu seiner Deutung zu diskutieren.

Bei einer rezidivierenden Netzhautblutung kann man erstens an eine hämorrhagische Diathese denken. Das scheint aber hier nicht der Fall zu sein, auch wenn keine sternale Punktion ausgeführt wurde.

Eine allgemeine Gefäßerkrankung, (z.B. in Zusammenhang mit dem Diabetes, mit der arteriellen Hypertension usw.) ist ebenfalls auszuschließen. Eine Kapillarfragilität wurde nicht nachgewiesen.

Andere lokale, primäre oder sekundäre vasculäre Veränderungen wie bei der Coats'schen Krankheit, Periphlebitis retinae, Eales'schen Erkrankung kommen nicht in Betracht, da diese Fundusbilder ganz anders aussehen. Man könnte daher nur an atypische Formen denken.

Schon eher käme eine doppelseitige Blutung in Frage, die einer disciformen Degeneration der Macula vorausgeht. Es fehlen jedoch hier jegliche Zeichen eines maculären Organisationsprozesses nach der Resorption der Blutungen, wie sie bei der Disciformis vorkommen. Es fehlen außerdem jegliche fluoreszenzangiographische Zeichen und eine Beteiligung der Chorioidea.

Wir möchten auch erwähnen, daß das Bild einer doppelseitigen maculären hämorrhagischen Chorioidopathie der jungen Leute (wie sie von François, Delaey und Dakir vor kurzem beschrieben wurde), hier auszuschließen ist.

Es fehlt nämlich in dem vorgetragenen Fall jegliche Aderhautbeteiligung nach der Absorption der Hämorrhagien, was eine voll erhaltene Funktion ermöglicht.

Man kann dagegen nicht leugnen, daß wenigstens 2 x die Blutungen nach Leibesübungen bzw. nach einem Kopfsprung ins Wasser zustandegekommen sind. Das könnte vielleicht beweisen, daß wenigstens eine gewisse konstitutionelle Veranlagung zu den Netzhauthämorrhagien besteht, welche mit einer Schlängelung der perimaculären Gefäße einhergeht. Wir müssen aber bemerken, daß die Blutungen nicht immer im Zusammenhang mit einem Trauma entstanden sind.

Auf jeden Fall sind in der Literatur Angaben zu finden (Mar und Mar, Wiley, Toussaint), welche sich mit Netzhauthämorrhagien in Zusammenhang mit einer traumatischen Asphyxie und mit dem sogenannten „Syndrom der plötzlichen Erhöhung des hydrostatischen Druckes" befassen. Sie sollen die Folge einer venösen Stauung sein. Wenn auch die Arterie wie bei der Strangulation komprimiert wird und eine Ischämie entsteht, wird das Zustandekommen von Blutungen in der Netzhaut erleichtert.

Wir möchten auch berichten, daß ein Mitglied unseres Consiliums doppelseitige Maculablutungen als erstes Zeichen eines Morbus Behçet, dessen Bild sich erst viel später mit seinen klassischen Augenzeichen und Mundaphten entwickelte, gesehen hat. Wir möchten hier die

Gelegenheit ergreifen, um bei verdächtigen Behçet-Fällen eine Punktion der Lippenschleimhaut zu empfehlen. In positiven Fällen verursacht das aspezifische Trauma Schleimhautaphten.

Wir müssen schließlich noch ein Bild erwähnen, zu welchem der heute vorgetragene Fall am ehesten gehören dürfte.

Das Vorkommen von doppelseitigen Maculablutungen bei Jugendlichen scheint nämlich nach den Beschreibungen von Eva Maria Bayer (1958) von Gafner und Werner (1968) und besonders von Cagianut und Werner (Klin. Mbl. f. Augenheilk., 1968) eine eigentümliche Krankheit mit besonderen Merkmalen zu sein.

In der Beschreibung von Eva Maria Bayer waren ein 43jähriger Patient und sein 17jähriger Sohn von einer Schlängelung der kleinen perimaculären Arterien mit rundlichen oder streifenförmigen Blutungen der Netzhaut am hinteren Pol befallen. Zwei weitere Söhne waren gesund aber ein anderer 12jähriger Sohn zeigte eine Tortuositas der kleinen perimaculären Arterien.

Werner und Gafner stellten 1960 einen weiteren Fall in der Schw. Ophthal. Ges. vor. Drei Kinder des 47jährigen Patienten (1 Sohn und 2 Mädchen) waren von demselben Krankheitsbild befallen, während 3 Geschwister des Patienten gesund waren.

Cagianut und Werner berichten über 5 weitere Fälle aus zwei Familien. In der *ersten* war nur ein Patient krank, während alle anderen untersuchten Verwandten (3 Kinder und 3 Enkelkinder) normal waren. In der *anderen Familie* befanden sich die typischen Bilder der Krankheit bei 3 Geschwistern, aber nur ein Sohn und keine Enkelkinder waren befallen.

Das Befallensein von Familienmitgliedern zwei aufeinander folgender Generationen, sowie die gleichmäßige Verteilung, sprechen mit Vorbehalt, nach den Verfassern, für ein dominantes autosomales Erbmerkmal. Weitere Untersuchungen sind aber nötig.

Das Bild von Cagianut und Werner wird als „familiäre Tortuositas der kleinen Netzhautarterien mit Maculablutung und erblichem Charakter" bezeichnet.

Bei dieser Krankheit sind die kleinen Netzhautarterien am hinteren Pol auffallend geschlängelt und es treten spontan sowie bei geringfügiger körperlicher Anstrengung Blutungen im Bereich der Macula auf. Es ist hier hervorzuheben, daß diese Tortuositas vasorum, die in etwa 15% normaler Patienten angeboren ist, hier nur die perimaculäre Zone betrifft und nicht – wie bei Sklerotikern und Hypertonikern – die ganze Netzhaut.

Wir sind der Meinung, daß der von Herrn Dausch beschriebene Fall am wahrscheinlichsten der zuletzt geschilderten Krankheit entspricht.

Es wäre wünschenswert, die Angehörigen der Familie des Patienten mit besonderer Aufmerksamkeit, auch wenn sie über keine Beschwerden klagen, regelmäßig zu untersuchen, um eine Tortuositas vasorum retinae zu entdecken.

Aussprache

Herr Straub (Marburg):

Blutungen dieser Art können bei einem herabgesetzten Eisenspiegel im Blut*serum* vorkommen. Dabei können das Differentialblutbild, die Erythrozyten- und die Thrombozytenzahl durchaus normal sein. Die Therapie besteht in einer Eisensubstitution mit Ferrlecit oder ähnlichen Präparaten.

Herr Böck (Wien):

Die Schlängelung der Arteriolen der Macula kann wohl nicht mit einer Sideropenie erklärt werden.

Herr Rintelen (Basel):

Die von Herrn Straub vermutete Möglichkeit, daß es sich bei den rezidivierenden Maculablutungen um Folgen einer Eisenmangelanaemie handeln könnte, ist wenig wahrscheinlich. Die isolierten Blutungen in der Macula bei Tortuositas arteriolarum wären dadurch nicht erklärt. Bei einer sideropenischen Anaemie müßten Blutungen auch an anderer Stelle auftreten, wahrscheinlich bestünde eine Achylie, vor allem auch ein stark verminderter Färbeindex.

Herr Stefani (München):

Eine Tortuositas der Arteriolen am hinteren Pol wird als Minimalläsion einer Retinopathia praematurorum beobachtet; außerdem kommen familiäre Maculablutungen ohne Tortuositas vasorum vor. Wie hoch war in diesem Fall das Geburtsgewicht?

Wir haben vor der österr. Ophthal. Ges. 1975 in Innsbruck über vier solche nicht-familiären Fälle einer Tortuositas der Netzhautarteriolen mit rezidivierenden Blutungen am hinteren Pol berichtet, bei denen der Serum-Eisenspiegel im Normbereich lag.

Außerordentlich schwierig ist der Nachweis, daß kein M. Osler im Einzelfall vorliegt.

Herr D. Dausch zu Herrn Stefani:

Eine persistierende Veränderung im Rahmen einer Retinopathia praematurorum scheidet in diesem Falle aus, da eine Frühgeburtenanamnese mit Inkubatorbehandlung nicht vorlag.

Herr Bietti (Rom):

Darf ich Herrn Prof. Straub fragen, ob bei Serum-Eisenmangel auch eine perimaculäre Arterienschlängelung entsteht.

D. Dausch (Hannover): Einseitige Bindehautleukoplakie mit zunehmender Symblepharonbildung und progressiver Verkürzung des unteren Bindehautsackes

Der jetzt 56 Jahre alte Patient Josef W. ist der Augenklinik der Medizinischen Hochschule Hannover seit März 1972 bekannt. Er wurde mit der Diagnose „Leukoplakie im Bereich des linken Unterlides" zur weiteren Abklärung überwiesen.

Anamnese

Die Familien- und Eigenanamnese des Patienten war frei von in diesem Zusammenhang wichtigen Erkrankungen. Insbesondere waren keine Haut- oder Schleimhauterkrankungen bisher bekannt.

Zur ophthalmologischen Anamnese ist folgendes zu sagen: Seit Jugend bestehe auf dem rechten Auge eine Myopie, am linken Auge ein myoper Astigmatismus. Das rechte Auge habe 1957 eine perforierende Verletzung durch einen Eisensplitter erlitten. Wegen einer nachfolgenden Phthisis bulbi mußte ein Jahr später das rechte Auge enukleiert werden. Seit über 10 Jahren bestehe ein Glaucoma simplex am linken Auge, das medikamentös immer gut reguliert sei.

Im Januar 1971 habe sich im Anschluß an eine Chalazionoperation am linken Unterlid eine Bindehautleukoplakie im Bereich des medialen Lidwinkels und in Lidmitte entwickelt. Ein halbes Jahr später habe der behandelnde Augenarzt eine Abrasio im Bereich der Leukoplakie des linken Unterlides durchgeführt. Die Untersuchung des Abradates ergab normal verhornende Zellen.

Da trotz Behandlung mit Bepanthen-Augensalbe und Praecipitat-Augensalbe keine Befundänderung eintrat, führte derselbe Augenarzt im November 1971 eine Probeexcision an einem lidrandnahen Teil, dicht neben dem unteren Tränenpünktchen durch. Der histologische Befund, der von Herrn Prof. Nordmann im Nordstadtkrankenhaus Hannover erhoben wurde, lautete: Hyperkeratotisches Epithel mit geordneter Schichtung und scharfer Begrenzung gegen die sklerosierte Unterlage.

Die laufende ambulante augenärztliche Behandlung erbrachte keine wesentliche Besserung, so daß im März 1972 dann erstmals die Vorstellung des Patienten in der Ambulanz der Augenklinik der Med. Hochschule Hannover erfolgte.

Damals fanden wir eine Leukoplakie am linken Unterlid im Bereich des medialen Lidwinkels und in Lidmitte. Das linke untere Tränenpünktchen war von leukoplakischen Arealen überwuchert; es bestand noch keine Symblepharonbildung. Die weitere Behandlung erfolgte durch den überweisenden Augenarzt.

Etwa im Juli 1972 zeigte das linke Auge erstmals einen geringgradigen conjunctivalen Reizzustand mit Lichtscheu und Fremdkörpergefühl. Da sich die Hyperkeratose in der Mitte des linken Unterlides in der Zwischenzeit etwas vergrößerte und zudem eine beginnende Verkürzung des unteren Bindehautsackes vom behandelnden Augenarzt festgestellt wurde, erfolgte dann im Februar 1973 erneut eine Überweisung in die Augenpoliklinik der Med. Hochschule Hannover.

Untersuchungsbefund vom 23.2.1973

Rechtes Auge: Lider regelrecht, reizlose Anophthalmushöhle, keine leukoplakischen Bindehautveränderungen.

Linkes Auge: Der Visus betrug links nach Korrektur eines Astigmatismus myopicus 0,7 p. Mit dem altersentsprechenden Zusatz wurde Nieden II gelesen. Das Gesichtsfeld zeigte keine Einschränkungen oder Skotome. Die Tensio intraocularis war mit 19 mmHg normal.

Die Conjunctiva tarsi inferior zeigte wieder einen leukoplakischen Bezirk am medialen Lidwinkel mit Einbezug des Lidrandes und des unteren Tränenpünktchens, sowie von Teilen der Conjunctiva bulbi und der Karunkel.

Außerdem bestand eine isolierte Strangbildung der Bulbusbindehaut im medialen Lidwinkel. Das verhornende Areal in Lidmitte hatte an Größe zugenommen. Die leukoplakischen Bezirke waren auffallend minderdurchblutet und zeigten nur am Rande vereinzelte Kapillaren. Das gesamte Auge war mäßig gereizt. Die untere Übergangsfalte war erheblich verkürzt, jedoch nicht so sehr durch Strangbildung, sondern in Form einer breitbasigen Einengung von unten (Abb. 1). Die Conjunctiva tarsi des Oberlides zeigte weißliche, sternförmige Narben. Außerdem bestand eine Strangbildung der Bulbusbindehaut am medialen Lidwinkel hin zur Conjunctiva tarsi des Oberlides.

Die mittleren Augenabschnitte waren außer einer medikamentös enggestellten Pupille altersentsprechend regelrecht.

Bei der Ophthalmoskopie fand sich eine flach schüsselförmig excavierte Papille.

Die Tränenwege waren nach Sondierung des unteren linken Tränenpünktchens, das von der Leukoplakie überwachsen war, spülbar.

Therapie und Verlauf

Um möglicherweise eine bessere Vascularisation im Bereich der Leukoplakie zu erreichen, führten wir im März und im April 1973 je einmal eine Kryotherapie unmittelbar im Leukoplakiebereich durch. Nach anfänglich geringem Rückgang der Verhornung erreichte das hyperkeratotische Areal nach kurzer Zeit wieder seine ursprüngliche Ausdehnung.

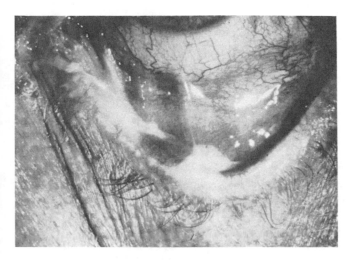

Abb. 1. Befund am 23.2.1973: Ausgedehnte Bindehautleukoplakie mit Verkürzung des unteren Bindehautsackes

Eine konsiliarische Vorstellung des Patienten an der Hautklinik Hannover-Linden ergab die Verdachtsdiagnose eines Bindehautpemphigoids. Eine daraufhin durchgeführte Corticoid-Therapie mit 6 Fortecortin-Depot Injektionen subconjunctival war ebenfalls ohne Effekt.

Angesichts der ausgesprochenen Therapieresistenz und der zunehmenden Symblepharonbildung bei einem oculus ultimus haben wir den Patienten Herrn Prof. Jaeger in Heidelberg und Herrn Prof. Schnyder in der Hautklinik Heidelberg vorgestellt. Obwohl dort bei der nochmaligen histologischen Untersuchung des Conjunctivalabstriches aus dem Bindehautsack keine Zeichen von akantholytischen Zellen zu finden waren und der Tzanck-Test negativ war, wurde ebenfalls der Verdacht auf ein Bindehaut-Pemphigoid erhoben. Der Abstrich auf Hefepilze und Bakterien war negativ. Ebenso war die Bakterienkultur steril.

Therapeutisch wurde von Herrn Prof. Jaeger und Herrn Prof. Schnyder eine Röntgenbestrahlung des unteren Bindehautsackes mit einer Gesamtdosis von 4000–6000 r empfohlen. Wir haben diese Behandlung von der Strahlenabteilung unseres Hauses durchführen lassen; jedoch auch diese hatte keinen Einfluß auf das Krankheitsbild.

Bei den weiteren ambulanten Verlaufskontrollen zeigte sich, daß das hyperkeratotische Areal in seiner Ausdehnung im Laufe der Zeit eher größer wurde und die Verkürzung der unteren Übergangsfalte fortschritt.

Wegen der zunehmenden Symblepharonbildung und der progressiven Verkürzung des unteren Bindehautsackes lag es nahe, an ein Pemphigoid zu denken. Da stärkere Zeichen einer Entzündung meistens fehlten, am anderen Auge keine Bindehaut- oder Lidveränderungen nachweisbar sind und die Hyperkeratose vom Lidrand in Richtung Bindehaut fortschritt, sind wir der Meinung, daß sich dieses Krankheitsbild nicht eindeutig dem Pemphigoid der Bindehaut zuordnen läßt.

Consilium diagnosticum

Vorgetragen von Herrn François (Gent):

Leukoplakie mit Symblepharonbildung

Es handelt sich um einen 56jährigen Kranken, bei dem sich nach Exzision eines Chalazions im Bereich der Bindehaut des linken unteren Augenlides eine langsam fortschreitende Leukoplakie mit Verkürzung des unteren Bindehautsackes entwickelt hat. Es wurde die vorläufige Diagnose Augenpemphigoid gestellt.

Bei Auftreten der beschriebenen Läsionen muß man denken an: (1) ein Augenpemphigoid, (2) einen echten Pemphigus, (3) ein Keloid, (4) ein Bowensches intraepitheliales Epitheliom, (5) ein Trachom und (6) eine echte Leukoplakie oder Epithelplatte.

1. *Augenpemphigoid.* Nach François und Mitarbeitern (François J., Pierard J., Coppieters R., Ferraz O.S.D. und Van Dael R. – Pemphigoïde cicatricielle oculaire. Dermatite bulleuse muco-synéchiante et atrophiante. Ophthalmologica, **166**, 401–435, 1973) befällt das Augenpemphigoid immer beide Augen und ist gekennzeichnet durch: (1) subepitheliale erosive Flecken oder Blasen, (2) das Fehlen von Akantholyse und (3) die Ersetzung des abgestoßenen Epithels durch faseriges Gewebe, das man unter dem Epithel zuerst um die Gefäße findet. Die vaskuläre Neubildung ist langsam fortschreitend und gibt Anlaß zur Bildung von verhärteten Strängen zwischen der bulbären und der palpebralen Bindehaut, die schließlich die conjunctivalen Säcke obliterieren. Außerdem möchten wir erwähnen, daß es eine Assoziation mit Läsionen anderer Schleimhäute und, in 20% der Fälle, mit Hautläsionen gibt.

Diese Überlegungen lassen darauf schließen, daß der vorgestellte Fall trotz seiner Entwicklung kein Augenpemphigoid ist, da der Befall rein unilateral ist, da es keine Läsionen anderer Schleimhäute oder der Haut gibt und da die histologische Untersuchung nur eine Hyperkeratose des Epithels zeigt, eine Veränderung, die bei dem Augenpemphigoid nie beobachtet wird. Man muß jedoch bedauern, daß keine ausführlichere histologische Untersuchung der Bindehaut gemacht wurde.

2. *Echter Pemphigus.* Dieser kann auch ausgeschlossen werden, da keine Akantholyse besteht, da der Tzancksche Test negativ ist und da es keine assoziierten Läsionen gibt.

3. *Keloid.* Das Auftreten der Läsion nach einer Chalazionoperation legt es nahe, an diese Diagnose zu denken. Aber die Biopsie hätte vor allem subepidermische Veränderungen zeigen müssen, d.h. eine Sklerose und eine Hyalinose des Kollagens, eine verbindende Proliferation mit Auftreten zahlreicher Fibroblasten und junger Kollagenfasern in der mittleren und unteren Dermis, die Bildung von faserigen Knoten, die von neuen Gefäßen eingenommen sind und in die einige Lymphozyten, Plasmozyten und Monozyten eingedrungen sind (Lever W.F.– Histopathologie de la peau, Masson, Paris, pp. 584–585, 1969). Beim Keloid handelt es sich also um einen subepithelialen Prozeß, während es sich bei dem vorgestellten Fall, dessen Entwicklung übrigens nicht die eines Keloids ist, um einen epithelialen Prozeß handelt.

4. *Bowensches intraepitheliales Epitheliom.* Es handelt sich hier um eine intraepitheliale Hyperplasie, die sich an der Oberfläche ausbreitet und die nicht tief in das Gewebe eindringt. Es kann in einer Narbe und sogar in einem trachomatösen Pannus seinen Ursprung haben (McGavic J.S. – Intraepithelial epithelioma of the cornea and conjunctiva. Bowen's disease. Amer. J. Ophthal., **25**, 167–176, 1942). Aber es ist außergewöhnlich im Bereich der Augenlidbindehaut. Es zeigt keinerlei Tendenz, zikatrizielle Stränge zu bilden. Es befällt vor allem den Limbus und die Cornea (Duke Elder S. und Leigh A.G. – System of Ophthalmology. Vol. VIII. Diseases of the outer eye. H. Kimpton, London, pp. 1148–1159, 1965).

5. *Trachom.* Bei der Untersuchung vom 23. Februar werden weißliche sternförmige Narben im Bereich der Conjunctiva tarsi des Oberlides erwähnt. Außerdem bestand eine Strangbildung der Bulbusbindehaut am medialen Lidwinkel hin zur Conjunctiva tarsi des Oberlides. Diese Läsionen scheinen vorher nicht beobachtet worden zu sein. Andererseits werden sie rechts nicht festgestellt. Links verzeichnet man keinen Pannus.

Aber wir wissen weder, ob die Augen vorher entzündet waren, noch ob sich die Person in Gebieten aufgehalten hat, in denen das Trachom endemisch ist. Wie dem auch sei, es wäre interessant zu wissen, ob die Narben der linken oberen Augenlidbindehaut stationär sind oder nicht und ob man sie von der Läsion des unteren Augenlids unterscheiden muß. Dennoch, und selbst wenn man annimmt, daß ein Trauma ein vorher bestehendes Trachom verschlimmern kann, ist es schwierig, diese Diagnose aufrechtzuerhalten bei Fehlen einer conjunktivalen Läsion auf der rechten Seite.

6. *Epithelplatte oder Leukoplakie.* Die anfängliche Beschreibung des vorgestellten Falles entspricht der einer Leukoplakie, die in der Tat durch präkanzeröse Läsionen, die zu einem spinozellulären Epitheliom degenerieren können, gekennzeichnet ist. Man muß außerdem anmerken, daß die Beschreibung der Läsion nicht die eines Symblepharons ist, aber wohl die eines Befalls des unteren conjunctivalen Sackes: „Die untere Übergangsfalte war erheblich verkürzt, jedoch nicht so sehr durch Strangbildung, sondern in Form einer breitbasigen Einengung von unten."

Diese Diagnose erscheint uns am wahrscheinlichsten trotz der Läsionen des oberen Augenlides und der Unwirksamkeit der radiotherapeutischen Behandlung.

Schließlich müssen wir bedauern, daß wir das Ergebnis der histopathologischen Untersuchung des Chalazions, das entfernt wurde, nicht kennen.

Differentialdiagnostisch muß auch an eine angeborene Dyskeratose mit Leukokeratose der Bindehaut und Obliteration der Tränenröhrchen gedacht werden. Weiterhin kommt die Kraurosis conjunctivae et vulvae alter Frauen in Betracht. Außerdem ist schließlich an bestimmte Artefakte, etwa durch Applikation von Alkohol oder ähnlicher Produkte zu denken. Aber diese Ursachen können in dem hier zur Diskussion stehenden Fall von vornherein ausgeschlossen werden.

H. Werry (Hannover): **Beidseitige Periphlebitis der V. centralis retinae unbekannter Genese**

Der jetzt 13jährige Junge wurde uns im Januar 1973 wegen eines beidseitigen Papillenödems und Gefäßeinscheidungen überwiesen. Zur Anamnese wurden übliche Kinderkrankheiten sowie eine vor 2 Jahren durchgeführte Tonsillektomie und Adenotomie angegeben. Vor einem Jahr Heuschnupfen mit allergischer Konjuntivitis. Brillenträger seit dem 2. Lebensjahr, regelmäßige augenärztliche Kontrollen, letzte Untersuchung im Oktober 1972, wobei beidseits ein regelrechter Befund mit vollem Visus bestand. Seit November 1972 dann zunehmende Sehverschlechterung beider Augen.

Bei der ersten Untersuchung erhoben wir folgenden Befund:
Visus: rechts + 4,0 sph = 0,2, links: + 3,5 sph = 0,3, Tension beidseits im Normbereich.
Perimetrie: beidseits freie Außengrenzen, relatives zentrozoekales Skotom von ca. 30° Ausdehnung. Vordere Augenabschnitte beidseits regelrecht, klare brechende Medien. Am Fundus fand sich beidseits ein ausgeprägtes zentrales Netzhaut- und Papillenödem mit segelartiger präpapillärer Gliose. Arterien enggestellt, betonte Reflexstreifen, Venen prall gefüllt. Aus-

geprägte Gefäßeinscheidungen, die zum Teil bis in die mittlere Peripherie reichen, es finden sich keine Gefäßproliferationen oder Aneurysmen. Im Maculabereich massive, sternförmig angeordnete weißlich-gelbe Exsudate, zusätzlich circinata-ähnliche Ablagerungen.

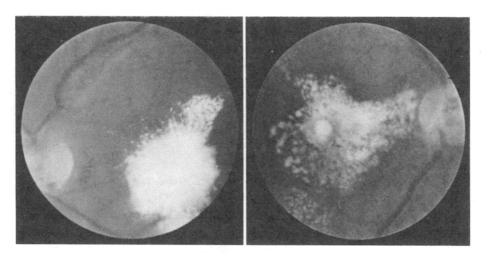

Abb. 1 und 2. Fundus RA und LA vom Januar 73

Die pädiatrische Untersuchung ergab einen insgesamt unauffälligen Befund. Laboruntersuchungen: Blutsenkung, weißes und rotes Blutbild, Serumelektrolyte und Elektrophorese, Lipoprotein-Elektrophorese und Plasma-Aminosäuren sämtlich im Normbereich. Leichte Erhöhung der Immunglobuline IgG auf 16,9 mg/ml (bis 14,7 mg/ml Normbereich) bei im oberen Grenzbereich liegenden Gesamt-Immunglobulinen. Serologische Untersuchungen auf Lues und Toxoplasmose negativ. Die virologischen Untersuchungen (Cytomegalie, Masern, Mumps, Varicellen, LCM-Virus, Parainfluenza 1–3, Herpes simplex) ergaben keinen Hinweis auf einen in letzter Zeit durchgemachten Virusinfekt oder eine Rickettsiose. Der Kveim-Test war negativ. Liquorelektrophorese und bakteriologische Untersuchung, EEG, Echoenzephalogramm sowie EKG waren unauffällig. Keine röntgenologisch nachweisbaren Veränderungen an Schädel und Thorax. Auch die zum Ausschluß einer Stoffwechselerkrankung bzw. einer Panvasculitis durchgeführte Leber-, Knochen- und Muskelbiopsie blieb ohne pathologischen Befund.

Die Einleitung einer oralen Corticosteroid-Therapie mit zunächst 40 mg Ultralan täglich und späterer Reduktion auf eine Erhaltungsdosis von 4 mg täglich führte zu einer langsamen Rückbildung der Exsudate.

Bei einer im Juni 73 durchgeführten Fluoreszenz-Angiographie stellte sich ein Farbstoffaustritt aus dem Gefäßtrichter beider Papillen dar. Zusätzlich fanden sich quellpunktähnliche Fluoreszein-Austritte in beiden Maculae. Eine generalisierte Permeabilitätsstörung der eingescheideten Netzhautgefäße bestand nicht. Das ERG war unauffällig, das EOG ließ keine ätiologischen Schlüsse zu. Das ODG wies einen seitengleichen, unauffälligen Befund bei mäßiger Hypotonie auf. Während das rechte Auge einen unveränderten Gesichtsfeldbefund zeigte, trat links zusätzlich ein Ausfall des nasal oberen Quadranten auf, der auch jetzt noch in unveränderter Form besteht.

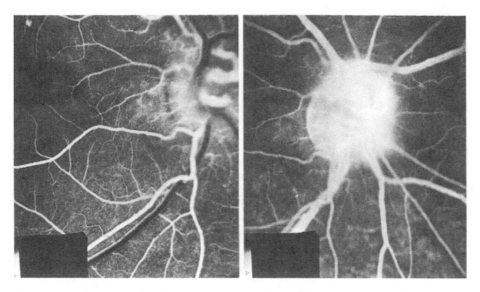

Abb. 3 und 4. Fluoreszenz-Angiographie des rechten Auges Juni 73

Unter einer Erhaltungsdosis von 4 mg Urbason retard war erst im September 73 eine wesentliche Rückbildung der exsudativen Veränderungen zu verzeichnen, der Vius war auf 0,6 beidseits angestiegen, die Steroid-Therapie wurde abgesetzt.

Im April 74 waren die zentralen Exsudate praktisch vollständig resorbiert, im Maculabereich sah man jetzt beidseits pigmentumsäumte Narbenherde mit bräunlich-rötlichem Halo und retinaler Faltenbildung. Die circinata-ähnlichen Veränderungen bestanden weiterhin. Im Fluoreszenz-Angiogramm war kein wesentlicher Farbstoffaustritt mehr nachweisbar. Ein Jahr später hatte sich der Befund praktisch nicht verändert, der Visus hatte sich rechts auf 0,8 p und links auf 0,7 p gebessert. Wegen des exazerbierenden Heuschnupfens wurde vom Hausarzt erneut Ultralan verordnet.

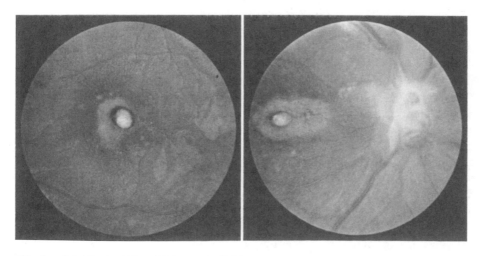

Abb. 5 und 6. Fundus RA und LA vom April 74

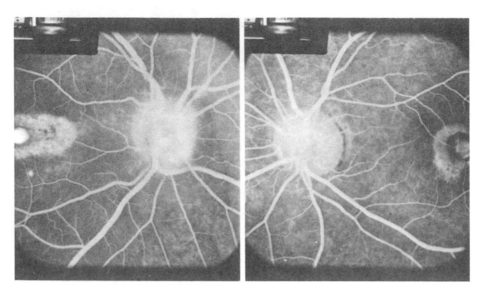

Abb. 7 und 8. Fluoreszenz-Angiographie RA und LA vom April 74

Bei der letzten Untersuchung vor 1 Woche hatte sich der Visus auf 0,8 bds. gebessert.
Unsere Frage an das Consilium diagnosticum bezieht sich auf Ätiologie und Pathogenese
dieser Erkrankung.

Consilium diagnosticum

Vorgetragen von Herrn A. Nover (Mainz):

Die Klärung dieses Falles hat dem Consilium große Schwierigkeiten gemacht. Bei unseren
Überlegungen gingen wir davon aus, daß bei einem 13jährigen Jungen innerhalb von 2–3 Monaten eine Visusminderung auf 0,2 bzw. 0,3 eintrat und objektiv bei der ersten Untersuchung beiderseits ein Papillenödem, Gefäßeinscheidungen an prallen Venen nachzuweisen
waren. Außerdem bestanden im Maculabereich Exsudate und circinata-ähnliche Ablagerungen. Auf Grund dieser Anamnese und Befunde kann man wohl einen primär degenerativen
Prozeß ausschließen und scheint ein entzündliches Geschehen am wahrscheinlichsten. Es
bleibt zu fragen, ob dies zuerst die Papille oder zuerst die Macula befallen hat.

Sehverschlechterung und Zentralskotom sprechen, wie auch der ophthalmoskopische Papillenbefund mehr für einen primären Befall des Sehnerven als Papillitis. Die Beteiligung der
Venen und der Netzhaut könnte sekundär durch Übergreifen der Entzündung zustande gekommen sein. Die Befunde an den Venen sind allerdings nicht charakteristisch für eine Periphlebitis, es fehlen auch typische Veränderungen in der Netzhautperipherie, die Doppelseitigkeit paßt nicht und kokardenartige Exsudate in der Macula, wie sie im geschilderten Fall vorhanden waren, wären für eine Periphlebitis auch ungewöhnlich. Schließlich waren auch keinerlei Entzündungszeichen im Glaskörper vorhanden und niemals Blutungen.

Die pralle Venenfüllung könnte an eine Zentralvenenthrombose bzw. Praethrombose denken
lassen, doch kommt eine solche, bei einem Kinde und dann noch doppelseitig, eigentlich

832

höchstens bei schweren haematologischen Allgemeinerkrankungen vor, wie z.B. bei Leukaemie, Sichelzellanaemie, Polycythaemie, Makroglobulinaemie u.a. Alles dieses lag nicht vor, wenn auch ein Sternalpunktat fehlt.

Unklar bleiben die schweren circinataähnlichen Veränderungen in der Netzhautmitte, die wohl aus Fettzellen, gespeicherten Lipiden, Mikroglia und Pigmentepithelien bestehen.

Zu der Annahme eines entzündlichen Geschehens paßt der fluoreszenzangiographische Befund mit Farbstoffaustritt an der Papille und in sog. Quellpunkten in beiden Maculae, und es paßt das Ansprechen der Papillen- und Netzhautveränderungen auf Corticosteroide mit der Funktionsbesserung auf beidseits 0,8 p.

Bemerkenswert ist noch der bleibende Gesichtsfelddefekt links in Form eines Quadrantenausfalls nasal-oben und z.T. auch nasal-unten, was man als Folge einer vaskulären Störung im Opticus ansehen kann.

Will man dieser Richtung in der Deutung der Veränderungen folgen, so stellt sich nun die Frage nach der *Aetiologie* des Krankheitsbildes.

Aus der Anamnese sind rezidivierende Anginen, Heuschnupfen und allergische Conjunctividen bekannt, unter den Laborbefunden eine gewisse Erhöhung der Immunglobuline. Das Ergebnis virologischer Untersuchungen war negativ, wobei zu fragen wäre, welche von den vielen möglichen angestellt wurden. Es gibt ja eine große Zahl infragekommender Infektionen von Coxsackie, Zytomegalie, lymphozytäre Choriomeningitis, Adenoviren usw. Die Diagnostik ist aber recht kostspielig und letztlich ohne große Bedeutung für die Therapie.

Offensichtlich fanden sich keine Zeichen einer allgemeinen Infektion, kein Fieber, keine Beteiligung des Zentralnervensystems als Meningitis oder Encephalitis, so daß hier auch nicht weiterzukommen ist.

Eine zentrale Sarkoidose scheidet ebenfalls als mögliche Ursache aus, da Lunge und Muskelbiopsie o.B. waren.

Eine schlüssige Antwort auf die Frage nach der Pathogenese kann also nicht gegeben werden. Es handelt sich letztlich um die Frage nach der Ursache einer Neuritis nervi optici mit Gefäß- und Maculabeteiligung und führt unseres Erachtens am ehesten in die Richtung einer Viruserkrankung.

E. Damaske (Münster): **Zentrale ballonförmige Glaskörpertrübung unbekannter Ursache**

Die jetzt 40jährige Patientin wurde uns von einem Augenarzt wegen eines unklaren Glaskörperbefundes des linken Auges überwiesen. Die Familien- und Eigenanamnese der Patientin war frei von in diesem Zusammenhang wichtigen Erkrankungen. Aus der Familienanamnese ist eine Lebercirrhose und Diabetes mellitus des Vaters bekannt. Augenerkrankungen haben weder in der Familie noch bei der Patientin bestanden. Die Patientin lebt in ländlicher Umgebung und hat reichlich Kontakt zu Haustieren. Augenverletzungen werden verneint; sie trage eine Fernbrille. 3 Wochen vor der stationären Aufnahme in unserer Klinik (10.2.–17.2.1975) habe sie einen schwarzen beweglichen Punkt vor dem linken, befallenen Auge bemerkt. Die Patientin wurde nach Vorstellung in unserer Poliklinik zur stationären Abklärung aufgenommen, da auch unsererseits bei bestehender Glaskörpertrübung der Verdacht auf eine parasitäre Erkrankung aufkam, ein malignes Melanom mit Sicherheit nicht ausgeschlossen werden konnte.

Bei der Aufnahme war der Fernvisus beiderseits mit Korrektur − 0,25 rechts, − 0,5 links voll. Für die Nähe wurde beiderseits ohne Korrektur Nieden 1 gelesen.

Spaltlampenmikroskopisch waren die vorderen Abschnitte reizfrei, die brechenden Medien klar. Am Augenhintergrund rechts Papille vital, physiologisch exkaviert, Gefäße mit geringen Reflex- und Kaliberunregelmäßigkeiten. Peripherie frei von degenerativen Veränderungen und Entzündungszeichen. Vereinzelt lochförmige Depigmentierungen.

Am linken Auge war der Einblick bei klaren brechenden Medien auf die Glaskörpertrübung gut möglich. Im Glaskörper selbst zeichnete sich der Cloquet'sche Kanal nicht besonders ab, Entzündungszellen ließen sich nicht nachweisen. Von der Glaskörpermitte bis nasal zur Papille und Äquator erstreckte sich eine ballonförmige graue, dichte Glaskörpertrübung ohne erkennbare Oberfläche, kaum beweglich. Die darunterliegenden Netzhaut-, Aderhautstrukturen waren nicht einsehbar, die Peripherie über der Glaskörpertrübung deutlich sichtbar. Papillenbefund und Gefäßbefund wie rechts.

Die Gesichtsfeldprüfung am Goldmann-Perimeter (kinetisch) erbrachte mit der Marke I/4 regelrechte Außengrenzen. Ein Skotom des linken Auges in dem zum Glaskörpertrübungsbereich zugeordneten Gesichtsfeld von 10−50°. Der applanatorisch gemessene Augeninnendruck lag im Normbereich.

Eine echographische Untersuchung wurde bei gutem Einblick auf die Glaskörpertrübung ohne Progredienz nicht vorgenommen.

Zur ätiologischen Abklärung erfolgte eine Vorstellung in der Hals-Nasen-Ohren-, Zahn- und Medizinischen Klinik. Hals-Nasen-Ohren- und Zahnbefund waren regelrecht. Aus dem internistischen Befund sind erwähnenswert eine geringgradige Adipositas, eine geringe Hypotonie (RR: 100/70) sowie eine geringe BSG-Beschleunigung von 13:31 mm nach W. Das Differentialblutbild war regelrecht, insbesondere fand sich kein Anhalt für eine Eosinophilie.

Die Blutuntersuchung auf Salmonellose, Toxoplasmose, Listeriose, Zystricerkose, Virus-KBR, Anti-Streptolysin-Titer, Latex-Tropfentest verliefen negativ. WaR und Nebenreaktionen waren negativ, ebenso wie die serologische Untersuchung auf Toxocara canis (Larva migrans).

Eine Fluoreszenzangiographie des linken Auges erbrachte keinen Anhalt für das Vorliegen einer Entzündung im Bereich von Netzhaut und Aderhaut im Trübungsbereich. Unter der Annahme, daß es sich doch um eine Entzündung im Netzhaut-, Aderhautbereich mit Exsudation in den Glaskörper handelt, wurde lokal und allgemein mit Corticosteroiden behandelt (Ultralan, Ficortril 2,5%ig abends, Fortecortin-Injektionen unter lokaler Weitstellung).

Unter dieser Behandlung kam es zu keiner Besserung des Glaskörperbefundes.

Bei den letzten Kontrolluntersuchungen am 2.6.1975 und 15.9.1975 hatte man den Eindruck, daß die Glaskörpertrübung nicht größer, bei gutem Willen etwas kleiner geworden ist. Ein chorioretinitischer Herd in der Nachbarschaft war nicht sichtbar.

Zu der Diagnose „kongenitale Glaskörper-Trübung" − wie Purper 1950 in einer Übersicht berichtet − konnten wir uns wegen des atypischen Befundes und der plötzlich aufgetretenen Sehstörungen nicht entscheiden. Der Durchmesser der Glaskörpertrübung war größer als 5 mm, oberflächliche Pigmentierungen fehlten. Eine Verbindung zum Cloquet'schen Kanal wurde biomikroskopisch nicht gesehen.

Zusammenfassend handelt es sich bei der demonstrierten Erkrankung um eine seit einem halben Jahr bestehende Glaskörpertrübung unbekannter Ursache. Wegen der nasalen Lage des Befundes ist die Sehschärfe unbeeinträchtigt geblieben.

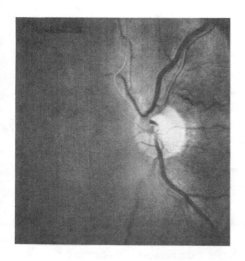

Abb. 1

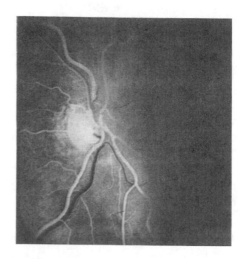

Abb. 2

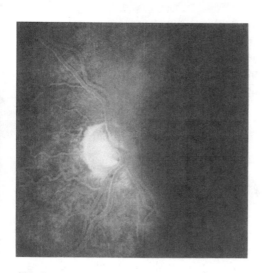

Abb. 1–3. Fluoreszenzangiogramme Pat. *Pr.*,
A., 40 J., ♀ Krbl. 12335/75. LA: Die nasale
stahlgraue Glaskörpertrübung verdeckt in
allen Phasen den Einblick auf Netzhaut- u.
Aderhautstruktur, kein Herdnachweis

Abb. 3

Da sich die beschriebene stahlgraue Glaskörpertrübung keinem Krankheitsbild oder angeborenem Glaskörperbefund zuordnen läßt, bitten wir das Consilium diagnosticum um seine Stellungnahme.

Literatur

Duke-Elder, S. St.: System of ophthalmology, Vol. III, part 2, Congenital Deformities, 763–764. London: H. Kimpton 1964. – Hruby, K.: In: Der Augenarzt (Hrsg. K. Velhagen), Bd. III, 1125. Leipzig: VEB G. Thieme 1960. – Kalthoff, H.: Wurmerkrankungen des Auges. Augenspiegel, H. 3, 4, 6 (1975). – Purper, H.: Ein seltener Glaskörperbefund. Klin. Mbl. Augenheilk. **116**, 85–86 (1950).

Consilium diagnosticum

Vorgetragen von Herrn Böck (Wien):

Die beschriebene Affektion ist mit keinen Zeichen einer Entzündung der Netzhaut, der Papille oder der Aderhaut verbunden. Ein Tumor ist nach Lage, Form und Begrenzung mit Sicherheit auszuschließen. Es gibt weder Entzündungen noch Blastome des Glaskörpers. Er ist, wie Ernst Fuchs sagte, ein Receptaculum, in das die umliegenden Augenhüllen blastomatöse oder entzündliche Produkte ergießen können. Ein Parasit ist ebenfalls nicht anzunehmen. Die Toxocara canis bewirkt eine Retinitis. Die Cysticercusblase ist meist subretinal gelegen. Intravitreale Cysticercusblasen haben eine glänzende Membran, und man sieht in der Regel innerhalb der Blase den Parasiten, der sich bewegt, so lange er lebt. Ist er abgestorben, bewirkt er eine Entzündung.

Reste des primären Glaskörpers innerhalb des Cloquet'schen Kanals sind in der Regel dadurch kenntlich, daß man Residuen der Arteria hyaloidea oder ihrer Äste findet, wie François bereits 1950 in seiner Studie gezeigt hat. Es gibt aber Reste des primären Glaskörpers, die gefäßlos sind, die Duke Elder im System of Ophthalmology, Bd. 2 und 3 erwähnt. Hilsdorf (1965), Sarasco und Mitarbeiter (1971) sowie Feman und Straatsma (1974) haben solche gefäßlose „Glaskörpercysten" beschrieben.

Zum Unterschied von den Angaben in der Literatur hat nun diese Cyste eine Sehstörung bewirkt. Sie lag nach Meinung des Consiliums unmittelbar der Papille bzw. der angrenzenden Netzhaut an. Sie hat sich dann mit dem Glaskörper abgehoben und wirft nun einen Schatten auf die Netzhaut, der vom Kranken wahrgenommen und als Sehstörung empfunden wird. Daher liegt sie auch nicht mehr unmittelbar vor der Papille sondern etwas verschoben.

V.-I. Schneider und A. Tenner (Heidelberg): **Riesige seröse Netzhautabhebung bei großem Tumor unbekannter Ätiologie**

Patientin F. K. geb. 22.6.1966, Krankenblatt-Nr. 26/75. Vorgeschichte: Das 8 1/2 jährige Kind kam erstmals im Januar 1975 in der Univ.-Augenklinik Heidelberg zur stationären Aufnahme, da vom Augenarzt außerhalb rechts eine totale Netzhautablösung mit Sekundärglaucom festgestellt worden war. Etwa 10 Tage vorher hatte das Kind erstmals über Brennen und Rötung am rechten Auge geklagt. Bis dahin sei das Kind immer augengesund gewesen. An Allgemeinerkrankungen hatte das Kind Mumps, Röteln, Windpocken, Masern, rezidivierende Tonsillitiden durchgemacht. Die Familienanamnese war unergiebig.

Befund bei der Aufnahme

Rechtes Auge: Es bestand eine heftige gemischte Injektion und ein Epithelödem der Hornhaut. Die mitteltiefe Vorderkammer wurde zum Kammerwinkel hin extrem flach. Es bestand eine ausgeprägte Rubeosis iridis und am Pupillarsaum insbesondere von 8 über 9 Uhr nach 12 Uhr ein beginnendes Ektropium uveae. Hinter der klaren Linse war bereits die hochblasig abgehobene Netzhaut sichtbar. Der Visus war nur noch Lichtschein bei defekter Projektion, der Augeninnendurck mit 42 mm Hg applanatorisch stark erhöht.

Das linke Auge war in allen Abschnitten regelrecht. Der Visus betrug 5/4, der Augeninnendruck 14 mm Hg applanatorisch.

Verlauf:

Nach Beginn der zunächst rein konservativen Therapie mit lokal Corticoiden und 2 × 1/2 Tabl. Diamox täglich mußte das Kind wegen Verdacht auf interstitielle Pneumonie zwischenzeitlich in die Univ.-Kinderklinik verlegt werden. Die dort durchgeführte Allgemeinuntersuchung ergab außer eines bereits erwähnten ungeklärten Lungenbefundes mit Verdacht auf interstitielle Pneumonie keine weiteren angiomatösen Veränderungen weder an der Haut noch an inneren Organen, außerdem waren auch an der Haut keine vermehrten Pigmentnaevi zu finden.

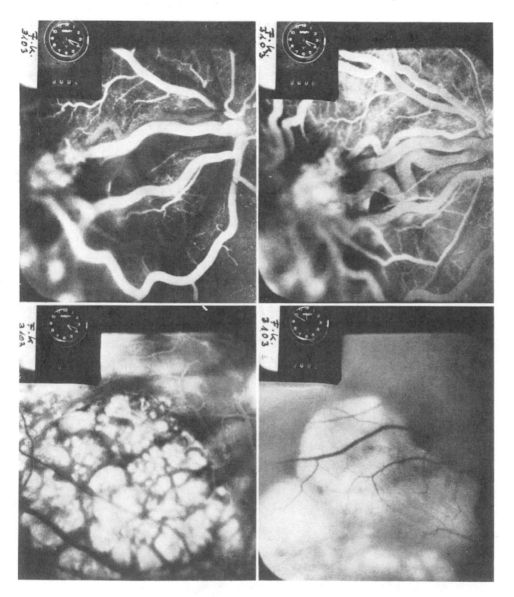

Abb. 1. Im Fluoreszenzangiogramm des Tumors stellen sich mit Farbstoffeinstrom vier große zuführende Gefäße dar. Der Tumor selbst färbt sich intensiv an, wobei gekammerte Strukturen deutlich werden. Es kommen bei Farbstoffrückstrom weitere stark geschlängelte abführende Gefäße zur Darstellung. In der Spätphase, etwa eine Stunde nach Farbstoffinjektion, verteilt sich der Farbstoff diffus im gesamten Tumorbereich. Jetzt wird die kleeblattartige Abgrenzung gegenüber der umgebenden Netzhaut deutlich. Eine Warbenstruktur, wie sie bei Aderhauthämangiomen beschrieben wird, läßt sich nicht feststellen.

Nach Rückverlegung in die Univ.-Augenklinik Heidelberg wurde im März eine Punktion der großen serösen Amotio vorgenommen und physiologische Kochsalzlösung in den Glaskörperraum injiziert. Danach legte sich die Netzhaut wieder weitgehend an und am hinteren Pol kam ein großer Tumor zum Vorschein. Er hatte eine Größe von etwa 6 Papillendurchmesser, war etwa kleeblattförmig begrenzt und etwa 10 Dioptrien prominent. Auffallend waren besonders die nutritiven Gefäße, die von der Papille zu dem Tumor verliefen.

Im Fluoreszenzangiogramm kamen deutlich 4 große zuführende Gefäße zur Darstellung. Der Tumor selbst färbt sich intensiv mit Farbstoff an, wobei gekammerte Strukturen deutlich werden. Es kommen wenigstens zwei weitere stark geschlängelte abführende Gefäße weiterhin zur Darstellung. In der Spätphase, etwa eine Stunde nach Farbstoffinjektion verteilt sich der Farbstoff diffus im gesamten Tumorbereich. Jetzt wird die kleeblattartige Abgrenzung gegenüber der umgebenden Netzhaut deutlich. Eine Wabenstruktur, wie sie bei Aderhauthämangiomen beschrieben wird, läßt sich nicht feststellen (Abb. 1).

Bei der Untersuchung der abpunktierten subretinalen Flüssigkeit fand sich eine Proliferationsknospe mit Kapillaren, die als möglicher Hinweis auf ein kapilläres Hämangiom beurteilt wurde.

Im Mai wurde das Kind Herrn Prof. Wessing in der Univ.-Augenklinik Tübingen vorgestellt. Am ehesten schien ihm ein atypisches von Hippel'sches Angiom oder ein großes Aderhauthämangiom in Betracht zu kommen. Er empfahl eine vorsichtige Behandlung des Tumors mit Lichtkoagulation.

Insgesamt führten wir 2 Lichtkoagulationen durch, wobei es zu einer leichten Hämorrhagie in den Glaskörperraum kam, die den Einblick behinderte. Eine Trabekulektomie führte leider nicht zur Drucksenkung. Der Einblick ist jetzt durch die Cataracta complicata sehr erschwert.

Unsere Frage an das Consilium diagnosticum ist nun, ob es sich hier, wie Herr Prof. Wessing bereits vermutete, um ein atypisches großes von Hippel'sches Angiom handelt. Ein Wachstum nicht ausschließlich in Richtung zum Glaskörperraum, sondern auch in Richtung der Aderhaut, sowie die sekundäre Netzhautablösung und das Sekundärglaucom würden nicht dagegen sprechen. Andererseits scheint ein Aderhauthämangiom nicht vollständig auszuschließen zu sein, da hierfür sowohl die Lage neben der Papille wie auch der Verlauf sprechen könnte.

Literatur

D. Elder: Systems of ophthalmology, Vol. 10, disses of the Retina, 738 ff. – D. Elder: System of ophthalmology, Vol. 9, disses of the uveal tract, 808 ff.

Consilium diagnosticum

Vorgetragen von Herrn François (Gent):

Atypisches von Hippel'sches Angiom oder Aderhauthämangiom?

Es handelt sich um ein 8 1/2jähriges Mädchen ohne frühere Fälle in der Familie oder bei sich, das wegen eines Sekundärglaukoms des rechten Auges mit Rubeosis iridis und totaler Netzhautablösung untersucht wird. Nach Punktion der subretinalen Flüssigkeit wird nahe bei der Papille ein Gefäßtumor beobachtet. Dieser Tumor weist mindestens 4 ernährende Netzhautgefäße auf. Die histologische Untersuchung der Flüssigkeit hat eine Proliferationsknospe mit

Kapillaren ergeben. Die Frage ist nun, ob es sich um eine von Hippel'sche Krankheit oder um ein Aderhauthämangiom handelt.

Man könnte in der Tat an 5 Möglichkeiten denken: (1) Coatssche Krankheit, (2) Retinoblastom, (3) malignes Melanom der Chorioidea, (4) Aderhauthämangiom und (5) von Hippelsches Netzhautangiom, denn bei diesen verschiedenen Krankheiten können tardive Komplikationen, wie die exsudative Ablösung oder das Sekundärglaukom, beobachtet werden.

1. *Coatssche Krankheit.* Zugunsten dieser Diagnose spricht das Alter der Patientin, die Unilateralität der Läsionen und das Fehlen allgemeiner Symptome, aber das Fehlen von charakteristischen Gefäßmißbildungen und charakteristischen aneurysmatischen Dilatationen erlaubt diese Diagnose auszuscheiden.

2. *Retinoblastom.* Dilatation der Netzhautgefäße kann in diesem Falle gesehen werden (Gass J.D.M. – Differentialdiagnosis of intraocular tumors, Mosby, St. Louis, pp. 114–137, 265–292, 1974). Das Alter der Patientin macht diese Diagnose jedoch wenig wahrscheinlich. Andererseits wird bei diesem Falle keine wesentliche exsudative Reaktion beobachtet. Schließlich hat die Punktion der subretinalen Flüssigkeit keine Zellen vom Retinoblastomtyp gezeigt. Es wäre trotzdem interessant, durch Radiographie nach eventuellen Kalzifikationen zu suchen. Ihr Vorhandensein würde sowohl für ein Retinoblastom als auch für ein Aderhauthämangiom plädieren.

3. *Malignes Melanom der Chorioidea.* Das geringe Alter der Patientin ist kein absoluter Einwand, denn wir haben diesen Tumor bei einem 10jährigen Jungen beobachtet, und der jüngste in der Literatur beschriebene Fall war nur 7 1/2 Monate alt (Fall von Bürki, 1961, zitiert von Duke Elder. Duke Elder S. und Perkins E.S., System of Ophthalmology, vol. IX, Diseases of the uveal tract, Kimpton, London, pp. 808–813 und 844, 1966). Dagegen plädieren die Stärke der exsudativen Reaktion und das Fehlen von Tumorzellen in der Punktionsflüssigkeit gegen diese Diagnose.

4. *Aderhauthämangiom.* Dieses wird vor allem im Laufe des 3. Jahrzehnts beobachtet und ist von einem degenerativen Befall des Pigmentepithels und der Retina begleitet. Nach Reese A.B. (Tumors of the eye, Harper and Row, New York, pp. 364–431, 1963) sind die Assoziation mit anderen angiomatösen Läsionen, die Lokalisation der Tumorentstehung nahe bei der Papille, seine unregelmäßige Oberfläche, seine sehr langsame Entwicklung und die kalkartige oder knöcherne Degeneration Elemente der Diagnose. Diese Elemente finden sich bei dem vorgestellten Fall nicht wieder.

Das fluoro-angiographische Bild ist jedoch das wichtigste Element. Beim Aderhauthämangiom ist es gekennzeichnet durch (1) das Auftreten von subretinalen Gefäßstrukturen während der ersten Zeit der Untersuchung und (2) danach durch eine unregelmäßige, fortschreitende Fluoreszenz. Nach Wessing A. (Fluoreszenzangiographie der Retina, Georg Thieme, Stuttgart, pp. 143–150, 1968) gestattet das Bild während der arteriellen Phase die Differentialdiagnose zu dem malignen Melanom. Dies ist jedoch nicht immer der Fall, und die beiden fluoro-angiographischen Bilder können ähnlich sein. Wenn die ersten Bilder auf die Netzhautgefäße und nicht auf den Tumor selbst ausgerichtet sind, können die subretinalen Gefäßstrukturen nicht gesehen werden. Bei dem vorgestellten Fall ist das Aussehen des Tumors zu den späteren Zeiten gesprenkelt, und mit ein wenig Einbildungskraft könnte man dabei Gefäße erkennen. Daher könnte man, wenn man nicht die erweiterten Netzhautgefäße und ihr fluoro-angiographisches Aussehen berücksichtigt, an ein Aderhauthämangiom denken.

5. *Von Hippelsches Netzhautangiom.* Tatsächlich ist die einzige Diagnose, die wir aufrechterhalten können, die einer ein wenig ungewöhnlicher Form der Hippelschen Krankheit, wie es übrigens Prof. Wessing und die Drs. Schneider und Tenner glauben. Vor allem das Vorhan-

densein von stark erweiterten Netzhautgefäßen, die von der Papille ausgehen und in die Neubildung eindringen, sprechen zugunsten dieser Diagnose. Diese Gefäße werden in der Tat
beim Aderhauthämangiom nicht beobachtet. Es triff zu, daß die fluoro-angiographischen Bilder wenig charakteristisch sind, aber man darf nicht vergessen, daß das Hippelsche Angiom,
wenn es auch vor allem eine Tendenz hat sich nach der Seite des Glaskörpers auszudehnen,
trotzdem auch in die Chorioidea eindringen kann (Reese, 1963). Gewisse von Hippelsche
Tumoren, die von Gass (1974, Abb. 10–5, 10–10 und 10–13) beschrieben wurden, ähneln
übrigens dem von den Drs. Schneider und Tenner vorgestellten Fall, und wir haben ähnliche
gesehen.

Reese (1963) und Manschot (Arch. Ophthal., Chicago, **80**, 775, 1974) glauben auch, daß ein
juxtapapilläres Angiom als einzige Manifestation der Hippelschen Krankheit auftreten kann.

Die Unilateralität der Läsionen und das Fehlen von neurologischen oder viszeralen Anzeichen
stellen kein unbedingt negatives Argument dar. Das gleichzeitige Zusammentreffen mit intra-
kraniellen Angiomen kommt übrigens nur in 25% der Fälle vor. Eine regelmäßige Beobachtung des unbeschädigten linken Auges und eine neurologische Untersuchung scheinen uns
trotzdem angezeigt.

Filmvorführungen

E. Alexandridis und A. Tenner (Heidelberg): **Retinoschisis und ihre Vorstadien. Periphere degenerative Retinoschisis**

Die periphere degenerative Retinoschisis in ihren Früh- und Spätstadien wird im Film demonstriert und wie folgt kommentiert:

Periphere degenerative Retinoschisis. Das abgehobene innere Netzhaut-Blatt ist transparent. Die daraufliegenden Arteriolen und Venolen sehen manchmal wie obliteriert aus. Die Abhebung des inneren Blattes erkennt man am besten an den Gefäßen und ihren Schatten. Der Schatten wird beim leichten Bewegen des Ophthalmoskoplichtes besser sichtbar. Die hochblasige Retinoschisis wird sehr oft als Netzhautcyste bezeichnet. Anders als bei der Netzhautablösung ist die Retinoschisisblase transparent, bullös und fest gespannt. Sie zeigt keine welligen Bewegungen wie es bei der Amotio der Fall ist.

Vorstadien. Die Retinoschisis ist bei über 2/3 der Fälle beidseitig und zwar auf der analogen Stelle. Am häufigsten tritt sie temporal auf. Nach der Literatur mehr temporal unten als temporal oben (Shea et al., 1960). Als Vorstadien findet man im oranahen Bereich eine beginnende cystoide Degeneration, erkennbar vor allem an Pigmentveränderungen und Aufhellungen. Bei Einbuckelung eines solchen Gebietes kann man die beginnende Retinoschisis wie eine weiße Schicht auf dem Buckel sichtbar machen.

Schichtlöcher. Schichtlöcher entstehen sowohl im inneren als auch im äußeren Netzhautblatt. Die Löcher im inneren Blatt sind rund oder oval und klein. Die Löcher im äußeren Blatt sind größer und oft mehrere nebeneinander. Sie zeigen einen weißen Saum. Das ist der umgerollte meist zentrale Rand. Durch die Löcher im äußeren Blatt kann man die rote Farbe der Aderhaut sehen. Daß die Löcher nur das äußere Blatt betreffen, erkennt man auch an den Gefäßen des inneren Blattes, die dieses Lochgebiet überqueren und auch von dem Spaltlicht – bei Kontaktglasuntersuchung – das von der inneren Schicht reflektiert wird. Die Schichtlöcher im äußeren Blatt können manchmal spontan pigmentieren, ohne daß es zu einer Schisis kommt.

Schisisamotio. Wenn sowohl am inneren als auch am äußeren Blatt Löcher entstehen, dann kann das oft zu einer richtigen Netzhautablösung führen (Shea et al., 1960; Cibis, 1965). Oft ist es schwierig, eine idiopathische Amotio von einer Schisisamotio zu unterscheiden. In diesem Fall würde ein Hufeisenforamen für eine idiopathische Amotio sprechen.

Sekundäre degenerative Schisis durch Traktion. Im allgemeinen ist es bekannt, daß es im Spätstadium der Retinopathia diabetica zu einer Traktionsschisis kommen kann (Lincoff et al., 1975). Hier werden 2 seltene Formen demonstriert.

a) Die Retinoschisis durch Traktion bei Macular-Pucker. Außerhalb des Macula-Bereiches mit der Schrumpfung der Glaskörpergrenzmembran sieht man bei dem hier demonstrierten Auge temporal unten noch einen Bereich mit einer ähnlichen Schrumpfung. Oberhalb und unterhalb dieses Schrumpfungsbereiches erkennt man das abgehobene transparente innere Blatt der Netzhaut (Abb. 1).

b) Retinoschisis durch Glaskörperstrang nach Glaskörperblutung. Der hier demonstrierte Fall ist 2 Jahre alt. Auf beiden Seiten des temporal oben befindlichen Traktionsstranges hängt das innere Netzhautblatt gespannt. Die Abhebung des inneren Blattes dehnt sich über den hinteren Pol bis zur Papille aus (Abb. 2).

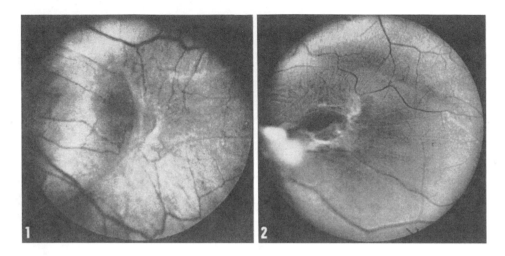

Abb. 1. Retinoschisis bei Macular-Pucker

Abb. 2. Retinoschisis durch Traktion nach Gk-Blutung

Literatur

Cibis, P.A.: Vitreoretinal Pathology and Surgery in Retinal Detachment. Saint Louis 1965. — Lincoff, H., Kreissig, I.: Differentialdiagnose nicht lochbedingter Netzhaut-Erhebungen. Ber. dtsch. Ophthal. Ges. 73, 349–360 (1975). — Shea, M., Schepens, C.L., Pirquet, S.R. von: Retinoschisis. Arch. Ophthal. (Chicago) 63, 1–18 (1960).

K. Blassmann, A. Tenner, W. Jaeger (Heidelberg): **Das Verhalten des Tränenfilms über der Hornhaut und über Kontaktlinsen**

Um das Verhalten des Tränenfilms über der Hornhaut und Kontaktlinsen gut beochaten und analysieren zu können, hat sich die Kinematographie-Spaltlampe sehr bewährt. Mit ihr können die sich schnell ändernden Phänomene während des kurzen Lidschlagintervalls im Film festgehalten und anschließend im einzelnen genau untersucht werden. Dabei benötigt man eine hohe Vergrößerung, um die sehr feinen Veränderungen des Tränenfilms erkennen und dokumentieren zu können.

Der Aufbau des Tränenfilms

Der Tränenfilm, der nur durchschnittlich 10 μ dick ist, hat drei verschiedene Schichten. Die unterste bildet eine ca. 0,2 μ bis 0,4 μ dicke Mucinschicht. Schleimmoleküle — sie stammen aus den Becherzellen der Conjunctiva tarsi — werden vom Oberlid auf das Hornhautepithel aufgetragen. Wegen des Lipidgehaltes der Zellwände, ist das Hornhautepithel an sich wasserabstoßend. Aber die adsorbierten Mucine verwandeln das stark hydrophobe Epithel in eine hydrophile Fläche (Abb. 1).

Erst über dieser Schleimschicht kann sich die wäßrige Phase ausbreiten. Sie enthält neben Elektrolyten, Glucose und Eiweiß ebenfalls Schleimmoleküle, die durch Wasserstoffbindung die Zwischenflächenspannungen zur darunterliegenden Mucinschicht stark herabsetzen. Es gilt als wahrscheinlich, daß so asymmetrische Macromoleküle wie die des Schleims sich inner-

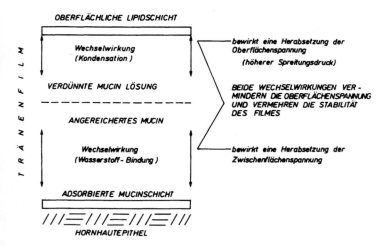

Abb. 1. Schematische Darstellung von Mucin-Lipide und Mucin-Wasser Wechselwirkungen, die eine Erhöhung der Stabilität des Tränenfilms bewirken (nach F. J. Holly)

halb der wäßrigen Phase in eine konzentrierte und in eine nach oben hin verdünnende Schicht teilen.

Die wäßrige Phase wird dann im Lidspaltenbereich durch eine 0,004 bis 0,4 μ dicke Lipidschicht abgedeckt. Die Lipide – Neutralfette und Phospholipide der Meibom'schen Drüsen – stehen durch Kondensation in Wechselwirkung mit den gelösten Schleimmolekülen. So wird der Tränenfilm zur Luft hin wieder mit einer wasserabstoßenden Schicht abgedeckt.

Die Wechselwirkung der in der wäßrigen Phase gelösten Schleimmoleküle zur Lipidschicht nach oben und zur Mucinschicht nach unten, erhöhen damit den Spreitungsdruck des gesamten Tränenfilms und vermehren so seine Stabilität.

Demonstration der physikalisch-chemischen Eigenschaften der Ölschicht auf dem Tränenfilm

Bestäubt man – nach Voruntersuchungen von G. E. Brauninger und Mitarbeiter – den Tränenfilm mit feinen 50 bis 100 μ großen *Öltröpfchen*, so ist zu erwarten, daß sich diese mühelos in der Ölschicht lösen. Im Film ist bei hoher Vergrößerung zu sehen, wie die Ölpartikel langsam auf die Hornhaut fallen und sofort in der Tränenflüssigkeit aufgehen. Sie verursachen dort eine lokale Verdickung des Ölfilms, die nach einem Lidschlag wieder geglättet wird. Anders, wenn der Tränenfilm mit *Wasser* bestäubt wird. Wasser hat bei Raumtemperatur eine Oberflächenspannung von 70 Dyn pro cm^2, es würde sich also weder auf dem Tränenfilm ausbreiten, noch in der obersten Schicht, der Ölschicht, lösen können. Beim Bestäuben mit Wassertröpfchen beobachtet man, daß diese wegen des höheren Gewichtes schneller herabsinken, beim Auftreffen aber abprallen oder der Schwerkraft folgend, nach unten abperlen. Sie mischen sich auch nicht mit dem Tränensee der unteren Lidkante, sondern rinnen auf ihm aus dem Tiefenschärfenbereich heraus.

Die Ölschicht des praecornealen Films vermindert damit am Auge die Gefahr der Tröpfchen-Infektion. Beim Niesen werden 100000 etwa 50 μ bis 100 μ große Tröpfchen ausgestoßen, die bis zu 3 Meter weit fliegen und minutenlang in der Luft schweben. Niest etwa ein Tuberkulosekranker, so kann jeder Tropfen mit über 40000 Tuberkelbakterien beladen sein. Daß diese voll mit Bakterien beladenen Tropfen nicht so leicht in den praecornealen Film eindringen können, mag eine der Ursachen der recht seltenen Tröpfchen-Infektion sein.

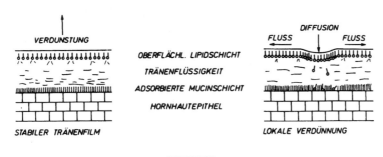

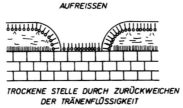

TROCKENE STELLE DURCH ZURÜCKWEICHEN
DER TRÄNENFLÜSSIGKEIT

Abb. 2. Wird der Tränenfilm durch Verdunstung dünner, ändern sich die Oberflächenspannungen so, daß die Lipide der Oberfläche komplexe Formationen mit dem auf dem Epithel adsorbierten Mucin bilden können. Der Tränenfilm reißt auf und es entstehen Trockenflecken auf der Hornhaut (nach F. J. Holly)

Stabilität des Tränenfilms (Abb. 2)

Eine weitere Aufgabe kommt dieser Ölschicht zu. Sie soll verhindern, daß im Lidschlagintervall der sehr dünne Tränenfilm zu schnell eintrocknet und aufbricht. Die Stabilität des Tränenfilms ist aber nicht nur von der richtigen qualitativen Zusammensetzung abhängig, sondern auch von der Dicke der wässrigen Phase. Zwischen den Lidschlägen verliert der praecorneale Film durch Verdunstung Wasser, er wird damit dünner. Ist eine kritische Schichtdicke unterschritten, verbinden sich die Lipide der Ölschicht mit den auf dem Epithel adsorbierten Schleimmolekülen. Der Tränenfilm reißt dann sofort auf. Bei intakter Hornhautsensibilität erfolgt vor diesem Aufreißen, durch einen unterschwelligen Reiz ausgelöst, ein Lidschlag, der den praecornealen Film wieder auf normale Stärke aufbaut. Bei großer Vergrößerung wird gezeigt, wie bei unterdrücktem Lidschlag, der mit Fluorescein gleichmäßig angefärbte Tränenfilm aufbricht; es entstehen landkartenartig begrenzte dunkle Flecken. Der starke Fremdkörperreiz bewirkt, daß Tränenflüssigkeit einschießt, die dann sogar über die Lidkante abfließt. Daß die Trockenstellen stark hydrophob sind, wird dadurch klar erkenntlich, daß der Tränensee, der durch das Einschießen der Tränenflüssigkeit aufsteigt, sich nicht spontan auf diesen Arealen ausbreiten kann. Erst ein Lidschlag baut den Tränenfilm wieder in seiner Schichtung auf. Er sorgt nicht nur für Nachschub für die wäßrige Phase, sondern die mit Becherzellen versehene Schleimhaut der Lider bestreicht das an sich hydrophobe Epithel erneut mit Mucin.

Ist der quantitative Nachschub der Flüssigkeit nicht möglich, verkürzt sich die „Brake uptime" — die Zeit, die der Tränenfilm nach dem Lidschlag stabil bleibt. Nach Untersuchungen von Norn bleibt beim Gesunden der Tränenfilm 15 bis 40 Sekunden geschlossen. Reißt er schon zeitiger auf, kommen in der Regel 3 Ursachen in Frage:

1. Die Lider können die Hornhaut nicht glatt und gleichmäßig bestreichen — und mit einer Mucinschicht versehen.
2. Er ist qualitativ verändert.
3. Es besteht ein Flüssigkeitsmangel.

Beim Sjögren-Syndrom ist die Tränenproduktion stark herabgesetzt. Bei einer Patientin, die unter dieser Krankheit leidet, fallen daher neben den vielen Schleimfäden im praecornealen Film und dem sehr dünnen Tränensee auf, daß die Patientin fast ständig blinzelt. Die Ursache für diesen häufigen Lidschlag findet man, wenn der Tränenfilm mit Fluorescein angefärbt wird. Man sieht, daß innerhalb einer Sekunde nach dem Lidschlag die ersten trockenen Stellen entstehen. Der Fremdkörperreiz erzwingt sofort einen neuen Lidschlag, aber da die Tränenproduktion vermindert ist, kann der Tränenfilm nicht auf seine erforderliche Dicke aufgebaut werden; er reißt sofort an seiner dünnsten Stelle wieder auf.

Der Tränenfilm über harten Kontaktlinsen (Abb. 3)

Wird eine harte Kontaktlinse getragen, ändern sich die physikalisch chemischen Bedingungen im praecornealen Film, da das Plexiglas eine höhere Oberflächenspannung hat und damit für die Tränenflüssigkeit nur relativ hydrophob ist. Der Tränenfilm ist dadurch stabiler zumindest solange die Kontaktlinsenoberfläche glatt ist. Der praecorneale Film ist aber im ganzen dünner. Er beginnt schon nach ca. 7 Sekunden über der harten Kontaktlinse einzutrocknen. Man sieht dann bei seitlicher Beleuchtung die im Tränenfilm gelösten Substanzen als feine Staubschicht auf der Kontaktlinse liegen. Ein Lidschlag löst dann die ausgefallenen Bestandteile mühelos und baut einen neuen Tränenfilm auf. Das Sehvermögen wird durch das gleichmäßige Eintrocknen des Tränenfilms nicht gestört.

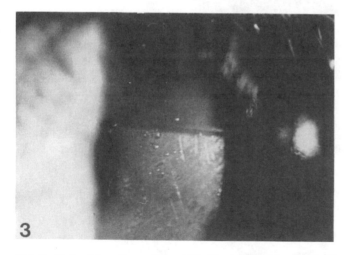

Abb. 3. Einige Sekunden nach dem Lidschlag trocknet der Tränenfilm über harten Kontaktlinsen völlig ein. Die im Tränenfilm gelösten Substanzen liegen als feine Schicht auf der Kontaktlinsenoberfläche. Ein unvollständiger Lidschlag hat den Tränenfilm in der oberen Hälfte der Kontaktlinse wieder aufgebaut

Ungenügende Mucin-Beschichtung durch mangelnden Lidkontakt (Abb. 4)

Beim Einsetzen einer sehr dicken Kontaktlinse bleiben gelegentlich am Rand unbenetzte Areale. Sie entstehen deshalb, weil das Oberlid den Kontaktlinsenrand nicht richtig bestreichen und mit einer für die Benetzbarkeit und Stabilität sehr wichtigen Mucinschicht versehen kann. Bei sehr dicken Linsen treten außerdem auch auf der Hornhaut neben dem Kontaktlinsenrand Störungen in Aufbau und Stabilität des Tränenfilms auf (Abb. 5). Das Oberlid, das über die dicke Kontaktlinse streicht, wird von ihr gehindert, die freiliegenden Hornhaut-

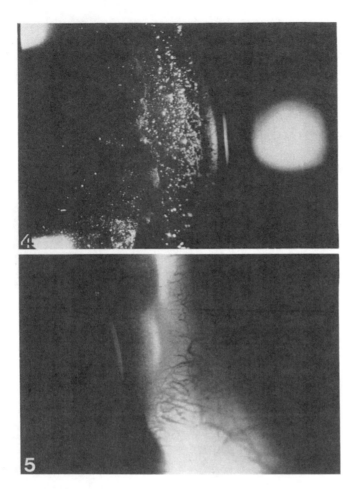

Abb. 4. Da der Kontaktlinsenrand bei einer großen Mittendicke der Kontaktlinse mit dem Oberlid keinen ausreichenden Kontakt hat, wird er nicht mit Mucin bestrichen und es kann sich kein geschlossener Tränenfilm bilden

Abb. 5. Neben dem Kontaktlinsenrand ist das Hornhautepithel feinfleckig mit Fluorescein anfärbbar, da das Epithel durch das Aufbrechen des Tränenfilms geschädigt wird. Die Hornhaut unter der Kontaktlinsenauflagefläche ist dabei völlig intakt

areale neben der Linse bei 3 und 9 Uhr am Limbus zu bestreichen. Es ist ein ähnlicher Mechanismus, den wir bei limbusnahen Bindehaut-Tumoren kennen, die dann eine Hornhautdelle, ein Gauly'sches Grübchen, verursachen. Der Tränenfilm bricht hier schnell auf. Das Epithel nimmt — durch das Austrocknen geschädigt — Fluorescein auf. Die Kontaktlinsenträger haben als Ausdruck ihrer Beschwerden eine bandförmige Injektion im Lidspaltenbereich.

Sehstörungen bei unstabilem Tränenfilm (Abb. 6)

Bei jeder länger getragenen Kontaktlinse ist die Oberfläche nicht mehr glatt. Schon nach einigen Monaten Tragezeit ist das Plexiglas in der Regel im Zentrum durch mechanische Schäden aufgerauht. Es setzen sich durch Zelldetritus Eiweiß und Lipidverbindungen fest, die stark wasserabstoßend sind. Der Tränenfilm breitet sich über diesen Ablagerungen nicht aus, sondern zieht sich zu Tröpfchen zusammen. Das Sehvermögen wird dadurch erheblich gestört, ähnlich wie beim Blick durch eine regennasse Fensterscheibe.

Der Tränenfilm über weichen Kontaktlinsen (Abb. 7)

Über einer weichen Kontaktlinse ist der Tränenfilm zunächst sehr stabil. Da weiche Kontaktlinsen aber aus hygienischen Gründen entweder chemisch sterilisiert werden müssen, oder durch tägliches Kochen keimfrei gemacht werden, lagern sich — wohl begünstigt durch Mikrorisse und Defekte der Oberfläche — denaturierte Eiweiße und Lipide auf ihr ab. Betrachtet man eine ältere Linse, die gekocht wurde, bei starker Vergrößerung, so erscheinen die Verunreinigungen in der Regel großflächig und ausgeprägter. Bei ungenügender chemischer Reinigung und Desinfektion sind sie kleiner, fleckiger und höckriger.

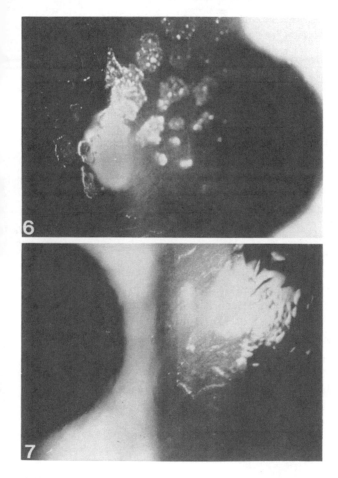

Abb. 6. Um weißliche Ablagerungen auf der Kontaktlinsenoberfläche bricht der Tränenfilm auf. Er zieht sich zu einzelnen Tröpfchen zusammen — im regredienten Licht gut zu sehen — und setzt dadurch das Sehvermögen herab

Abb. 7. Auf weichen Kontaktlinsen, die durch Kochen sterilisiert werden, lagern sich denaturierte Eiweiße ab, die stark hydrophob sind. Der Tränenfilm bricht auf, das Kontaktlinsenmaterial beginnt zu dehydrieren, so daß seine Oberfläche unregelmäßig wird

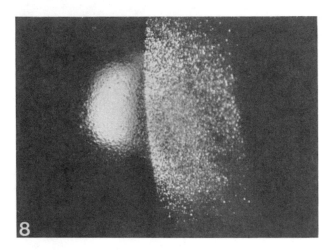

Abb. 8. Wird eine weiche Kontaktlinse nicht richtig befeuchtet, entweder weil sie durch Verunreinigungen „imprägniert" wird, oder weil ein Flüssigkeitsmangel wie beim Sjögren-Syndrom besteht, vermindern sich Tragekomfort und Sehvermögen erheblich

Da diese Ablagerungen hydrophob sind, bricht der Tränenfilm sehr schnell auf. Die Linse trocknet oberflächlich aus und es entstehen Dellen, die einen starken irregulären Astigmatismus erzeugen. Man sieht schon bei geringer Vergrößerung, daß auch der Linsenrand durch diese Verunreinigung verzogen wird und es ist verständlich, daß damit der Tragekomfort der Linsen erheblich beeinträchtigt wird. Wie sehr die weichen Linsen von der ständigen Hydrierung durch die Tränenflüssigkeit abhängig sind, zeigen die Bilder einer hydrophilen Linse, die von einer Patientin mit einem Sjögren-Syndrom getragen wird (Abb. 8). Die Linsenoberfläche ist völlig irregulär, sie ist übersät mit Ablagerungen. Die hydrophile Linse, die durch ihre weiche und glatte Oberfläche zunächst gut vertragen wurde, reizt nun das Auge sehr stark. Das Sehvermögen ist in diesem Fall sehr stark herabgesetzt.

Zusammenfassung

Tragekomfort, Sehvermögen und Tragzeit von Kontaktlinsen werden — eine optimale Anpassung der Linse vorausgesetzt — wesentlich vom praecornealen Film bestimmt. Lagern sich bei harten Linsen über der Kontaktlinsenoberfläche Verunreinigungen ab, so verliert der Tränenfilm seine Stabilität, bricht nach dem Lidschlag schnell auf und vermindert durch Tröpfchenbildung das Sehvermögen. Bei weichen Linsen entsteht dazu noch ein starker irregulärer Astigmatismus, da das Linsenmaterial durch Wasserverlust Oberflächenunregelmäßigkeiten aufweist.

Ist der Tränenfilm qualitativ verändert, d.h. besteht zum Beispiel ein Mucinmangel bei einer Becherzellinsuffizienz im Prae- und Postklimakterium oder ist er quantitativ, wie z.B. beim Sjögren-Syndrom, verändert, so ist die Tragzeit der Kontaktlinsen stark herabgesetzt bis aufgehoben.

Literatur

Holly, F.J., Lemp, M.A.: The preocular tear film and dry eye syndromes. Int. ophthal. clin. Boston: Little and Brown 1973. — Blassmann, K., Hemmann, E.: Veränderungen im praecornealen Film durch Tragen von Kontaktlinsen (entoptische Beobachtungen) Klin. Mbl. Augenheilk. 165, 980 (1974). — Brauninger, G.E. u. Mitarb.: Direct physical demonstration of oily layer on tear film surface. Amer. J. Ophthal. 73, 132–134 (1972). — Brown, S.I., Dervichian, D.G.: Hydrodynamics of blinking. Arch. Ophthal. 82, 537–590 (1969). — Ehrich, W., Kohlberger, K.: Einfluß von Kontaktlinsen-Benetzungs-

Formation and rupture of the tear film. Exp. Eye Res. 15, 515–525 (1973). – Holly, F.J.: Surface chemistry of tear film component analogs. J. Colloid Sci 49, 222–231 (1974). – Jaeger, W., Blassmann, K.: Der praecorneale Film. Sein Aufbau und seine Bedeutung für die Versorgung mit Kontaktlinsen. Beih. Klin. Mbl. Augenheilk. (im Druck). – Jaeger, W., Blassmann, K.: Der Einfluß von Kontaktlinsen auf den normalen praecornealen Film. Contact Lens J. (im Druck). – Lemp, M.A. u. Mitarb.: The precorneal tear film. Arch. Ophthal. 83, 89–94 (1970). – Norn, M.S.: Desiccation of the precorneal tear film: I. Corneal wetting time. Acta Ophthal. 47, 865–880 (1969). – Tenner, A.: Über eine neue Kinematographie-Spalt-lampe. Ber. dtsch. ophthal. Ges. 72, 501–502 (1974). – Wolff, E.: Anatomy of eye and orbit. London: Lewis 1968.

E. Damaske (Münster): **Sekuritglassplitter im Lid- und Orbitabereich**

In größeren Augenzentren nimmt die Zahl der Windschutzscheibenverletzungen in den letzten Jahren sprunghaft zu. Nicht nur die Versorgung der perforierenden Augenverletzungen mit Hornhaut-Regenbogenhaut-Linsen-Ciliarkörper-Verletzung, sondern auch die Versorgung der Lid- und Hautwunden stellt erhöhte Anforderungen an den Operateur.

Anhand von Auto-Crash-Versuchen wird der Mechanismus von Frontscheibenverletzungen gezeigt. Die Sekuritglasspitter, die isoliert Lider und Orbita betreffen, führen zu traumatischem Exophthalmus, erheblichen Motilitätsbehinderungen und bedeuten bei Eröffnung der die Orbita umgebenden Nasennebenhöhlen eine erhebliche Gefahr. Oft werden isolierte Sekuritglassplitter erst nach langer Latenzzeit bei bestehender traumatischer Ptosis und Tränenwegsstenose entdeckt. Der Film zeigt die sachgerechte Wundversorgung im Lidbereich, wobei lidchirurgisch zwei Blätter: das äußere Lidhaut-Muskel-Blatt (M. orbicularis, M. levatorpalpebrae) und das innere Tarsus-Bindehaut-Blatt mit dem glatten Lidheber (M. tarsalis) und am Tarsus haftenden Faserzügen des quergestreiften Lidhebers (M. levator palpebrae) unterschieden werden. Da die Lidwunden zwei Besonderheiten aufweisen, nämlich die starke Blutungsneigung und die Tendenz zu narbigen Verziehungen bei Abheilung, ist eine Versorgung innerhalb von Tagesfrist in einer Klinik mit lidplastischer Erfahrung unbedingt anzustreben. Auf die Versorgung schwerer Lidverletzungen mit Binocularlupe und Operationsmikroskop wird hingewiesen.

Der Film schildert sehr eindrucksvoll die Wiederherstellung einer ausgedehnten Lidabriß- und Stirnablederungswunde nach Frontscheibenunfall einer 30jährigen Patientin, bei der wegen des kosmetisch entstellenden traumatischen Exophthalmus mit 95 intraorbital nachweisbaren Sekuritglassplittern chirurgisch eine Enukleation angeordnet worden war. Nach erfolgreicher Operation mit feinen 6 × 0 Cat-Gut und Seidennähten ohne Opferung von Lidfragmenten resultiert freie Lidmotilität und voller Visus.

Aussprache

Herr Roesen:
Sind Beobachtungen gesammelt von entsprechenden Unfallhergängen, bei denen Verbundglas-Scheiben statt Sekurit im Wagen waren? Kommt es dabei zu Impressionen im Bereich des Stirnhirns?

Zu Herrn Roesen:
Die von uns beobachteten Windschutzscheibenverletzungen – in den letzten 5 Jahren durchschnittlich 70 pro Jahr – wurden sämtlich von Einscheibensicherheitsglas (ESG = Sekuritglas) verursacht. Auch unter diesen Verletzungen sahen wir Stirnbeinimpressionsfrakturen bzw. fronto-basale Frakturen. Die Verletzungen durch Verbundglascheiben (VSG = Mehrschichtensicherheitsglas) sind aus der Literatur bekannt. In Amerika verletzen sich laut „Accident Fact" 1,8 Mill. Insassen jährlich im Auto. Daraus resultieren 200.000 Windschutzscheibenverletzungen, darunter 6,8 % Verletzungen im Augenbereich. Die Zahl der Halswirbelsäulenverletzungen und der an der Windschutzscheibe tödlich Verletzten ist trotz Verbesserung des Verbundglases nicht zurückgegangen.

J. Grüntzig und H. Usnanski (Universitäts-Augenklinik Düsseldorf, Moorenstr. 5, Direktor: Prof. Dr. H. Pau und Helminthiasis Research Unit, Kumba, Cameroon, Direktor: Dr. B.O.L. Duke): **Der afrikanische Augenwurm Loa loa**

Unter Mitarbeit von: P. Moore, H. Fuglsang, J. Anderson, H.K. Zinser, B. Jordan, G. Eldering
Filmlänge: 16 Minuten, Farbe, Magnetton, 16 mm
Sprachen: deutsch, englisch, französich, spanisch
Ausleihe möglich über: Bayer AG Leverkusen, Cyanamid GmbH, Abt. Lederle

Anhand von Aufnahmen aus Kamerun werden Epidemiologie und Klinik der afrikanischen Filariose Loa loa sowie Lebensgewohnheiten der Überträger Chrysops silacea und Chrysops dimidiata (Bremsen) dargestellt.
Der Film gliedert sich in folgende Abschnitte:

Geographische Verbreitung

Klinisches Bild: Ein Patient demonstriert die allgemeinen Beschwerden dieser Parasitose: prickelnde Hautsensationen, Hautjucken und flüchtige Ödeme.
Das spektakuläre Auftauchen des adulten Wurmes unter der Konjunktiva bzw. seine operative Entfernung werden durch entsprechende Operationsfilmausschnitte belegt.

Bau und Lebensweise des Parasiten

Übertragung: Der Entwicklungszyklus der Mikrofilarien in der Fliege ist durch Trickaufnahmen dargestellt. Nach Häutung und Anwachsen auf über 2 mm Länge wandern die Larven aktiv in den Fliegenkopf. Mikroaufnahmen illustrieren ihre Wanderbewegungen.

Mikroskopischer Nachweis

Komplikationen der Loiasis: Die bisher beobachteten Komplikationen (Genese umstritten) sind in 2 Tabellen zusammengefaßt:
Paresen
Meningoenzephalitis
Psychoneurotische Symptome
Cor filarienne
Pneumophathien
Glomerulonephritis
Retinopathie

Differentialdiagnose: Die bei Loa geklagten lästigen Hautsensationen werden auch bei Onchozerkose angegeben, wandernde Hautschwellungen mögen ebenso durch Ankylostoma- oder Strongyloideslarven verursacht sein. An einem erblindeten Onchozerkosepatienten werden Hautknoten, grobe Hautläsionen, herabhängende Leistenschwellungen demonstriert. Hautbiopsie und Mikroaufnahmen von austretenden aktiven ungescheideten Mikrofilarien ergänzen die Untersuchung.

Im Gegensatz zu den gefürchteten Komplikationen am Auge bei Onchozerkose wie sklerosierende Keratitis, chorioretinale Läsionen und postneuritische Optikusatrophie, die in dem Film durch Diapositive belegt werden, hinterläßt der Befall des Subkonjunktivalraumes mit adulten Loawürmern keine Spätschäden.

Therapie: Die Behandlung der Loisasis stützt sich auf das Piperazinderivat Hetrazan.

Übertragung von menschlicher Loa auf Affen: Experimentell gelingt es, Affen mit menschlicher Loa zu infizieren. Als Infektionsreservoir der menschlichen Loiasis kommen die Affen nicht in Frage.

Infektionsreservoir: In erster Linie bilden die älteren Einwohner das Infektionsreservoir dieser Parasitose. Aufgrund ihrer 30 bis 40jährigen Exposition, sind sie häufiger und stärker infiziert als jüngere Bewohner.

Zusammenfassung: In einer abschließenden Zusammenfassung werden die Charakteristika der Loiasis bildhaft zusammengestellt:
1. Der Nachweis von gescheideten Mikrofilarien im peripheren Blut zwischen 10 und 13 Uhr;
2. die ausschließliche Verbreitung in den westafrikanischen Regenwäldern durch Chrysops silacea und Chrysops dimidiata;
3. das spektakuläre Auftauchen der Filarie im Subkonjunktivalraum.

W. Hallermann (Göttingen): **Cornea-Skleraplastik beim Keratoglobus**

Als Methode einer operativen Behandlung des Keratoglobus wird eine kombinierte lamelläre Sklera- und Corneaplastik demonstriert, durch die mit Hilfe der „Peeling Technik" und nach Punktion der Vorderkammer das auf die Sklera fest aufgenähte Cornea-Skleratransplantat zu einer Verdickung der Hornhaut und einer erheblichen Abflachung des Globus führt.

Literatur

W. Hallermann: Zur Semiologie und Genetik des Keratoglobus Klin. Mbl. Augenheilk. **166**, 1–5 (1975). – W. Hallermann: Technik und Ergebnisse einer operativen Behandlung des Keratoglobus Klin. Mbl. Augenheilk. **166**, 593–598 (1975).

W. Rüßmann und H. Kruse (Universitäts-Augenklinik Köln, Direktor: Prof. Dr. H. Neubauer): **Obliquus superior-Transposition bei kongenitaler Okulomotorius-Parese**

Bei kongenitaler Okulomotorius-Parese können selbst Maximaleingriffe an den Horizontalmotoren das entstellende Auswärtsschielen in Hauptblickrichtung oft nicht zufriedenstellend beeinflussen. Günstigere Ergebnisse kann die Obliquus superior-Transposition nach Jackson (vgl. Helveston und Burian et al.) erzielen, die der Film in Kombination mit Rectus lateralis-Rücklagerung und Fadenoperation nach Cüppers bei einem 6jährigen Jungen zeigt.

Zunächst wird der Rectus lateralis von einem Bindehautschnitt aus freigelegt. Der Muskel wird angeschlungen und am Ansatz abgetrennt. 16 mm vom Ansatz entfernt werden im Verlauf der Muskelober- und -unterkante 2 Sklerafäden zur Verkürzung der Abrollstrecke (Fadenoperation) vorgelegt. Anschließend wird der Muskel in 8 mm Ansatzabstand mit den Schlingenfäden angenäht und 8 mm weiter zurück mit den Sklerafäden angeheftet. Bindehautverschluß mit Mikroseide.

Zur Transposition der Obliquus superior-Sehne wird die Bindehaut von einem Limbusschnitt nasal oben eröffnet. Die Obliquus superior-Sehne wird samt Hüllgewebe nasal des Rectus superior aufgesucht und angeschlungen. Nach Freipräparieren der Sehne wird sie mit kleinem Muskelhaken angespannt, während man eine feine gebogene Klemme der Sehne folgend in der Sehnenscheide in die Trochlea vorschiebt. Die Trochlea wird nach unten seitlich aufgehebelt, damit Muskel und Sehne einen mehr horizontalen Verlauf nehmen können. Anschließend wird die Sehne nasal des Rectus superior durchtrennt und knapp über dem Ansatz des Rectus medialis so fixiert, daß der Bulbus etwa in der Lidspaltenmitte steht.

Der Eingriff führt, wie an zwei Beispielen demonstriert wird, zu einem günstigen kosmetischen Ergebnis. Die Motilität wird allerdings nicht verbessert. Das operierte Auge ist weitgehend immobil. Zu große Effekte sollte man nicht anstreben, da dabei doch eine stärkere Höhenabweichung auftreten kann.

Literatur

Burian, H. M., Noorden, G. K. von: Binocular vision and ocular motility. St. Louis: The C. V. Mosby Co. 1974. – Cüppers, C.: Die sogenannte Fadenoperation. Arbeitskreis Schielbehandlung Bd. 7, 205–208 (1975). – Helveston, E. M.: Atlas of strabismus surgery. St. Louis: The C. V. Mosby Co. 1973.

K. Schott und K. Ditzen (Essen): **Implantation intraocularer Kunststofflinsen**

Zunächst Demonstration einer neuen Implantationspinzette für Cliplinsen bei Implantation unter dem Operationsmikroskop.

Operationstechnik: Großer cornealer Zweistufenschnitt, Vorlegen einer Naht. Zwei periphere Iridektomien bei 10 und 2 Uhr zu Verminderung der Gefahr eines postoperativen Pupillarblocks. Cryo-Extraktion der Linse unter möglichster Schonung der Pupillarfunktion. Prüfung der vorderen Corpusgrenzmembran auf deren Unversehrtheit. Verengerung der Pupille mit Acetylcholin. Implantation einer Iriscliplinse in vertikaler Position: Einschieben der unteren Bügel vor bzw. hinter die Iris bei 6 Uhr. Anschließend Fixation der Linse oben mit einem Trabekulotom und Herüberziehen des oberen Pupillarrandes mit einer Irispinzette über den oberen hinteren Bügel. Schließen der vorgelegten Naht, Aufstellen der Vorderkammer mit Luft. 6 weitere Cornealnähte. Austauschen der Luft gegen Ringerlösung. Die Pupille legt sich fest an die 4 Fußpunkte der Linsenhaltebügel und wird viereckig.

A. Tenner und W. Jaeger (Universitäts-Augenklinik Heidelberg, Direktor: Prof. Dr. W. Jaeger):
Darstellung des Kammerwasserabflusses nach verschiedenen Glaucomoperationen durch Fluorescein-Injektion in die Vorderkammer*

Eine Darstellung des Kammerwasserabflusses nach Glaucomoperationen durch Fluorescein-Injektion in die Vorderkammer gelang erstmals Kleinert (1953). Er konnte schon den Abfluß aus Filterkissen nach Trepanation nach Elliot über Lymphgefäße der Bindehaut beobachten. Damit war er im Grunde auch der Erste, der Fluoreszenzangiographie erfolgreich durchführte, lange vor den Publikationen von Novotny und Alvis (1961) über die Fluoreszenzangiographie der Retina. Wir griffen die Untersuchungsmethode von Kleinert jetzt wieder auf, nachdem inzwischen neue mikro-chirurgische Glaucomoperationen am Kammerwinkel und am Schlemm'schen Kanal entwickelt wurden und dadurch das Interesse der Darstellung der neugeschaffenen Abflußwege aktuell wurde. Andererseits bietet die moderne Fluoreszenzangiographie insbesondere auch die Fluoreszenzkineangiographie besonders gute Möglichkeiten, die Wirkungsweise dieser neuen Glaucomoperationen zu analysieren.

Unsere Untersuchungen führten wir nur an Augen mit sehr schlechter Funktion, unter sterilen Kautelen im Operationssaal unter dem Operationsmikroskop aus. Es wurde an ein Zeiss-Mikroskop ein optischer Teiler (Teilungsverhältnis 7 : 1) montiert. An diesem Teiler war auf der einen Seite als Beleuchtungsquelle eine Xenon-Hochdrucklampe vom Typ XBO 150 angebracht, in deren Strahlengang sich ein Interferenzfilter vom Typ B 4 als Erregerfilter befand. Auf dieser Seite wurde der Teiler vollverspiegelt, einmal um eine Blendung des Operateurs zu verhindern, zum anderen der besseren Lichtausbeute wegen. Die Beobachtung erfolgte daher monocular. Auf der Beobachtungsseite des Teilers wurde eine Filmkamera (Bolex H 16) montiert, in deren Blendeneinlaß ein Sperrfilter (Kodak-Wratten 15 Gelatine-Filter) eingeschoben war. Zur Injektion in die Vorderkammer wurde nach vorsichtiger Punktion mit einer Discissionsnadel am Limbusrand an einer dem Filterkissen gegenüberliegenden Stelle 0,1 bis 0,2%iges Fluorescein-Natrium mit einer kurzen Kanüle (10 mm Länge) vorsichtig injiziert. Es wurde dabei versucht, einen normalen oder nur mäßig erhöhten Augeninnendruck zu erhalten.

Die Fluorescein-Injektion in die Vorderkammer nach *Trepanation nach Elliot* bestätigt die Ergebnisse von Kleinert. Steigt während der Füllung der Vorderkammer der intraokulare Druck etwa über 20 mm Hg an, so füllt sich zuerst das Filterkissen auf. Dies zeigt sich in einer umschriebenen mehr flächenhaften Anfärbung unter der Bindehaut im Bereich über der Trepanationsöffnung. Allmählich beginnt aus dem Filterkissen der Abstrom über lymphgefäßähnliche Strukturen der Bindehaut etwa limbusparallel bis zum inneren und äußeren Lidwinkel. Ein sicherer Beweis dafür, daß es sich um die Lymphgefäße der Bindehaut handelt, ist bisher nicht erbracht. Es gibt jedoch einige Hinweise darauf, daß diese Vermutung doch berechtigt ist. Insbesondere konnte Benedikt (1975) bei seinen Untersuchungen an Augen nach Trabekulektomie ebenfalls einen Abstrom des Kammerwassers über lymphgefäßähnliche Strukturen der Bindehaut beobachten.

Die *Trabekulotomie* wurde so ausgeführt, daß ein absolut wasserdichter Verschluß des Skleraläppchens mit fünf Einzelknüpfnähten Tübinger-Nylon angestrebt wurde. Hier zeigte sich auch kein Kammerwasserabstrom etwa über ein Filterkissen, sondern nur über Kammerwasservenen, und zwar über dieselben, die sich bereits auch praeoperativ dargestellt hatten. Eine

---

* Dieser Vortrag wurde durch einen Film fortlaufend dokumentiert und illustriert. Die Abbildungen sind aus dem Film entnommen und deshalb in ihrem Auflösungsvermögen nicht so einwandfrei, wie dies bei Einzelaufnahmen möglich gewesen wäre.

Verlaufsbeobachtung dieses Patienten über fast zwei Jahre hatte eine zuverlässige Drucksenkung durch den operativen Eingriff von praeoperativ 40 mm Hg mit maximaler Medikation auf postoperativ 16 mm Hg ohne Medikation gezeigt. Insofern kann unser Ergebnis der Fluorescein-Injektion in die Vorderkammer mit Kammerwasserabstrom lediglich über Kammerwasservenen schon ein Hinweis dafür sein, daß durch die Eröffnung des Schlemm'schen Kanals zur Vorderkammer hin mit Zerreißung des Trabekelwerkes der natürliche Abflußweg wieder eröffnet wurde. Der Hauptabflußwiderstand könnte bei diesem Patienten tatsächlich im Trabekelwerk zu suchen gewesen sein.

Die *Trabekulotomie* führten wir in derselben Weise aus, wie sie zuletzt 1973 auch von Barraquer angegeben wurde. Eröffnung der Bindehaut in ca. 8 mm Limbusabstand mit geradem Schnitt und stumpfes Abschieben der Bindehaut bis zum Limbusrand. Praeparation einer Skleralamelle von etwa 4 × 4 mm in 1/2 Skleradicke bis an die Blau-Weiß-Grenze. Excision des Trabekelwerkes in einem ca. 1,5 × 1,5 mm großen Bezirk unter Öffnung der Vorderkammer. Abtragen des Irisprolapses mit basaler Iridektomie, Schluß der Skleralamelle mit zwei Einzelknüpfnähten Tübinger Nylon, wobei die Nähte nur relativ locker geknüpft wurden, um den Skleradeckel zu adaptieren und ohne daß ein wasserdichter Verschluß angestrebt wurde. Schluß der Bindehaut mit fortlaufender Naht.

Die Ergebnisse der Fluorescein-Injektion in die Vorderkammer zeigen, daß es sich bei einer in dieser Weise ausgeführten Trabekulotomie um eine „gedeckte" fistulierende Operation handelt.

Es wird beim ersten Patienten wieder ein Abstrom des Kammerwassers über Lymphgefäße der Bindehaut beobachtet, wobei sich kein eigentliches Filterkissen darstellt, sondern ein besonders guter direkter „Anschluß" für das unter dem Skleradeckel hervorströmende Kammerwasser an das Lymphgefäßsystem der Bindehaut auffällt. Beim zweiten Patienten, etwa vier Monate nach der Operation, zeigt die klinische Untersuchung ein vascularisiertes und nur relativ wenig prominentes, dafür aber diffus nach den Seiten hin auslaufendes Filterkissen bei guter Drucksenkung ohne Medikation auf 17 mm Hg. Sofort nach Füllung der Vorderkammer mit Fluorescein erscheint der Farbstoff in einigen aus der Tiefe des Filterkissens kommenden Gefäßen. Hier könnte es sich um während der Operation neueröffnete intra- oder episklerale Venen handeln. Auch Benedikt konnte bei seinen Untersuchungen zur Wirkungsweise der Trabekulektomie solche Gefäße darstellen. Als zweiter Abfluß stellten sich wiederum Lymphgefäße dar in ihrem limbusparallelen Verlauf jeweils bis zum äußeren und inneren Lidwinkel, von wo aus der weitere Abstrom in die regionalen Lymphknoten erfolgt. Schließlich kommt es auch zu einer diffusen Farbstoffverteilung unter die Bindehaut. Dieser diffuse Abstrom könnte sozusagen als dritter Abflußweg bezeichnet werden. Damit konnten durch Fluorescein-Injektion in die Vorderkammer bei der Trabekulektomie wenigstens drei verschiedene und unterschiedlich schnelle Abflußwege aufgezeichnet werden. Ein Abfluß des Kammerwassers über den wiedereröffneten Schlemm'schen Kanal, ursprünglich als Hauptwirkungsweise der Trabekulektomie diskutiert, erscheint nach unseren Ergebnissen und denen von Benedikt keine wesentliche Rolle zu spielen.

Auch die Ergebnisse der Tübinger Glaucomstudie über das Druckverhalten nach gedeckten fistelbildenden Operationen deuten auf besonders gut geöffnete Abflußwege hin. Unsere Untersuchungen konnten dies über die Darstellung der Abflußwege durch Fluorescein-Injektion in die Vorderkammer bestätigen.

Insgesamt hat sich die Fluorescein-Injektion in die Vorderkammer als eine gute Möglichkeit erwiesen, den Abfluß des Kammerwassers nach verschiedenen Formen von Glaucomoperationen darzustellen. Damit konnte auch die Wirkungsweise der neuen mikro-chirurgischen Glaucomoperationen besser analysiert werden.

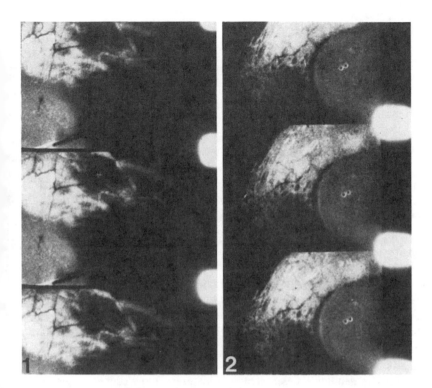

Abb. 1. Kammerwasserabfluß nach Trepanation nach Elliot. Aus dem großen Filterkissen, hier als großflächige Anfärbung erkennbar, strömt das Kammerwasser über lymphgefäßähnliche Strukturen der Bindehaut ab. Die blutgefüllten Bindehautgefässe heben sich darüber dunkel ab

Abb. 2. Kammerwasserabfluß nach Trabekulektomie. Der Kammerwasserabfluß erfolgt wiederum über das Lymphgefäßsystem der Bindehaut, das hier außerordentlich dicht ist. Die Wirkungsweise der Trabekulektomie entspricht hier am ehesten einer sehr gut funktionierenden fistulierenden Operation

Zur Routinediagnostik erscheint diese relativ eingreifende Methode jedoch weniger geeignet. Linér (1975) gab eine wesentlich schonendere Methode an, Fluorescein in die Vorderkammer zu bringen, nämlich mit Iontophorese. Nach unseren Erfahrungen gelingt es damit jedoch nicht, eine genügende Konzentration von Fluorescein in der Vorderkammer zu erreichen.

Literatur

Kleinert, H.: Die Vitalfärbung des Kammerwassers und seiner epibulbären Abflußwege nach Fluoresceininjektion in die Vorderkammer. Klin. Mbl. Augenheilk. **122**, 665 (1953). – Kleinert, H.: Der sichtbare Kammerwasserabfluß glaucomkranker Augen nach Fluorescein-Füllung der Vorderkammer. Ein Beitrag zur Pathologie des intraocularen Flüssigkeitswechsels. Klin. Mbl. Augenheilk. **123**, 653 (1953). – Benedikt, O.: Zur Wirkungsweise der Trabekulektomie. Kongreß der Österreichischen Ophthalmologischen Gesellschaft, Innsbruck 1975. – Novotny, H.R., Alvis, D.L.: A method of photographing fluorescense in circulating blood in the human retina. Circulation **24**, 82 (1961). – Tenner, A., Jaeger, W., Koch, W.: Darstellung von Kammerwasservenen durch Fluorescein-Injektion in die Vorderkammer beim Kaninchen. Klin. Mbl. Augenheilk. **164**, 628–632 (1974). – Tenner, A., Jaeger, W.: Darstellung von Kammerwasservenen durch Fluoresceininjektion in die Vorderkammer Ber. d. DOG 1972, 479–481 (1974). – Tenner, A., Jaeger, W.: Darstellung des Kammerwasserabflusses nach Glaucomoperationen durch Fluoresceinjektion in die Vorderkammer. Filmdokumentation v. Kongreß der Bayrischen Augenärztevereinigung, Oktober 1974. – Linér: Diskussionsbemerkung beim Symposion. Operative Behandlung des Glaukoms mit offenem Kammerwinkel Tübingen, April 1975.

Wissenschaftliche Ausstellungen

E. Damaske (Münster): **Oculocerebrales Rankenangiom in Kombination mit einer Hemihypertrophie des rechten Beines, Naevus Sebaceus Linearis und multiplen Knochenzysten. Bericht über eine bisher noch nicht beschriebene Phakomatose**

Unter der Bezeichnung Phakomatosen oder Hamartosen werden bekanntlich Geschwulstbildungen zusammen mit angeborenen Anomalien zusammengefaßt, die aus Abkömmlingen des ektodermalen Keimblattes (Haut, Hirn, Auge) entstehen.

Zu den „klassischen" Phakomatosen gehörten anfänglich die von Recklinghausensche Neurofibromatose, die von Hippel-Lindausche Krankheit, die tuberöse Sklerose und die Sturge-Weber-Krankheit. Später wurden jedoch einige Krankheitsbilder mit in diese Gruppe eingegliedert: so die Syndrome von Albright, von Klippel-Trénaunay, von Bonnet-Dechaume-Blanc und das von Schimmelpenning, Feuerstein und Mims beschriebene Naevus-sebaceus-Syndrom. Die klassischen Syndrome stellen meist in sich geschlossene, selbständige und gut zu charakterisierende Krankheitsbilder dar. Ihre typische Symptomatik ist nach Koch (1966) die Manifestation von Genmutationen, deren polyphäne Wirkung bereits in frühen Phasen der Embryonalentwicklung einsetzt. Überschreitet das pathogene Gen seinen üblichen Wirkungsbereich oder tritt durch eine Neumutation eine zusätzliche zweite Phakomatose auf, kommt es seiner Meinung nach zu Mischformen oder atypischen Phakomatosen, deren Variabilität eine bunte Symptomatik entstehen läßt und eine klinische Einordnung und Klassifizierung außerordentlich erschwert. In den Kreis dieser weniger bekannten, und weder ätiologisch noch pathogenetisch voll aufgeklärten Mischformen ist die vorliegende Beobachtung eines bisher wahrscheinlich einmaligen Falles einzuordnen.

Arteriovenöse Aneurysmen der Netzhaut sind eine seltene angeborene Mißbildung, die in der Regel einseitig beobachtet werden. Analoge Gefäßbildungen werden dabei bei der überwiegenden Zahl der Fälle im Gehirn beobachtet. Von 36 Retinabefunden in der Zusammenstellung von Wyburn-Mason (1943) wurden 22 von Ausfällen des Zentralnervensystems begleitet. Derartige Gefäßmißbildungen der Netzhaut wurden unter der Bezeichnung „Aneurysma arterio-venosum retinale, Aneurysma racemosum arterio-venosum retinale, Vena cirsoides" beschrieben (Magnus, 1874; Gunn, 1884; Schleich, 1885; Oeller, 1897; Seidel, 1899; u.a.). Eine umfassende Darstellung des Oculo cerebralen Rankenangioms findet sich bei Bonnet, Dechaume und Blanc (1937), Cagianut (1962), Lange-Cosack (1966), Norlen (1966), Rundles und Falls (1951), Walsh (1947) sowie Wyburn-Mason (1943), sowie Unger und Umbach (1966). Diese geschilderte Fehlbildung der Netzhautgefäße ist nicht zu verwechseln mit der Angiomatosis retinae von Hippel-Lindau.

*Fallbericht**

Kd. F. St., geb. 10.10.1967, verst. Februar 1974.

Familienanamnese: Ein Vetter des Kindes litt an einer Istiocytosis. In beiden elterlichen Familien gibt es keinen Hinweis auf eine erbliche Krankheit.

---

* Der vorliegende Fall wurde zusammen mit der Universitäts-Kinderklinik, der Radiologischen Klinik der Universität Münster beobachtet.

Eigenanamnese: Die Geburt erfolgte durch Kaiserschnitt wegen Gesichtslage. Während der Schwangerschaft mußte die Mutter zweimal stationär wegen Abortus imminens behandelt werden. Medikamente in der Gravidität verneint, keine Strahlenbelastung.

Im Alter von 2 Monaten chirurgische Operation bei Verdacht auf Meningocele. Dabei wurde ein histologisch nachgewiesenes Fibrolipom der Galea entfernt. Der Verdacht auf Meningocele bestätigte sich nicht.

Nach der Geburt fiel eine rechtsseitige rot-lila Hautverfärbung des Gesichtes, des rechten Beines auf, Café-au-lait-Flecken am Rücken; warzenartige Gebilde, die flächenhaft über der rechten Brusthälfte und auf dem Rücken vorhanden waren. Außerdem bestand eine deutliche Hypertrophie des rechten Beines, der rechten Gesäßhälfte und der rechten Genitalhälfte. Die Haut des rechten Beines war mit naevusartigen Flecken unterschiedlicher Größe und Form bedeckt, so daß insgesamt an ein Klippel-Trénaunay-Syndrom gedacht wurde. Die Röntgenuntersuchung des Skeletts zeigte am Schädel keine krankhaften Veränderungen. Im Bereich der Wirbelsäule fand sich eine linkskonvexe lumbale Skoliose bei Beckentiefstand links. Die Hüftgelenke waren röntgenologisch unauffällig. Beckenübersicht ohne Anhalt für knöcherne Veränderungen. Die Röntgenaufnahme beider Arme ergab beidseits in Humerusschaftmitte eine zystische, blasige Aufhellung auf ca. 3 cm Länge und ca. 2 Querfinger unterhalb der Metaphyse bei stark verdünnter und leicht aufgetriebener Corticalis. Ebenfalls zystisch-blasige Auftreibungen fanden sich im Bereich beider distaler Schlüsselbeinenden. Die Röntgenaufnahme beider Beine zeigte im Bereich des rechten distalen Femurs eine ausgedehnte zystische Aufhellung mit relativ glatter Begrenzung medial bis zum medialen Condylus. Keine Wabenstruktur. Im Bereich des rechten Tibiakopfes fand sich eine streifige Strukturveränderung des Knochens unter Einschluß der Corticalis, die z.T. eingebrochen war. Das linke Bein war unauffällig.

Infolge Spontanfraktur im Zystenbereich des linken Oberarmes wurde im Alter von 3 Jahren eine Segmentresektion des linken Oberarmes mit Ersatz durch ein autoplastisches Fibula-Transplantat vom linken Bein vorgenommen. Histologie (Pathologisches Institut der Universität Münster): brauner Riesenzelltumor.

Bei Perforation der zystischen Veränderungen des rechten Oberarmes knapp 3 Monate später erfolgte eine Segmentresektion mit Ersatz durch ein autoplastisches Rippentransplantat rechts. Histologie: brauner Riesenzelltumor ohne Anhalt für Bösartigkeit.

Wegen der Gefahr einer Spontanperforation des rechten Oberschenkels wurde die Zyste ausgeräumt und die Zyste mit autologer Beckenkammspongiosa von beiden Beckenkämmen aufgefüllt. Histologie: Polyostotische fibröse Knochendysplasie vom Typ Jaffé-Lichtenstein. Im Zusammenhang mit den Hautveränderungen wurde die Diagnose „Albright-Syndrom" gestellt.

Im Alter von 4 1/2 Jahren klagte das Mädchen über morgendliche Kopfschmerzen, die im Stirnbereich lokalisiert wurden. Eine augenfachärztliche Untersuchung ergab keinen Anhalt für einen intracraniellen raumfordernden Prozeß. Eine am Augenhintergrund beobachtete vermehrte Schlängelung der Arterien und Venen wurde als Tortuositas vasorum aufgefaßt.

Wegen zunehmender Kopfschmerzen im Alter von 5 3/4 Jahren, die über dem rechten Augenbereich lokalisiert wurden und schlecht auf starke Analgetika ansprachen, erfolgte stationäre Aufnahme in der Universitäts-Kinderklinik Münster. Bei der Aufnahme befand sich das 5 3/4 Jahre alte Mädchen in gutem Allgemein- und Ernährungszustand. In der rechten Gesichtshälfte Naevus flammeus (Stirn und rechte Wange). Im Bereich der rechten oberen Thoraxhälfte perlschnurartig braun-gelbliche verruköse Naevi. Im Bereich des Stammes an der Dorsalseite mehrere z.T. konfluierende bräunliche Naevi, die wie „Café-au-lait-Flecken" imponierten. Die Haut des rechten Beines zeigte eine fleckig-bräunliche Marmorierung. Die rechte untere Extremität einschließlich der Gesäßhälfte und der rechten Genitalhälfte waren

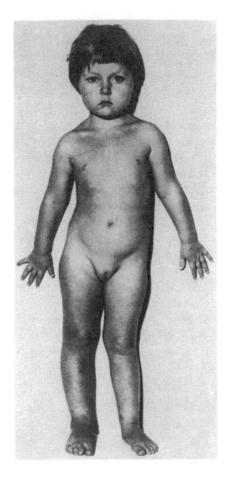

Abb. 1. Hemihypertrophie des rechten Beines und der rechten Genitalhälfte. Naevus sebaceus linearis und „Café-au-lait"-Flecken der Haut. (Pat. St., F., ♀, geb. 10.10.1967)

hypertrophiert. Das rechte Bein war 2,5 cm länger als das linke. Wadenumfang rechts 2 cm größer als links (Abb. 1).

Die internistische Untersuchung ergab einen unauffälligen Befund im Bereich von Lunge und Abdomen. Über dem Herzen hörte man ein mittel- bis hochamplitudiges, proto- bis mesosystolisches spindelförmiges Geräusch über allen Ostien mit Punct. max. über ERB und der Pulmonalis.

Die neurologische Untersuchung ergab keinen pathologischen Befund.

Urinstatus, Blutbild, Serumelektrophorese, Gerinnungsstatus, Elektrolyte, Leberfermente, Immunglobuline, Blutsenkung lagen im Normbereich. Liquor, Liquor-Eiweiß, Elektrophorese waren unauffällig.

Das EEG-Bild wies keinen Anhalt für fokale Veränderungen auf.

Das Pneumoenzephalogramm ergab eine geringgradige Verplumpung des Seitenventrikelsystemes, ansonsten keine pathologischen Befunde. Hirnzintigraphie: große pathologische Anreicherung mit einem Durchmesser von etwa 6 cm temperooccipital.

Die jetzt durchgeführte gründliche ophthalmologische Untersuchung ergab erheblich arteriovenöse Anastomosen, die bei der Untersuchung vor 2 Jahren noch *nicht* vorhanden waren. Es wurde die Verdachtsdiagnose Phakomatose „Angiomatosis retinae von Hippel-Lindau" geäußert.

Zum Ausschluß einer cerebralen Beteiligung wurde eine Angiographie der Carotis interna beidseits und der Vertebralis links vorgenommen (Radiologische Klinik der Universität

Münster). Es stellte sich ein ausgedehntes A.-V.-Haemangiom der mittleren Schädelgrube dar. Die Kerngebiete und Plexus chorioidei waren miterfaßt sowie Kleinhirn und Hirnstamm (Abb. 2).

Die Angiographie beider Beine ließ keine Zusammenhänge des Gefäßsystems mit Aufhellungszonen im rechten Tibiakopfbereich erkennen. Die Angiographie der Abdominalgefäße ergab keine Besonderheiten, wobei im Bereich der Milz ein ca. erbsgroßer angiomatöser Prozeß nicht ausgeschlossen werden konnte.

Die Vorstellung in der Neurochirurgischen Universitätsklinik Bonn mit der Frage einer Mikroembolisierung war wegen der Ausdehnung des Angioms im Gehirn verneint worden.

Die Schmerzattacken des Kindes wurden zunehmend häufiger und blieben im Bereich des rechten Auges lokalisiert. Nur stark wirksame Analgetika konnten in diesem Stadium helfen. Im Alter von 6 Jahren und 4 Monaten verstarb dieses Kind an einer Hirnblutung zu Hause. Eine Sektionserlaubnis war nicht zu erhalten.

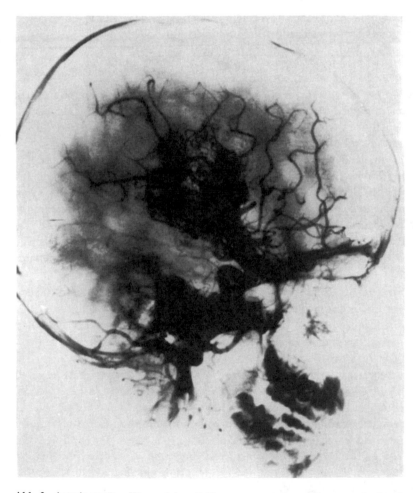

Abb. 2. Arterio-venöses Hirnangiom mit Versorgung aus A. carotis comm. dextra, A. carotis sin. und A. vertebralis sin.; Ausbreitung in der mittleren Schädelgrube zentral, in der hinteren Schädelgrube und im Bereich des Hirnstammes. Die Kerngebiete und Plexus chorioidei sind miterfaßt. (Gl. Pat.: perkutanes Carotisangiogramm)

Augenbefund am 8.8.1973

Die im vorliegenden Fall beobachteten Augenveränderungen, die in Abweichung von der Literatur beide Augen betrafen, waren folgende:

Lider und Anhangsgebilde intakt.

Stellung, Motilität, Pupillenreaktionen regelrecht.

Pupillen mittelweit.

Conjunctivale Gefäße regelrecht.

Extraorbitale Prominenz beidseits seitengleich 12 mm nach Hertel.

Lidspaltenweite beidseits regelrecht, keine pathologischen Geräusche im Bereich der Lider.

Sehschärfe für die Ferne: beidseits 1,0.

In der Nähe wird normale Druckschrift in normalem Leseabstand gelesen (Nieden 2 ohne Korrektur fehlerfrei).

Messung des Augeninnendrucks in Narkose: beidseits 12 mm Hg. (Dräger-Handapplanations-tonometer).

Hornhautdurchmesser: beidseits 11,5 mm.

Spaltlampenbefund. Conjunctiva: reizfrei, brechende Medien (Hornhaut, Linse) klar.

Glaskörper: kein von der Norm abweichender Befund, rechts = links.

Gesichtsfelduntersuchung: Wegen mangelnder Mitarbeit nicht möglich.

Augenhintergrundsbefund (vgl. Fundusphotographien)

Rechtes Auge: Papille: insgesamt vital, im oberen Bereich (9–1 Uhr) leicht randunscharf, im unteren Bereich leicht in Farbe heller, von zartem Pigmentconus umgeben, überlagert von Gefäßkonvoluten, an denen Arterien und Venen beteiligt sind. Anastomose nasal der Macula zwischen Arterie und Vene mit vermehrter Schlängelung der gesamten Fundusgefäße. Pigmentblattrarifizierung im nasal oberen und nasal unteren Quadranten. Die arteriovenöse Verbindung macht eine u-förmige Biegung oberhalb der Macula. Im Bereich der Macula Wall- und Foveolarreflex verbreitert. Vermehrte Pigmentierung im Bereich der Macula. Die Gefäße des oberen Gefäßbogens erinnern an das Bild einer Tortuositas vasorum, Arteriolen Anastomose temporal oberhalb der Macula. In der Peripherie in allen Quadranten mehrfach arteriovenöse Anastomosen. Stark erweiterte Gefäßschleifen zwischen Macula und Papille. Die Macula ist insgesamt von den Gefäßmißbildungen frei. Keine Gefäßtumoren im Sinne einer Angiomatosis retinae von Hippel-Lindau.

Linkes Auge: Deutlich seitendifferentes Gefäßbild im Vergleich zum Augenhintergrund rechts. Die Papille ist von starken Gefäßkonvoluten, Arterien und Venen sind nicht zu unterscheiden, überlagert. Die sichtbare Papille bei 2–4 Uhr und 9 Uhr erscheint etwas abgeblaßt. Die Anastomosen betreffen im wesentlichen die Vena und Arteria temporalis superior sowie zwischen diesen Gefäßen und der Vena nasalis superior weitere Anastomosen. Zwischen Macula und Papille kleinere Anastomosen zwischen den Arteriolen. Die Gefäße sind stark vermehrt gefüllt und scheinen oberhalb der Grenze zwischen Macula und Papille von gliösem Gewebe eingescheidet. Die Vena und Arteria nasalis inferior verlaufen teilweise überschlungen und sind ebenfalls vermehrt gefüllt, zeigen teilweise stärker geschlängelte ringförmige End-zu-End Anastomosen, die weit bis zur Peripherie reichen. Nasal der Papille Aufhellung des Fundus infolge Pigmentblattrarifizierung. Macula: korkenzieherartige Schlängelung, vermehrte Gefäßfüllung der maculären Arteriolen, Wall- und Foveolarreflex verbreitert, leichte Pigmentverschiebung im Bereich der Foveola. Oberhalb der Macula breite Rankenanastomose zwischen Arterie und Vene, stark verbreiterte Reflexe im Bereich der erweiterten Gefäße des oberen Gefäßbogens. Die Macula ist frei von Gefäßmißbildungen. In der Peripherie einzelne feine Anastomosen zwischen Arterie und Vene, hier sind die Arterien deutlich enger als die Venen.

Die Besonderheit im vorliegenden Fall sind die seitendifferenten Gefäßmißbildungen am Augenhintergrund und die Tatsache, daß beide Augen vom gleichen progredienten Gefäßprozeß befallen sind. Die Maculae sind ausgespart und erklären so die volle Sehschärfe beidseits. In der peripapillären Region sind Arterien und Venen voneinander nicht zu unterscheiden, in der äußeren Peripherie trotz Anastomosen jedoch. Im Bereich der Netzhautmitte treten sonst unscheinbare Netzhautvenolen stauungsbedingt prall hervor.

Zwischen normalerweise getrennten peripheren Venenabflußgebieten treten Querverbindungen auf. Bezeichnend für den Gefäßprozeß ist, daß ein Teil der stark erweiterten Gefäße von proliferierter Glia umscheidet werden, spontane Pulsationen wurden nicht festgestellt. Die

3a   3b

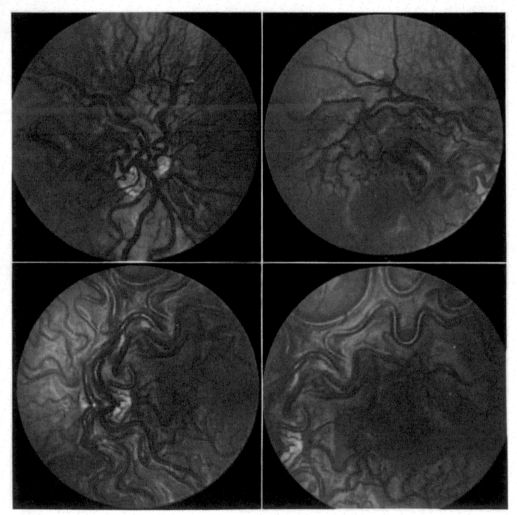

4a   4b

Abb. 3. Fundusfotographie des rechten Auges: arterio-venöse Rankenangiome, (a) peripapilläre Region (b) makuläre Region

Abb. 4. Fundusfotographie des linken Auges: arterio-venöse Rankenangiome, (a) peripapilläre Region (b) makuläre Region

Färbung der papillennahen Gefäßkonvolute bleibt nach wie vor hellrot, so daß durch diese Farbe keine sichere Differenzierung in Arterien und Venen möglich ist.

Im vorliegenden Fall ist die peripapilläre Region am stärksten von den Gefäßmißbildungen befallen.

In den bisher veröffentlichten Fällen wurde eine intraoculare Drucksteigerung (Glaukom) nicht gefunden. Auch Netzhautblutungen werden nicht beobachtet.

Histologische Untersuchungen existieren in einem Fall (zit. nach Walsh). Es handelt sich dabei um den Fall von Brock und Dyke.

Differentialdiagnose

1. Bonnet-Dechaume-Blanc-Syndrom (Wyburn-Mason-Syndrom):
Kongenitale, angiomatöse Mißbildung im Augen- und Mittelhirnbereich, die mit dem von Hippel-Lindau-Syndrom und dem Sturge-Weber-Syndrom verwandt ist (Neurokutanes Syndrom).

2. Albright-Syndrom:
Kombination von polyostotischer Fibroplasie (Jaffé-Lichtenstein-Syndrom) mit Dyspigmentation und Pubertas praecox (Formenkreis: Neurokutanes Syndrom und Pubertas praecox-Syndrom).

3. Klippel-Trénaunay-Syndrom:
Umschriebener Riesenwuchs mit Gefäßhyper- und -dysplasien.

4. Naevus-sebaceus-Syndrom:
(Schimmelpenning, Feuerstein und Mims.)

Literatur

Bonnet, P., Dechaume, J., Blanc, E.: L'anévrysme cirsoide de la rétine (anévrysme racémeux), ses relations avec l'anévrysme cirsoide de la face et avec l'anévrysme cirsoide du cerveau. J. Med. Lyon **18**, 165–178 (1937) u. Bull. Soc. franç. ophthal. 521–524 (1938). – Brock, Dyke: zit. n. Walsh u. Hoyt. – Cagianut, B.: Das arterio-venöse Aneurysma der Netzhaut. Klin. Mbl. Augenheilk. **140**, 180–191 (1962). – Carlier, G., (1974). – Danis, P.: Aspects ophtalmologiques des angiomatoses du système nerveux. Acta neurol. Belg. **50**, 615–679 (1950). – Duke-Elder, S. St.: System of Ophthalmology, Diseases of the retina (ed. H. Kimpton) Vol. X, p. 736–769 London: 1967. – Duke-Elder, S. St., Cook, C. A. G.: System od Ophthalmology, Congenital deformities Vol. III, Part 2, p. 787–790 (ed. H. Kimpton). London: 1964: – Feuerstein, R. C., Mims, L. C.: Linear nevus sebaceus with convulsions and mental retardation. Am. J. Dis. Child. **104**, 675–679 (1962). – Gunn, R.: Transact. Ophthal. Soc. Unit. Kingdom (GB) Bd. 4, S. 156 (1884). – Hornstein, O. P., Knickenberg, M.: Zur Kenntnis des Schimmelpenning-Feuerstein-Mims-Syndroms. Arch. Derm. Forsch. **250**, 33–50 (1974). – Klippel, M., Trénaunay, R.: Du naevus varigeux ostéohypertrophique, Arch. Gén. Méd. **77**, 641–672 (1900). – Koch, G.: Genetic aspects of the phakomatoses, Handbook of Clinical Neurology (eds. P. J. Vinken and G. W. Bruyn) vol. 14. Amsterdam: Publishing Comp. North-Holland 1972. – Leiber, B., Olbrich, S.: Wörterbuch der klinischen Syndrome, 4. Aufl. München: Urban und Schwarzenberg, München, (1972). – Magnus, H.: Aneurysma arterio-venosum retinale. Virchows Arch. Path. anat. **60**, 38 (1874). – Oeller, J. N.: Atlas der Ophthalmoskopie Teil 2, S. 202, Tafel 27. Wiesbaden: J. F. Bergmann 1897. – Rundless, W. Z., Falls, H. F.: Congenital arteriovenous (racemose) aneurysme of the retina. Am. Arch. Ophthal. (Chicago) **46**, 408–418 (1951). – Schimmelpenning, G. W.: Klinischer Beitrag zur Symptomatologie der Phakomatosen. Fortschr. Röntgenstr. **87**, 716–720 (1957). – Schleich, G.: Mitt. Ophthal. Klin. Tübingen Bd. 2, S. 202 (1885). – Seydel; Arch. Augenhk. **38**, S. 157 (1899). – Unger, H. H.: Zum Wyborn-Mason-Syndrom, 67. Ber. DOG Heidelberg, 418–420 (1965). – Unger, H. H., Umbach, W.: Kongenitales okulocerebrales Rankenangiom, Klin. Mbl. Augenheilk. **148**, 672–683 (1966). – Waardenburg, P. J., Francesschetti, A., Klein, D.: Genetics and Ophthalmology, Vol. II, p. 1333–1386, 1387–1403. Assen (Netherlands): Royal van Gorcum Ltd. 1963. – Walsh, F. B., Hoyt, A. B.: Clinical Neuro-Ophthalmology, Vol. 2, 3rd Ed., p. 1690–1995. Baltimore: The Williams and Wilkins Comp. 1969. – Wyborn-Mason, R.: Arteriovenous aneurysm of mid-brain and retina, facial naevi and mental changes, Brain **66**, 163–203 (1943).

H. Becker, H. Hacker, H. Schmitt, W. Doden (Zentrum der Radiologie, Abt. Neuroradiologie, Leiter: Prof. Dr. H. Hacker und Zentrum der Augenheilkunde, Direktor: Prof. Dr. W. Doden der Johann Wolfgang Goethe-Universität Frankfurt am Main): **Computer-Tomometrie (CT) der Orbita**

Mit der Computer-Tomometrie lassen sich Weichteilstrukturen darstellen. Dieses computergestützte Transversal-Schichtverfahren beruht auf dem Prinzip der Dichtemessung. Zur Abtastung zweier Schichten von 1 cm Dicke dient ein Strahler-Empfänger-System, bestehend aus Röntgenröhre und 2 Detektoren (Caesium-Jodid-Kristall) mit angeschlossenem Photomultiplier. Dieses System beschreibt um den Kopf einen Kreisbogen von 180°, auf dem es in 2°-Schritten linear bewegt wird. Die Meßdaten werden im Computer gespeichert und zu Bildern einer Absorptionsverteilung in den einzelnen Schichten verarbeitet. Die Bildwiedergabe erfolgt auf einem Fernsehmonitor.

Die Bildschirmdokumentation erfolgt zur Zeit auf Polaroidfoto, die Videosignale werden außerdem auf Magnetband gespeichert.

Während zur Darstellung beider Großhirnhemisphären die Schnittebene parallel zur (senkrecht eingestellten) Augen-Ohr-Linie verläuft, wird zur Erfassung der Orbita eine Retroflexion des Kopfes um ca. 10° vorgenommen, damit die Augenhöhlen in den Schichtbereich des Gerätes gelangen. Sie werden dabei vom Wasserausgleichskörper überdeckt, der erforderlich ist, um die starken Absorptionsunterschiede zwischen Luft und Körpergewebe auszugleichen (Abb. 1).

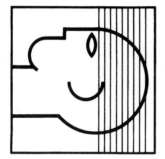 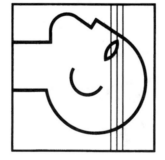

Abb. 1. Veränderung der Lage des Knopfes zur Schnittebene des Siretoms bei Darstellung der Großhirnhemisphären (oben) und der Orbita (unten)

Die gezeigten CT-Aufnahmen wurden mit einem Prototyp des Gerätes Siretom (Siemens AG)* angefertigt. Es arbeitet mit einer Bildmatrix von 80 × 80 (6400 Bildpunkte). Bereits damit sind wesentliche anatomische Strukturen der Orbita (Abb. 2), insbesondere aber der Retrobulbärraum, darzustellen und diagnostische Aussagen zu machen (Abb. 6, 8, 11, 12). Neuere Geräte arbeiten mit einer verbesserten Matrix, die eine höhere räumliche und Dichteauflösung gestattet, so daß eine noch bessere Detailerkennung möglich ist. Es sind dann auch pathologische Veränderungen im Bulbus oculi nachzuweisen (z.B. Glaskörperblutungen, Tumoren, Fremdkörper). Durch intravenöse Kontrastmittelinjektion kann eine Dichteanhebung

* Der Firma Siemens AG, Bereich Medizinische Technik, Erlangen, sei für die technische Unterstützung bei der Gestaltung der Ausstellung herzlich gedankt.

863

von Tumorgewebe erzielt werden, so daß beispielsweise die sonst schwierig zu diagnostizierenden Meningeome der Optikusscheide entdeckt werden können. Die Gefahr falsch positiver Befunde entsteht durch Verkantungen des Kopfes, Bewegungsartefakte sowie Muskelverdickungen bei Schilddrüsenüberfunktion; die Kombination mit der Ultraschalldiagnostik könnte die diagnostische Aussagefähigkeit der Computer-Tomometrie der Orbita wahrscheinlich noch zusätzlich erweitern. Daran wird zur Zeit an unseren Kliniken gearbeitet.

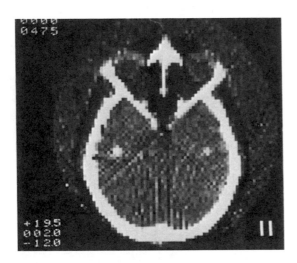

Abb. 2a. Computer-Tomometrie: Normalbefund der Orbita

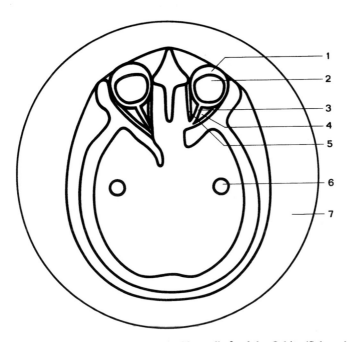

Abb. 2b. Computer-Tomometrie: Normalbefund der Orbita (Schema). 1. Bulbus oculi, 2. Corpus vitreum, 3. Nervus opticus, 4. Musculus rectus medialis, 5. Corpus adiposum orbitae, 6. Eminentia arcuata ossis petrosae, 7. Wasser-Ausgleichskörper

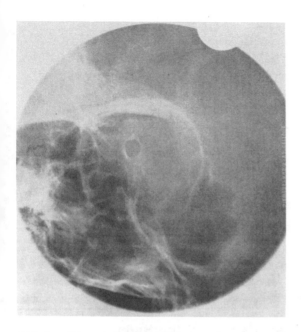

Abb. 3. v. Rhese-Aufnahme: Foramen opticum rechts 1,5 cm weiter als links (Fall 1)

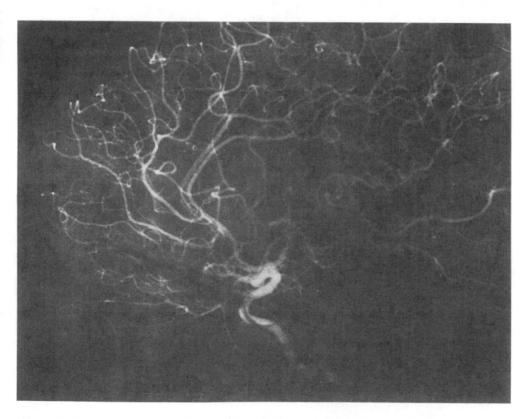

Abb. 4. Carotisangiographie rechts: Pathologisches Gefäßnetz retrobulbär aus der A. ophthalmica hervorgehend, Bulbus oculi nach vorn abgedrängt (Fall 1)

Kasuistik

Fall 1: Bei dem 30jährigen Patienten traten vor 10 Monaten Sehstörungen auf. Seit 4 Wochen bestanden außerdem Tränenfluß und ein zunehmender Exophthalmus rechts.

Der ophthalmologische Befund bot rechts einen Exophthalmus von 2 mm mit Tieferstand um 2 mm, eine Motilitätseinschränkung, eine amblyoptische Pupille und eine 2 dpt prominente Stauungspapille mit Atrophie. Im zentralen Netzhautbereich fanden sich Oedem und Querfalten. Die Visusprüfung ergab rechts eine defekte Lichtscheinprojektion, links c. c. 1,2.

Die v. Rhese-Aufnahme (Abb. 3) zeigte eine Erweiterung des rechten Foramen opticum (1,5 mm weiter als links). In der Carotisangiographie rechts (Abb. 4) fand sich ein retrobulbäres pathologisches Gefäßnetz, das aus der A. ophthalmica hervorgeht. Auch mit der Orbitophlebographie (Abb. 5) war eine pathologische Gefäßzeichnung retrobulbär rechts nachzuweisen. Die V. ophthalmica superior war teilweise komprimiert und gestaucht.

In der CT (Abb. 6) war der Exophthalmus rechts mit einem retrobulbär gelegenen Tumor (keilförmiger Bezirk erhöhter Dichte) darzustellen.

Bei der lateralen Orbitotomie nach Krönlein wurde im Pyramidenspitzenbereich rechts ein pflaumenkerngroßer, derber, dem N. opticus fest aufsitzender Tumor gefunden, der mit der Tunica externa nervi optici fest verwachsen war. Er reichte bis zum Foramen opticum und darüber hinaus.

Histologisch wurde eine Lymphogranulomatose (M. Hodgkin) diagnostiziert. Da die internistische Durchuntersuchung unauffällige Befunde erbrachte, muß zunächst ein isolierter Orbitabefall angenommen werden.

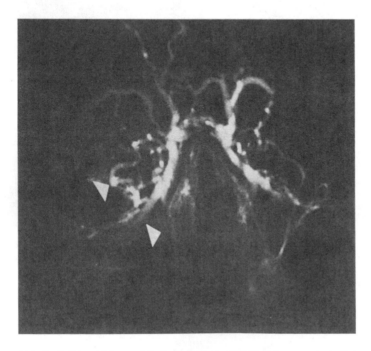

Abb. 5. Oribitophlebographie: Pathologische Gefäßzeichnung retrobulbär rechts. Teils komprimiert, teils gestaucht verlaufende V. ophthalmica superior rechts (Fall 1)

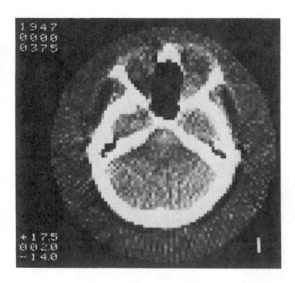

Abb. 6. CT: Exophthalmus rechts, retrobulbär rechts keilförmiger Bezirk erhöhter Dichte – retrobulbäre Raumforderung rechts (Fall 1)

Fall 2: Bei dem 60jährigen Patienten war vor 33 Jahren andernorts eine laterale Orbitotomie links wegen eines fibroblastischen Sarkoms erfolgt. Seit 4 Monaten trat erneut ein Exophthalmus links auf.

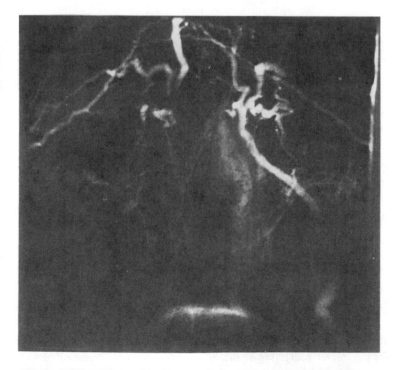

Abb. 7. Orbitophlebographie: V. ophthalmica superior links vom Orbitadach abgedrängt und nach medial verlagert (Fall 2)

867

Der ophthalmologische Befund ergab beiderseits einen vollen Visus. Linksseitig bestand ein Exophthalmus von 7 mm und eine Einschränkung der Abduktion.

Die Orbitophlebographie (Abb. 7) zeigte die V. ophthalmica superior sinistra vom Orbitadach abgedrängt und nach medial verlagert. Mittels der CT (Abb. 8) konnte eine retrobulbär lateral links gelegene Raumforderung von erhöhter Dichte nachgewiesen werden.

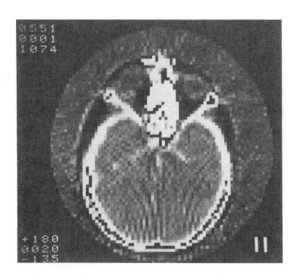

Abb. 8. CT: Exophthalmus links. Retrobulbär links temporal raumfordernder Bezirk erhöhter Dichte (Fall 2)

Bei der Exenteratio orbitae wurden diffuse Tumormassen im linken retrobulbären oberen und temporalen Orbitabereich gefunden. Der Bulbus war nicht infiltriert.

Histologisch ergab sich ein Hämangioendotheliom.

Fall 3: Die 51jährige Patientin wurde vor 8 Jahren an einem Meningeom von Kleinfingerend-gliedgröße im Bereich der linken Fissura orbitalis superior operiert (Zentrum der Neurologie und Neurochirurgie der J.W. Goethe-Universität Frankfurt a.M., Direktor: Prof. Dr. Ruf). Seit 4 Wochen bestehen erneut Kopfschmerzen.

Ophthalmologisch fand sich außer einem Exophthalmus links von 2,5 mm kein krankhafter Befund.

Die Schädelleeraufnahme (Abb. 9) zeigte im a.p. Strahlengang eine scharf begrenzte rundliche Aufweitung der linken Fissura orbitalis superior.

Bei der Orbitaspitzeneinstellung kam in der Carotisangiographie links (Abb. 10) ein feines pathologisches Gefäßnetz im Bereich der erweiterten Fissura orbitalis superior zur Darstellung.

Die CT (Abb. 11, 12) bot einen Zustand nach osteoklastischer Trepanation links temporal. Im Retrobulbärraum links war ein ausgedehnter Bezirk erhöhter Dichte nachzuweisen, der sich von intrakraniell durch die aufgeweitete Fissura orbitalis superior in die linke Orbita erstreckt.

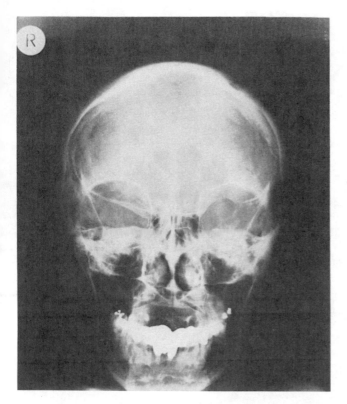

Abb. 9. Schädelaufnahme a.p.: Scharf begrenzte rundliche Aufweitung der linken Fissura orbitalis superior (Fall 3)

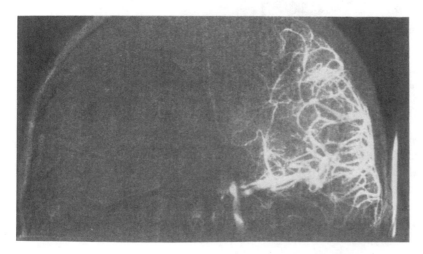

Abb. 10. Carotisangiographie links: Bei Orbitaspitzeneinstellung Darstellung eines feinen pathologischen Gefäßnetzes im Bereich der erweiterten Fissura orbitalis superior (Fall 3)

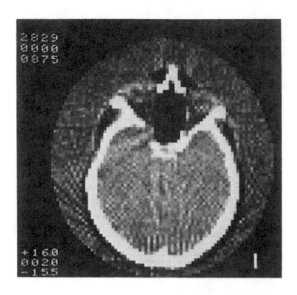

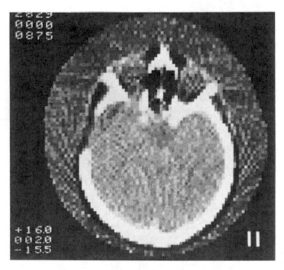

Abb. 11 und 12. CT: Zustand nach osteoklastischer Trepanation links temporal. Im Retrobulbärraum links ausgedehnter Bezirk erhöhter Dichte, der sich aus dem intracraniellen Raum durch die aufgeweitete Fissura orbitalis superior in die linke Orbita erstreckt (Fall 3)

Operativ konnte ein im Bereich des linken Keilbeinflügels gelegener Tumoranteil von ca. 2,5 cm Durchmesser entfernt werden, der eine unmittelbare Verbindung über die aufge-weitete Fissura orbitalis superior zu dem in der linken Orbita lokalisierten Tumoranteil von ca. 1–1,5 cm Durchmesser aufweist, der sich ebenfalls ausräumen ließ.

Histologisch handelte es sich bei dem Rezidivtumor um ein fibroblastisches Meningeom.

Fall 4: Die 47jährige Patientin bot ophthalmologisch einen Zustand nach Cerclage aequato-riale bei Amotio retinae links.

Die CT (Abb. 13) zeigte eine Verdichtungszone um den Äquator des linken Bulbus, die dem Silikongürtel entspricht.

870

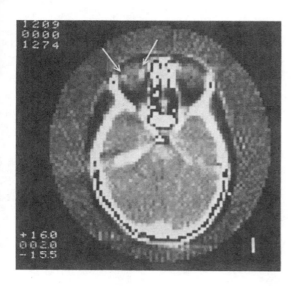

Abb. 13. CT: Verdichtungszone um den Äquator des linken Bulbus, dem Silikongürtel entsprechend (Fall 4)

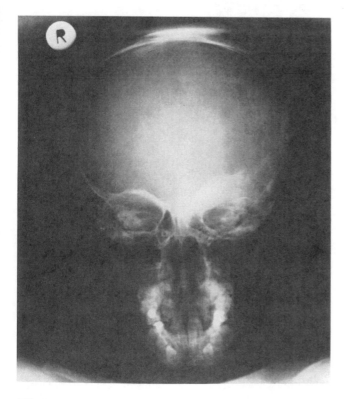

Abb. 14. Schädelaufnahme a.p.: Knöcherne Verdichtung der linken vorderen Schädelgrube einschließlich des linken Orbitadaches (Fall 5)

Fall 5: Der 8jährige Patient bemerkte vor 1 1/2 Jahren eine Vorwölbung an der linken Stirn. Ophthalmologisch fand sich ein Exophthalmus von 5 mm und ein Tieferstand von 4 mm links. Die a.p. Röntgenaufnahme des Schädels (Abb. 14) ließ eine knöcherne Verdichtung der linken vorderen Schädelgrube einschließlich des linken Orbitadaches erkennen. In der v. Rheese-Aufnahme (Abb. 15) kommen wolkige Knochenstrukturen im Bereich der linken Orbita mit Einengung des Foramen opticum zur Darstellung.

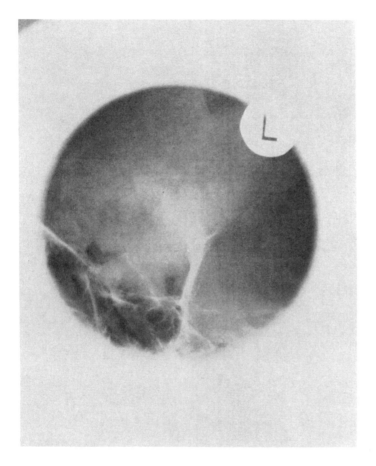

Abb. 15. v. Rhese-Aufnahme: Wolkige Knochenstrukturen im Bereich der linken Orbita mit Einengung des Foramen opticum (Fall 5)

In der Carotisangiographie links (Abb. 16) war die A. ophthalmica nach kaudal abgedrängt. Es kam eine kräftige A. maxillaris mit gestauchten und vermehrt geschlängelten Aa. temporales profundae zur Darstellung.

Die CT (Abb. 17) zeigte eine starke Knochenverdichtung im Gebiet der linken vorderen Schädelgrube mit Verdickung des linken Orbitadaches und Ausdehnung bis in das Os frontale et temporale.

Histologisch ergab sich nach einer Probeexcision ein ossifizierendes Knochenfibrom.

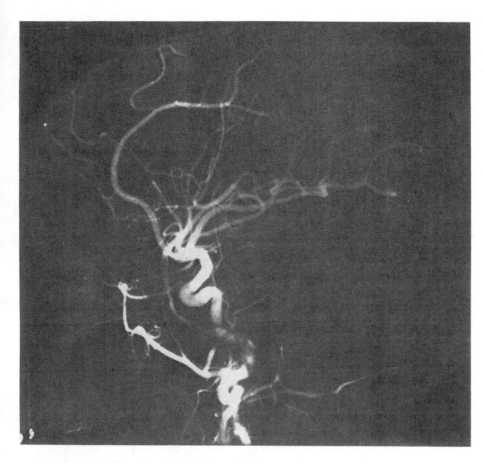

Abb. 16. Carotisangiographie links: A. ophthalmica nach kaudal abgedrängt. Kräftige A. maxillaris mit gestauchten und vermehrt geschlängelten Aa. temporales profundae (Fall 5)

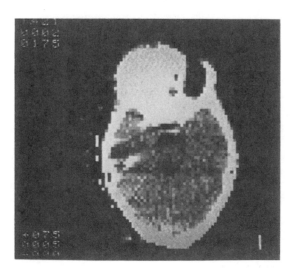

Abb. 17. CT: Starke Knochenverdichtung im Gebiet der linken vorderen Schädelgrube mit Verdickung des linken Orbitadaches bis in das Os frontale und temporale reichend

Zusammenfassung

Die Computer-Tomometrie (CT), ein computergestütztes Röntgen-Transversal-Schichtverfahren (ursprünglich zur Darstellung von Hirnstrukturen eingeführt), bietet die Möglichkeit, die Orbita mit ihren Weichteilstrukturen infolge ihrer Dichteunterschiede abzubilden. Die Methode ist insbesondere geeignet, raumfordernde Prozesse im Retrobulbärraum zu erfassen, da diese sich durch ihre differente Dichte gut von der Gewebsdichte des retrobulbären Fettkörpers abgrenzen lassen. Ferner sind pathologische Veränderungen im Bereich des Bulbus oculi und der knöchernden Orbitabegrenzung zu erfassen. Mittels einer Gegenüberstellung von ophthalmologischem Befund, Röntgennativaufnahmen, Carotisangiographie, Orbitaphlebographie, Computer-Tomometrie sowie auch von Operationsbefund mit histologischer Diagnose wurden charakteristische CT-Befunde demonstriert.

Literatur

Ambrose, J. A.: Computerized transverse axial tomography. Brit. J. Radiology 46, 401 (1973). – Führer, K., Liebetruth, R., Linke, G., Pauli, K., Rührnschopf, E. P., Schwierz, G.: Siretom – ein Schädel-Transversal-schichtgerät mit Computer. Elektromedica 43, 48 (1975). – Gawler, J., Sanders, M. D., Bull, J. W. D., du Boulay, G., Marshall, J.: Computer assisted tomography in orbital disease. Brit. J. Ophthal. 58, 571 (1974). – Hacker, H., Becker, H.: Die klinische Erprobung des Siretom. Elektromedica 43, 56 (1975). – Hounsfield, G., Ambrose, J., Perry, J., Bridges C.: Computerized transverse axial scanning. Brit. J. Radiology 46, 1016 (1973). – Wright, J. E., Glyn, A. S. L., Ambrose, J.: Computerized axial tomography in the detection of orbital space-occupying lesions. Am. J. Ophthalmol. 80, 78 (1975).

H. Slezak und P. Kenyeres (II. Augenklinik der Universität Wien): **Stereoskopische Spaltlampenphotographie der indentierten extremen Fundusperipherie**

Summary. The stereoscopic photography of the extreme fundus periphery ensues with the aid of a special three mirror contact glass at the Zeiss photo slit lamp 100/16; the contact glass is armed with a movable fiber optic depressor, which depresses and transilluminates the wall of the globe over the extreme fundus periphery. 4 pairs of stereoscopic photographs with biomicroscopical details of ora serrata zone, vitreous base and pars plana were demonstrated.

Résumé. La photographie stéréoscopique de l'extrème fond de l'ocil a lieu au moyen d'un verre de contact aux trois miroirs particulier à la lampe à fente Zeiss 110/16 pour la photographie; le verre de contact est équipé avec un conducteur de lumière mobile que provoque l'indentation de la sclérotique dans la région de l'extrème périphérie du fond de l'oeil et le transillumine par la lumière d'une fibre optique. 4 paires des photographies stéréoscopiques avec des détails biomicroscopiques de la zone de l'ora serrata, de la base du corps vitré et de la pars plana ont été demonstrées.

Die stereoskopische Spaltlampenphotographie der Netzhautrandzone und Pars plana des Ciliarkörpers erfolgt mit Hilfe eines speziell adaptierten Dreispiegelkontaktglases an der Zeiss'schen Photospaltlampe 100/16 (Slezak und Kenyeres 1972); das Kontaktglas besitzt, dem 66°-Spiegel gegenüber, einen stäbchenförmigen Lichtleiter, welcher die Bulbuswand in verschiedenem Abstand vom Hornhautrand eindellt und mit dem Licht einer Faseroptik durchleuchtet. Der Lichtspalt der Spaltlampe bildet sich über den Spiegel des Kontaktglases in den vorgewölbten transskleral beleuchteten Abschnitten der extremen Fundusperipherie ab und kann hier stereoskopisch photographiert werden.

4 Bildpaare wurden demonstriert:

1. Retrobasaler Orariß mit Insertion der hinteren Glaskörpergrenzschicht am vorderen (ciliaren) Rißrand.

2. Intrabasaler retrooraler Netzhautdefekt mit Lochdeckel.

3. Glaskörper im Bereich der Netzhautrandzone mit Insertion der hinteren Grenzschicht an der Retina (Hinterrand der Glaskörperbasis) und Ursprung des Retzius'schen Tractus praeretinalis an der Ora serrata.

4. Teleangiektasien (Morbus Leber) entlang des Netzhautrandes.

Literatur

Slezak, H., Kenyeres, P.: Spaltlampenphotographie der Netzhautrandzone und Pars plana des Ciliarkörpers. I. Optische Grundlagen. II. Aufnahmetechnik. A. v. Graefes Arch. klin. exp. Ophthal. **185**, 269–280 (1972).

A. Tenner, E. Alexandridis (Universitäts-Augenklinik Heidelberg, Direktor: Prof. Dr. W. Jaeger):
Ein Deckenpendel für Netzhautchirurgie

Im Rahmen der Modernisierung der Operationsabteilung an der Univ.-Augenklinik Heidelberg erschien es sinnvoll, einen Operationstisch schwerpunktmäßig für die Erfordernisse der Netzhautchirurgie auszurüsten, da ein anderer Operationstisch vorwiegend für Mikrochirurgie mit einer entsprechenden Deckeneinheit bestimmt wurde. Aufgrund der räumlichen Gegebenheiten war es wünschenswert, möglichst platzsparend Geräte für Narkose, Kryo, Diathermie, Kauterisation, Intensivdiaphanoskopie, Ablage für Ophthalmoskope, Steuerung des Op-Tisches und Schalter für die Raumbeleuchtung an einem Deckenpendel unterzubringen. Aus Kostengründen wurde die einfachste Ausführung einer Deckenversorgungseinheit der Firma Draeger, Lübeck (Nr. 6) gewählt. Bei ihr ist der Ampelkopf weder in der Höhe verstellbar, noch drehbar. Dies hat sich im täglichen Gebrauch nicht als nachteilig erwiesen. Am Ampelkopf wurde auf der Seite der Armaturen für O_2, CO_2 und Druckluft eine Konsole montiert, die der Anbringung eines Wandnarkoseapparates mit Halothan-Verdampfer, Meßröhrchenblock für Sauerstoff und Lachgas, Kreissystem und Pulmomat dient. Auf der Gegenseite wurden die Steckdosen für 220 Volt Wechselstrom und ein Schalter für die Raumbeleuchtung angebracht. Auch die Leitung für CO_2 zum Anschluß eines Kryogerätes wurde hier herausgeführt. Die entsprechende zugehörige CO_2-Flasche wurde außerhalb des Operationssaales leicht zugänglich auch zum Auswechseln aufgestellt. Die CO_2-Leitung von der Flasche zum Kryo-Gerät wurde durch ein großes Leerrohr über die Decke zum Deckenpendel geführt. Am Ampelkopf ist eine zum Operateur hin schwenkbare Konsole angebracht, auf der ein Kombinationsgerät für Kryo, Diathermie und Kauterisation (Opticon der Firma Rodenstock, München) festmontiert wurde.

Ein an einem Auslegearm befestigter Satellit dient zur Ablage der Ophthalmoskope. Schließlich wurden an der vom Operateur abgewandten schmalen Seite des Ampelkopfes zwei Schienen zur Anbringung des Steuerkastens für den Maquet-Op-Tisch und einer druckluftbetriebenen Absaugung angebracht.

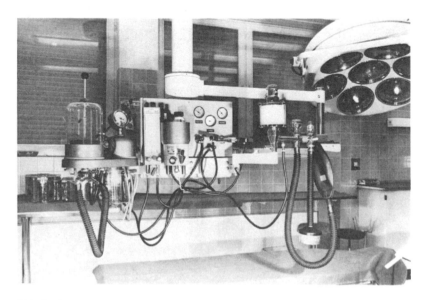

Abb. 1. Ampelkopf am Deckenpendel mit Narkosegerät, bestehend aus Halothan-Verdampfer Vapor, Meßröhrchenblock für Sauerstoff und Lachgas, Kreissystem und Pulmonat

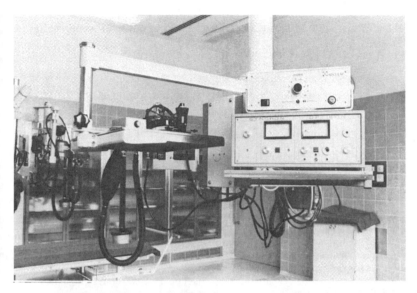

Abb. 2. Am Ampelkopf ist eine zum Operateur hin schwenkbare Konsole montiert, auf der ein Kombinationsgerät für Kryo, Diathermie und Kauterisation evtl. auch bipolare Koagulation angebracht ist. Die
Zuleitung für das Kryogerät kommt von einer CO_2-Flasche außerhalb des Operationssaales über das Dek-
kenpendel. Ein an einem Auslegearm montierter Satellit dient der Ablage von Ophthalmoskopen

Diese Anordnung der Geräte am Ampelkopf hat sich in einem jetzt einjährigen Gebrauch
bewährt. Die Zugangsbereiche am Ampelkopf liegen für den Operateur, Anästhesist und das
Hilfspersonal auf verschiedenen Seiten und überschneiden sich nicht. Das Deckenpendel ist
um 50 cm zum Fußende hin von der Mitte des Operationstisches aus versetzt an der Decke
montiert. Damit ist einmal für den Operateur genügend Bewegungsfreiheit, andererseits ist der
Abstand des Narkosegerätes bis zum Kopf des Patienten nicht zu groß. Die lichte Höhe des
Ampelkopfes über dem Fußboden beträgt 142 cm. Diese Höhe hat sich als günstig erwiesen,
da einerseits die Gefahr der Einklemmung für den Patienten nicht besteht (maximale Höhe
des Op-Tisches = 94 cm), andererseits die Bedienungshöhe für den Anästhesisten und
Operateur günstig ist. Die Op-Leuchte, die über dem Kopf des Op-Tisches montiert ist, wird
durch das Narkose-Deckenpendel in ihrem Schwenkbereich nicht behindert.

Ergänzend wurde eine Lichtschranke für die Op-Leuchte so eingebaut, daß sie vom Operateur
oder Assistent gut bedient werden kann.

O. Käfer, S. Deluigi und W. Jaeger (Aus der Universitäts-Augenklinik Heidelberg, Dir.: Prof. Dr. W. Jaeger): **Dominante, infantile Maculadegeneration mit relativ benignem Verlauf**

Allen bisher beschriebenen hereditären Maculaerkrankungen ist gemeinsam, daß sie — gleichgültig in welchem Lebensalter sie auftreten — langsam fortschreiten und im Laufe von Jahren meist zu erheblichen Funktionsstörungen führen.

Eine gewisse Ausnahme von dieser Regel bilden lediglich die Drusen der Bruch'schen Membran und die vitelliforme Maculadegeneration.

Die *Drusen der Bruch'schen Membran* (Synonima: Malattia leventinese, Doyne's Honeycomb Chorioiditis, Tay's central guttate Chorioiditis u.a.) sind eine Erkrankung, die etwa im 3. Lebensjahrzehnt ophthalmoskopisch sichtbar wird. Sie schreiten langsam fort und führen zu massiven Netzhautveränderungen, jedoch häufig bis ins hohe Lebensalter zu nur geringfügigen Funktionsverlusten. Histologisch findet man hier eine durch Einlagerungen von hyalinem Material veränderte Bruch'sche Membran, über der teilweise das Pigmentblatt zerstört ist. Das Sinnesepithel der Retina ist meist nicht tangiert. Häufig wurde ein Schwund der angrenzenden Chorioidea, hauptsächlich der Choriocapillaris beobachtet. Visus, Gesichtsfeld, Farbensinn und Dunkeladaptation sind normal, ebenso auch das Ergebnis der elektrophysiologischen Untersuchungen (ERG und EOG).

Eine *vitelliforme Maculadegeneration* kann im Zerfallstadium vorübergehend an Drusen der Bruch'schen Membran erinnern. Die aus dem Zysteninhalt entstandenen drusenartigen Konglomerate liegen auch etwa in der Höhe des Pigmentblattes. Chromatoophthalmoskopisch lassen sich diese Veränderungen im rotfreien Licht an der Farbe und im kurzwelligen Licht an ihrem fluorescierenden Aufleuchten aber gut erkennen und von den Drusen der Glaslamelle unterscheiden. Die Funktion kann in diesem Zeitpunkt weitgehend normal sein. Elektrophysiologisch findet man jedoch ein pathologisches EOG bei normalem ERG, ein Befund, der für diese Erkrankung pathognomonisch ist. Außerdem wechselt das ophthalmoskopische Bild nach gewissen Zeitabständen und bei verschieden alten Patienten derselben Sippe.

Sowohl die Drusen der Bruch'schen Membran, als auch die vitelliforme Maculadegeneration werden dominant vererbt. Es lag deshalb nahe, bei einer dominant vererbten Maculadegeneration mit benignem Verlauf zunächst an diese beiden Krankheitsbilder zu denken. Das in der vorliegenden Arbeit beschriebene Krankheitsbild einer dominanten, infantilen Maculadegeneration mit benignem Verlauf unterscheidet sich jedoch in wesentlichen Elementen sowohl von den Drusen der Bruch'schen Membran als auch von der vitelliformen Maculadegeneration.

Die Maculadegeneration bei der von uns aufgefundenen Familie ist ein Krankheitsbild, das wir in dieser Form in der Literatur bisher noch nicht beschrieben fanden. Dabei ist allerdings zu berücksichtigen, daß bei einer Reihe von Publikationen über dominant vererbte Maculadegeneration so wenig über Befund und Funktion zu erfahren ist, daß man nicht sagen kann, ob es sich um eine vitelliforme Maculadegeneration, um Drusen der Bruch'schen Membran oder um das von uns beschriebene Krankheitsbild handelt.

Wir haben uns insbesondere bei der von Gasteiger (1936) veröffentlichten Familie darum bemüht, die damaligen Patienten und deren Nachkommen wieder aufzufinden, um sie mit unseren Patienten zu vergleichen. Leider ist dies nicht möglich gewesen. Die einzige uns bekannt gewordene Publikation, die dem Befund unserer Patienten nahekommt, ist die Veröffentlichung von Sorsby und Wren (1960). Erst weitere Mitteilungen über entsprechende Familien können jedoch klären, ob es sich hier um ein einheitliches Krankheitsbild handelt.

Zunächst müssen wir die ,,dominante, infantile Maculadegeneration mit benignem Verlauf" als ein neues, bisher noch nicht beschriebenes Krankheitsbild demonstrieren, in der Hoffnung, daß unsere Beobachtungen sehr bald durch Befunde anderer Autoren an anderen Patienten bestätigt werden.

In der Zwischenzeit ist in einer Publikation ein identisches Krankheitsbild geschildert worden (Frank, R.H. et al., Amer. J. Ophthal. 78, 903–916), so daß es sich in der Tat um einen neuen Typus von Maculadegeneration handelt.

Eigene Beobachtungen

Der Stammbaum (Abb. 1) zeigt, daß es sich um ein dominant vererbtes Leiden handelt. Von den beiden Angehörigen der I. Generation liegt kein ophthalmoskopischer Befund vor. Anamnestisch war nur zu erfahren, daß beide noch im hohen Alter gelesen haben.

Von den Mitgliedern der II. Generation waren zum Zeitpunkt der Untersuchung II/1, II/2, II/4, II/8 und II/9 verstorben. Augenerkrankungen waren bei ihnen anamnestisch nicht zu erfahren. Alle waren kinderlos.

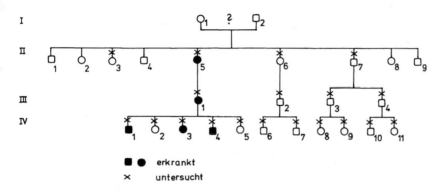

Abb. 1. Stammbaum Familie W.: Dominante, infantile Maculadegeneration mit benignem Verlauf. Alle nicht untersuchten Familienmitglieder waren zum Zeitpunkt der Untersuchung verstorben

Dagegen konnten II/3, II/5, II/6 und II/7 ophthalmologisch untersucht werden. Außer II/5 haben alle einen normalen unauffälligen Augenhintergrund. Die Sehschärfe, das Gesichtsfeld und der Farbensinn sind regelrecht. Im Fluoreszenzangiogramm, im ERG und EOG fand man keinerlei pathologische Veränderungen. Auch bei den Nachkommen von II/6 und II/7 in der dritten und vierten Generation wurden die selben Untersuchungen durchgeführt und ebenso normal gefunden.

Bei II/5 findet man im Maculagebiet an beiden Augen symmetrisch im roten Licht (Abb. 2) eine fast kreisrunde, knapp papillengroße Aussparung im Pigmentblatt. Im weißen oder kurzwelligen Licht erkennt man hier zahlreiche helle, kleine Veränderungen in der Größe von Mikroaneurysmen. An einigen Stellen überschreiten diese Veränderungen die Grenzen des obengenannten Areals. In der Tiefe sieht man nur ganz grobe Aderhautgefäße. Die Choriocapillaris ist geschwunden. Das Maculagelb erscheint völlig intakt. Der Visus beträgt nach Korrektur einer Hyperopie jederseits 5/4. Die übrigen Funktionen wie Gesichtsfeld, Dunkeladaptation und Farbsinn sind normal. Das Fluoreszenzangiogramm, das ERG und EOG wurden altersentsprechend vermerkt.

Wie schon erwähnt, ist in der III. Generation der ophthalmoskopische, funktionelle und elektrophysiologische Befund von III/2, III/3 und III/4 normal. Bei III/1 fanden wir ähnliche morphologische Veränderungen wie bei II/5, jedoch etwas stärker ausgeprägt.

Das Maculagelb zeigt hier an einigen Stellen zarte Defekte, was besonders gut im blauen Licht erkennbar ist. Man hat den Eindruck, als ob die punktförmigen Veränderungen hier zu einem größeren, vollständigen Pigmentdefekt konfluiert sind (Abb. 3). Im stereoskopischen Bild erkennt man deutliche Ausbuchtungen bis auf die Sklera hin. Die Chorioidea ist völlig geschwunden. Nach Korrektur einer Hyperopie beträgt der Visus jederseits 0,7 und Nieden I. Gesichtsfeld und Farbensinn sind ebenso normal, wie ERG und EOG.

Von den 5 Nachkommen von III/1 haben 3 Kinder ebenfalls Maculaveränderungen: Bei IV/1, dem ältesten Jungen, ist am rechten Auge der Maculabefund fast identisch mit dem der Großmutter. Am linken Auge findet man (Abb. 4) zusätzlich noch einen fast papil-

Abb. 2   Abb. 3

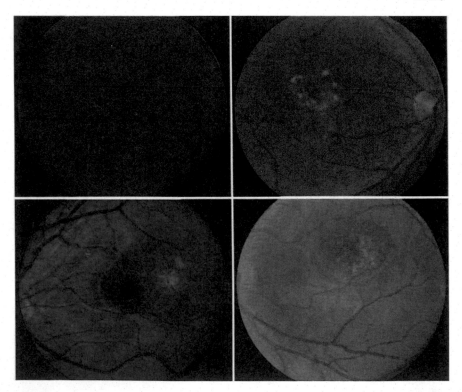

Abb. 4   Abb. 5

Abb. 2. II/5. Im Maculabereich ist das Pigmentblatt physiologischerweise dicker als an der übrigen Netzhaut. Der fast papillengroße Pigmentblattdefekt in der Macula ist deshalb besonders gut zu erkennen. Visus 1,2

Abb. 3. III/1. Die Abbildung zeigt einen typischen Befund wie er in weißem Licht zu beobachten ist. Visus 0,9

Abb. 4. IV/1. Die Veränderung im Maculabereich ist hier am stärksten ausgeprägt. Im weißen Licht hat man den Eindruck, als ob hier nur noch Sklera wäre. Im kurzwelligen Licht (453 nm) erkennt man jedoch auch hier Nervenfasern und das fast unveränderte Maculagelb an der zentralen Dunkelfärbung. Visus 1,2

Abb. 5. IV/4. Im rotfreien Licht erkennt man deutliche Veränderungen in der Gelbfärbung der Macula: Der Visus ist auf 0,7 E herabgesetzt

lengroßen Herd, in dessen Bereich das Pigmentblatt vollständig geschwunden ist, ebenso wie die Choriocapillaris. Man sieht hier nur noch ein großes, sich aufzweigendes Aderhautgefäß in der Tiefe und Nervenfasern darüber hinwegziehen, was im kurzwelligen Licht besonders deutlich wird. Das Maculagelb erscheint völlig intakt. Der Junge sieht erstaunlicherweise jederseits nach Korrektur von − 2,5 = 5/4 und Nieden I. Gesichtsfeld, Farbensinn, Dunkeladaptation, ERG und EOG sind normal.

Bei IV/3 und IV/4 erscheinen die Maculabefunde am ausgeprägtesten. Im Zentrum sieht man einen papillengroßen Herd, bei dem man flächenmäßig etwa zur Hälfte die Sklera erkennt. Dazwischen sieht man unregelmäßige Brücken von Resten des Pigmentblatts. Um diese Herde zieht ein Saum, der von punktförmigen Pigmentblattdefekten charakterisiert ist. Einzelne punktförmige Veränderungen erkennt man in einiger Entfernung vom Maculagebiet. Stereoskopisch sehen die zentralen Defekte wie tiefe Krater zwischen den stehengebliebenen Pigmentbrücken aus. Das Maculagelb darüber hat nur ganz geringfügige Defekte (Abb. 5) und erklärt den Visus von 0,7 bzw. 0,9. Farbensinn, Gesichtsfeld und Dunkeladaptation, ERG und EOG sind normal.

Die Befunde der beiden nicht befallenen Geschwister IV/2 und IV/5 sind ebenso wie die Befunde bei den weiteren Angehörigen dieser Generation IV/6, IV/7, IV/8, IV/9, IV/10 und IV/11 völlig normal.

Besprechung der Befunde

1. Vererbung. Über 3 Generationen konnten in direkter Reihenfolge identische Maculaveränderungen, die zu keinen wesentlichen Funktionsstörungen geführt haben, beobachtet werden. Die Aufteilung in der IV. Generation beträgt 3 : 2. Danach dürfte es sich mit *Sicherheit um einen dominanten Erbgang handeln.*

Unsicher ist, ob wir es bei II/5 um eine Neumutation zu tun haben, oder ob die Veränderung schon in der I. Generation bestanden hat. Anamnestisch war zu erfahren, daß beide Personen der I. Generation noch im hohen Alter gelesen haben. Dies schließt jedoch einen Befall nicht aus, da ja auch II/5 im Alter von 66 Jahren noch einen Visus von 1,2 und Nieden I hat. Aus der II. Generation waren von 9 Geschwistern zur Zeit der Untersuchung schon 5 verstorben, die wiederum anamnestisch durch keinerlei Augenveränderungen aufgefallen waren, von denen aber durchaus ein Teil befallen gewesen sein kann. Da sie keine Nachkommen hatten, war nachträglich nicht mehr abzuklären, ob sie befallen waren oder nicht.

Von den 4 Geschwistern, die untersucht werden konnten, waren nur II/5 betroffen. Die Nachkommen von II/6 und II/7 sind alle gesund. Auch dieser Befund spricht nicht gegen den genannten Vererbungsmodus.

2. Ophthalmoskopische und fluoreszenzangiographische Befunde. Bei allen betroffenen Familienmitgliedern findet man im Maculabereich Veränderungen, die man am ehesten als *Pigmentblattdefekte* ansprechen muß. Zum größten Teil sind sie nur so groß wie Mikroaneurysmen, aber so zahlreich, daß der Befund im roten Licht so aussieht, als ob im Pigmentblatt, das ja bekanntlich im Maculabereich umschrieben dichter ist, als in der übrigen Netzhaut, ein flächiger Defekt bestehen würde.

Die Veränderungen sind so klein, daß man auch bei Vergrößerung stereoskopisch aufgenommener Photographien keinen plastischen Eindruck bekommt. Auch beim Betrachten größerer Defekte, die vermutlich durch das Konfluieren der kleineren Veränderungen entstanden sind, kann man keine drusenartigen Veränderungen feststellen.

Bei isoliert liegenden Drusen und bei der monokularen Beobachtung erkennt man regelmäßig einen dunklen Randsaum, der durch die optische Verdichtung bei der tangentialen Beobachtung begründet ist. Solch einen Randsaum konnten wir bei den Patienten mit dominanter, infantiler Maculadegeneration mit benignem Verlauf nie beobachten. Dies ist ein *wichtiges Unterscheidungsmerkmal zum Krankheitsbild der Drusen der Bruch'schen Membran.*

Ob die *Glaslamelle* noch vorhanden ist oder nicht, können wir nicht mir Sicherheit feststellen. Im stereoskopischen Bild hat man den Eindruck, daß unter der Nervenfaserschicht ein Loch wäre, das an manchen Stellen bis auf die Sklera reicht. Im blau-grünen Licht leuchtet der Augenhintergrund besonders auf, wenn die Glaslamelle — wie etwa bei den tapetoretinalen Degenerationen — noch vorhanden ist. Bei den hier beschriebenen Patienten konnten wir dieses Phänomen jedoch nicht beobachten, was darauf hindeutet, daß die Glaslamelle wohl auch defekt ist.

Die *Aderhaut,* insbesondere die Choriocapillaris ist unter den Veränderungen eindeutig geschwunden, was man auf der Abbildung von IV/1 besonders gut sehen kann.

Die *Nervenfasersicht* ist nur sehr zart zu sehen. Andererseits ist das *Maculagelb* — im kurzwelligen Licht an der Dunkelfärbung, im rotfreien Licht an der Gelbfärbung — in fast vollständig normaler Größe vorhanden und überdeckt in den meisten Fällen die Pigmentblattdefekte. Bei III/1, IV/3 und IV/4 sieht man umschriebene Aussparungen, die jedoch nicht ganz bis ins Zentrum reichen.

Fluoreszenzangiographisch diagnostizierte man jeweils mehr oder weniger große Pigmentblattdefekte bei sonst unauffälligem Befund.

3. Ergebnis der Funktionsprüfungen und elektrophysiologische Befunde. Das *Gesichtsfeld* und der *Farbensinn* war bei allen Betroffenen unauffällig, jedoch war der Visus bei einzelnen bis auf 0,7 herabgesetzt — eine Verschlechterung, die jeweils durch entsprechende Veränderungen im Maculagelb erklärt werden konnten. Im Gegensatz zu den anderen hereditären Maculadegenerationen findet sich keine Zunahme der Funktionsstörungen mit zunehmendem Alter, ebenso wie sich auch keine Zunahme des objektiven Befundes erkennen ließ. *ERG* und *EOG* zeigten keine auffälligen Veränderungen. Darin sehen wir die wichtigste Unterscheidungsmöglichkeit von der vitelliformen Maculadegeneration.

Die Abgrenzung von den Drusen der Bruch'schen Membran ist etwas schwieriger, denn ähnlich wie bei den Drusen der Bruch'schen Membran finden wir bei der dominanten, infantilen Maculadegeneration mit benignem Verlauf nur vereinzelt geringfügige Visusverschlechterungen bei sonst normalen Funktionen und normaler Elektrophysiologie. Im Unterschied zu der Malattia leventinese konnten wir aber weder stereoskopisch Drusen nachweisen, noch bei der monokularen Beobachtung den charakteristischen Ringschatten der Drusen an irgendeiner Stelle erkennen. Bei Drusen der Bruch'schen Membran sind zudem im roten Licht Pigmentblattaussparungen nur so groß wie Drusen selbst. Bei unseren Patienten sieht das Pigmentblatt jedoch flächenförmig rarefiziert aus. Außerdem findet man Drusen der Bruch'schen Membran im allgemeinen erst ab dem 3. Lebensjahrzehnt und beobachtet dann ein langsames Größerwerden, oft verbunden mit einer Sehverschlechterung, im Gegensatz zu dem hier beschriebenen Krankheitsbild, das von frühester Kindheit an bis ins spätere Alter anscheinend ein unverändertes Aussehen zeigt.

Schlußbetrachtung

Bekanntlich sind die heredodegenerativen Erkrankungen der Macula einer Behandlung praktisch nicht zugänglich. Um so wichtiger ist es, die Patienten zu beraten, was sie in der Zukunft zu gewärtigen haben. Gerade für diese Beratung ist eine Klassifikation der verschiedenen Formen von hereditären Maculadegenerationen dringend erforderlich. Denn die Prognose kann — je nach Typus — ganz verschieden sein.

Aus diesem Grunde erscheint es uns besonders wichtig, den von uns beschriebenen Typus der dominanten, infantilen Maculadegeneration mit benignem Verlauf zu kennen. Wenn diese Diagnose wirklich feststeht, kann man die Patienten beruhigen. Sie werden mit hoher Wahrscheinlichkeit keine weitere Abnahme ihres Sehvermögens erfahren.

Zusammenfassung

Bei der vorgestellten Familie findet man über drei Generationen ausgeprägte morphologische Veränderungen im Bereich der Macula, die an eine erhebliche Funktionseinschränkung denken lassen. Der jüngste beobachtete Patient ist 2 Jahre alt, die älteste Patientin 75 Jahre alt. Die Visusangaben schwanken zwischen 0,7 und 1,2. Einschließlich der Elektrophysiologie fielen alle Funktionsteste normal aus. Die Maculaveränderung wird den Drusen der Glaslamelle und der vitelliformen Maculaerkrankung gegenübergestellt und davon abgegrenzt.

Relatively benign dominantly inherited infantile macular degeneration.

Summary. In the family presented pronounced morphological changes of the macular area, suggesting considerable functional impairment, are found through three generations. The youngest patient observed is two, the oldest 75 years old. Visual acuity is between 0.7 and 1.2. All tests of visual functions, including electrophysiology gave normal results. This macular disease is compared with and separated from drusen of Bruch's membrane and vitelliform macular disease.

Dégénérescence maculaire dominante infantile à cours relativement benign.

Résumée. Dans la famille présentée, on trouve, dans trois générations, des altérations morphologiques importantes de la région maculaire, qui suggèrent une réduction fonctionelle considérable. Le plus jeune des patients observés a 2 ans, la plus agée 75 ans. L'acuité visuelle est entre 0.7 et 1.2. Les tests des fonctions visuelles, inclusivement l'électrophysiologie, ont donné des résultats normaux. Cette dégénérescence maculaire est comparée avec et séparée des Drusen de la membrane de Bruch et de la dégénérescence vitelliforme.

Literatur

Gasteiger, H.: Diskussion: Zur familiären Macula-Entartung. Ber. Dtsch. ophthal. Ges. **51**, 86—87 (1936). — Sorsby, A., Wren, N.: A Family Group with Asymptomatic Macular Defects Inherited Dominantly. Arch. Ophthalm. **63**, 918—922 (1960). — Weitere Literatur siehe bei Jaeger, W. und Mitarbeiter: Hereditäre Maculadegenerationen. Berichte Deutsche Ophthalmologische Gesellschaft, 73, 695—735 (1975).

R. Stangl (Universitäts-Augenklinik Heidelberg, Direktor: Prof. Dr. W. Jaeger):
Glomustumoren am Auge

Glomustumoren wurden erstmals von Masson (1924) ausführlich beschrieben, wenngleich schon Morgagni (1761) auf deren Existenz hingewiesen hatte. Sie sind trotz ihrer Seltenheit allgemein gut bekannt. Der Grund dafür mag in ihrem eigentümlichen, vorzugsweise subungualen Vorkommen liegen. Daneben können heftige Schmerzattacken nach Berührung und Kältereiz auftreten. Erst unlängst haben Timm und Flögel (1975) in ihrer Mitteilung auch eindrucksvolle Beispiele aus der Literatur angeführt.

Bisher gibt es nur 9 Beobachtungen über das Vorkommen von Glomustumoren im Bereich der Augen (Kirby, 1941; Mortada, 1963; Jensen, 1965; Zolog, 1966; Bruno, 1967; Jensen, 1967; Robin et al., 1968; Timm und Flögel, 1975). Wir berichten über einen weiteren Patienten mit einem Tumor dieser Lokalisation.

Ein 52jähriger Mann hatte einen kleinen, schmerzlosen Knoten unterhalb des lateralen Endes der rechten Augenbrauen bemerkt. Bei der Untersuchung fand sich eine nicht berührungsempfindliche, weiche Schwellung mit einem Durchmesser von 5 mm. Klinisch wurde sie als Lipom angesehen. Die Excision erfolgte am 4. September 1974, 1/2 Jahr später bestand kein Anhalt für ein Rezidiv.

Histologie (Nr. 8493): Es handelt sich um einen größtenteils soliden Tumor, der teilweise von einer bindegewebigen Kapsel umgeben wird. Dazwischen liegen flache, gefäßähnliche Hohlräume, die von dichten Lagen ovaler, großer Zellen mit blassen Kernen und schwach eosinrotem Cytoplasma flankiert werden. Diese sog. Glomus- oder Epitheloidzellen sind auch in strangförmiger Anordnung in mehreren mucoid degenerierten Arealen anzutreffen. Feine Bindegewebssepten durchziehen die Zellaggregate.

Diagnose: Glomustumor vom epitheloid-angiomatösen Typ, teilweise degeneriert (Abb. 1 und 2).

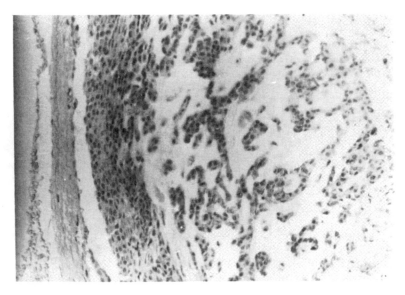

Abb. 1. Inselförmige Glomuszellansammlungen in mucoid degeneriertem Bindegewebe. Links außen Teil der Kapsel. HE 36 x

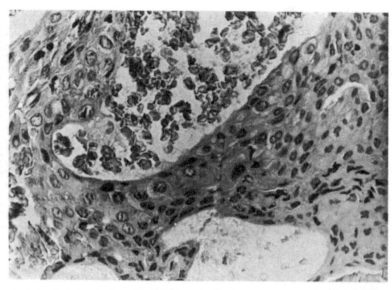

Abb. 2. Gefäßähnliche, oben mit Erythrocyten gefüllte Hohlräume. Solide Glomuszellstränge im Stroma. HE 90 x

Diskussion

Es besteht eine offensichtliche Diskrepanz zwischen der den Glomustumoren allgemein zugeschriebenen Schmerz und -Kältesensation und der unspezifischen Symptomatik bei Lokalisation in der Umgebung der Augen. Es fällt auf, daß alle beschriebenen Tumoren in den Lidern bzw. Lidwinkeln wuchsen, sie also in dem dortigen lockeren subcutanen Bindegewebe nicht beengt waren wie beispielsweise im Nagelbett, wo sie manchmal sogar knöcherne Impressionen verursachen können. Bedenkt man weiter die Nachbarschaft hochempfindlicher Tastkörperchen im Nagelbett, nimmt es nicht wunder, daß Glomustumoren an den Lidern selbst weit weniger irritiert werden als auch benachbarte nervöse Strukturen beeinflussen können.

Dies könnte eine Erklärungsmöglichkeit für die fehlende typische Symptomatik sein. Eine klinische Diagnosestellung von Glomustumoren am Auge dürfte daher selbst bei Kenntnis ihres Verhaltens auch in Zukunft nur schwer möglich sein.

Zusammenfassung

Es wird über den 10. Fall eines Glomustumors im Bereich der Augen berichtet. Dabei fällt auf, daß in allen Fällen die typische Symptomatik fehlte, die Diagnose daher nur retrospektiv histologisch gestellt werden konnte. Eine Erklärungsmöglichkeit dafür könnte in der geringeren Irritation des Tumors bei Lokalisation im lockeren Lidbindegewebe im Gegensatz zur subungualen Lage liegen.

Glomus Tumours of the Eye

Summary. The tenth case report of a glomus tumour near the eye is described. Attention is drawn to the paradoxical absence of the typical paroxysms of pain which led to the diagnosis being made retrospectively on histology only. A possible explanation for the lack of these symptoms may be the location of the tumours in the loose tissue of the dermis where there is minimal tension in contrast to that in the subungual site.

Literatur

Bruno, G.: Su un raro caso di tumori glomici multipli. Rass. ital. Ottal. **35**, 311 (1967). – Jensen, O. A.: Glomus Tumor (Glomangioma) of the eyelid. Arch. Ophthal. (Chic.) **73**, 511 (1965). – Jensen, O. A.: Palpebral glomus tumour. Acta ophthal. (Kbh.) **3**, 464 (1967). – Kirby, D. B.: Neuro-myo-arterial glomus tumor in the eyelid. Arch. Ophthal. (Chic.) **25**, 228 (1941). – Masson, P.: Le glomus neuro-myo-arteriel des gegions tactiles et ses tumeurs. Lyon chir. **21**, 257 (1924). – Morgagni, G.: De sedibus et causis morborum (1761). – Mortada, A.: Glomangioma of the Eyelid. Brit. J. Ophthal. **47**, 697 (1963). – Robin, A., Loubet, R., Chaput, A.: Tumeur glomique de la paupiere. Bull. Soc. Ophthal. Fr. **68**, 885 (1968). – Timm, G., Flögel, K.: Glomustumoren der Augenlider. Klin. Mbl. Augenheilk. **166**, 196 (1975). – Zolog, N.: Glomustumor der Prälakrimalgegend. Klin. Mbl. Augenheilk. **149**, 347 (1966).

Das chromato-ophthalmoskopische Bild tapetoretinaler und tapetochorioidaler Degenerationen

O. Käfer, W. Jaeger und J. v. Kettler (Universitäts-Augenklinik Heidelberg, Direktor: Professor Dr. W. Jaeger)

Bei fast allen heredodegenerativen Netzhaut- und Aderhauterkrankungen kann man chromato-ophthalmoskopisch Veränderungen erkennen, die beim Ophthalmoskopieren mit normalem Glühlampenlicht nicht wahrnehmbar sind. Der Grund dafür liegt einmal in der Tatsache, daß Glühlampenlicht nur einen geringen Anteil kurzwelligen Lichtes hat, zum anderen, daß durch weißes Licht viele Strukturen überstrahlt werden, die man bei der Betrachtung mit einem schmalen Ausschnitt aus dem Spektrum gut wahrnimmt.

Dazu kommt, daß Licht verschiedener Wellenlängen unterschiedlich tief in die Netzhaut-Aderhautschichten einzudringen vermag. Blaues und blau-grünes Licht dringt nur bis zur Tiefe der Nervenfasern, gelbes Licht bis zum Pigmentblatt und rotes Licht bis zu den Aderhautschichten vor.

Außerdem kommen noch die Phänomene der Absorption und Reflexion hinzu. Das Blut der Netzhautgefäße absorbiert besonders im grünen Spektrum, weshalb man die Gefäße im allgemeinen leichter im Licht dieser Wellenlängen beurteilen kann. Der gelbe Maculafarbstoff hat sein Absorptionsmaximum im kurzwelligen Bereich:

Die Macula erscheint bei Betrachtung in diesem Licht auffallend dunkel. Veränderungen der Lage des Maculagelbs sind im blauen Licht deshalb besonders gut zu erkennen. Das übrige kurzwellige Licht wird an der Netzhautoberfläche vorwiegend reflektiert. Die Reflektion ist natürlich abhängig von den brechenden Medien: Beim jungen Menschen ist sie stärker ausgeprägt als beim älteren. Darüber hinaus macht man jedoch beim Spiegeln im kurzwelligen Licht die Beobachtung, daß bei einigen Erkrankungen besonders ausgeprägte bzw. abgeschwächte Reflektion auftritt. Die sog. Silberdrahtarterien reflektieren so stark, daß auch kleinste Ästchen durch ihr Aufleuchten erkannt werden können. Aber auch bei tapetoretinalen Degenerationen beobachtet man eine erhöhte Reflektion, wobei über die Ursache jedoch nur Vermutungen angestellt werden können. Reflektiert die Netzhautoberfläche stärker, weil das darunterliegende, dunkle Pigmentblatt defekt ist, oder reflektiert die Bruch'-sche Membran das kurzwellige Licht besonders gut?

Leider können wir auch andere Phänomene nur beschreiben und nicht erklären: Das Maculagelb ist im rotfreien Licht bekanntlich als gelber Fleck zu erahnen; bei der Achromatopsie erscheint die Macula jedoch auffallend grau, obwohl sie sich im kurzwelligen Licht als dunkler Fleck darstellt.

Da diese und andere Phänomene — soweit wir wissen — in der Literatur noch nicht beschrieben sind, möchten wir einige tapetoretinale und tapetochorioidale Degenerationen in Farbbildern demonstrieren.

Tafel I. *Typische Retinopathia pigmentosa* (Patient K., Helmut, geb. 16.8.42)

Ophthalmologische Anamnese: Gesichtsfeldeinschränkungen seit der Kindheit bekannt. Sehstörungen seit dem 10. Lebensjahr.

Visus: Rechtes Auge 5/10, linkes Auge 5/10.

Gesichtsfelder: Jederseits konzentrische Einschränkung.

Dunkeladaptation: In typischer Weise herabgesetzt, monophasisch.

Farbensinn: Rotverschiebung und Blausinnstörung.

Elektroretinogramm: Skotopisch und photopisch erloschen.

Elektrookulogramm: Erloschen.

Fluoreszenzangiographie: Sehr dünne Netzhautgefäße. Am hinteren Pol punktförmige Aufhellungen und feinste Pigmentierungen. In der Peripherie knochenkörperchen-ähnliche Pigmentierungen und leuchtende Defekte des Pigmentepithels.

Chromato-Ophthalmoskopie: *Abb. 1.* Hinterer Pol im normalen Glühlampenlicht: Man erkennt die typische wachsgelbe Papille und die extreme Engstellung der Gefäße, die bei der tapetoretinalen Degeneration charakteristisch ist. *Abb. 2.* Im dunkel-grünen Licht erscheint der Fundus *auffallend hell durch die zahlreichen kleinen, stark reflektierenden Herde.* Dazwischen sieht man *zahlreiche kleine dunkle Punkte* („wie mit Pfeffer überstreut"), die zur Peripherie hin zunehmen. Außerdem erkennt man in diesem Licht besonders schön die degenerativen Gefäßwandveränderungen. *Abb. 3.* In der Peripherie sieht man die Pigmentierungen besonders deutlich im gelben Licht – dazwischen erkennt man kleinfleckige Defekte im Pigmentblatt.

Maculäre Form der diffusen tapetoretinalen Degeneration (Patient G., Ingrid, geb. 21.10.41)

Ophthalmologische Anamnese: Sehverschlechterung seit früher Kindheit bekannt. Weiterer Visusverfall seit der Pubertät.

Visus: Rechtes Auge 1/35, linkes Auge 1/35.

Gesichtsfelder: Beiderseits nur noch im Zentrum nach nasal und temporal erhaltende Bezirke.

Dunkeladaptation: In typischer Weise herabgesetzt, monophasisch.

Farbensinn: Wegen des schlechten Visus nicht prüfbar.

Elektroretinogramm: Photopisch und skotopisch erloschen.

Elektrookulogramm: Pathologisch.

Fluoreszenzangiographie: Deutlich engergestellte Netzhautgefäße. Farbstoffaustritt aus den papillennahen Netzhautgefäßen. Peripherie mit ausgeprägten Pigmentverklumpungen sowie Rarefizierungen des Pigmentepithels.

Chromato-Ophthalmoskopie: *Abb. 4.* Das arterielle Gefäßsystem erscheint etwas enggestellt. Im Maculabereich erkennt man unregelmäßig angeordnete helle und dunkle Flecken. *Abb. 5.* Im kurzwelligen Licht erscheint das Zentrum der Macula hell und wird von einem fast homogenen dunklen Hof umgeben. Hier muß es sich um Reste des Maculagelbs handeln, das bei dieser Wellenlänge maximal absorbiert. *Abb. 6.* Die Aderhautstruktur, die im hellgrünen Licht gut zu sehen ist, wird im dunkelgrünen durch eine große Anzahl kleiner dunkler Pünktchen überdeckt, so daß man die Gefäße kaum sehen kann: Dazwischen liegen einzelne knochenkörperchenartige Pigmentierungen.

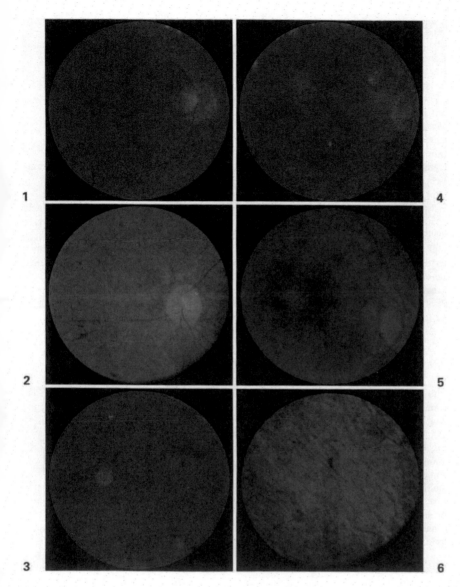

Tafel I

Tafel II. *Retinopathia pigmentosa mit früher Mitbeteiligung der Macula kombiniert mit Schwerhörigkeit* (Patient Ch., Sara, geb. 6.12.26)

Ophthalmologische Anamnese: Im 18. Lebensjahr ist der Patientin erstmals eine Sehstörung in der Dämmerung aufgefallen. Die Schwerhörigkeit ist seit Kindheit bekannt.

Visus: Rechtes Auge 5/15, linkes Auge 5/15.

Gesichtsfelder: Beiderseits konzentrische Einschränkung. In der Peripherie noch sichelförmiger Bezirk erhalten.

Dunkeladaptation: Monophasisch herabgesetzt.

Farbensinn: Blausinn-Störung.

Elektroretinogramm: Skotopisch und photopisch erloschen.

Elektrookulogramm: Pathologisch.

Fluoreszenzangiogramm: Beiderseits stark verengte Netzhautgefäße. Um die Papille herum findet sich ein aderhautatrophischer Conus, in dem sich nur noch große Aderhautgefäße abzeichnen. Nasal der Papille stark aufgelockertes Pigmentepithel mit Aufhellungen und Pigmentverklumpungen.

Chromato-Ophthalmoskopie: *Abb. 1.* Das arterielle Gefäßsystem ist so eng gestellt, daß man es kaum mehr erkennt. Im Maculagebiet liegt ein unregelmäßig begrenzter Herd, durch den man Aderhautgefäße sieht; jedoch scheint noch eine Schicht über den Aderhautgefäßen zu liegen. *Abb. 2.* Auf diesem Bild, das mit einem infrarotempfindlichen Film aufgenommen wurde, sieht man deutlich, daß es sich im Zentrum um einen Pigmentblattdefekt handelt. Außerdem sieht man Veränderungen, die an angioid streaks erinnern, jedoch einen anderen Verlauf aufweisen als diese. *Abb. 3.* In der Peripherie sieht man im gewöhnlichen Licht noch die ,,angioid streaks" und dazwischen knochenkörperchenartige Strukturen. *Abb. 4.* Daß die ,,angioid streaks" nicht mit dem Verlauf von Aderhautgefäßen übereinstimmen, sieht man hier im gelben Licht ganz eindeutig. Man kann annehmen, daß es sich um Risse im Pigmentblatt handelt.

Retinopathia pauci-pigmentosa kombiniert mit Schwerhörigkeit (Usher-Syndrom) (Patient F., Erhard, geb. 6.3.48)

Ophthalmologische Anamnese: Geringfügige Sehverschlechterung seit dem 8. Lebensjahr. Schwerhörigkeit seit Kindheit bekannt.

Visus: Rechtes Auge 5/7, linkes Auge 5/10.

Gesichtsfelder: Beiderseits deutliche konzentrische Einschränkung.

Dunkeladaptation: In typischer Weise abgeflachter und monophasischer Kurvenverlauf.

Elektroretinogramm: Skotopisch und photopisch erloschen.

Elektrookulogramm: Pathologisch.

Chromato-Ophthalmoskopie: *Abb. 5.* Im gelben Licht sieht man in der Peripherie unregelmäßig verstreut helle Fleckchen und knochenkörperchenartige Pigmentierungen. *Abb. 6.* Im dunkelgrünen, kurzwelligen Licht leuchten die hellen Flecken schön auf, so daß man wie beim obigen Patienten annehmen muß, daß das Pigmentblatt hier defekt ist und das Licht an darunter liegenden Schichten reflektiert wird, diesmal in Form kleiner Fleckchen und nicht in Form von ,,angioid streaks".

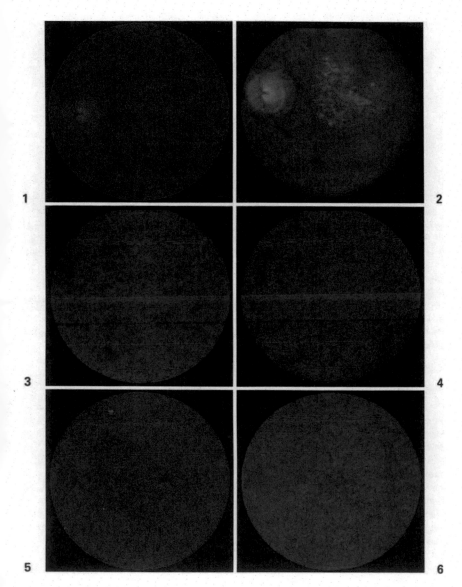

Tafel II

Tafel III. *Achromatopsie mit fortschreitender tapetoretinaler Degeneration* (Patient, P., Heinz-Jürgen, geb. 5.9.37)

Ophthalmologische Anamnese: Totale Farbenblindheit mit Nystagmus seit der Kindheit bekannt. Wurde zunächst für eine typische angeborene totale Farbenblindheit gehalten. Seit der Pubertät zunehmend Symptome einer tapetoretinalen Degeneration. Ist jetzt im Blindenberuf tätig.

Visus: Rechtes Auge 2/60, linkes Auge 2/60.

Gesichtsfelder: Beiderseits nur noch Reste zentral und unten erhalten.

Dunkeladaptation: In typischer Weise monophasisch herabgesetzt.

Farbensinn: Achromatopsie.

Elektroretinogramm: Skotopisch und photopisch erloschen.

Elektrookulogramm: Pathologisch.

Fluoreszenzangiographie: Am hinteren Pol zahlreiche feinste Pigmentblattdefekte und Pigmentverklumpungen. Maculaareal mit zentralem Defekt. Völliger Schwund von Kapillaren auf der Papille.

Chromato-Ophthalmoskopie: *Abb. 1.* Im fortgeschritten Stadium sieht man im weißen Glühlampenlicht eine typische wachsgelbe Papille und ausgesprochen eng gestellte Arterien, die abschnittsweise eingescheidet sind. Der überwiegende Teil des Fundus erscheint feinkörnelig strukturiert. *Abb. 2.* Im rotfreien Licht erscheint das Zentrum der Macula deutlich blaugrün.und ist von einem breiten gelblich grünen Saum umgeben. Hier handelt es sich um zur Peripherie hin gewandertes Maculapigment. Das übrige Bild hat mehr eine türkis-farbene Tönung. *Abb. 3.* In der Peripherie erkennt man einzelne zarte knochenkörperchenartige Verdichtungen. Zum hinteren Pol hin erscheint die Netzhaut sehr unruhig, man sieht Aderhautgefäße — zur Peripherie hin ist der Augenhintergrund homogener gefärbt. Die Aderhautgefäße sind überdeckt. *Abb. 4.* In demselben peripheren Netzhautbezirk wie Abb. 3 sieht man im kurzwelligen Licht papillenwärts (rechts oben) sehr deutlich die körnelige Struktur wieder, der wir schon am hinteren Pol begegnet sind. Die Pigmentierungen heben sich besser ab und dazwischen liegen hell reflektierende Stellen. Zur Peripherie hin wird die Struktur verwaschener und das Bild stumpfer und dunkler.

Typische angeborene totale Farbenblindheit (Patient E., Ferdinand, 20.7.56)

Ophthalmologische Anamnese: Sieht seit der Geburt schlecht. Nystagmus, Lichtscheu. Im Laufe des Lebens keine Zunahme des Befundes und der Funktionsausfälle.

Visus: Rechtes Auge 5/25, linkes Auge 5/25.

Gesichtsfelder: Beiderseits normal.

Farbensinn: Beiderseits typische Achromatopsie mit Helligkeitsverteilung des Stäbchensehens.

Elektroretinogramm: Skotopisch normal, photopisch pathologisch.

Elektrookulogramm: Beiderseits noch normal.

Chromato-Ophthalmoskopie: *Abb. 5.* Am hinteren Pol des Augenhintergrundes fällt eigentlich nur auf, daß der Macularreflex nicht mehr erkennbar ist. *Abb. 6.* Im rotfreien Licht erscheint die Macula auffallend blau-grau ohne den geringsten Schimmer von Maculagelb: Ein Befund, den man auch bei anderen Patienten mit Achromatopsie beobachten kann.

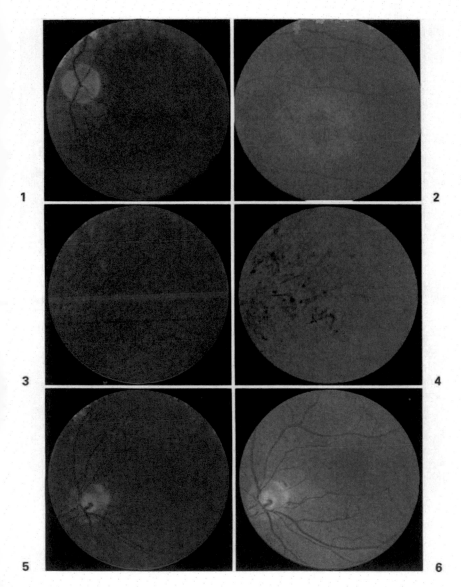

1 2
3 4
5 6

Tafel III

Tafel IV. *Cone-Dystrophie* (Patient S., Karin, geb. 16.4.55)

Ophthalmologische Anamnese: Die Patientin hat schon seit frühester Kindheit schlecht gesehen.

Visus: Rechtes Auge 5/25, linkes Auge 1/20.

Gesichtsfelder: Zentralskotom und Ringskotom in der mittleren Peripherie.

Farbensinn: Rotschwäche und Blauschwäche.

Elektroretinogramm: Skotopisch normal, photopisch fast erloschen.

Elektrookulogramm: Beiderseits normal.

Fluoreszenzangiographie: Um die Macula herum scheibenförmiger Bezirk mit punktförmigen Pigmentierungen.

Chromato-Ophthalmoskopie: *Abb. 1.* Die Macula hat ein kokardenähnliches Aussehen: Um das Zentrum liegt ein heller Ring, der von kleinen Verdichtungen durchsetzt ist. Papille und Gefäße sind unauffällig. *Abb. 2.* Im rotfreien Licht scheinen die Rarefizierungen um das dunkle Zentrum hellgrau und zeigen nur noch ganz diskrete Spuren von Gelbfärbung. *Abb. 3.* Im kurzwelligen grünen Licht verdunkelt sich die Fovea wesentlich stärker als im rotfreien Licht, ein Zeichen dafür, daß noch Maculagelb vorhanden ist. *Abb. 4.* Im langwelligen roten Licht erkennt man ebenfalls eine Kokardenstruktur. Die zentrale Verdunklung ist eindeutig weniger kräftig ausgeprägt als im langwelligen Licht, so daß man auch schon aus diesem Befund schließen kann, daß es sich nicht um eine reine Pigmentanhäufung im Foveagebiet handeln kann.

Atrophia gyrata (Patient B., Anna, geb. 22.7.05)

Ophthalmologische Anamnese: Seit Pubertät zunehmende Sehverschlechterung an beiden Augen. 1935 Cataract-Operation rechts.

Visus: Rechtes Auge 2,5/50, linkes Auge Lichtschein mit defekter Projektion, deshalb hier keine Cataract-Operation.

Gesichtsfelder: Rechtes Auge nasal unten kleiner Gesichtsfeldrest; linkes Auge nicht durchführbar.

Elektroretinogramm: Skotopisch und photopisch erloschen.

Fluoreszenzangiographie: Nur noch einige dünne Netzhautgefäße sichtbar. Pigmentepithel, Choriokapillaris und mittelgroße Aderhautgefäße um die Papille herum völlig geschwunden. In der Intermediärzone noch pinselartige Reste von Pigmentepithel erhalten, mit girlandenförmiger Begrenzung zu den Atrophiebezirken.

Chromato-Ophthalmoskopie: *Abb. 5.* Im fortgeschrittenen Stadium der Atrophia gyrata findet man auch im kurzwelligen, dunkel-grünen Licht kein Anhalt mehr, wo auf diesem Fundus die Macula einmal gewesen ist. *Abb. 6.* Im gelben Licht sieht man einzelne, große Aderhautgefäße unter den Pigmentblattresten hindurchziehen, daneben erscheinen dunkle Pigmentverdichtungen.

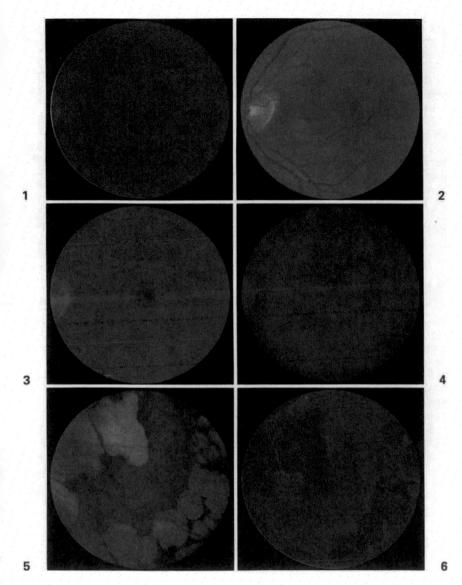

1   2

3   4

5   6

Tafel IV

Tafel V. *Chorioideremie* (Patient Sch., Werner, geb. 1.7.55)

Ophthalmologische Anamnese: Eine deutliche Sehverschlechterung tagsüber ist bis jetzt noch nicht aufgetreten, jedoch nachts erhebliche Behinderung.

Visus: Rechtes Auge 5/4, linkes Auge 5/4.

Gesichtsfelder: Beiderseits röhrenförmige Einschränkung.

Dunkeladaptation: Biphasischer, jedoch deutlich herabgesetzter Kurvenverlauf.

Farbensinn: Unauffällig.

Elektroretinogramm: Skotopisch und photopisch erloschen.

Elektrookulogramm: Pathologisch.

Chromato-Ophthalmoskopie: *Abb. 1.* Rund um die Papille sieht man ein breites, helles Band, das gegen die Peripherie hin unregelmäßig begrenzt ist und durch Schwund des Pigmentblattes erklärt wird. Es fallen hier fortgeschrittene sklerotische Aderhautgefäße des erst 21-jährigen Mannes auf. *Abb. 2.* Im kurzwelligen blauen Licht erkennt man im Zentrum die tiefe Verdunklung durch das Maculagelb: Der Patient hat noch normale Sehschärfe. *Abb. 3.* Am anderen Auge sind die Pigmentblattrarefizierungen noch weiter fortgeschritten. Hier hat man noch einen besseren Einblick auf die spärlichen, degenerativ veränderten Aderhautgefäße, die sich auch im grünen Licht nur noch strichförmig darstellen. *Abb. 4.* Auf diesem Bild, das mit einem infrarotempfindlichen Film aufgenommen wurde, erkennt man, daß der sternförmige Bezirk um die Macula farblich zu differenzieren ist. Die violette Farbe zeigt Reste der Subchorioidea an, die braune Farbe Reste des Pigmentblattes.

Konduktorin für Chorioideremie (Patient Sch., Margarete, geb. 20.5.36)

Ophthalmologische Anamnese: Die Patientin (Mutter des vorherigen Patienten) gab an, immer gut gesehen zu haben.

Visus: Rechtes Auge 5/4, linkes Auge 5/4.

Gesichtsfelder: Beiderseits normal.

Dunkeladaptation: Biphasischer und altersentsprechender Kurvenverlauf.

Farbensinn: Normale Trichromasie.

Elektroretinogramm: Normal.

Elektrookulogramm: Normal.

Fluoreszenzangiographie: Papille und das Gefäßsystem erscheint normal. Hinterer Pol und Peripherie mit punkt- und fleckförmigen Aufhellungen sowie mit Pigmentverklumpungen.

Chromato-Ophthalmoskopie: *Abb. 5.* In der Netzhautperipherie sieht man die typischen Veränderungen einer Konduktorin der Chorioideremie: Unregelmäßig gruppierte Pigmentierungen, die zwischen depigmentierten Herden tief in den Netzhautschichten liegen. *Abb. 6.* In einem anderen Fall einer Konduktorin erscheint die ganze Netzhautperipherie dunkel pigmentiert, wobei ebenfalls alle Funktionen normal sind.

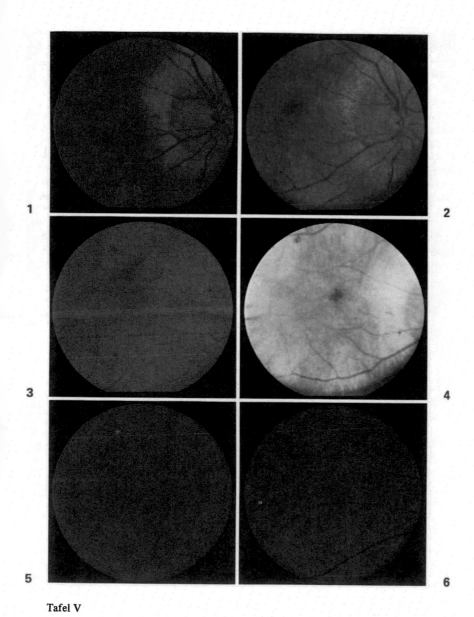

1 2 3 4 5 6

Tafel V

Tafel VI. *Infantile Chorioidalatrophie bei Mikrocephalus und flüchtigen Beinoedemen im Säuglingsalter** (Patient T., Mirco, geb. 28.2.69)

Ophthalmologische Anamnese: Seit Kindheit schlechtes Sehvermögen. Mit Brille keine Besserung.

Visus: Rechtes Auge 5/25, linkes Auge 5/50.

Farbensinn: Blausinn-Störung.

Elektroretinogramm: Skotopisch und photopisch subnormal.

Chromato-Ophthalmoskopie: *Abb. 1.* Die Netzhautarterien erscheinen bei dem 7-jährigen Jungen etwas eng und gestreckt verlaufend; die Macula ist völlig reflexlos und um die Papille ist ein unscharf begrenzter pigmentblattatrophischer Conus zu sehen. *Abb. 2.* Im gelb-grünen Licht sieht man durch das defekte Pigmentblatt hindurch die degenerativ veränderten Aderhautgefäße. *Abb. 3.* Im gelben Licht erkennt man, daß vom Pigmentblatt nur noch kleine fleckige Reste bestehen. Die sklerotischen Aderhautgefäße sind besonders gut zu erkennen. *Abb. 4.* Im dunkel-grünen Licht kann man kein Aderhautgefäß erkennen, obwohl das Pigmentblatt fehlt. Das ist ein Zeichen dafür, daß noch eine Netzhautschicht über den Aderhautgefäßen liegen muß. Diese Schicht reflektiert besonders gut das kurzwellige Licht, so daß der Augenhintergrund sehr hell erscheint. *Abb. 5.* In der unteren Peripherie findet man grobe Pigmentansammlungen und dazwischen körnchenartige Verdichtungen. *Abb. 6.* Obwohl der Augenhintergrund in der Peripherie schon im weißen Licht recht dunkel erscheint, leuchten auch im blauen Licht die reflektierenden Stellen dicht neben den Pigmentklumpen sehr hell auf.

---

* Bisher noch unbekanntes Syndrom. Veröffentlichung durch W. Jaeger und A. Blankenagel in Vorbereitung.

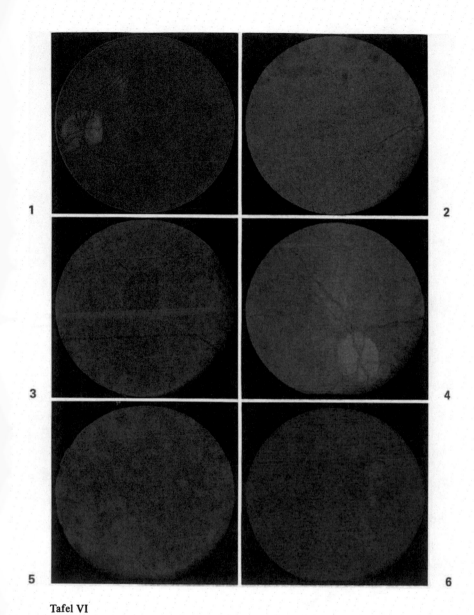

Tafel VI

Mitgliederversammlung
der Deutschen Ophthalmologischen Gesellschaft

Dienstag, den 23. September 1975 (8.00 Uhr)

Der Vorsitzende, Herr G. Meyer-Schwickerath (Essen) eröffnet die Mitgliederversammlung und berichtet gemeinsam mit dem Schriftführer, Herrn W. Jaeger (Heidelberg) über die einzelnen Tagesordnungspunkte.

1. Geschäftliche Mitteilungen

Mit Ende dieses Kongresses endet die Amtszeit des bisherigen Vorsitzenden Herrn Meyer-Schwickerath (Essen). Neuer erster Vorsitzender wird Herr Straub (Marburg), zweiter Vorsitzender wird Herr Küchle (Düsseldorf). Zum designierten zweiten Vorsitzenden hat der Vorstand Herrn Neubauer (Köln) gewählt.

Für die Verteilung des Franceschetti-Liebrecht-Preises hatte der Vorstand drei neue Mitglieder der Kommission zu wählen. Gewählt wurden Herr Naumann (Tübingen) als federführendes Mitglied und — gemäß dem Auftrage des Stiftungsstatutes, wonach der internationale Charakter des Preises zu berücksichtigen sei — als weitere Mitglieder Herr Harcourt (Leeds) und Herr Gregersen (Kopenhagen).

Schon bei der Eröffnungssitzung wurde mitgeteilt, daß das Mitgliederverzeichnis in verbilligtem Verfahren gedruckt wurde und im Kongreßbüro abgeholt werden kann. Wer nicht an dieser Tagung teilnimmt, bekommt es zugeschickt.

Unsere Kongreßberichte werden auch weiterhin an die Kollegen in der DDR geschickt. Es ist allerdings sehr schwer festzustellen, ob die Kollegen in der Besitz dieser Kongreßberichte kommen. Wir suchen nach neuen Wegen der Übermittlung und hoffen damit Erfolg zu haben.

Die Gesellschaft ist noch im Besitz von Restauflagen der früheren Kongreßberichte. Diese sind ebenfalls im Kongreßbüro zu erwerben. Die Preise sind je nach Alter der Berichte gestaffelt. Die beiden letzten Berichte können natürlich nicht antiquarisch abgegeben werden.

Aus juristischen Gründen kann die Abgabe dieser Restauflage der Kongreßberichte nur an Mitglieder der DOG erfolgen. Wir werden unseren Mitgliedern auch durch ein Rundschreiben diese früheren Kongreßberichte anbieten.

2. Mitgliederbewegung

Die Deutsche Ophthalmologische Gesellschaft hat im zurückliegenden Jahr folgende Mitglieder durch den Tod verloren:
Verstorbene Mitglieder (ab Februar 1974):

1. Dr. *Karl Bergler*, Weissenburg,
2. Dr. *Werner Braun*, Bad Reichenhall,
3. Dr. *Josef Damm*, Düsseldorf-Oberkassel,
4. Dr. *Wilhelm Deuchler*, St. Ingbert,
5. Prof. Dr. *Ernst Engelking*, Heidelberg,
6. Prof. Dr. *E. Heinsius*, Hamburg,
7. Dr. *A. Hilgenfeld*, Waldkirch/Baden,
8. Dr. *Hans Hirte*, Attendorn,
9. Dr. *E. H. Krause*, Villingen,

10. Prof. *Dr. Manolescu*, Bukarest/Rumänien,
11. Dr. *Otto Mentz*, Uetersen,
12. Dr. *Werner Müller*, Bremerhaven,
13. Dr. *Herold Pildner von Steinburg*, Bad Tölz,
14. Prof. Dr. *A. Pillat*, Wien,
15. Prof. Dr. *K. A. Reiser*, Bonn,
16. Dr. *Fritz Reuling*, Bad Kreuznach,
17. Dr. *Justus Riesenkampff*, Pirmasens,
18. Dr. *Samland*, Hannover,
19. Prof. Dr. *H. Schober*, München,
20. Dr. *Adolf Schott*, Kiel,
21. Prof. Dr. *Momčilo Vučičevič*, Sarajevo,
22. Dr. *Rudolf Walter*, München,
23. Prof. Dr. *Zeiss*, Wangen/Bodensee.

Die Mitgliederversammlung ehrte das Andenken der verstorbenen Mitglieder, indem sie sich von den Plätzen erhob.

Neu aufgenommen wurden 81 Mitglieder.

Neue Mitglieder (seit Februar 1974)

1. Dr. *Eberhard Bader*, Lindenplatz 2, 7417 Pfullingen
2. Dr. *Antje Baumeister*, Univ.-Augenklinik, 2000 Hamburg 20
3. Dr. *Dietmar Bechthold*, Univ.-Augenklinik, Westring 15, 4400 Münster
4. Dr. *Gerda Bechthold*, Univ.-Augenklinik, Westring 15, 4400 Münster
5. Dr. *Elke Beck*, 4630 Bochum-Langendreher, Knappschaftskrankenhaus
6. Dr. *Eva Bischoff*, Univ.-Augenklinik, 6900 Heidelberg
7. Dr. *H. Bleckmann*, Univ.-Augenklinik Westend, 1000 Berlin
8. Dr. *Rolf Bös*, Philippsruher-Allee 13a, 6450 Hanau
9. Dr. *Elke Bräter*, Schloßstraße 14, 6908 Wiesloch
10. Dr. *Marine Brihaye-van Geertruyden*, rue Verbote 13, Brüssel 1040
11. Dr. *Helge Brödner*, Univ.-Augenklinik, 4400 Münster
12. Dr. *Ursula Budde-Irmer*, Sonnenwall 19, 4100 Duisburg
13. Dr. *Holger Busse*, Veghestraße 10, 4400 Münster/Westf.
14. Dr. *Wolfgang Chromek*, Univ.-Augenklinik, 7800 Freiburg/Brsg.
15. Dr. *Adelheid Clausen*, Brunnenstr. 12, 4960 Stadthagen
16. Dr. *Alphons Cremers*, Donderstraat 65, Utrecht/Holland
17. Dr. *Herbert Dähler*, Poststr. 12, 3370 Seesen
18. Priv.-Doz. Dr. *B. Daicker*, Univ.-Augenklinik, 4056 Basel/Schweiz
19. Dr. *Fritz Dannheim*, Univ.-Augenklinik, 2000 Hamburg 20
20. Dr. *Klaus Ditzen*, Univ.-Augenklinik, 7800 Freiburg/Brsg.
21. Dr. *v. Domarus*, Univ.-Augenklinik, 2000 Hamburg 20
22. Dr. *Ruprecht Dreyer*, Univ.-Augenklinik, 4400 Münster/Westf.
23. Dr. *Rainer Dünzen*, Univ.-Augenklinik, 7800 Freiburg/Brsg.
24. Dr. *Beate Engelien*, Prof.-Dillinger-Weg 41, 6702 Bad Dürkheim
25. Prof. Dr. *Walter J. Geeraetz*, Richmond, Virginia 23219
26. Prof. Dr. *B. Gloor*, Univ.-Augenklinik, Basel/Schweiz
27. Dr. *Thilo Gutzeit*, Bayerischer Platz 9, 1000 Berlin 62
28. Dr. *Heskel Haddad*, 1200 Fifth Avenue, New York, N.Y. 10029

29. Dr. *Dietrich Hallermann*, Univ.-Augenklinik, 2000 Hamburg 20
30. Prof. Dr. *Erwin Hartmann*, Lossenstr. 4, 8000 München 50
31. Dr. *Peter Helten*, Univ.-Augenklinik, 4400 Münster
32. Dr. *H. J. Heuermann*, Univ.-Augenklinik Westend, 1000 Berlin
33. Prof. Dr. *Monte G. Holland*, 1430 Tulane Avenue, New Orleans, LA. 70112
34. Dr. *Helmuth Kilp*, Univ.-Augenklinik, 5000 Köln 41
35. Dr. *Jürgen Kinne*, Univ.-Augenklinik, Westring 15, 4400 Münster/Westf.
36. Dr. *Dieter Klaas*, Weberstr. 13, 5100 Aachen
37. Dr *Martin Kneer*, Univ.-Augenklinik, 7800 Freiburg/Brsg.
38. Dr. *Hans Knöbel*, Univ.-Augenklinik, 2000 Hamburg 20
39. Dr. *Wolfgang Kögler*, Univ.-Augenklinik, 6800 Mannheim
40. Dr. *Dieter König*, An der Stadtmauer 1, 6700 Ludwigshafen
41. Dr. *Brigitte Kolck*, Univ.-Augenklinik, 4400 Münster/Westf.
42. Dr. *Agnes Konczwald-Buka*, Hörderstr. 134, 4630 Bochum
43. Dr. *Rainer Ksinsik*, Klosterstr. 10, 7170 Schwäb.-Hall
44. Dr. *Friedel Lienert*, Univ.-Augenklinik, 4400 Münster/Westf.
45. Dr. *Karl Lothholz*, Achtermöhlenstr. 30, 2900 Oldenburg
46. Dr. *Ekkehard Mehdorn*, Univ.-Augenklinik, 7800 Freiburg/Brsg.
47. Dr. *José L. Menezo*, Avda. Alferez Provisional, 21 Valencia-9/Spanien
48. Dr. *Ingrid Mewe*, Univ.-Augenklinik, 4400 Münster/Westf.
49. Dr. *Ludwig Mewe*, Univ.-Augenklinik, 4400 Münster/Westf.
50. Prof. Dr. *Pientti Miettinen*, Univ.-Augenklinik, Tampare
51. Dr. *Jörg Mühlhäuser*, Univ.-Augenklinik, 7800 Freiburg/Brsg.
52. Dr. *H. Nachtigäller*, Bismarckstr. 39—41, 4050 Mönchengladbach
53. Dr. *Octavio Negrete*, Mariano de Lucas 12, Madrid-23/Spanien
54. Dr. *Nicolas Pelekis*, Skoufastr. 11, Athen/Griechenland
55. Dr. *Siegfried Pohlenz*, Große Allee 1, 2000 Hamburg 1
56. Dr. *Donald L. Praeger*, Poughkeepsie, N.Y. 12603, 9 Fulton Avenua
57. Dr. *Hans Reidel*, Lehnstr. 39, 6798 Kusel/Pfalz
58. Dr. *J. Reiner*, Stefan-Lochner-Str. 14, 5038 Rodenkirchen
59. Dr. *F. Rentsch*, Univ.-Augenklinik, 7400 Tübingen
60. Dr. *Lava Riaskoff*, Willemsplein 13 d, Rotterdam
61. Dr. *Wolf-Dieter Röhr*, Uhlandstr. 17, 8400 Regensburg
62. Dr. *Manfred Schäfer*, Augenklinik im Städt. Krankenhaus, Gotenstr. 6—8, 6000 Frankfurt/Main-Höchst
63. Dr. *H. P. Schiffer*, Große Helkamp 1, 4401 Münster-Roxel
64. Dr. *Heinzpeter Schmitt*, Am Gulloh 97, 4600 Dortmund-Brechten
65. Dr. *H. I. Schumann*, Kaiserstr. 42, 3200 Hildesheim
66. Priv.-Doz. Dr. *Spitznas*, Univ.-Augenklinik, 4300 Essen
67. Dr. *Rudolf Stangl*, Univ.-Augenklinik, 6900 Heidelberg
68. Dr. *Vicos Stangos*, 109, rue Mitropoleos, Tessaloniki/Griechenland
69. Dr. *Ilse Strempel*, Hainweg 12, 3550 Marburg/Lahn
70. Dr. *Roberto Suarez*, Avda. Alferez Provisional 21, Valencia-9/Spanien
71. Dr. *Rainer Sundmacher*, Längenhardtstr. 16, 7800 Freiburg/Brsg.
72. Dr. *Ingrid Täumer*, Nerotal 48, 6200 Wiesbaden
73. Dr. *Helmut Teichelmann*, Finsterwalderstr. 46, 1000 Berlin 26
74. Dr. *Renate Unsöld*, Univ.-Augenklinik, 7800 Freiburg/Brsg.
75. Dr. *Bahram Varza*, Alte Bahnhofstr. 193, 4630 Bochum
76. Dr. *E. Vila*, Avda. Alferez Provisional 21, Valencia-9/Spanien

77. Dr. *Eberhard Wagner*, Vogelsbergstr. 6, 3500 Kassel
78. Dr. *Jochen Weimann*, Hagedorn 8, 4400 Münster/Westf.
79. Dr. *Maximilian Werner*, Univ.-Augenklinik, 6800 Mannheim
80. Dr. *Ursula Witte*, Univ.-Augenklinik Westring 15, 4400 Münster/Westf.
81. Dr. *K. Wittwer*, Herenschreiberstr. 11, 4440 Rheine

Ausgeschieden sind, teils auf eigenen Wunsch, teils aus Altersgründen − 13 Mitglieder:

Ausgeschiedene Mitglieder seit Februar 1974:

1. Dr. *Friedrich Distelmaier*, Bonn
2. Dr. *Clemens S. Frohmann*, Augsburg
3. Dr. *E. Göldner*, Frankfurt/Main
4. Dr. *Hermann Heymann*, Nürnberg
5. Dr. *W. Kohlhagen*, Öhringen
6. Dr. habil. *Harald Meves*, Uelzen
7. Dr. *Leni Schornstein*, Wuppertal-Barmen
8. Dr. *Alfons Schreiber*, Diez/Lahn
9. Dr. *Klaus Thurm*, München
10. Dr. *Otto Twelmeyer*, Hameln
11. Dr. *Heinrich Voit*, Nürnberg
12. Dr. *G. Winkler*, Trier
13. Dr. *Joachim Wirt*, Hamburg 53

Die Gesamtberechnung führt demnach zu folgendem Mitgliederstand:

Mitgliederbewegung 1974−1975

Stand am 17.2.1974 (Essen)		1530
Neuaufnahmen	81	
Verstorben	23	
Ausgeschieden	13	
Stand am 23.9.1975 (Essen)		1575

Von den Neuzugängen sind mehr als die Hälfte Assistenten, d.h. mit halbem Mitgliedsbeitrag. Außerdem befinden sich etwa 250 Mitglieder im Status der beitragsfreien Mitglieder, teils wegen hohen Alters, Aufgabe der Praxis oder sonstiger Gründe. Sie erhalten die Einladungen zu unseren Kongressen und Symposien, können jedoch keinen Kongreßbericht erhalten. Eine kleine Zahl von Kollegen, die ihre Praxis aufgegeben haben und im Ruhestand leben, sind im Status der Altmitglieder, d.h. sie bezahlen halben Mitgliedsbeitrag und erhalten − wie die Vollmitglieder − alle Einladungen, die Kongreßberichte, Symposien usw.

3. Kassenbericht

Der bisherige Rechnungsführer der Deutschen Ophthalmologischen Gesellschaft, Herr Bankdirektor Mareth, der dieses Amt 1960 übernommen hatte, hat den Vorstand aus gesundheitlichen Gründen gebeten, von seinem Amt zurücktreten zu können. Die Deutsche Ophthalmologische Gesellschaft ist Herrn Mareth zu großem Dank verpflichtet, der seine Arbeitskraft in selbstloser Weise über nunmehr 15 Jahre der DOG zur Verfügung gestellt hat. Bei den Überlegungen, wer gebeten werden sollte, als Nachfolger von Herrn Mareth das Amt des Rechnungsführers zu übernehmen, mußte der Vorstand von der Tatsache ausgehen, daß die steuerlichen Fragen in den letzten Jahren immer komplizierter wurden und für den Vorstand mit einem gewissen Risiko belastet sind. Es wurde deshalb Herr Dr. Joswig, Steuerprüfer, gebeten, das Amt des Rechnungsführers zu übernehmen. Die Übergabe des Amtes erfolgte am 1.1.1975.

Der Vorstand hat außerdem in seiner letzten Sitzung beschlossen, die Mitglieder zu bitten, damit einverstanden zu sein, daß die Mitgliedsbeiträge über das Lastschriftverfahren eingezogen werden. Es ist dies Verfahren in zunehmenden Maße auch in anderen wissenschaftlichen Gesellschaften eingeführt worden. Ein entsprechendes Formular ist vorbereitet. Es liegt im Kongreß-Büro auf und kann entweder sofort ausgefüllt werden oder uns zugeschickt werden. Mitglieder, die an diesem Kongreß nicht teilnehmen, bekommen das Formular zugeschickt. Dieses Verfahren würde auch das Sekretariat der DOG erheblich entlasten. Es könnte auf diese Weise weiterhin das Sekretariat der DOG mit einem Minimum von Kosten betrieben werden. Das Lastschriftverfahren ist allerdings nur bei Mitgliedern aus der Bundesrepublik möglich. Bei ausländischen Mitgliedern wäre es nur insoweit möglich, als ein Ausländer ein Konto innerhalb der Bundesrepublik hätte, von dem er den Mitgliedsbeitrag abbuchen lassen will.

Das Lastschriftverfahren wird angesichts der auf die DOG zukommenden Verpflichtungen der nächsten Jahre wesentlich bessere Dispositionsmöglichkeiten geben, da der große Berg der Beitragsrückstände nicht immer noch weiter zunimmt. Die finanzielle Situation wird ohnehin von Jahr zu Jahr kritischer. Daran sind nicht nur die ständigen Preissteigerungen beteiligt, sondern auch die Tatsache, daß zur Zeit von den Neuaufnahmen mehr als die Hälfte Assistentenmitglieder sind, die nur den halben Betrag bezahlen, während umgekehrt voll bezahlende Mitglieder durch Tod oder Austritt ausscheiden.

Bei der Notwendigkeit, Einsparungen vorzunehmen, ist natürlich auch der Druck der Kongreß-Berichte in diese Überlegungen einbezogen worden. Der Verlag hat selbst Vorschläge gemacht, wie Einsparungen möglich sein würden und Muster von Kongreß-Berichten anderer Gesellschaften vorgelegt, die schon mit Kugelkopfschreibmaschine und Offsetverfahren hergestellt worden sind. Die Umstellung auf dieses Drucksystem würde eine Preisminderung von 30—40% erwirken.

Die weitere Diskussion ergibt, daß zwar einsparende Maßnahmen angewendet werden sollen, daß jedoch das bisherige Gesamtbild der Kongreß-Berichte unserer Gesellschaft erhalten bleiben sollte.

Geld und Arbeit könnte auch eingespart werden, wenn die Assistentenmitglieder beim Ausscheiden aus der Klinik Nachricht an das Sekretariat der DOG geben würden. Der volle Betrag braucht ohnehin erst ein Jahr nach der Niederlassung bezahlt zu werden. Natürlich scheiden Mitglieder für die DOG aus dem Assistentenstatus aus, wenn sie eine Praxis außerhalb der Klinik betreiben. Auch die Leiter der neugegründeten Abteilungen an den Kliniken können für den DOG-Beitrag nicht mehr als „Assistenten" gelten.

Neben dem Kongreß-Bericht ist zweifellos die größte finanzielle Belastung die Simultan-Übersetzung. Trotzdem ist sich der Vorstand der DOG darüber im klaren, daß die Simultan-Übersetzung auf jeden Fall beibehalten werden muß, schon allein deshalb, weil die von Albrecht von Graefe gegründete Gesellschaft bei ihren Grundsätzen internationaler Kontakte bleiben muß und gerade dafür eine Simultan-Übersetzung unvermeidlich ist. Es sollte jedoch, wenn möglich, erreicht werden, daß die Publikation auch der in Englisch und Französisch gehaltenen Vorträge im Kongreß-Bericht in Deutsch erscheint.

Herr Merté (München) und Herr Schulte (Mülheim/Ruhr) waren so freundlich, sich bereit zu erklären, als Rechnungsprüfer zu fungieren.

Einnahmen und Ausgaben vom 11. Februar 1974 bis 31. Dezember 1974

Postscheckkonto Karlsruhe 42661

Stand am 10. Februar 1974	DM 2420,29	
Mitgliedsbeiträge und andere Einnahmen	DM 2195,50	DM 4615,79

Deutsche Bank Heidelberg 01/25260

Stand am 10. Februar 1974	DM 5421,63	
Mitgliedsbeiträge und andere Einnahmen	DM 22664,63	DM 28086,26
		DM 32702,05

Ausgaben:

Allgemeine Unkosten	DM 4857,65	
Bankspesen	DM 238,15	
Hiort Versand	DM 4479,34	
Bergmann Verlag	DM 53,40	
Brausdruck	DM 116,55	
AWMF Beitrag 1974	DM 300,–	
Conc. Ophthalm. Beitrag 1974	DM 552,–	
Assoc. Int. f. prevent. Blindness	DM 280,80	
Kongreßkosten	DM 2972,90	
Kosten im Zusammenhang mit		
Satzungsänderungen	DM 443,10	
Beitrag Rückerstattung	DM 50,–	
Beitragsweiterleitung an		
Europäischer Kongreß Hamburg	DM 400,–	
Aufwandsentschädigung für Rechnungsführer	DM 1200,–	
Aufwandsentschädigung für Schriftführer	DM 1500,–	
Sekretärinnen	DM 3125,–	
div. Anschaffungen lt. Rechnungen Abuco	DM 4075,03	DM 24643,92
		DM 8058,13

neuer Kontostand

Postscheckkonto Karlsruhe	DM 4615,79	
Deutsche Bank Heidelberg	DM 3442,34	
	DM 8058,13	

Vermögensbericht zum 31. Dezember 1974

Postscheckkonto Karlsruhe	42661	DM 4615,79
Deutsche Bank Heidelberg	01/25260	DM 3442,34
Deutsche Bank Heidelberg	01/25260/10	DM 35000,–
Deutsche Bank Heidelberg	01/25260/11	DM 35839,15
Deutsche Bank Heidelberg	01/25260/60	DM 7451,90
Deutsche Bank Heidelberg	01/25260/61	DM 9813,86
		DM 96163,04

Mannheim, den 22. Januar 1975   für die Richtigkeit
                                       Mareth, Rechnungsführer

Einnahmen und Ausgaben vom 1. Januar 1975 bis 31. August 1975

Einnahmen

| Mitgliedsbeiträge und andere | Postscheck | DM 33 551,50 | |
| Mitgliedsbeiträge und andere | Dt. Bank | DM 12 432,85 | |

Ausgaben

Allgem. Kosten	DM 4 036,50	
Bankspesen	DM 180,02	
Hiort-Versand	DM 2 149,71	
Bergmann-Verlag	DM 27 229,26	
Brausdruck	DM 3 287,25	
Sekretärinnen	DM 2 644,–	
Symposion 1976	DM 5 000,–	
DOG Kongreß 1975	DM 15 000,–	
Joerg und Buhl, Faltkisten	DM 888,46	
Mehrausgaben		DM 14 430,85
	DM 60 415,20	DM 60 415,20

Allgemeine Kosten

Fracht und Porto	DM 1 542,98
Schreibgebühren	DM 684,–
Lohnsteuer	DM 624,02
Sonstige Kosten (Reisespesen etc.)	DM 910,41
Blumen	DM 275,09
	DM 4 036,50

Bestände 1.1.1975

Kasse (Herr Schwegler)	DM 737,74	
Postscheck	DM 4 615,79	
Bank 25 260	DM 3 442,34	
Bank 25 260/10	DM 35 000,–	DM 43 795,87

Bestände 31.8.1975

Kasse (Herr Schwegler)	DM 1 453,80	
Postscheck	DM 3 649,31	
Dt. Bank 25 260	DM 24 261,91	
Dt. Bank 25 260/10	DM –,–	DM 29 365,02
Bestandsmind. durch Mehrausgaben		DM 14 430,85

Heidelberg, 16. September 1975

Für die Richtigkeit
i.A.: Dannenberg

Durch Stichproben geprüft und für richtig befunden

Essen, 23. September 1975   Merté   Schulte

4. Neuwahlen

a) Wahl der Vorstandsmitglieder

Nach der neuen Satzung der DOG werden mit Ende des Kongresses 1975 4 Vorstandsmitglieder durch Neuwahlen ersetzt. Auf eigenen Wunsch scheidet Herr Schmid (Allstadt-Ebingen) aus. Her Naumann kann seit seiner Berufung als Ordinarius nach Tübingen nicht mehr Nichtordinarienvertreter sein und scheidet deshalb ebenfalls aus. Somit hatten routinemäßig nur noch 2 Vorstandsmitglieder auszuscheiden, und zwar diejenigen, die dem Vorstand schon am längsten angehörten. Dies sind Herr Pau (Düsseldorf) als Vertreter der Lehrstuhlinhaber und Herr Ullerich (Dortmund) als Vertreter der Chefärzte.

Es war demnach für alle vier im Vorstand vertretenen Gruppen je ein Vertreter nachzuwählen. Die einzelnen Gruppen haben durch Umfrage unter sich geeignete Kandidaten ermittelt und diese Vorschläge an den Vorstand weitergegeben. Der Vorstand hat die Vorschläge in seinen eigenen Wahlvorschlag übernommen und legt diesen Wahlvorschlag nunmehr der Mitgliederversammlung vor.

Aufgrund der schriftlichen und geheimen Wahl wird
Nachfolger von Herrn Pau als Ordinarienvertreter Herr Böke (Kiel),
Nachfolger von Herrn Ullerich als Chefarztvertreter Herr Holland (Duisburg),
Nachfolger von Herrn Naumann als Vertreter der Nichtordinarien Herr Thiel (Kiel),
und Nachfolger von Herrn Schmid als Vertreter der niedergelassenen Augenärzte Herr Sartori (München).

Die Herren Böke, Holland und Thiel nehmen an der Wahl teil und nehmen die Wahl an. Herr Sartori ist nicht anwesend und kann nur schriftlich befragt werden, ob er die Wahl annimmt. In seinem Antwortschreiben bittet er, aufgrund seiner sonstigen berufspolitischen Verpflichtungen, von seiner Wahl in den Vorstand abzusehen und schlägt vor, stattdessen Herrn Lange (Kiel), der die zweithöchste Stimmenzahl erreicht hat, nachrücken zu lassen. Herr Lange (Kiel) nimmt daraufhin die Wahl an und wird Vertreter der niedergelassenen Augenärzte im Vorstand.

b) Wahl der Kommission für die Zuerkennung des Graefe-Preises

Gewählt wurden als Kommission für die Zuerkennung des Graefe-Preises die Herren Wollensak (Berlin), Niesel (Bern), Utermann (Hamburg), Lisch (Wörgl) und Jacobi (Gießen). Die Federführung liegt in den Händen von Herrn Wollensak.

5. Bericht der Kommission zur Vorbereitung der Wahl für die Graefe-Medaille und anschließende Wahl des nächsten Trägers der Graefe-Medaille

Herr Harms (Tübingen) berichtet über das Ergebnis der Arbeit der Kommission für die Vorbereitung der Zuerkennung der Graefe-Medaille

Meine Damen und Herren!
Durch schriftliche Wahl haben die Mitglieder unserer Gesellschaft am 15.4.1975 eine Kommission bestimmt, die gemäß dem Statut die Zuerkennung der Graefe-Medaille vorbereiten soll. Diese Kommission setzt sich zusammen aus den Herren von Bahr (Uppsala), Blodi (Iowa City), Fanta (Wien), Hallermann (Göttingen), Harms (Tübingen), Neubauer (Köln), Niesel (Bern), Straub (Marburg), Ullerich (Dortmund).

Punkt 1 des Statutes lautet:

„Die Graefe-Medaille soll alle 10 Jahre demjenigen zuerkannt werden, der sich unter den Zeitgenossen — ohne Unterschied der Nationalität — die größten Verdienste um die Förderung der Ophthalmologie erworben hat."

Die Kommission hat die Aufgabe, der Mitgliederversammlung einen Vorschlag zu erstatten, der 2 Namen umfaßt. Bei Einstimmigkeit der Kommission kann auch ein einziger Forscher vorgeschlagen werden.

Zunächst hat die Kommission eine Liste von 13 Namen aufgestellt, deren Träger für die Zuerkennung der Graefe-Medaille in Betracht zu ziehen waren. Durch schriftlichen Meinungsaustausch gelang es, diesen Kreis auf 4 Namen einzuschränken. Über jeden dieser 4 Herren wurde von je 2 Kommissionsmitgliedern ausführliche Gutachten über das wissenschaftliche Werk hergestellt und allen Kommissionsmitgliedern vorgelegt. Danach erfolgte eine orientierende geheime schriftliche Abstimmung.

Deren Ergebnis war die Grundlage einer Sitzung am 19.9.1975. Die beiden an der Teilnahme verhinderten Herren Blodi und Niesel gaben dem Federführenden Vollmacht und Anweisung über ihre Stimmabgabe.

Es fand eine ausgiebige offene Diskussion statt. Es soll nicht verschwiegen werden, daß dabei manche Bedenken gegen die Modalitäten des Statutes geäußert wurden. Ein außergewöhnlicher Preis bedarf einer außergewöhnlichen Vorbereitung.

Bei der Größe und Vielseitigkeit unseres Faches und der großen Zahl hervorragender Forscher ist es nahezu ausgeschlossen, eine Person als den allein möglichen Preisträger zu finden. Große wissenschaftliche Leistungen können sehr verborgen sein oder auch bereits als gewissermaßen anonymes Allgemeinwissen im Laufe der Zeit des Charakters einer persönlichen Leistung entkleidet sein. Die Tatsache, ob die Person eines Kandidaten dem entscheidenden Gremium mehr oder weniger gut bekannt ist, kann nicht ohne Einfluß auf die Entscheidung sein. Welche Art der Leistung als die größere Förderung des Faches zu betrachten ist, unterliegt sehr dem persönlichen Urteil des Abstimmenden.

Alle diese Erwägungen sind nach Ansicht der Kommission in dem entscheidenden Gremium, nämlich unserer Mitgliederversammlung, nicht ausgewogen zur Geltung zu bringen. Sie hat deshalb beim Vorstand angeregt, das Statut zu überprüfen.

Die Kommission hat bei der Sitzung am 19.9.1975 festgestellt, daß insbesondere 4 Forscher der Graefe-Medaille würdig seien. Es konnte jedoch Übereinstimmung darüber erzielt werden, daß 2 dieser Kandidaten der Mitgliederversammlung vorzuschlagen sind, nämlich — in alphabetischer Reihenfolge — Sir Stewart Duke Elder und Jules François.

Laudatio
über Sir Stewart Duke Elder

Stewart Duke Elder wurde am 22.4.1898 als Sohn eines schottischen Geistlichen in Dundee geboren. Nach seiner Schulzeit mit vielen Auszeichnungen erhielt er auch während seines Medizinstudiums in St. Andrews/Schottland zahlreiche Anerkennungen, in denen sich seine Begabung, seine rationelle Arbeitsweise und sein enormer Fleiß sowie die Einsatzbereitschaft widerspiegeln. Er erwarb eine Fülle von akademischen Graden in St. Andrews und siedelte 1923 nach London um. Dort wurde Sir John Parsons sein klinischer Lehrer und wissenschaftlicher Ratgeber. Dieser erkannte alsbald seine überragenden Fähigkeiten und förderte ihn sehr. Auf seinen Einfluß und sein Vorbild mag es zurückgehen, daß Sir Stewart aus den Bereichen seiner Grundlagenforschung immer wieder zur klinischen Anwendung und zum Kranken selbst zurückfand.

Sir John Parsons hat einmal formuliert: „Der Fortschritt der Ophthalmologie ist abhängig von der Anwendung neuer Entdeckungen in Chemie und Physik."

Unter diesem Leitsatz hat offensichtlich die ganze rege Forschungstätigkeit gestanden, die Duke Elder seit der Mitte der Zwanziger Jahre entwickelt hat. Die Beobachtung einer Refraktionsveränderung bei Diabetes parallel mit dem Schwanken des Zuckergehaltes im Blut lenkte sein Interesse in biochemische und in physikalische Richtung. Sie veranlaßte ihn zu Studien über die chemischen und osmotischen Differenzen im Blut und in den Flüssigkeiten des Auges. Daraus hat er eine Theorie über Bildung und Umsatz des Kammerwassers entwickelt, die die ophthalmologische Forschung sehr stimuliert hat. Aus diesen Studien wiederum entwickelten sich systematische Untersuchungen über die physikalischen und chemischen Eigenschaften des Glaskörpers und seine Bedeutung für den Augeninnendruck; der Zusammenhang zwischen Druck in den Blutgefäßen und Augendruck wurde eingehend studiert.

Es wurde versucht, durch Änderungen der pH den Augendruck zu beeinflussen. In diesen Rahmen gehören auch Studien über den Einfluß der äußeren Augenmuskeln auf den Augendruck; durch medikamentös ausgelöste Kontraktion der Muskeln konnte der Druck erhöht werden.

Duke Elder hat im Verlauf und aufgrund dieser sich über Jahrzehnte erstreckenden Studien seine Theorien über die Entstehung des Glaukoms mehrfach modifiziert; ein Zeichen, daß er in höchstem Maße zur Selbstkritik fähig war.

Noch in den zwanziger Jahren beschäftigte sich Duke Elder mit dem Effekt lokaler und allgemeiner Ultraviolettbestrahlungen bei Augenerkrankungen.

In den fünfziger Jahren führt er mit seinen Mitarbeitern Studien über die Wirksamkeit des Aureomycins und systematische Untersuchungen über Cortisontherapie durch.

Alles dies zeigt, daß er eine zielbewußte Forscherpersönlichkeit ist, die unter Ausnützung der ihm seinerzeit zur Verfügung stehenden physikalischen und chemischen Methoden das Wesen der Krankheiten durch originelle Experimente zu klären versucht. Das muß um so mehr betont werden, als im Laufe der letzten Jahrzehnte die Persönlichkeit von Sir Duke Elder ganz vorwiegend unter dem Gesichtswinkel seiner eminenten kompilatorischen Begabung gesehen wird. Aber hätte er nicht die Gaben und die Kritik eines originellen Forschers besessen, so wäre er nicht in der Lage gewesen, seine gewaltigen Sammelwerke über die Ophthalmologie unserer Welt zu schreiben.

Seine ungewöhnliche Fähigkeit zu sammeln, zu sichten, zu ordnen und darzustellen zeigt sich bereits in seinen ersten Buchveröffentlichungen, den „Recent Advances in Ophthalmology" und „The Practice of Refraction". Ihr Erfolg wird ein Ansporn gewesen sein, den Stand der modernen Ophthalmologie in einem „Textbook of Ophthalmology" herauszugeben, das in 7 Bänden in den Jahren 1932—54 erschienen ist. Hier sind in einer beispielhaften wissenschaftlichen Neutralität die Beiträge aller Nationen zur modernen Entwicklung der Augenheilkunde berücksichtigt worden. Die geniale Fähigkeit der Darstellung hat dieses einmalige Werk weit über die englischsprechende Welt hinaus wirksam werden lassen. Für eine ganze Generation junger Ophthalmologen und nicht zuletzt der deutschen Ophthalmologen ist es das Tor geworden, durch das sie — geführt von einem humorvollen Autor — in die wissenschaftliche Ophthalmologie eintreten. Hier finden sie alles Wichtige und werden dabei vielleicht nicht einmal spüren, wie sehr ihre Annäherung an die nicht ganz leichte und manchmal spröde Wissenschaft durch die überlegene Ordnung des gewaltigen Stoffes und die glanzvolle Darstellung erleichtert wird. Alles dies war die persönliche Leistung eines einzigen Mannes.

Durch dieses Werk und durch seine Fortsetzung, das „System of Ophthalmology", bei dem Sir Duke Elder Mitarbeiter herangezogen hat, ist die Verbreitung des modernen ophthalmologischen Wissens und damit der Kenntnisstand in der Augenheilkunde in der ganzen Welt in einzigartiger Weise gefördert worden.

Nachdrücklich muß schließlich auf eine weitere große Leistung von Sir Duke Elder hingewiesen werden, nämlich die Gründung des Institute of Ophthalmology in London. Es ist dies die erste moderne Einrichtung zu einer rationellen Koordination von Grundlagenforschung mit der Ophthalmologie. Sie ist beispielgebend in der ganzen Welt geworden. Wir alle kennen die Fülle der wichtigen Forschungsarbeiten, die dort entstanden sind. Dieses Institut atmet den Geist seines Gründers.

Laudatio
über Prof. Jules François

Jules François wurde 1907 in Gingelom/Belgien geboren. Nach dem Studium in Loewen und Paris promovierte er 1930 in Loewen zum Doktor der Medizin, 1942 habilitierte er sich in Lüttich für das Fach Augenheilkunde.

Nach mehrjähriger Tätigkeit in Mons wurde er 1948 auf den Lehrstuhl für Augenheilkunde an der Universität Gent berufen. Hier hat er eine große neue Augenklinik erbaut, ein Institut für Augenheilkunde mit zahlreichen Laboratorien und Abteilungen geschaffen und eine Gruppe hervorragender Mitarbeiter gewonnen. Aufgrund dieser Voraussetzungen gelang es François und seinen Mitarbeitern innerhalb weniger Jahre, ein ungewöhnliches Maß an internationaler Anerkennung zu gewinnen.

Die Grundlage für seine wissenschaftlichen Erfolge ist eine ausgesprochene Fähigkeit, neue Zusammenhänge sowohl im klinischen wie im theoretischen Bereich aufzuspüren, sie durch Einsatz modernster, teilweise von ihm selbst entwickelter Untersuchungsverfahren zu klären, neue Krankheitseinheiten zu erkennen, pathogenetische Zusammenhänge zu klären und große klinische Bereiche neu zu ordnen. Mit ungeheurem Fleiß und einer ungewöhnlichen Arbeitskraft gelang es ihm und seinen Mitarbeitern, ein immenses wissenschaftliches literarisches Werk zu schaffen, das aus weit über 1 000 Einzelpublikationen und 28 überwiegend von François allein publizierten Buchbänden besteht. Die Forschung erstreckt sich auf fast alle Bereiche der doch so vielseitigen Augenheilkunde.

Viele Arbeiten befassen sich mit Problemen der Grundlagenforschung; moderne Untersuchungsverfahren werden eingesetzt, weiterentwickelt. Beispiel dafür ist die biochemische Analyse des Serums oder der Linsenproteine, der Einsatz von Phasen-Kontrastmikroskopie und Elektronenmikroskopie im histologischen Bereich, die intensive Beschäftigung mit elektrophysiologischen Methoden. In anderen Grundsatzarbeiten werden die Prinzipien der Pharmkokinetik des Auges, die fluoreszenzangiographische Darstellung der Netzhautstrukturen, die Methoden zur Bestimmung des Widerstandes der Abflußwege aus der Vorderkammer behandelt. Modifikationen der Perimetrie-Technik, die Analyse von Farbsinnstörungen, das Studium der physikalischen Voraussetzungen für Licht- und Laserchirurgie müssen erwähnt werden.

In allen klinischen Gebieten, mit deren Erforschung François und seine Mitarbeiter sich beschäftigen, ist ein gleichartiges methodisches Vorgehen insofern zu beobachten, als zunächst die Einzelprobleme in einer größeren Zahl von Einzelarbeiten erörtert werden, dann aber die so gewonnenen Kenntnisse in einer Monographie zusammengefaßt, geordnet und gewertet werden. Das ist der methodische Weg, auf dem die zahlreichen Erkenntnisse über bisher unbekannte Zusammenhänge gewonnen worden sind. Hier kann die Laudatio nicht erschöpfend sein, sondern nur eindrucksvolle Beispiele herausgreifen. Zahlreiche Einzelarbeiten aus dem Gebiet der Uveaerkrankungen finden ihre Gesamtdarstellung in dem Band „Maladie de l'iris et du corps ciliaires". Das spezielle Arbeitsgebiet Toxoplasmose wird letzten Endes in 3 Monographien dargestellt. Die Synopsis der Publikationen, die sich mit Fehlbildungen und den hereditären Erkrankungen befassen, findet ebenfalls 3 mal in einer Monographie ihren Niederschlag – zuletzt 1969: „Genetic Aspects of Ophthalmology". Gemeinsam mit Franceschetti und Babel entsteht 1963 die zweibändige Monographie über die tapetoretinalen Degenerationen. Eine wichtige Ergänzung gibt die Monographie „l'Electrodiagnostic des Affections rétiniennes" 1974. Ein ganz großes Gewicht ist der synoptischen Beschreibung der Chromosomenaberrationen in der Augenheilkunde, erschienen 1972 in Paris, zuzumessen. Eine völlig neue Systematik der Krankheitsbilder bei Enzymstörungen des Stoffwechsels gibt die neueste Monographie „Ocular Manifestations of inborn Errors of Carbohydrat and Lipid Metabolism". Monographien über die Pilzinfektionen des Auges, die Anästhesie in der Augenheilkunde, die Photokoagulation müssen weiterhin genannt werden.

Diese intensive wissenschaftliche Durchdringung der Augenheilkunde führte zwangsweise zu einer Reihe von Neuentdeckungen. 1955 wurde die Zentralarterie des Opticus beschrieben, deren Wandschädigung zur Pseudopapillitis vascularis führt. Die Dyscephalie mit Zahnstörungen und Hypertrichose trägt den Namen von François. 3 besondere Formen der Hornhautdystrophie wurden von ihm beschrieben. Mit Franceschetti gemeinsam publizierte er das Bild des Fundus flavimaculatus.

Er grenzte den Begriff des Pigmentglaukoms ab. Darüber hinaus sind noch einige neue Syndrome von ihm beschrieben, die hier nicht alle aufgezählt werden können.

Ergänzend soll darauf hingewiesen werden, daß auch im operativen Sektor neue Techniken beschrieben und im Untersuchungssektor neue Geräte und auch Methoden wie bei der Elektro-Oculographie entwickelt worden sind.

Generelle Voraussetzung dieses außerordentlichen wissenschaftlichen Werkes ist eine vollkommene Übersicht über die Weltliteratur und die kreative Begabung zur kritischen Analyse wie zu der Erfassung neuer Zusammenhänge. Sie sind in dem Werk von François in einzigartiger Weise zu spüren. Mit ihrer Hilfe ist es ihm gelungen, neue Betrachtungsweisen in die Augenheilkunde einzuführen und in vielen Bereichen das Gesicht der Ophthalmologie neu zu formen.

Zu diesem großen wissenschaftlichen Erfolg hat nicht zuletzt die ungewöhnliche Fähigkeit dieses Mannes geführt, persönliche Kontakte aufzunehmen und fortzuführen. Seitdem nach dem Kriege mehr und mehr das intensive wissenschaftliche Gespräch in Symposien gepflegt worden ist, hat François an zahlreichen Veranstaltungen dieser Art als Initiator oder als Mitwirkender teilgenommen. Auf diese Weise hat er in unmittelbarem Gespräch mit fast allen aktiv forschenden Ophthalmologen in der Welt den Inhalt und die Gedankenrichtung der Gegenwartsforschung unseres Faches ganz entscheidend bestimmt. Er übt diesen Einfluß unverändert weiter aus.

Meine Damen und Herren!

Das waren die Beschreibungen des wissenschaftlichen Werkes der beiden Kandidaten, die Ihnen die Kommission für die Zuerkennung der Graefe-Medaille vorschlägt. Sie werden erkannt haben, daß die Verdienste um die Förderung der Ophthalmologie recht verschiedener Art sind.

Die Kommission hat nach dem Statut die Möglichkeit, auch einen einzigen Forscher vorzuschlagen, wenn Einstimmigkeit darüber erreicht wird. Diese Möglichkeit ist diskutiert worden. Einstimmigkeit ist nicht erreicht worden.

So ist es nunmehr die Aufgabe der Mitglieder, zu entscheiden, welchem Kandidaten die 9. Graefe-Medaille, die zu vergeben ist, verliehen werden soll.

Vielleicht möchten Sie wissen, welches die bisherigen Träger der Graefe-Medaille waren: Es sind Hermann v. Helmholtz, Theodor Leber, Ewald Hering, Carl von Hess, Allvar Gullstrand, Jules Gonin, Rudolf Thiel, Hans Goldmann. Dieser Reihe müssen Sie einen würdigen Namen hinzufügen. Ihre Aufgabe ist laut Statut, denjenigen zu wählen, der Ihrer Ansicht nach „unter der Zeitgenossen ohne Unterschied der Nationalität sich die größten Verdienste um die Förderung der Ophthalmologie erworben hat".

Die Wahl erfolgte im Anschluß an den Bericht von Herrn Harms schriftlich und geheim. Die Stimmauszählung wurde von den Herren Straub, Waubke und Küchle durchgeführt.

Ergebnis der Wahl

Abgegebene Stimmen 137, davon für Sir Stewart Duke-Elder 61, für Jules François 73, ungültig 3.

Damit ist Prof. Jules François der nächste Träger der Graefe-Medaille.

Herr Meyer-Schwickerath stellt als Vorsitzender des Vorstandes im Anschluß an diese Wahl den Antrag, Sir Stewart Duke-Elder zum Ehrenmitglied der Deutschen Ophthalmologischen Gesellschaft zu wählen. Die Wahl erfolgt einstimmig.

Daraufhin wird folgendes Telegramm abgeschickt:
Sir Stewart Duke-Elder,
28. Elm Tree Road, London N.W. 8
Sir Stewart Duke-Elder,

die Mitglieder der Deutschen Ophthalmologischen Gesellschaft haben Sie in ihrer Versammlung vom 23. September 1975 einstimmig zum Ehrenmitglied dieser Gesellschaft gewählt.

G. Meyer-Schwickerath, Vorsitzender.
W. Jaeger, Schriftführer.

6. Berichte der Kommissionen

a) Frau Aulhorn (Tübingen): **Bericht der Kommission für die Standardisierung von Geräten zur Prüfung von Sehfunktionen**

Die Bemühungen der Kommission konzentrierten sich auf die Geräte zur Prüfung der Dämmerungssehschärfe. Es sind zwei Geräte in der Produktion: Nyktomat und Mesoptometer. Die Aufgabe war zu entscheiden, ob diese Geräte wirklich völlig gleichwertig sind. Diese Untersuchung über die Gleichwertigkeit der beiden Geräte wird unterstützt vom Bundesverkehrsministerium, das ebenfalls daran interessiert ist, da es unter Umständen diese Geräte einführen will für die Prüfung der über Sechzigjährigen, welche im nächsten Jahr anlaufen soll. Die technische Überprüfung der Geräte ist inzwischen durchgeführt worden, und zwar an den lichttechnischen Instituten Karlsruhe und Berlin. Es waren zunächst einige Ungleichheiten an den Leuchtdichten und Kontrasten der Geräte. Diese sind inzwischen behoben. Es liegen die Gutachten der beiden Prüfstätten vor. Die Geräte sind jetzt in physikalischer Hinsicht vollständig gleich. Anschließend gehen die Geräte zur physiologischen Überprüfung an zwei weitere ophthalmologische Institute, nämlich zu Prof. Best (Bonn) und Prof. Piper (Lübeck). Sie sollen dort mit einer großen Zahl von Patienten durchgeprüft werden. Denn auch wenn die lichttechnischen Daten und die Abmessung der Sehzeichen gleich sind, ist noch nicht gewährleistet, daß beide Geräte völlig gleiche Ergebnisse geben, weil der Nyktomat ein Nahgerät, das Mesoptometer dagegen ein Ferngerät ist. Im Laufe des nächsten halben Jahres werden diese Prüfungen durchgeführt werden. Es wird dann hoffentlich erreicht, daß beide Geräte gleichzeitig eingesetzt und gleichermaßen wechselweise benutzt werden können.

b) Herr Harms (Tübingen): **Bericht der Kommission für verkehrsmedizinisch-ophthalmologische Fragen**

Vor allen Dingen beschäftigte die Kommission die Verhandlungen mit dem Verkehrsministerium, welches dabei ist, einige Punkte des Gutachtens „Sehvermögen und Kraftfahrverkehr" in Verordnungsform zu bringen.

Es liegt ein Entwurf zur Änderung der Straßenverkehrszulassungsordnung vor, dessen entscheidender Punkt ist, daß nunmehr Dinge, die bisher nur durch die Richtlinien der DOG bestimmt waren, in einer verpflichtenden Verordnung festgelegt werden sollen. Bei der Umwandlung der Ergebnisse eines wissenschaftlichen Gutachtens in eine Verordnung wird das, was wissenschaftlich erarbeitet ist, in den politischen Raum geschoben. Das ist mit einer Reihe von Schwierigkeiten verbunden. Einige dieser Punkte möchte ich ansprechen.

Zunächst ist das wesentliche, was übernommen werden soll, festgelegt in der zweiten Verkehrszulassungsordnung, und zwar die Legalisierung des Sehtestes für Neubewerber und die Legalisierung eines Sehtestes für ältere Fahrerlaubnisinhaber. Das ganze geschieht außerordentlich behutsam und soll stufenweise erfolgen. Ein Grund, der die Ministerien bewegt, hier sehr zurückhaltend vorzugehen, ist daß gleichzeitig auf der europäischen Ebene und in der europäischen Gemeinschaft intensive Bemühungen laufen, das Verkehrswesen generell zu regeln. In diesem Rahmen sollen auch die gesundheitlichen Voraussetzungen für das Führen eines Kraftwagens aneinander angeglichen werden.

Es ist vorgesehen, zunächst nur beim älteren Kraftfahrer nach Vollendung des 60. Lebensjahrs eine solche Prüfung durchzuführen. Er muß das Ergebnis dieser Prüfung in Form einer Bescheinigung oder möglicherweise auch in Form eines Stempels, der in seine Fahrerlaubnis eingetragen wird, ständig bei sich tragen. Sonst wird er als jemand betrachtet, der ohne gültige Fahrerlaubnis fährt.

Andere Vorschläge sind nicht übernommen worden. So ist z.B. die Prüfung der Dämmerungssehschärfe an dem Problem der bisher vorhandenen Geräte gescheitert. Frau Aulhorn hat darüber berichtet. Es muß dazu noch ausdrücklich betont werden, daß das Verkehrsministerium sich nur in der Lage sehen wird, die Untersuchungen dieses für den Straßenverkehr so wichtigen Funktionsbereichs hineinzunehmen, wenn es gelingt, eine ähnliche Auswahl durch Test zu erreichen, wie beim bisherigen Sehtest, damit nicht alle Menschen, die eine Fahrerlaubnis haben wollen, zum Augenarzt gehen müssen.

Im Rahmen der Europäisierung der Verkehrsregeln wird die Einteilung der Fahrzeugklassen geändert werden müssen und dabei die Klasse 2 erweitert werden. Vermutlich wird ziemlich genau an der Stelle, wo auch die Richtlinien der Deutschen Ophthalmologischen Gesellschaft schon immer eine Zäsur in der Klasse 3 gelegt haben, – nämlich zwischen den kleineren Fahrzeugen und denen die mehr als 3,5 Tonnen haben – auch die Grenze zwischen der Klasse 2 und 3 zu liegen kommen.

Schwierig war, wie bei dem Sehtest die Anhaltegrenze zu setzen sei. Die DOG und die Vertreter des Berufsverbandes haben, wie auch in den bisherigen Gutachten, stets auf dem Standpunkt gestanden, der Anhaltewert im Sehtest müsse 1,0 sein. Das heißt also, wer 1,0 nicht sieht, muß einer augenärztlichen Untersuchung zugeführt werden. Dagegen hat sich der TÜV gewehrt und für einen Anhaltewert von 0,7 plädiert. Die Entscheidung darüber ist noch nicht getroffen.

Zur Zeit liegt der Kommission weiterhin ein detaillierter Vorschlag aus den Kreisen des Berufsverbandes vor, wie die Kontaktlinsenträger bezüglich ihrer Fahreignung in Zukunft zu beurteilen und zu bewerten sind. Über diesen Vorschlag wird die Kommission wahrscheinlich noch Ende des Jahres 1975 zu einer endgültigen Entscheidung kommen.

c) Herr E. Schmid (Albstadt-Ebingen): **Bericht der Facharztkommission**

Das Facharztwesen in der BRD muß aufgrund eines Urteils des Bundesverfassungsgerichts vom 9.5.1972 auf eine neue gesetzliche Grundlage gestellt werden. Infolge der konkurierenden Gesetzgebung ist dafür nicht der Bund, sondern die Länder zuständig. Es war der dringende Wunsch der Gesundheitsminister der Länder, unbeschadet ihrer politischen Einstellung, ein in allen wesentlichen Punkten gleiches Gesetz zu schaffen, um ein einheitliches Arztrecht in der BRD zu haben. Bis heute haben die Landtage von Saarland und Nordrhein-Westfalen das neue Kammergesetz verabschiedet. In den andern Ländern ist das Gesetz noch im vorparlamentarischen Raum.

Für die Augenärzte sind folgende Punkte dieses Gesetzes wichtig:
1. das Gesetz (nicht wie bisher die Berufsordnung der Ärzte) bestimmt die Gebiets- und Teilgebietsbezeichnungen. Unser Fachgebiet gehört zur „operativen Medizin". Es besteht keinerlei Zweifel, daß der Deutsche Ärztetag und die Ärztekammern unverändert das Gebiet „Augenheilkunde" belassen werden. Die generelle Weiterbildungsmindestzeit von 3 Jahren ist nach unserer Erfahrung (und nach Meinung des Vorstands der Deutschen Ophthalmologischen Gesellschaft) für unser Fach nicht ausreichend; 4 Jahre Weiterbildung wie jetzt gültig, halten wir für richtig und verteidigen dies auch in Zukunft.
2. Die Zulassung einer Krankenhausabteilung oder Klinik wird im Gegensatz zur bisherigen Handhabung nicht mehr von der Ärztekammer, sondern vom zuständigen Fachminister ausgesprochen. Dies dürfte in unserem Fache, soweit ich es überblicke, keine Schwierigkeit machen. Die Zulassung der Ärzte mit der Berechtigung zur Weiterbildung erteilt wie bisher die Ärztekammer. Wir haben also in Zukunft eine gespaltene Zulassung für die Weiterbildung.
3. Von der Vorschrift, daß während der Weiterbildungszeit die Weiterbildungsstätte und der Weiterbildende wenigstens einmal zu wechseln sind, kann die Ärztekammer Ausnahmen zulassen. — Aus Gesprächen mit zuständigen Ministerialbeamten ist bekannt, daß man dabei insbesondere an kleine Fächer wie Hals-Nasen-Ohren und Augen u.a. gedacht hat. — Eine Weiterbildung bei niedergelassenen Ärzten (darunter fallen auch die Belegärzte) ist in Zukunft bis zu einem Jahre möglich.
4. Nach dem neuen Kammergesetz dürfen Facharztbezeichnungen verwandter Gebiete nebeneinander geführt werden. Das Gebiet der Augenheilkunde ist neben dem Arzt für Allgemeinmedizin das einzige Fachgebiet, für das es kein „verwandtes Fach" geben soll.
5. Die stark umstrittene Prüfung am Ende der Weiterbildung ist in Zukunft gesetzlich vorgeschrieben, allerdings in unverbindlicher Form. „Das Nähere über die Prüfung bestimmen die Kammern in der Weiterbildungsordnung" heißt es lapidar im Gesetz. Es liegt nun an der Ärzteschaft selbst, diese Rahmenvorschrift sinnvoll auszufüllen. Der jeweiligen Fachgesellschaft und dem jeweiligen Berufsverband fällt hier eine wichtige Aufgabe zu.
6. Das neue Gesetz sieht die zwingende Verpflichtung für *jeden* niedergelassenen Arzt vor, am Notfalldienst teilzunehmen. Das kann für viele niedergelassene Augenärzte, vor allem in

ländlichen Gebieten, wo kein fachärztlicher Notfalldienst besteht, bedeuten, daß sie verpflichtet werden können, am allgemeinen Notfalldienst teilzunehmen.

7. Zu den Pflichten jedes Arztes gehört es aufgrund dieses Gesetzes u.a., sich beruflich *fortzubilden*. Sie wissen, daß die ärztliche Fortbildung außerordentlich stark in der Öffentlichkeit kritisiert wird, vor allem deshalb, weil manche Ärzte nach der Niederlassung keinerlei Fortbildung mehr betreiben. Allgemein bekannt ist, daß das Bundesgesundheitsministerium am liebsten eine Zwangsfortbildung aller Ärzte sähe. Die Ärzte können einer Zwangsfortbildung wahrscheinlich nur dadurch entgehen, daß sie eine lückenlose freiwillige Fortbildung *mit Erfolgskontrolle* einrichten, eine Aufgabe bei der sich die Ärztekammern der Mithilfe der Ärzte bedienen müssen, die im wesentlichen die Fortbildung schon bisher durchgeführt haben.

Erst wenn in allen Bundesländern dieses Gesetz erlassen ist, wird der Deutsche Ärztetag eine neue Weiterbildungsordnung beraten und beschließen; dem folgt die Verabschiedung durch die Landesärztekammern. Es dürfte noch Jahre dauern, bis das neue Kammergesetz überall in Kraft sein wird.

d) Herr Merté (München): **Bericht über die Tätigkeit der Kommission für Ergophthalmologie**

Folgende systematische Untersuchungen wurden durchgeführt:

1. Hornhautschädigung durch Feuerlöschmittel

2. Anforderungen an die optischen Eigenschaften von Arbeitsschutzbrillen

3. Haftschale in der Rehabilitation und Habilitation

4. Zur Farbsinnprüfung
   a) Differenzierung der Trichromaten mit Hilfe des Anomalquotienten
   b) Prüfung einer neuen Farbtestscheibe (Fa. Rodenstock), wobei die Validitätsermittlung an 934 Probanden ergab, daß die Prüfung mit der Testscheibe schneller und differenzierter als mit den Ishihara-Tafeln möglich ist.

5. Bearbeitung von Vorschlägen für die Einschätzung der MdE als Folge von Störungen der Fusion, der Konvergenz und der Akkommodation.

6. Entwicklung eines Verfahrens zur Bestimmung von Sensibilität, Spezifität, Validität, negative und positive Korrektheit, Übereinstimmung und Reliabilität im Vergleich von klinischen Methoden der Funktionsprüfung mit entsprechenden zu (Betriebs-) Reihenuntersuchungen geeigneten Testmethoden.

7. Untersuchungen über Möglichkeiten der Verbesserung des Sehvermögens an Fernsehbildschirmen.

Deutsche Ergophthalmologen haben sehr aktiv beim V. Internationalen Ergophthalmologischen Symposion in Bordeaux im Mai 1974 mitgewirkt und treffen sich anläßlich der ostfranzösischen Ophthalmologentagung Ende Oktober d.J. in Straßburg mit den französischen Ergophthalmologen zur Diskussion einschlägiger Probleme. Außerdem wird das VI. Internationale Symposion anläßlich des Europäischen Ophthalmologenkongresses in Hamburg am 3. und 4. April 1976 vorbereitet. Der erste Tag desselben wird anläßlich des im Jahr 1976 unter dem Motto „Besser sehen — mehr vom Leben" stehenden Weltgesundheitstages gemeinsam mit der Sektion „Gutes Sehen" des Deutschen Grünen Kreuzes unter diesem Thema stehend gestaltet werden. Hierfür wurde folgendes Programm aufgestellt:

I. Verhütung und Behandlung von Arbeitsunfällen und Berufskrankheiten
1. Schutzmaßnahmen zur Verhütung von Arbeitsunfällen und Berufskrankheiten
2. Behandlung von Arbeitsunfällen
3. Behandlung von Berufskrankheiten

II. Eingliederung von Sehbehinderten in Arbeitsleben und Gesellschaft
1. Schulung und Umschulung von Sehbehinderten nach Art und Schweregrad der Funktionseinbuße
2. Gestaltung des Arbeitsplatzes unter Berücksichtigung optischer Hilfsmittel nach Art und Schweregrad der Funktionsstörungen

Die Kommission für Ergophthalmologie bittet den Vorstand der Deutschen Ophthalmologischen Gesellschaft um die Unterstützung dieses Vorhabens, das ein echtes Anliegen aller deutschen Augenärzte sein sollte und geeignet ist, der Öffentlichkeit unsere Bemühungen zu Erhaltung, Wiederherstellung und bestmöglicher Ausnutzung der Sehfunktionen darzustellen. Daher wäre ich dem Vorstand sehr dankbar, wenn er die Mitglieder der Deutschen Ophthalmologischen Gesellschaft zur Teilnahme an der Veranstaltung unter Hinweis auf deren Bedeutung einladen und im Bedarfsfalle organisatorische Hilfe gewähren würde.

Anlage zum Bericht über die Tätigkeit der Kommission für Ergophthalmologie der Deutschen Ophthalmologischen Gesellschaft

ad 1) *Feuerlöschmittel*

Von den zahlreichen gebräuchlichen Handfeuerlöschgeräten wurden fünf repräsentative Arten (Naßlöscher, Kohlensäureschneelöscher, Halonlöscher und zwei Pulverlöscher verschiedenen Inhalts) ausgewählt, mit deren Hilfe an Kaninchenaugen Schädigungsmechanismus, klinisches Bild und Heilverlauf in Abhängigkeit von der Sprühentfernung untersucht wurden. Parallel hierzu wurden histologische und rasterelektronenmikroskopische Bilder der Schädigung bzw. des Heilverlaufs aufgenommen. Geringgradigere Veränderungen wurden durch Kohlensäureschnee- und Halonlöscher verursacht. Bleibende Schädigungen resultierten nach Anwendung von Naß- bzw. Pulverlöschern in kürzeren Abständen (unter ca. 10 cm) und einer Expositionszeit von ca. 1 sec. (mitgeteilt beim V. Internationalen Ergophthalmologischen Symposium in Bordeaux 1974 durch Roggenkämper).

ad 2) *Arbeitsschutzbrillen*

Arbeitsschutzbrillen gegen schädigende Strahlung und mechanische Alteration. Strahlungsschutz durch entsprechende Filterscheiben aus Glas oder Kunststoff, durch die schädliche Strahlung soweit reduziert wird, daß nach heutigen Erkenntnissen auch bei Dauerbestrahlung keine Gefährdung des Auges auftreten kann. Als zugelassene Strahlungsbelastung gelten aufgrund einschlägiger Untersuchungen die Bestrahlungsstärken, welche die Sonne auf der Erdoberfläche erzeugt, die in keinem Wellenlängenbereich überschritten werden dürfen.

Mechanischer Schutz des Auges richtet sich nach der jeweils durchzuführenden Arbeit. Durch Mehrfachschichten von Glas oder Kunststoff sowie durch chemische Bearbeitung kann man die Widerstandsfähigkeit der Sichtscheiben nahezu unbegrenzt steigern. Daneben spielt auch der Tragkörper eine wesentliche Rolle, er muß die Sichtscheibe zuverlässig halten und er sollte vor allem das Gesichtsfeld so wenig wie möglich beeinträchtigen (mitgeteilt beim V. Internationalen Ergophthalmologischen Symposion in Bordeaux 1974, durch Hartmann).

ad 3) *Haftschalen*

Prüfung zur Eignung für Rehabilitation bzw. Habilitation bei Aphakie, Hornhautveränderungen und höhergradigen Refraktionsanomalien. Hinsichtlich optischer Eigenschaften Starglas und anderen stark wirksamen Gläsern überlegen. Binokularsehen bei ca. der Hälfte der Rehabilitanden gut; Qualität in deutlicher Abhängigkeit vom erreichten Visus und vorbestehenden Binokularsehen. Verträglichkeit überwiegend gut. Schwierigkeiten sind vor allem durch Verletzungsfolgen am Bulbus, insbesondere der Hornhaut, bedingt; solche an den Muskeln können operativ oder durch Prismen meist korrigiert werden. Irisdefekte lassen sich mit Irisschale abdecken. Gegebenenfalls Erweiterung der Möglichkeiten durch weiche Schalen; systematische Überprüfung erst angelaufen (mitgeteilt beim V. Internationalen Ergophthalmologischen Symposion in Bordeaux 1974, durch Merté).

ad 4) *Farbsinnprüfung*

a) AQ-Differenzierung

Aufgrund von über 20000 Farbensinnprüfungen wird gezeigt, daß bei Berücksichtigung aller für Farbensinnprüfung wichtigen Faktoren sich zwischen normalen und deuteranomalen Trichromaten bei dem AQ 1,75 eine relativ scharfe Grenze abzeichnet, während an der Übergangszone zwischen protanomalen und normalen Trichromaten im Bereich der AQ 0,4–0,85 deutliche Überschneidungen zeigen, besonders im Bereich der Scharfeinstellung von AQ 0,6–0,8. Während mit Hilfe des AQ eine Trennung der normalen und deuteranomalen Trichromaten ohne weiteres möglich ist, bedarf es zur Trennung der protanomalen und normalen Trochromaten stets zusätzlicher Methoden, insbesondere der Beachtung der Gelbschraubeneinstellung am Anomaloskop (mitgeteilt beim V. Internationalen Ergophthalmologischen Symposion in Bordeaux 1974, durch Heinsius).

b) Farbtestscheibe

Eine von der Firma Rodenstock in München entwickelte *Testscheibe* zur Prüfung des Farbsinnes wurde an 934 Probanden getestet, die sich auch einer Untersuchung mit den Ishihara-Tafeln und dem Anomaloskop unterzogen. Infolge dieser vergleichenden Prüfung war es möglich, die Validität der neu entwickelten Farbtestscheibe zu errechnen. Dabei ergab sich, daß die Prüfung mit der Testscheibe schneller und differenzierter als mit den Ishihara-Tafeln möglich ist (Ergebnisse erscheinen demnächst in den Klin. Mbl. f. Augenhk., mitgeteilt durch Toppel).

ad 5) *Minderung der Erwerbsfähigkeit*

Es wurden Einschätzungen der Minderung der Erwerbsfähigkeit für Störungen der Fusion, der Konvergenz und der Akkommodation vorgeschlagen.

Einschätzung der MdE

1. Fusionsstörungen
   regelrecht | 0%
   eingeschränkt | 5–15%
   aufgehoben | 20%

2. Störungen der Konvergenz
   regelrecht (bis 6 cm) | 0%
   eingeschränkt (ab 7 cm) | 5–10%
   aufgehoben | 15%

3. Akkommodation
   einseitig eingeschränkt | 10%
   doppelseitig eingeschränkt | 5%
   (in Anlehnung an Sachsenweger)

(Erscheint in den Klin. Mbl. f. Augenhk., mitgeteilt durch Toppel.)

ad 6) *Test- und Prüfmethodenvergleich*

Es wurde ein Prüfgang zum Vergleich von Methoden entwickelt deren Ergebnisse nach einem Eintrag in eine Vierfelder-Tafel weiter berechnet werden können. Dadurch läßt sich die Sensibilität, die Spezifität, die Validität, negative und positive Korrektheit und die Übereinstimmung sowie die Reliabilität ermitteln. Ein Überblick über die Resultate ergibt, daß das R5-Gerät für die Prüfung der Sehschärfe für Ferne und Nähe gut einzusetzen ist, da auch die Prüfung in kleinem Raum unter konstanten Bedingungen möglich ist. Dagegen ist bei der Prüfung der Augenstellung in Ferne und Nähe der Abdecktest den entsprechenden Testscheiben des R5-Gerätes überlegen. Bei der Prüfung der beidäugigen Zusammenarbeit erscheint der Worth-Test geeigneter als der Bagolini-Test (auch aus dem Grund, weil für Kinder das Erkennen von Lichtpunkten, die außerdem noch farbig sind, besser möglich ist als die Beschreibung von Lichtstreifen). Für die Fusionsbreitenmessung ist das R5-Gerät nicht geeignet, hier sollten Prismenleisten zum Einsatz kommen. Für die Stereopsisprüfung in Ferne und Nähe sind die Testscheiben des R5-Gerätes sehr gut zu gebrauchen, für diejenige in der Nähe auch der Wirt-Test: bei beiden liegen Sensibilität und Spezifität bei ungefähr 90%. Es wurden nicht nur die Testmethoden gegenüber einem sicheren (Prüf-)Verfahren verglichen, sondern auch die Reproduzierbarkeit der Ergebnisse, d.h. die Zuverlässigkeit der Aussage bei einem R5-Test, eruiert, und die Reliabilität berechnet.

Nach der Einzelbewertung der geprüften Verfahren wurden Vorschläge für Ablaufpläne von Reihenuntersuchungen dargestellt (Toppel).

ad 7) *Bildschirmvisus*

Es wurde die Sichtbarkeit von Buchstaben auf Fernseh-Bildschirmen untersucht und festgestellt, daß die Sehschärfe steigt, wenn man das konventionell analoge Bild in binäre Form umwandelt. Dieses Ergebnis wird für alle diejenigen Berufe von Bedeutung sein, in denen alphanumerische Daten oder geschriebener Text von Fernsehbildschirmen abgelesen werden muß (z.B. bei interaktiven Computer-TV-Duplays und bei postalischer Adressenkontrolle). Außerdem wird es zur Weiterentwicklung der Fernsehlesegeräte beitragen, mit deren Hilfe oftmals hochgradig sehgeschädigte Personen beruflich rehabilitiert werden können (mitgeteilt beim V. Internationalen Ergophthalmologischen Symposion in Bordeaux 1974, durch Mertz).

e) Herr Jaeger (Heidelberg), in Vertretung von Herrn R. Pape (Offenburg): Bericht der Kommission für das Blinden- und Sehbehindertenwesen (Sozialophthalmologie)

Herr Pape hat uns Anfang des Jahres wissen lassen, daß er leider gezwungen ist, uns zu bitten, von dem Amt des Federführenden entbunden zu werden. Er möchte jedoch Mitglied der Kommission bleiben. Wir benützen die Gelegenheit, Herrn Pape sehr herzlich für die erfolgreiche und zum Teil außerordentlich mühsame Arbeit als Federführender dieser Kommission zu danken. Der Vorstand hat in seiner letzten Sitzung auf Vorschlag von Herrn Pape Dr. Anita Blankenagel (Heidelberg), die sich speziell mit den einschlägigen Fragen beschäftigt, in die Kommission gewählt. Dr. Anita Blankenagel ist auch zur Ernennung zum Landesarzt für Sehbehinderte für das Land Baden-Württemberg vorgesehen.

Noch in der Amtszeit von Herrn Pape wurden von der Kommission die Richtlinien für die Beurteilung der Gesichtsfeldausfälle bei der Definition der Blindheit erarbeitet. Sie werden in einer kurzen Mitteilung in den Klinischen Monatsblättern veröffentlicht. Eine ausführliche Publikation darüber wird gemeinsam von Herrn Pape und Frau Aulhorn ebenfalls in den Klinischen Monatsblättern erscheinen. Diese Richtlinien werden mit einer Autorisierung durch die DOG herausgegeben. Entsprechende Sonderdrucke werden den Mitgliedern der DOG zugeschickt werden.

Weitere Aufgaben der Kommission werden sein, für die zahlreichen Bescheinigungen, die in der augenärztlichen Praxis auszustellen sind, wie z.B. für Finanzämter, Arbeitsämter usw. ähnliche Richtlinien zur Beurteilung der hochgradigen Sehbehinderung auszuarbeiten.

7. Beschlußfassung über die nächste Tagung der DOG und über die nächsten Symposien

Schon auf der letzten Mitgliederversammlung war beschlossen worden, im Jahre 1976 keinen Kongreß der DOG abzuhalten, sondern den Mitgliedern zu empfehlen, in großer Zahl den Europäischen Ophthalmologen-Kongreß in Hamburg zu besuchen. Unmittelbar vor dem Europäischen Ophthalmologen-Kongreß findet in Köln unter Leitung von Herrn Neubauer das ebenfalls schon angekündigte Symposium über das Thema „Der intraokulare Fremdkörper" statt.

Der nächste Kongreß der DOG wird in der Zeit vom 18. bis 21. September 1977 in Heidelberg stattfinden. Hauptthema wird sein „Die Verwendung von Kunststoffimplantaten in der Oph-thalmologie". Herr Straub (Marburg) berichtet über die einzelnen Bereiche dieses Themas, z.B. Verwendung von Nahtmaterial, künstlicher Hornhaut, Implantation von Iris-Clip-Linsen, Plombenmaterial bei Ablatio retinae, Plomben nach Enukleation usw.

Ebenfalls im Jahre 1977 wird unter der Leitung von Herrn Kommerell (Freiburg), an der Freiburger Augenklinik ein Symposium über das Thema stattfinden: „Neurophysiologie und Klinik der Augenbewegungsstörungen".

Das Symposion wird stattfinden in der Zeit vom 15. bis 17. April 1977.

Bericht über eine Studienreise der DOG in Großbritannien 1974

H. Neubauer und W. Rüssmann (Köln)

Bekanntlich führt die Faculty of Ophthalmologists, gleichsam als Exekutive der Ophthalmological Society of the United Kingdom (OSUK) schon seit Jahrzehnten in regelmäßigen Abständen für ihre Mitglieder Studienreisen ins Ausland durch. Dabei wird zwischen Senior- und Junior-Gruppen unterschieden.

Zweimal, in den Jahren 1956 und 1971, hat eine Senior-Gruppe britischer Ophthalmologen auch Kliniken der Bundesrepublik besucht.

Anläßlich des letzten Besuches kam bei der englischen Gruppe in Köln spontan die Frage auf, warum es derartige Besuche von Seiten der deutschen Ophthalmologen nicht gebe? Aus Kontakten zwischen *Mr. Michael Roper-Hall*, Chairman of the Sub Comittee on Study Visits, und Herrn *Neubauer* entstand der Plan einer ersten wissenschaftlichen Besuchsreise britischer Kliniken durch eine deutsche „Senior Group".

Voraussetzung für die Teilnahme mußte eine gewisse Kenntnis der englischen Sprache und die Fähigkeit sein, zu dem wissenschaftlichen Treffen mit den englischen Kollegen Beiträge zu liefern.

In der Durchführung der Reise paßte sich die DOG dem lange bewährten Schema der englischen Kollegen an. Bezüglich der Auswahl der zu besuchenden Plätze folgte ich dem klugen Rat von *Mr. Roper-Hall*. Er hat sich auch in der Detailvorbereitung und der Koordination der Programme zwischen den verschiedenen Plätzen, schließlich auch als unerhört großzügiger Gastgeber in Birmingham wesentliche Verdienste um das gute Gelingen des Unternehmens erworben. Ganz zweifellos ist es vor allem ihm zuzuschreiben, wenn die Reise dazu geführt hat, daß wir uns in der von Deutschland her schwer überschaubaren ophthalmologischen Landschaft des vereinigten Königreiches einigermaßen richtig verhalten haben und die Reise durch Anknüpfung zahlreicher Kontakte die historisch verständliche Distanz zwischen beiden Gesellschaften verringert hat.

Daran hatte auch wesentlichen Anteil die Tatsache, daß Herr *Jaeger* als spezielle Erinnerungsgabe unseren Gastgebern eine sehr gute Fotokopie eines Bildes aus der Graefe-Sammlung der DOG in Heidelberg überreichte. Es handelt sich um eine Fotografie, die *Bowman* 1858 *Albrecht von Graefe* mit der Widmung übersandt hat: „To Doctor A. von Graefe from his sincere friend Bowman".

Wir besuchten in der Zeit vom 21. September bis 6. Oktober 1974 Glasgow, Leeds, Birmingham und London. Unsere Hoffnung, daß das weltberühmte Reisebüro Cooks uns einen besonders ausgefeilten Service bieten werde, wurde allerdings enttäuscht. Unsere Gastgeber führten das auf die inzwischen erfolgte Verstaatlichung des Unternehmens zurück.

Während bei den Besuchen der britischen Kollegen in Deutschland neben gemeinsamen wissenschaftlichen Sitzungen auch klinische, vor allem Operations-Demonstrationen, erfolgten, trat dies bei unserem Besuch in den Hintergrund.

Insgesamt muß die wirklich überwältigende Gastfreundschaft gerühmt werden, die wir allerorten erfahren haben. Einen derartig warmherzigen Empfang, der über das übliche Maß kollegialer Freundlichkeit weit hinausging, hatte von den 35 Reiseteilnehmern wohl kaum einer erwartet.

An der Reise teilgenommen haben: Herr *Alexandridis*, Heidelberg, Herr von *Barsewisch*, München, Herr und Frau *Dannheim*, Tübingen, Herr *Dardenne*, Bonn, Herr und Frau *Draeger*, Bremen, Herr *Hoffmann*, Hannover, Herr und Frau *Höpping*, Essen, Herr und Frau *Honegger*, Hannover, Herr und Frau *Heyer,* Ludwigsburg, Herr und Frau *Jaeger*, Heidelberg, Herr und Frau *Jacobi*, Giessen, Frau *Linnert*, Würzburg, Herr und Frau *Mackensen*, Freiburg, Herr und Frau *Neubauer*, Köln, Herr und Frau *Pau*, Düsseldorf, Herr und Frau *Reim*, Aachen, Herr und Frau *Rüssmann,* Köln, Herr und Frau *Schmack*, Minden, Herr und Frau *Thiel*, Kiel, Herr *Vogel*, Essen und Herr und Frau *Waubke*, Essen.

Unter den 21 „Aktiven" waren also 6 Lehrstuhlinhaber, 1 Chefarzt, 3 Abteilungsleiter, 8 Oberärzte und 3 niedergelassene Ophthalmologen. Die Gruppe erwies sich als überraschend harmonisch und hat ihre Integrationskraft bei gelegentlichen unvermeidlichen Ansichtsdifferenzen zum Reiseprogramm aufs beste bewiesen.

Verlauf der Reise

Die Reise begann insofern mit einer Panne, als trotz ausdrücklicher Hinweise Cooks in London einen Fluganschluß vorgesehen hatte, der dann auch entsprechend meinen Erwartungen nicht funktionierte. Mit einiger Erschütterung fanden wir trotz 5-stündiger Verspätung am späten Abend des 21. September auf dem Flughafen in Glasgow Prof. *Foulds*, Dr. *Cant* und Dr. *Wilson* vor, die uns mit ihren Frauen empfingen und gemeinsam mit uns an die schottische Westküste nach Crinan fuhren. Das dann folgende „Einstandswochenende" war eine Idee von Prof. *Foulds*, die sich glänzend bewährte. Unsere Gastgeber vermittelten uns an den folgenden beiden Tagen auf kleineren und größeren Ausflügen zu Wasser und zu Lande einen unvergeßlichen Eindruck von der Schönheit dieses Landes und gaben uns einen sachkundigen Einblick in seine wechselvolle Geschichte.

Im übrigen waren die ersten Tage der detaillierten Planung und Besprechung des wissenschaftlichen Programmes gewidmet.

Am 24. September besuchte die Gruppe das Tennent-Institute of Ophthalmology in Glasgow. In der ersten gemeinsamen Sitzung berichteten unsere Gastgeber über die Ursachen und die Behandlung der Tabak-Alkohol-Amblyopie (Mr. *Pettigrew* und Dr. *Chisholm*), über licht- und elektronenmikroskopische Veränderungen am Trabekelwerk bei experimenteller intraokularer Druckerhöhung (Dr. *Lee* und Mr. *Grierson*), über Untersuchungen der Aderhautdurchblutung mit Xenon-Isotopen (Dr. *Wilson* und Mr. *Strang*), über elektrophysiologische Befunde bei Druckischämie der Netzhaut unter erhöhtem Augeninnendruck (Prof. *Foulds* u. Mitarbeiter) und über die chirurgische Behandlung des endokrinen Exophthalmus (Dr. *Cant*).

Bei der gleichen Gelegenheit sprachen Herr *Dannheim* über Langzeitergebnisse der Trabekulotomie und Herr *Dardenne* über die Bestimmungen der exophthalmusproduzierenden Substanz bei Fischen.

Am Nachmittag schloß sich ein Besuch im Regional Plastic Surgery Centre an. Hier sind 6 qualifizierte plastische Chirurgen als leitende Ärzte (Consultants) auf verschiedenen Gebieten tätig. Auf dem Kontinent ist der Name von Mr. *Mustardé* am bekanntesten. Dr. *McGregor* berichtete über allgemeine Grundsätze zur plastischen Rekonstruktion von Liddefekten, Dr. *Jackson* zeigte einen eindrucksvollen Film über die chirurgische Korrektur der Mißbildung im Bereich des Gesichtsskelettes bei Morbus Crouzon.

Im Institute of Neurological Sciences demonstrierte Prof. *Jannet* zunächst die hypocycloidale Röntgenmethode zur exakten Darstellung bestimmter Strukturen in waagerechten Schichtaufnahmen durch den Schädel, so zum Beispiel auch im Bereich der Orbita. Aufregend war seine Schilderung des Prinzips des EMI-Scanners, der die neuroradiologische Diagnostik, besonders im Bereich des Schädels, revolutionieren wird.

Am 25. September besuchten wir das Wellcome-Research-Institute. Dort führte man uns ein Mikroschnittbildverfahren zur Bestimmung des Durchmessers kleiner Hirngefäße und dort entwickelte Instrumente für die Mikrogefäßchirurgie vor.

Im Royal Hospital for Sick Children demonstrierten uns Dr. *Cant* und Dr. *Dudgeon* eine große Reihe von Problemfällen, wie Lowe's-Syndrom, Rieger's-Syndrom, Louis Bar-Syndrom, Homozystinurie u.a. Am Nachmittag schlossen sich Falldemonstrationen im Tennent-Institute zur toxischen Amblyopie, zur Behandlung myopathischer Ptosen durch subcutane Magnetimplantationen und Carcinomatose des Auges an. Herr *Neubauer* zeigte einen Film über eine kombinierte Lid-Bindehaut-Hornhaut-Plastik nach Verbrennung.

Vorträge über maligne Augenerkrankungen folgten. Herr *Höpping* berichtete über die Retinoblastombehandlung durch Lichtkoagulation und Bestrahlung, Dr. *Dudgon* über die Ergebnisse von Strahlen- und Endoxan-Behandlung. Zuletzt demonstrierte Prof. *Foulds* an Hand eines eindrucksvollen Films seine Technik der bulbuskonservierenden Excision großer maligner Aderhaut-Melanome.

Gesellschaftliche Höhepunkte während des Aufenthaltes in Glasgow waren ein Empfang in der Wohnung von Herrn Prof. *Foulds* und ein festliches Essen im Royal College of Surgeons, bei dem Mr. *Taylor* in schottischer Nationaltracht ein eindrucksvoller Gastgeber war. Die Gegeneinladung unserer Gruppe für unsere Gastgeber fand in durchaus heiterer Atmosphäre statt.

Am 26. September 1974 fuhren wir mit dem Bus nach Leeds. Im Hotel erwartete uns bereits Mr. *Martin*, einer der beiden leitenden Ärzte an der Leeds General Infirmary. Schon am Nachmittag versammelten sich Gastgeber und Besucher im dortigen Hörsaal zu einer wissenschaftlichen Sitzung. Mr. *Harcourt*, der andere Consultant in Leeds, berichtete über die Symptomatik des „battered child syndrom", Dr. *Nolan* über seine Erfahrungen mit der Kontaktlinsen-Frühversorgung einseitig aphaker Kinder nach congenitaler Katarakt. Anschließend gab Mr. *Stanworth* eine Übersicht über die Behandlung des Höhenschielens und Mr. *Strachan* über die Bedeutung des Electromyogramms bei musculären und neurogenen Paresen. Herr *Mackensen* trug bei dieser Gelegenheit über elektrooculographische Untersuchungen bei Dyslexie, Herr *Reim* über Linsentrübungen bei angeborenem Galactokinasemangel vor.

Am Abend teilte sich die Gruppe, um an einem buffet supper in den Häusern von Mr. Brian *Harcourt* und Mr. Brian *Martin* teilzunehmen. Zu ersterem erschien auch Mr. John *Foster*, der frühere Chef von Leeds, ein weiser Mann der alten Generation, dessen trockenen Humor einige unserer Gruppe von früher her zu schätzen wußten.

Am 27. September wurde das wissenschaftliche Programm fortgesetzt mit Vorträgen über die Operationsmethodik bei Netzhautablösung (Mr. *Martin*), über die klinische Bedeutung der VER (Mr. *Howe*), über neue Methoden zur Fundusbiomikroskopie (Herr *Draeger*), über die Pathogenese und Histologie von Netzhautrissen (Herr *Pau*) und über perinatale Blutungen (Herr *von Barsewisch*).

Der Nachmittag war der Besichtigung des schönen alten York gewidmet. Am Abend durften wir unsere Gastgeber bewirten und wurden zum einzigen Mal auf unserer Reise von Mr. John *Foster* in deutscher Sprache launig angesprochen.

Am 28. September fuhr die Gruppe dann im Bus durch den Peak District in das malerische Städtchen Chester. Am folgenden Tag schloß sich eine Rundfahrt entlang der wallisischen Küste und durch Nord-Wales an. Trotz des für Zeit und Ort charakteristischen Regenwetters verlief die Fahrt – mit gelegentlichen Erwärmungsmaßnahmen – heiter und eindrucksreich. Am 29. September kamen wir abends in Birmingham an und wurden von Mr. und Mrs. *Roper-Hall* in ihrem Heim bei einem zwanglosen buffet supper mit den ophthalmologischen Kollegen zusammengeführt.

Das wissenschaftliche Vortragsprogramm des 30. September in Birmingham umfaßte Vorträge zum Thema der Orbitachirurgie (Mr. *Smith*), über den Lichteinfluß auf den Strabismus di
vergens periodicus intermittens (Mr. *Eustace*), über die Indikationen von Laser- und Xenon-
Lichtkoagulationen (Mr. *Rubinstein*) und über peri- und epipapilläre Gefäßproliferationen
bei der diabetischen Retinopathie (Mr. *Myska*). Von unserer Seite wurde über die Chirurgie
des vertikalen Strabismus (Herr *Schmack*), über die optische Penalisation (Herr *Rüssmann*)
und über die Differentialdiagnose zentraler Gesichtsfeldausfälle (Herr *Hoffmann*) vorgetrage

An dieses Programm schloß sich nach dem Mittagessen eine Gruppenführung durch das Midland Eye Hospital an. Bei dieser Gelegenheit führte Mr. Vernon *Smith* seine Technik der
Orbitadekompression unter Ultraschallkontrolle vor.

Ein Abendessen in Stratford on Avon und der Besuch einer großartigen Aufführung von
Shakespeares „Was Ihr wollt", die auch von den besten Inszenierungen deutscher Bühnen
durch komödiantische Lebendigkeit und die bedeutendere Auffassung des Malvolio abstach,
gab diesem Tag einen besonders festlichen Abschluß. Wie schon am Abend zuvor, waren Mr.
und Mrs. *Roper-Hall*, sowie die übrigen leitenden Ärzte des Midland Eye Hospital und Mr.
Martin *Walker*, unvergeßliche Gastgeber.

Am 1. Oktober war das Vortragsprogramm der Traumatologie gewidmet. Mit stumpfen Verletzungen des vorderen und hinteren Augenabschnittes befaßte sich Miss *Eagling*, mit der Be
deutung von ERG, VER und Ultraschall bei getrübten Medien Mr. *Crews* und Mr. *Hilman*.
Von deutscher Seite wurden zu diesem Thema Vorträge über die klinischen und histologisch
Folgen von Kammerwinkelvertiefungen nach Prellungen (Herr *Thiel*, Herr *Vogel*) und Filme
über den nicht-magnetischen Fremdkörper (Herr *Neubauer*) und über das Fernseh-Röntgen
bei intraocularen Fremdkörpern (Herr *Waubke*) beigetragen.

Nach den fachlich und menschlich außerordentlich anregenden und lebendigen Aufenthalter
in Glasgow, Leeds und Birmingham reiste die Gruppe dann nach London. Hinsichtlich der
sprachlichen Fähigkeiten war ein deutlicher Trainingseffekt festzustellen. In London wurde
das wissenschaftliche Programm am 2. Oktober mit einer von Dr. John *Gloster* organisierten
Glaukomsitzung fortgesetzt. Herr *Dannheim* berichtete über die Trabekulotomie-Ergebnisse
der Tübinger Klinik, Mr. *Fitch* über die Vermessung von Glaukom-Papillen mittels Stereoph
togrammen, Herr *Dardenne* über das Steroid-Glaukom, Mr. *Romano* über eine neue Glaukon
Medikation, Mr. *Rice* über funktionelle Ergebnisse bei congenitalem Glaukom und Herr *Wau*
ke demonstrierte in einem Film die Technik der Katarakt-Extraktion mit Iridotomie und Iri
naht bei Glaukom.

Am Nachmittag des gleichen Tages fand im traditionsreichen Moorfields Eye Hospital eine
Sitzung über die Orbita statt, die von Mr. John *Wright* geleitet wurde und bei der er gemeinsam mit Dr. *Lloyd* in eindrucksvoller Weise moderne diagnostische und chirurgische Techniken auf dem Gebiet der Orbitaerkrankungen an Hand zahlreicher Diapositive und mit vorzüg
lichem Filmmaterial demonstrierte. Auch auf die Möglichkeiten des EMI-scanners im Bereicl
der Orbita wurde noch einmal speziell Bezug genommen.

Am 3. Oktober fand dann in Moorfields eine audiovisuelle Demonstration statt. Dieses sehr
große Augenkrankenhaus mit einer Vielzahl von Abteilungen und Spezialsprechstunden erhielt vor wenigen Jahren 4 moderne Operationssäle, die von einer Besuchergalerie mit abge-
schrägten Beobachtungsfenstern ausgestattet sind. Von hieraus können die zahlreichen Besucher und Studenten den Eingriffen folgen und sich über Mikrofone mit den Operateuren
verständigen. Außerdem besteht die Möglichkeit zu Fernsehübertragungen auf Bildschirme
in der Galerie. Mr. *Rice* führte einige mikrochirurgische Operationen durch.

Am 4. Oktober schloß sich dann noch eine Sitzung über Clamydia-Infektionen des Auges an, die von Mr. *Darougar* und seinen Mitarbeitern gestaltet wurde.

Ein Empfang mit festlichem Abendessen im Royal College of Surgeons vermittelte den England-Neulingen unter uns einen überzeugenden Eindruck von Traditionsbewußtsein und Stil der englischen Ophthalmologie. Gelockert und angesichts einer durch strömenden Regen bedingten Verspätung unvermutet herzlich, verlief der Empfang in der Wohnung von Mr. und Mrs. *Hudson*. Mr. James R. *Hudson* ist der gegenwärtige Präsident der „Faculty of Ophthalmologists". Ihm verdanken wir einige Zahlen, die für die Kenntnis der ophthalmologischen Verhältnisse in Großbritannien von Interesse sind:

Die Zahl der „Consultant Ophthalmic Surgeons", d.h. der leitend tätigen Augenchirurgen, beträgt in Großbritannien 353. Etwa 300 davon führen nach dem entsprechenden Examen den Titel Fellow of the Royal College of Surgeons (F.R.C.S.), die restlichen 53 den Titel D.O. (Diploma for Ophthalmology). Darüber hinaus arbeiten etwa 800 „Ophthalmic Medical Practitioners", die wohl sämtlich über den D.O. verfügen, als klinische Assistenten in Hospitälern und nehmen im Rahmen des nationalen Gesundheitsdienstes (National Health Service) am ophthalmologischen Dienst teil. Das bedeutet, daß sie zum Teil in Kliniken, zum Teil in Polikliniken und zum Teil in Spezialambulanzen mitwirken.

Die Zahl der „Ophthalmic Opticians" wurde von Mr. *Hudson* mit 6 000, die der „Dispensing Opticians" mit 1 450 angegeben. Ich glaube, daß diese Zahlen nachdenklich machen können und die in England gegenüber dem westeuropäischen Kontinent so unterschiedlich gewachsenen Verhältnisse in der augenärztlichen Versorgung im Hinblick auf die Zukunft für uns von besonderem Interesse sind.

Der offizielle Teil unserer Reise schloß mit einem Dinner, das die deutsche Reisegruppe für den für uns organisatorisch erreichbaren Teil unserer Londoner Gastgeber, darunter Mr. und Mrs. *Hudson*, sowie Mr. Alex J. *Cross*, den Dekan des Institutes of Ophthalmology, im Café Royal in der Regent Street gaben.

Das Wochenende sah dann noch einen Teil der Gruppe bei verschiedenen Besichtigungen (Windsor Castle, Hampton Court usw.), am Sonntag, dem 6. Oktober 1974, trennten wir uns dann wieder auf dem Flughafen Köln/Bonn.

Die Reise hat zweifellos mit vielen, sehr interessanten fachlichen Begegnungen und einer überwältigenden Gastfreundschaft alle Erwartungen übertroffen. Wir gingen mit dem Gefühl auseinander, daß ein weiterer Schritt zur Verbesserung der menschlichen Kontakte, vor allem zugunsten des Hochschulnachwuchses, getan wurde. Daß diese Reise unter Ophthalmologen verschiedener „Schulen" derartig harmonisch verlief, sollte man aber ebenfalls als einen wesentlichen Gewinn betrachten. Dazu hat auch die Anwesenheit der Damen entscheidend beigetragen. Der reisende Akademiker gewinnt eben doch merklich unter ständiger liebevoller Pflege.

Die DOG sollte sich darüber Gedanken machen, ob sie derartige Reisen nicht doch vielleicht — nach dem britischen Vorbild in regelmäßigen Abständen — zu einer ständigen Einrichtung machen will.

Namenverzeichnis

der Vortragenden und Ausspracheredner

(Die Seitenzahlen der Originalvorträge sind gewöhnlich, die der Aussprachen in halbfetten Typen gesetzt)

Sachverzeichnis

930

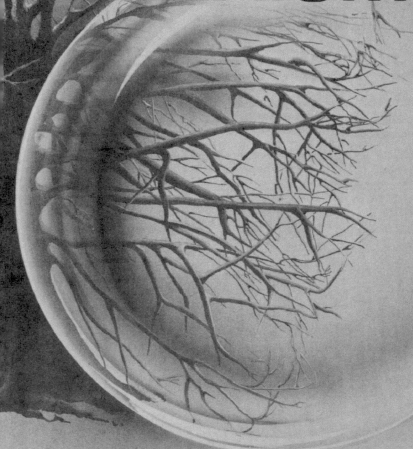
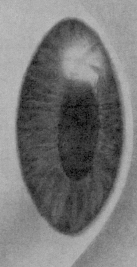
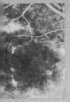
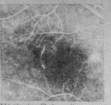
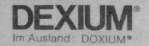
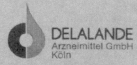

Springer
Ophthal-
mologie

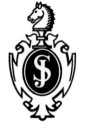

Springer-Verlag
Berlin
Heidelberg
New York

W. D. SCHÄFER
Strabismus in der Praxis
Untersuchungstechnik und
Behandlungsablauf
Mit einem Geleitwort von
W. Leydhecker
37 Abbildungen. XI, 137 Seiten. 1976.
DM 18,80; US $ 8.30
(Kliniktaschenbücher)
ISBN 3-540-07782-0

Schielen ist eines der häufigsten
Augenleiden und tritt bei mehr
als 5% der Bevölkerung auf.
Daher ist es wichtig, daß der junge
Arzt in der Ausbildungszeit und
besonders der praktizierende
Augenarzt die für die tägliche
Praxis wichtigsten Verfahren der
Strabismuserkennung und -behand-
lung gut beherrscht.
Zunächst wird die Entwicklung des
Sehens beim Strabismus beschrie-
ben. Es folgt ein ausführlicher Ab-
satz über den Nystagmus. Von den
Untersuchungen werden nur ein-
fache, in der Praxis bewährte Ver-
fahren dargestellt. Der Hauptteil
des Buches behandelt die Therapie.
Es wird erklärt, mit welchem Ver-
fahren die Behandlung begonnen
wird und wie die einzelnen Ver-
fahren beendet werden. Ein
Therapieschema erleichtert die
Übersicht. Schließlich wird auf
Folgeschäden des unbehandelten
Strabismus und die häufigsten
Fehler eingegangen.
Das Buch wendet sich an Orthop-
tistinnen, Ärzte anderer Fachge-
biete und Studenten. Ein Verzeich-
nis von fast 200 Fachworten erleichtert es dem interessierten
Laien, die Behandlung bei seinem
Kinde besser zu verstehen und zu
verfolgen.

W. LEYDHECKER
Glaukom in der Praxis
Ein Leitfaden
2., völlig neubearbeitete Auflage.
43 Abbildungen und 2 Ausklapp-
tafeln mit 6 Tabellen zum
praktischen Arbeiten.

XII, 178 Seiten. 1973
DM 12,80; US $ 5.70
(Kliniktaschenbücher)
ISBN 3-540-06452-4

W. LEYDHECKER
Grundriß der Augenheilkunde
Mit einem Repetitorium, einem Hin-
weisindex zum Gegenstandskatalog
und einer Sammlung von Examens-
fragen für Studenten
Begründet von F. Schieck
Fortgeführt von E. Engelking
19., überarbeitete Auflage von
W. Leydhecker
291 zum Teil farbige Abbildungen in
362 Einzeldarstellungen.
VI, 289 Seiten. 1976
DM 48,–; US $ 21.20

ISBN 3-540-07880-0

W. LEYDHECKER
Glaukom
Ein Handbuch
2., völlig neubearbeitete Auflage.
36 Abbildungen. XXVI,
868 Seiten. 1973
Gebunden DM 296,—; US $ 130.30
ISBN 3-540-06346-3

Erkrankungen der Macula
Bericht über die 73. Zusammen-
kunft der Deutschen Ophthal-
mologischen Gesellschaft in Heidel-
berg 1973
Redigiert von W. Jaeger
533 Abbildungen, 82 Tabellen
X, 755 Seiten. 1975
DM 190,—; US $ 83.60
München: J.F. Bergmann Verlag
ISBN 3-8070-0292-8

S. S. HAYREH
**Anterior Ischemic Optic
Neuropathy**
139 figures, 16 stereoscopic
illustrations
VIII, 145 pages. 1975
Cloth DM 97,—; US $ 42.70
ISBN 3-540-06916-X

Preisänderungen vorbehalten
Prices are subject to change
without notice

1138/4/1

IV

Ophthalmika von Robugen

AEDURID®

β-5-Aethyl-2'-deoxyuridin

gegen Herpeserkrankungen am Auge

Sichere antivirale Aktivität.   Keine Nebenwirkungen bekannt.

In 3 Formen:

AEDURID®-Gel 0,3%

0,3% Aedurid in neutraler Gelgrundlage.
OP 2,5 g Tube DM 8,90.

AEDURID®-Augentropfen

0,15%ige isotonische Lösung.
OP Pipettenflasche mit 5 ml DM 8,90.

AEDURID® pro injectione

0,5%ige sterile isotonische Lösung zur subkonjunktivalen Injektion.
OP 5 Ampullen zu 0,5 ml DM 11,40.

Kontraindikationen: keine bekannt.   Zur Beachtung: Vorerst ist die Anwendung bei Schwangeren zu vermeiden.

Neu

Zur Förderung der Wundheilung in der Hornhaut des Auges.

CYSTEIN-Gel 2,4%

Cystein-Gel enthält 2,4% Cystein in neutraler Gel-Grundlage.
OP 3 g Tube DM 6,85.

L76062

ROBUGEN GMBH · PHARMAZEUTISCHE FABRIK · ESSLINGEN/N

V

Schriftenreihe
Neurologie

Neurology
Series

Herausgeber: H.J. Bauer; H. Gänshirt; P. Vogel
Band 18

E. Esslen

The Acute Facial Palsies

Investigations on the Localization and Pathogenesis of
Meato-Labyrinthine Facial Palsies

130 figures. 20 tables. Approx. 170 pages. 1977
Cloth DM 48,–; US $ 21.20
ISBN 3-540-08018-X
Prices are subject to change without notice

Since 1968 the technique of transtemporal opening of the
internal meatus acusticus has also been applied in cases of
acute facial palsy. This has resulted in morphologic and
electrophysiologic findings enabling a new and unifying
concept regarding the pathogenesis of acute facial palsies.
The critical pathogenetic factor is strangulation of the
facial nerve at the entrance to the fallopian canal, i.e. at
the meato-labyrinthine transition and not, as assumed for
decades, in the distal section of the fallopian canal.
Accordingly, the acute nonbacterial and atraumatic facial
palsies can also be designated from the point of view of
localization as meato-labyrinthine facial palsies.

In the second part of the monograph, the patterns of the
clinical course of acute facial pareses are worked out with
the aid of exact profiles based on electrophysiologic
measurements. Knowledge of such patterns provides not
only a solid foundation for prognostic evaluation but also
is meaningful for therapy. Maximum value is placed on a
clear understandable presentation of the problems. Thus,
even readers not well-versed in neurology may consult the
monograph with profit.

Contents:
Introduction.–Investigations 1: Intratemporal
Stimulation of Facial Nerve for Localization of Conduc-
tion Block in Idiopathic Facial Palsy, Herpes Oticus, and
Melkersson-Rosenthal Syndrome.–Investigations 2:
Electrophysiologic Investigations on the Natural History of
Acute Facial Palsies.–Summary.–References.–Subject
Index.

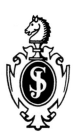

Springer-Verlag
Berlin
Heidelberg
New York

1145/5/1

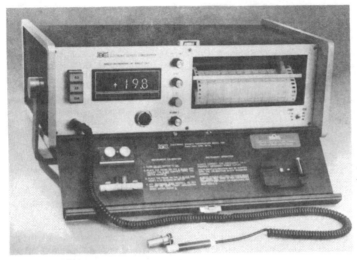
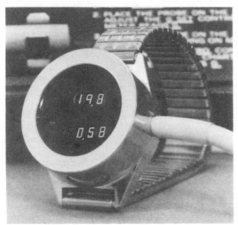

A new Springer journal

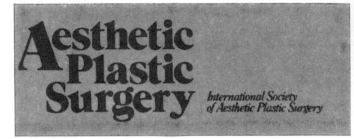

Managing Editor: Blair O. Rogers
Editors: M. Gonzalez-Ulloa, U. T. Hinderer, J. R. Lewis, Jr.
Coeditors: S. Glanz, Trudy Vogt-Suter, H. Marino
Regional Editors: J. E. Davis, D. Davies, S. E. Demjén, M. Furukawa, H. Höhler, Z. Neuman, P. Regnault, J. Reich, R. B. Stark

Aesthetic Plastic Surgery, the official journal of the International Society of Aesthetic Plastic Surgery, is the first publication of its kind devoted exclusively to aesthetic or "cosmetic" surgery.
This journal provides a forum for original articles dealing with techniques which advance the art of aesthetic surgery. Many of these articles describe surgical craftsmanship, others deal with complications in surgical techniques and methods, "second thoughts" about long-established techniques, and selected symposia proceedings devoted to controversial surgical techniques. Unusual isolated case histories and improvements in surgical instruments, pharmaceuticals, and operating-room equipment are reported in detail. Discussions of ancillary problems (i.e, psychosocial factors), preventive medicine, genetic counseling, physical anthropology, the history of aesthetic plastic surgery, and factors influencing aesthetic judgment are particularly welcome. Occasionally, responsible "public" attitudes are presented concerning "justification" of aesthetic plastic surgery. And, perhaps most importantly, papers and reports which discuss aesthetic plastic surgery as the final step in the overall rehabilitation of patients undergoing long-standing reconstructive surgery for the repair of congenital, acquired, accidental, and neoplastic defects are highlighted.
The editors sincerely hope that this pioneering journal of the International Society of Aesthetic Plastic Surgery will stimulate not only the further development of this exciting specialty but also the overall progress of the entire field of plastic and reconstructive surgery as it is known today.

Subscription Information
1977, Volume 2 (4 issues). Sample copies upon request.

North America
1977: US $ 68.10, including postage and handling.
Subscriptions are entered with prepayment only.
Send your order or request to:
Springer-Verlag New York Inc., 175 Fifth Avenue, New York, NY 10010

Rest of the World
1977, DM 164,–, plus postage and handling.
Send your order or request to:
Springer-Verlag, Wissenschaftliche Information, Zeitschriften
Postfach 105280, 6900 Heidelberg, West-Germany

Members of the following societies are entitled to subscribe to the journal at the reduced rate of US $ 54.00; DM 130,–, including postage and handling:
— International Society of Aesthetic Plastic Surgery (ISAPS)
— International Confederation for Plastic and Reconstructive Surgery (IPRS)
— American Society of Plastic and Reconstructive Surgeons, Inc.
— American Academy of Facial Plastic and Reconstructive Surgery, Inc.
Place your order to:
Springer-Verlag New York Inc., 175 Fifth Avenue, New York, NY 10010

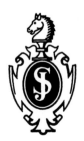

Springer-Verlag
Berlin
Heidelberg
New York

Printed in the United States
By Bookmasters